인체해부학

대표저자 이 성 호

도서출판 정담

인체해부학

발행일	2022년 6월 30일
저자	이성호 외
발행처	도서출판 정담
발행인	김정찬
주소	서울특별시 송파구 송이로17길 50-27 (가락동 13-10) 2층
전화	02-443-2791
팩스	02-430-7370
홈페이지	www.jdb.co.kr
등록	제 22-135호

정가	43,000원
ISBN	978-89-8085-868-2

집필진

대표저자

이 성 호

저 자

강설아 가톨릭상지대학교
강은희 경남정보대학교
고국진 안산대학교
고한철 동아보건대학교
권미형 배재대학교
권민지 경일대학교
김동희 부산대학교
김미선 문경대학교
김성길 선문대학교
김성해 동명대학교
김정회 순천제일대학교
김지윤 혜전대학교
김혜랑 호원대학교
노소영 송원대학교
류기욱 한세대학교
박공주 김해대학교
박복남 용인예술과학대학교
박복순 송호대학교
박선화 문경대학교
박정숙 남부대학교
박정은 광주여자대학교
박찬경 진주보건대학교
백성희 송원대학교
서영미 원광보건대학교
서희주 포항대학교
소은선 진북대학교
손혜경 고신대학교
송미순 충청대학교
송미승 세한대학교
심가가 상명대학교
양경미 중부대학교
오혜경 대구대학교
유경원 조선간호대학교
윤재현 동의과학대학교
이경민 수성대학교
이경아 아산병원
이선옥 신라대학교
이영미 포항선린대학교
이예나 수원대학교
이재기 남서울대학교
이하나 동아보건대학교
이현예 청암대학교
이현주 수원과학대학교
임동영 경복대학교
임영숙 삼육보건대학교
임은정 대전과학기술대
장현정 가톨릭꽃동네대학교
전승훈 김해대학교
정종희 전북과학대
정진영 여수전남병원
정 현 대전보건대학교
제남주 창신대학교
조영미 선문대학교
조은하 영남외국어대학교
최선미 유원대학교
최성남 두원공과대학교
하승한 충북보건과학대학교
하윤주 호남대학교
황경미 여수한영대학교
황영희 울산대학교

(가나다 순)

머리말

인체해부학은 의학, 간호학, 보건의료학(물리치료과 작업치료과, 임상병리과, 방사선과, 피부과, 응급구조과, 치위생과, 체육학과 등)의 기초과목으로 이 분야의 필수 교육과정이며, 또한 인체의 건강과 질병의 치료에서 가장 기본이 되는 과목이다.

보건의료 및 간호 분야의 전문인이 되기 위해서는 무엇보다도 먼저 인체의 구조를 이해하고 이에 연관된 기능을 공부해야할 것이다.

이 책은 인체의 기본 지식인 조직학, 세포학, 발생학, 유전학, 분자생물학의 기초 지식을 서술하여, 해부학을 공부하는데 초석이 되도록 하였다. 또한 학생들이 인체의 구조에 대한 기본적인 지식을 쉽게 이해할 수 있도록 해부도와 표를 제공하여 편집하였다.

인체의 형태학적인 다양한 해부학적 구조를 알고 또한 인체의 신비로운 기능을 이해함으로써, 앞으로 여러분이 종사할 전문직에서 여러 가지 어려운 문제에 직면할 때 해부학은 실질적인 길라잡이가 될 것이다.

이 책의 특징은

첫째, 이 책의 해부도는 미국, 일본 등 외국의 여러 저서를 참고하여, 3년여에 걸쳐 여러 국내 전문 일러스트레이터들의 열정적인 노력으로 이루어낸 작품임을 알려드린다.

둘째, 문장을 체계적으로 간결하여 서술하여 이해하기 쉽도록 하였다. 그리고 문장의 단락을 가능한 짧게 구성하여 내용을 한 눈에 파악할 수 있도록 하였다.

셋째, 해부학의 내용을 쉽게 이해할 수 있도록 해부도를 내용과 동시에 볼 수 있도록 편집하였다. 책을 펼치면 내용과 그림이 동시에 한 눈으로 들어오기 때문에 학생들이 흥미롭게 공부할 수 있을 것이다.

넷째, 이 책의 용어는 간호와 보건의료 관련 전문분야의 국가고시를 대비하기 위해, 대한해부학회에서 제정한(2005년) 용어를 우선적으로 채택하였다. 용어는 신용어, 구용어, 영문 순으로 기술하였다.

다섯째, 이 책은 기획, 집필, 교정 과정에서 여러 해부학 전문 교수님의 열정으로 발간할 수 있었다. 그러나 초판에 부족한 점과 내용은 2판에서 수정하고 보완할 것을 약속한다.

끝으로 이 책이 발간되기까지 함께 열정적으로 참여해 주신 여러 교수님과, 어려운 여건에서 끝까지 저자들과 함께 최선의 노력으로 이 책의 품격를 높여준 정담 사장님과 편집부 직원들에게 감사한다.

대표저자 이 성 호

2022년 6월

목차

Chapter 04 관절계통

Chapter 05 근육계통

Chapter 06 외피계통

Chapter 07 신경계통

Chapter 08 내분비계통

Chapter 09 혈액과 심혈관계통

Chapter 10 림프계통과 면역계통

Chapter 11 호흡기계통

Chapter 12 소화기계통

Chapter 13 비뇨기계통과 체액

Chapter 14 생식기계통

CHAPTER

01

인체의 기초에 대한 이해

Basis of Human Body

학습목표

1. 해부학 용어를 알자.
2. 인체기관의 구조 단계를 알자.
3. 12개의 주요 기관계통을 기술하자.
4. 방향에 관한 용어, 인체의 가로면을 알자.
5. 인체의 부위를 나누고 해부학적 용어를 알자.

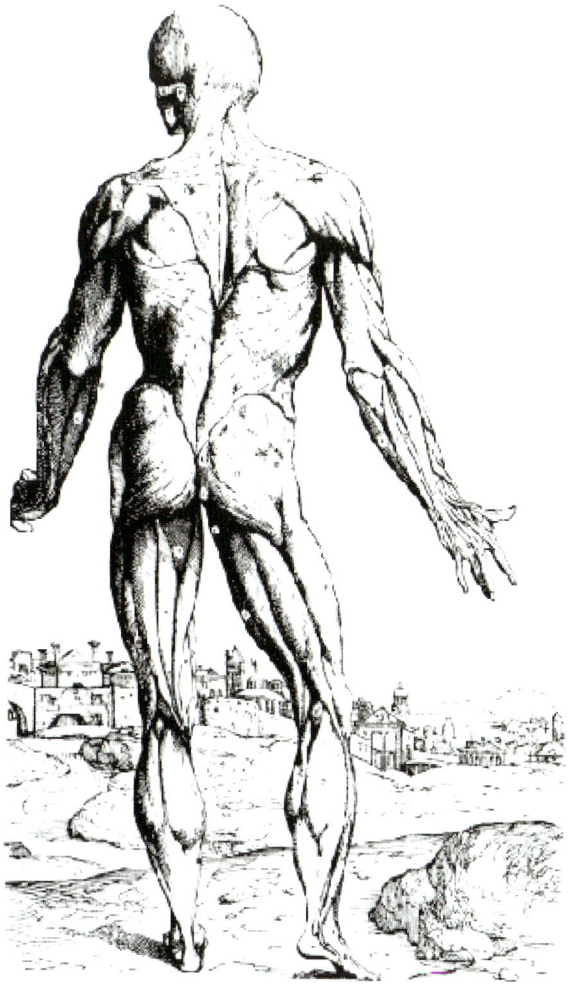

A. 해부학 입문(INTRODUCTION)

1. 서언

의학은 인체의 **구조**(structure)와 **기능**(function)이 어떻게 서로 통섭(consilience)하면서 생명활동을 유지하는지, 그리고 그 구조와 기능에 이상이 생겼을 때 발생하는 질병(disease)은 어떤 것인지 연구하는 학문이다.

2. 해부학 역사

1) 서양의학

서양에서 이미 기원전 16C 경 이집트시대 해부학적 용어인 머리뼈(두개골, skull), 봉합(suture), 뇌막(cerebral meninges) 같은 것이 등장하지만, 의료에 어떻게 사용했는지 밝혀지지 않았다. (그림 1-1)

- **인체의 구조**(structure)에 대한 현대의학의 역사는 그리스의 **히포크라테스**(Hippocrates: BC 460-377)를 시발점으로 본다. 이후 알렉산드라 의학교에서 에라시스트라투스(Erasistratus: BC310-250)는 순환계(circulatory system)의 구조와 기능을 가르쳤다고 하지만, 로마는 시신해부를 종교적으로 금지하면서 천년이상 의학의 암흑기를 맞는다.
- **르네상스시대**(15~16C)를 접하면서 예술과 과학이 발전하고 의학이 발전을 시작하여 1543년 안드레아스 베살리우스(Andreas Vessalius)의 「인체의 구조에 대하여(De Humani Coporis Fabrica)」의 발간으로 인체연구는 계속되었으며 1590년대 현미경이 세상에 나오면서 급진전 하였다.
- 20C 들어서는 1931년 독일 시멘스가 개발한 전자현미경과 1950년대 초음파발생기, 1970년에 컴퓨터 단층촬영기 CT, MRI 및 fMRI 등의 점진적 발달로 급격히 발전해 왔다.

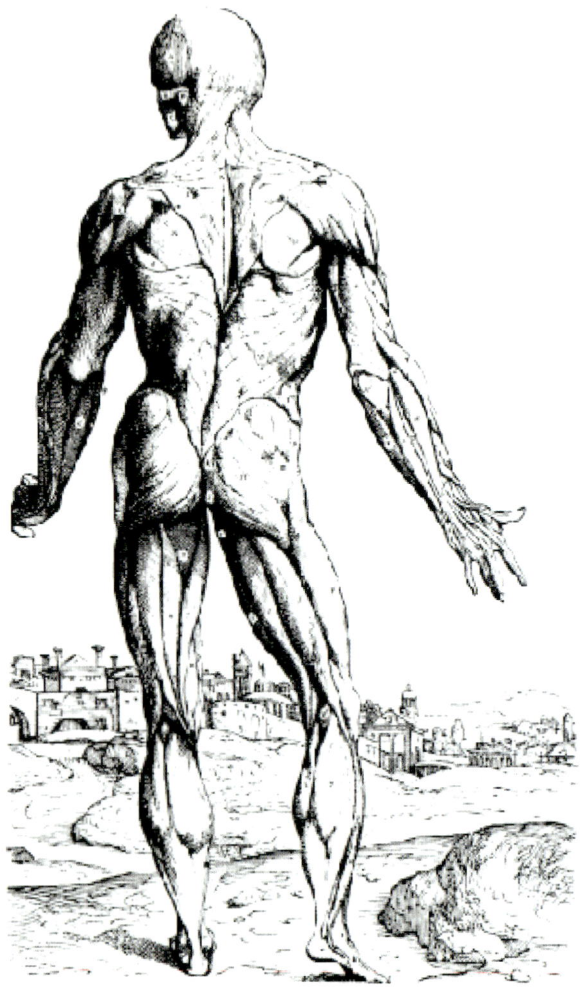

그림 1-1 안드레이스 베살리우스의 책 삽화

2) 동양의학

동양에서는 중국을 모태로 5000여년의 역사를 말할 수 있으며, BC 23~18세기경 夏나라시대 '서경'이라는 책속에는 고(股), 굉(肱), 이(耳), 목(目), 구(口) 등이 등장하기 시작하여 춘추전국시대(BC5C경)는 '황제내경, 편작내외경, 백씨내외경' 등을 중심으로 전통치료를 하다가 실크로드의 시작과 함께 동·서양의 문물이 교류하기 시작하면서 '**인도의학과 그리스의학**'이 접목되었다. (그림 1-2)

- **중국**의 현대의학은 17C 명나라 때 '주제군징(主制群徵)'에서 카톨릭 수도사들이 서양의 의술과 해부학을 소개하면서 현대의학이 문을 열었으며, 이후 윙푼, 딩푸바오, 양 등이 활동하고 시행했던 의학은 1937년 일본의 침입으로 현대의학 1세대가 마감하게 되었고 이후 현재의 중국에 이르렀다.
- **일본**은 일본전통의학에 의존하다가 17C경 선교사들에 의해 현대의학을 접하고, 1774년 '**해체신서**'라는 네델란드 해부학 책을 번역하면서 본격적인 의학 발전을 시작하였다.
- **한국**의 의학은 전통적으로 산사람 보다 죽은 사람을 더 소중히 여기는 풍습으로 인하여 인체 해부를 할수 없었고, 19C말 서양 선교사에 의해 서양의학이 들어왔으며, 1877년 부산에 세운 일본관립병원인 제생의원이 서양의학의 효시이고, 1896년 고종의 명령으로 세운 '**제중원**'에서 해부학 생리학을 시작으로 우리나라도 서양의학을 접하여 지금에 이르렀다.
- **북한**의 의학은 한국인 최초의 해부학 전공자인 '**최명학**'(세브란스의전, 1926 졸업)이 1936년 세브란스의전 교수직을 사임하고 함흥에 외과의원 개원후 기초의학과 임상을 강의하였으며, 후에 6.25 전쟁을 치르면서 북한의학의 최고 자리에 올라 북한의 의학교육을 이끌었다.

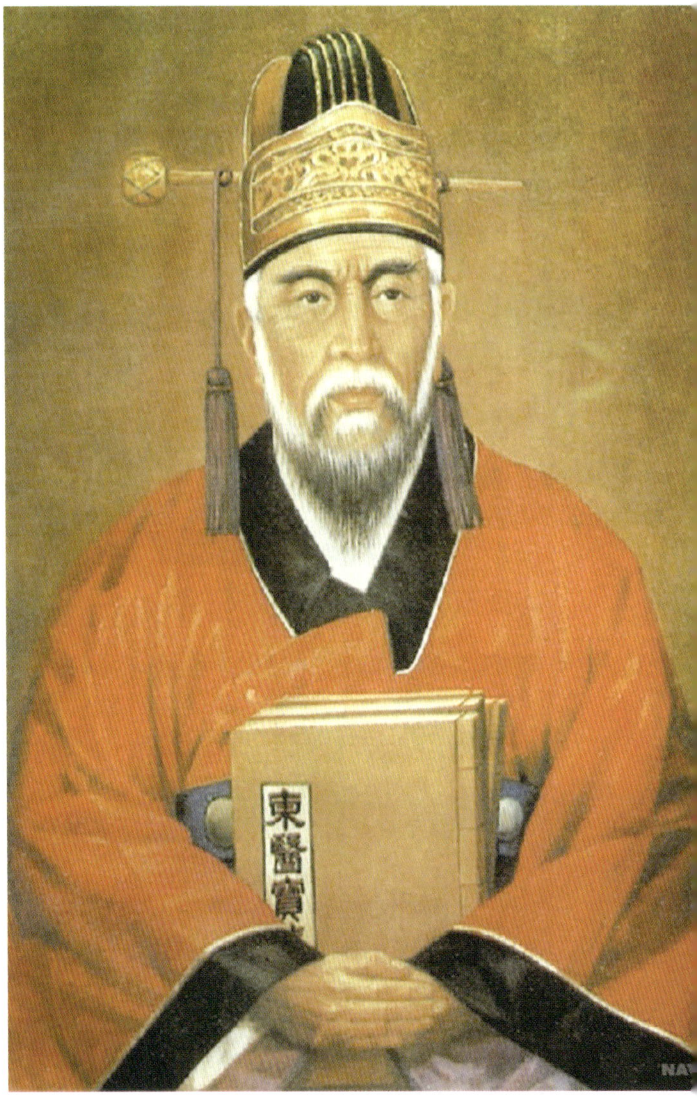

그림 1-2 허준

3. 해부학의 분류

육안해부학(gross anatomy)은 육안으로 볼 수 있는 해부학을 말하며 **미세해부학**(microscopic anatomy)은 현미경을 통해서 인체를 볼 수 있는 해부학을 말한다. 여기에는 '세포학(cytology), 조직학(histology), 발생학(embryology), 분자생물학(molecular biology)' 등이 포함된다.

4. 해부학 용어

해부학이라는 용어는 '자른다(cutting apart)'라는 그리스어에서 유래되었으며, 우리나라는 대한해부학회에서 1978년 해부학 용어 첫째판을 시작하여 2005년 다섯째판에서 대폭 수정된 후에, 현재의 우리말 용어를 사용하고 있다.

5. 인체구성의 단계

- **세포(cells)**: 세포는 생체의 가장 기본적인 단위이다. 여러 가지 화합물 「물(water), 탄수화물(arbohydrate), 단백질(protein), 지방(fat), 핵산(nucleic acid)」 등이 합쳐져 형성된 세포에서는 영양공급(feeding), 소화(digestion), 에너지 생산(energy production), 생식(reproduction)과 같은 복잡한 생체 기전을 일으킨다. (그림 1-3)
- **조직(tissues)**: 조직은 동일한 작용을 하고 형태학적으로 동일하게 분화된 세포의 집단이고, 인체의 세포는 결합하여 더 복잡한 해부구조를 형성한다. 인체의 주요 조직은 편평상피조직(squamous epithelium tissues), 분비상피조직(secretory epithelium tissues), 결합조직(connective tissue), 근육조직(muscular tissue), 혈액조직(blood tissue), 림프조직(lymphatic tissue), 신경조직(nervous tissue) 등이 있다. (그림 1-4)
- **기관(organs)**: 서로 다른 조직(tissues)은 결합하여 기관(organ)을 형성하고 기관은 인체에서 특정한 기능을 하는 구조이다. (그림 1-5)
- **기관계(systems)**: 여러 기능을 하는 기관의 모양인 계통(system)이 모여 인체의 가시적 구조를 이룬다. 각 기관(organ)은 기본으로 한 종류 이상의 조직(tissue)으로 구성되어 영양(nutrition), 방어(defense), 해독(detoxication), 지지(support), 조절(accommodation) 등의 작용을 한다. (그림 1-6)
- **인체(human body)**: 여러 계통이 합쳐져 복잡한 구조를 이루는 인체는 출생(childbirth), 성장(growth), 생식(reproduction) 등의 생명주기(life cycle)를 갖는다. (그림 1-7)

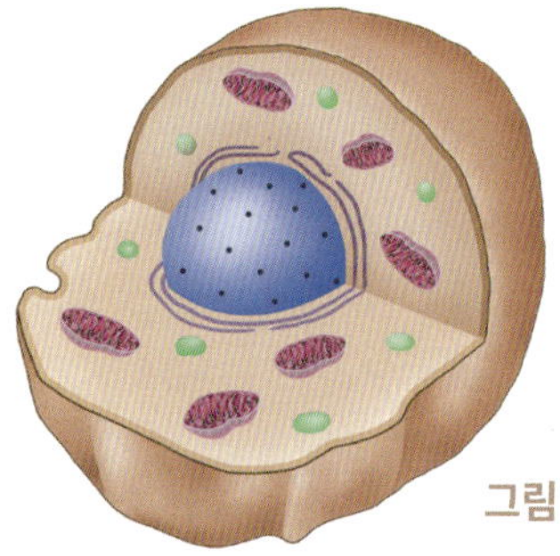
그림 1-3 세포(cells)

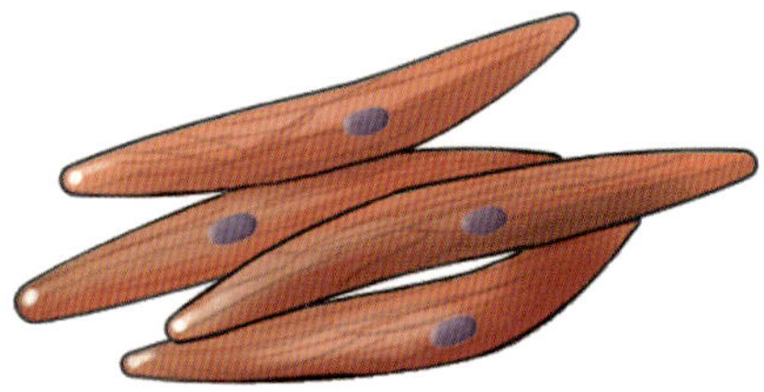
그림 1-4 조직(tissues)

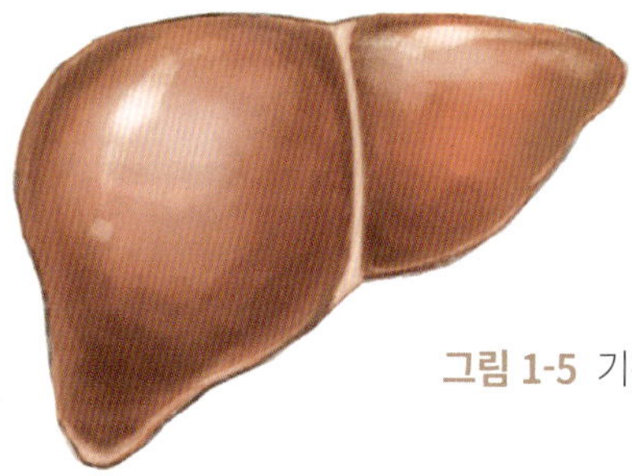
그림 1-5 기관(organs)

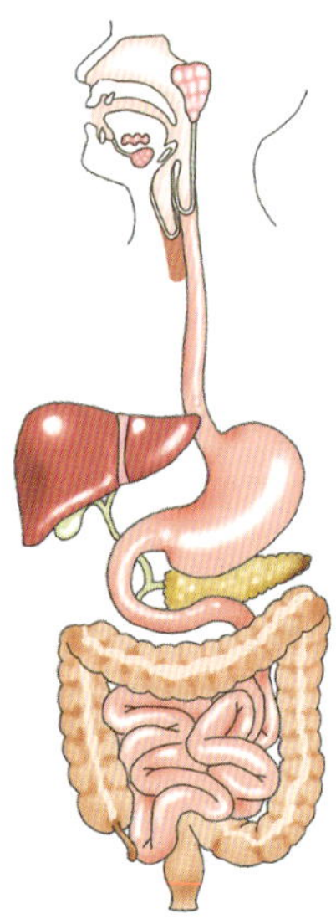
그림 1-6 기관계(systems)

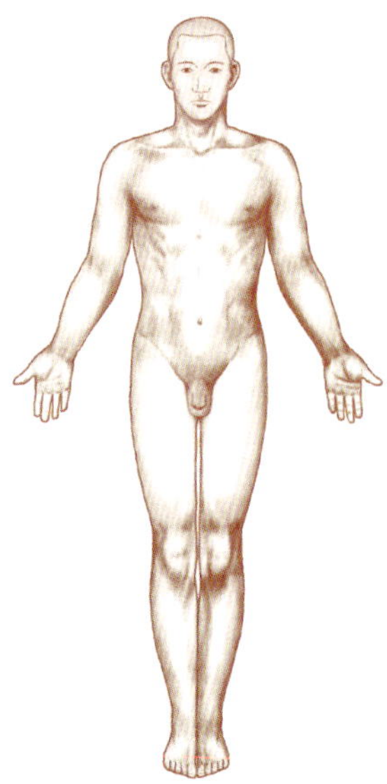
그림 1-7 인체(human body)

5. 인체의 계통

- **피부**(skin) : 인체의 모든 바깥면을 덮는 바깥층.
- **근육계**(muscular system) : 뼈와 관절의 운동성에 필요한 원동력을 제공하는 시스템.
- **관절계**(atricular system) : 인체의 관절은 인체의 서로 다른 두 부분의 운동성에 기여하며 근육계와 골격계에 긴밀히 연결되어있다.
- **심혈관계**(cardiovascular system) : 심혈관계는 심장(혈압을 유지하며 혈액을 나아가게함)과 동맥(혈액을 심장에서 모세혈관으로 운반). 정맥(혈액을 모세혈관에서 심장으로 돌려보냄).
- **호흡계**(respiratory system) : 호흡계는 두 가지 기능을 가지고 있다. 혈액에 산소를 공급하여 인체의 대사를 가능하게하며 동시에 인체로부터 대사의 산물인 이산화탄소를 배출한다.
- **골격계**(skeletal system) : 골격계는 인체의 조직과 모든 기관을 지지해주는 기능을 한다.
- **소화계**(digestive system) : 소화계는 섭취, 소화, 흡수와 음식물의 분비 등의 많은 기능을 가진다.
- **비뇨계**(urinary system) : 비뇨계의 주된 기능은 혈액을 정화하여 노폐물을 뇨로써 배출하는 것이다.
- **혈액계**(blood system) : 혈액의 기능은 산소와 영양분을 다른 조직으로 운반하여 세포의 대사를 조직으로 운반하여 세포의 대사를 가능하게 하고 처리될 노폐물을 운반하는 것이다.
- **생식계**(reproducctive system) : 생식계의 기능은 사람이 증식하는 것을 가능하게 한다.
- **림프계**(lymphatic system) : 인체의 주된 방어체계로 외부 물질을 식별하여 그것에 반응하는 기능을 한다.
- **신경계**(nervous system) : 신경계는 내부나 외부의 자극에 반응하여 수의적이나 불수의적 명령을 통해서 신체의 모든 시스템이나 기능을 조절하고 균형이 잡히게 한다.
- **내분비계**(endocrine system) : 내분비계는 다른 기관의 기능을 조절한다. 인체 내 기관의 기능을 조절하는 호르몬을 분비하는 샘으로 구성되어 있다.
- **감각기관**(sense organs) : 감각기관은 외부의 신호를 미각, 후각, 청각, 촉각, 시각과 같은 신호로 전환하여 신체가 주변에 대해 반응하도록 한다.

B. 인체구성 용어(MEDICAL TERMINOLOGY)

1. 인체의 구성과 계통

인체는 크게 머리(caput: 두부), 목(neck), 몸통(body: 체)의 체부(몸통부, axial portion)와 상하부의 팔다리를 포함하는 부속부(appendicular portion)로 나뉜다.

배측체강(dorsal cavity)은 두개강(머리안, cranial cavity)과 척추강(spinal cavity)으로 구성되며, 복측체강(복측강, ventral cavity)은 가슴안(흉강, thoracic cavity)과 복부골반강(abdominopelvic cavity)으로 구성된다.(그림 1-8)

체강(body cavity) 내의 기관을 내장(visceral)이라고 하며, 이 외 입안(구강, oral cavity), 코안(비강, nasal cavity), 눈확(안와, orbit), 고실(tympanic cavity)이 있다.

몸의 공간은 걷거나 운동할 때 충격으로부터 기관을 보호하는 완충 역할을 한다.

1) 해부학적 자세(anatomical position)

눈(eye)은 똑바로 앞을 향하고, 팔(upper limb)은 자연스럽게 내려 손바닥이 앞을 향하도록 하며, 발끝은 약간 벌린 채 똑바로 서있는 상태를 말한다.

해부학적 자세는 모든 설명의 기본이 되며 방향, 위치의 기준이 된다.(그림 1-9)

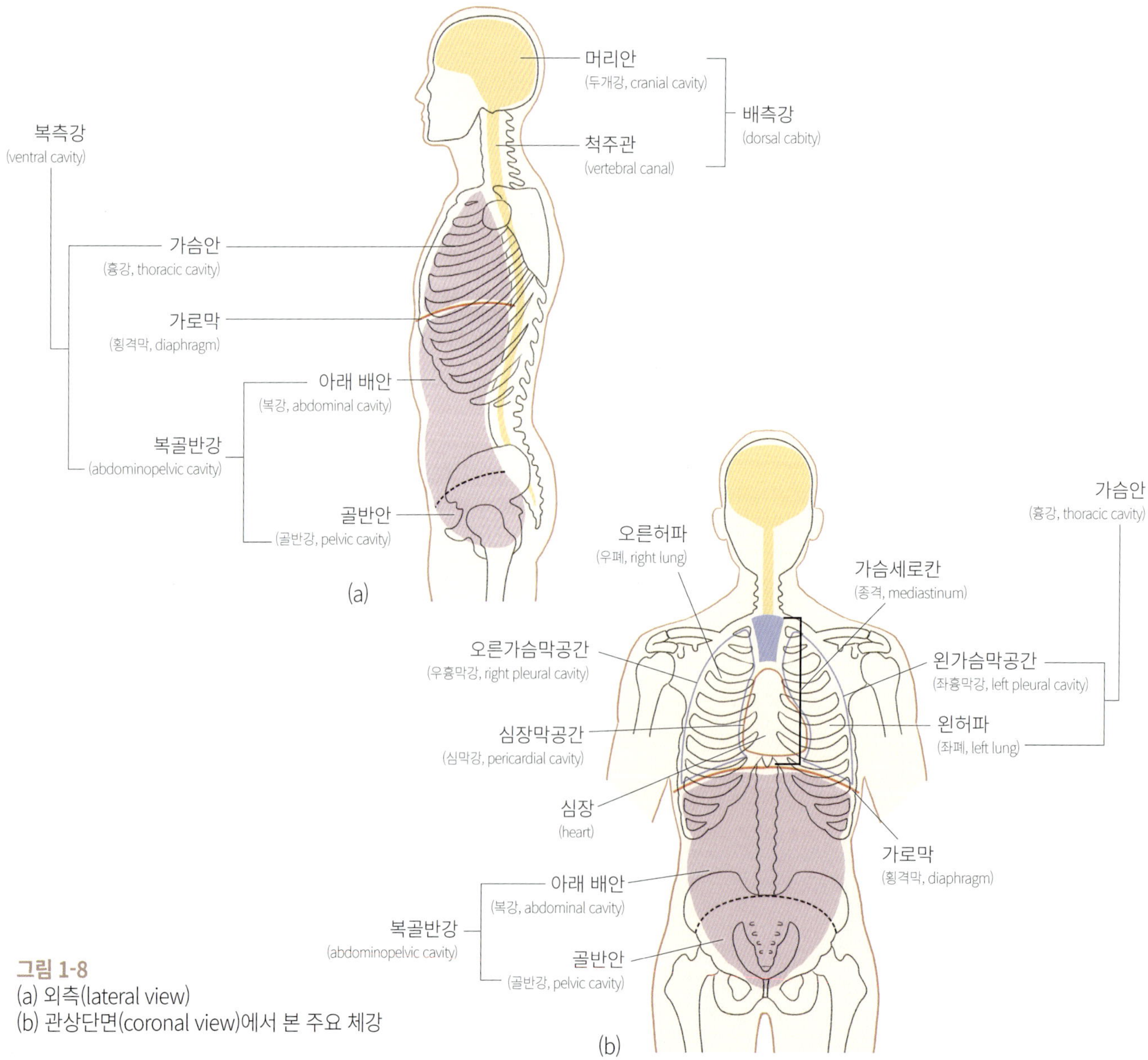

그림 1-8
(a) 외측(lateral view)
(b) 관상단면(coronal view)에서 본 주요 체강

2. 인체의 방향과 절단면(body sections)

- 시상면(sagittal plane)은 신체(몸이나 장기)를 좌우 부위로 나눈다.
- 가로면(횡단면, 수평면, transverse plane, horizontal plane)은 신체(몸 또는 기관)를 위 아래로 나눈 면이다.
- 이마면(관상단면, coronal plane, frontal plane)은 신체(몸 또는 장기)를 앞과 뒤로 나눈 면이다.
- 정중시상면(midsagittal plane)은 정중앙선을 따라서 좌우를 균등하게 나눌 때 정중시상단면(medial plane, midsagittal plane)이라 한다.
- 빗면(경사면, ablique plane)은 신체나 기관을 비스듬히 나눈 면이다. (그림 1-10)

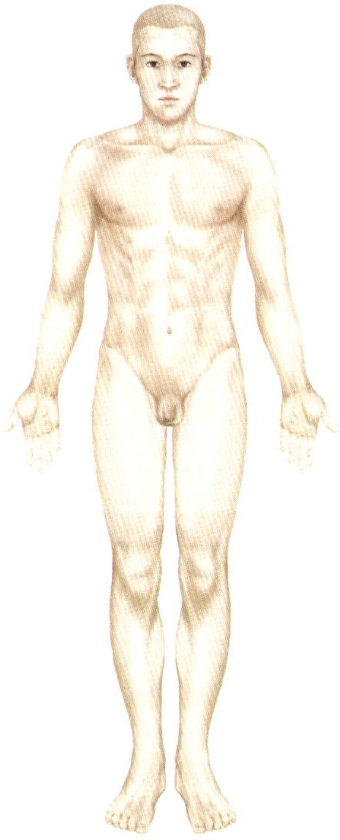

그림 1-9 해부학 자세

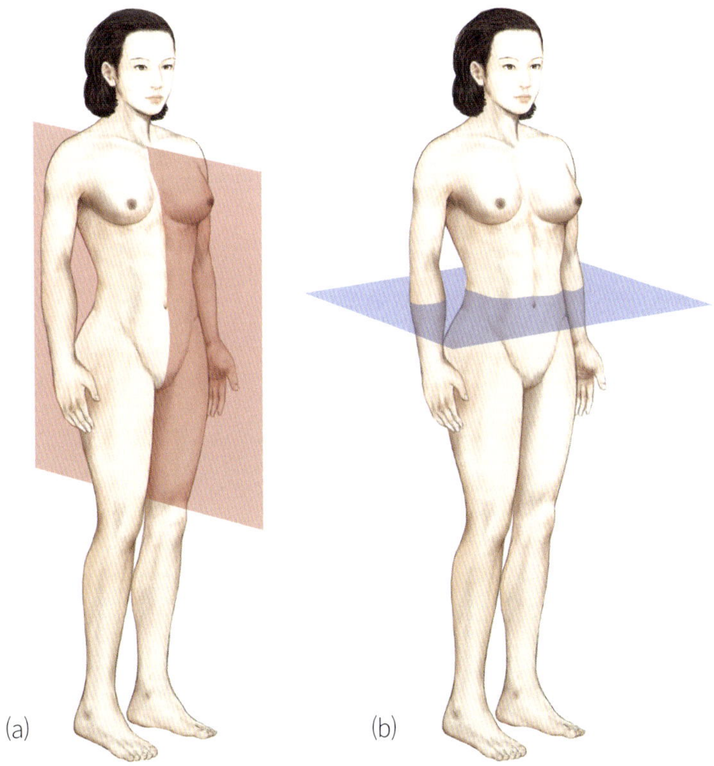

그림 1-10 신체 내부 관찰을 위해, 인체는 다양한 면으로 절단될 수 있다. (a) 시상면(정중시상단면) (b) 가로면(횡단면) (c) 이마면(관상단면)

3. 방향과 위치관계를 나타내는 의학 용어

❶ 앞(전, anterior) / 뒤(후, posterior), 배쪽(복측, ventral) / 등쪽(배측, dorsal)
방향은 배쪽과 / 등쪽으로 표기한다.

❷ 위(상, superior) / 아래(하, inferior) / 머리쪽(두측, cranial) / 꼬리쪽(미측, caudal)
방향은 머리쪽 / 꼬리쪽으로 표기한다.

❸ 오른(우, right) 왼(좌, left) :
관찰 대상 인체 기준에서 **오른쪽** / **왼쪽**이다.
* 관찰자 기준에서 본 오른쪽/왼쪽이 아님을 주의해야 한다.

❹ 안쪽(내측, mediat) / 가쪽(외측, lateral)
안쪽은 정중면과 가까운 쪽이고, **바깥쪽**(가쪽)은 정중면에서 먼 쪽이다.

❺ 속(내, internal) / 바깥(외, external)
신체중심과의 위치관계를 나타낸다. **속**은 신체중심과 가까운 쪽이고, **바깥**은 신체중심에서 먼 쪽이다.

❻ 얕은(천, superficial) / 깊은(심, deep)
얕은 쪽은 신체표면에 가까운 쪽이고 **깊은 쪽**은 신체표면에서 먼 쪽이다.

❼ 몸 쪽(근위, proximal) / 먼쪽(원위, distal)
몸 쪽은 몸통에서 가까운 쪽이고, **먼 쪽**은 몸통에서 먼 쪽이다.

4. 운동을 나타내는 의학 용어(그림 1-11)

❶ 굽힘(굴곡, flexion)과 폄(신전, extension)
관절(joint)을 사이에 둔 2개의 부분이 각도를 바꾸는 운동이다.
굽힘은 각도를 줄이며, 이러한 근육을 **굽힘근육**(굴근, flexor m.)이라고 하며,
폄은 각도를 180°에 가깝게 넓히며, 이러한 근육을 **폄근육**(신근, extensor m.)이라고 한다.

❷ 벌림(외전, abduction)과 모음(내전, adduction)
축(또는 정중면)으로부터 거리(또는 각도)를 바꾸는 운동이다.
벌림은 축에서 멀어지고, **벌림근육**(외전근, abductor m.)이라고 하며,
모음은 축에서 가까워지며, **모음근육**(내전근, adductor m.)이라고 한다.

❸ 돌림(회전, rotation)
축을 중심으로 회전하는 운동이며, 일반적으로 **가쪽돌림**(외회전, external rotation) / **안쪽돌림**(내회전, internal rotation)이라고 한다.
아래팔의 운동은 **뒤침**(회외, supination) / **엎침**(회내, pronation)이라고 한다.
가쪽돌림과 **뒤침**은 바깥쪽으로 돌리는 것으로, 팔다리의 앞쪽이 바깥쪽으로 향한다.
안쪽돌림과 **엎침**은 안쪽으로 돌리는 것으로, 팔다리의 앞쪽이 정중앙으로 향한다.

척추동물(vertebrate)의 진화

원시척추동물인 무악류(위, 아래 양턱이 발달되지 못함)로부터 출발해, 종(species)의 분화와 진화를 거쳐 현재 지구상에는 7개 강(class)이 남아있다.
물속에는 경골(딱딱한 뼈)어류, **하늘**에는 조류, **땅**에는 포유류가 있다.

척추동물의 특징

- 신체 모양은 좌우 대칭이며, 몸의 축이 머리와 꼬리방향으로 나 있다.
- 발생기에는 신체 중심에 척삭(notochor; 연골로 된 줄 모양의 물질)이 있고, 성체가 되면 척주(vertebral column)가 된다.
- 신체의 가장 앞쪽에 3개의 특수감각기관(눈, 귀, 코)과 뇌를 포함한 머리가 있다. 이외에 닫힌순환계통(circulatory system), 간(liver)과 콩팥(신장, kidney)도 척추동물에 공통적으로 있다.

침팬지와 인간

침팬지는 머리뼈(두개골, cranial bone)에 연결되는 목뼈(경추, cervical vertebra)의 방향이 뒤쪽으로 45도 정도 기울어 있으며, 이것은 두 팔을 땅에 딛기 위해서이다.
인간은 목뼈의 방향이 머리뼈 아래로 수직으로 연결되어, 두 다리로 만 직립한다.

❹ 올림(거상, elevation) / **내림**(하제, depression)

신체의 어느 한 부분을 위아래로 움직이는 운동이며, 이 근육을 **올림근육**(거근, elevator m.) / **내림근육**(하제근, depressor m.)이라고 한다. (예: 어깨올림근, 입꼬리내림근)

❺ 조임(괄약, constriction) / **확대**(산대, dilation)

구멍을 닫거나 여는 운동이다. 이러한 근육을 **조임근육**(괄약근, sphincter m.) / **확대근육**(산대근, dilator m.)이라고 한다. (예: 바깥항문조임근, 동공확대근)

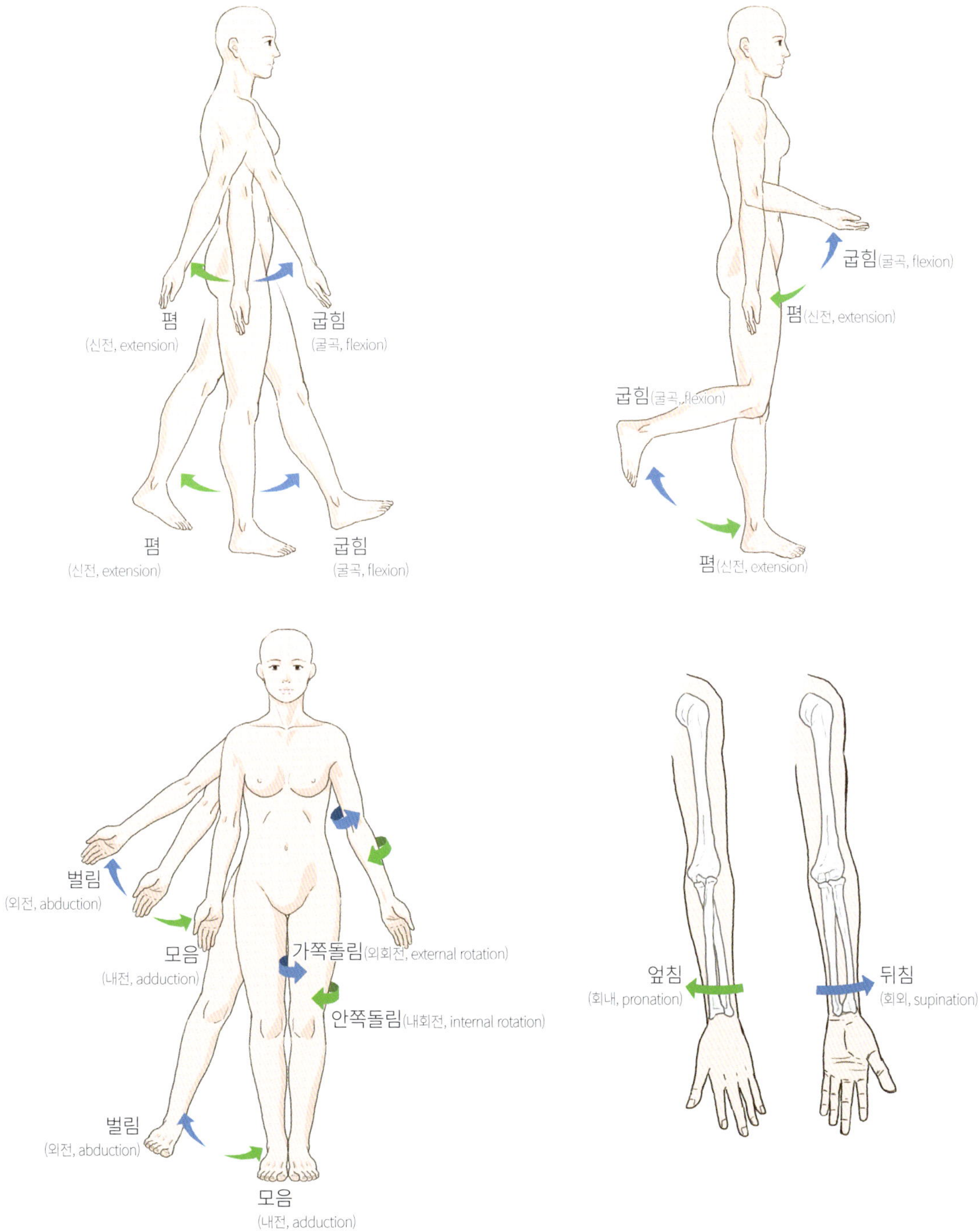

그림 1-11 운동용어

5. 신체 부위(body regions)

신체 부위를 9개 부위와, 4개 부위로 나누면 9개 부위는 복부를 다음과 같은 부위로 세분화된다.

- **명치부위(상위부, epigastric region)**: 상부 중심 부위
- **좌우 갈비밑부위(좌우 늑하부, left and right subcostal region)**: 상위부의 양쪽 옆 2개 부위
- **좌우 허리부위(좌우 요부, left and right lumbar region)**: 제부의 양옆 2개 부위
- **아랫배 부위(하복부, hypogastric region)**: 하부의 중심부위
- **좌우 장골부(left and right iliac region)**: 하복부의 양 옆 2개 부위

배(복부, abdomen)는 사부분(quadrant)으로도 나뉠 수 있다

- 오른쪽 윗부위(우상부, RUQ: right upper quadrant)
- 오른쪽 아랫부위(우하부, RLQ: right lower quadrant)
- 왼쪽 윗부위(좌상부, LUQ: left upper quadrant)
- 왼쪽 아랫부위(좌하부, LLQ: left lower quadrant)(그림 1-12)

6. 몸통의 CT, MRI 화상에 사용되는 용어

- 전면: 몸의 복측표면에 가까운 면
- 후면: 몸의 배측표면에 가까운 면
- 내면: 몸안 또는 내장기관의 중심에 가까운 면(내강면, 관강면)
- 외면: 몸안 또는 내장기관의 중심에서 먼 면
- 내측면: 기관에서 몸의 중심에 가까운 면
- 외측면: 기관에서 몸의 중심으로부터 먼 면
- 내(internal): 몸안 또는 기관의 중심에 가까운 단면에서의 위치(심, deep)
- 외(external): 몸안 또는 기관의 중심에서 먼 단면에서의 위치(천, superficial)(그림 1-13)

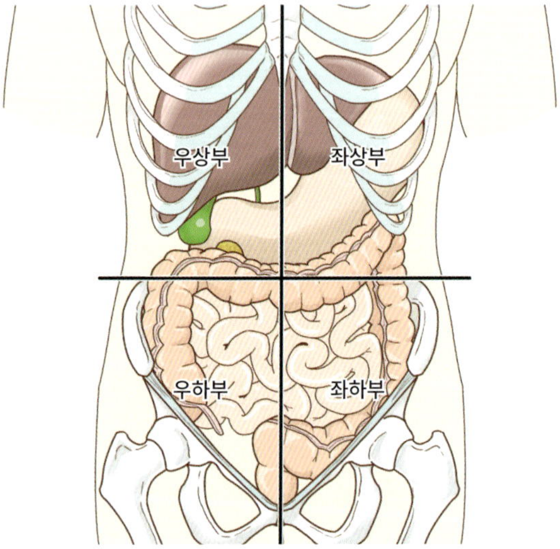

그림 1-12 배(복부, abdomen)는 4개의 사부분(quadrant)으로 나뉜다.

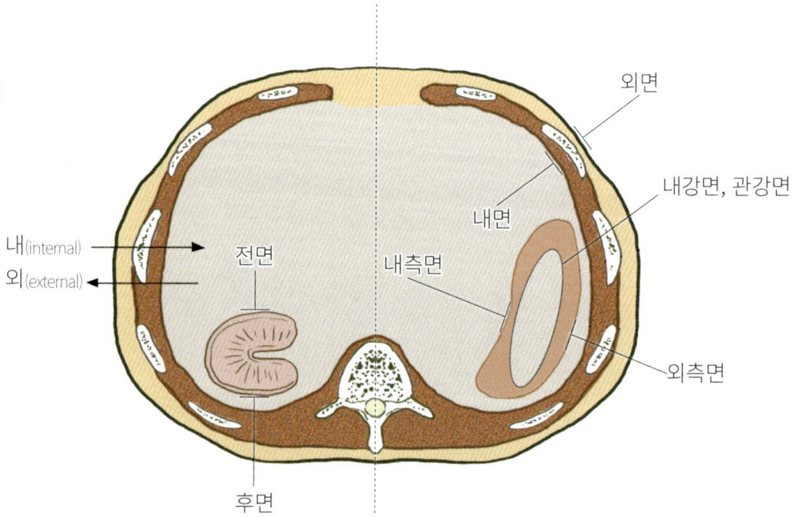

그림 1-13 몸통의 CT, MRI 화상에 사용되는 용어

7. 인체 부위(그림 1-14, 15, 16)

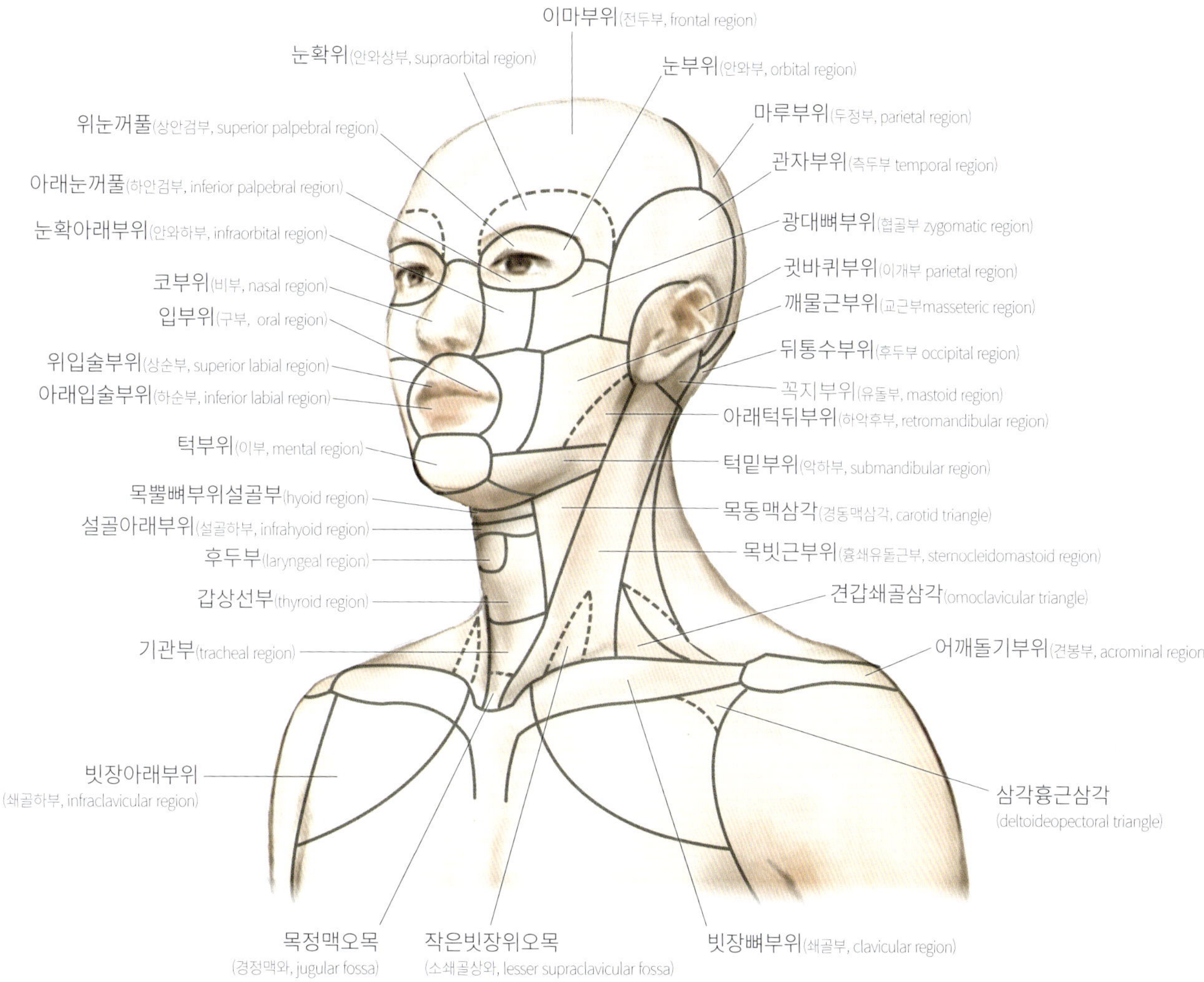

그림 1-14 자세한 머리(head), 목(neck) 부위

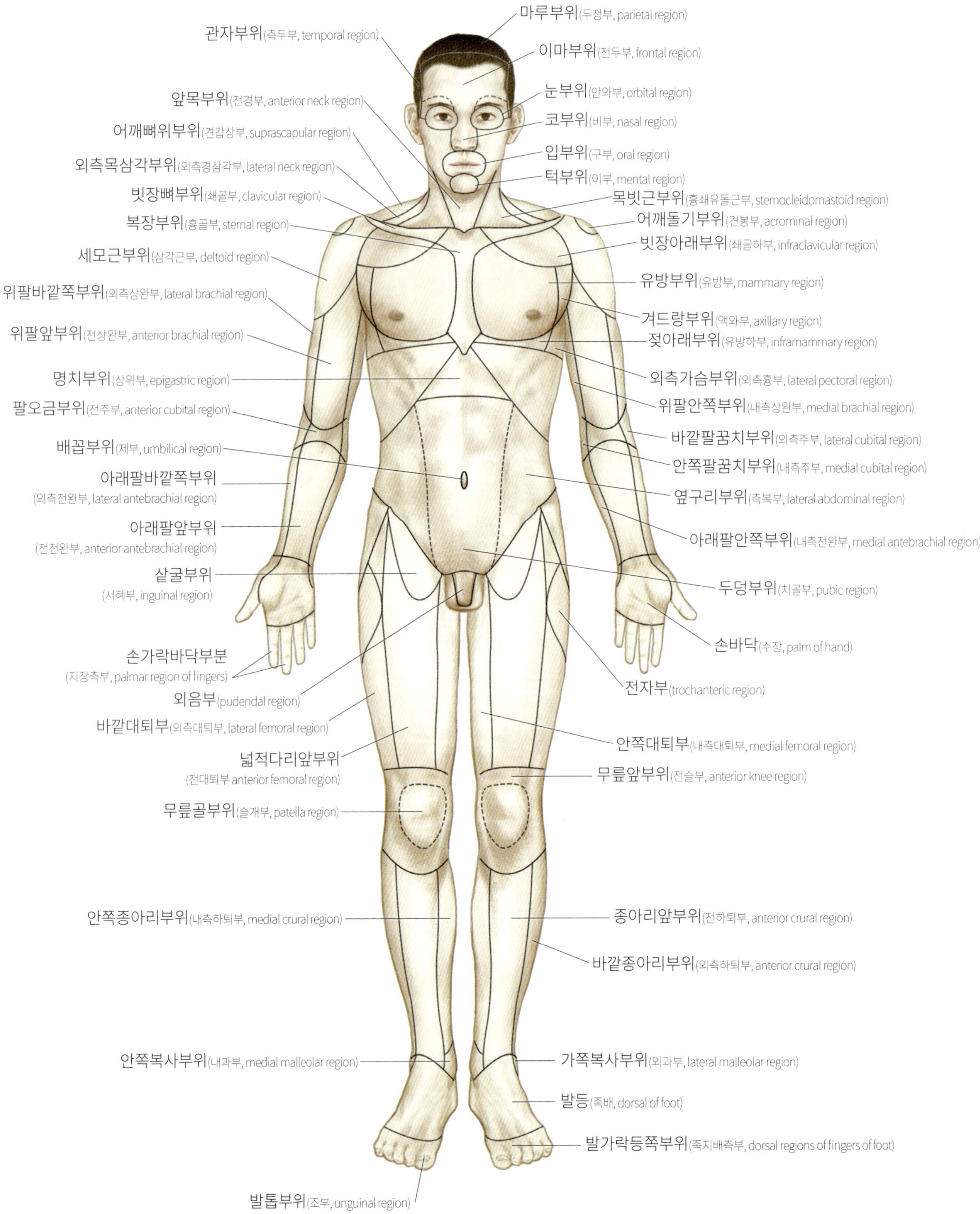

그림 1-15 몸전체의 앞면 부위

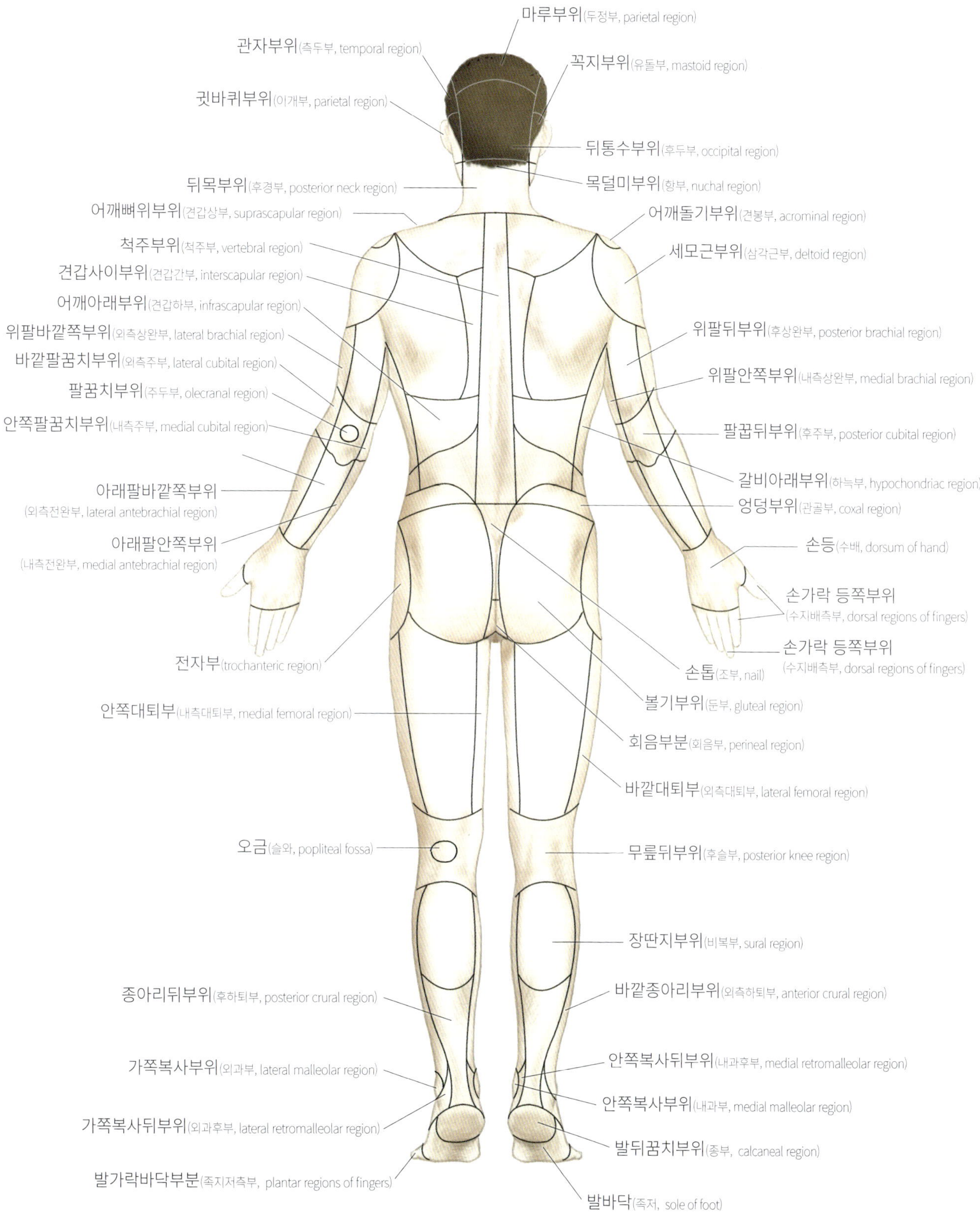

그림 1-16 몸전체의 뒷면 부위

더보기

세포를 발견한 사람은?

영어의 cell(세포)은 원래는 '작은 방'이라는 뜻을 갖고 있다. 세포는 1600년대에 영국의 과학자 **로버트 훅**(Robert Hooke, 1635~1703)이 발견했다.

- **훅**(Hooke)은 아직 세포단위까지 관찰할 수 없었던 당시의 현미경을 스스로 개량하여 조직보다 작은 단위의 해부학적 관찰을 가능하게 했다. 훅은 조직을 구성하는 세포 단위를 처음으로 발견, 이를 cell 이라고 이름 붙였다. 다만 그가 현미경으로 확인한 것은 코르크 조각의 세포구조이다.
- **마르첼로 말피기**(Marcello Malpighi, 1628~1694)는 훅과 동시대의 사람으로 동물의 조직세포를 현미경으로 확인한 최초의 인물로 알려져 있다. 말피기는 신장의 신소체(renal corpuscle)를 최초로 발견한 사람이기도 하며 신소체를 최초 발견자인 말피기의 이름을 따서 **말피기 소체**(Malpighian corpuscle)라고도 한다.

생명유지 징후(vital sign)

생명유지 징후는 생명에 필수적인 대사활동을 반영하는 신체 기능을 말하며, 사람이 생존해 있는 동안에는 이 신호가 관찰된다.

생명유지 징후에는 체온, 혈압, 맥박, 호흡의 횟수와 종류가 포함되며 이 징후가 감지되지 않다는 것은 죽음을 의미한다.

죽은 사람은 자발적인 근육운동, 호흡과 심장박동 등과 자극(윤리적으로 허용되는 최대범위)에 대한 반응, 반사(무릎반사, knee-jerk reflex)와 동공반사(papillary reflex of eye)를 보이지 않으며, **뇌파**(electroencephalogram, EEG)를 생성하지 않는다. 두뇌활동이 정지되면 뇌파도 관철되지 않는다.

용어

가로면(횡단면, 수평면, transverse plane, horizontal plane)
가슴안(흉강, thoracic cavity)
가쪽돌림(외회전, external rotation)
감각기관(sense organs)
골격계(skeletal system)
관절계(atricular system)
굽힘(굴곡, flexion)
굽힘근육(굴근, flexor muscle)
근육계(muscular system)
기관(organs)
기관계(systems)
내림(하제, depression)
내림근육(하제근, depressor muscle)
내분비계(endocrine system)
돌림(회전, rotation)
두개강(머리안, cranial cavity)
뒤침(회외, supination)
머리(caput: 두부)
명치부위(상위부, epigastric region)
모음(내전, adduction)
모음근육(내전근, adductor muscle)
목(neck)
몸통(body: 체)
미세해부학(microscopic anatomy)
발생학(embryology)
배측체강(dorsal cavity)
벌림(외전, abduction)
벌림근육(외전근, abductor muscle)
복부골반강(abdominopelvic cavity)
복측체강(복측강, ventral cavity)
분자생물학(molecular biology)
비뇨계(urinary system)
빗면(경사면, ablique plane)
생식계(reproducctive system)
세포(cells)
세포학(cytology)
소화계(digestive system)
시상면(sagittal plane)
신경계(nervous system)
아랫배 부위(하복부, hypogastric region)
안쪽돌림(내회전, internal rotation)
엎침(회내, pronation)
에라시스트라투스(Erasistratus)
올림(거상, elevation)
올림근육(거근, elevator muscle)
육안해부학(gross anatomy)
인체(human body)
정중시상면(midsagittal plane)
조직(tissues)
조직학 (histology)
척추강(spinal cavity)
폄(신전, extension)
폄근육(신근, extensor muscle)
피부(skin)
혈액계(blood system)
호흡계(respiratory system)
확대근육(산대근, dilator muscle)
히포크라테스(Hippocrates)

CHAPTER

02

인체의 기초성분: 세포, 조직

Basis of Human Body: Cell, Tissue

학습목표

1. 세포의 일반적인 구조에 대해 알자.
   - 핵, 세포구성의 요소, 형질막과 세포질
2. 기본조직에 대해 알자.
   - 상피조직의 분류
   - 상피조직막의 유형
   - 결합조직
   - 근육 · 신경조직

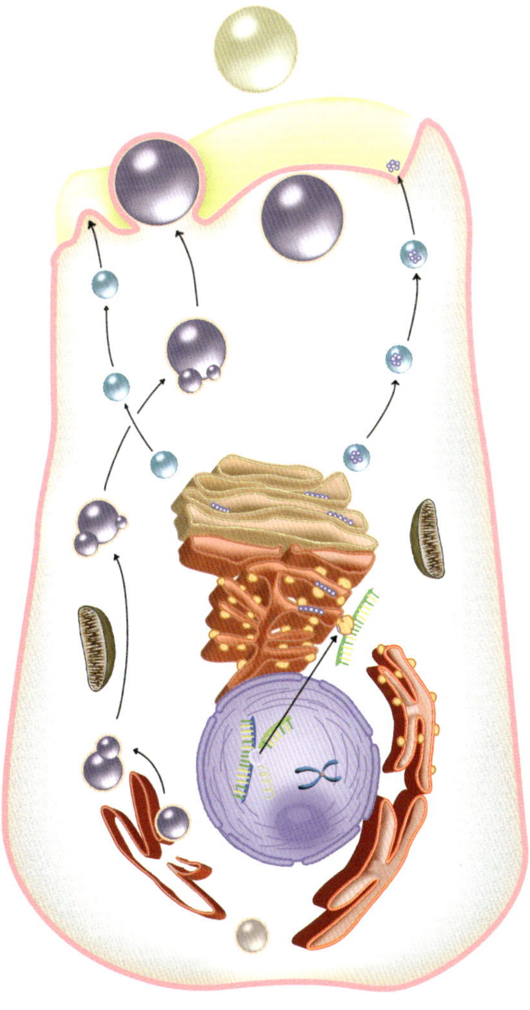

A. 세포(CELL)

1. 세포의 종류

세포는 생물체의 기본 단위이며 약 200종류, 총 60조개의 세포가 인체를 구성한다. 같은 종류의 세포가 모여 조직을 이루고 각 기관을 구성하는 단위가 된다.

인체 구성의 기본단위도 물론 세포이며, 종류에 따라 크기와 모양이 다양하다.

세포를 구성하는 물질을 총체적으로 원형질(protoplasm)이라하며, 주로 다섯가지 기본적 물질인 **'물**(water), **전해질**(electrolyte), **단백질**(protein), **지방**(fat), **탄수화물**(carbohydrate)'을 들 수 있다. (그림 2-1)

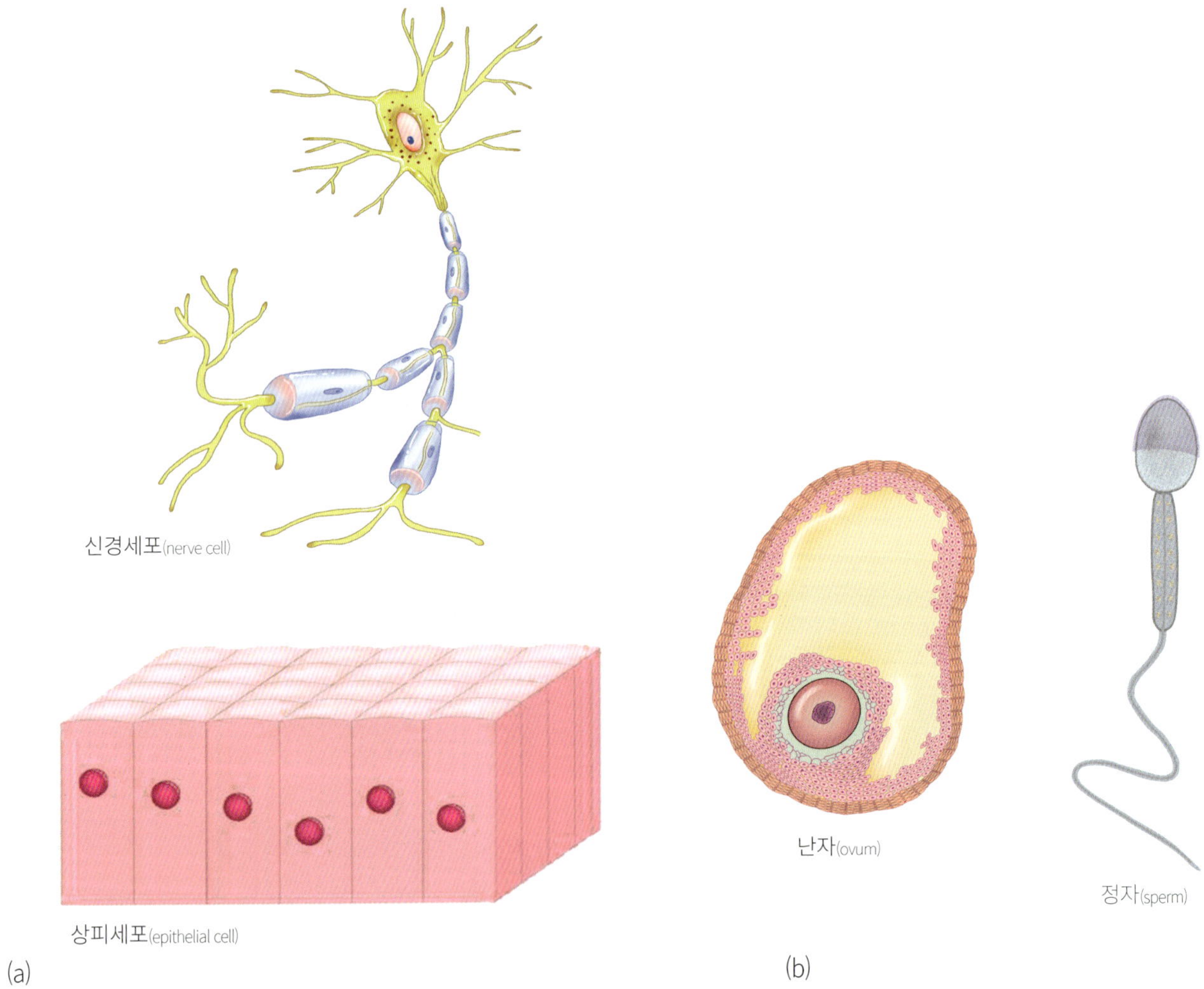

그림 2-1 (a) 체세포(somatic cell) (b) 생식세포(germ cell)

2. 세포모양과 구성

세포(cell)는 크게 3가지 기관으로 구성되어 있다.

- **세포막**(cell membrane)
- **세포질**(cytoplasm)
- **핵**(nucleus)으로 이루어져 있다. (그림 2-2)

모양: 세포는 매우 작아서 현미경으로만 관찰할 수 있으며, 종류에 따라 모양(납작한 모양, 벽돌 모양, 불규칙한 모양 등)이 다양하다.

구성: 세포 안에는 둥근 모양의 핵과 생체물질인 세포질과, 얇은 형질막으로 둘러싸여 있다. 형질막 안의 사이질액(간질액, intersititial fluid)은 인체의 모든 세포를 감싸고 있다. 세포질액에 들어 있는 특수구조물을 소기관이라고 한다.

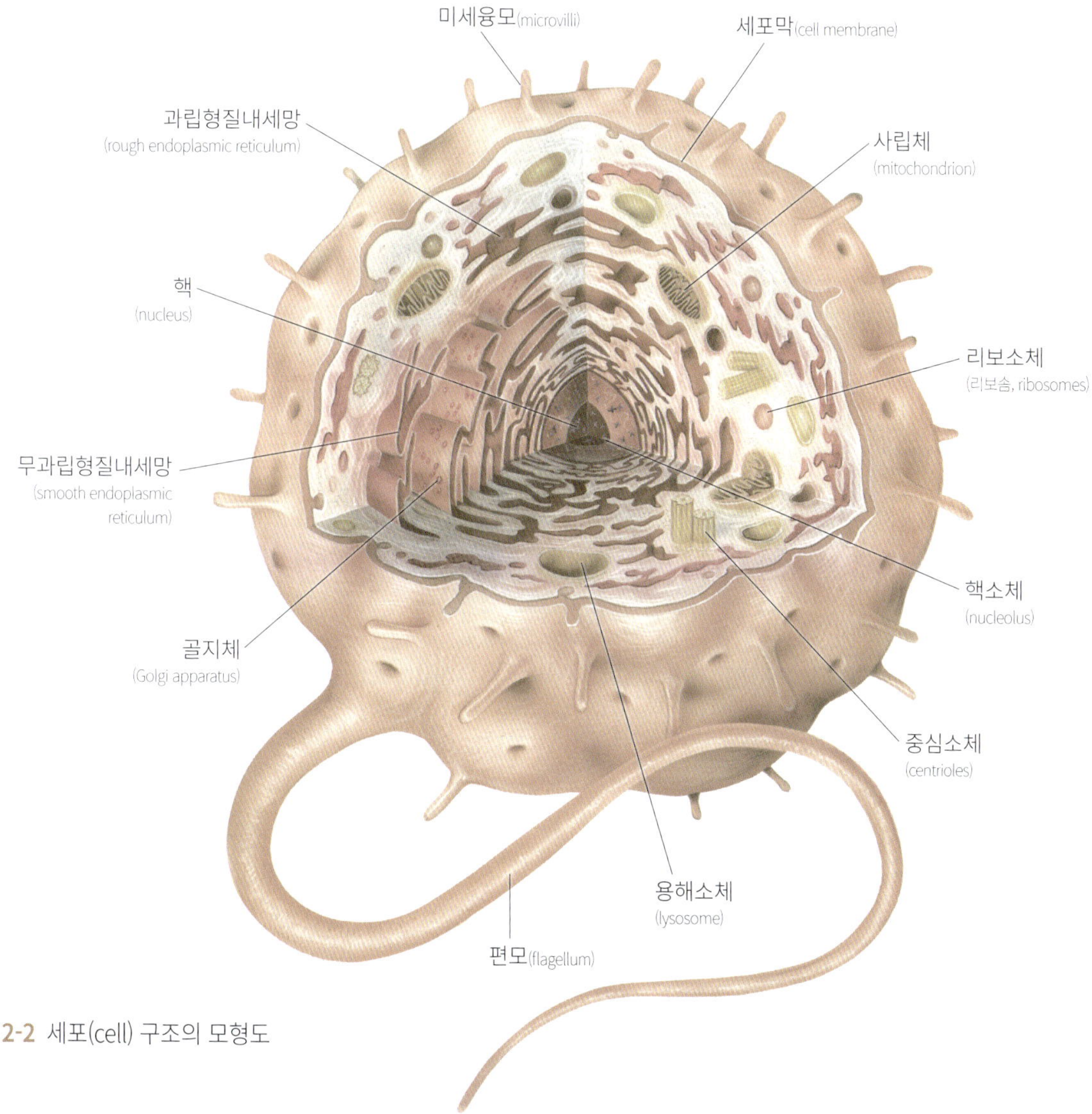

그림 2-2 세포(cell) 구조의 모형도

1) 세포막(형질막, cell membrane)

세포막은 인지질이 두개의 인지질이중층(phospholipld bilayer)으로 되어있다. 또한 세포막의 기능적 구조는 유동모자이크모델(fluid mosaic model)로 느슨하게 결합되었으며, 분자모자이크는 거의 인지질과 콜레스테롤로 이루어지고, 당단백질(glycoprotein), 당지질(glycolipid)과 같은 단백질 분자가 점점히 박혀있다.

세포막의 기능은 특정 물질만 이동시키고 차단하며, 일부 단백질(protein)은 수용체(receptor)로 작용하고, 세포 사이에 연락을 담당하는 화학적 메시지 역할을 한다.

인지질(phospholipid)은 인산염(phosphate)을 포함한 지방분자이며, 콜레스테롤은 인지질 분자를 안정시켜 형질막(plasma membrane)의 붕괴를 막는다.

2) 세포질(cytoplasm)

세포질은 세포 내부에 있는 물질로써, 세포 성분에서 핵(nucleus)을 제외한 나머지 부분을 말하며, 세포막과 핵 사이를 채우고 있다.

세포에서 핵과 세포벽, 그리고 세포의 활동으로 인해 생긴 지방(fat)이나 글리코겐(glycogen)과 같은 세포 함유물 등을 제외한 부분을 **세포질**이라 한다

세포질의 상당 부분을 차지하고 있는 구조물을 총칭하여 **세포소기관**(cell organelle)이라 하며, 그 작용이 우리 몸 각 장기(organ)의 작용과 매우 비슷하다.

(1) 리보솜(ribosome)

리보솜은 대표적인 세포소기관의 구조이며, 세포 전체에 퍼져있는 매우 작은 입자이다. 리보솜(ribosome)은 효소를 비롯한 단백질(protein)과 결합한 RNA(ribonucleic acid)로 이루어져 있으며, 많은 양의 단백질을 더 효율적으로 생성한다.

(2) 세포질그물(형질내세망, endoplasmic reticulum)

세포질그물은 핵에서 형질막까지 액체가 채워진 세관으로 세포질 거의 전체에 분포되어 있는 소기관이다. 이 관을 통해 단백질(protein)을 비롯한 여러 물질이 세포질에서 다른 영역으로 운반된다.

세포질그물(형질내세망, ER)에 있는 **거친세포질그물**(과립형질내세망, rough ER)은 리보솜에서 새로 합성된 단백질을 생성, 운반하고, **매끈세포질그물**(무과립세포질그물, smooth ER)은 세포에 따라 지질대사, 탄수화물대사, 해독작용 등 다양한 기능을 수행한다. (그림 2-3)

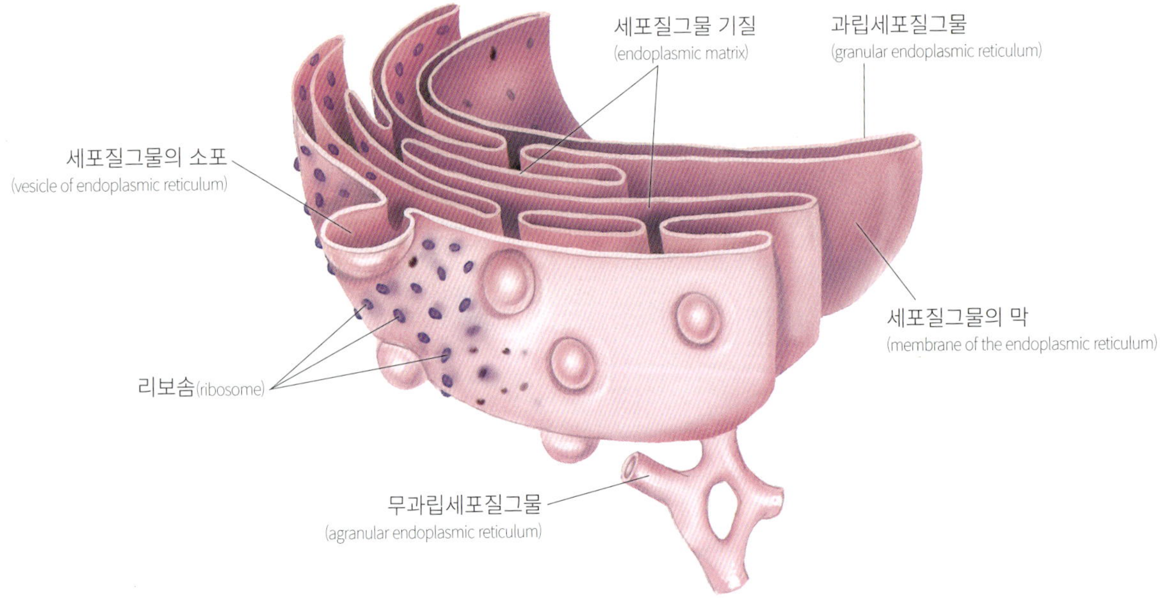

그림 2-3 세포질그물(형질내세망, ER) 구조와 기능

(3) 골지기관(골지체, Golgi apparatus)

골지기관은 세포생물학에서 식물, 동물, 균류 등의 대부분의 진핵세포(eukaryotic cell)에서 발견되는 **세포소기관**(cell organelle)이다.

골지기관은 작고 납작한 소조(cisterna)라는 편평한 막 주머니로 되어 있으며, 단백질을 정리하고 운반한다.

호르몬단백질(protein hormone)을 합성하는 세포들은 새로 합성된 분자를 분비하는 세포내에 단계적인 **'화학처리공장'**의 기능을 한다.

ER에서 생긴 분비성소포(secretory vescile)는 세포 밖으로 물질을 분비할 뿐 아니라, 새로운 세포막(cell membrane)을 제공하는 곳이 골지기관이다. (그림 2-4)

(4) 사립체(미토콘드리아, mitochondria)

사립체는 세포소기관인(cell organelle) 미토콘드리아에 존재하는 DNA이며, 생명활동에 필요한 ATP를 합성하는, 즉 세포 호흡을 담당하는 세포 에너지 **발전소** 기능을 하고 있다.

사립체는 소량의 DNA를 가지고 있으며 대부분 핵의 DNA 정보를 이용하여 영양분에서 에너지를 생성하고 이를 사용 가능한 형태로 바꾸는 반응, 즉 포도당(글루코스, glucose)을 분해하여 생성된 에너지를 **ATP**(adenosine triphosphate)로 변환시키는 많은 **대사반응**이 일어난다. (그림 2-5)

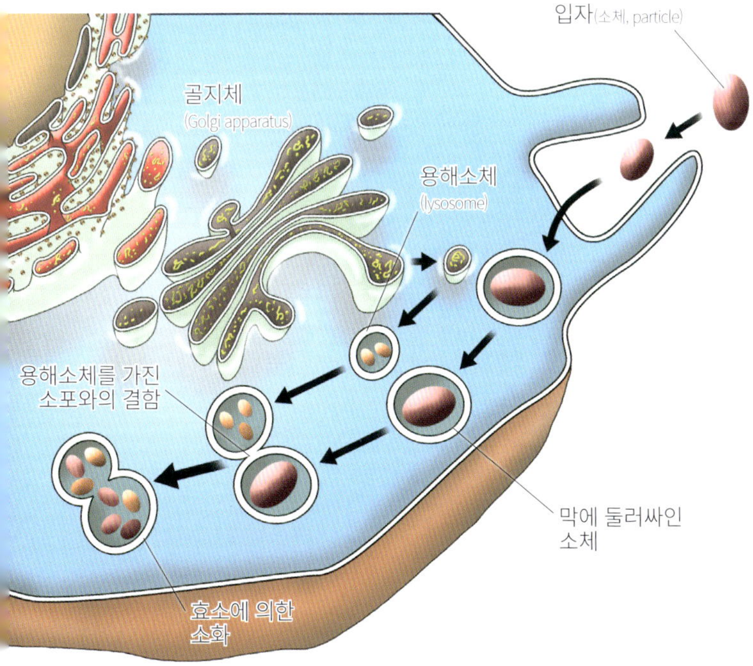

그림 2-4 포식작용(phagocyte)

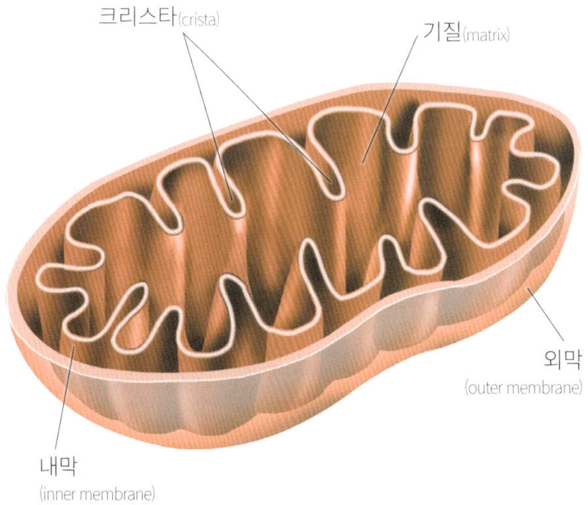

그림 2-5 미토콘드리아(사립체, mitochondria) 내부

(5) 용해소체(lysosome)

용해소체는 막성(membranous) 구조를 가지는 소기관으로, 골지체(Golgi body)의 한부분이 떨어져 나오면서 형성된 것이다. 용해소체는 세포 내 소화를 담당하는 소기관으로 가수분해(hydrolysis) 효소를 많이 함유하여 세포 내 전형적인 이중지질막(phospholipid membrane) 구조로 둘러싸여 있다. 세포 조각과 수명이 끝난 소기관(organelle) 들의 찌꺼기를 파괴하고 분해한다.

또한 세포로 침입한 미생물을 소화시켜 세포를 보호한다.

(6) 과산화소체(peroxisome)

과산화소체는 물리적으로 용해소체와 비슷하지만, 다른 점은 골지체로부터 생성된 것이 아니라 자가복제나 형질내세망(endoplasmic reticulum)으로부터 떨어져 나와서 형성되었으며, 가수분해효소가 아닌 **산화효소**(oxidase)를 포함하고 있다.

과산화소체는 미소체(microbody)라고도 불리며 과산화수소(hydrogen peroxide)를 생성 · 분해하는 효소를 함유한, 세포질(cytoplasm) 내의 작은 알갱이로써, 카탈라아제(catalase)라는 효소가 있어 인체에 유해한 물질을 물과 산소로 분해한다.

(7) 중심체(centrosome)

중심체는 세포안의 구조물을 배열하고 이동시키는 중요한 역할을 하며, 세포의 뼈대를 형성한다. 중심체는 세포주기의 조절에 관여하는 세포소기관(cell organelle)으로 핵주위의 세포질(cytoplasm)에 위치하고, 막이 없으며, 미세소관(microtubules)이라는 관 모양의 중심소체(centriole) 2개로 이루어져 있다.

세포분열 중에 방추사(spindle fiber)를 형성하여 새로 생긴 세포에 DNA 정보를 전달하는 염색체(chromosome)를 끌어당긴다.

(8) 섬모(cilia)와 편모(flagella)

섬모와 **편모**는 세포의 표면에서 발견되는 가늘고 머리카락 같은 이동용 세포소기관(cell organelle)이다. 섬모와 편모는 구조적으로 동일하며, 세포에서 돌출되어 나온 부분으로 운동성이 있다.

섬모(cilia)의 상피세포(epithelium) 표면에 길이는 10μm 정도 되는 작고 털과 같은 구조로 되어 있으며, 섬모와 편모에 있는 **운동단백질**(motor protein)은 물결을 일으켜서 이동하게 한다. (그림 2-6)

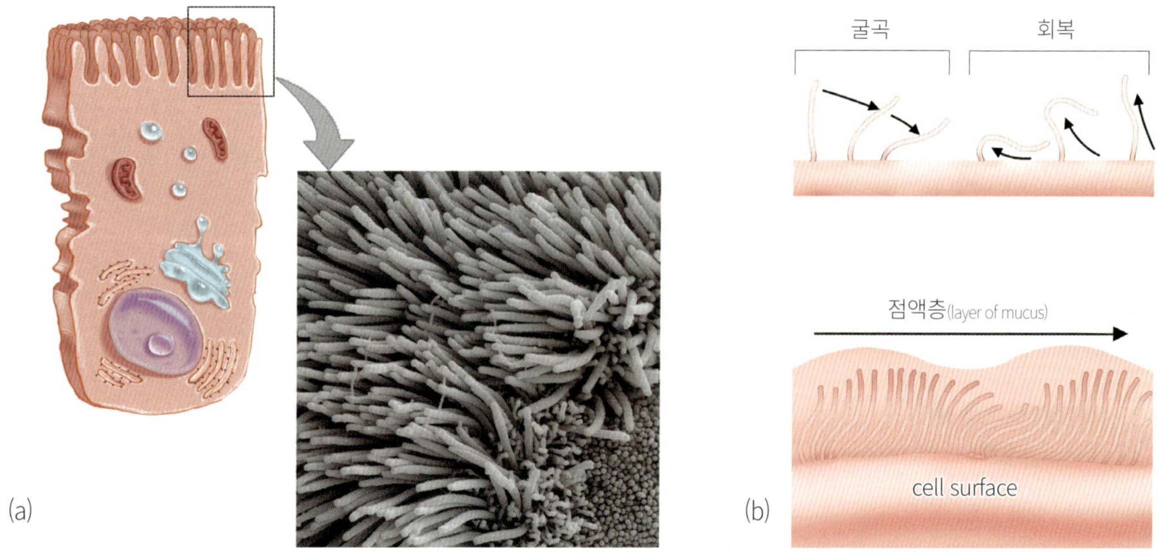

그림 2-6 (a) 섬모(화살표 부분)는 호흡기관 내부의 세포막에서 흔히 볼수 있다(×10,000). (b) 섬모는 한번 치고(power stroke), 이를 회복하는(recovery stroke) 반복작용을 통해 조직 표면의 액을 쓸어주는 이리저리(to-and-fro) 운동을 한다.

(9) 소포(vesicle)

소포는 직경 0.5 cm 이하의 맑은 액체를 포함하는 물집을 말하며, 직경이 0.5 cm 보다 클 경우 수포(물집, blister)라고 한다. 여포(follicle)는 세포내에 유입되었거나, 세포내에서 생성된 물질을 포함하는 막(membrane)으로 된 주머니이다.

(10) 미세사(microfilament)와 미세소관(microtubule)

미세사와 **미세소관**은 세포골격(cytoskeleton)을 이루는 구성성분으로 25nm의 직경을 가지고 있고 200nm에서 25 µm길이의 속이 비어 있는 원통모양이다. 미세사는 액틴(actin) 단백질(protein)의 작은 막대형으로 다양한 세포이동에 관여한다. (그림 2-7)

(11) 그 외에 세포질 포함물(inclusion body)

그 외에 세포질 포함물(inclusion body)이라는 **생명이 없는 화학물질**을 포함한다. 이 물질은 세포내에 일시적으로만 존재하며, 글리코겐(glycogen: 당원) 이나 지질 같은 영양분과 피부의 멜라닌(melanin)과 같은 색소를 포함한다.

3) 세포핵(karyoplast)

세포소기관(cell organelle, organella)의 하나인 세포핵은 핵막(nuclear envelope)으로 둘러싸여 있다.

핵(nucleus)은 유전정보이 대부분을 가지고 있으며, 세포질의 모든 소기관과, 세포생식 과정을 조절한다.

핵공(nuclear pore)은 유전정보를 전달하는 전령 RNA(messenger RNA) 통로이며, 100가지 이상의 단백질(protein)로 구성된 통로로 핵(nucleus)과 세포질(cytoplasm) 간의 물질이동을 한다.

핵소체(nucleolus)는 RNA와 단백질(protein)로 구성된 작고, 불투명한 구조물로서, 그 주위를 둘러싼 막(membrane)이 없으며, **염색체**(chromosome)의 특정 부위에서 형성된다.

염색질(chromatin)은 핵(nucleus)의 액체 성분 중에 느슨하게 감긴 섬유로 구성되어 있다. 세포분열(cell division)이 시작되면 염색체(chromosome)는 히스톤(histone) 단백 8개의 덩어리를 싸고 있는 DNA분자로 구성된다. (그림 2-8)

염색체(chromosome) 세포분열이 일어나는 시기에 DNA분자가 짧은 막대 모양으로 나타나는데 이것을 염색체라 한다. 우리 몸 속 모든 세포의 핵(nucleus)에는 46종의 DNA 분자가 존재한다.

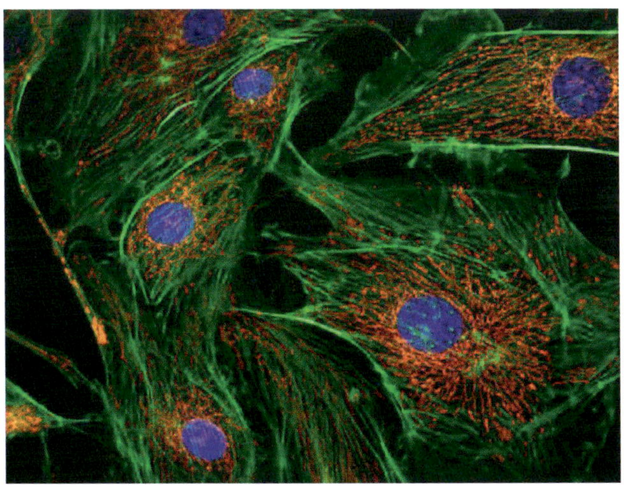

그림 2-7 세포(cell) 골격을 보여주는 전자현미경 사진

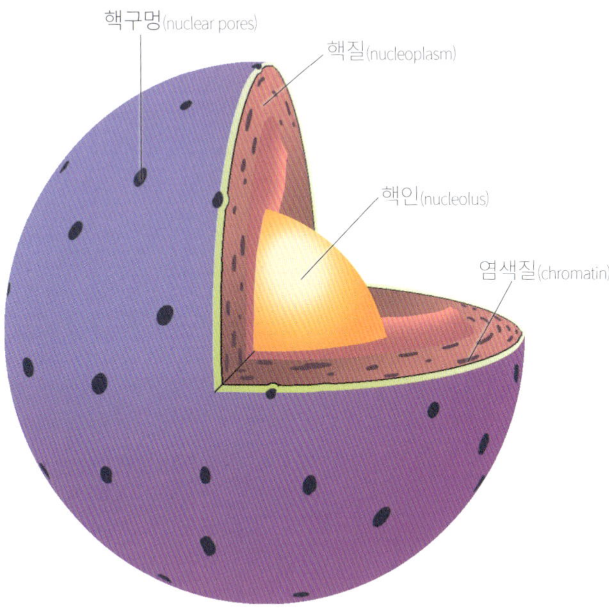

그림 2-8 핵(nucleus)

B. 조직(TISSUE)

조직은 세포(cell)의 다양한 집합체로서, 어떤 조직의 세포배열은 오직 세포 한 층 정도의 얇은 층으로 형성되고, 또 어떤 조직은 수백만 개의 세포로 이루어진다. 또한 일부의 경우는 지방조직(adipose tissue)같은 단순조직(simple tissue)을 형성하고, 대부분의 경우는 신경조직(nerve tissue) 같은 서로 다른 기능을 가진 세포들이 혼합된 복합조직(compound tissue)으로 나누기도 한다.

조직(tissue)은 그 구성원인 세포들이 계속하여 죽고, 동시에 계속적으로 분열하여 새로운 세포가 생기면서 조직이 유지된다. 이처럼 계속적으로 생겨나게 하는 세포를 **줄기세포**(stem cell)라 한다.

줄기세포(stem cell)의 일부는 손상된 부위로 이동하여, 그 부위에서 분열하여 손상된 세포를 새 세포로 생성한다.

인체기본조직은 **상피조직**(epithelial tissue), **결합조직**(connective tissue), **신경조직**(nervous tissue), **근육조직**(muscular tissue)으로 분류한다. (그림 2-9)

1. 상피조직(epithelial tissue)

몸과 기관의 표면과 내면을 덮고 있는 조직을 상피조직이라 한다. 상피 조직은 단층상피와 중층상피로 구분된다. 조직을 구성하는 세포의 모양이나 털의 유무에 따른 분류도 있다.

1) 표면을 덮고 있는 상피조직

상피조직은 몸의 외부와 내부의 표면과 장기의 내부와 표면을 덮고 있는 조직이며, 단단히 결합된 판처럼 배열되어 있고, 또한 분비상피(secretory epithelium)가 잘 발달되어 있다. (그림 2-10, 11, 12, 13)(표 2-1)

(1) 모양에 따른 상피세포

- **편평세포**(squamous cell): 납작한 세포
- **입방세포**(cuboidal cell): 정육면체 모양의 세포
- **원주세포**(columnar cell): 키가 폭보다 큰 세포
- **이행세포**(transitional cell): 다양한 모양의 세포

(2) 배열에 따른 상피세포

- **단층상피**(simple epithelium): 동일한 모양의 세포가 한 층으로 배열된 상피.
- **중층상피**(stratified epithelium): 여러 층의 모양으로 배열된 세포로 구성 된 상피.

상피조직은 세포의 형태에 따라 다음 표와 같이 분류한다.

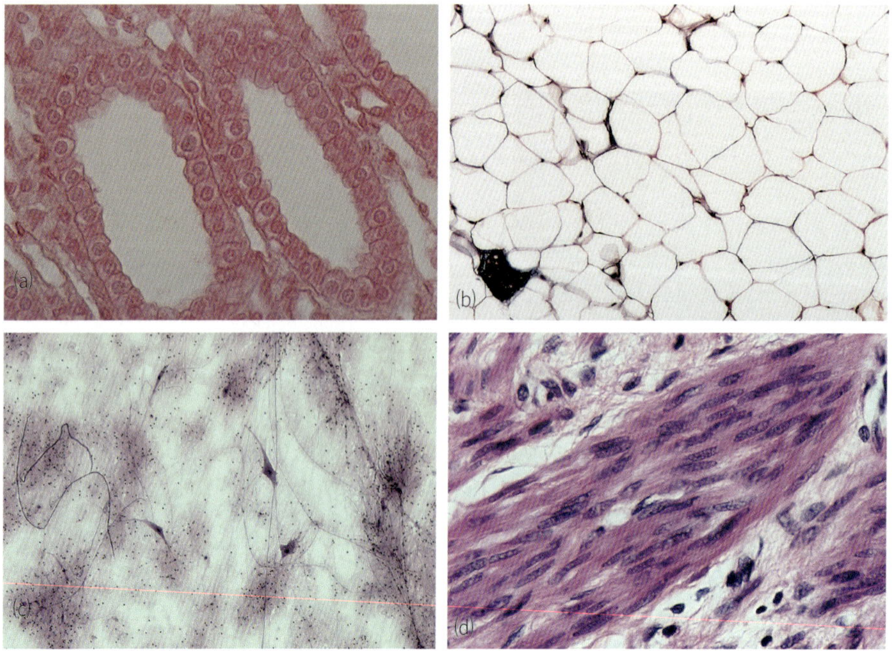

그림 2-9 각 인체 조직의 전자현미경 사진. (a) 상피조직 (b) 결합조직 (c) 신경조직 (d) 근육조직

표 2-1 상피조직

종류	형태	기능	위치
단층편평상피 (simple squamous epithelium)	단층, 납작한 세포(cell)	여과, 확산, 삼투(osmosis), 표면을 덮고 있음	허파(폐, lung)의 공기주머니, 모세혈관(blood capillary)벽, 혈관(blood vessel)과 림프관(lymphatic vessel)
단층입방상피 (simple cuboidal epithelium)	단층, 입방형(cubiform) 세포	분비, 흡수	난소(ovary)표면, 콩팥세관(요세관, nephric tubule)과 분비관(secretory duct)
단층원주상피 (simple columnar epithelium)	단층, 긴 세포	보호, 분비, 흡수	자궁(uterus), 위(stomach), 장
위중층원주상피 (stratified squamous epithelium)	단층, 긴 세포	보호, 분비, 점액(mucus)의 이동	호흡기 통로
중층편평상피 (pseudostratified columnar epithelium)	다층, 상부에는 납작한 세포가 존재	보호	피부의 외층, 입안(구강, oral cavity), 뒤동수(후두, larynx), 질, 항문(anus)
중층입방상피 (stratified cubodial epithelium)	2-3층, 입방형 세포	보호	젖샘(mammary glands), 땀샘(한선, sudoriferous gland), 침샘(타액선, salivary gland), 이자(췌장, pancreatic duct) 분비관
중층원주상피 (stratified columnar epithelium)	상부에는 긴 세포, 하부에는 입방형 세포	보호, 분비	정관(vas deferens), 남성요도(male urethra), 후두의 일부
이행상피 (transitional epithelium)	입방형과 긴 형태 세포의 여러층	팽창, 보호	방광(bladder), 요관(ureter), 요도(urethra)의 일부

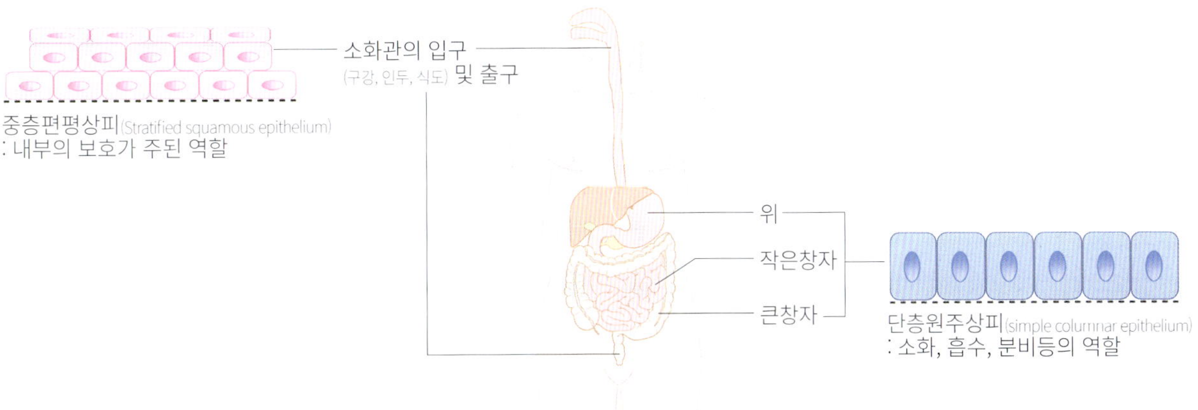

그림 2-10 소화관 상피(epithelium of digestive tract)

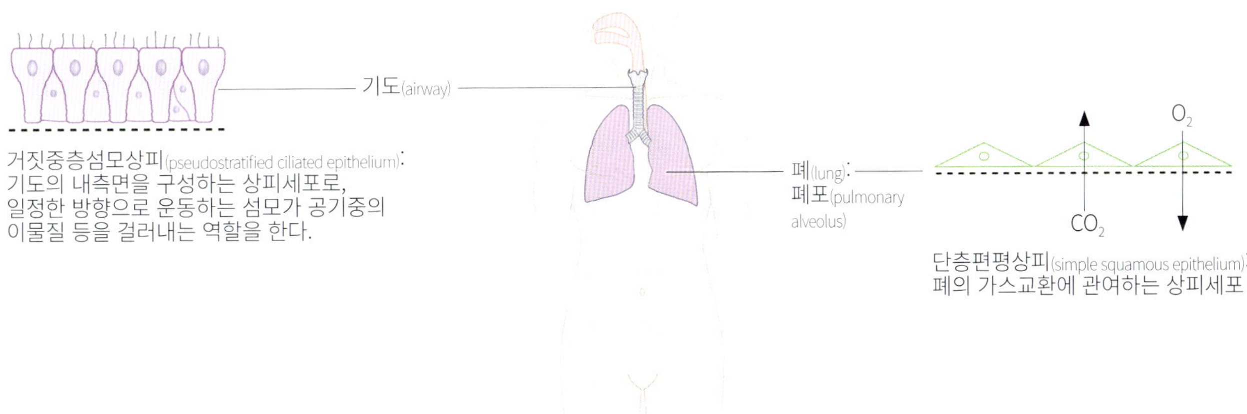

그림 2-11 기도 상피(epithelium of airway)

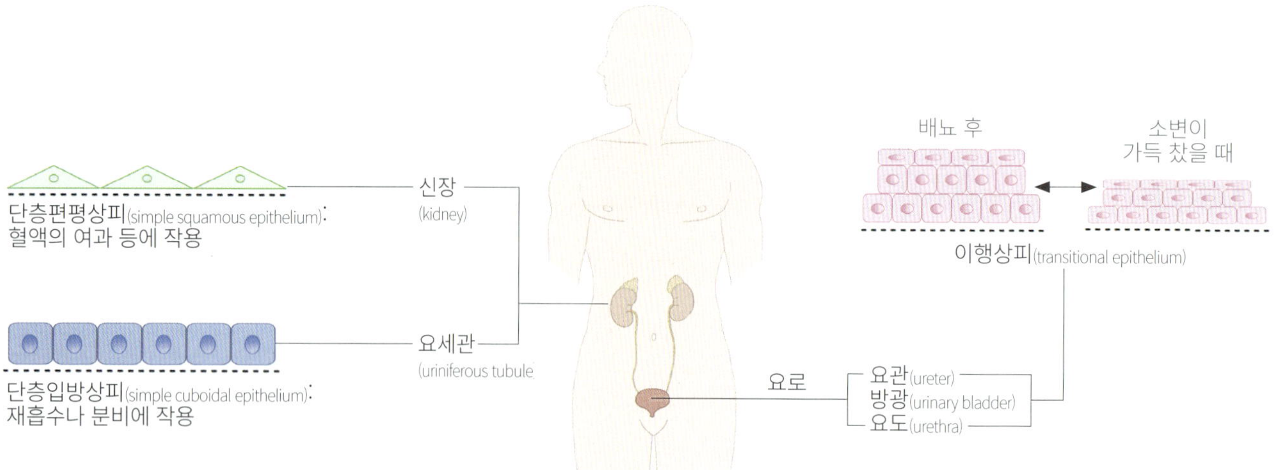

그림 2-12 신장상피(epithelium of kidney), 요로상피(epithelium of urinary tract)

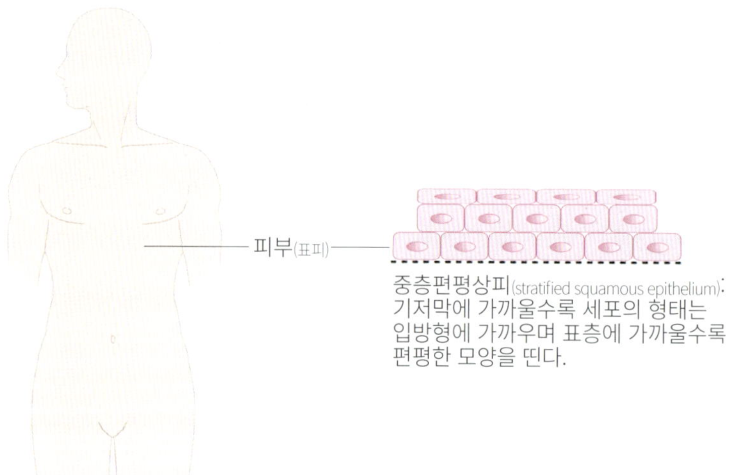

그림 2-13 피부상피(epithelium of skin)

2) 단층상피(simple epithelium)

상피조직(epithelial tissue)은 인체에 널리 퍼져 있으며, 몸의 표면과 다양한 구조의 안쪽 면, 즉 인체의 각 기관을 덮고 있으며, 체강(body cavity)의 내부를 형성하여서, 상피조직은 분비(secretion), 흡수(absorption), 배설(excretory) 등에 관여한다.

상피세포(epithelial cell)는 매우 단단히 결합된 세포관인 상피(epithelium)를 형성하고, 상피는 혈관(blood vessel)을 갖지 않기 때문에 결합조직에 있는 혈관으로부터 산소와 영양분을 얻는다.

3) 중층상피(stratified epithelium)

❶ **중층상피**는 상층 세포의 배열에 따라 중층편평상피(Stratified squamous epithelium)와 중층원주상피(Stratified columnar epithelium), 그리고 중층입방상피, 중층이행상피, 등으로 구분한다.

❷ **중층입방상피**(stratified cuboidal epithelium)는 젖샘(mammary glands), 땀샘(sweat gland), 침샘(salivary glands), 이자(pancreas)의 큰 분비관을 따라 이어져 있으며, 두세층의 입방세포(pseudostratified epithelium)로

구성되어 있다. 여성과 남성의 생식기관인 난소(ovary)의 난포(follicle)와 세정관(seminiferous tubule)에 형성되어 있다.

❸ **중층이행상피**(stratified transitional epithelium)는 중층상피(stratified epithelium)의 일종으로, 주로 압력에 반응하여 늘어날 수 있는 신체 부위에서 관찰되고, 상피의 늘어나는 정도에 따라 입방상피(cuboidal epithelium) 또는 편평상피(squamous epithelium)가 된다. 방광벽에서 볼수 있는 상피이다.

4) 샘상피(선상피, glandular epithelium)

샘상피는 주된 기능이 분비인 상피로서 분비세포로 구성되고, 외부와 연결된 분비샘을 외분비샘(exocrine gland)이라 하고, 조직액(tissue fluid)이나 혈액(blood)으로 생성물을 분비하는 샘은 내분비샘(endocrine gland)이라 한다.

단순샘(simple gland)은 곁가지가 없는 분비관을 가지고, 표면과 상호작용하며, **복합샘**(compound gland)은 가지친 분비관(branched duct)을 가진다. 이 두 분비샘 중에서 상피(epithelium)로 이어진 분비샘은 관상샘(tubular gland)이라 하고, 끝부분이 낭처럼 분비관이 표면에 연결된 주머니 같은 늘어진 분비샘은 **포낭샘**(alveolar gland)이라 한다. (그림 2-14)

5) 섬모상피(ciliated epithelium)

섬모상피에는 표면에 섬세한 털이 있다. 털의 상피조직은 땀과 호르몬 등을 배출하는 다양한 샘이 있는 것이 특징이다.

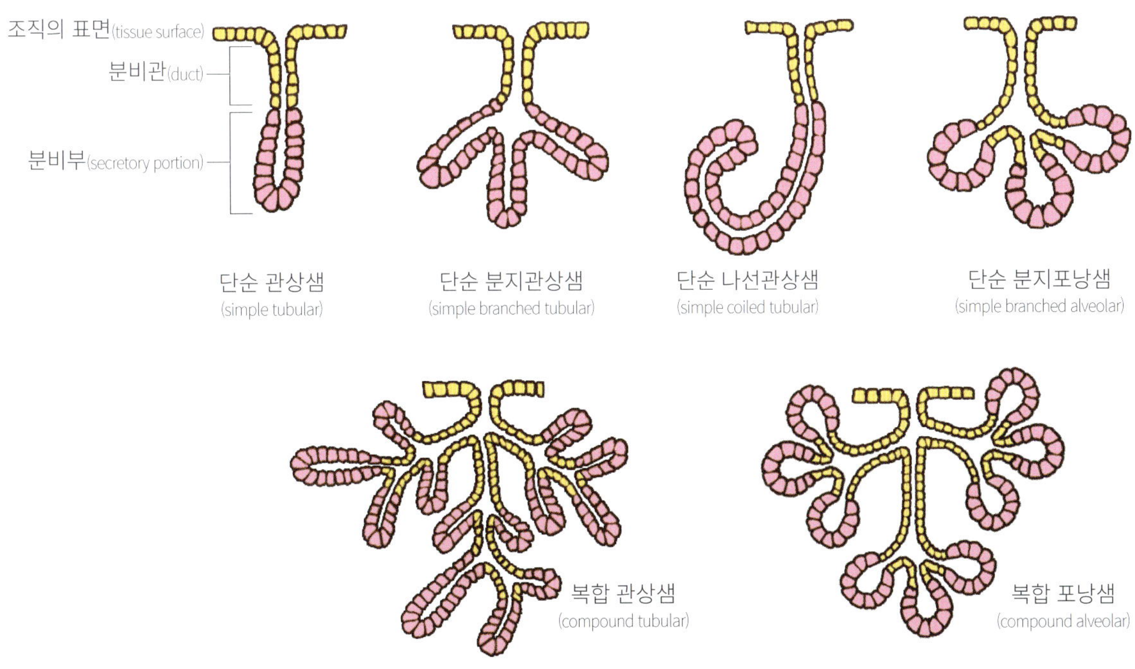

그림 2-14 외분비샘(외분비선, exocrine gland)의 구조형태

2. 결합조직(connective tissue)

- 결합조직(connective tissue)은 세포(cell), 단백질섬유(protein fiber), 무형질(ground subtance)을 공통적으로 가지고 있다. 버팀세포(지지세포, supporting cell)와 세포밖바탕질(extracellular matrix)이 묶어진 조직으로 내부기관을 결합시키는 섬세하고 얇은 거미집 모양의 구조로 장기의 형태를 잡아준다.
  이 조직(tissue)은 인체에서 가장 넓게 분포하며, 각종 조직보다 매우 풍부하고 다양한 형태로 존재한다.
  * 결합조직은 장기들을 보호하고, 지지하며, 결합시킨다.
  결합조직의 **힘줄**(tendon)이나 **인대**(ligament)와 같은 바탕질은 강하면서도 유연한데, 바탕질은 GAGs(glycosaminoglycans)와 구조당단백질(structural glycoprotein)로 구성되어 있다.(그림 2-15)
  결합조직(connective tissue)은 기본 구조 단위로 연결, 지지, 보호하는 뼈대로서의 역할을 하며 체내의 공간을 채우고, 지방(fat) 저장, 혈액세포(blood cell) 생성, 감염(infection) 방지, 보호작용, 손상된 조직의 재생 등을 담당한다.
  * 결합조직에 분포되어 있는 혈관은 혈액을 통해 충분한 영양분을 받는다.
- **섬유성결합조직**(고유결합조직, fibrous connective tissue)은 성긴결합조직(losse connective tissue), 지방조직(adipose or fat tissue: 백색white, 갈색brown), 그물결합조직(세망조직, reticular tissue), 치밀섬유결합조직(dense fibrous tissue: 규칙regular, 불규칙irregular)으로 나뉜다.
- **특수결합조직**(special connective tissue)은 뼈조직(bone tissue: 치밀compact, 해면cancellous or sponge), 연골(cartilage: 유리hyaline, 섬유fibrous, 탄력elastic), 혈액조직(blood tissue)으로 분류한다.

결합조직(connective tissue)의 주요세포 구성성분과 종류는 표 2-2와 같다.

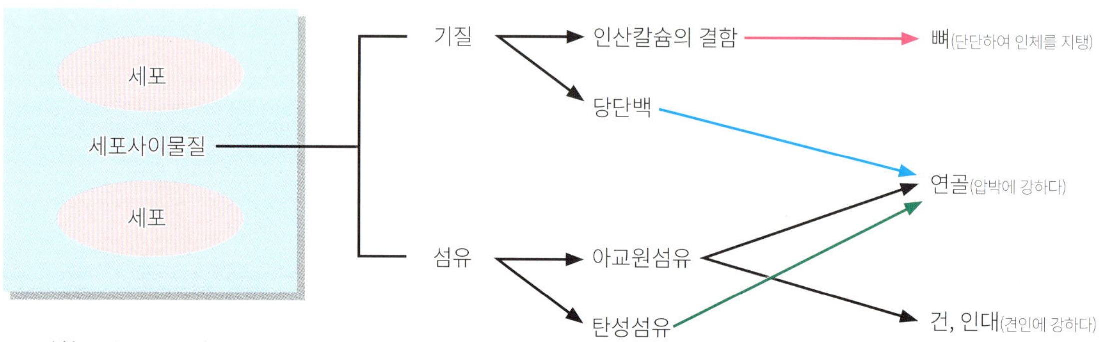

그림 2-15 결합조직의 주요성분

표 2-2 결합조직을 구성하는 주요세포와 섬유

성분		특징	기능
세포	섬유모세포(fibroblast)	널리 분포. 크고 별모양인 세포	섬유가 되는 단백질(protein) 분비
	대식세포(macrophage)	이동성 있는 세포이지만 때로는 섬유에 부착되어 있음	포식작용에 의해 조직으로부터 외부물질 제거
	비만세포(mast cell)	큰 세포. 대개 혈관 근처에 위치	혈액응고(blood clotting)를 막고 염증반응(inflammatory response) 촉진하는 물질 유리
섬유	아교섬유 (collagen fiber, 흰색 섬유)	큰 장력을 가지는 두꺼운 실 같은 아교섬유(콜라겐섬유, collagenous fiber)	구조지지
	탄력섬유 (elastic fiber, 황색 섬유)	탄력소(엘라스틴, elastin) 중에 박혀 있는 미세원섬유(microfibril) 다발	늘어나는 부분에 탄력성 제공
	세망섬유 (reticular fiber)	콜라겐(collagen)의 얇은 섬유	조직내의 지지 네트워크 형성

1) 뼈 조직(골 조직, osseous tissue)

뼈의 바탕질(bone matrix)은 칼슘을 포함하는 무기질 결정으로 덮인 아교다발로 촘촘히 채워져 있는 단단한 결합조직이다. (그림 2-16)

뼈(bone)는 신체 구조를 지지하고, 두개강(cranial cavity)과 흉강(thoracic cavity)에 있는 생체의 구조물을 보호하며, 근육의 부착 대 역할을 한다. 그리고 혈액을 만드는 적색 골수(red bone marrow)를 함유하며, 무기 염류를 저장하고 유리한다.

치밀뼈(compact bone): 치밀뼈는 인체 뼈질량(bone mass) 중 약 80%를 차지하고, 뼈단위(골원, osteon)로 구성되며 치밀뼈조직에는 미세한 뼈단위(osteon) 또는 하버스계(Harversian system)와 포크만스 캐널(Vorkmann's cannal)을 통해 혈관과 작은 세포들이 연결됨으로 순환계로부터 영양공급을 받게 된다.

해면뼈(sponge bone): 뼈대의 나머지 약 20%는 뼈의 잔기둥(골소주, trabecule)을 형성하는 십자모양의 가지로 만들어진다.

강직성 척추염(ankylosing spondylitis)

척추(vertebrae)에 염증이 생기고 움직임이 둔해지는 병이다. 엉덩이의 엉치엉덩관절(천장관절, sacroiliac joint)과 척추관절(vertebral joint)을 특징적으로 침범하는 **만성 염증성 질환**이다.

발뒤꿈치(heel), **앞가슴뼈**(anterior breastbone)와 같이 인대(ligaments)나 힘줄(sinew)이 뼈에 붙는 부위에 염증이 생기며, 관절 외에도 눈(eye), 폐(lung), 심장(heart), 등 다른 장기도 침범할 수 있다.

원인: 정확히 밝혀져 있지 않지만, HLA-B27이라는 유전자와 깊은 연관이 있다는 것은 오래 전부터 알려져 왔다. 세균 감염, 외상, 과로 등의 환경적 요인이 영향을 준다고 생각되고 있다.

증상: 주로 허리(lumbus), 엉덩이(볼기, buttock), 말초 관절, 발꿈치(heel) 등 통증과 팔다리에도 관절염이 나타난다. 관절 외 포도막염(uveitis), 심전도장애 등 다양한 장기를 침범할 수 있다.

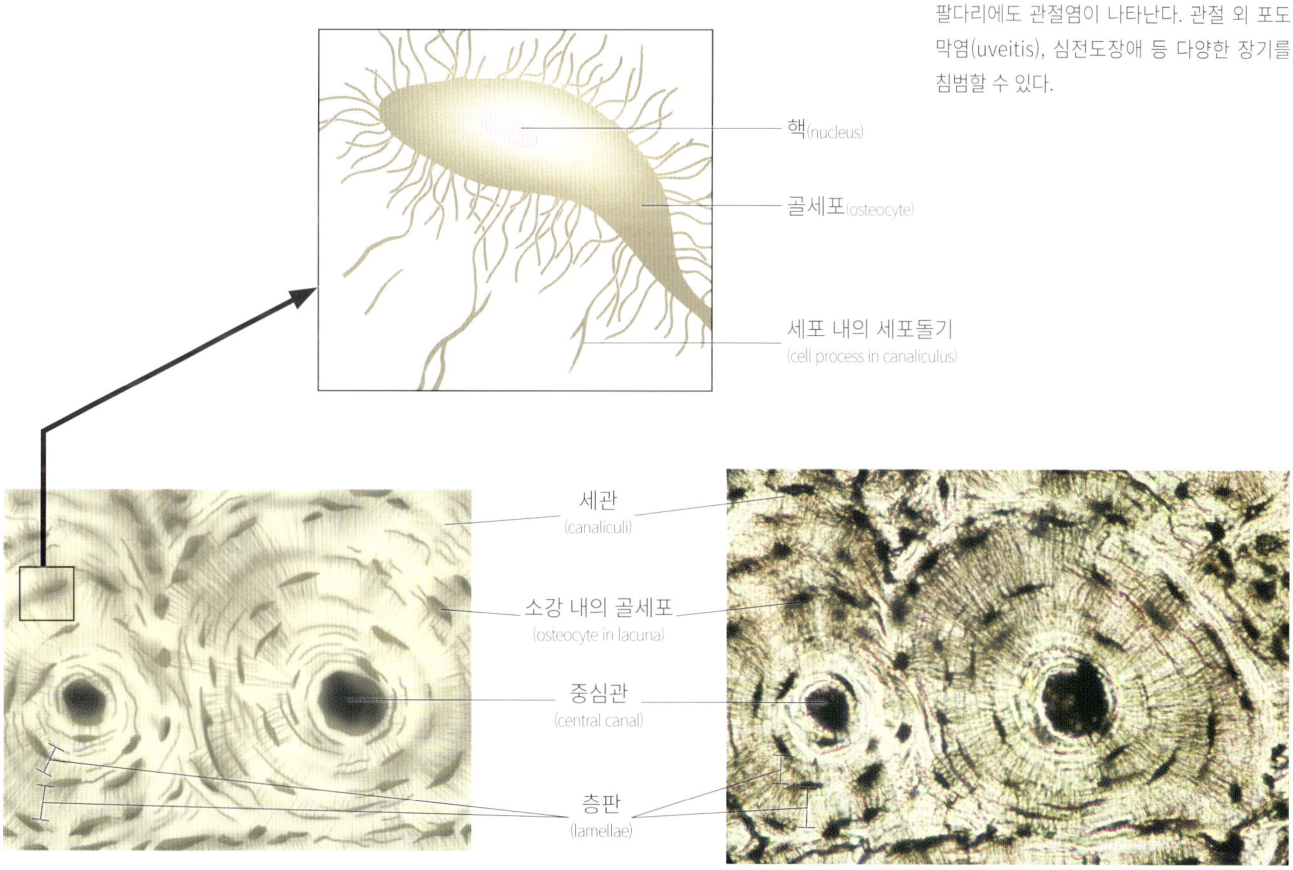

그림 2-16 뼈 조직(골 조직, osseous tissue)

2) 연골(cartilage)

연골은 **단단한 젤**(gel)의 점도를 가지며, 연골에는 혈관이 없어서 모든 영양분은 확산에 의하여 들어오는데 이는 연골을 둘러싸고 있는 연골막(pericondrium) 안의 바탕질을 통해 이루어진다.

유리연골(hyaline cartilage)은 기질에 아교섬유(collagen fiber)가 있고, 호흡관(respiratory trumpet)의 고리에서 관찰되며, 움직관절(가동관절, diarthrodial joint)을 형성하는 뼈의 끝을 덮는다. (그림 2-17)

* 연골막(perichondrium) 결합조직(connective tissue)은 직접적으로 혈액공급 부족으로, 손상 시 치유가 느리다.

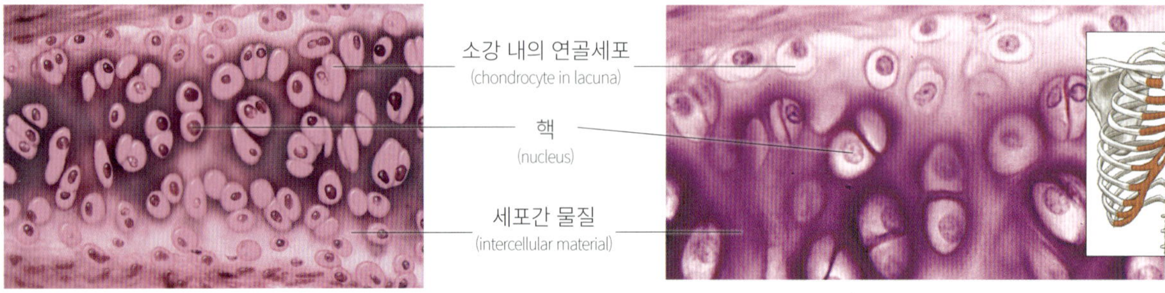

그림 2-17 유리연골세포(hyline cart,lace cell)는 소강내에 존재하고 가는 아교섬유가 포함된 세포사이물질로 둘러싸여 있다

탄력연골(elastic cartilage)은 귀(ear)와 후두(larynx) 일부에서 기본 구조 단위가 되며, 아교섬유(collagen fiber)는 적지만, 매우 치밀한 네트워크의 **탄력섬유**(elastic fiber)가 많다. (그림 2-18)

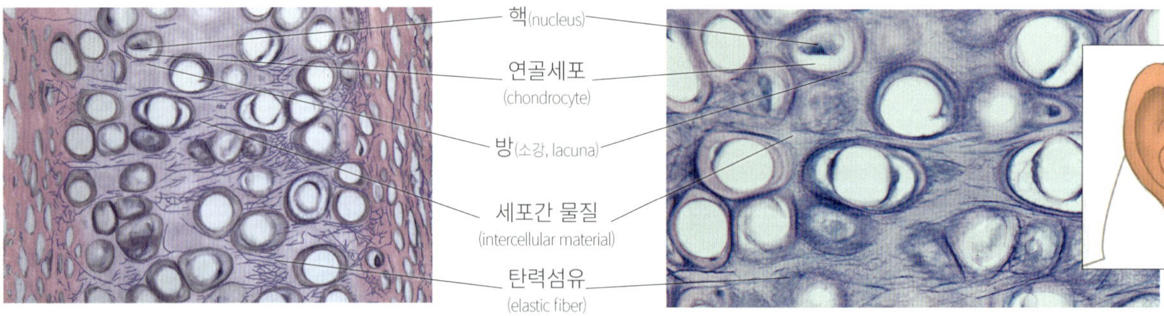

그림 2-18 탄력연골(elastic cart, lace)

섬유연골(fibrocartilage)은 매우 거친 조직으로 충격을 흡수한다. 바탕질(matrix: 기질)은 강하고, 질긴 아교섬유(collagen fiber)로 치밀하게 채워지며, 섬유연골 원반은 척추뼈(척추, vertebra)와 척추뼈 사이와 무릎관절(knee joint)충격을 완화한다. (그림 2-19)

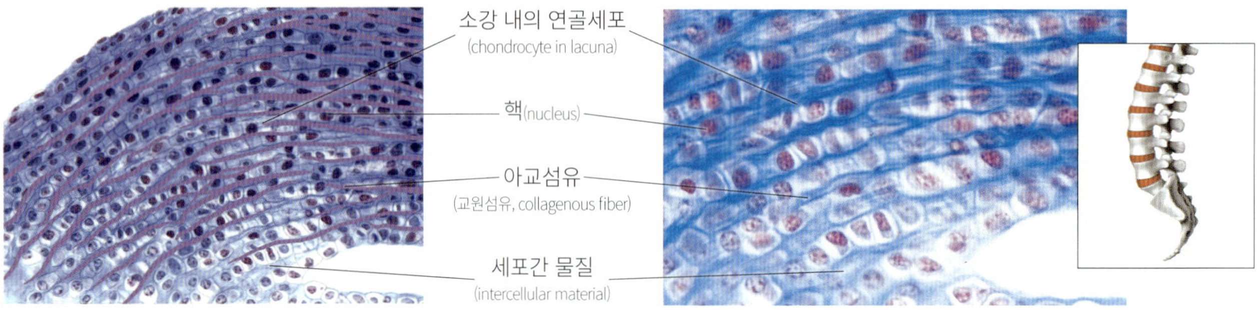

그림 2-19 섬유연골(fibrocartilage)은 세포사이물질에 아교섬유가 많다.

3) 혈액(blood) 조직

혈액은 바탕질과 섬유를 포함하지 않은 **액체성 결합조직**이다. 바탕질 기능을 하는 혈장(plasma)은 혈구를 둘러싸고 있는 혈액의 액체부분이다.

적혈구(red blood cell)는 기체를 운반하고, 백혈구(white blood cell)는 면역 기능을 담당하며, 혈소판(platelet)은 혈액 응고에 관여한다. 혈액세포(blood cell: 혈구)는 뼈(bone)의 빈 부분에 존재하는 특정조직에 의해 형성된다.(그림 2-20)(표 2-3)

4) 혈구형성조직(조혈조직, hemopoietic tissue)

혈구형성조직은 혈액과 유사한 결합조직(connective tissue)으로, 뼈의 뼈속질공간(골수공간, bone marrow cavity), 지라(비장, spleen), 편도(tonsil) 및 림프절(lymph node)과 같은 장기에 분포하며, 혈액세포(blood cell) 및 질병에 대한 방어 작용을 하는 림프계통(lymphatic system: 림프계) 세포를 형성한다.

표 2-3 결합조직의 종류

형태	특징	기능	위치
성긴결합조직 (loose connective tissue)	액체-겔(gel) 기질 중의 세포	기관을 서로 결합시켜 줌, 조직액 저장	피부(skin) 밑, 근육(muscle) 사이, 상피조직(epithelial tissue) 밑
치밀결합조직 (dense connective tissue)	액체-겔(gel) 기질 중의 세포	기관을 서로 결합시킴	힘줄(tendon), 인대(ligament), 진피(dermis)
탄력결합조직 (elastic connective tissue)	액체-겔(gel) 기질 중의 세포	탄성력 제공	척추(spine) 연결부, 혈관(blood vessel)과 기도(respiratory tract, 숨길)의 벽
지방조직(adipose tissue)	액체-겔(gel) 기질 중의 세포	보호, 절연, 지방 저장	피부 밑, 콩팥(신장, kinedy) 주위, 눈 뒤, 심장(heart) 표면
세망결합조직 (reticular connective tissue)	액체-겔(gel) 기질 중의 세포	지지	간(liver), 지라(비장, spleen), 림프기관
유리연골(hyaline cartilage)	고체-겔(gel) 기질 중의 세포	지지, 보호, 뼈대	뼈(bone)의 끝, 코(nose), 호흡 통로 벽의 고리
탄성연골(elastic cartilage)	고체-겔(gel) 기질 중의 세포	지지, 보호, 유연한 뼈대	바깥귀(외이, external ear)의 구조단위, 뒤통수(후두, larynx)의 일부
섬유연골(fibrocartilage)	고체-겔(gel) 기질 중의 세포	지지, 보호, 충격 흡수	척추관(spinal canal)의 뼈 부분 사이, 골반대(pelvic girdle)의 일부, 무릎(knee)
뼈(bone)	고체 기질의 세포	지지, 보호, 뼈대	뼈대(골격, skeletal), 중이(middle ear)
혈액(blood)	액체 기질 중의 세포와 혈소판	가스 운송, 질병에 대한 방어, 혈액응고	혈관(blood vessel) 내

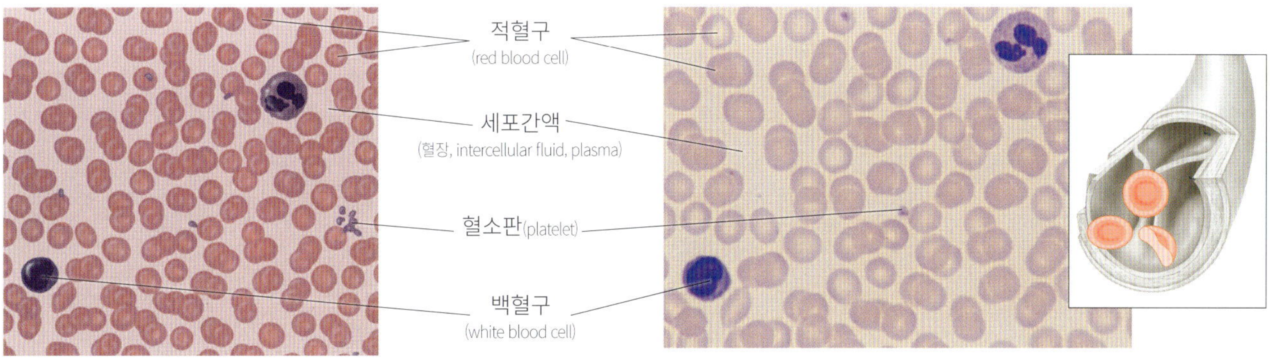

그림 2-20 적혈구(red blood cell), 백혈구(white blood cell), 혈소판(platelet)

3. 근육조직(muscular tissue)

근육세포(myocyte)는 주요한 수축세포(contractile cell)로 수축성 단백질인 액틴(actin)과 미오신(myosin)의 작용에 의해 인체의 운동을 관장한다. 신경자극에 반응하여 구조가 변하고 길이가 짧아지는 특수한 근육섬유와 세포들로 구성된다.

근육조직(muscle tissue)은 인체의 안정성을 제공하고, 체열(body heat)을 생성한다. (표 2-4)

1) 뼈대근육조직(골격근조직, skeletal muscle tissue)

뼈대근육(골격근, skeletal m.)은 뼈에 부착된 근육으로 가로무늬근(횡문근, striated m.)이라고 하며, 자신의 의지대로 조절이 가능하므로 맘대로근(수의근, voluntary m.)이라고 한다. 뼈대근육이 수축하면, 맘대로 운동(수의운동)이 일어난다.

실 모양의 뼈대근육근섬유는 밝고 어두운 줄무늬가 반복되어 나타나는 가로무늬(striation)가 있으며, 각각의 세포는 많은 핵을 가지고 있다. 근섬유(muscle fiber)는 신경자극에 의해 자극받으면 수축하고 이완된다. (그림 2-21)

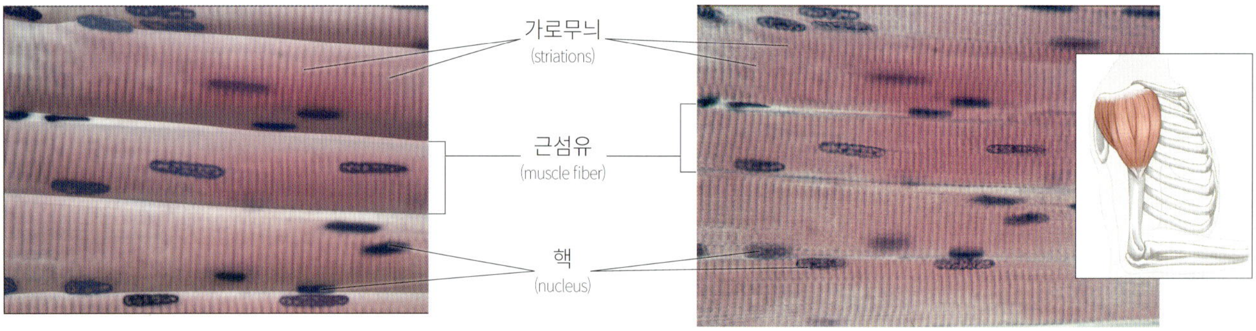

그림 2-21 뼈대근육조직

2) 심장근육조직(cardiac muscle tissue)

심장근육(심근, cardiac m.)은 심장의 벽을 이룬다. 심장근육세포(심근세포, cardiac muscle cell)에는 선조(streak)가 있다.

심장근육은 불수의적(involuntary)으로 조절되기 때문에 신경자극(nerve impulse)이 없어도 계속적으로 기능할 수 있다. 이 근육(muscle)은 뼈대근육(골격근, skeletal m.)처럼 규칙적이며, 불수의적 수축으로 심박동(heart beat) 이 일어난다.

근육섬유(근섬유, muscle fiber)가 수축함에 따라 심장(heart)이 펌프처럼 작동하여 혈액(blood)을 혈관(blood vessel) 속으로 내보낸다. 심장근육섬유는 수축할 수 있는 조직덩어리이다. (그림 2-22)

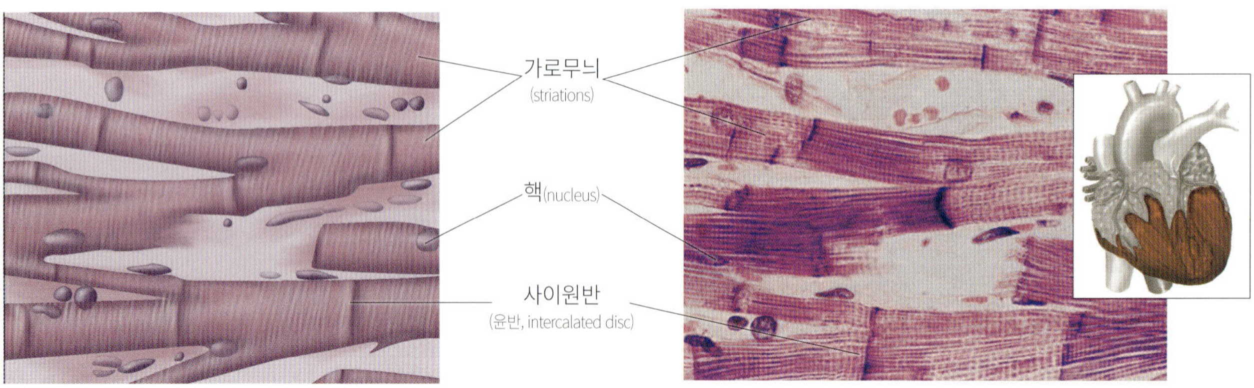

그림 2-22 심장근육조직(cardiac muscle tissue)

3) 민무늬근근육조직(평활근조직, smooth muscle tissue)

민무늬근(평활근, smooth m.) 또는 **내장근육**(visceral m.)은 자신의 의지적 또는 의식적으로 조절되지 않으므로 제대로근(불수의근, involuntary m.)이라고 한다. 민무늬근은 한 개의 핵(nucleus)을 가진 방추형세포(fusiform cell)로 위(stomach), 창자(장, intestine), 방광(urinary bladder), 자궁(uterus), 혈관(blood vessel)과 같은 속이 빈 형태의 내장기관 벽을 구성한다.

민무늬근(평활근, smooth m.)이 수축하면 소화관을 따라 그 속의 음식물을 밀어내고 혈관의 직경을 조절한다.

* 허파(폐, lung)의 세기관지(bronchiole)와 같은 호흡계(respiratory system)에 있는 민무늬근이 수축하면, 호흡장애로 인해 천식발작(asthmatic attack)과 호흡곤란을 초래할 수 있다.

4. 신경조직(nervous tissues)

신경조직(nervous tissues)은 뇌(brain), 척수(spinal cord), 말초신경(peripheral nerve)에 존재한다. 이 조직은 전기적 흥분과 전도에 적합한 구조로, 신경자극을 전달하며, 인체 각 부위의 정보를 조정하고, 통합한다.

신경조직의 세포는 자극을 받아들이고 전달하는데 관여하는 **신경세포**(nerve cell)와 신경세포의 기능을 보조하고 지지해주는 **신경아교세포**(neuroglial cell)로 이루어져 있다.

신경세포(nerve cell)의 돌기에는 2종류가 있으며, **가지돌기**(수상돌기, dendrite)는 자극을 신경세포에 전달하고, **축삭돌기**(axon)는 세포체의 흥분을 말초에 전달한다.(그림 2-23)

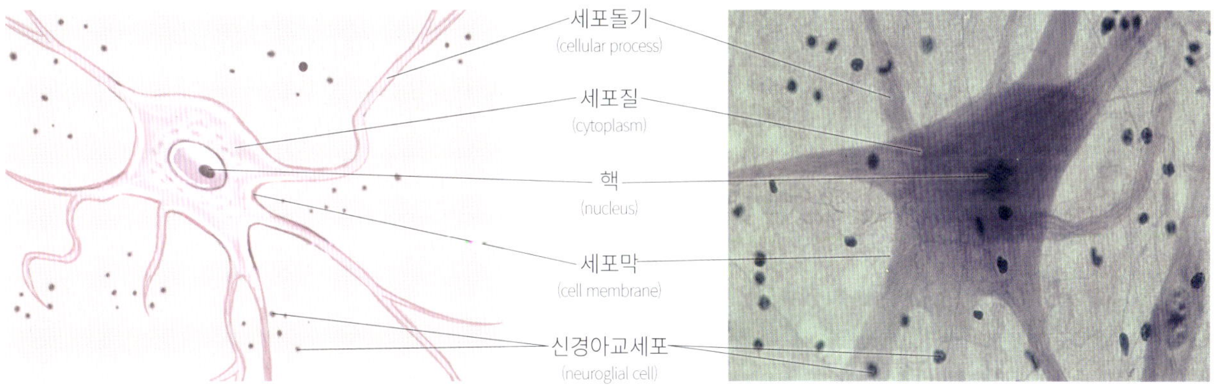

그림 2-23 신경세포

표 2-4 뼈대근육(골격근), 심장근육(심근), 민무늬근육(평활근, 내장근육)의 차이

뼈대근육(골격근, skeletal m.)	**심장근육**(심근, cardiac m.)	**민무늬근육**(평활근, smooth m.)
가로근(횡문근, striated m.)	가로근(횡문근, striated m.)	민무늬근(평활근, smooth m.)
맘대로근(수의근, voluntary m.)	제대로근(불수의근, involuntary m.)	제대로근(불수의근, involuntary m.)
가느다란 섬유 형태 (근섬유)	짧은 섬유 형태	방추형(fusiform)
직경: 20-100μm 길이: 1-40mm (10cm에 달하는 것도 있음)	직경: 약 15μm 길이: 80-100μm	직경: 약 5μm 길이: 약 20μm (혈관) 약 500μm (임신 자궁인 경우)
분기되지 않음	짧게 분기됨	분기되지 않음
다핵(polynuclear): 세포의 가쪽에 있음 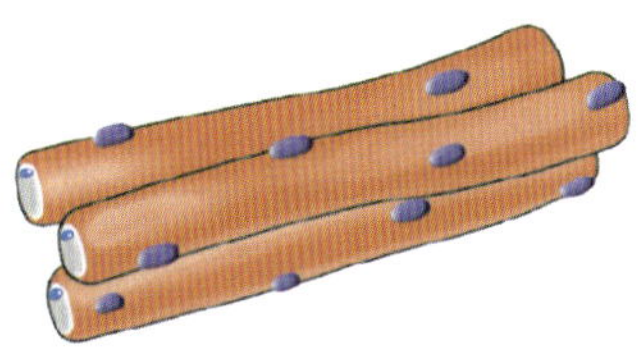 뼈대근육과 횡단면	단핵(mononucleus): 세포 중앙에 있음 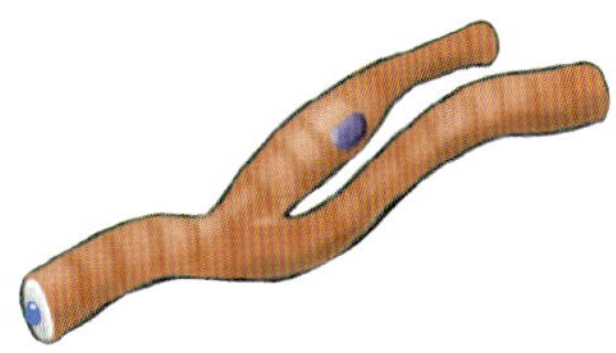 심장근육과 횡단면	단핵(mononucleus); 세포 중앙에 있음 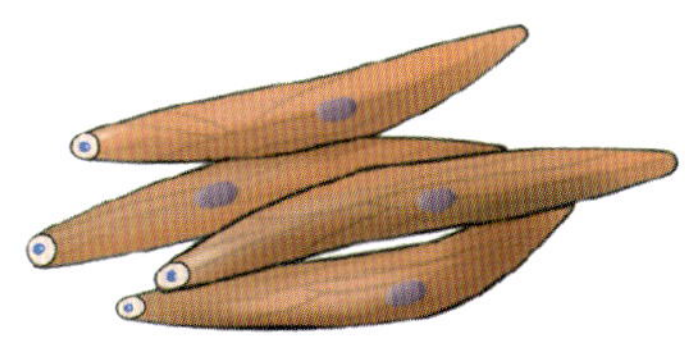 내장근과 횡단면
주변 세포와 직접적인 밀착은 없음	주변 세포와 사이원반(윤반, Intercalated disc)으로 밀착	주변 세포와 밀착함
뇌신경(cranial nerve), 척수신경(spinal nerve)이 지배	자율신경(autonomic nerve)이 지배	자율신경(autonomic nerve)이 지배
신경절아교세포(위성세포, satellite cell)에 의해 재생됨	재생되지 않음	재생됨
근소포체(myoplasmic reticulum)가 잘 발달됨	미토콘드리아가 많음	갭(gap) 결합에 의해 밀착

용어

결합조직(connective tissue)
골지기관(골지체, Golgi apparatus)
과산화소체(peroxisome)
근육조직(muscular tissue)
단백질(protein)
단층상피(simple epithelium)
리보솜(ribosome)
미세사(microfilament)
미세소관(microtubule)
민무늬근근육조직(평활근조직, smooth muscle tissue)
뼈조직(골조직, osseous tissue)
뼈대근육조직(골격근조직, skeletal muscle tissue)
사립체(미토콘드리아, mitochondria)
상피조직(epithelial tissue)
샘상피(선상피, glandular epithelium)
섬모(cilia)
편모(flagella)
섬모상피(ciliated epithelium)
세포(cell)
세포막(cell membrane)
세포질(cytoplasm)
세포질그물(형질내세망, endoplasmic reticulum)
세포핵(karyoplast)
소포(vesicle)
신경조직(nervous tissues)
심장근육조직(cardiac muscle tissue)
연골(cartilage)
용해소체(lysosome)
원주세포(columnar cell)
이행세포(transitional cell)
입방세포(cuboidal cell)
전해질(electrolyte)
조직(tissue)
중심체(centrosome)
중층상피(stratified epithelium)
지방(fat)
탄수화물(carbohydrate)
편평세포(squamous cell)
혈구형성조직(조혈조직, hemopoietic tissue)

CHAPTER

뼈대계통 03

Skeletal System

학습목표

1. 몸통뼈대를 순서적으로 알자.
   • 위에서부터 : 머리, 척추, (가슴, 배, 등 부위), 위팔과 손, 엉덩이, 다리와 발의 각 뼈의 이름을 알자.
2. 뼈의 모양과 유형별로 알자,
3. 뇌머리뼈와 얼굴뼈를 이루는 뼈를 알자.
4. 눈확과 코복합체를 이루는 뼈를 구분하자.
5. 척추뼈를 종류별로 구분하자.
6. 등뼈(흉추뼈), 복장뼈, 갈비뼈의 구조를 알자.
7. 팔이음뼈와 팔뼈의 구조를 알자.
8. 다리이음뼈와 다리뼈의 구조를 알자.
9. 노화에 따른 뼈대계통의 변화에 대해 알자

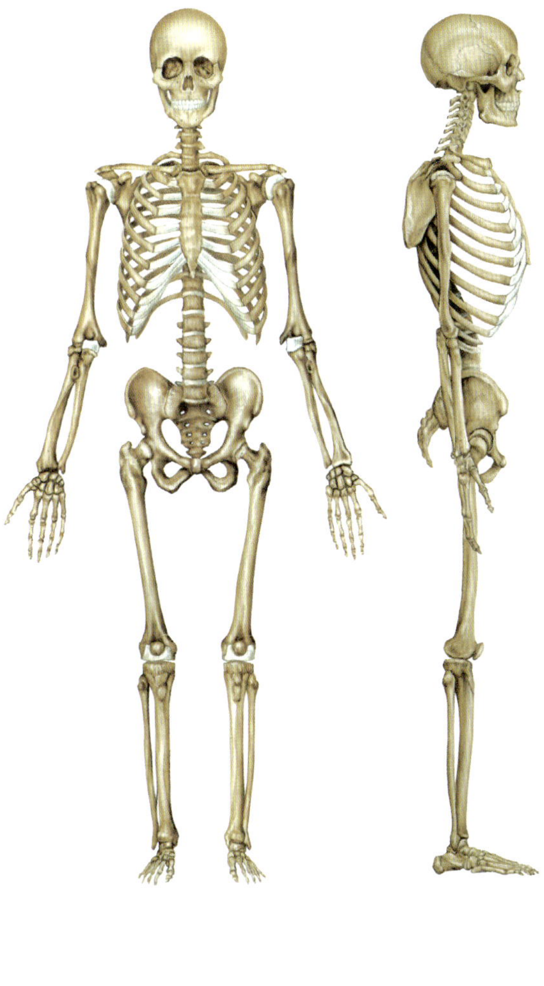

A. 뼈(BONE)의 개요

1. 전신의 뼈

인체의 뼈대(skleton)는 출생 직후 300여개가 성인에서는 206개의 뼈로 이루어지고, 관절을 통하여 서로 연결되어 있으며, 뼈대계통(골격계통, skeletal system)은 특수한 결합조직(connective tissue)으로 이루어져 있다. (그림 3-1)

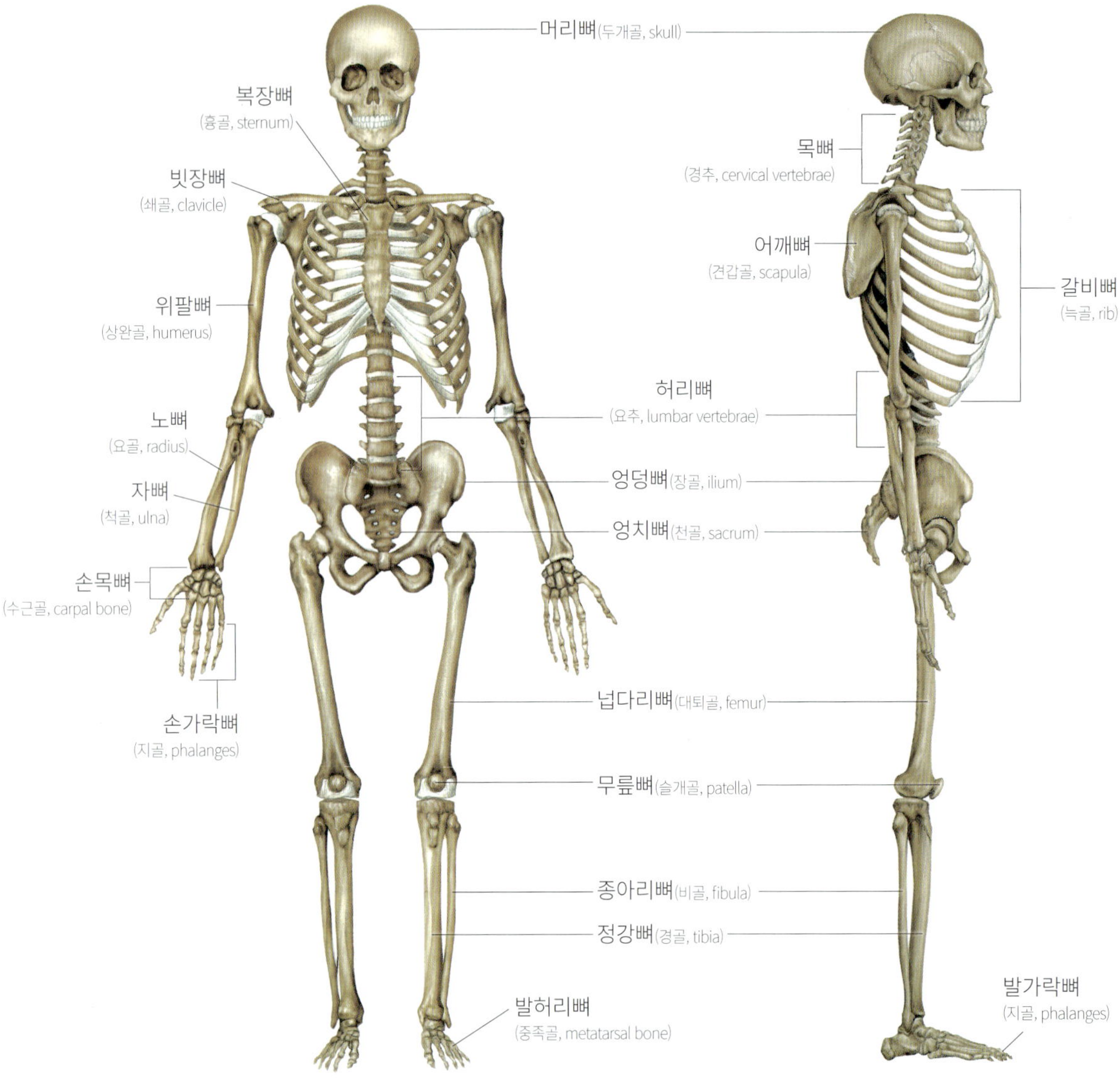

그림 3-1 전신의 뼈(전면과 측면)

2. 뼈(bone)의 구성세포

뼈는 세포, 섬유(fiber)와 세포바깥바탕질(세포외기질, extracellular matrix)로 구성되며, 풋뼈조직(유골조직, osteoid tissue)의 생산, 유지와 개조과정에 관여하는 세포는 다음과 같다.(그림 3-2)

- **뼈조상세포**(골선조세포, osteoprogenitor cell)는 뼈의 줄기세포(stem cell)이며, 원시 중간엽세포(간엽세포, mesenchymal cell)이고, 보다 분화된 세포인 뼈모세포나 뼈세포로 분화할 수 있다.
- **뼈모세포**(골아세포, osteoblast)는 뼈의 바탕질인 풋뼈조직의 유기질 성분을 형성하고, 제1형 아교질(collagen)로 구성된다.
- **뼈세포**(골세포, osteocyte)는 무기질이 침착된 뼈속에 갇힌 비활성 상태의 뼈모세포를 말한다.
- **뼈파괴세포**(파골세포, osteoclast)는 여러 개의 핵과 풍부한 세포질을 갖고 있는 혈액(blood)의 단핵구(monocyte)에서 유래한 것으로 무기질이 침착된 뼈를 침식한다.

골절(fracture)

골절의 발생 원인과 상태에 따른 구분할 수 있다.

- 손상에 의한 골절을 **외상성골절**(traumatic tracture)이라고 한다.
- 질병에 의한 골절을 **병리적골절**(payhologic tracture)이라고 한다.

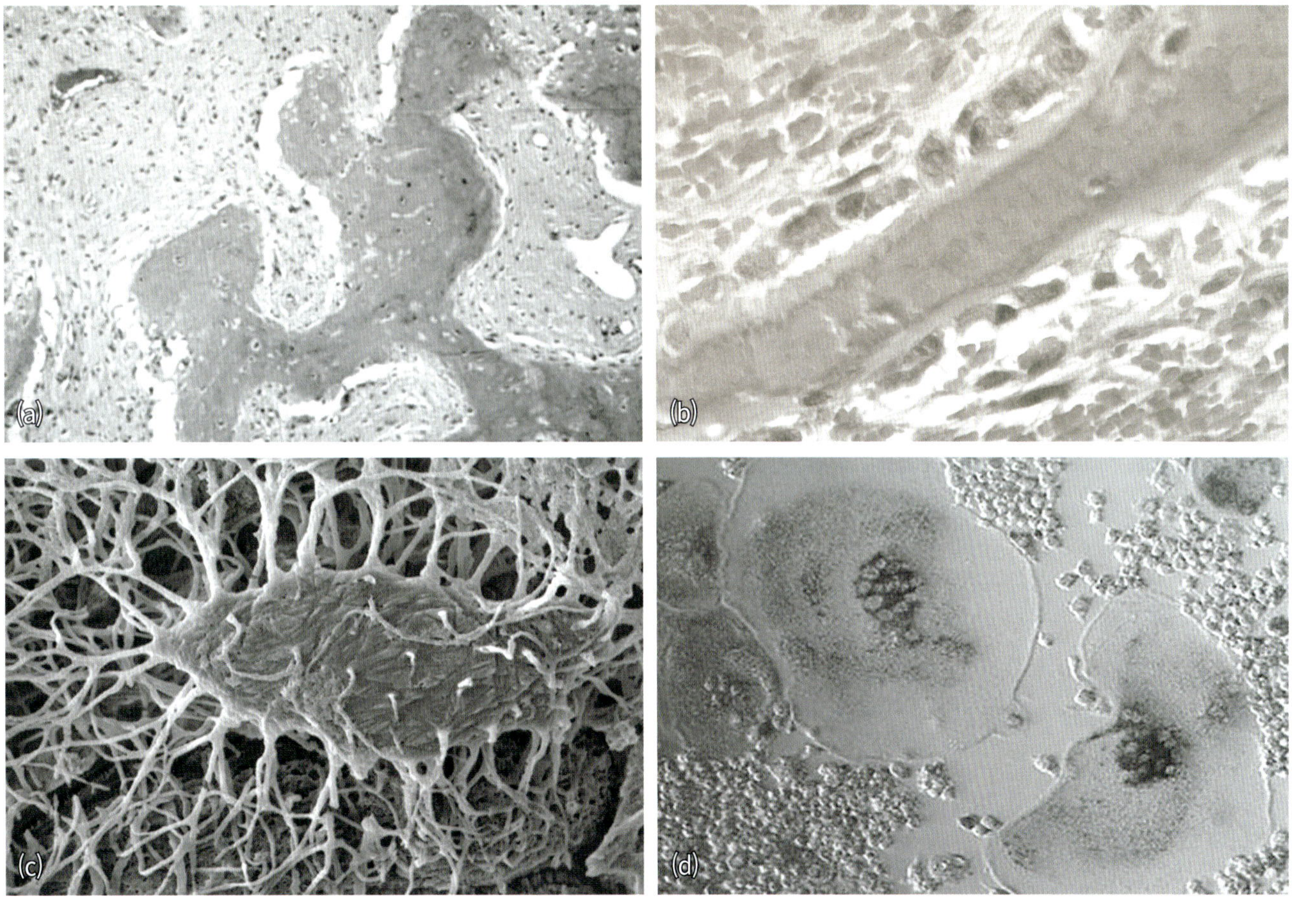

그림 3-2 뼈의 생산,유지,재생에 관여하는 세포들의 현미경 사진 (a) 뼈조상세포 (b) 뼈모세포 (c) 뼈세포 (d) 뼈파괴세포

B. 뼈대계통(골격계, SKELETAL SYSTEM)

- **인체**는 뼈대(골격, skeleton)에 의해 지지되며, 뼈대는 뼈와 연골로 이루어져 있으며 뼈와 연골은 아교섬유(collagen fiber)가 풍부하다. 섬유결합조직은 보조역할을 한다.
- **뼈**(골, bone)는 단단한 성질의 희고 불투명한 성분이며 단단하며 구석구석까지 혈관(blood vessel)이 분포되어 있다.
- **연골**(cartilage)은 덜 단단한 성질의 성분이며 탄력성을 갖는다. 연골조직 속에는 혈관이 없으며 회복능력이 매우 약하다.
- **섬유결합조직**(fibrous connective tissue)은 아교섬유(collagen fiber)로 만들어지며 인대, 힘줄, 근막 등의 구조로 구성되며, 조직의 회복이 가능하다.
- **인대**(ligament)는 주로 관절주위에 있으며, 뼈와 뼈 사이를 연결시켜 관절을 보강한다. **힘줄**(건, tendon)은 근육 끝부분을 뼈에 연결해서 근육의 수축력을 뼈에 전달하고, 근막(fascia)은 대부분 근육(muscle)을 감싼다.

뼈(bone)의 칼슘

칼슘은 중요한 대사과정에 필요하다. 뼈기질(골기질, bone matrix)을 파괴하여 혈액(blood)으로 칼슘을 분비시킨다. 반면 매우 높은 농도의 칼슘은 기질 내에 과도한 양의 칼슘을 축적시킨다.

이과정에는 부갑상선의 **칼슘조절호르몬**(부갑상선호르몬, 갑상선의 소포망세포에서 분비되는 칼시토닌)과 비타민 D가 있다.

부갑상선호르몬(PTH)은 뼈파괴세포를 활성화시켜 그 세포수를 증식 작용을 통해 혈중의 칼슘을 증가시키고 인을 감소시키는 작용을 한다.

32개의 아미노산으로 구성된 단백질인 칼시토닌은 PTH의 반대작용을 한다.

비타민 D는 뼈에서 칼슘의 용출을 증가시키는 작용을 한다.

1. 뼈의 기능

1) 지지(support)

신체구조의 형태인 **척추뼈(vertebra) 및 골반**(pelvis)의 뼈대계통은 건축물의 골조처럼 몸무게를 지탱해 준다.

2) 보호(protection)

머리뼈(두개골, skull)와 연계된 뼈들은 눈, 귀 등, 그리고 뇌(brain)를 보호하고, 흉곽(rib cage)과 팔이음뼈(상지대, upper limb girdle)와 연계된 뼈들은 심장(heart)과 폐(lung)를 보호하며, 하지대(pelvic girdle)의 뼈들은 하복부기관과 내부생식기관 등의 연합조직을 보호한다.

3) 근육부착(muscle attachment)

뼈와 근육은 지레(lever) 원리에 의해 ① 지렛대(rigid bar, rod) ② 지렛대를 받쳐주는 축(pivot)이나 ③ 저항에 대하여 움직이는 물체 ④ 지렛대가 움직이도록 에너지를 제공하는 힘의 4가지 기본 요소로 구성되어 있다.

4) 조혈(hematopoiesis)

적색뼈속질(적색골수, red bone marrow)에서 혈구(hemocyte)가 형성되고, 적혈구(erythrocyte)와 백혈구(leukocyte)를 생성한다.

5) 무기염류 저장(inorganic salt storage)

무기염류인 뼈에서의 칼슘 균형은 호르몬 균형으로 조절된다. 그리고 지방은 긴뼈의 뼈속질공간(골수강, medullary cavities)에 저장된다.

연골(cartilage)

연골은 혈관이 없고 단단한 특성을 지닌 특수한 섬유성 결합조직으로, 바탕질의 양에 따라서, 또는 바탕질에 있는 탄력섬유 및 콜라겐 섬유의 상태적 양에 따라, 유리연골(초자연골, hyaline cartilage), 탄력연골(elastic cartilage), 섬유연골(fibro cartilage)로 분류할 수 있다.

또한 **태아초기**에는 거의 모든 뼈대가 연골로 되어 있다가 성장하면서 뼈(bone)로 대치된다.

연골(cartilage) 구조

연골은 뼈와 비슷하지만 연골에는 세포사이물질(intercellular substance)이 더 많으며 뼈와는 다르다. 연골은 겔 안에 묻혀 있기 때문에 뼈처럼 단단하지 않고 유연하다.

연골세포(chondrocytes)는 뼈세포와 마찬가지로 뼈세포 방에 있다. 연골 안에서, 뼈세포방은 마치 치즈 덩어리 안의 많은 공기방울처럼 연골조직 안에 있다.

연골 안에는 혈관이 없기 때문에 영양분이 세포에 도달하기 위해서는 바탕질을 통해 확산되어야 한다. 이처럼 혈관(blood)이 없기 때문에 연골은 손상 되었을 때 매우 천천히 재생된다.

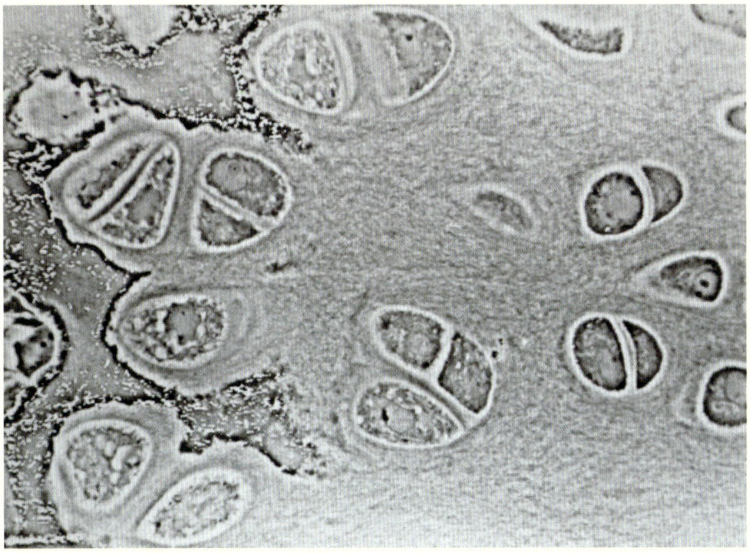

뼈(bone)의 구성 성분

뼈는 세포, 섬유(fiber)와 세포의 바탕질(세포외기질, extracellular matrix)로 구성되어 있다. 뼈는 다른 결합조직과 다르게 바탕질이 섬유화되어 단단하고, 많은 콜라겐을 함유하였다. 이러한 구성으로 인해 뼈가 장력(tensile strength)을 가지게 되는 것이다.

그리고 **뼈의 바탕질 성분**은 무기염류성분에서 칼슘과 인으로 구성된 수산화인회석 결정(crystals of hydroxyapatite)정도에 따라 단단한 정도가 달라진다.

또한 **무기염류구성**은 수산화인회석(85%), 마그네슘, 나트륨, 황산염, 불소 등이 있다.

또다른 **바탕질성분**은 유기성분(유기바탕질, organic matrix)으로 뼈의 성장, 회복, 재형성에 중요한 역할을 한다.

삠(염좌, sprain)과 탈구(luxation, dislocation)의 차이

관절(joint)의 대표적인 부상인 삠(염좌, sprain)과 탈구(dislocation)는 무엇이 다른가?

그것은 관절이 빠져있는가 아닌가에 따라 다르다.

삠은 강한 부하를 받아 관절(joint)의 지지조직이 손상되었지만 관절면의 연결구조는 유지된 상태를 의미한다.

탈구는 가동범위를 초과한 부하를 관절이 받았기 때문에 한쪽 관절 끝이 관절포(joint capsule)의 바깥으로 탈출한 상태이다. 삠(염좌, sprain)은 운동영역이 적은 부위, 탈구는 운동영역이 큰 부위에 주로 발생한다.

2. 뼈(bone)의 종류와 해부학적 구조

인체에는 206개의 뼈가 있으며 크기와 모양이 다양하다. 인체에서 가장 큰 뼈는 넙다리뼈(대퇴골, femur)이며 길이가 40~45cm이다. 가장 작은 뼈는 귀속뼈 가운데 하나인 등자뼈(등골, stapes)로 길이가 3mm 정도 된다.

뼈는 형태적인 특징에 따라 나눌 수 있으며 신체 부위에 따라 뼈의 구조와 배치가 다르다. (그림 3-3)

❶ **긴뼈**(장골, long bone)는 다리와 팔의 뼈처럼 **1개의 뼈 몸통**과 **2개의 뼈끝**으로 구성되어 있는 기다란 뼈로서 뼈 속에 **뼈속질공간**(골수공간, marrow cavity)이 있다(예: 위팔뼈, 노뼈, 자뼈, 종아리뼈 등). (그림 3-4)

- 뼈끝(골단, osteoepiphysis)은 몸통 가까운 쪽을 몸쪽뼈끝(근위골단, 가까운 쪽을 먼 쪽을 먼쪽뼈끝(원위골단)이라고 한다. 뼈끝 양쪽 끝은 울퉁불퉁한 부위로 관절을 강화하며, 인대(ligament)와 힘줄(건, tendon)이 부착되어 있어 관절면을

뼈 부위의 특징적 명칭

뼈에는 융기나 함몰부분의 특징에 따라 붙여진 이름

- **관절면의 불룩한 부분** : 턱뼈머리(하악두, head of mandible), 위팔뼈작은머리(소두, capitulum), 넙다리뼈의융기(바깥쪽, 안쪽) 등
- **관절면의 오목한 부분** : 어깨뼈(견갑골, scapula)의 접시오목, 자뼈(척골, ulna)의 도르래패임(절흔, notch) 등
- **근육이나 힘줄의 부착으로 인한 불규칙한 융기** : 엉덩뼈결절, 넙다리뼈의 큰돌기, 정강뼈거친면, 두덩뼈능선(릉, crest), 위팔뼈(상완골, humerus)의 가쪽,안쪽(관절융기), 어깨뼈가시 등
- **움푹들어간 부분** : 어깨뼈패임, 팔꿈치오목(주두와, olecranon fossa) 등

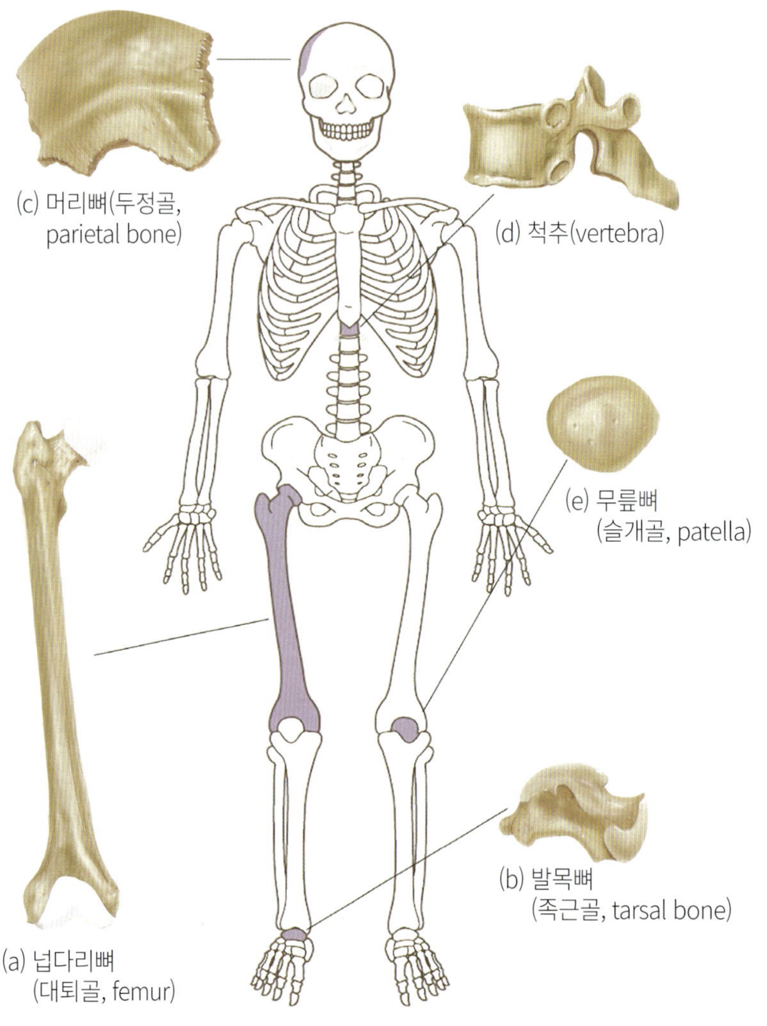

그림 3-3 뼈의 종류와 모양

넓혀준다.

- 뼈몸통(골간, bone shaft)은 길이가 완전히 자라면 뼈몸통과 더불어 뼈결합을 이루며, 긴뼈의 지렛대 작용과 무게를 지탱한다.
- 뼈끝판(골단판, epiphyseal plate)은 성장뼈의 끝부위에 유리연골 띠(성장판: 뼈 길이 성장)로 형성된다.
- 뼈막(골막, periosteum)은 뼈의 바깥 면을 덮고 있는 두껍고 치밀한 결합조직층이다. 뼈막에는 많은 혈관(blood vessel), 림프관(lymphatic vessel) 및 감각 신경들이 분포해 있고 뼈에 혈액을 공급하는 혈관이 이 뼈막을 통하고 있다. 뼈막의 내층은 혈관과 신경이 풍부하게 분포되어 있고, 뼈 보호 및 성장과 재생에 도움을 준다.

❷ **짧은뼈**(단골, short bone)는 관절을 유연하게 만들어 주는 정육면체처럼 생긴 뼈로써 **손목**과 **발목**의 뼈 등이 있다. 짧은뼈는 길이와 넓이가 거의 같은 입방체 모양이다(예: 손목뼈, 발목뼈 등).

❸ **납작뼈**(편평골, flat bone)는 머리덮개와 같이 표면이 넓은 판 모양의 납작한 뼈이다. 일부 표면을 가진 넓은 판 모양의 뼈로서 대체적으로 긴뼈(장골, long bone)들 보다 구조가 간단하다(예: 이마뼈, 어깨뼈 등).

❹ **불규칙뼈**(irregular bone)는 얼굴을 구성하는 뼈같이 모양이 다양하여 불규칙적이다. 일반적으로 여러개의 뼈와 연결되어 있다. 등뼈(흉추, thoracic vertebra)를 구성하는 척추와 많은 얼굴뼈가 여기에 속한다(예: 관자뼈, 척추뼈, 볼기뼈 등).

❺ **종자뼈**(종자골, seasamoid bone)는 근육(muscle)의 힘줄(건, tendon) 속에 있는 참깨 모양의 둥근 뼈로서 커다란 둥근뼈는 무릎뼈(슬개골, patella)가 무릎근육 안에서 볼 수있다.

❻ **공기뼈**(함기골, pneumatic bone)는 뼈 속 빈공간에 공기가 들어있는 뼈이다(예: 이마뼈, 나비뼈, 관자뼈 등).

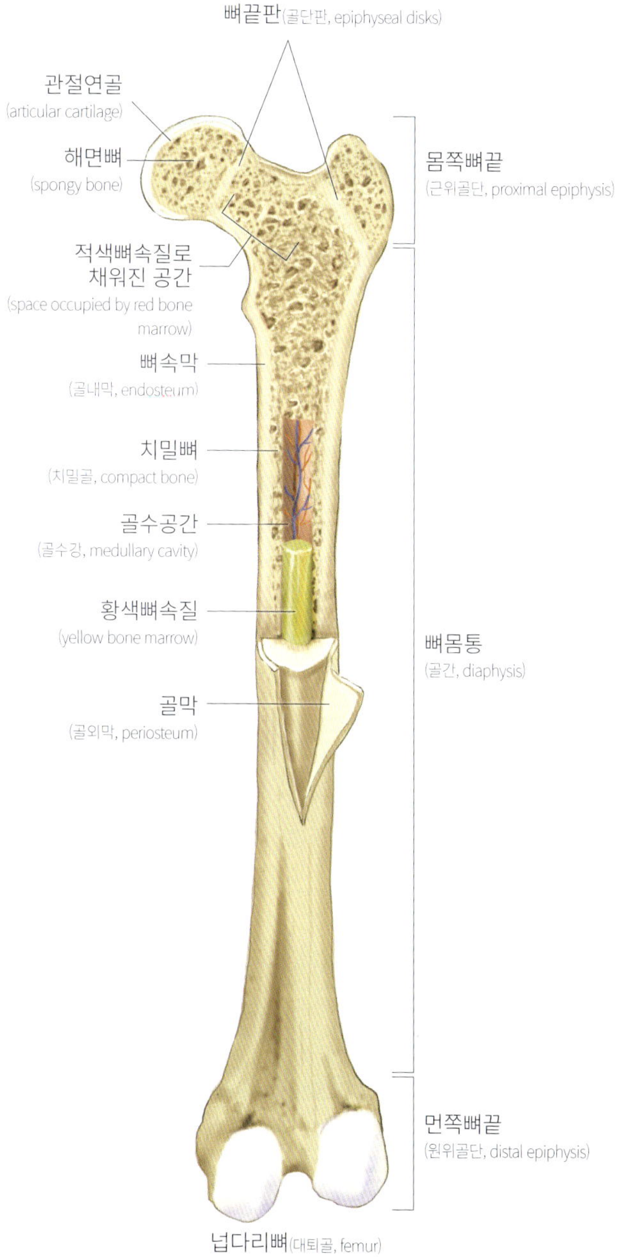

그림 3-4 긴뼈(장골, long bone)의 구조

3. 치밀뼈(compact bone)와 해면뼈(spongy bone)

뼈는 내부의 조직구조에 따라 치밀뼈와 해면뼈로 분류한다.

1) 치밀뼈(compact bone)

잘 조직된 강하고, 단단한 구조로 뼈의 바깥부분을 이룬다. 현미경적 단위는 뼈단위(골원, osteon)로, 성숙한 뼈세포로 구성되어 있다. 적절한 혈액을 공급한다.

치밀뼈의 현미경적 단위는 뼈단위(골원, osteon) 또는 하버스계(Haversian system)라는 성숙한 뼈세포로 구성되어 있다. 뼈단위는 나이테 모양의 구조를 이루며 아교질의 하버스층판(Haversian's plate)으로 이루어져 있다.

하버스계는 뼈의 장축을 중심으로 평행으로 배열되어 있으며, 그 중앙에는 동맥, 정맥, 신경을 포함한 하버스관(Harversian canal)이 있다. 하버스관 속의 혈관은 가로로 놓여 있는 볼크만관(Volkmann's canal) 속의 혈관과 교통하며 전신에 적절한 혈액을 공급하고 있다. (그림 3-5)

2) 해면뼈(spongy bone)

치밀뼈(compact bone)와 달리 하버스계를 가지지 않으며, 대신 해면뼈(spongy bone)의 잔기둥은 평행층판으로 구성된다. 틈이 많은 구조이며 속 부분을 차지하고 있다.

뼈잔기둥(골소주, bony trabecula) 사이의 공간은 골수세포(myeloid cell)로 채워져 있다. 대부분의 뼈는 바깥쪽의 얇은 치밀뼈가 안쪽의 해면뼈 덩어리를 감싸고 있는 구조이다.

뼈엉성증(골다공증, osteoporosis)

골다공증은 뼈에서 무기질(칼슘)의 소실로 골밀도가 감소하고 골절이 생기는 질환으로 팔목, 볼기 및 척추에 많은 영향을 미친다.

원인: **폐경**(menopause) 후 에스트로겐 결핍, 칼슘 및 비타민 D의 결핍 및 인의 과다섭취 등이 주된 원인이며, 원인질환으로 부갑상선 기능항진증, 스테로이드 장기복용, 성장호르몬 결핍증, 당뇨병이 있다.

증상: 움직일수록 심해지는 요통, 체중부하로 인한 후굴(retroversion; 뒤굽힘)의 심화, 척추의 다발성 압박골절, 운동제한 및 척추 기형이 나타날 수 있다.

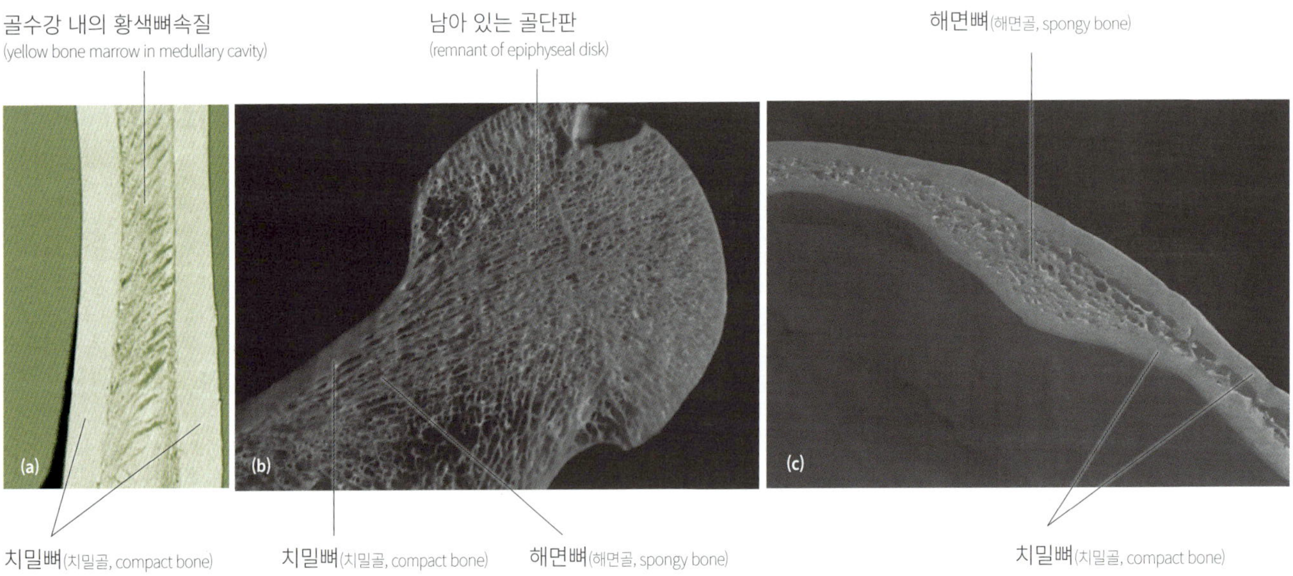

그림 3-5 치밀뼈의 구조 (a) 골간의 바깥쪽은 치밀뼈로 (b) 골단 (c)머리의 치밀판층, 해면뼈층

4. 골격의 분류(division of skeleton)

1) 몸통뼈대(체간골격, axial skeleton)

체간골격은 머리, 목, 몸통 내의 기관들을 지지하고 보호하는 뼈(bone)와 연골(cartilage)로 구성되어있다.

- **머리뼈**(두개골, skull)는 머리뼈와 얼굴뼈(안면골, facial bone)로 구성되어있다.
- **목뿔뼈**(설골, hyoid bone)는 아래턱과 후두(larynx)사이에 위치한다. 이 뼈는 어느 뼈와도 관절을 이루지 않으며, 근육(muscle)과 인대(larynx)에 의해 고정되어 있다.(그림 3-6)
- **척주**(vertebral column)는 척추뼈(vertebrae) 또는 척수기둥(spinl column)은 여러 개의 척추로 이루어져 있으며, 척추사이원반(추간원판, intervertebral disk)이라는 연골에 의해 분리되어 있다.
- **가슴**(흉곽, thoracic cage)은 가슴안(흉강, thoracic cavity)과 상부복강(abdominal cavity) 내부에 있는 장기들을 보호하며, 등뼈(thoracic vertebrae)와 12쌍의 갈비뼈(늑골, rib), 복장뼈(흉골, sternum)와 관절을 이룬다.

2) 팔다리뼈대(사지골격, appendicular skeleton)

팔다리뼈대는 팔과 다리의 뼈와 사지를 몸통뼈대(체간골격, axial skeleton)에 붙여주는 뼈로 구성된다.

- **상지대**(pectoral girdle)는 어깨뼈(견갑골, scapula, shoulder blade)와 빗상뼈(쇄골, clavicle, collar bone)에 의해 형성된다.
- **팔**(상지, upper limb)은 1개의 상완골(팔뼈, humerus), 노뼈(요골, radius) 및 자뼈(척골, ulnar)의 2개의 뼈로 이루어진 앞팔뼈(전완, forearm bone)와 손뼈로 구성된다. 손(hand)에는 8개의 손목뼈(수근골, carpal), 5개의 손허리뼈(중수골, metacarpal) 14개의 손가락뼈를 마디뼈(지절골, phalange)라고 부른다.

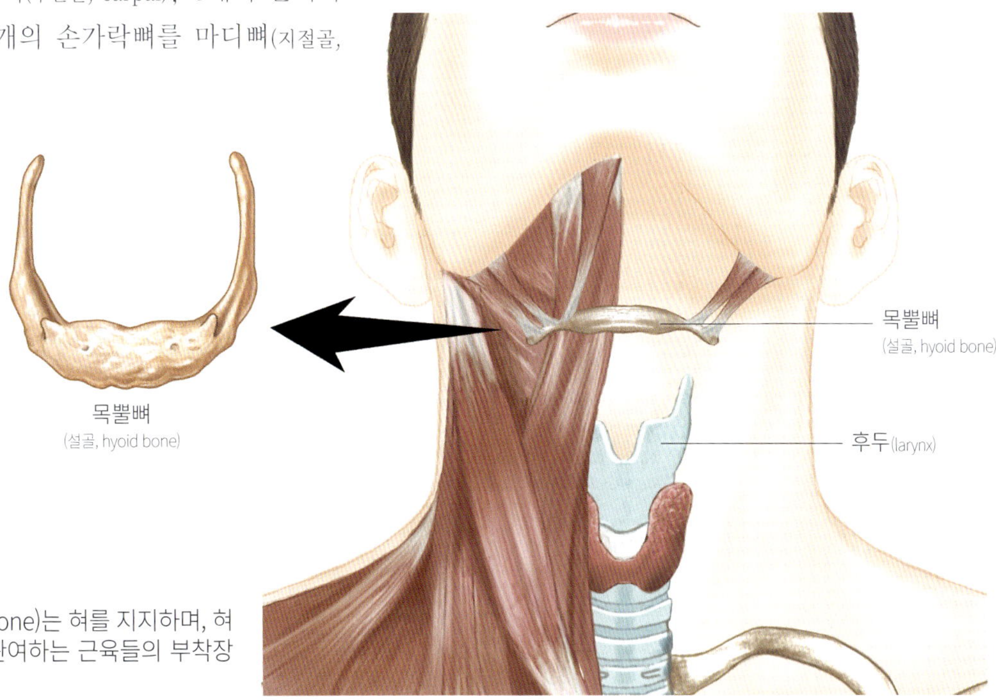

그림 3-6 목뿔뼈(설골, hyoid bone)는 혀를 지지하며, 혀를 움직이고 음식을 삼키는데 관여하는 근육들의 부착장소가 된다.

뼈연화증(뼈연하증, osteomalacia)

비타민D 결핍과 대사이상으로 인해 활성비타민D3가 부족하여 뼈가 연해지며, 칼슘이 침전되지 않고 풋뼈(유골, osteoid)가 다량으로 형성되는 질환이다. 성장기에 발생한 것을 **구루병**(rickets)이라고 한다. 뼈 통증과 근육 쇠약 증상을 보인다.

5. 뼈(bone)의 형성과 성장

뼈는 태생기에 발생하여 성인이 되면 성장이 멈춘다. 뼈는 미분화된 결합조직(connective tissue)에서 2가지 방식으로 발생한다.

뼈대계통(골격계, skeletal system)은 발생 첫 2~3주 내에 형성되기 시작하며, 장년기까지 계속해서 성장하고 발달한다.

태아(fetus)의 뼈대형성 초기에 뼈대는 뼈가 아닌 연골(cartilage)과 뼈처럼 생긴 섬유성 구조로 되어 있다. 이 연골이 점차 석회화된 뼈기질로 바뀌면서 단단한 뼈로 되며, 이러한 과정에서 뼈흡수세포가 지속적으로 작용한다.

뼈는 뼈모세포(골모세포, osteoblast)와 뼈파괴세포(파골세포, osteoclast)의 상호 작용으로 성인뼈가 된다. 뼈형성은 막속뼈되기(막내골화, intramembranous ossification)와 연골속뼈되기(연골내골화, endochondral ossification)로 나눌 수 있다. (표 3-1)

뼈(bone)의 발달, 성장 및 재생에 영향을 미치는 요인

뼈의 발달, 성장 및 재생에 영향을 미치는 요인에는 영양, 햇빛, 호르몬, 운동 등이 있다. 예를 들어 **비타민 D**는 소장에서 적당량의 칼슘이 흡수되는데 필요하다.

이 비타민 D가 결핍되면 칼슘이 적게 흡수되고 뼈기질에 칼슘부족 현상이 일어나 기질이 물러져 뼈의 모양이 변형된다. 어린이에서 이런 상태를 **구루병**(rickets)이라고 하며 어른에서는 **골연화증**(osteomalacia)이라고 한다.

1) 막속뼈되기(막내골화, intramembranous ossification)

막속뼈되기는 뼈의 성장을 말하며, 머리덮개뼈의 대부분과 빗장뼈(쇄골, clavicle) 등의 결합조직으로부터 직접 뼈가 형성된다. 이러한 양식으로 만들어진 뼈를 막뼈(막상골, membrane bone)라고 한다.

2) 연골속뼈되기(연골내골화, endochondral ossification)

연골속뼈되기에서 먼저 작은 연골모형이 생기고 그것이 뼈로 바뀐다. 이러한 양식으로 만들어진 뼈는 연골뼈(cartilage bone)라고 한다. 머리덮개 중심부의 뼈와 목에서부터 아래로 이어지는 대부분의 뼈가 이에 해당한다. (그림 3-7)

3) 팔다리의 긴뼈 형성

❶ **배아기**: 연골모형이 만들어지고 가운데부위에 뼈몸통(골간, bone shaft)에서 분화가 시작된다.

❷ **출생후**: 양쪽 끝부분에 이차뼈되기중심(secondary ossification center)이 나타나고 뼈끝의 분화가 시작된다.

❸ **영유아기~사춘기**: 연골이 성장하며, 연골이 뼈로 바뀌고 뼈의 길이가 성장한다. 굵기의 성장은 뼈막(periosteum)에 의해 이루어진다.

표 3-1 뼈 발생의 주요단계

막속뼈되기(막내골화, intramembranous ossification)	연골속뼈되기(연골내골화, endochondral ossification)
1. 앞으로 뼈가될 자리에 원시 결합조직(connective tissue)판이 나타남	1. 유리연골(hyaline cartilage) 집단이 뼈 모델을 형성
2. 원시 결합조직세포(connective tissue cell)가 혈관 주변에 모임	2. 연골조직 파괴. 골막발달
3. 결합조직세포가 뼈모세포(골모세포, osteoblast)로 분화되고 해면뼈가 형성됨	3. 골막으로부터 혈관과 분화 중인 뼈모세포가 해체된 결합조직으로 침투
4. 뼈기질(골기질, bone matrix)에 의해 완전히 둘러싸인 뼈모세포는 뼈세포가 됨	4. 뼈모세포가 연골(cartilage)이 차지하고 있던 공간 내에 해면뼈 형성
5. 발생 중인 뼈의 표면에 있는 결합조직은 골막이 됨	5. 뼈모세포는 뼈기질에 완전히 둘러싸여 뼈세포가 됨
6. 뼈막(골막, periosteum)의 안쪽에 있는 뼈모세포는 갯솜뼈(해면뼈, spongy bone) 위에 치밀뼈를 형성함	6. 뼈막 아래에 있는 뼈모세포는 갯솜뼈 주변에 치밀뼈를 형성됨

❹ 사춘기 이후: 뼈몸통과 뼈끝이 합쳐지고 뼈끝연골(골단연골, epiphyseal cartilage)이 사라진다.

6. 뼈의 재형성(remodeling)

오래된 뼈는 뼈파괴세포(파골세포, osteoclast)에 의해 흡수되고(파골) 새로운 뼈가 골아세포(osteoblastocytus)에 의해 형성된다. 이 골아세포와 뼈파괴세포에 의한 일련의 과정을 통해 골밀도뿐만 아니라 뼈의 강도도 유지된다.

낡은 뼈단위(골원, osteon)가 파괴되고 새로이 형성되는 과정을 뼈의 재형성이라고 하는데, 갯솜뼈(해면뼈, sponge bone)를 기준으로는 건강한 사람일 경우, 약 200일 정도라고 한다.

7. 뼈막(골외막, periosteum)

뼈의 표면은 관절연골 및 근육 부착 부위를 제외하면 감각신경 및 혈관이 풍부한 섬유결합조직의 두꺼운 막으로 덮혀 있으며, 뼈끝에서는 관절낭(joint capsule)과 접한다.

뼈끝(골단, epiphysis)과 **뼈**는 샤피섬유(Sharpey's fiber)에 의해 결합된다. 힘줄(건, tendon)과 인대(ligament)는 못처럼 뼈에 박혀있는 이 뼈막(골외막, periosteum)의 샤피섬유를 매개로 해서 뼈에 단단히 결합할 수 있게 된다.

뼈막은 뼈를 보호하고 뼈의 성장 또는 재생을 담당한다. 뼈막에서 뼈세포(골세포, osteocyte)가 뼈 굵기의 성장을 관장하고 손상 시에도 뼈세포의 재생이 이 뼈막에서 일어난다.

뼈막은 발생 시에 뼈 굵기의 성장에 작용하는데 뼈끝연골(골단연골, epiphyseal cartilage)과는 달리 성장 시는 물론 성장이 정지된 후에도 뼈를 만드는 능력은 계속 유지하고 있기 때문에 골절 등이 발생했을 경우에는 새롭게 뼈를 재생하여 손상 부분을 **수복**(repair)한다.

뼈종양(bone tumour)

뼈종양은 골조직이 생기는 종양(tumor) 이다. 뼈의 비정상적인 성장은 암이 아닌 **양성 또는 악성**(골암)으로 발견된다. 원발성 골종양은 양성종양(benign tumor)과 암(cancer)으로 구별할 수 있다.

원인: 일반적인 양성 종양은 신생 종양이거나 발전적 종양, 손상적 종양, 감염성 종양, 염증성 종양일 수 있다.

증상: 가장 흔한 증상은 시간이 지남에 따라 증가하며, 종양이 커짐에 따라 통증 또한 증가한다.

그 밖의 통증으로는 피로, 발열, 체중 감소, 빈혈, 비특이성 골절이 있을 수 있다.

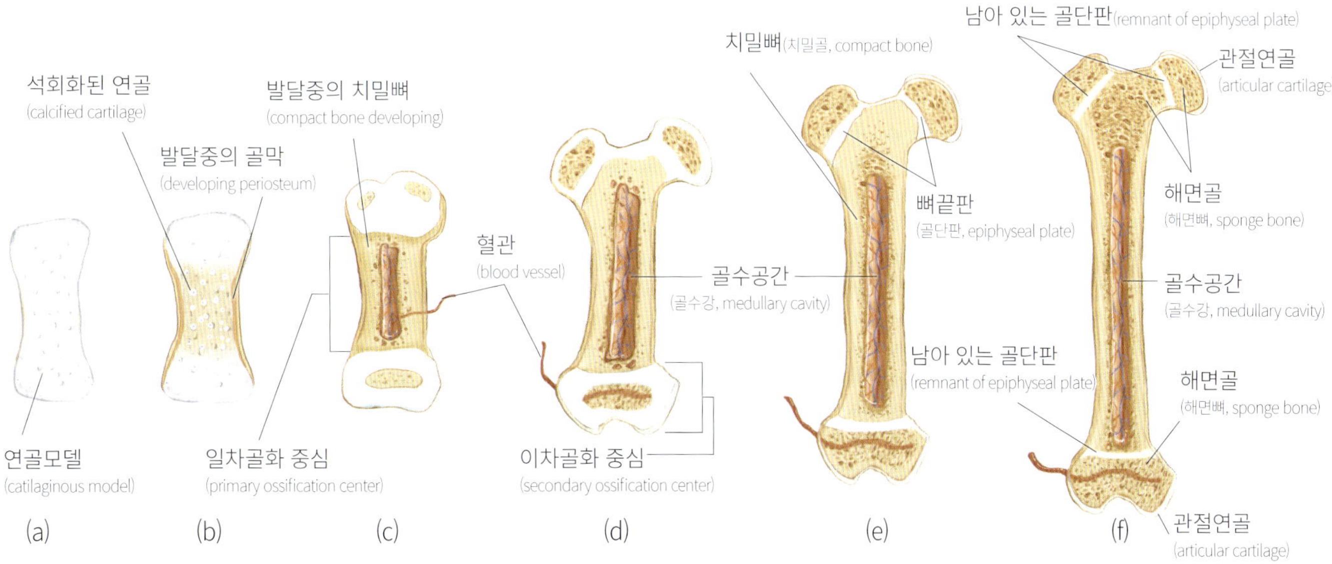

그림 3-7 연골내골의 발달과 성장 단계(a~f) 순서로 보임

C. 몸통뼈대(체간골격, AXIAL SKELETON)

몸통뼈대(체간골격, axial skeleton)는 머리뼈(두개골, skull), 척추뼈(척추골, vertebrae), 가슴우리(흉강, thoracic cavity)로 나뉜다.

팔다리뼈대(사지골격, appendicular skeleton)는 몸통에 팔다리뼈를 붙잡아두는 뼈로 구성된다.

1. 머리뼈(두개골, skull)

머리는 뇌(brain)를 저장하는 뇌머리뼈(뇌두개골, neurocranium)와 얼굴부분을 구성하는 얼굴머리뼈(안면두개골, facial cranium, viscerocranium)로 이루어져 있다.

머리는 천장 부분의 머리덮개뼈(두개관, calvaria)와 바닥 부분의 머리뼈바닥(두개저, base of skul)으로 분류되며, 머리안(두개강, cranial cavity)에 뇌가 들어있다.

머리뼈는 15종 23개의 뼈로 이루어져 있으며 아래턱뼈(하악골, mandible)와 목뿔뼈(설골, hyoid bone) 이외에는 모두 봉합(suture)이라고 하는 못움직임관절(부동관절, synarthrodia) 연결에 의해 결합된다.

머리뼈는 뇌가 들어가는 뇌머리뼈(뇌두개골, cerebral cranium / 6종 8개), 얼굴뼈(안면골, facial bones)의 기초를 만들고 소화기 및 호흡기의 시작 부위인 입안(구강, oral cavity)과 비강(코안, nasal cavity) 을 구성하는 안면두개(facial cranium / 9종 15개)로 구성된다.

이 뼈들을 열거하면 다음과 같다

뇌머리뼈와 얼굴머리뼈의 분류는 학자에 따라서 다소 견해차가 있다.

- **뇌머리뼈(뇌두개, cerebral cranium)**

① 이마뼈(전두골, frontal bone) (1)
② 마루뼈(두정골, parietal bone) (2)
③ 뒤통수뼈(후두골, occipital bone) (1)
④ 관자뼈(측두골, temporal bone) (2)
⑤ 나비뼈(접형골, sphenoid bone) (1)
⑥ 벌집뼈(사골, ethmoid bone) (1)

- **얼굴머리뼈(안면두개, viscerocranium)**

⑦ **코뼈(비골, nasal bone) (2)**
⑧ 보습뼈(서골, vomer) (1)
⑨ 눈물뼈(누골, lacrimal bone) (2)
⑩ 아래코선반(하비갑개, inferior nasal concha) (2)
⑪ 위턱뼈(상악골, maxillary bone) (2)
⑫ 광대뼈(관골, zygomatic bone) (2)
⑬ 입천장뼈(구개골, palatine bone) (2)
⑭ 아래턱뼈(하악골, mandible) (1)
⑮ 목뿔뼈(설골, hyoid bone) (1)

1) 뇌머리뼈(뇌두개골, neurocranium)

뇌머리뼈는 아래턱뼈를 제외하고 모두 봉합되어 움직이지 못하는 섬유관절이다. 반면 아래턱뼈(하악골, mandibular)는 관자뼈(측두골, temporal bone)와 연결되어 자유롭게 움직일 수 있는 관절의 뼈이다.

일부 머리뼈에는 코결굴(부비동, paranasal sinus)이 코안(비강, nasal cavity)과 연결되고, 코결굴은 머리뼈의 무게를 감소시키며, 공명통(resonant sound chamber)으로 작용하여 목소리의 강도를 증가시켜준다. **(그림 3-8, 9, 10, 11)(표 3-2)**

(1) 이마뼈(전두골, frontal bone)

이마뼈는 눈 위쪽에서 머리뼈의 앞 부위와 이마와 코안의 천장, 눈확(안와, orbit)을 형성하고 있다.

이마뼈는 초기 발생 시에는 두 뼈로 나누어져 있으며, 성장하여 5~6세 경에 완전하게 하나로 융합된다. 혈관과 신경이 드나드는 눈확위구멍(안와상공, supraorbital foramen) 정중선 부근에 **이마굴**(전두동, frontal sinus)이 있다.

이마(전두, forehead)에서 앞쪽으로 튀어나온 부위를 **전두융기**(전두결절, frontal eminence)그 아래 약간 위로 굽은 부위를 **눈썹활**(미궁, superciliary arch)그리고 양쪽 눈썹과 눈썹 사이는 **미간**(glabella)이라 한다.

(2) 마루뼈(두정골, parietal bone)

마루뼈는 이마뼈(전두골, frontal bone) 바로 뒤, 쌍을 이루고 있다. 사각형의 납작뼈(편평골, flat bone)로 양쪽 마루뼈가 만나 머리뼈의 천장을 이루고, 정중선에서 서로 융합되어 시상봉합(sagittal suture)을 이루며, 관상봉합(coronal suture)을 따라 **이마뼈**(전두골, frontal bone)와 만난다.

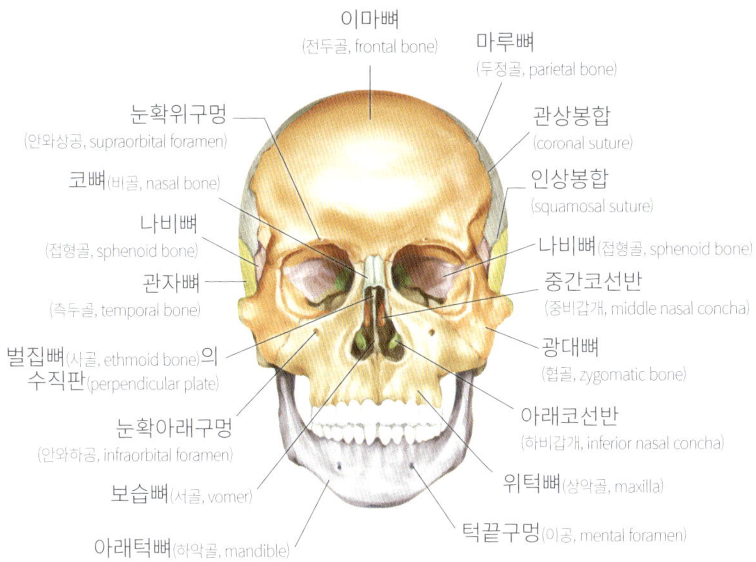

그림 3-8 머리뼈의 앞면

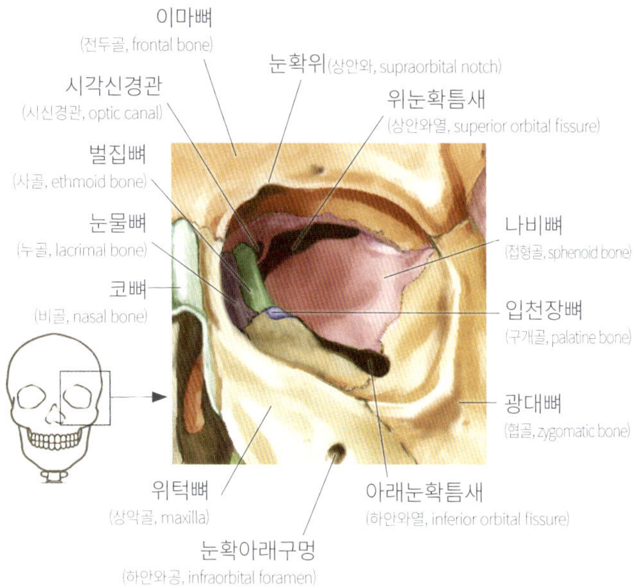

그림 3-9 눈확(안와, orbit) 부위의 두개골과 안면골

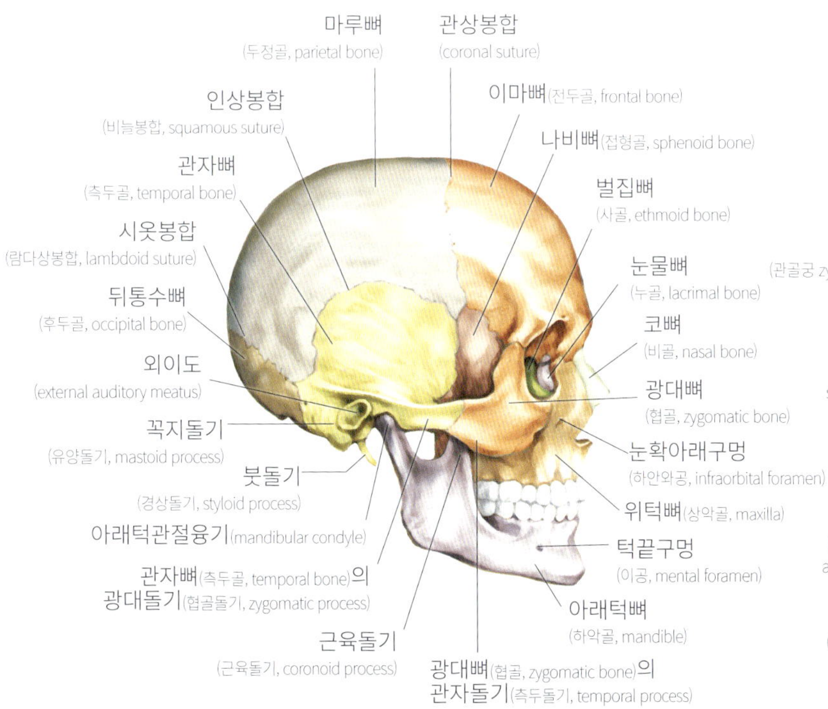

그림 3-10 머리뼈(두개골, skull)의 외측면

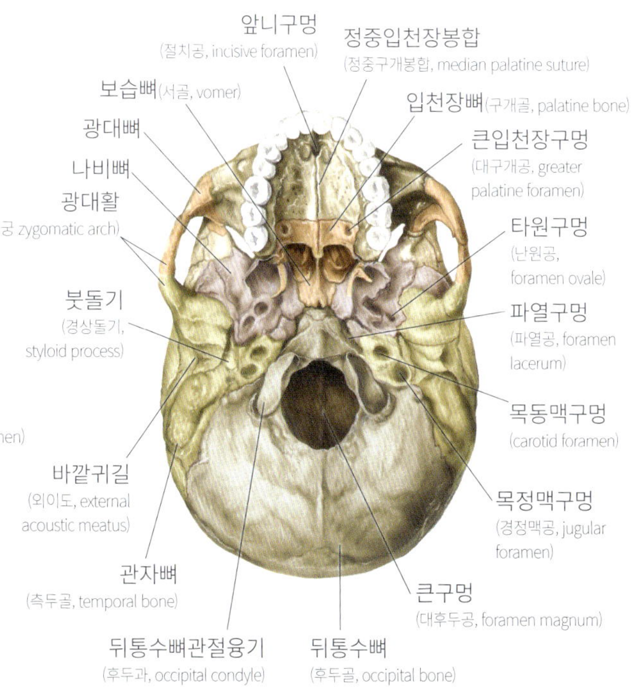

그림 3-11 머리뼈의 기저면

(3) 뒤통수뼈(후두골, onoccipital bone)

뒤통수뼈는 람다상봉합(시옷봉합, Lambdoidal suture)을 따라 마루뼈와 결합하며, 머리뼈 뒤쪽과 머리뼈의 바닥을 이룬다. 아래에 큰구멍(대후두공, formen magnum)을 통해 뇌가 척추관(vertebral cannal) 내의 **척수**로 이어진다. 큰구멍의 양옆에는 후두관절융기(후두과, occipital condyle)인 둥근돌기가 있으며, 척주의 첫 번째 **꼬리뼈**(환추, atlas)와 관절을 이룬다.(그림 3-9)

(4) 관자뼈(측두골, temporal bone)

관자뼈(좌우, 한쌍)는 위쪽에서 마루뼈와 뒤쪽에서 뒤통수뼈와 앞쪽에서 나비뼈(접형골, sphenoid bone)와 연결된다. 관자뼈 아래쪽 가장자리는 바깥귀길(외이도, external acoustic meatus)이 있다. 관자뼈 속에는 턱뼈(하악골, mandible)의 하악두(head of mandible)와 관절을 이루는 하악와(mandibular fossa, 관절와 glenoid fossa)라고 하는 부위가 있다.

* 관자뼈는 평형과 청각기를 수용한다.

(5) 나비뼈(접형골, sphenoid bone)

나비뼈는 머리뼈(두개골, cranial bone))의 앞에서 뼈들 사이에 고정되어 있다. 중앙 부분과 머리뼈의 양옆 외측으로 뻗은 두 개의 날개(나비 모양)로 되어 있다. 나비뼈는 머리뼈의 기저면의 일부와 머리뼈의 양쪽 옆면과 그리고 눈확(안와, orbit)의 바닥과 옆면을 형성한다.

나비뼈는 머리안(두개강, cranial cavity) 내의 정중선을 따라 안쪽으로 들어가 말안장 모양(안장등, dorsum sellae)을 형성한다. 또한 나비뼈에는 나비뼈동굴(접형골동, sphenoidal sinus)이 있다.(그림 3-11)

(6) 벌집뼈(사골, ethmoid bone)

벌집뼈는 불규칙한 모양이며, 스폰지와 같이 가벼운 뼈이다. 벌집뼈는 코안의 천정을 만드는 뼈이며, 나비뼈 앞에서 이마뼈 바로 아래와 맞닿아 있으며, 코안을 둘러싸고 있다.

정중선에서 아래쪽 수직판(perpendicular plate)은 코중격(비중격, nasal septum)의 대부분을 이룬다.

* 후각신경의 통로 역할을 한다.

머리(head)의 특별한 부위

① 신경계통의 중추: 뇌가 있고 ② 특수감각기관: 눈, 귀, 코 등 ③ 소화기관: 입, 식도, 위 등 ④ 호흡기관: 코, 입, 폐 등

이들 기관들은 인간은 직립해 있기 때문에 가장 높은 위치에 있으며, 머리뼈는 뇌머리뼈와 얼굴머리뼈의 2부분으로 나뉜다.

뇌머리뼈(뇌두개골, neurocranium)는 뇌를 수용하고 있는 머리안벽을 만들고, 얼굴머리뼈(안면두개골, viscerocranium)는 눈, 귀, 코 등 정보를 인식하고, 입, 코 등 물질을 수용하는 중요한 역할을 하고 있다.

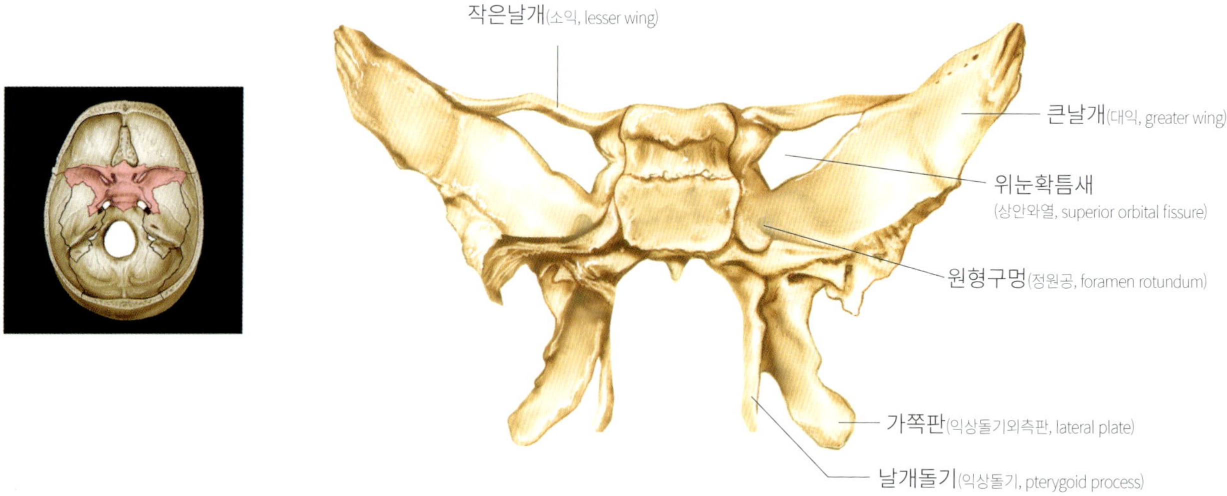

그림 3-11 나비뼈(접형골, sphenoid bone)의 뒷면

2) 얼굴머리뼈(안면두개골, facial cranium, viscerocranium)

얼굴뼈는 머리부위의 앞아래쪽을 차지하고 있으며 얼굴의 기본적인 형태를 만들고 특징을 표현한다. 얼굴뼈에는 9종류가 있으며, 정보의 창(눈, 귀, 코)과 물질의 창(입, 코) 역할을 담당한다. 근육이 부착하는 얼굴머리뼈는 움직일 수 없는 **뼈**와 움직일 수 있는 **아래턱뼈**(하악골, lower jaw, mandibular) 1개로 구성되었으며 1개의 목뿔뼈(설골, hyoid bone)가 있다. (그림 3-12)(그림 3-13)(그림 3-14)(표 3-2)

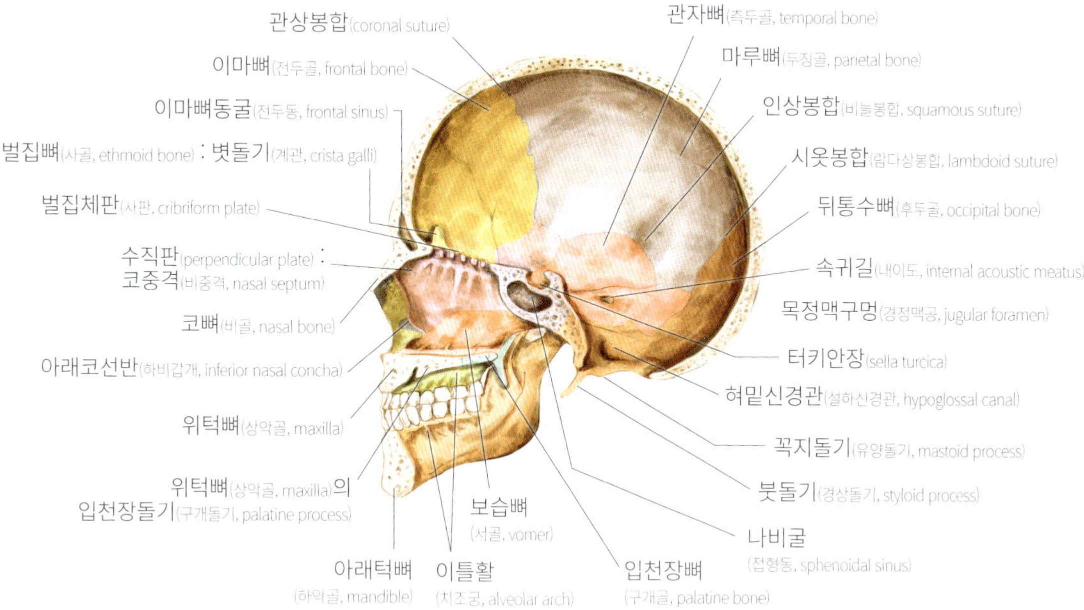

그림 3-12 시상절단된 머리뼈

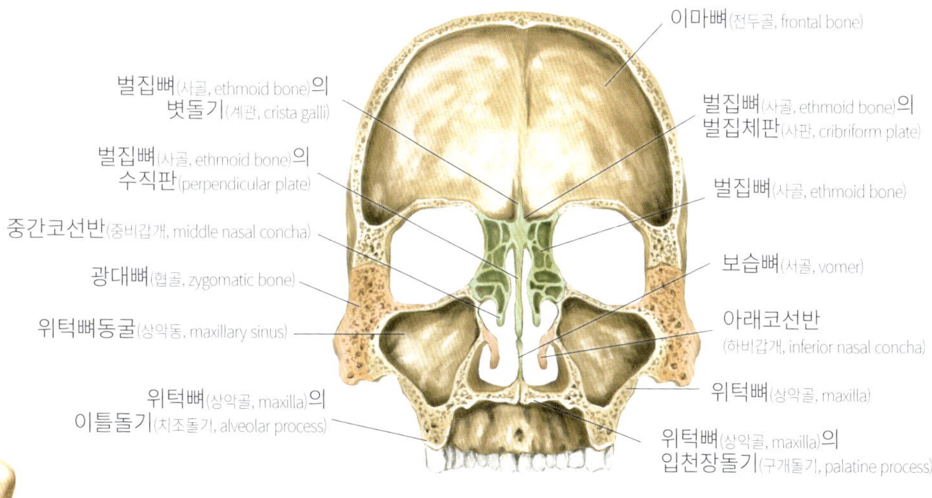

그림 3-13 관상절단된 머리뼈(얼굴 뒷면)

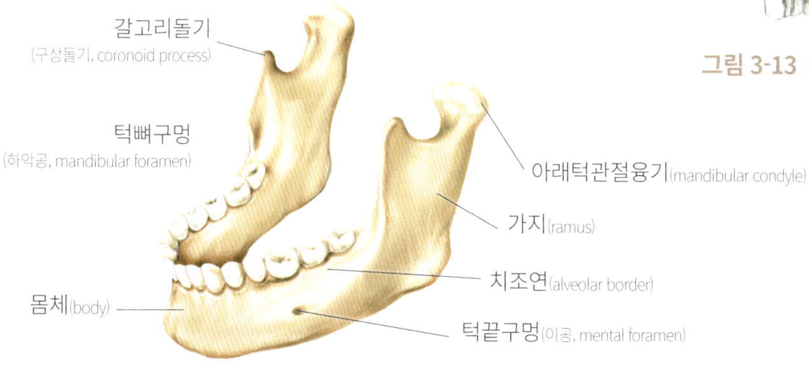

그림 3-14 아래턱뼈(하악골, mandible)

(1) 위턱뼈(상악골, maxillary bone)

위턱뼈는 위턱부분을 차지하는 복잡한 뼈로 좌우 한 쌍을 이루며, 아래턱뼈(하악골, mandible)를 제외한 얼굴을 움직일수 없는 모든 얼굴머리뼈(안면두개골, facial cranium, viscerocranium)와 서로 관절한다. 위쪽에서는 눈확의 아래쪽벽을 만들고 아래쪽에서는 입천장을 만든다.

위턱뼈는 또한 눈확(안와, orbit) 바닥과 코안 바닥을 구성하며, 윗니의 라인을 형성한다.(그림 3-15)

(2) 입천장뼈(구개골, palatine bone)

입천장뼈는 한쌍의 L자 모양의 작은뼈로 위턱뼈(상악골, maxilla, upper jaw) 뒤에 위치한다. 수평부분은 단단입천장(경구개, hard palate)의 뒷부분과 코안의 바닥을 형성하고, 수직부분은 코안 외측벽의 일부를 형성한다.(그림 3-16)

(3) 광대뼈(협골, zygomatic bone)

광대뼈는 눈확의 아래 가쪽에서 볼의 돌출부위를 형성한 별 모양의 뼈이며, 눈확(안와, orbit)의 가쪽벽 일부와 뺨(cheek)을 구성한다.

관자돌기(측두돌기, temporal process), 튀어나온 광대활(zygomatic arch)은 양쪽 광대뼈의 광대돌기(협골돌기, zygomatic process)와 결합한다. 이 돌기들은 협골궁(zygomatic arch)을 형성한다.

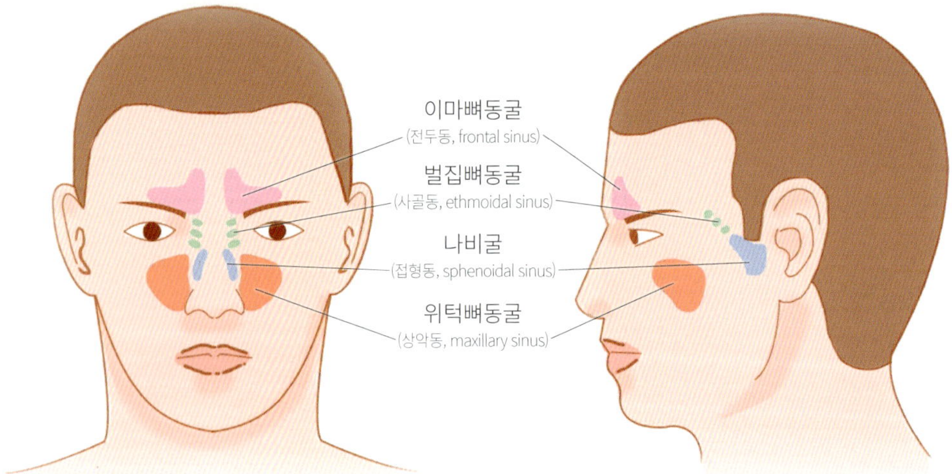

그림 3-15 코곁굴(부비동, paranasal sinus)의 위치

표 3-2 머리뼈(두개골)와 얼굴뼈(안면골)의 코곁굴(부비동)

부비동	갯수	위치
이마굴 (전두동, frontal sinus)	2	이마뼈(전두골, frontal bone)에서 정중선 근처 양쪽 눈위의 공간
나비굴 (접형동, sphenoid sinus)	2	나비뼈(접형골, sphenoid bone)에서 코안의 뒤쪽 부위의 위쪽 공간
벌집굴 (사골동, ethmoid sinus)	2 집단의 작은 공간	벌집뼈(사골, ethmoid bone)에서 코안의 위쪽부위의 양쪽 공간
위턱굴 (상악골동, maxillary sinus)	2	위턱뼈(상악골, maxilla)에서 코안의 외측과 눈확 바닥에서 윗니의 뿌리까지 뻗은공간

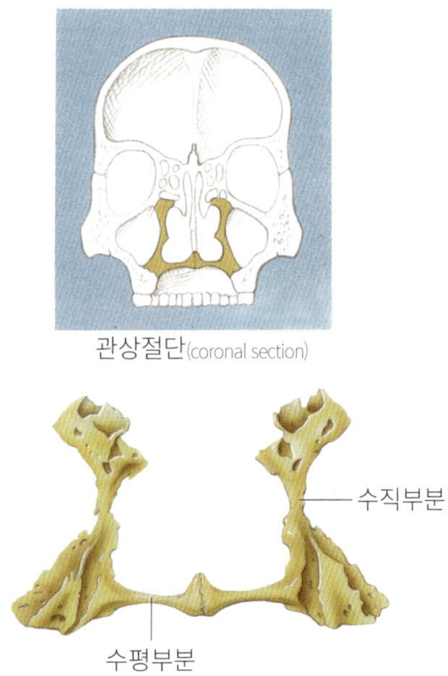

그림 3-16 입천장뼈(구개골, palatine bone) 위치

(4) 눈물뼈(누골, lacrimal bone)

눈물뼈는 벌집뼈(사골, ethmoid)와 위턱뼈(상악골, maxilla) 사이에서 양쪽 눈확의 안쪽에 위치하는 비늘 모양의 얇은 뼈이다. 눈물뼈 앞, 고랑(구, groove)은 눈확(안와, orbit)으로부터 코안(비강, nasal cavity)으로의 연결 통로이다.

(5) 코뼈(비골, nasal bone)

코뼈는 길고 얇은 직사각형 모양의 뼈로서, 양쪽 코뼈는 정중선에서 콧등(bridge of nose)을 형성한다. 이 뼈에는 코의 모양을 만드는 연골이 부착되어 있다.(표 3-3)

(6) 보습뼈(서골, vomer)

보습뼈는 삼각형 형태로 얇고 납작하며 코안의 중앙선에 위치한다. 보습뼈 뒤쪽은 벌집뼈(사골, ethmoid)의 수직판과 융합하여 코중격(비중격, nasal septum)을 형성한다.

(7) 하비갑개(inferior nasal concha)

하비갑개는 코안의 외측벽 아래에 부착되며, 코안점막(비강점막, tunica mucosa nasi)에 의해 덮여있다.

(8) 아래턱뼈(하악골, mandible)

아래턱뼈는 'U'자 형으로 아래턱을 형성하는 말발굽 모양의 뼈이다. 얼굴뼈 중 가장 크고 단단하며 아래치아(inferior dental)를 지지하며, 씹기근육의 부착점이다.

아래턱뼈는 턱뼈몸통(하악체, body of mandible)과 양쪽의 턱뼈가지(하악지, ramus mandibulae)로 구분된다.

턱뼈가지(inferior dental)는 뒤쪽 하악관절구(mandibular condyle)와 앞쪽 근육돌기(근돌기, muscular process)로 나뉘어진다. 아래턱(하악, jaw)관절구는 관자뼈(측두골, temporal bone)의 턱관절오목(하악와, mandibular fossa)과 관절을 이룬다.

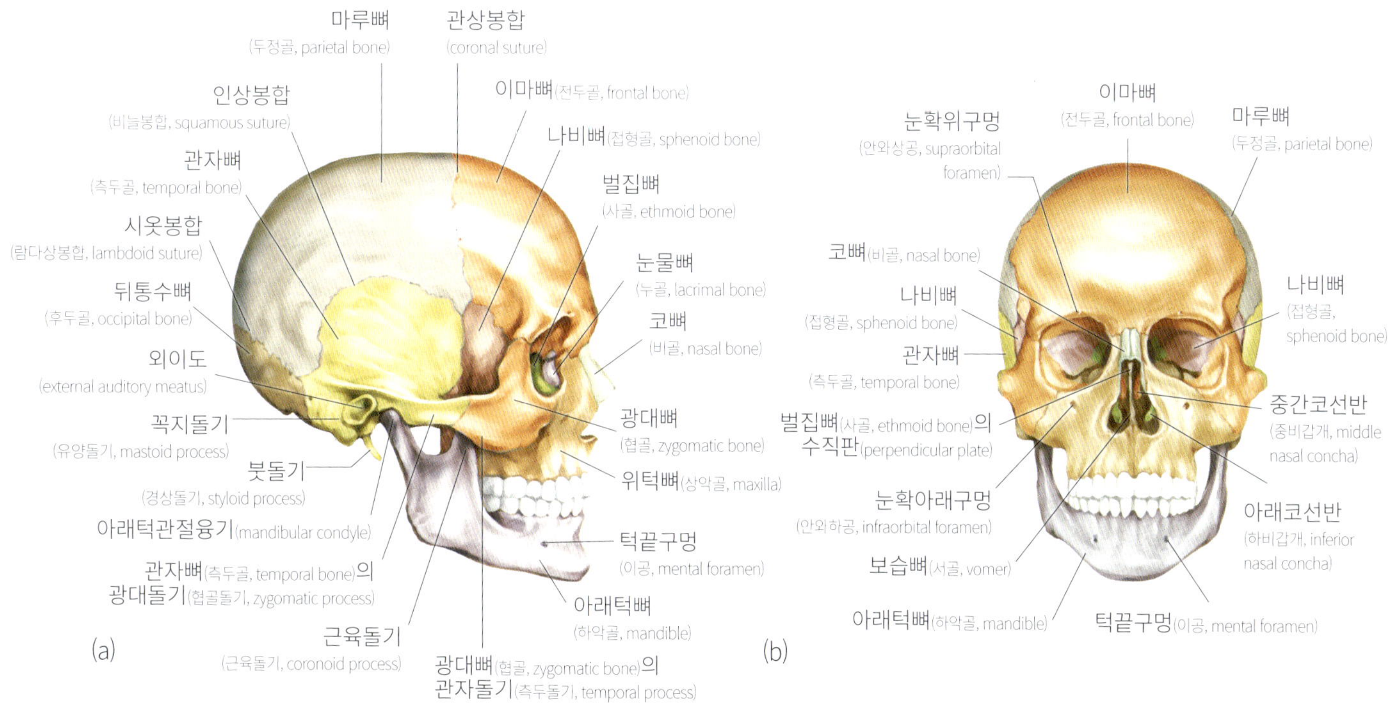

그림 3-17 머리뼈 (a) 오른쪽면 (b) 앞면

> **근육돌기**(근돌기, processus muscularis)는 씹기에 작용하는 근육들이 부착하는 자리가 된다. 양쪽 하악가지(하악지, ramus mandibulae)의 중앙 아래턱뼈 내면 하악공(mandibular foramen)으로 아랫니의 뿌리의 혈관과 신경이 지나간다. 턱끝 근처의 바깥면, 턱끝구멍(이공, mental foramen)으로, 아래턱뼈 하악골로부터 혈관과 신경의 가지들이 나와 턱끝과 아랫입술에 분포한다.(표 3-3)(그림 3-17)

(9) 목뿔뼈(설골, hyoid bone)

아래턱뼈(하악, mandible)와 후두(larynx) 사이에 있는 U자형의 작은 뼈이다. 다른 뼈와는 관절하지 않으며 연조직 속으로 싸여서 혀의 근원(혀뿌리, lingual root)을 지지한다.

목뿔뼈 전체는 후두의 방패연골(갑상연골, thyroid cartilage)과 갑상설골막에 의해 연결된다.

몸(체, body of hyoid bone (1개), 큰뿔(대각, greater cornua) 및 작은뿔(소각, lesser horn) (각 1쌍) 3 부분으로 이루어진다.

❶ 몸(체, body of hyoid bone): 목뿔뼈위근(설골상근, suprahyoid m.)과 나란하게 목뿔뼈아래근(설골하근, infrahyoid m.)이 정지한다.

❷ 큰뿔(대각, greater horn): 몸과 연골결합 또는 관절로 연결되고 붓목뿔근(경돌설골근, stylohyoid m.)이 정지한다.

❸ 작은뿔(소각, lesser horn): 골성(ossific) 또는 연골성(cartilaginous)으로서 붓목뿔인대(경돌설골인대, stylohyoid ligament) 속에 존재하며 붓목뿔인대는 관자뼈(측두골, temporal bone), 붓돌기(경상돌기, styloid process)와 이어진다.

표 3-3 안면골격의 뼈

이름과 갯수	설명	특징적 모양
위턱뼈(상악골, maxilla)(2)	위턱, 입안의 앞천장, 눈확(안와, orbit) 바닥, 코안(비강, nasal cavity)의 외측면과 바닥 형성	치조돌기, 상악골동, 구개돌기
입천장뼈(구개골, palatine bone)(2)	입의 뒤 천장, 코안의 바닥과 외측벽 형성	
관자뼈(측두골, temporal bone)(2)	볼의 돌출부위, 눈확의 외측벽과 바닥 형성	광대돌기(협골돌기, zygomatic process)
눈물뼈(누골, lacrimal bone)(2)	눈확의 내측 벽 일부 형성	눈확에서 비강에 이르는 통로
코뼈(비골, nasal bone)(2)	코의 다리(bridge) 형성	
보습뼈(서골, vomer)(1)	코안 중격의 아래부위 형성	
아래코선반(하비갑개, inferior nasal concha)(2)	코안의 외측 벽으로부터 코안으로 뻗음	
아래턱뼈(하악골, mandibule)(1)	아래턱 형성	몸체, 턱뼈가지(하악지, ramus of mandible), 근육돌기(processus muscularis), 치조돌기, 턱뼈구멍(하악공, mandibular foramen)
목뿔뼈(설골, hyoid bone)(1)	후두의 바로 위에 있고 근육과 인대로 다른 뼈와 연결	벌어진 U자 모양의 가늘고 작은뼈

봉합(suture)

① 머리뼈의 마루뼈(두정골, parietal bone) 두개는 다른 뼈와 시상봉합(sagittal suture).

② 시옷봉합(삼각봉합, lambdoidal suture): 뒤통수뼈(후두골, occipital)와 형성

③ 비늘봉합(인상봉합, squamous suture): 관자뼈(측두골, temporal bone), 나비뼈(접형골, sphenoid bone)와 형성

④ 관상봉합(coronal suture): 이마뼈(전두골, frontal bone)와 형성된다. 아기 머리뼈의 6개 부드러운 숫구멍은 출생 시 머리뼈에 가해지는 압력을 보호한다.

2. 신생아 머리뼈(infantile skull)

출생 시 머리뼈(두개골, skull)는 아직 완전하게 발달되지 않았기 때문에 머리뼈를 이루는 뼈들 사이에 부드러운 섬유성 막이 있다. 이막을 천문(fontanelle) 또는 숫구멍(soft spot)이라고 한다. (그림 3-18)

- **뒤숫구멍**(후천문, posterior fontanelle)은 생후 약 2개월, **앞가쪽숫구멍**(접형천문, spenoidal fontanelle)은 생후 약 3개월, **뒤가쪽숫구멍**(유양천문, mastoid fontanelle)은 생후 1년 말쯤에 닫히며, **앞숫구멍**(전천문, anterior fontanelle)은 생후 2년 반 또는 2년 말까지 닫히지 않을 수 있다.

- **신생아 머리뼈**의 특징은 눈오목(안와, optic fovea)이 크며, 턱과 코안(비강, nasal cavity)이 작고, 부비동(paranasal sinuses)은 완전하게 형성되지 않았으며, 이마뼈(전두골, frontal bone)는 아직 두 부위가 융합되어 있지 않은 것이다.

신생아의 머리뼈를 이루는 각 뼈의 비율은 성인과 다르며 쉽게 골절되지 않는다. 또한 출생시 얼굴면적은 뇌머리뼈의 12%에 해당하며, 성인의 얼굴면적은 약 40%에 해당한다.

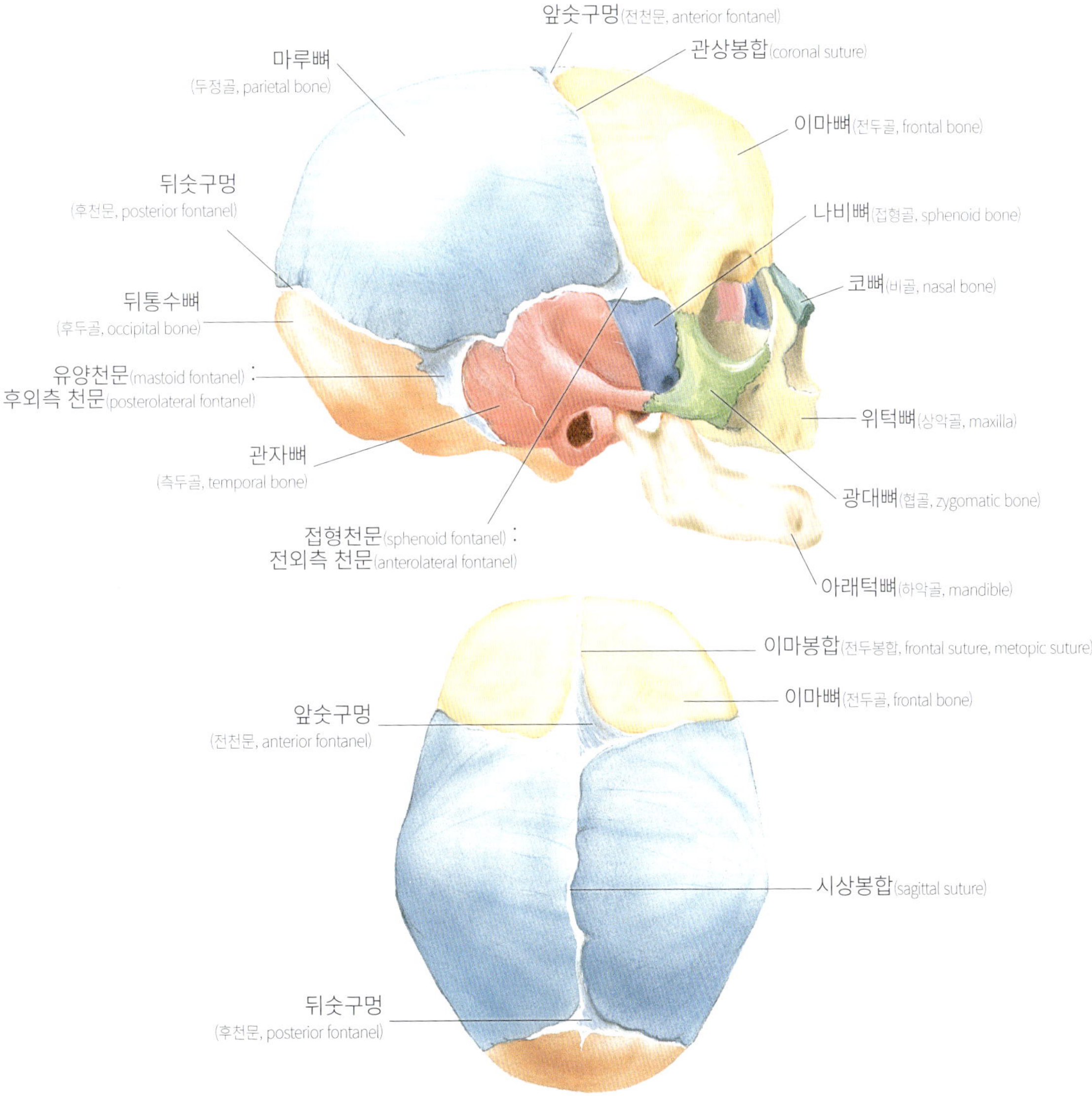

그림 3-18 신생아의 머리뼈

D. 척주(VERTEBRAL COLUMN)

척주는 몸의 중심을 이루는 뼈대로 머리뼈(두개골, skull)와 골반(pelvis)을 연결한다. 위쪽은 머리를 지지하고, 아래쪽은 하단(엉치뼈, 꼬리뼈)이 골반 뒷면을 형성한다.

척주(vertebral column)는 크게 **목뼈**(경추, C1~C7, 7개), **등뼈**(흉추, T1~T12, 12개), **허리뼈**(요추, L1~L5, 5개), **엉치뼈**(천골, sacrum, 5개) **꼬리뼈**(미추, coccygeal vertebra, 3~5개)로 크게 5개 분류된다. **엉치뼈** 5개, **꼬리뼈** 3~5개의 뼈는 성인이 되면 1개의 뼈로 융합된다.

이 뼈들은 하나로 연결된 뼈로서 서 있을때 발란스를 잡기 위한 S자 모양의 유연한 뼈이다.

척추뼈(척추, vertebrae)는 각각의 모양이 불규칙하며, 개별적인 특징으로 운동성이 각기 다르다.

척추뼈고리(척추궁, vertebral arch)에는 가시돌기(극돌기, spinous process) 가로돌기(횡돌기, transverse process), 위 · 아래 관절돌기(superior·inferior articular process)가 있다. (그림 3-19) (표 3-4)

1. 척추뼈(척추, vertebrae)의 모양

척추뼈는 척추뼈몸통, 척추뼈고리, 척추뼈구멍으로 형성된다.

❶ **척추뼈몸통**(척추체, vertebral body)은 척추뼈의 본체이며, 위, 아래의 면이 편평한 원주이며 그 속에 갯솜질(해면질, spongy substance)이 있다.

❷ **척추뼈고리**(척추궁, vertebral arch)는 아치모양으로 척추뼈몸통 뒤쪽에 붙어 있으며, 몸통뒷부분과 함께 척추구멍을 형성한다.

❸ **척추뼈구멍**(추공, vertebral foramen)은 척추뼈 중간에 있는 구멍으로 척추뼈구멍을 둘러싸고 있다. 척추관구멍에 서로 연결된 구멍들이 척추관(spinal canal)을 이루며, 여기에 척수(spinal cord), 혈관(blood vessel) 등이 지나간다.

2. 척추굽이(vertebral curvature)

척추(vertebral)는 S자형으로 유연성을 가지며, 4곳에 척추굽이(척추만곡, vertebral curvature) ❶ 목굽이(경추만곡, cervical curvature), ❷ 등굽이(흉부만곡, thoracic curvature), ❸ 허리굽이(요추만곡, lumbar curvature), ❹ 골반굽이(골반만곡, pelvic curvature)를 보인다. 이 굽이들은 척주의 유연성과 탄력성을 증가시켜 충격을 흡수하고 몸통의 무게를 다리로 이동하는데 도움을 준다.

코브(Cobb) 각: 측만증(scoliosis)의 측만도를 나타내는 국제적인 지표

코브 각은 사진에서 보이는 것처럼 A와 B, 2개의 계측 지점이 있다. 수학적으로 A와 B는 같은 크기이므로 아무 쪽이나 측정하기 쉬운 쪽을 계측하도록 한다.

비뚤어진 척주 가운데 최대로 비뚤어진 지점 (1차 커브) 위쪽에서 기울기가 최대인 축(추체)의 기울기를 표시하는 직선을 긋는다. 그 다음, 최대로 비뚤어진 지점 아래쪽에서 기울기가 최대인 c척주(spinal column)의 기울기를 표시하는 직선을 긋는다 (반직선 dc). 이 2개의 반직선의 교차 각도가 A이다. 그 다음으로 이 2개의 반직선으로부터 각각의 직각 방향으로 새로 2개의 반직선(노란색)을 긋는다. 이 새롭게 추가된 2개의 반직선의 교차 각도가 B이다. 일반적으로 코브 각이라 함은 B를 가리킨다 (X선 화면을 통해 정확히 각도를 계측할 수 있다).

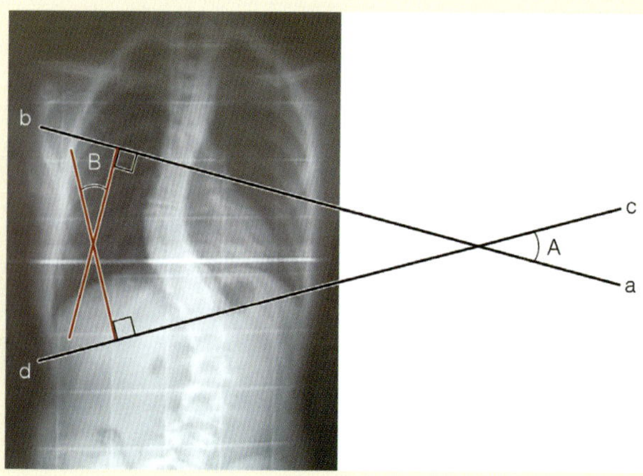

코브 각이 20° 이상인 경우를 측만증(scoliosis)이라고 한다. 코브 각이 30°를 넘으면 측만증 진행을 방지하기 위해서 보호구를 적용하는 경우가 많다. 코브 각이 50°를 넘으면 뼈를 고정하는 수술이 이뤄진다. 이와 같은 판단의 지표로 삼기 위해서 코브 각을 계측한다.

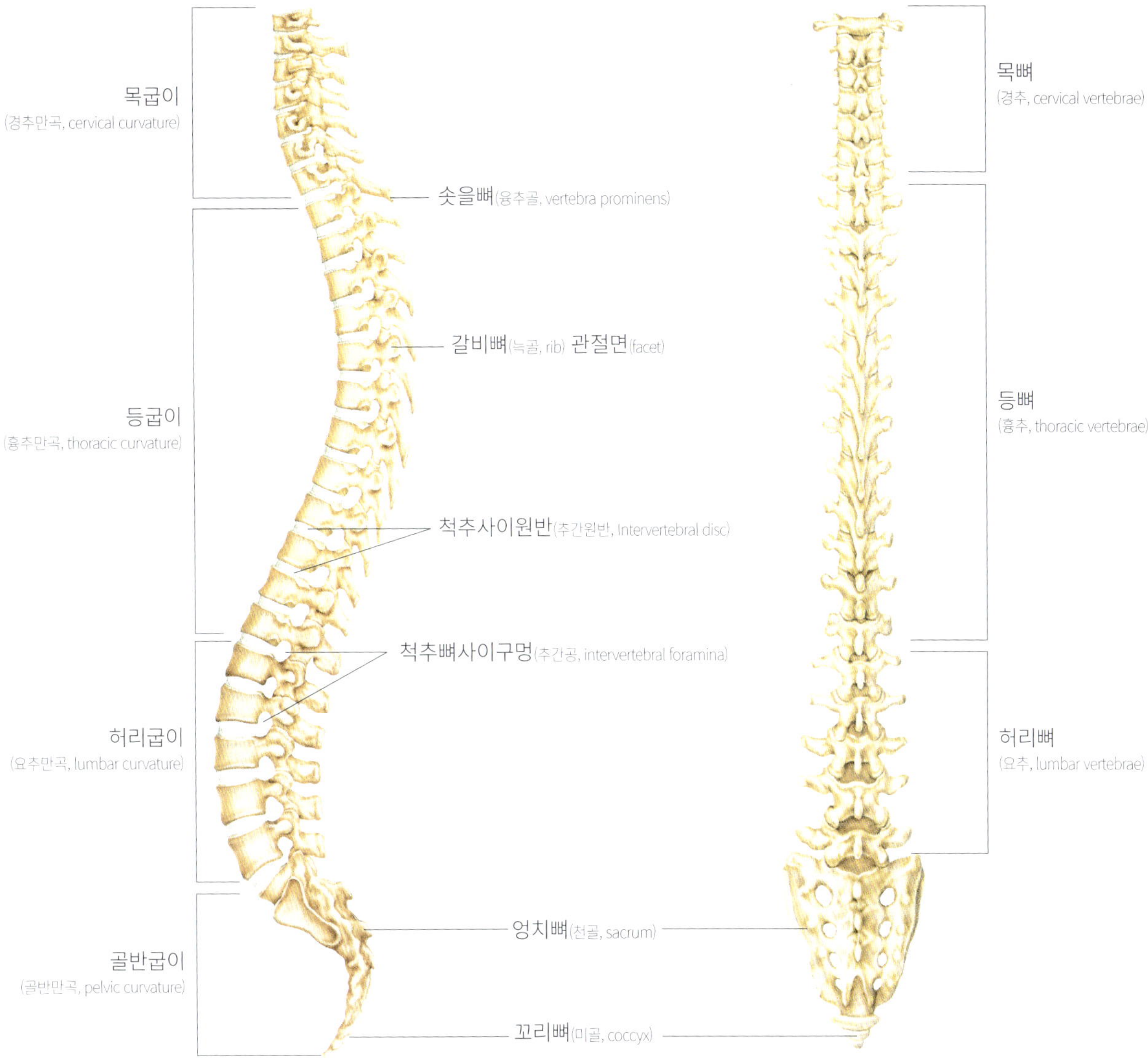

그림 3-19 척주(spinal column)의 왼쪽 외측면과 뒷면

척주(spinal column)의 기능

- 인대와 근육을 통해 신체를 지지하고 평형을 유지한다.
- 척수를 보호하고 척추의 움직임을 가능하게 한다.
- 머리뼈와 위팔뼈를 지지한다.
- 척주의 유연성을 제공하고 충격을 흡수한다.
- 척신경의 통로를 제공한다.

3. 목뼈(경추, cervical vertebra)

1) 목뼈의 모양

목뼈에는 목을 구성하는 7개가 있으며(C1~7), 목의 중심축을 이루며, 머리를 지지한다. (그림 3-20)

2) 목뼈의 특징

- 다른 척추뼈(척추골, vertebra)에 비해 짧고, 치밀하고, 작고 가볍다.
- 첫 2개의 목뼈를 제외한 척추뼈구멍이 상대적으로 작다.
- C2~C6의 가로돌기에는 둥근 가로구멍(횡돌기공, foramen transversarium)이 있으며 짧고 끝이 두갈래로 갈라져 있다.
- 위 · 아래관절돌기(하관절돌기, inferior articular process)의 관절면은 강한 운동성이 있어 머리를 앞뒤 좌우로 굽힐 수 있다.
- 제 1경추는 고리뼈(환추, atlas), 제 2경추는 중쇠뼈(축추, axis), 제 7경추는 솟을뼈(융추, prominance)라고 한다.

목 디스크

목 디스크란 경추 뼈와 뼈 사이의 추간판(디스크, intervertebral disc)이 탈출하거나 파열돼 경추신경이 자극 또는 압박을 받아 목과 어깨, 상지(팔)에 통증 및 신경학적 증상을 나타내는 질환이다.

경추(cervical vertebra)는 운동성이 큰 부위이다. 경추의 추간판(디스크)은 심각한 압력을 받으면 튀어나와 척수나 신경근을 압박하게 된다. '디스크'는 병명이 아니라 척추 뼈와 척추 뼈 사이를 연결하는 구조물을 뜻한다. '디스크'의 정확한 의학 용어는 '추간판'이다.

원인:

- 교통사고, 낙상, 스포츠 사고로 인한 목 부상으로 인한 골절
- 컴퓨터와 스마트폰 사용, 장시간의 독서 등으로 목뼈의 C자형 곡선이 일자목(거북목)으로 변형된 경우
- 한쪽으로만 물건을 들어서 몸의 균형이 깨진 경우, 바르지 않은 자세로 앉거나 오래 앉아 있는 경우
- 목에 힘이 과하게 들어가는 운동을 한 경우, 체형에 맞지 않는 베개를 사용하여 척수가 압박된 경우

증상: 제1번과 제2번 사이, 제2번과 제3번 사이, 제3번과 제4번 목뼈사이의 디스크에 문제가 발생했을 때는 어깨와 팔이 전혀 아프지 않을 수 있다.

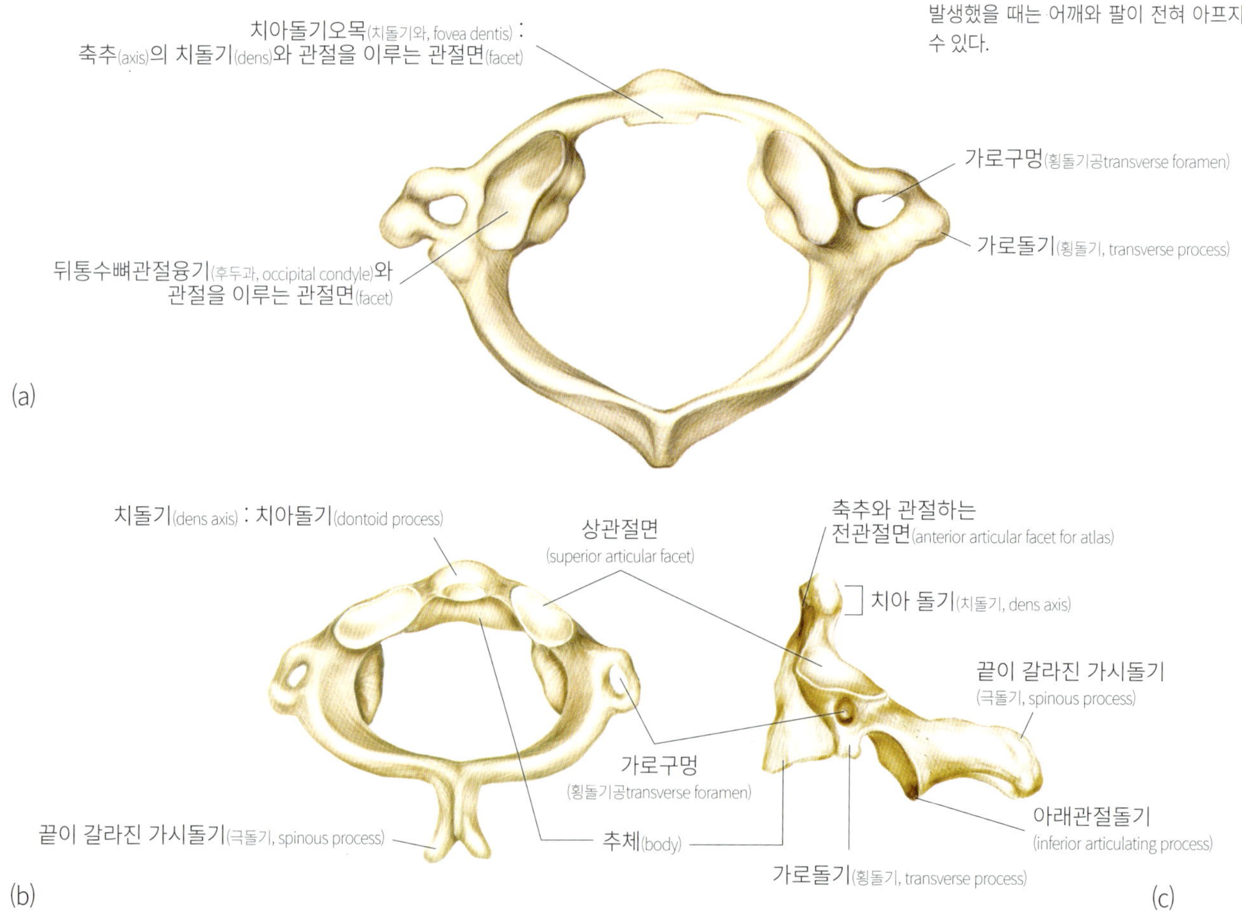

그림 3-20 (a) 고리뼈(환추, atlas)의 윗면. (b) 중쇠뼈(축추, axis)의 윗면. (c) 중쇠뼈의 외측면.

4. 등뼈(흉추, thoracic vertebra)

등뼈는 가슴우리(흉강, throacic cage)의 뒷부분을 형성하는 12개(T1~T12)의 척추뼈로 구성되며, 목뼈(경추, cervical vertebra)보다 크기가 크다. 하트 모양이고, 척추뼈구멍(추공, vertebral foraman)은 원형이고 작으며, 가시돌기(극돌기, spinous process)는 길고 가늘어서 뒤아래방향으로 돌출된다.(그림 3-21)

1) 등뼈(흉추, thoracic vertebra)의 특징

- 갈비뼈(늑골, rib)와 연결되어 관절을 이룬다.
- 등뼈의 몸통(body)은 하트 형태이다.
- 척추뼈구멍(추공, vertebral foramen)은 거의 원형이다.
- 상대적으로 가시돌기(극돌기, spinous process)는 길고 뾰족하다.
- 앞뒤 좌우로 굽힘, 돌림 운동이 일정 반경 가능하도록 유연성이 있는 추간판으로 각 등뼈가 연결되어 있다.

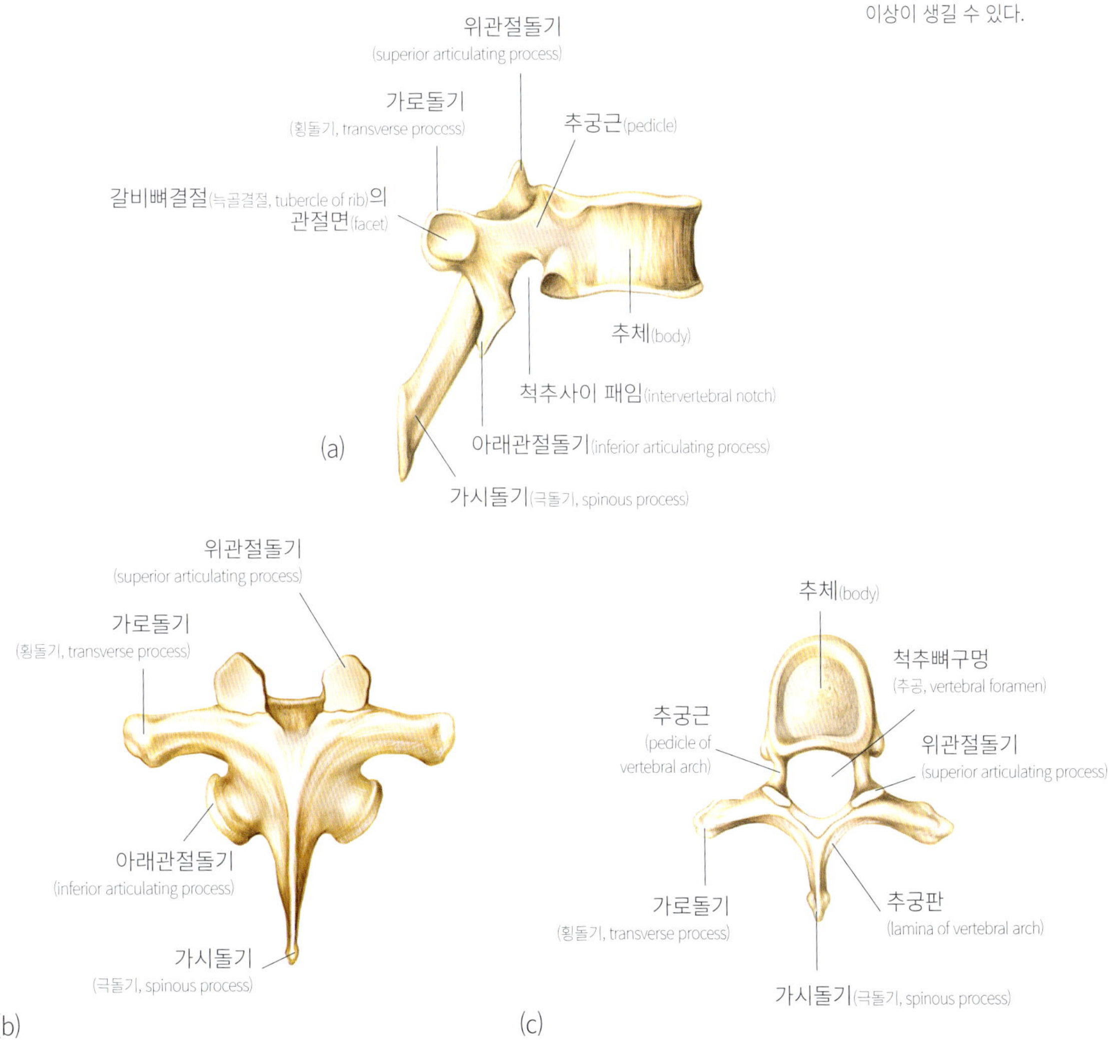

그림 3-21 등뼈(흉추, thoracic vertebra). (a) 외측면 (b) 윗면 (c) 뒷면

척추측만증(scoliosis)

척추측만증은 척추(vertebral)가 'C자형'이나 'S자형'으로 휘어져서 양측 어깨 높이, 골반의 높이가 좌우 비대칭 상태로 인해 몸통이 한쪽으로 치우친다.

원인: 주 원인은 체형에 맞지 않는 책상에 비정상적인 자세로 장시간 앉아있는 것, 다리를 꼬고 앉거나, 가방을 한쪽으로 메는 것 등이다. **척추측만증**이 진행되면서 척추 주변의 근육, 인대, 신경이 압박을 받게 된다.

증상: 허리통증(요통, backache)이나 어깨결림, 두통(headache) 등의 증세가 먼저 나타날 수 있다.

측만증(scoliosis)의 진행 정도가 심해지면 척추부터 갈비뼈(늑골, rib), 골반(pelvis)의 변형이 일어나 심장(heart)과 폐(lung)를 압박하여 **심폐기능**(cardiopulmonay function)에 이상이 생길 수 있다.

5. 허리뼈(요추, lumbar vertebra)

1) 허리뼈 모양

허리뼈는 5개가 있으며(L1~5) 다른 척추뼈에 비해 척추뼈몸통이 크고 두껍다. (그림 3-22)

2) 허리뼈의 특징

- **척추뼈몸통**(척추체, vertebral body)은 가로로 넓은 타원형으로 목뼈, 등뼈보다 크고 두꺼우며, 뒤쪽을 정점으로 하는 삼각형이다.
- **가시돌기**(극돌기, spinous process)는 사변형의 판모양이며 거의 수평으로 튀어나와 있다.
- **척추뼈고리**(척추궁, vertebral arch)에는 가시돌기(극돌기, spinous process)와 가로돌기 외에도 몇 가지의 작은 돌기가 있으며 복잡한 겉모습을 가지고 있다.
- **관절돌기**(articular process)는 이마면에서 가쪽으로 약 45° 기울어져 있으며 위관절면이 오목하고 아래관절면이 볼록한 원통 모양으로 구부러져 있다.

* 허리뼈의 가로돌기(횡돌기, transverse process)는 발생학적으로 갈비뼈(늑골, rib)에서 나온 것이어서 갈비돌기(늑골돌기, costal process)라고도 한다.

추간판탈출증
(herniation of intervertebral disc)

추간판(intervertebral disc: 디스크)의 섬유고리(섬유륜, fibrous ring)이 파열되고 속질핵(수핵, nucleus pulposus)이 일부 혹은 전부가 돌출되거나 탈출되어 신경근육(neuromuscular)을 눌러서 허리통증과 다리 통증이 생긴다.

원인: 주로 30~50대 남자에게 잘 발생되며, 장시간 앉아서 일하는 사람, 흡연자, 출산 경험자 등에게 주로 발생한다.

구체적으로는 무리하게 허리를 굽혔다 펼 때, 무거운 물건을 들어 올릴 때, 추락하거나 넘어질 때 발생한다. 그러나 뚜렷한 원인 없이도 디스크는 발병될 수 있다.

증상: 흔한 증상은 신경근육(neuromuscular) 자극에 의해서 다리로 연결되어 퍼지는 통증(방사통)이다.

보통은 처음에 허리의 가장 아래쪽부터 통증이 시작하고 심할 때는 자세를 바꾸기도 어렵고 다리 저림, 마비로 인해 걷기가 힘들다. 또는 엉덩이, 사타구니(서혜부, groin) 혹은 넓적다리(대퇴부, emoral)까지 옮겨 가며 심한 통증을 일으키기도 한다.

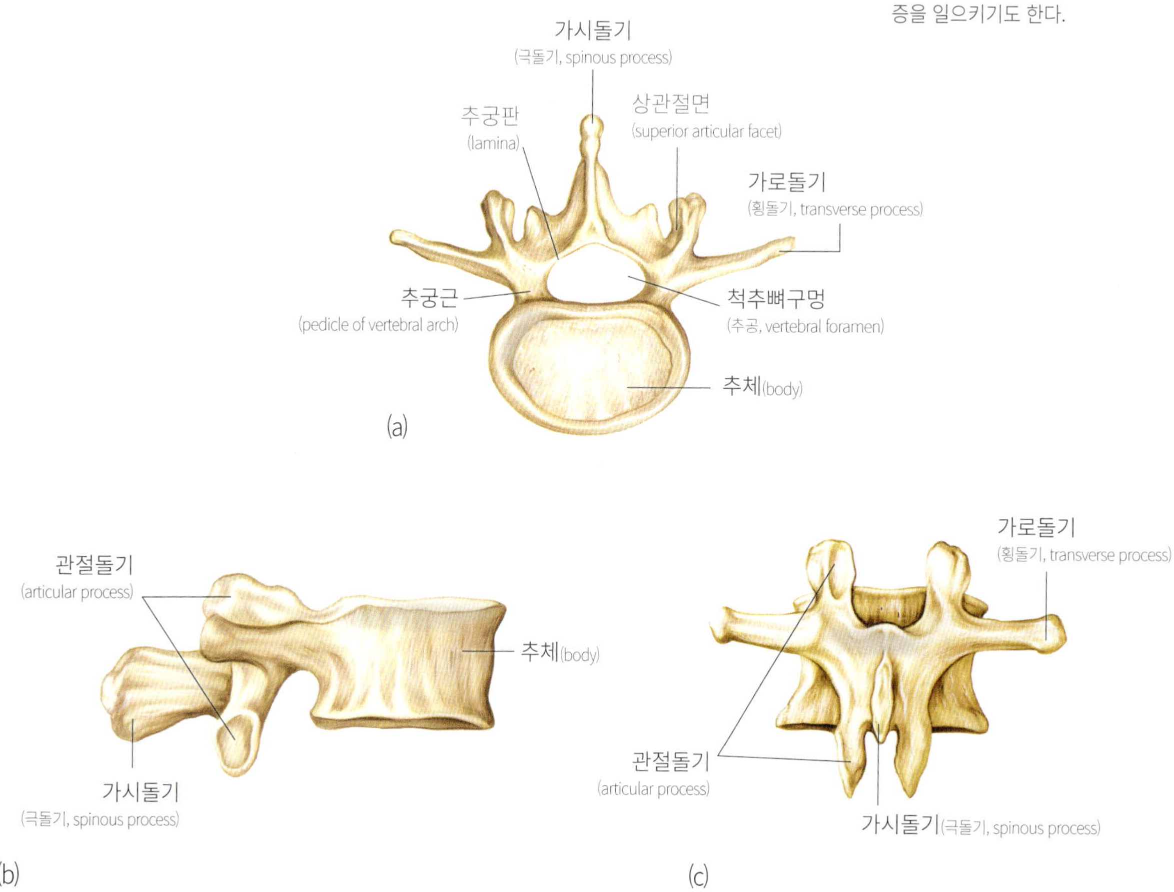

그림 3-22 허리뼈(요추, lumbar vertebra). (a) 윗면 (b) 측면 (c) 뒷면

6. 엉치뼈(천골, sacrum)와 꼬리뼈(미골, coccyx)(그림 3-23)

1) 엉치뼈(천골, sacrum)

엉치뼈는 5개(S1~5)의 엉치척추뼈(천추, sacral vertebra)가 합쳐져서 형성된 뼈이다. 엉치뼈는 역삼각형이며 앞쪽이 오목하고 뒤쪽이 볼록하게 구부러져 있다. 사춘기를 전후에 빠르게 융합하기 시작하여 완전한 엉치뼈가된다.

엉치뼈는 한쌍의 볼기뼈(관골, hip bone)와 관절로 연결되어 골반을 형성하며 생식, 소화 및 비뇨계통 장기를 보호한다. 엉치뼈의 엉치뼈구멍(pelvic sacral foramina)은 척수신경(spinal nerve)이지나가는 통로를 제공한다.

2) 꼬리뼈(미골, coccyx)

꼬리뼈는 퇴화한 3~5개의 꼬리뼈가 합쳐져서 형성된 뼈이다. 이 뼈는 척추뼈(vertebrae)로 이루어지며, 사춘기 전후(약25세)에 융합된다. 꼬리뼈는 여러 가지 인대와 근육의 부착점이다.

여성의 꼬리뼈는 남성보다 좀 더 아래쪽으로 돌출되는 경향이 있는데 이것은 **산도**(출산길, birth canal)를 막지 않기 위해서이다.

엉치뼈와 꼬리뼈는 좌우의 볼기뼈(관골, hip bone)와 함께 관절로 연결되어 **골반**(pelvis)을 구성하고 있다.

척추관 협착증(spinal canal stenosis)

원인: 척추관(spinal canal), 또는 척추뼈사이구멍(추간공, intervertebral foramen)이 좁아져 추간판(디스크) 내부의 수핵(hernia nuclei pulposi)이 탈출되고 섬유태(섬유륜, fibrous ring)이 찢어져 발생한다. 주로 허리부분(요추부, lumbar part)에 많이 발생한다.

증상: 허리통증(요통, low back pain), 엉덩이(볼기, buttock)나 항문(anus) 쪽으로 찌르는 듯 또는 쥐어짜는 듯한 심한 통증과 함께 감각장애와 근력저하가 동반된다. 심해지면, 종아리, 발목, 무릎, 허벅지, 엉덩이 등에 저린감 및 감각이상 증상이 생길 수 있다.

등부위, 목덜미, 허리 영역

- **등부위**(배부, back)는 몸통 뒤쪽에 있는 척주와 그 주변 영역이다.
- **목덜미**(항, poll)는 등부위 중에서 목부위 뒤쪽을 말한다.
- **허리**(요부, lumbus)는 배부위(복부, abdominal region) 뒤쪽을 말한다.

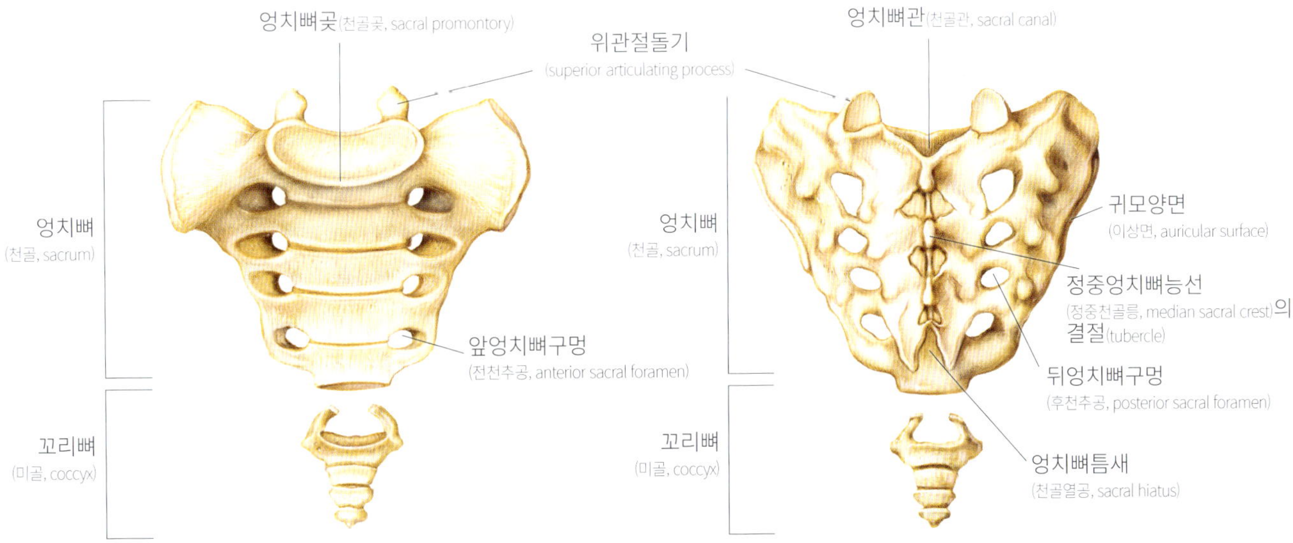

그림 3-23 엉치뼈(천골, sacrum)와 꼬리뼈(미골, coccyx). (a) 앞면, (b) 뒷면

표 3-4 척주의 뼈

뼈	갯수	특징적인 모양
경추(Cervical vertebrae)	7	횡돌기공: 환추의 관절면이 머리뼈의 후두과와 관절함; 2~6번째의 극돌기는 끝이 갈라져 있음
흉추(thoracic vertebra)	12	아래로 향한 뾰족한 극돌기; 늑골과 관절하는 관절면
요추(lumbar vertebra)	5	커다란 추체; 날카로운 각으로 돌출된 횡돌기; 거의수평의 짧고 굵은 극돌기
천골(sacrum)	5개의 뼈가 융합	후천골공, 관절표면, 천골융기, 천골관, 천골공
미골(coccyx)	3~5개의 뼈가 융합	천골열공의 가장자리에 인대에 의해 부착

7. 가슴우리(흉곽, thorax, thoracic cage)

가슴우리는 가슴벽의 뼈대이며 위로 갈수록 좁아지는 불규칙한 원통형이다.

앞으로는 복장뼈(흉골, sternum), 바깥쪽(가쪽)으로는 12쌍의 갈비뼈(늑골, rib), 뒤로는 12개의 **등뼈**(흉추, thoracic vertebra)로 이루어져 있다.

가슴우리는 심장(heart), 허파(폐, lung), 식도(esophagus) 등을 둘러싸서 내부 장기를 보호하고, 위팔 지지 및 호흡운동에 관여한다. (그림 3-24)(그림 3-25)

가슴우리는 등뼈, 갈비뼈, 복장뼈 등으로 이루어져 있다.

1) 등뼈(흉추, thoracic vertebra)

등뼈는 12개가 있으며 각각 12쌍의 갈비뼈와 관절을 이룬다.

2) 갈비뼈(늑골, rib)

갈비뼈 뒷면은 척추뼈(척추골, vertebrae)와 연결하며 등뼈와 관절을 이루고, 앞면은 복장뼈(흉골, sternum)와 연결하며, 가슴우리를 둘러싸는 벽을 형성한다.

또한 뒤쪽에서

- 1~7번째 **갈비뼈** : 참갈비뼈(진늑골, true rib)라고 부르며 갈비연골이 복장뼈(흉골, sternum)와 직접 관절한다.
- 8~12번째 **갈비뼈** : 거짓갈비뼈(가늑골, false rib)라고 부르며, 이어진 갈비연골(늑연골, costal cartilage)이 직접 복장뼈와 관절하지 않는다. 이 중에서 8번째~열번째 갈비뼈는 7번째갈비연골에 이어진다.
- 11번째, 12번째 **갈비뼈**는 뜬갈비뼈(부유늑골, floating rib)라고 부르며 다른 갈비연골이나 복장뼈(흉골, sternum)와 관절을 이루지 않는다.

복장뼈(흉골, sternum)와 갈비뼈(늑골, rib)의 골절

복장뼈(흉골, sternum) 및 갈비뼈(늑골, rib)는 갈비연골(늑연골, costal cartilage)의 탄성에 의해 마치 용수철로 떠받쳐진 것과도 같은 상태로 있기 때문에 골절이 쉽게 일어나지 않는다.

갈비뼈는 때때로 골절이 발생할 수도 있지만, 연결 · 형태 구조상 비교적 강한 외력이나 압박에도 용수철처럼 작용한다.

중간 부위의 갈비뼈가 가장 골절되기 쉬운데 제1갈비뼈는 빗장뼈(쇄골, clavicle)에 막혀서 골절이 잘되지 않는다. 또한 제11 · 12 갈비뼈는 부유(floiating)는 상태로 존재하기 때문에 골절이 생기는 경우는 극히 드물다.

갈비뼈의 골절은 일반적으로 가슴벽의 강한 압박에 의한 간접적 외부힘으로부터 발생하는데, 뼈에서 가장 약한 부분, 예컨대 갈비뼈각(늑골각, costal angle) 전방 부위 같은 곳이 부러질 수 있다.

또 직접적인 외부 힘으로 인해 부러질 수도 있는데, 이 경우 뼈는 압박된 지점에서 안쪽으로 빠져 들기 때문에, 갈비뼈 골절은 때때로 흉부 또는 복부 내장의 손상을 동반한다.

척추관협착증(spinal stenosis)

원인: 척추관협착증은 인대 관절이 두꺼워져 척추신경을 보호하는 중심관을 누를 때 나타난다.

증상: 주된 증상은 허리가 아프고, 엉덩이(볼기, buttock)이나 항문(anus)부위에 통증이 발생한다.

걷거나 서 있을 때 당기는 느낌이 든다. 쪼그리고 앉아 쉬면 통증이 사라진다

골수천자(bone marrow puncture)

골수천자란 뼈에 침을 삽입하여 체내에서 세포나 조직, 체액을 채취하는 것이다.

천자(puncture) 부위로는 흉골이나 엉덩뼈(장골, ilium)가 선택되는 경우가 많다. 흉골을 선택하는 이유는 세월이 지나도 조혈 능력이 있는 적색뼈속질(적색골수, red bone marrow) 의 상태를 유지하기 때문이다.

또한 흉골(sternum)은 바로 피부 밑에 위치하고, 큰 혈관 · 신경이 존재하지 않는 것 등을 이유로 들 수 있다.

그러나 복장뼈(흉골, sternum)의 천자 부위인 제2갈비사이(늑간, intercostal) 부위에서는 흉골의 두께가 1cm밖에 안되기 때문에 출혈, 심할 경우에는 심장과 심장을 덮는 심바깥막(심외막, epicardium) 사이에 혈액이 대량으로 저류해서 심장 박동이 저해되는 상태(심탐포나데) 등의 심각한 합병증으로 이어지는 경우가 극히 드물게 발생한다.

때문에 **엎드린자세**(복와위, prone position)를 취할 수 없거나, 엉덩뼈에 방사선 조사가 행해졌거나, 고도 비만이 있는 경우 등 특별한 이유가 있는 경우에 한하여서만 복장뼈에서 천자한다.

안전성 측면에서 볼 때 골수천자(bone marrow puncture)의 우선적 선택 부위는 위뒤장골가시(상후장골극, posterior superior iliac spine)라는 것이 국제적 기준이다.

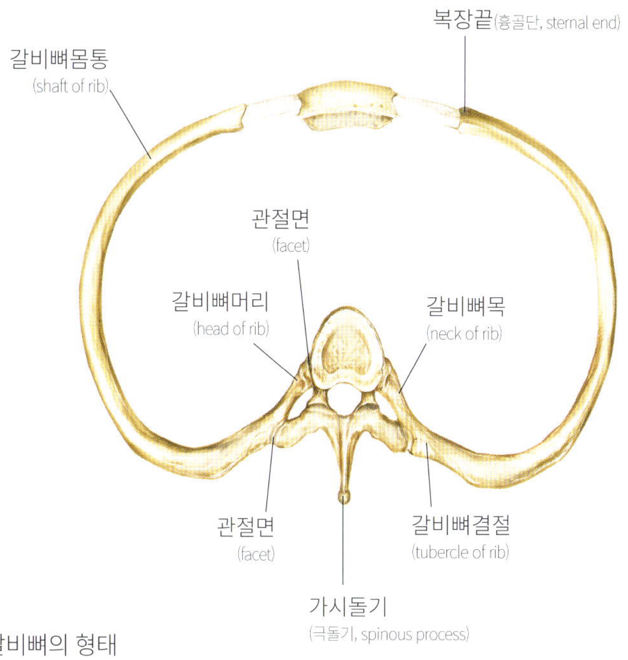

그림 3-24 상부에서 본 갈비뼈의 형태

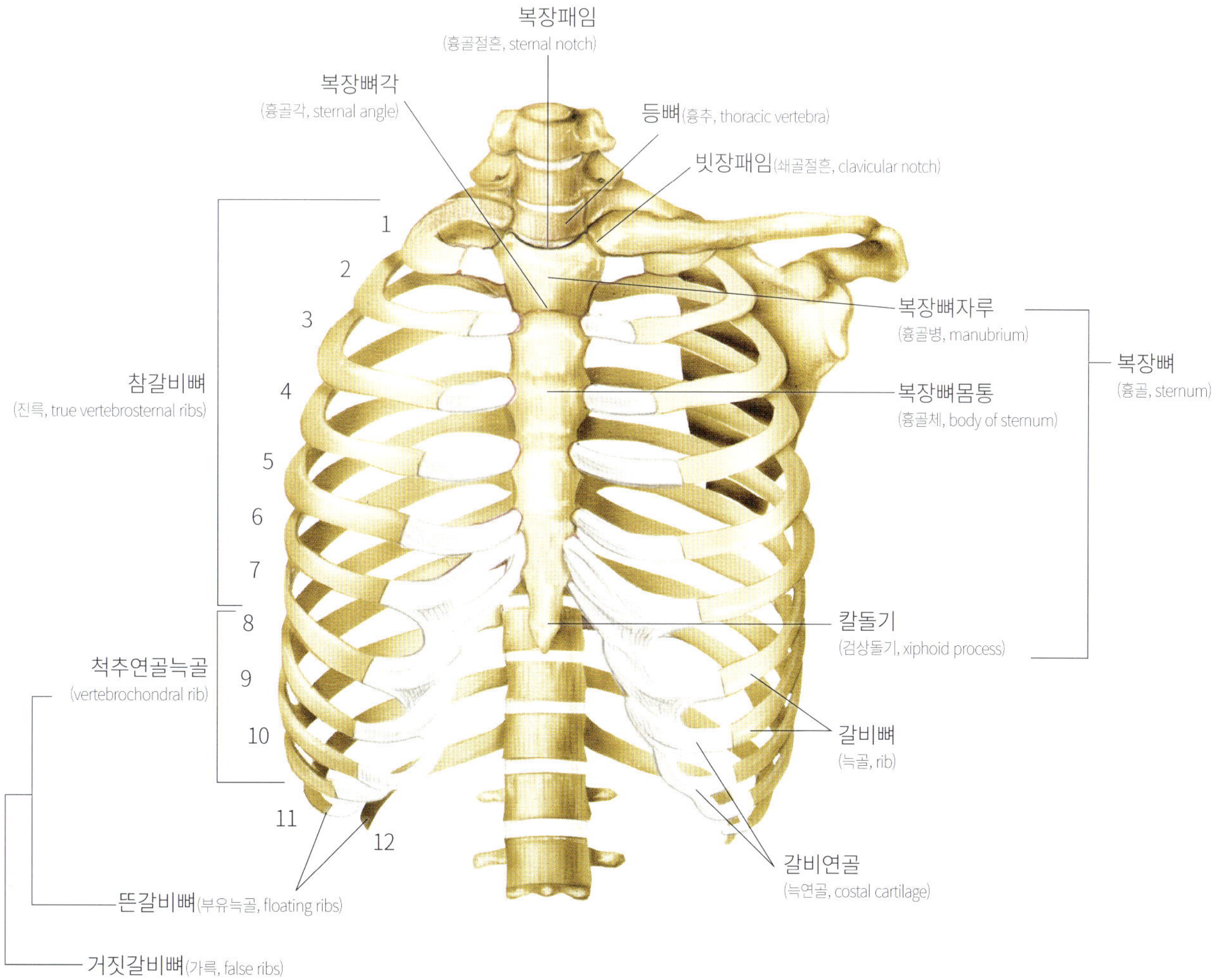

그림 3-25 가슴우리(흉강, thoracic cage)

3) 복장뼈(흉골, sternum)

복장뼈는 가슴우리 앞면 정중선의 납작하며 가늘고 긴뼈이며 가슴벽의 정중선을 형성한다. 위쪽부터 복장뼈자루(흉골병, manubrium sterni), 복장뼈몸통(흉골체, body of sternum), 칼돌기(검상돌기, xiphoid process)의 3부분으로 나뉜다.

복장뼈자루와 복장뼈몸통의 연결부위는 앞쪽으로 약간 튀어나와 있어서 **복장뼈각**(흉골각, sternal angle)이라고 하며 피부에서 만져질 수 있다. (그림 3-26)

- **복장뼈자루**(흉골병, manubrium of sternum): **복장뼈**에서 가장 윗부분에 위치하며 거의 팔각 모양을 가지고 있으며, 위모서리 중앙에는 복장뼈자루와 복장뼈몸통의 양쪽에는 갈비연골(늑연골, costal cartilage)과 관절을 이루는 3개의 패임(절흔, notch : ① 맨 위의 목아래패임(경절흔, jugular notch), ② 양쪽 2개의 빗장패임(쇄골절흔, clavicular notch) ③ 아래 양쪽 2개의 갈비패임(늑골절흔, costal notch))이 있다.
- **복장뼈몸통**(흉골체, body of sternum): **복장뼈**에서 대부분을 차지한 위아래로 뻗은 길쭉한 모양이다. 위쪽 끝부분 양쪽에 둘째갈비연골과 관절하는 갈비패임(늑골절흔, costal notch) 이 있다.

복장뼈(흉골, sternum)의 적색뼈속질

복장뼈 해면뼈 내에 있는 적색뼈속질에서는 성인이 되어서도 적혈구를 생성한다.

복장뼈의 치밀뼈는 얇고 바깥에서 쉽게 접근할 수 있는 위치에 있기 때문에, 흔히 골수를 채취하여 진단에 사용한다.

이를 흉골천자(sternal puncture)라고 하며 주사바늘을 사용하여 골수조직을 뽑아내는 방법이다.

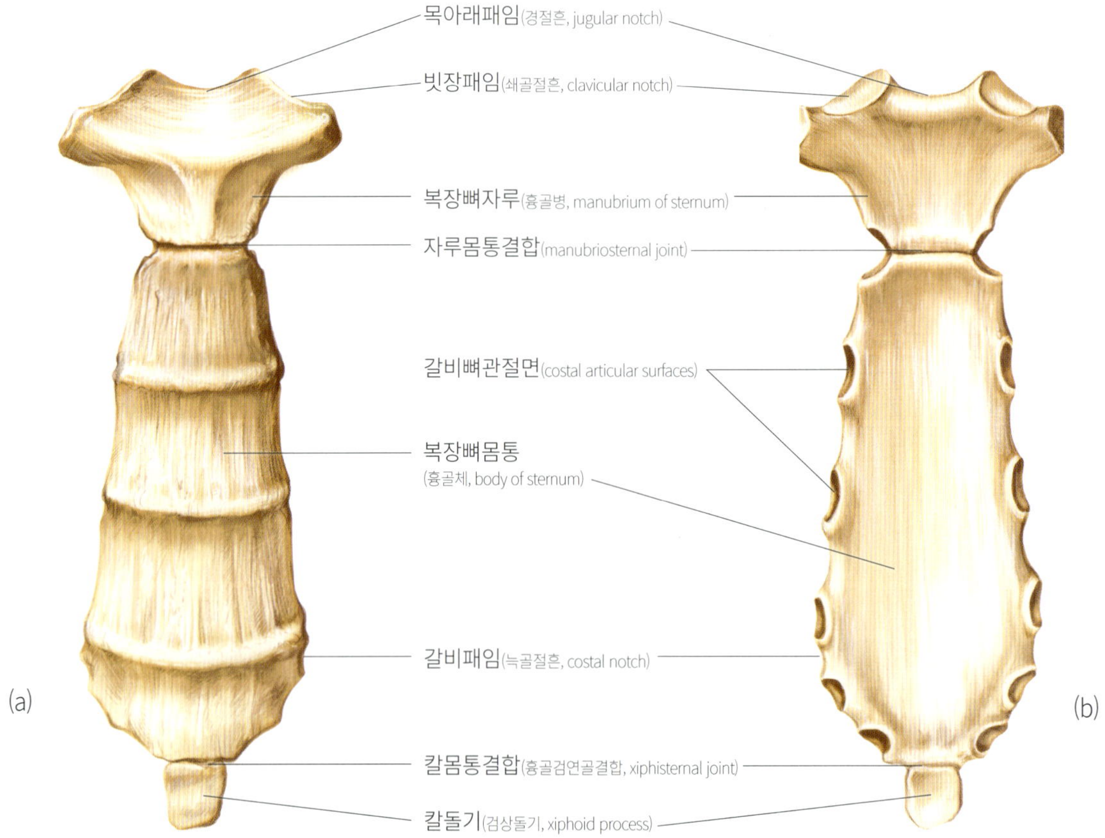

그림 3-26 복장뼈(흉골, sternum)의 (a) 앞면과 (b) 뒷면

- 복장뼈각(흉골각, sternal angle)은 복장뼈자루와 만나며 피부에서 만져진다. 가쪽 모서리에는 셋째~일곱째갈비연골과 관절하는 갈비패임(늑골절흔, costal notch)이 있다.
- 칼돌기(검상돌기, xiphoid process): 복장뼈 맨 끝에 칼날모양의 작고 아래로 뾰죽하게 튀어나온 연골성 뼈이다. 초기에는 연골(cartilage)로 되어 있으며 40세 이후에 뼈가 된다.

Advance Study

뼈(bone)의 구조와 작용

1. 인체의 기둥은 대부분 뼈로 되어 있다.

- 뼈는 태아 때에는 연골(cartilage)이었지만, 성장과정에서 뼈로 변한다. 생후에는 코(nose), 귓바퀴(auricle), 후두(뒤통수, larynx) 등이 연골로 남아있다.
- 뼈는 그 내부에서 혈액(blood)의 세포성분을 만들고 있다. 뼈는 몸 지탱, 내장보호, 운동기관으로 활동한다. 또한 그 내부에 조혈조직인 골수(bone marrow)가 들어있다.
- 뼈는 몸 속에서 항상 그 모양을 바꾸고 있다. 뼈는 항상 일부가 파괴되거나 흡수되며 또 새로 만들어지고 있는데 이것을 **재형성**이라고 한다. 또한 혈액 중의 칼슘이나 인의 조절에도 관여한다.

2. 뼈는 단순한 칼슘덩어리가 아니다.

- 뼈를 잘라보면 2종류의 뼈조직으로 되어있는 것을 알 수 있다. 뼈의 표층은 단단한 치밀뼈조직(compact bone tissue)으로 되어 있으며, 뼈의 내부는 스폰지와 같은 해면뼈조직(해면골 조직, spongy bone tissue)으로 되어 있어 가볍고 강한 구조를 이루고 있다.
- 골절되었을 때 새로 생기는 뼈는 뼈막(periost)에서 만들어진다. 뼈는 관절부분을 제외하고는 뼈막에 싸여있으며, 이 막은 뼈의 성장이나 신생에 큰 역할을 하고 있다.

3. 뼈조직은 혈관으로부터 영양을 받는다.

따라서 뼈조직에는 혈관(blood vessel)이 통과하는 관이 몇 개 열려있다.

- 치밀뼈(치밀골, compact bone)는 뼈단위가 모여 있는 구조이다. 치밀뼈를 현미경으로 보면 층판구조로 이루어진 나이테 모양의 구조가 모여 있는 것처럼 보인다. 각각의 나이테를 **뼈단위**(골원, osteon)라고 한다.

뼈는 몸의 기둥 역할을 할 뿐만 아니라 운동기관으로서의 역할도 한다.

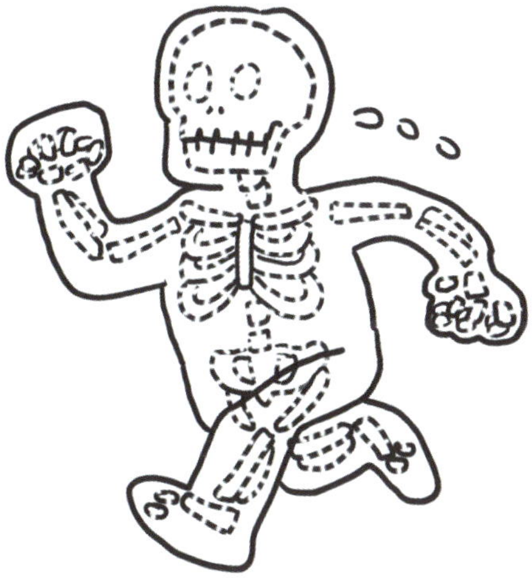

뼈는 혈액을 만드는 기관이며 칼슘을 저장하는 기관이기도 하다

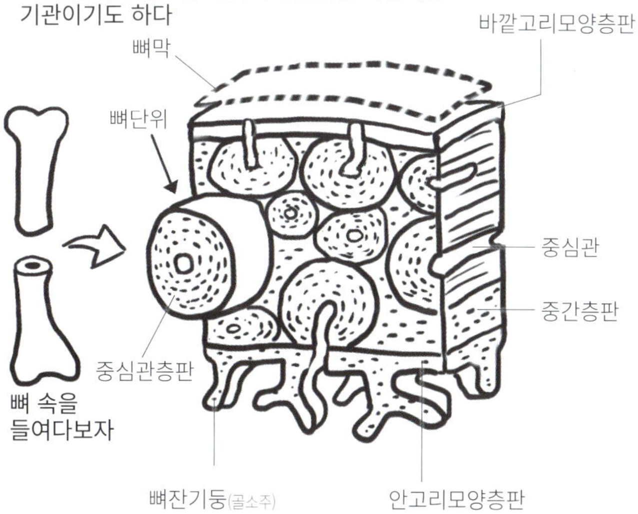

뼈단위는 나무의 나이테 모양을 한 구조로, 하버스관이라고 하는 중심관과 이것을 에워싸고 있는 중심관층판으로 구성된다.

E. 팔다리뼈대(사지골격, APPENDICULAR SKELETON)

1. 팔이음뼈(상지대, shoulder girdle)

팔이음뼈는 팔과 몸통이 관절을 이루며, 각각의 팔을 지지한다. f자 모양의 2개의 빗장뼈(쇄골, clavicle)와 넓고 편평한 2개의 어깨뼈(견갑골, scapula)로 구성되어 있다. 그와 연관된 근육들로 어깨를 구성한다.(그림 3-27)

팔이음뼈(상지대, shoulder girdle)는 많은 근육들의 부착점이 있어 유연하고 자유롭게 팔운동을 할 수 있다.

앞팔(전완, forearm) 손상

오랫동안 공을 던지지 않다가 갑자기 공을 던지면 앞팔이 손상될 수 있다.

공을 던질 때 앞팔에 느끼는 통증은 골절 가능성이 높다. 오랜만에 공을 던질 때에는 처음에 서서히 던지다가 점차 늘려나가는 것이 골절 예방에 중요하다.

1) 빗장뼈(쇄골, clavicle)

빗장뼈(2개)는 막대 모양의 뼈로 팔을 몸통과 연결시켜주는 유일한 뼈이며 길이는 약 12~15cm이다. 목부위와 가슴부위의 경계에 위치해 있다.

빗장뼈(쇄골, clavicle)는 f자 모양의 가늘고 길게 구부러진 뼈로 안쪽으로는 복장뼈(흉골, sternum), 바깥쪽(가쪽)으로는 어깨봉우리(견봉, acromion)와 관절을 이룬다. 빗장뼈는 팔 무게의 일부를 몸통뼈대(구간골격, axial skeleton)로 옮긴다. 또한 위팔, 가슴 등의 근육들이 부착하는 장소가 된다.(그림 3-27)

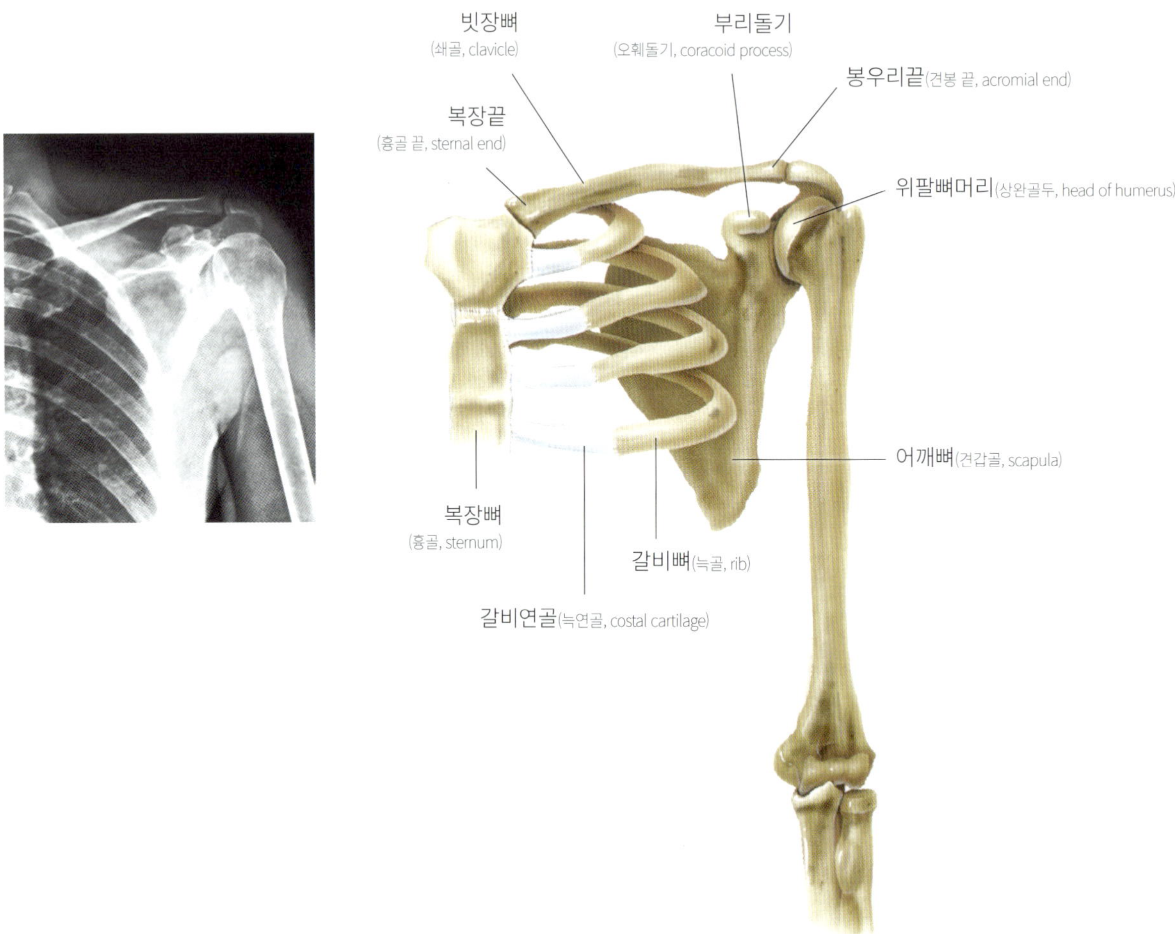

그림 3-27 팔이음뼈(상지대, shoulder girdle)의 구조

2) 어깨뼈(견갑골, scapula)

어깨뼈는 넓고 납작한 삼각형의 편평한 뼈이며, 어깨관절을 통해 위팔뼈와 관절을 이루고 팔 전체를 지탱해 준다.

어깨뼈는 삼각형으로 3개의 각(가쪽각, 위각, 아래각)과 3개의 변(위모서리, 가쪽모서리, 안쪽모서리)으로 구분된다. (그림 3-28)

- **어깨뼈몸통**(견갑골체)은 앞면이 편평하고 오목하다.
- **위쪽**은 가시오목이며 윗모서리는 짧고 어깨패임 흔적이 있다. **아래쪽**은 가시아래오목이 있다.
- **앞면**은 갈비뼈와 접하고 있으며 갈비면(늑골면, costal surface)은 대체로 오목하고 매끈하며, 어깨밑오목(견갑하와, subscapular fossa)이라고 한다.
- **등쪽면**(배면)은 어깨뼈가시(견갑극, spina scapulae)에 의해 두 부분으로 나뉘어져 있으며, 어깨뼈가시의 끝을 어깨뼈봉우리(견봉, acromion)라고 한다. 돌출이 심하여 손으로 만져진다.
- **어깨뼈머리**에는 어깨뼈봉우리(견봉, acromion process)와 부리돌기(오훼돌기, coracoid process)에는 위팔과 가슴의 근육들이 부착하고 어깨뼈(견갑골, scapula)의 관절오목(관절와, glenoid cavity)는 위팔뼈머리(상완골두, head of humerus)와 관절을 이룬다.

근막통 증후군

목과 목에서 팔로 이어지는 근육이 과도하게 장시간 수축되어 어깨에 발생하는 통증을 **근막통 증후군**이라고 한다.

원인: 컴퓨터나 운전 등을 할 때 머리와 목을 오랫동안 몸 앞쪽으로 빼고 있으면 목 뒤 근육과 목에서부터 어깨로 이어지는 등세모근이 과도하게 수축된다.

증상: 근육이 심하게 수축되면 근육이 낼 수 있는 힘에 비해 과한 힘이 들어가고 혈액순환 장애, 목, 어깨통증이 유발된다.

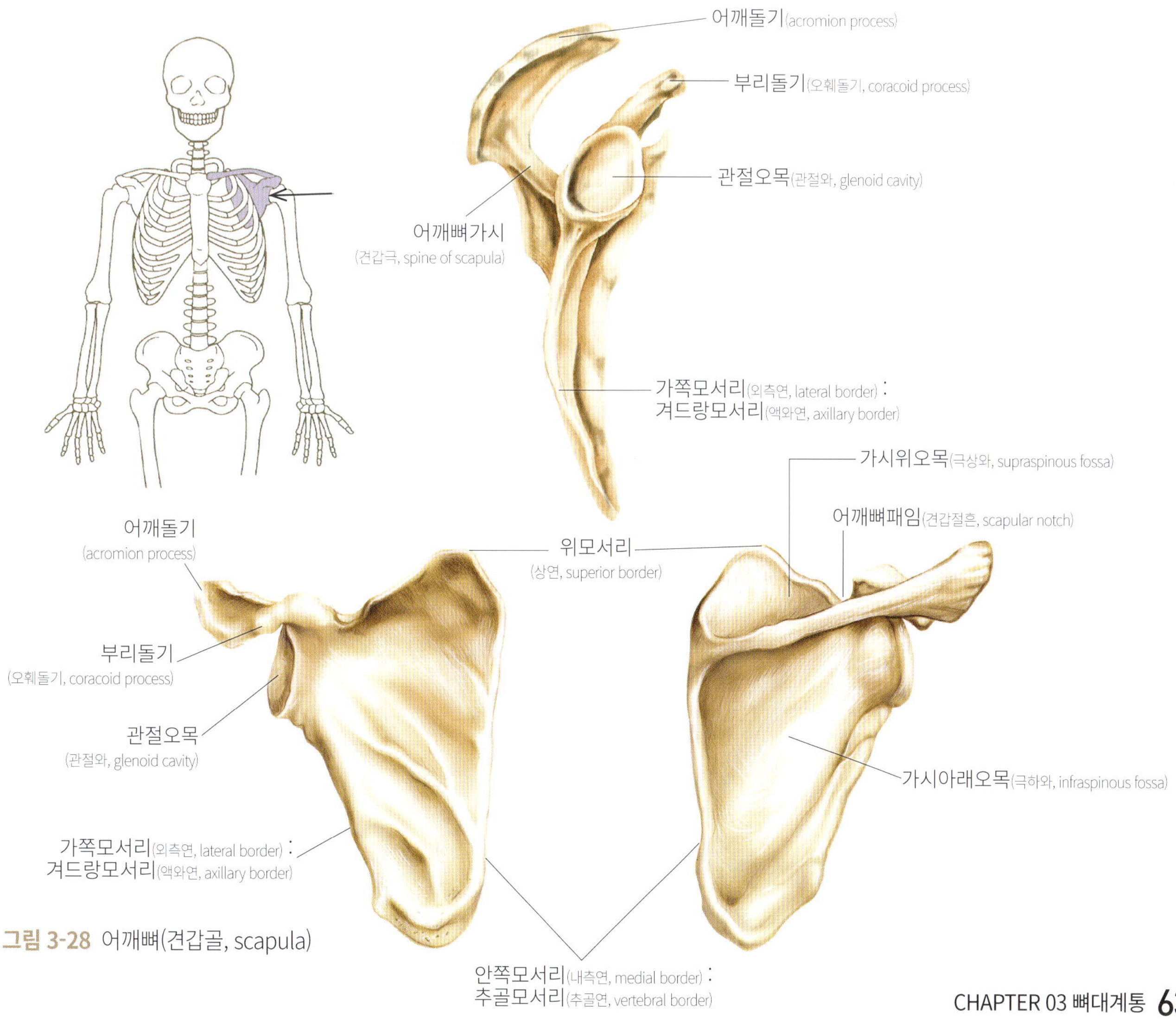

그림 3-28 어깨뼈(견갑골, scapula)

2. 팔뼈(bones of upper limb)

팔(상지, upper limb)의 뼈는 위팔뼈(상완골, humerus), 자뼈(척골, ulna)와 노뼈(요골, radius), 손목뼈(수근골, carpal bone), 손허리뼈(중수골, metacarpal bone), 손가락뼈(phalanges)로 뼈대(골격, skeletal)를 이룬다. 이 뼈들은 근육들이 부착하는 장소가 되며 팔을 움직일 때 지레로 작용한다. (그림 3-29)

1) 위팔뼈(상완골, humerus)

위팔뼈는 위팔의 뼈대를 이루는 두 번째로 긴뼈이며, 어깨에서 팔꿈치까지 뻗어 있다. 위쪽에는 어깨뼈(견갑골, scapula)와의 사이에서 어깨관절(견관절, shoulder joint)을 만들고, 아래쪽에서는 자뼈와 노뼈 사이에서 팔굽관절을 만든다. 위팔뼈는 위끝, 아래끝, 뼈몸통으로 구분된다.

- **위끝(상단, superior extremity)**: 반구 모양의 **위팔뼈머리**(상완골두, head of humerus)가 어깨뼈의 접시오목(관절와)과 어깨관절을 이룬다. 머리와 결절들 사이에 해부목(해부경, anatomical neck)이 있다. 머리 가까이에 2개의 융기(큰결절과 작은결절)가 있다.
  큰결절(대결절, greater tubercle)은 머리의 바깥쪽(가쪽)에 있으며, 어깨뼈 뒤쪽에서 시작되는 가시위근(극상근, supraspinatus m.), 가시아래근(극하근, infraspinatus m.), 작은원근(소원근, teres minor m.)이 닿는 곳이다.
  작은결절(소절, nodule)은 머리 앞쪽에 있으며 어깨뼈 앞쪽에서 시작되는 어깨밑근(견갑하근, subscapularis m.)이 닿는 곳이다. 두 골절 아래의 외과목(외과경, surgical neck)은 골절이 잘 발생하는 부위이다.
- **뼈몸통(골간, bone shaft)**: 위팔뼈몸통(상완골체, body of humerus)이라고 한다. 중앙의 뼈몸통 가쪽면에는 'V'자 모양의 어깨세모근거친면(삼각근조면, deltoid tuberosity)이 부착되고, 뼈몸통 뒷면에는 나선형의 노신경고랑(요골신경구, radial groove; 노신경과 깊은위팔동맥이 통과)이 있다. 앞면에는 굽힘근이 뒷면에는 폄근이 부착한다.
- **아래끝부분**: 노뼈(요골, radius), 자뼈(척골, ulna)와 함께 팔굽관절(주관절, elbow joint)을 형성한다. 가쪽모서리 **붓돌기**(경상돌기, styloid process) 뒤쪽에는 폄근힘줄이 통과하는 **고랑**(구, groove)이 있다. 아래끝부분의 **안쪽면**에는 원통 모양의 자패임(척골절흔, ulnar notch)이 있으며, 그 관절면은 자뼈머리(척골두, head of ulna)와 관절을 이룬다. 아래쪽 함입부분의 **관절면**은 손목뼈(수근골, carpal bone)와 관절을 이룬다.

> **어깨관절**(견관절, shoulder joint)
>
> **어깨관절**의 끝에 붙어있는 위팔뼈, 아래팔뼈, 손을 총칭하여 위팔(상지, upper limb)이라 한다.
>
> **위팔**(상지, upper limb)을 구성하는 약 30개의 뼈는 말단으로 갈수록 작은 관절(joint)로 복잡하게 연결되어 있기 때문에 세밀하고 다양한 움직임이 가능하게 되어 있다.

테니스엘보(tennis elbow)

테니스엘보는 팔꿈치의 바깥쪽 돌출된 부위에 통증과 함께 발생된 염증을 말한다. 손목을 위로 젖힐 때 팔꿈치의 바깥쪽에 통증이 발생한다면 테니스엘보를 의심해볼 수 있다.

정확한 진단명은 **외측상과염**(lateral epicondylitis)이다. 손목이나 팔을 반복적으로 사용하거나 팔꿈치에 직접적인 손상을 입었던 환자에게서 주로 발생한다.

원인: 정확한 원인은 알려져 있지 않다. 그러나 손목관절을 펴는 동작을 담당하는 근육과 힘줄 등에 발생한 다양한 문제를 원인으로 본다.

반복적으로 손목을 뒤로 젖히는 동작을 할 경우, 이들 근육들에 지나친 부하가 걸리면서 근육과 뼈를 이어주는 힘줄에 반복적으로 **파열 및 염증**(외측상과염)이 발생하게 된다.

증상: 테니스엘보(외측상과염)는 30~60대에 흔하고 40대에서 가장 흔하게 발견된다. 대부분 급성이며, 팔꿈치 바깥쪽에 통증, 저림, 민감한 느낌 등을 호소한다. 팔에 힘이 빠지는 경우도 있다.

예를 들어 물건을 잡을 때, 주먹을 쥘 때, 문고리를 잡고 돌릴 때, 테니스나 볼링 등의 운동을 할 때 통증이 심해진다. 이러한 통증은 팔꿈치의 바깥쪽에만 한정된 것이 아니라 손목까지 이어지는 **방사통**(radiating pain)으로 나타나기도 한다.

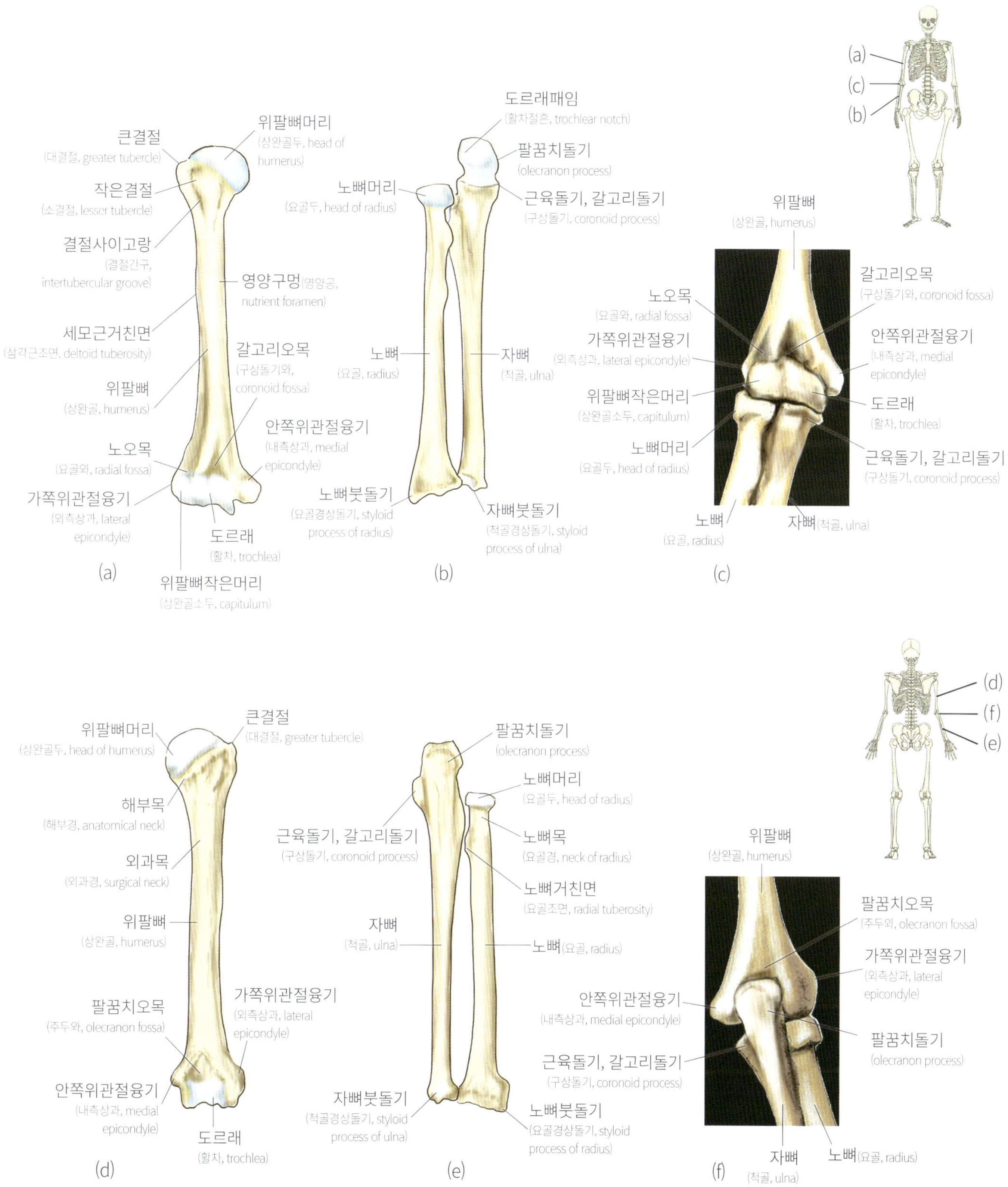

그림 3-29 오른쪽 위팔과 아래팔 (a) 위팔뼈(팔의 윗부분)의 앞쪽 모습 (b) 아래팔에 있는 자뼈와 노뼈의 앞쪽 모습 (c) 팔꿈관절(앞쪽모습) (d) 위팔뼈의 뒤쪽 모습 (e) 아래팔에 있는 자뼈와 노뼈의 뒤쪽 모습 (f) 팔꿉관절(뒤쪽 모습)

2) 노뼈(요골, radius)

노뼈는 아래팔 가쪽에 있는 긴뼈이며 위끝보다 아래쪽이 더 크다.(그림 3-30)

아래팔의 노뼈(요골, radius)와 자뼈(척골, ulna)는 관절로 연결되며, 팔꿈치 관절에서 위팔뼈의 먼쪽 끝과도 관절로 연결된다.

- **노뼈머리**(요골두, head of radius)는 위팔뼈작은머리(상완골소두, capitulum of humerus) 및 자뼈의 절흔(요골절흔, radial notch)과 관절을 이룬다.
- **노뼈몸통**(요골체, body of radius)에는 노뼈조면(요골조면, radial tuberosity)이라는 돌기가 팔꿈치에서 위팔을 구부리는데 사용하는 이두박근(biceps brachii)이 부착한다.

3) 자뼈(척골, ulna)

자뼈는 아래팔(전완, forearm)을 지지하는, 삼각기둥 형태로 생긴 긴뼈이다. 아래팔의 내측에 위치하고, 노뼈(요골, radius)안쪽에 위치하여 노뼈와 나란히 놓여 있다. 또한 자뼈(척골, ulna)는 노뼈보다 길며 뒤쪽에서 위팔뼈(상완골, humerus)의 말단과 겹쳐진다.(그림 3-30)

- **위끝부분** : 위쪽 작은 크기의 노뼈머리(요골두, head of radius)는 윗면이 약간 오목하며, 그 위쪽은 위팔뼈작은머리(상완골소두, capitulum of humerus)와 관절을 이루고, 바깥쪽(가쪽)면은 자뼈의 노패임(요골절흔, radial notch)과 관절을 이룬다.
- **뼈몸통** : **노뼈몸통**(요골체, body of radius)은 아래쪽으로 향할수록 넓어진다. 몸통 위쪽에 위팔두갈래근(상완이두근, biceps brachii m.)이 부착하는 노뼈거친면(요골조면, radial tuberosity)이 있으며, 자뼈쪽의 안쪽모서리는 뼈사이막(골간막, interosseous membrane)이 부착한다.
- **아래끝부분** : 두껍게 퍼져 있으며 가쪽모서리에 붓돌기(경상돌기, styloid process), 뒤쪽에는 고랑(구, groove), 아래끝부분에는 자패임(척골절흔, ulnar notch)이 있다.

> **엎침**(회내, pronation) **과 뒤침**(회외, supination)
>
> 손의 비틀림 운동으로 자뼈와 노뼈 사이에서 손의 앞뒤 방향을 바꾸며, 이 운동을 엎침, 뒤침이라고 한다.

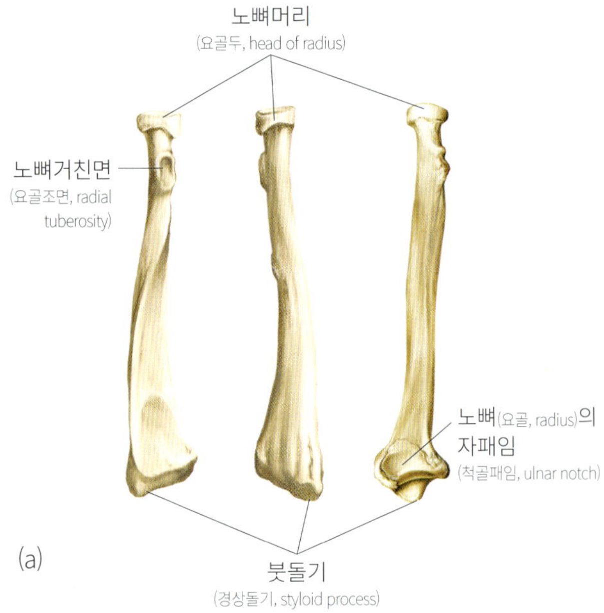

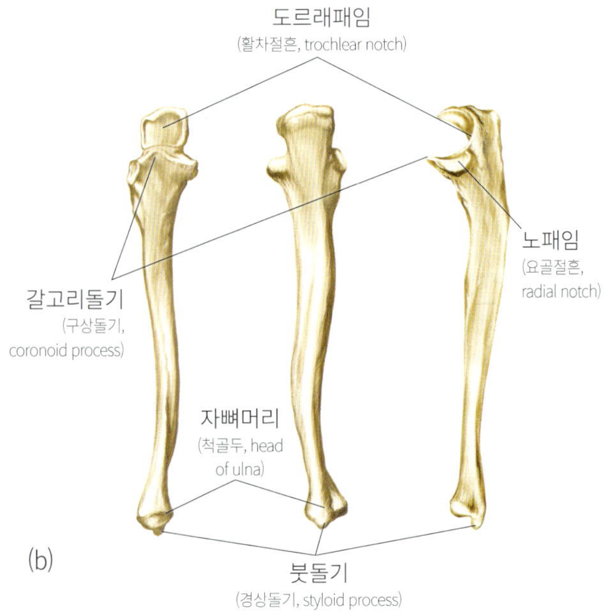

그림 3-30 (a) 노뼈(요골, radius) (b) 자뼈(척골, ulna)

4) 손목뼈(carpal bone)

손목뼈는 4개씩 2줄로 단단하게 결합된 8개의 작은 손목뼈(수근골, carpal bone)로 구성되며, 이 부분을 손목(carpus)이라고 한다.

손목뼈(수근골, carpal bone)는 서로 뼈사이인대로 연결되어 있어 손목의 유연성과 운동성을 크게 높인다. 손목 앞쪽은 오목하여 손바닥으로 뻗는 힘줄(건, tendon)과 신경이 지나는 굴(tunnel)이 형성되어 있다.

- **몸쪽(근위) 손목뼈** : 엄지손가락 쪽에서 몸 쪽 차례대로 ❶ 손배뼈(주상골, scaphoid bone) ❷ 반달뼈(월상골, lunate bone) ❸ 세모뼈(삼각골, triangular bone) ❹ 콩알뼈(두상골, pisiform bone)이다. 손배뼈의 바깥쪽(가쪽)부분은 손바닥 쪽으로 튀어나오 있다. 몸쪽손목뼈들의 활모양을 손목굴(수근관, carpal canal)이라고한다.

- **먼쪽(원위) 손목뼈** : 엄지손가락 쪽에서 먼 쪽 차례대로 ❶ 큰마름뼈(대능형골, trapezium bone) ❷ 작은마름뼈(소능형골, trapezoid bone) ❸ 알머리뼈(유두골, capitate bone) ❹ 갈고리뼈(유구골, hamate bone)이다.

이 뼈들을 손목손허리관절(수근중수관절, carpometacarpal joint)이라고 한다. **손목굴**(수근관, carpal canal)은 아래팔에서 손바닥으로 이어지는 통로이다.

5) 손허리뼈(중수골, metacarpal bone)와 손가락뼈(phalanges)

(1) 손허리뼈(중수골, metacarpal bone)

손허리뼈는 손등을 이루는 5개의 뼈이며, 먼쪽손목뼈와 관절을 이룬다. 각 허리뼈의 몸쪽끝은 바닥(저, base), 뼈몸통은 **몸통**(체, body), 먼쪽끝은 **머리**(두, head)라고 한다.

(2) 손가락뼈(phalanges)

손가락뼈는 손바닥에 있으며 손가락을 이루는 5개의 뼈이다. 몸쪽의 뼈를 **첫마디뼈**(기절골, proximal phalanges), 중간의 뼈를 **중간마디뼈**(중절골, phalanx secunda), 먼쪽의 뼈를 **끝마디뼈**(말절골, proximal phalanges)이라고 한다. (표 3-5)(그림 3-31)

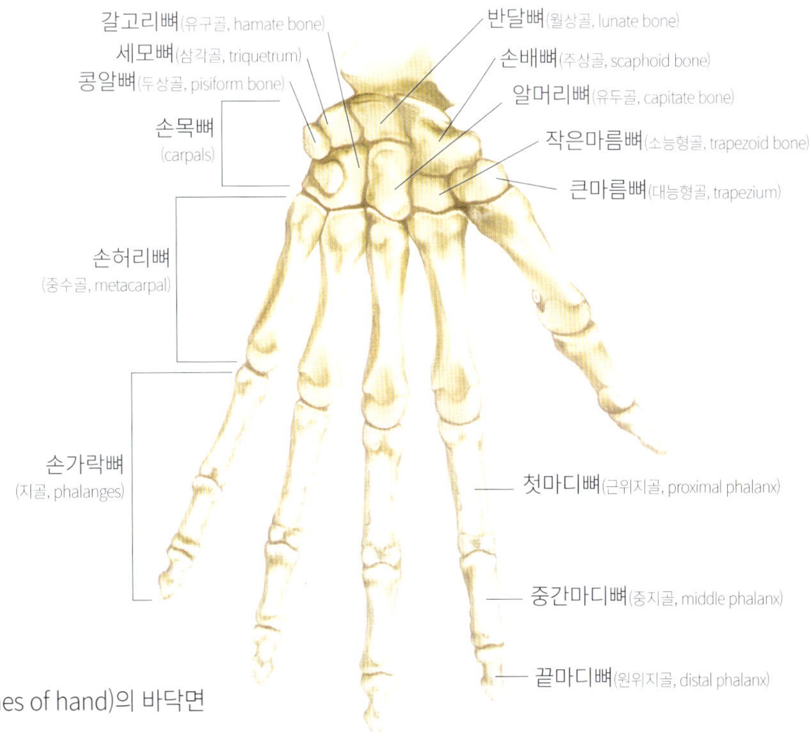

그림 3-31 손뼈(수골, bones of hand)의 바닥면

3. 다리이음뼈(하지대, pelvic girdle)

다리이음뼈는 두 개의 볼기뼈(관골, hip bone)로 구성되며, 엉덩관절뼈(고관절뼈, bone of coxa, coxal bone)라고 불리기도 한다. 앞에서는 양쪽 뼈가 서로 관절을 이루고 뒤에서는 엉치뼈(천골, sacral)와 관절을 이룬다. (그림 3-32)

1) 볼기뼈(관골, hip bone)

볼기뼈는 소아기에는 엉덩뼈, 궁둥뼈, 두덩뼈로 나뉘어 있지만 연골에 의해 연결되어 있다가, 16~18세 무렵 이 뼈들이 합쳐져(3개 부위) 관골부위(관골부, regio coxae)라고 하는 컵모양의 공간에 융합된다. (그림 3-33)(그림 3-34)

(1) 엉덩뼈(장골, ilium)

엉덩뼈의 중심은 엉덩뼈몸통(장골체, iliac body)이며, 볼기뼈 바로 위쪽에 위치한다.

엉덩뼈능선은 엉덩뼈날개(장골익, ala of ilium)의 위모서리이며 허리띠가 걸치는 부위이다.

엉덩뼈 앞에는 **위앞엉덩뼈가시**(상전장골극, anterior superior iliac spine), 엉덩뼈 뒤에는 **위뒤엉덩뼈가시**(상후장골극, superior posterior iliac spine), **아래뒤엉덩뼈가시**(하후장골극, superior posterior iliac spine)가 있다.

엉덩뼈날개(장골익, ala of ilium) 안쪽면은 오목하게 패여 있어 배안의 바닥을 이룬다.

(2) 궁둥뼈(좌골, ischium)

궁둥뼈는 볼기뼈 뒤쪽 아래를 차지한다. 궁둥뼈는 엉덩뼈와 붙어있는 뼈이며, 볼기뼈(관골, hip bone)의 뒤쪽 아래에 있으며, 몸통과 가지로 구성된다. 궁둥뼈 뒤모서리에 거친 돌출물인 **궁둥뼈결절**(좌골결절, ischial tuberosity)은 다리부위 근육의 부착 및 앉은 자세에서 몸을 지지해 준다.

(3) 두덩뼈(치골, pubis)

두덩뼈는 볼기뼈의 앞 부위를 형성하며 몸통과 가지로 구성되고, 그 위에 방광(urinary bladder)이 놓인다.

두덩뼈몸통(치골체, body of pubis)은 폐쇄구멍의 앞쪽에 위치해 있으며 두덩결합에 의해 반대쪽 두덩과 결합한다.

두덩뼈(치골, pubic bone) 위쪽에는 **두덩뼈결절**(치골결절,

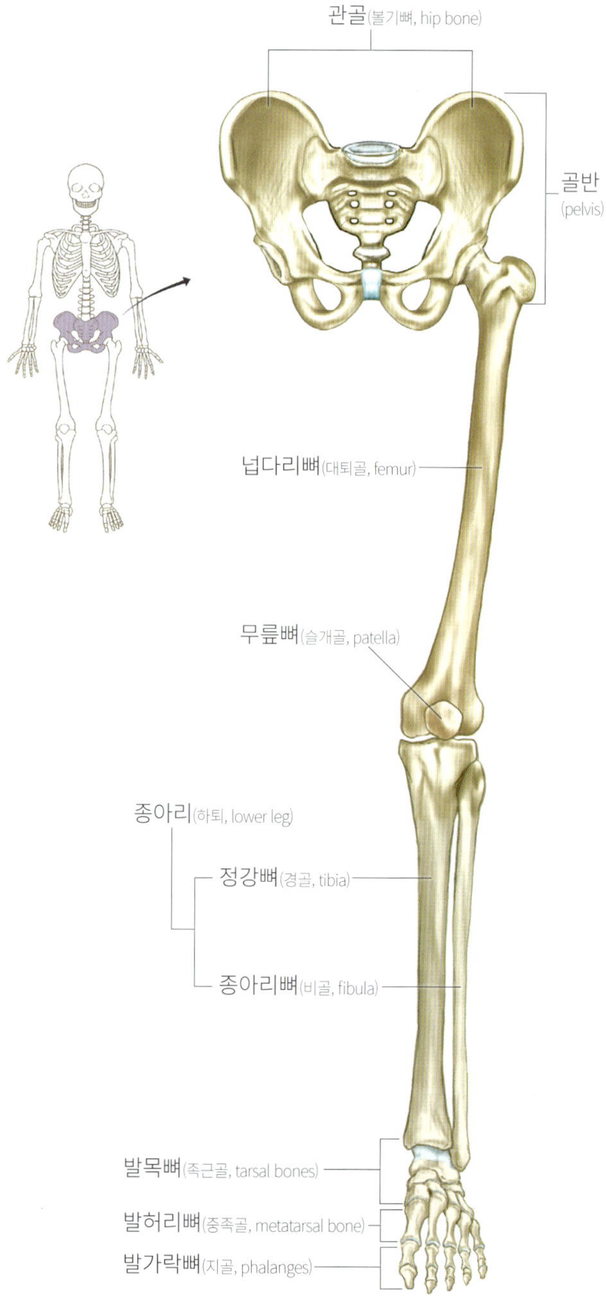

그림 3-32 다리뼈

pubic tubercle)이 있으며, 안쪽으로는 **두덩뼈능선**(치골릉, pubic crest)으로 이어지고, 뒤쪽 모서리는 거친 돌출물인 **궁둥뼈결절**(좌골결절, ischial tuberosity)이 있다.

볼기뼈(관골, hip bone)와 **꼬리뼈**(미골, coccyx)는 골반(pelvis)을 이루며, 체중을 지탱하고 근육부착 장소가 된다.

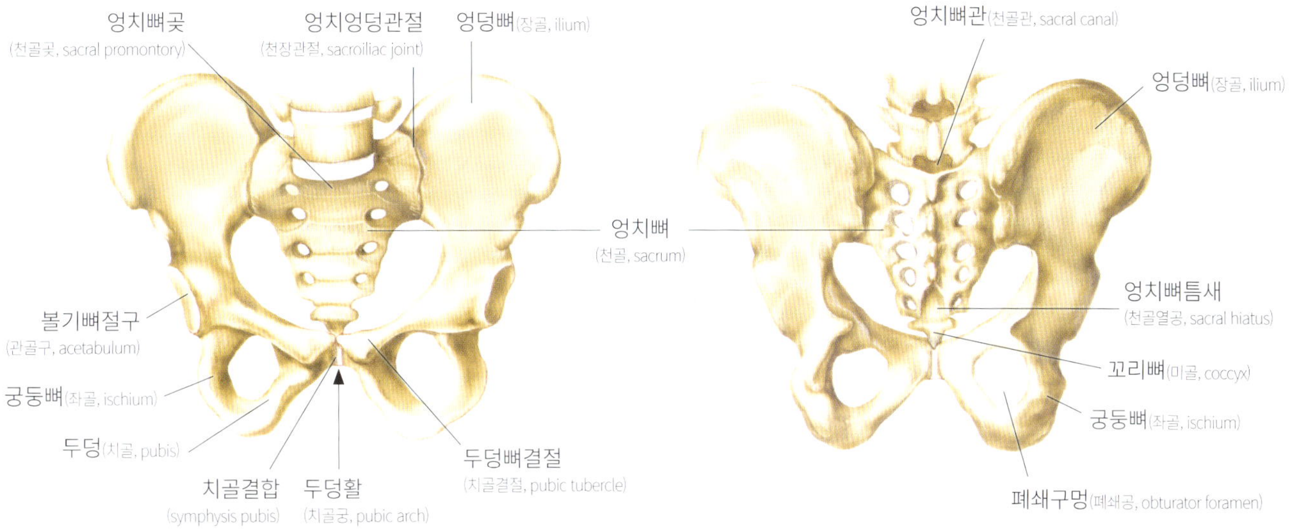

그림 3-33 볼기뼈(관골, hip bone)의 앞면과 뒷면

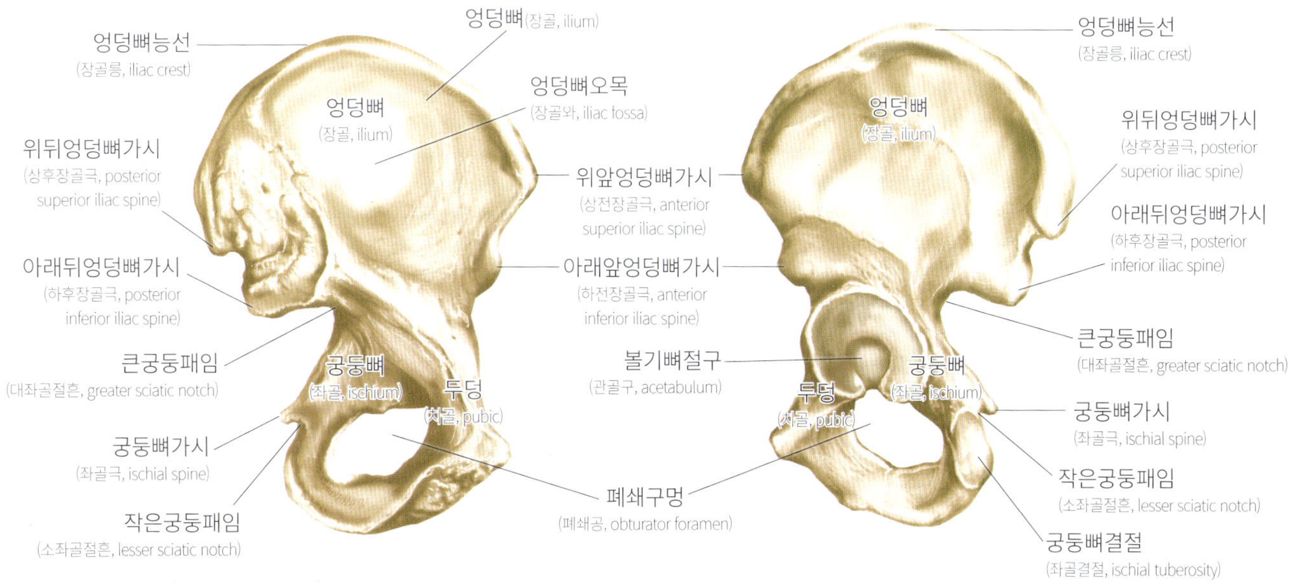

그림 3-34 볼기뼈(관골, hip bone)의 외측면과 내측면

표 3-5 팔이음뼈(상지대)와 팔(상지)의 뼈

이름과 갯수	위치	특징
쇄골(clavicle)(3)	복장뼈(흉골, sternum)과 어깨뼈(견갑골, scapula) 사이, 목의 기저부	흉골말단(sternal end), 견봉말단(acromial end)
견갑골(scapula)(2)	등(lamp)의 위쪽 부분; 어깨(견갑, shoulder)부분 형성	견갑골체, 어깨뼈가시(견갑극, spina scapulae), 견갑골두, 견봉돌기, 오훼돌기
상완골(humerus)(2)	팔(상지, upper limb), 견갑골과 팔꿈치(cubitus, 팔굽) 사이	위팔뼈머리(상완골두, humeral head), 큰결절(대결절, greater tubercle), 작은결절(소결절, lesser tubercle), 안쪽위관절돌기(내측상과, medial epicondyle), 가쪽위관절융기(외측상과, lateral epicondyle), 갈고리돌기(구상돌기, coronoid process), 부리돌기(오훼돌기, coracoid process)
요골(radius)(2)	앞팔(전완, forearm)의 외측; 팔꿈치와 손목(wrist) 사이	노뼈머리(요골두, head of radius), 노뼈거친면(요골조면, radial tuberosity), 붓돌기(경상돌기, styloid process), 자패임(척골절흔, ulnar notch)
척골(ulnar)(2)	앞팔의 내측;팔꿈치와 손목 사이	활차절흔, 오훼돌기, 자갈래(척골두, ulnar head), 경상돌기, 노패임(요골절흔, radial notch)
수근골(carpal)(16)	손목	각각의 4개의 뼈가 두 줄로 배열
중수골(metacarpal)(10)	손바닥(palm)	각 손가락에 맞춰 1줄로 배열
지절골(phalanx)(28)	손가락(finger)	각 손가락에 3개의 뼈가 있고 엄지손가락에는 2개

골절(fracture)

골절이란 뼈에 금이 가거나 부러지는 것을 뜻하며, 대개 외부의 충격에 의해 발생한다.

골절 시 깁스로 고정시킨 후 일정한 기간이 지나면 섬유연골(fibrous cartilage)은 골절이 일어난 뼈끝 사이의 틈새를 채운다. 이 유리연골 집단을 가골(callus)이라고 한다.

이 가골은 나중에 뼈로 대체되어, 뼈는 원래의 모양을 갖추게 된다.

골절은 발생 원인과 상태에 따라 구분할 수 있다. 발생원인에 따라 손상에 의한 골절을 외상성골절(traumatic tracture)이라고 하며, 질병에 의한 골절을 병리적 골절(payhologic tracture)이라고 한다.

골절의 상태에 따라서 찢김골절, 가로골절, 세로골절, 나선형골절, 분쇄골절, 약목골절 등으로 분류한다.

골절로 인해 혈관(blood vessel) 이 파열되면, 혈관 주변의 조직은 확장되고 염증이 생긴다.

며칠~몇 주 사이에 새로 형성된 뼈모세포(골모세포, osteoblast)는 이 부위에 해면뼈(갯솜뼈, spongy bone)를 형성한다.

* 어긋난 뼈를 잘 맞춰주고 골절된 뼈끝을 깁스나 금속핀으로 고정하는 것도 치유속도를 빠르게 한다.

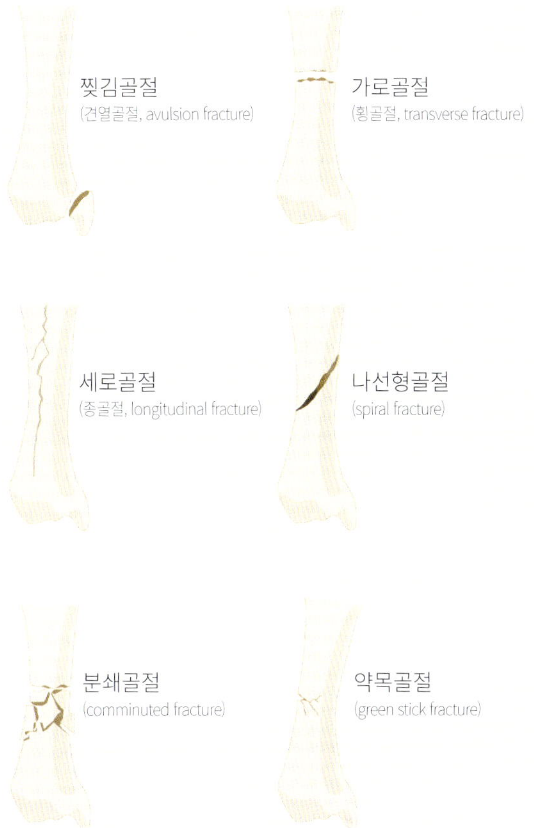

4. 골반(pelvis)

1) 골반의 뼈대

골반(pelvis)은 좌우의 볼기뼈(관골, hip bone), 후방의 엉치뼈(천골, sacrum), 꼬리뼈(미골, coccygeal bone)로 이루어진 세숫대야 모양이다. 골반의 형태는 남녀의 차이가 매우 크며, 특히 골반안(골반강, pelvic cavity)의 모양과 크기가 다르다.

좌우의 볼기뼈는 뒤쪽에서 엉치뼈(천골, sacrum)와 관절을 이루고, 앞쪽에서 좌우의 볼기뼈가 섬유연골(fibrocartilage)을 통해 결합한다.

볼기뼈(관골, hip bone)는 다리이음부이며 엉치뼈와 꼬리뼈(미추, coccyx)는 척주의 일부이다. 엉치뼈는 다섯째허리뼈와 관절을 이룬다. (그림 3-35)(표 3-6)

* 골반의 주요 역할은 상반신의 지지와 골반(pelvis) 속 내장보호이다.

2) 골반(pelvis)

볼기뼈(관골, hip bone)는 유소년기에는 분리되어 있는 3개의 뼈(장골, 치골, 좌골)가 성장하면서 융합된 것이다. 앞면에서 좌우가 두덩결합(치골결합, pubic symphysis), 뒷면에서는 엉치뼈관절(천골관절, sacral joint)로 엉치뼈와 연결되어 있다. 또한 엉덩관절(고관절, coxal articulation)에서 넙다리뼈(대퇴골, femur)와 연결되어 다리를 형성하고 있다.

엉치뼈(천골, sacrum)와 **꼬리뼈**(미골, coccygeal bone)도 유소년기에는 여러 개의 뼈(엉치뼈 5개, 꼬리뼈 3~5개)가 성인이 되면서 융합되어 하나로 붙은 것이다.

3) 큰골반과 작은골반(greater pelvis & lesser pelvis)

골반(pelvis)의 두덩뼈결합 위 가장자리까지 양쪽 골반을 따라 선을 그리면 위골반(upper pelvis, 큰골반 greater pelvis)과 아래골반(lower pelvis, 작은골반 lesser pelvis, 진성골반 true pelvis)을 분리되며 경계는 활꼴선(궁상선, arcuate line)에 의하여 나누어 진다.

큰골반(대골반, greater pelvis) 뒤쪽은 허리(요추, lumbar), 외측은 엉덩뼈(장골, lumbar)의 돌출부위, 앞쪽은 복벽에 의해 경계 지워지며, 가성골반(false pelvis)이라고 부르기도 한다. 또한 **복부**(배안, abdomen) 장기들을 지지해 준다.

작은골반(소골반, lesser pelvis)은 엉치뼈(천골, sacrum)와 꼬리뼈(미골, coccyx)에 의해, 외측과 앞쪽은 엉덩뼈 하부, 궁둥뼈(좌골, ischium) 및 두덩뼈(치골, pubis)에 의해 경계 지워진다. 분만 시 신생아는 이 공간을 통과한다.

작은골반 속 공간의 **골반안**(골반강, pelvic cavity)은 방광(bladder), 전립샘(전립선, prostate gland), 자궁관(난관, uterine tube) 등의 장기를 수용한다.

류마티스성 관절염(rheumatic arthritis)

조직을 손상시키는 자가면역성 질환으로, 주로 관절에 무균성 염증이 생긴다. 만성 질환으로20-60살에 잘 생기며, 여성이 남성보다 2-3배 잘 걸린다. 아직까지 확실한 원인이 밝혀지지 않았다.

증상: 손가락과 팔목관절(작거나 중간크기 관절)을 움직이거나 누르면 통증이 발생한다. 관절부위 부종, 피하조직에 작은 결절 등이 생긴다. 특히 아침에 관절이 뻑뻑해지며 통증이 심해지고, 완화되기를 반복한다. 관절 외 증상으로는 심장이나 혈관에 생기는 무균성 염증 반응 등이 나타난다.

호전 : 임신 중에 70~80%는 호전되지만, 출산 후에는 약 90%가 재발된다.

4) 남성과 여성골반(male and female pelvis)

여성골반은 산도로 작용하기 때문에 여성의 볼기(둔부, gluteal)가 남성의 볼기보다 더 넓적하고, 두덩활(치골궁, pubic arch)의 각도가 더 크고, 궁둥뼈가시(좌골극, ischial spine)와 좌골조면(ischial tuberosity)사이가 더 떨어져 있으며, 엉치뼈의 길이도 짧고 굴곡이 완만하다.

따라서 여성의 골반안(골반강, pelvic cavity) 직경이 남성에 비해 크며, 여성 골반(pelvis)의 뼈가 더 가볍고 약하며 근육이 부착한 자국이 뚜렷하지 않다.

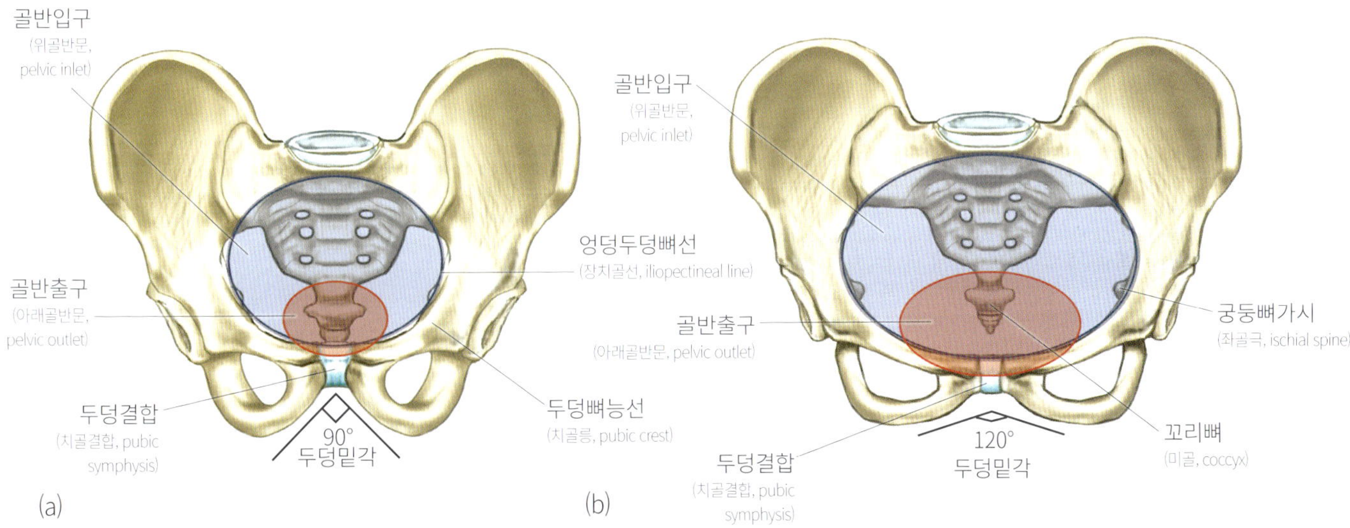

그림 3-35 (a) 남자의 골반 (b) 여자의 골반

표 3-6 남녀 골반의 차이

골반부	남	여
엉치뼈(천골, sacrum)	폭이 좁고 길다	폭이 넓고 짧다
엉치뼈곶(천골곶, sacral promontory)	현저히 돌출한다	살짝 돌출한다
두덩밑각(치골하각, subpubic angle)	예각(50°~60°)	둔각(80°~00°)
위골반문(골반상구, superir, outlet)	가로 지름이 작다	가로 지름이 크다
아래골반문 (골반하구, inferior pelvic aperture)	좁고 엉치뼈 및 꼬리뼈(미골, coccyx)가 더 앞쪽으로 돌출. 양측의 궁중뼈결절(좌골결절, ischial tuberosity)이 근접해 있다	넓고 엉치뼈 및 궁둥뼈(좌골, Ischium)이 더 뒤쪽을 향한다. 양측의 궁둥뼈결절이 떨어져 있다
골반저(fundus pelvis)	좁고 높다. 아래쪽을 향하여 깔대기 모양	넓고 낮다. 원통 모양

4. 다리뼈(bones of lower limb)

1) 넙다리뼈(대퇴골, femur)

넙다리뼈는 가장 길고, 크고, 강하고, 무거운 뼈이다. 위쪽에서는 볼기뼈(관골, hip bone)와 엉덩관절(고관절, hip joint)을 만들고 아래쪽에서는 정강뼈(경골, tibia)와 무릎관절을 만든다. (그림 3-36)

넙다리뼈는 위끝, 뼈몸통, 아래끝의 3부분으로 분류한다.

(1) 위끝(upper end)

위끝은 둥근모양의 넙다리뼈머리(대퇴골두, head of femur)가 있어 엉덩관절을 형성한다. 넙다리뼈오목(대퇴골두와, fovea of head of femur) 함몰부위에 넙다리뼈머리인대(대퇴골두인대, ligament of femoral head)가 붙어있다.

넙다리뼈머리(대퇴골두, head of femur)에는 **큰돌기**(대전자, greater trochanter)가 있어 많은 근육들이 부착하고, 넙다리뼈머리의 목(neck) 아래쪽에는 **작은돌기**(소전자, lesser trochanter)가 있어 엉덩허리근(장요근, iliopsoas m.)이 부착한다.

(2) 뼈몸통(골간, diaphysis)

넙다리뼈몸통(대퇴골체, body of femur)이라고 하며, 앞쪽이 볼록한 모양으로 아치모양이며, 표면은 대체로 편평하고 매끄럽다. 큰돌기 아래에는 볼기근거친면에 큰볼기근(대둔근, gluteus maximus m.)이 부착하고 작은돌기 아래 두덩근선에 두덩근(치골근, pectineus m.)이 붙는다.

(3) 아래끝(lower end)

넙다리뼈(대퇴골, femur)의 아래끝부분은 점차 넓어진다. 아래끝 옆에는 오금근(슬와근, popliteus m.)과 인대들이 부착하는 가쪽 · 안쪽관절융기(외측 · 내측과, lateral · medial condyle)가 있다. 이 융기는 큰 돌기부위를 만들고 정강뼈(경골, tibia)의 위끝과 관절을 이룬다.

발뼈(족골,bones of foot)의 이상

- **가쪽들린휜발증(외반족, tatipes valgus):** 발의 엄지 발가락 끝이 집게손가락(식지, 제2지) 쪽으로 굽은 특징적 증상을 가리킨다. 또한 발바닥의 안쪽 부위만 발바닥에 닿는다. 종족골(metatarsophalangeal), 관절(중수지절간관절) 안쪽의 굽은 부분에 통증을 느낀다. 구두를 신은 역사가 오래된 서구인들에게 많은 질병이었는데 한국에서도 급속히 늘고 있다.
- **성인성 편평발(편평족, flat foot):** 3세 미만의 유아에게서는 발바닥의 반활(족궁, foot arch)은 관찰되지 않으며 발바닥은 평평하다. 유아일 때 발바닥이 평평했던 것이 성인이 되어서도 그대로 남아있는 편평발인 경우 통증은 그다지 없다.

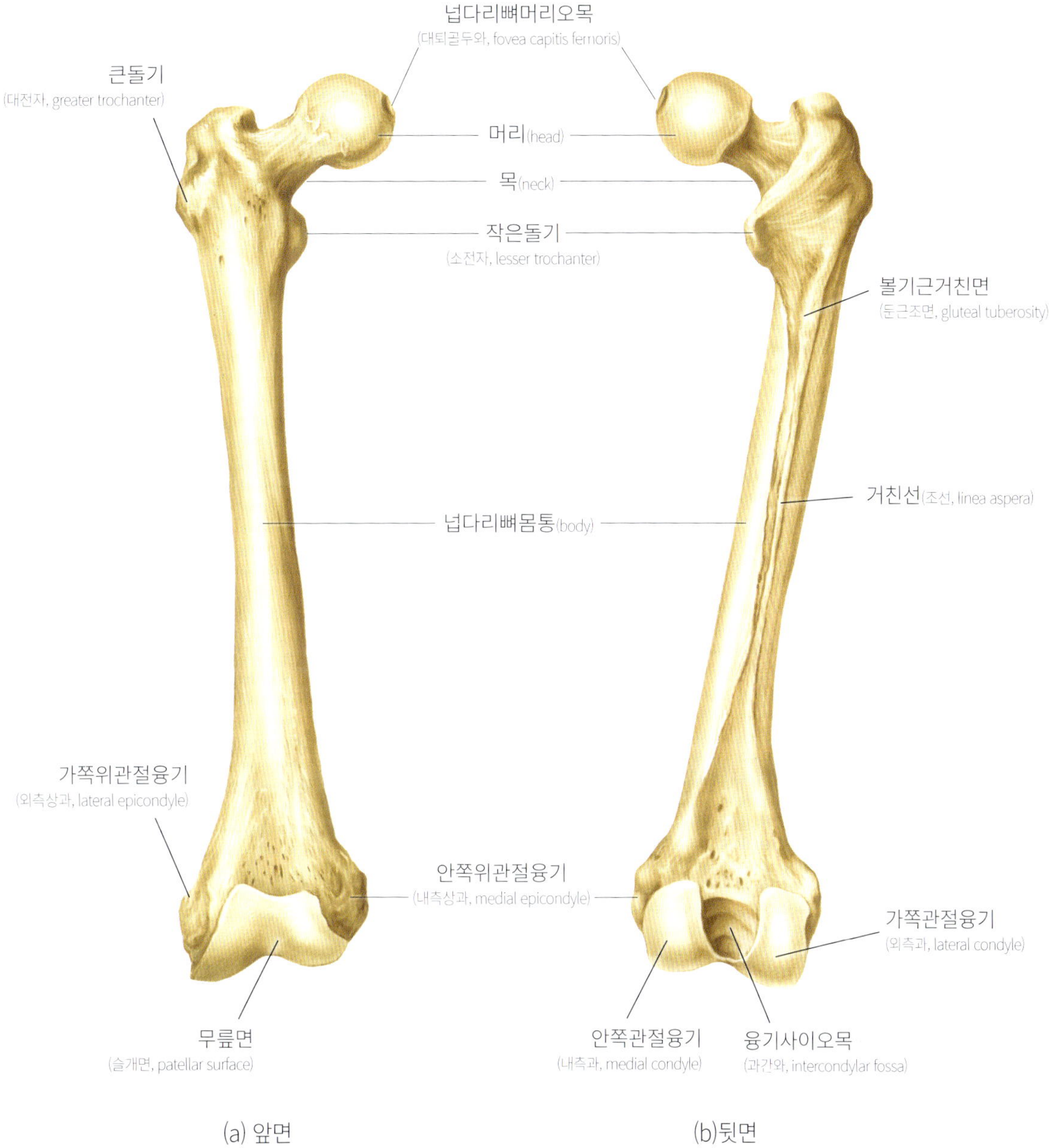

그림 3-36 넙다리뼈(대퇴골, femur)

2) 무릎뼈(슬개골, patella)

무릎뼈는 크고, 강한 삼각형의 뼈로, 넙다리네갈래근(대퇴사두근, quadriceps femoris m.)의 힘줄 안의 종자뼈(종자골, sesamoid bone)이다.

이 뼈는 정강뼈(경골, tibia)로 연속되는 힘줄의 각도를 조절하여 넙다리네갈래근의 힘줄을 보강하고, 무릎관절(슬관절, knee joint) 앞면을 보호하며, 넙다리네갈래근의 수축력을 증가시키고 또한 다리 운동 시 지렛대 역할을 한다. (그림 3-37)

3) 정강뼈(경골, tibia)

정강뼈는 넙다리뼈(대퇴골, femur)에서 이어지는 큰뼈이며, 크고 강하며 넙다리뼈 및 발목뼈(족근골, tarsal bone)와 관절을 이룬다. 정강뼈는 종아리 안에 있으며 체중을 지지하는 역할을 한다. (그림 3-38)

- **위끝부분** : 오목한 형태의 가쪽 · 안쪽관절융기(외측·내측과, lateral·medial condyle)를 형성한다. 이것은 융기사이융기(과간융기, intercondylar eminence)에 의해 서로 분리된다.
  가쪽관절융기(외측과, lateral condyle)의 뒤가쪽에는 작은 관절면이 있어서 **종아리뼈**(비골, fibula)와 관절을 이룬다.
- **뼈몸통** : 정강뼈몸통(경골체, body of tibia)은 삼각기둥 모양이며, 앞면 위끝에는 무릎인대(슬개인대, patellar ligament)가 부착하는 **정강뼈거친면**(경골조면, tubersity of tibia)이 있다. 앞모서리와 안쪽면은 근육으로 덮여 있지 않기 때문에 대부분 피부 밑에서 만져지며, 외부충격이 있을 때 타박상을 입기 쉽다.
- **아래끝** : 약간 넓게 퍼져 있으며, 안쪽으로 툭 튀어나와서 안쪽복사(내과, medial malleolus)를 형성하고 있다. 가쪽으로는 종아리패임(비골절흔, fibular notch)이 있어 종아리뼈 아래와 정강종아리인대결합(경비인대결합, tibiofibular articulation)을 형성한다.

무릎뼈(슬개골, patella) 탈구

무릎뼈는 대퇴골과 접촉하며 관절면을 이루는데 여러 가지 원인에 의해 대퇴골에서 탈구되어 통증 및 불편을 일으키는 경우를 말한다.

원인: 슬개골은 대퇴골과 접촉하며 관절면을 이루는데 여러 가지 원인에 의해 대퇴골에서 탈구되어 통증 및 불편을 일으킬 수 있다. 슬개골탈구는 원인에 따라 3가지로 나눌 수 있다.

① 슬개골 내측인대의 파열로 생긴 외상성 탈구
② 슬개골 외측의 구축이 원인인 습관성 탈구
③ 슬관절의 위치에 상관없이 항상 탈구되어 있는 선천성 탈구

위험요인: 전신 인대 이완증후군(Ehlers-Danlos syndrome)과 같이 병적으로 유연한 경우, 이전에 탈구된 적이 있었던 경우, 외반슬(genu-valgum, X자 다리) 경우, 대퇴 전염각(femoral anteversion)이 큰 경우, 경골 외측 비틀어짐(external tibia torsion)이 큰 경우, 슬개골의 위치가 높은 경우 등이다.

성장단계의 아이들에게 많이 발생하는데, 아이들이 활동을 많이 하면 슬개건이 경골에 붙는 부분과 그 밑에 있는 성장판이 반복적으로 자극을 많이 받아 탈구가 발생하기 쉽다.

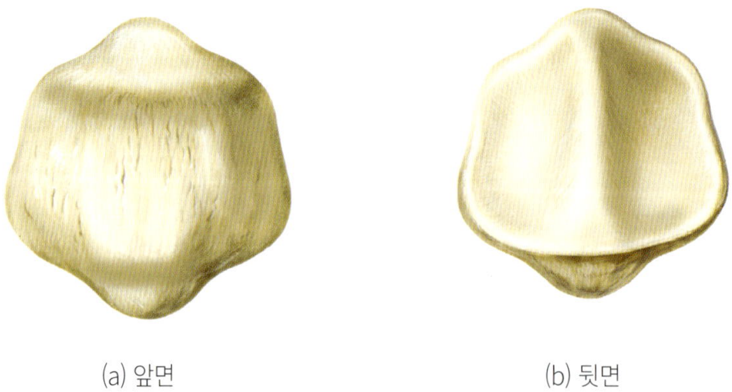

그림 3-37 무릎뼈(슬개골, patella)

4) 종아리뼈(비골, fibula)

종아리뼈는 2개의 뼈로 이루어져 있으며 종아리의 가쪽에 길고 가느다란 긴뼈로 정강뼈(경골, tibia)와 나란히 하고 있다. 체중의 지지에 관여하지 않으나 일종의 부목 역할을 하여 발목 관절의 안정성 유지에 도움을 준다. 종아리뼈와 정강뼈는 인대를 통해 단단히 연결되고 근육에 부착한다. (그림 3-38)

- **위끝부분 : 종아리뼈머리**(비골두, head of fibula)는 약간 튀어나와 있으며, 앞안쪽부분에 정강뼈와 관절을 이루지만 넙다리뼈(대퇴골, femur)와는 관절을 이루지 않는다.
- **뼈몸통 : 종아리뼈몸통**(비골체, body of fibula)의 안쪽모서리에는 종아리뼈사이막이 붙어 있어서 정강뼈(경골, tibia)와의 사이를 연결하고 있다. 몸통은 매우 가늘고 비틀린 모양이다.
- **아래끝부분** : 두툼하게 형성되어 있으며 특히 가쪽복사(외과, lateral malleolus)가 아래쪽으로 튀어나와서 가쪽복사를 이룬다. 충격에 취약하여 골절이 생기기 쉽다.

오스굿-슐레터병(Osgood-Schlatter disease)

오스굿씨병이란 대퇴사두근(허벅지 근육)이 붙는 부위의 정강뼈가 반복적으로 당겨져서 생기게 된다.

뼈 성장이 빠르게 일어나는 청소년에서 잘 발생하지만, 키가 크는 것에 문제를 일으키는 질환과는 관련이 없다.

원인: 축구나 농구와 같이 오랜 시간 점프하고 달리는 동작을 지속하다 보면 대퇴사두근 슬개건을 잡아당기고, 슬개건이 붙는 경골 결절 골단 및 성장판에 과도한 부하가 가해지게 되어 발생한다.

증상: 무릎 앞쪽 부위가 붓고 아픈 증상이 발생한다.

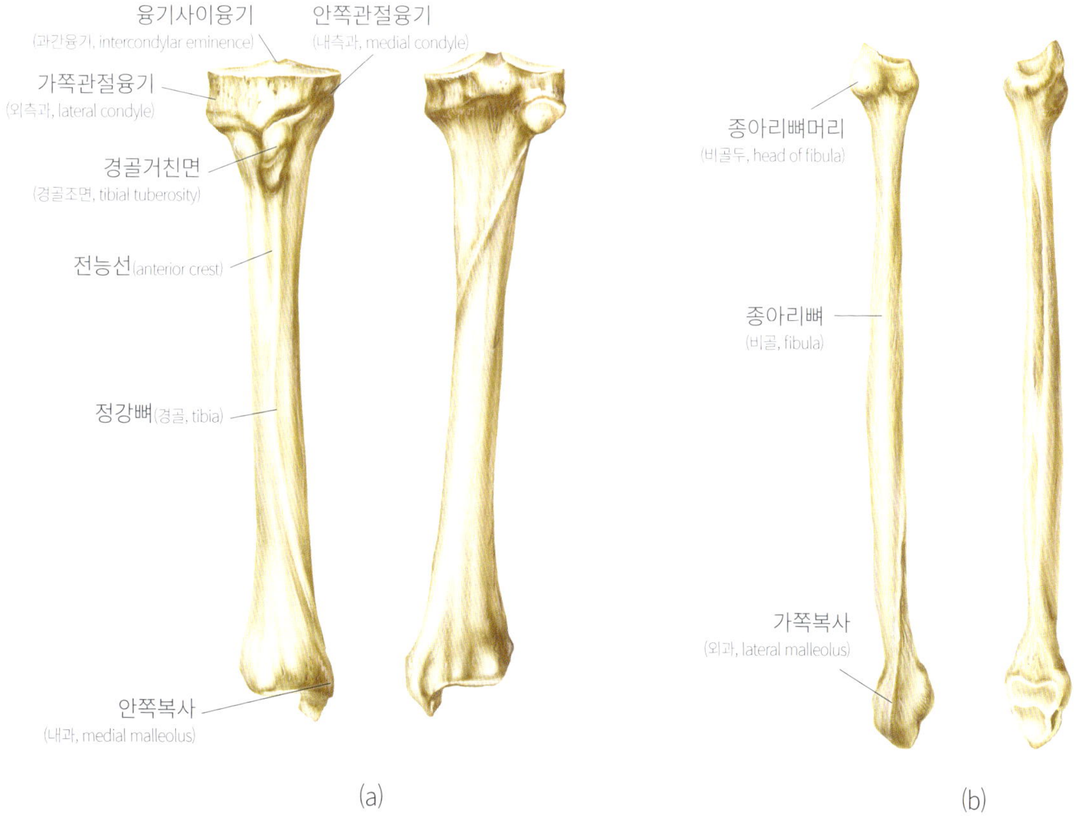

그림 3-38 (a) 정강뼈(경골, tibia)와 (b)종아리뼈(비골, fibula)

5) 발목뼈(족근골, tarsal bone)

발목뼈는 발목에 있는 7개의 뼈로 구성되어 있다. 몸쪽발목뼈에는 2개의 목말뼈(거골, talus), 발꿈치뼈(종골, calcaneus)가 있다. 먼쪽발목뼈에는 5개의 작은뼈 ❶ 발배뼈(주상골, navicula) ❷ 안쪽쐐기뼈(내측설상골) ❸ 중간쐐기뼈(중간설상골) ❹ 가쪽쐐기뼈(외측설상골) ❺ 입방뼈(입방골, cuboid bone)가 있다.

목말뼈(거골, talus)는 위쪽에서 종아리뼈와 아래쪽에서 다른 발목뼈와 관절을 이룬다.

발꿈치뼈(종골, calcaneus)는 발꿈치로 체중을 지면에 전달하며, 앞쪽은 다른 발목뼈(족근골, tarsal bone)와 관절을 이룬다.

발꿈치뼈 뒤쪽 끝은, 종아리 뒷면의 강한 근육으로부터 이어진 **발꿈치힘줄**(아킬레스건, Achilles tendon)의 부착점이 된다.

6) 발허리뼈(중족골, metatarsal)

발허리뼈는 발의 등쪽을 이루는 5개의 뼈이다. 5개의 발허리뼈는 먼쪽발목뼈와 관절을 이루고 발바닥을 지지한다. 발허리뼈의 머리는 지면에 닿아서 체중을 전달한다.

7) 발가락뼈(지골, phalanx)

발가락뼈는 발가락을 이루는 뼈이며, 엄지(thumb)에 2개, 다른 발가락에 3개씩 있다. 첫마디뼈(기절골, proximal phalanx), 중간마디뼈(중지골, middle phalanx), 끝마디뼈(말절골, distal phalanx)로 구성되며, 엄지발가락은 중간마디뼈가 없다.

각 **발가락뼈**의 몸쪽끝은 바닥, 뼈몸통은 몸통, 먼쪽부분은 머리라고 한다. (그림 3-39, 40)(표 3-7)

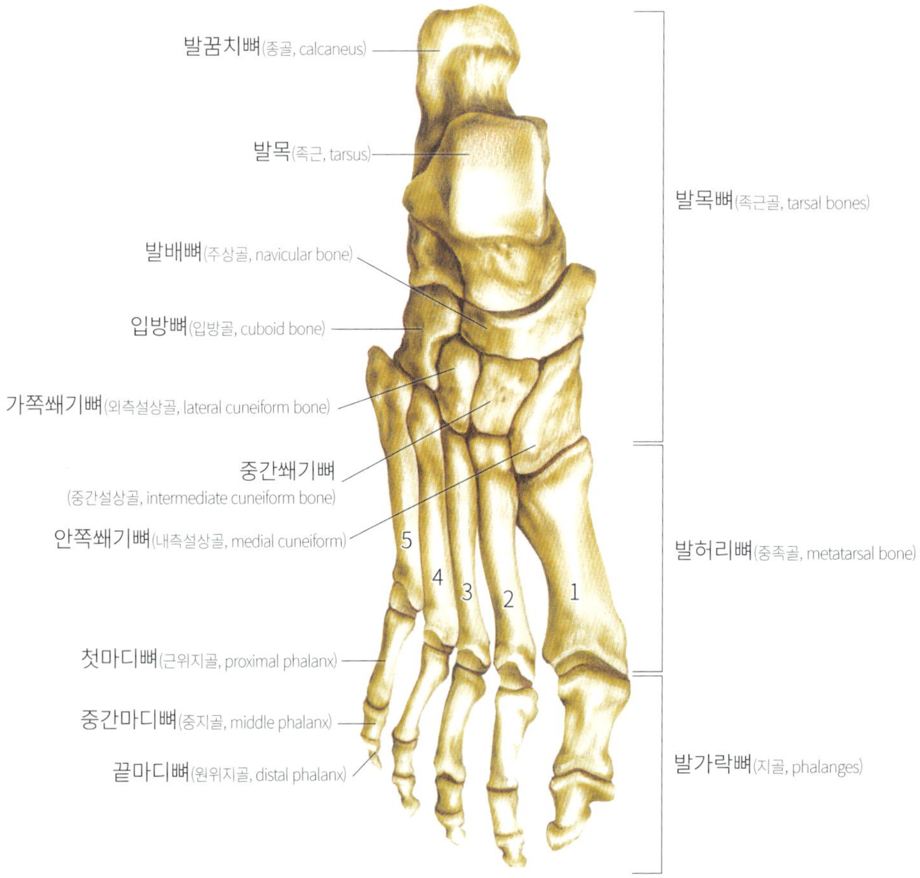

그림 3-39 발뼈(족골, bones of foot)의 발등쪽 면과 발바닥쪽 면

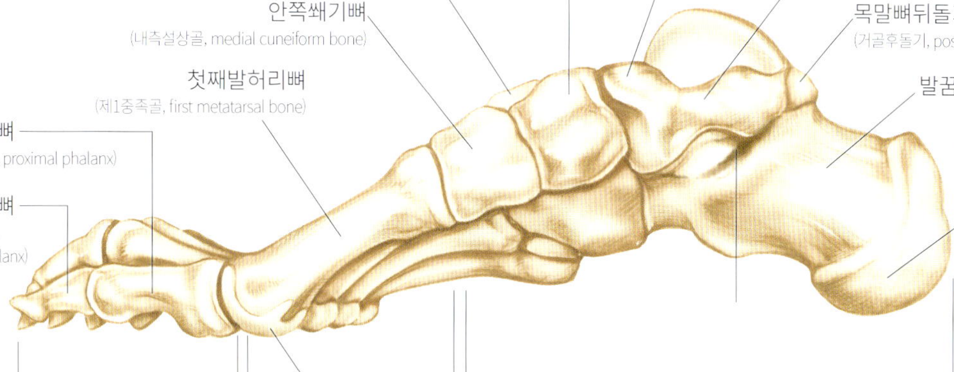

그림 3-40 발뼈(족골, bones of foot)의 발등쪽 면과 발바닥쪽 면

발활(족궁, arch of the foot)

발은 체중을 받치기 위해 복잡한 구조로 되어 있다. 목발뼈(거골, talus)와 발허리뼈(종족골, metatarsal bone)는 지면에 닿아있지 않고, 활궁 모양으로 되어 있기 때문에 몸무게를 발(foot)의 각 부분에 분산시켜 준다.

발활(족궁, arch of the foot)은

- 인대(ligament)에 의해 서로 연결되어 있으며, 근육힘줄에 의해 지지되고 있다.
- 세로발궁(세로발활, 종족궁, longitudinal arch of foot)은 발꿈치뼈(로부터 발허리뼈(종골, calcaneus)까지 퍼져 있다.

* 평발은 기울어진 목발뼈골격기형, 혹 안쪽세로발바닥활(내측종족궁)이 낮은 경우이다.

표 3-7 다리이음뼈(하지대)와 다리(하지)의 뼈

이름과갯수	위치	특징
관골(coxal bone)(2)	둔부, 앞쪽은 반대편의 관골과 뒤쪽은 천골과 관절을 형성	장골, 장골능, 상전장골극, 좌골, 좌골조면, 좌골극, 폐쇄공, 관골구, 치골
대퇴골(femur)(2)	둔부와 무릎사이의 대퇴부	대퇴골두, 대퇴골두와, 대퇴경, 대전자, 소전자, 거친선, 외측과, 내측과, 둔부조면, 과간와
슬개골(patella)(2)	무릎의 앞면	편평한 종자골이 힘줄 내에 위치함
경골(tibia)(2)	다리의 내측, 무릎과 발목 사이	내측과, 외측과, 경골조면, 전능선, 내측복사뼈, 과간융기
비골(fibula)(2)	다리의 외측, 무릎과 발목 사이	비골두, 외측복사뼈
족근골(tarsal)(14)	발목	자유롭게 움직일 수 있는 거골이 다리뼈와 관절함; 다른 6개의 족근골은 견고하게 결합됨
중족골(metatarsal)(10)	발등	각각의 발가락에 맞추어 한 줄로 배열되어 있고 인대에 의해 결합되어 아치를 형성함
지절골(phalanx)(28)	발가락	각 발가락에는 3개의 뼈가 있고 엄지발가락에는 2개가 있음

넙다리뼈머리(head of femur)는 혹사당하고 있기 때문에 장애도 많이 발생한다

넙다리뼈머리는 볼기뼈(관골, hip bone)위의 신체를 지탱하고 있기 때문에 부담이 큰 부위이다. 더구나 충분한 혈액공급을 받을 수 없는 경우도 있기 때문에 장애가 일어나기 쉽다.

큰 엉덩관절(고관절, coxal articulation)에서는 연골의 변성 등으로 인해 변형도 일어나기 쉽다. 노화나 다른 관절질환으로 인해 변형성 엉덩관절증이 일어날 수 있다.

관절연골(articular cartilage)을 포함해 넙다리뼈머리(head of femur)나 볼기뼈절구(관골구, 넙다리뼈머리(head of femur), 넙다리뼈머리(head of femur) 에 변성이 나타난다.

혈류(bloodstream)가 불완전한 넙다리뼈머리(head of femur)는 허혈성괴사(ischemic necrosis)를 일으키기 쉽다. 넙다리뼈머리의 혈액공급은 주로 아래쪽에서 오는 동맥에 의존하고 있다. 이 때문에 넙다리뼈 부위 골절이나 혈관(blood vessel) 폐쇄로 혈류(bloodstream)가 중단되면 허혈성 넙다리뼈(femur)머리괴사에 걸리게 된다.

노화에 따른 변화

키가 줄어드는 것은 30세 경부터, 보통 한해에 1/16 인치씩 감소한다.

보통 35세가 되면 거의 모든 사람에서 뼈의 양의 감소되기 시작하며, 노년에 점차적으로 혈중 칼슘농도가 저하되고 뼈기질이 소실되어 골격(ossature)이 약해지고 골절이 더 쉽게 일어난다.

여성에서는 폐경기(menopause)가 시작되면서 여성호르몬 변화로 인해 뼈의 소실이 급격한 변화를 보이지만, **남성**은 여성보다 뼈의 소실은 천천히 진행된다.

70세 정도 되면 남성과 여성에서 뼈의 소실은 같은 속도로 일어난다. 아주 늙은 나이에 이르면 여성은 갯솜뼈(해면뼈, spongy bone)와 치밀뼈(치밀골, compact bone)의 양이 20대에 비해 반 정도 까지 줄어들게 되며 남성은 1/3 정도로 줄어든다.

더보기

체판(사판, cribriform plate)

벌집뼈(사골, ethmoid)의 체판에 의해서 코안(비강)과 머리안(두개강)의 분리와 작은 구멍이 후각신경가지가 머리안으로 들어가 뇌에 도달하게 한다.

체판은 아주 얇아서 코의 상해로 체판이 손상을 입으면, 박테리아 등이 코안으로부터 뇌오목(두개와, cranial fossa)으로 유입된다. 만약 부러진 코뼈의 일부가 체판으로 들어가면 뇌막을 찢고 뇌로 들어갈 수 있다. 그래서 임상적으로 매우 중요하다.

선천성엉덩관절탈구

(선천고관절탈구, congenital dislocation of the hip joint)

선천성엉덩관절탈구는 엉덩관절의 대표적인 질환이다.

선천성엉덩관절탈구의 직접적인 원인은 엉덩관절(고관절, hip joint)의 형성 불완전이라고 알려져 있다.

엉덩관절이 완성되는 것은 4세 경이다. 그 이전 단계에서 관절(joint)의 접합이 나쁘면 넙다리뼈머리(head of femur)가 어긋나 선천성엉덩관절탈구가 되는 것이다.

팔꿉굴증후군(주관절터널증후군, cubital tunnel syndrome)

원인: 자신경(척골신경, ulnar nerve0이 압박(눌림)으로 인해 발생한다.

팔꿈치의 반복적인 사용이 팔꿉굴증후군을 야기할 수 있다.

야구 투수들은 슬라이더라는 공을 던지기 위해 과도하게 팔을 비틀어야 하므로 팔꿉굴증후군에 취약하다.

증상: 반지손가락(ring finger)과 새끼손가락(little finger)의 무감각과 저림 감각, 팔꿈치 통증 등이 발생한다. 중증의 만성 팔꿉굴증후군은 근소모(위축) 및 갈고리와 같은 손 변형을 초래할 수 있다.

용어

가슴우리(흉곽, thorax, thoracic cage)
갈비뼈(늑골, rib)
골반(pelvis)
공기뼈(함기골, pneumatic)
관자뼈(측두골, temporal bone)
광대뼈(협골, zygomatic bone)
눈물뼈(누골, lacrimal bone)
궁둥뼈(좌골, ischium)
긴뼈(장골, long bone)
꼬리뼈(미골, coccyx)
나비뼈(접형골, sphenoid bone)
납작뼈(편평골, flat bone)
넙다리뼈(대퇴골, femur)
노뼈(요골, radius)
뇌머리뼈(뇌두개골, neurocranium)
다리뼈(bones of lower limb)
다리이음뼈(하지대, pelvic girdle)
두덩뼈(치골, pubis)
뒤통수뼈(후두골, onoccipital bone)
등뼈(흉추, thoracic vertebra)
마루뼈(두정골, parietal bone)
막속뼈되기(막내골화, intramembranous ossification)
머리뼈(두개골, skull)
목뼈(경추, cervical vertebra)
목뿔뼈(설골, hyoid bone)
몸통뼈대(체간골격, axial skeleton)
무릎뼈(슬개골, patella)
발가락뼈(지골, phalanx)
발목뼈(족근골, tarsal bone)
발허리뼈(중족골, metatarsal)
벌집뼈(사골, ethmoid bone)
보습뼈(서골, vomer)
복장뼈(흉골, sternum)
볼기뼈(관골, hip bone)
불규칙뼈(irregular bone)
빗장뼈(쇄골, clavicle)
뼈(골, bone)
뼈대계통(골격계통, skeletal system)
뼈막(골외막, periosteum)
뼈몸통(골간, diaphysis)
뼈세포(골세포, osteocyte)
뼈의 재형성(remodeling)
뼈조상세포(골선조세포, osteoprogenitor cell)
뼈파괴세포(파골세포, osteoclast)
섬유결합조직(fibrous connective tissue)
손가락뼈(phalanges)
손목뼈(carpal bone)
손허리뼈(중수골, metacarpal bone)
신생아 머리뼈(infantile skull)
아교섬유(collagen fiber)
아래턱뼈(하악골, mandible)
어깨뼈(견갑골, scapula)
얼굴머리뼈(안면두개골, facial cranium, viscerocranium)
엉치뼈(천골, sacrum)
연골(cartilage)
연골속뼈되기(연골내골화, endochondral ossification)
위턱뼈(상악골, maxillary bone)
위팔뼈(상완골, humerus)
이마뼈(전두골, frontal bone)
인대(ligament)
입천장뼈(구개골, palatine bone)
자뼈(척골, ulna)
정강뼈(경골, tibia)
종아리뼈(비골, fibula)
종자뼈(종자골, seasamoid bone)
줄기세포(stem cell)
중간엽세포(간엽세포, mesenchymal cell)
짧은뼈(단골, short bone)
척주(vertebral column)
척추굽이(vertebral curvature)
척추뼈(척추, vertebrae)
치밀뼈(compact bone)
코뼈(비골, nasal bone)
팔다리뼈대(사지골격, appendicular skeleton)
팔뼈(bones of upper limb)
하비갑개(inferior nasal concha)
해면뼈(spongy bone)
허리뼈(요추, lumbar vertebra)
혈관(blood vessel)
힘줄(건, tendon)

CHAPTER

04

관절계통
Articular System

학습목표

1. 뼈와 뼈, 뼈와 연골, 뼈와 치아의 연결부위를 알자.
2. 못움직임(머리뼈 봉합)부터 움직임(팔, 다리)의 구조를 알자.
3. 섬유, 연골 및 윤활관절을 알자.
4. 아래턱뼈와 관자뼈 사이의 구조를 알자.
5. 척주와 척추뼈 사이의 관절 구조를 알자.
6. 어깨뼈를 구성하는 관절의 구조를 알자.
7. 손목과 손의 관절구조를 알자.
8. 엉덩관절과 무릎관절의 구조를 알자.
9. 발목과 발의 구조를 알자.
10. 노화에 따른 관절계통의 변화에 대해 알자

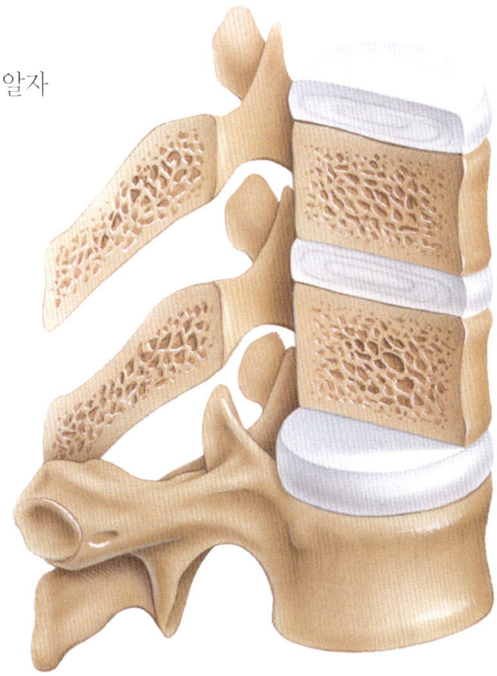

A. 뼈(BONE)의 관절(JOINT)

관절(joint, articulation)은 뼈와 뼈가 기능적으로 연결되어 있는 부위로 뼈를 긴밀하게 결합시킴과 동시에 뼈대가 움직일 수 있도록 하는 두 가지 기능을 수행한다.

관절이 없으면 팔, 다리, 어깨 등 인체의 어느 한 부분도 제대로 움직일 수 없다. 혀를 고정시키는 목뿔뼈(설골, hyoid bone)를 제외한 모든 뼈는 적어도 2개 또는 그 이상의 다른 뼈와 연결되어 있다.

1. 관절(joint)

관절은 윤활액(활액, synovial fluid)을 내포하고 있는 윤활막(synovial membrane)의 주머니 형태로 존재한다. 관절은 인대에 의해 보강되어 있고 접합부분의 형상에 따라 다양하게 분류된다.

관절(joint)은 부드럽게 움직이지만 쉽게 빠지지 않는 연결구조이다.

인대(ligament)는 관절낭(joint capsule)의 바깥에 있지만 엉덩관절(고관절, coxal articulation)과 무릎관절(슬관절, knee joint)은 관절안(관절강, joint cavity) 내에 있어 뼈끼리의 연결고리를 강화하고 있다(관절안 인대). 무릎관절과 턱관절(악관절, templomandibular joint) 등의 관절안 연골(cartilage)의 널판근(판상근, splenius m.)구조도 관절의 적합성을 높이는 구조이다. (그림 4-1)(그림 4-2)

- **접시테두리(관절순, glenoidal labrum)**: 관절오목(관절와, articular fovea) 주위를 둘러싸듯이 존재하는 섬유연골(엉덩관절/고관절, 어깨관절/견관절의 관절오목/관절와에서 볼 수 있다). 관절오목(관절와, articular fovea)의 깊이를 보충하는 작용을 한다.
- **관절원반(관절원판, articular disc)**: 2개의 관절면 사이에 존재하는 섬유연골성 소판으로 소판이 완전한 판이 되는 경우를 관절원반이라고 한다(턱관절에서 볼 수 있다).

2. 관절(joint)의 신경지배

관절낭(joint capsule) 및 관절 주위의 인대(ligament)에는 감각신경(지각신경, sensory nerve)이 다수 분포한다. 힐튼의 법칙이 잘 들어맞는다.

힐튼의 법칙(Hilton's law)

어떤 관절(joint)에 분포하는 신경은 그 관절을 움직이는 근육뿐만이 아니라 그 근육(muscle)의 정지부(iusertion) 영역의 피부에도 분포한다는 영국의 외과의사 힐튼의 이론이다.

관절낭(joint capsule)이 늘어나면 관절의 과잉 운동을 막도록 동일 신경지배의 근육이 수축하는 반사성 연축(spasm)이라고 하는 현상과 연관이 있다.

또한 관절낭에 대한 자극을 동일 신경지배의 피부감각 영역에 대한 자극으로 오인하는 이른바 관련통과도 연관되어 있다.

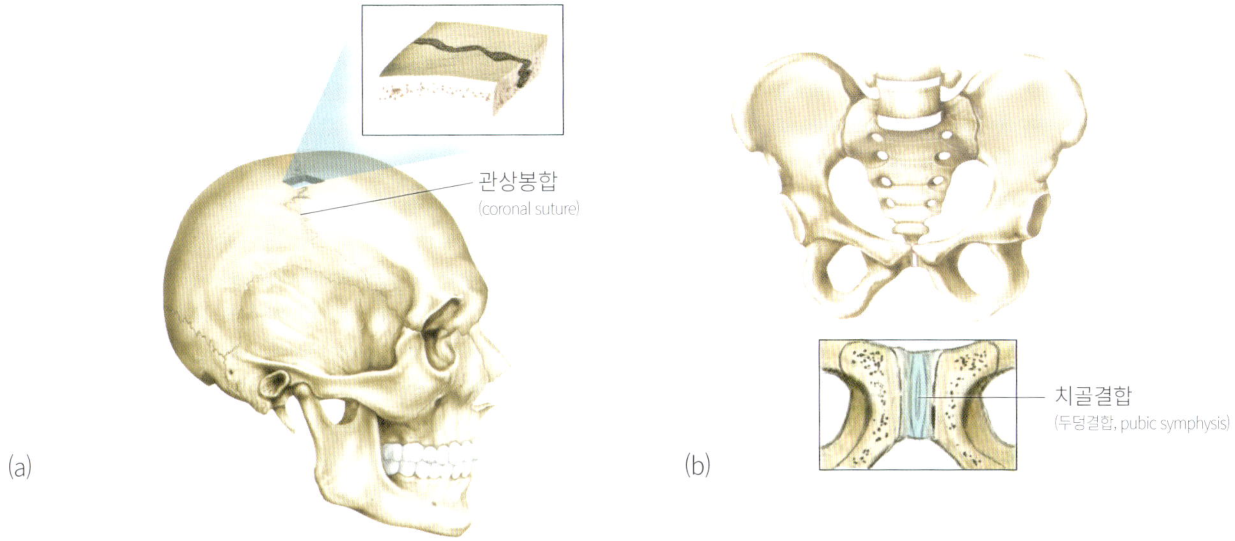

그림 4-1 (a) 못움직임관절(두개골의 관상봉합), (b) 좀움직임관절(엉덩뼈의 치골결합)

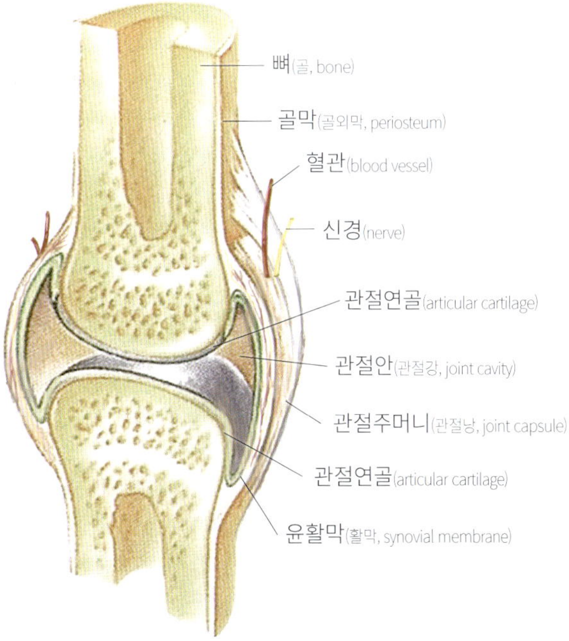

그림 4-2 움직관절 구조

B. 관절(JOINTS)의 종류

관절은 조직의 종류에 따라 **섬유관절**(fibrous joint), **연골관절**(cartilaginous joint), **윤활관절**(synovial joint)로 분류한다.

일반적으로 섬유관절은 못움직임관절(부동관절, immovable joint)이고, 윤활관절은 움직임관절(가동관절, movable joint)이다. 연골관절은 대부분 좀움직임관절(반가동관절, slightly movable joint)이다.

1. 섬유관절(fibrous joints)

섬유관절은 못움직임관절로써 섬유성 연골조직(cartilage tissue)에 의해 결합되어 있으며 관절강과 운동성이 없는 못움직임관절이다. 섬유관절의 종류는 다음과 같다.

1) 인대결합(syndesmosis)

섬유성 결합조직(connective tissue)인 인대에 의해 고정되며, 약간의 운동성이 있다. 인대는 유연하고 비틀림도 가능하여 관절의 유연성을 더 크게 한다.[예: 정강뼈(경골, tibia)와 종아리뼈(비골, fibula)를 결합시키는 인대결합](그림 4-3)

2) 봉합(suture)

봉합인대(suture ligament)의 얇은 치밀결합조직(dense connective tissue)층에 의해 연결되며, 머리뼈(납작뼈, flat bone) 사이에만 존재하는 결합조직이다. 또한 작은 뼈 돌기들에 의해 서로 맞물려 있다.(그림 4-4)

3) 못박이관절(정식, gomphosis)

못박이관절은 뾰족한 뼈돌기(골극, bony spur)와 확(소켓, socket)이 결합하여 형성되는 관절이다. 치아와 치조골의 연결 부위는 못같이 생긴 치아뿌리(치근, dental root)에 의해 아래턱뼈(하악골, mandible)와 윗턱뼈(상악골, maxilla)에 고정되어 있으며 못움직임관절이다.(그림 4-5)

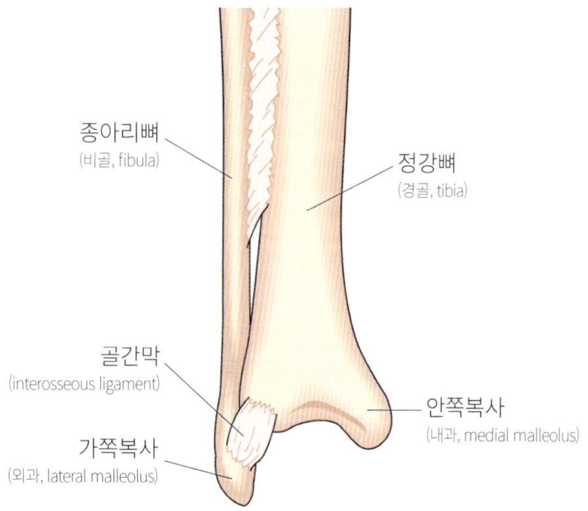

그림 4-3 인대결합(원위경비관절)

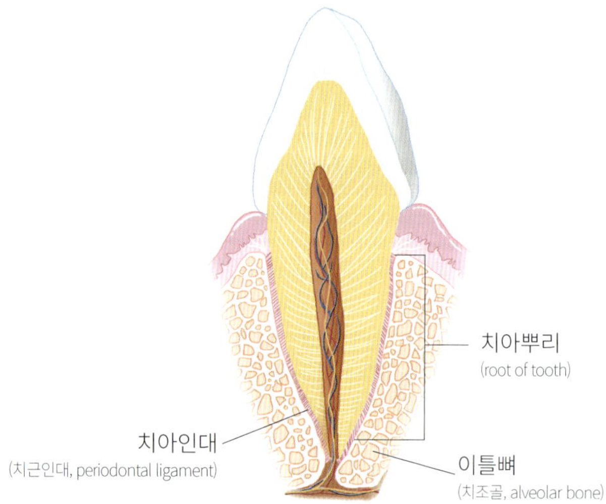

그림 4-5 못박이 관절(치아와 치조골 사이 관절)

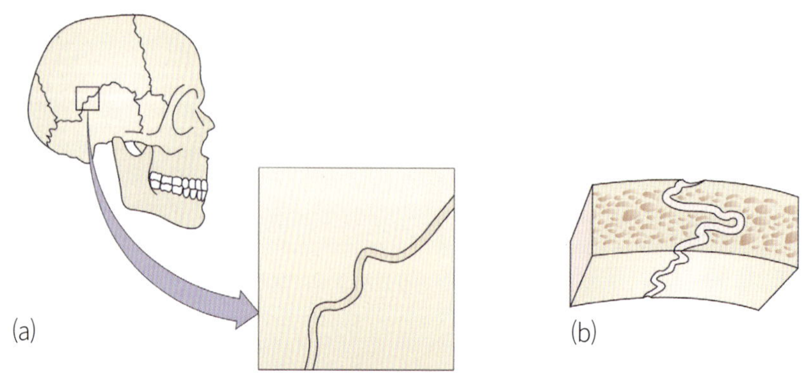

그림 4-4 (a) 봉합(섬유성 관절) (b) 봉합인대가 뼈들을 연결시켜줌

2. 연골관절(cartilaginous joint)

연골관절은 연골(cartilage)을 사이에 두고 두 뼈가 연결되는 관절로서, 연골관절의 뼈들은 연골 층에 의해 서로 연결된다. 연골의 유연성으로 인해 약간의 운동성이 있다.

1) 유리연골결합(synchondrosis)

유리연골결합은 유리연골(초자연골, hyaline cartilage)에 의해 연결되어 있다.

미성숙 엉덩뼈(장골, ilium)의 유리연골은 뼈의 길이성장에 중요한 역할을 담당한다. 시간이 지날수록 연골은 뼈로 대체되며, 이 관절은 **못움직임관절**(부동관절, synarthrosis)이다. (그림 4-6)

2) 섬유연골결합(symphysis)

섬유연골결합에서 뼈의 관절부위 표면은 얇은 층의 유리연골로 덮혀있으며, 유리연골(초자연골, hyaline cartilage)은 탄력적인 섬유연골판(fibrous cartilage plate)에 부착되어 있다. (그림 4-7)

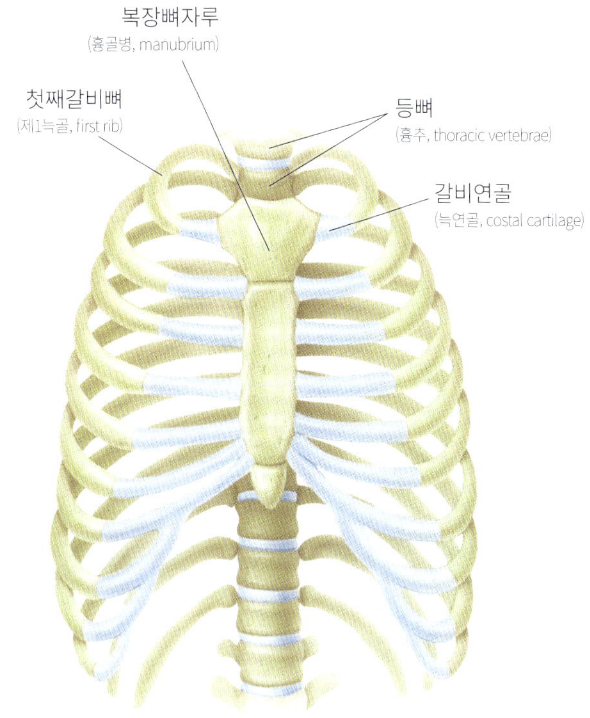

그림 4-6 유리연골 결합(제1갈비뼈와 복장뼈자루 사이 관절)

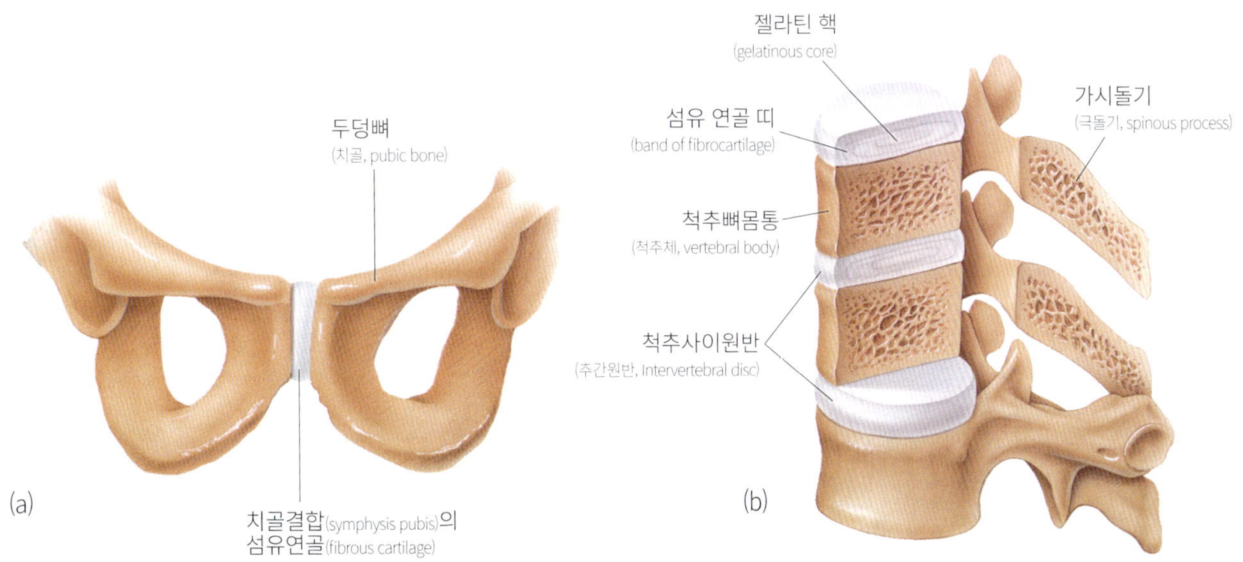

그림 4-7 섬유연골결합 (a)두덩뼈 사이 두덩뼈 결합 (b) 척추골 사이의 척추사이 원반

3. 윤활관절(활막성관절, synovial joints)

윤활관절의 뼈끝에는 윤활액(synovial fluid)이 담긴 관절공간이 있으며 모든 운동이 가능하다. 자유롭게 움직일 수 있는 관절로서 움직관절(가동관절, diarthrosis)이며, 관절연골(articular cartilage), 관절낭(joint capsule), 윤활액(synovial fluid)을 분비하는 윤활막(synovial membrane)으로 구성되어 있다.

1) 윤활관절 구조

관절연골(articular cartilage) 아래에 있는 뼈는 약간의 탄력성이 있는 전형적인 해면뼈(해면골, sponge bone)이다. 관절을 둘러싸고 있는 관절주머니(관절낭, joint capsule, articular capsule)는 치밀결합조직(dense connective tissue)으로 이루어진 섬유층으로 구성되어 있으며, 다음과 같은 구조물들이 있다.

- **인대**(ligament): 인대는 질기고 강한 아교섬유다발(교원섬유속, collagenous bundle)이다. 관절주머니(관절낭, joint capsule)의 내층은 윤활막(synovial membrane)이라 하며, 윤활막은 막힌 주머니 모양의 윤활강(synovial cavity)을 둘러싸고, 그 내부로 맑고 점성이 있는 윤활액(synovial fluid)을 분비한다.
- **윤활막**(synovial membrane): 윤활막은 관절주머니의 손상, 감염 시 윤활액을 재흡수하는 중요한 역할을 한다.
- **윤활액**(synovial fluid): 윤활액은 관절의 연골면을 촉촉하고 매끄럽게 한다. 관절 안 윤활액 양은 관절표면을 얇게 덮을 정도로 매우 적으며, 그 양은 0.5ml 이하이다.
- **관절반월**(synovial meniscus): 관절반월의 가장자리는 관절(joint)의 섬유층에 부착되고, 자유면은 관절 안쪽으로 약간 돌출되어 있다.
- **윤활주머니**(윤활낭, bursae): 윤활주머니의 내부는 관절안의 윤활막과 연속되어 있는 막으로 덮여있다. 이 주머니에는 윤활액이 들어 있다.
- **활액낭**(synovial cyst): 활액낭은 일반적으로 피부와 뼈 돌출부 사이에 위치하며, 충격을 완화시키고 뼈를 덮고 있는 힘줄(건, tendon)의 운동을 돕는다. (그림 4-8)

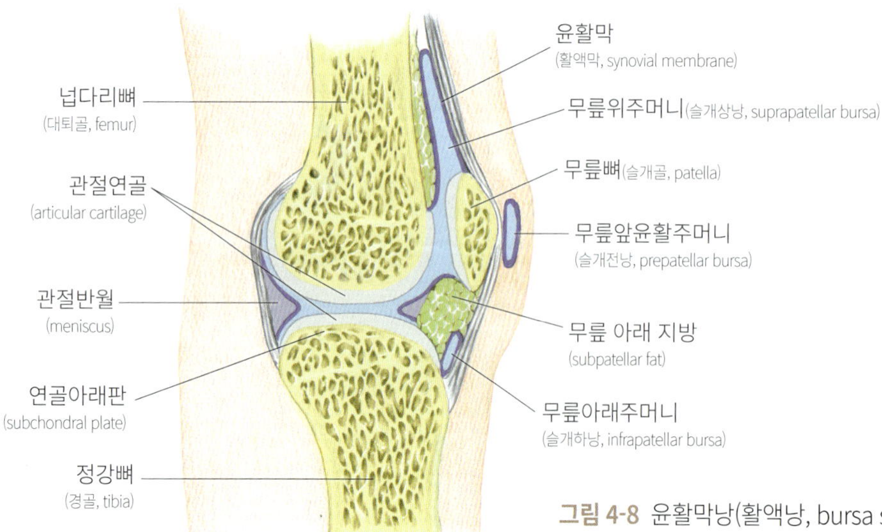

그림 4-8 윤활막낭(활액낭, bursa synovialis: 무릎관절)

관절염(arthritis)

관절(joint)이란 뼈와 뼈 사이가 부드럽게 운동할 수 있도록 연골(cartilage), 관절주머니(관절낭, articular capsule), 활막(synovium), 인대(ligament), 힘줄(tendon), 근육(muscle) 등으로 구성되어 있으며, 움직임에 따라 발생하는 충격을 흡수하는 역할을 한다. 관절염은 여러 가지 원인에 의해 관절에 염증이 생긴 것으로, 이로 인해 나타나는 대표적인 증상은 통증이다.

- **퇴행성 관절염**(degenerative arthritis)은 주로 50대 이후에 발생하고 여자에게 더 많으며 체중증가, 외상, 고령 등이 위험인자가 된다. 이는 진행이 느리고 면역학적 검사에 이상이 없으며, 염증수치(ESR, CRP)도 높지 않다.
- **류마티스 관절염**(rheumatoid arthritis)은 30-50대의 여성에서 호발하고, 원인이 명확하지는 않으나 면역기능에 이상(약 80%에서 류마티스(rheumatism)인자 양성을 보인다. 주로 손 관절의 부기(종창, swelling)가 동반되면서 아침에 손이 잘 구부러지지 않는다.

2) 윤활관절(활막성관절, synovial joints)의 분류

윤활관절은 그 작용기능에 따라 관절종류가 다르다. (그림 4-9)(그림 4-10)

- **절구관절**(구상관절, ball-and-socket joint)은 구형 또는 달걀 모양의 머리가 있는 뼈와 컵 모양의 뼈 사이에 형성되는 관절로서, 다양한 운동이 가능하다. [예: 엉덩관절(고관절, hip joint)과 어깨관절(견관절, shoulder joint)에서 관찰된다.]
- **융기관절**(과상관절, 타원관절, condyloid joint)에서는 타원형의 관절구가 있는 뼈가 다른 뼈의 타원형 관절오목(articular fossa)에 맞춰진다. 즉 관절면이 굽힘, 폄, 모음, 벌림, 휘돌림 운동을 한다. [예: 손목관절(요골수근관절, wrist joint), 손허리손가락관절(중수지관절, metacarpophalangeal joint)에서 손허리뼈(중수골, metacarpal)와 손가락뼈(지골, phalanges) 사이에서 관찰된다.]
- **활주관절**(전동관절, gliding joint)의 관절면은 납작하거나 약간의 굴곡이 있으며, 이러한 관절에서는 미끄럼운동이나 전후운동 및 비틀기 운동이 가능하다. [예: 손목이나 발목에 있는 대부분의 관절이 이런 유형에 속한다.]
- **경첩관절**(접번관절, hinge joint)은 뼈의 가운데 볼록한 면이, 다른 뼈의 오목한 면과 만나 형성되는 관절로, 팔굽관절(주관절elbow joint)과 손가락뼈(지골, phalanges) 사이 관절에 있다. 굽힘(굴곡, flexion)과 폄(신전, extension)이 가능하다.
- **중쇠관절**(차축관절, pivot joint)에서는 실린더와 같은 면이 뼈와 섬유성 조직의 인대로 구성된 고리 안에서 회전을 한다. [예: 노뼈(radius)의 몸쪽부와 자뼈(ulna)의 몸쪽부 사이의 관절.]
- **안장관절**(안관절, saddle joint)은 오목하고 볼록한 면을 모두 가지고 있는 양쪽 뼈가 서로 맞물려 있다. [예: 손목뼈(큰마름뼈)와 엄지의 손허리뼈가 이루는 관절.]

돌림근띠(회전근개, rotator cuff)

일부 근육의 힘줄은 어깨 관절주머니(관절낭, articular capsule)의 섬유층에 자연스럽게 섞여 돌림근띠(회전근개, rotator cuff)를 형성하며, 이는 어깨관절(견관절, shoulder joint)을 강화시키고 지지해 준다. 이 돌림근띠는 야구 등의 운동 시 강하게 공을 던질 때 생성되는 감속력에 의해 손상될 수 있다.

관절경 검사법(arthroscopy)

관절경 검사법으로 영상을 보며 관절(joint) 내부를 관찰할 수 있다. 외과의사는 관절주머니(관절낭, articular capsule)을 적게 절개하여 관절경을 삽입하는 것으로, 재래식 수술보다 훨씬 덜 침습적이다. 이로 인해 육상 선수 및 운동선수들은 치료 후 몇 주가 지나면 다시 운동을 할 수 있다.

인공관절(artificial joint)

관절염(arthritis)이나 **골종양**(osteomatoid) 등으로 인하여 관절부의 뼈가 파괴되거나 관절손상을 입은 경우에 인공관절을 사용한다. 인공관절은 관절의 기능을 대신할 수 있는 어깨관절(견관절, shoulder joint), 팔굽관절(주관절, elbow joint), 엉덩관절(고관절, coxal articulation), 무릎관절(슬관절, knee joint) 등에 사용된다.

최근에는 양측성(bilaterality)의 변형성 엉덩관절에도 자주 쓰이게 되었다. 인공 관절의 사용 가능 기간은 10~20년 정도 이며, 환자의 나이나, 수명 등에 따라 평생 사용도 가능하다.

윤활주머니염(윤활낭염, bursitis)

점액낭염(bursitis)이라고도 한다. 주로 어깨, 팔, 무릎, 골반, 엉덩이, 아킬레스힘줄(아킬레스건, achilles tendon)에 존재하는 윤활주머니(윤활낭, bursa)에 많이 생긴다.

원인: 관절(joint) 상처, 감염(infection), 관절염(arthritis), 통풍(gout) 등이 있다. 외상에 의해 윤활주머니(윤활낭, bursa)에 염증이 생기면 윤활액이 과잉 형성되고, 출혈이 일어나 붓게 된다. 만성은 결핵(tuberculosis), 진균(fungus), 매독(syphilis) 등에 의한 것이다. 통풍성 윤활낭염은 무릎관절(슬관절, knee joint) 윤활주머니(윤활낭, bursa)에 잘 나타나며, 발이나 발목 등의 윤활주머니에도 생길 수 있다.

증상: 통증이 생기고, 염증부위의 움직임이 어렵다. 외상에 의하여 생기는 만성 외상성 윤활낭염(주머니염, bursitis)은 윤활낭벽이 점차 두꺼워지고, 섬유화 되며, 동통성 종창(부기, swelling)이 생긴다. 합병증으로 관절운동이 어려워질 수 있다.

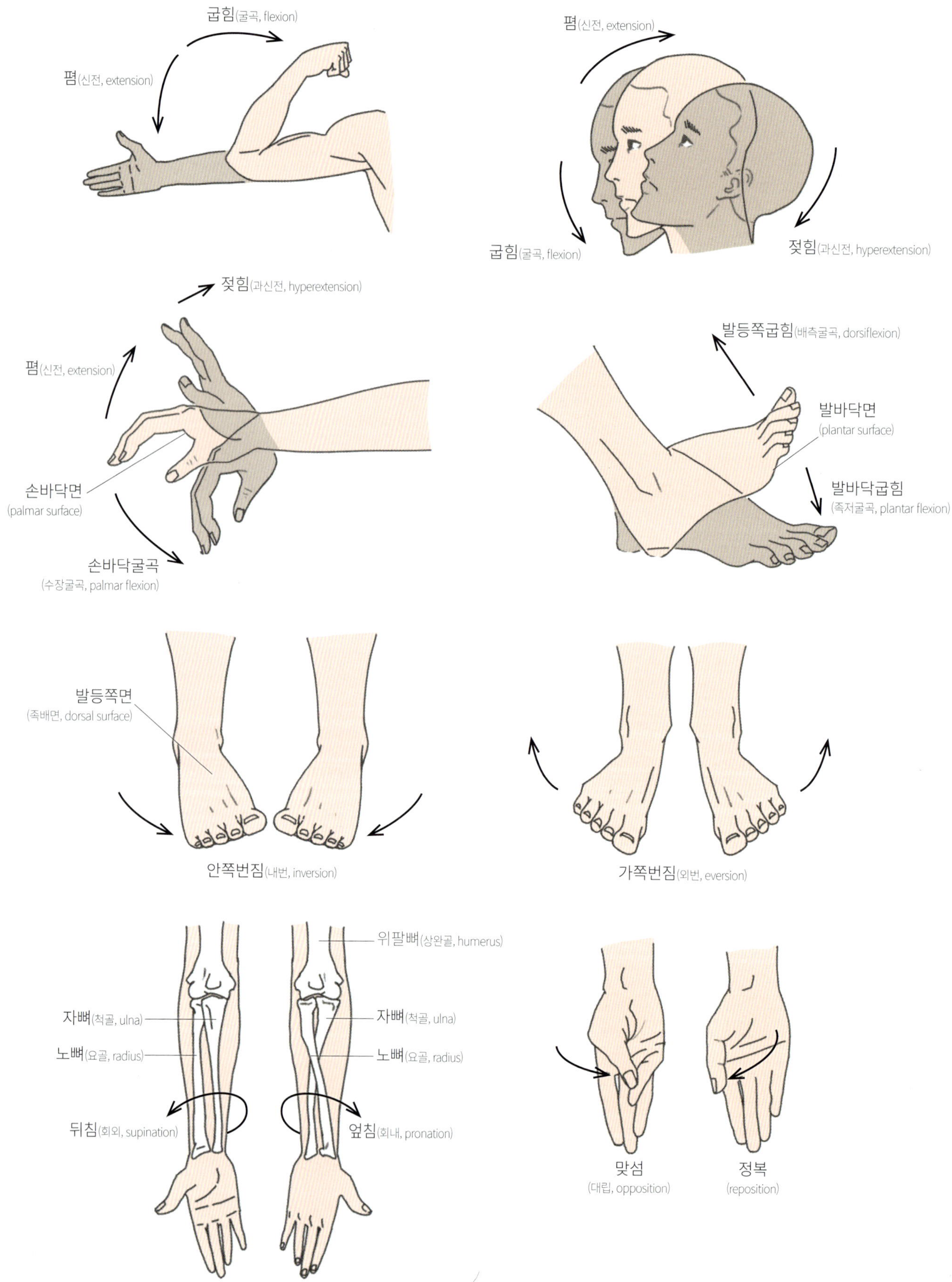

그림 4-9 윤활관절의 운동

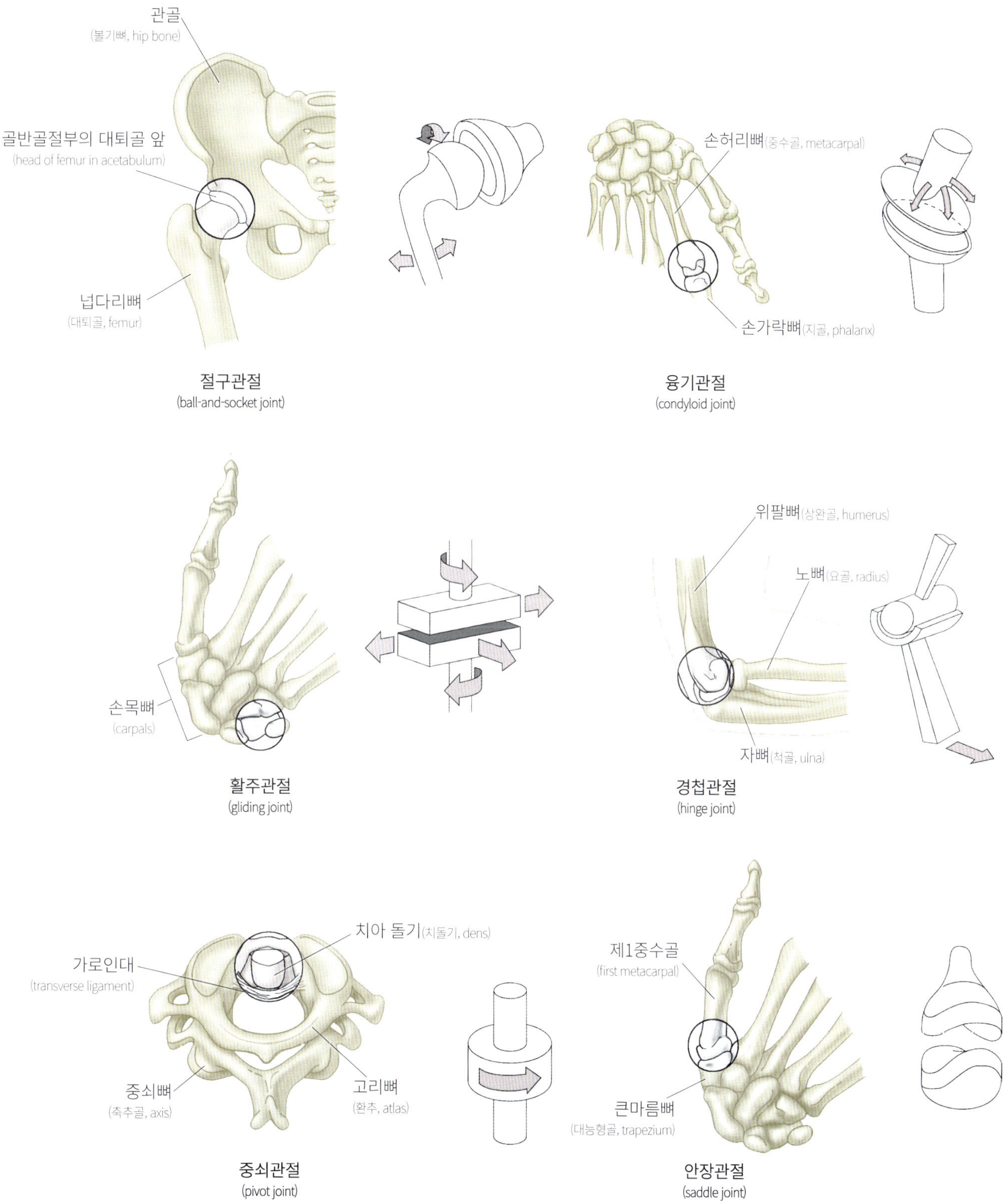

그림 4-10 윤활관절의 유형 및 예

C. 몸통 뼈대의 관절

1. 머리뼈(두개골, cranial bone) 관절

머리뼈 관절은 턱관절 외에는 모두 봉합으로 이루어 진다.

턱관절(악관절, tempromandibular joint): 턱관절은 아래턱뼈(하악골, mandible) 관절돌기와 관자뼈(측두골, temporal bone) 턱관절오목(하악와, mandibular fossa)과의 사이에 이루어지는 **타원관절**(condyloid joint)이며 운동성이 자유롭다.

턱관절은 어긋남(탈구, dislocation)이 잘 일어나는 관절로서 어긋나게 되면 관절돌기는 턱관절오목(하악와, mandibular fossa)을 벗어나 앞쪽으로 이동한다. (그림 4-11)

턱관절 장애(temporomandibular disorder)

턱관절 장애는 턱 관절의 동통성 기능 장애, 두통을 포함한 머리, 목(두경부, head and neck) 동통장애를 의미하는 경우가 대부분이다. 흔히 턱 디스크증이라고 한다.

원인: 근육(muscle)과 인대(ligaments), 관절원판(discus articularis) 턱뼈(mandibular angle)가 함께 입 벌리기, 씹는 행위(저작), 말하기, 삼키기 등에 이상이 생겨 발생한다. 여러 요인에 의해 이러한 턱관절 기능에 이상이 생겨 발생한다.

증상: 턱관절 장애, 두통을 포함한 머리, 얼굴, 목부위 통증이 생기고, 옆얼굴아래턱에 장애가 발생한다.

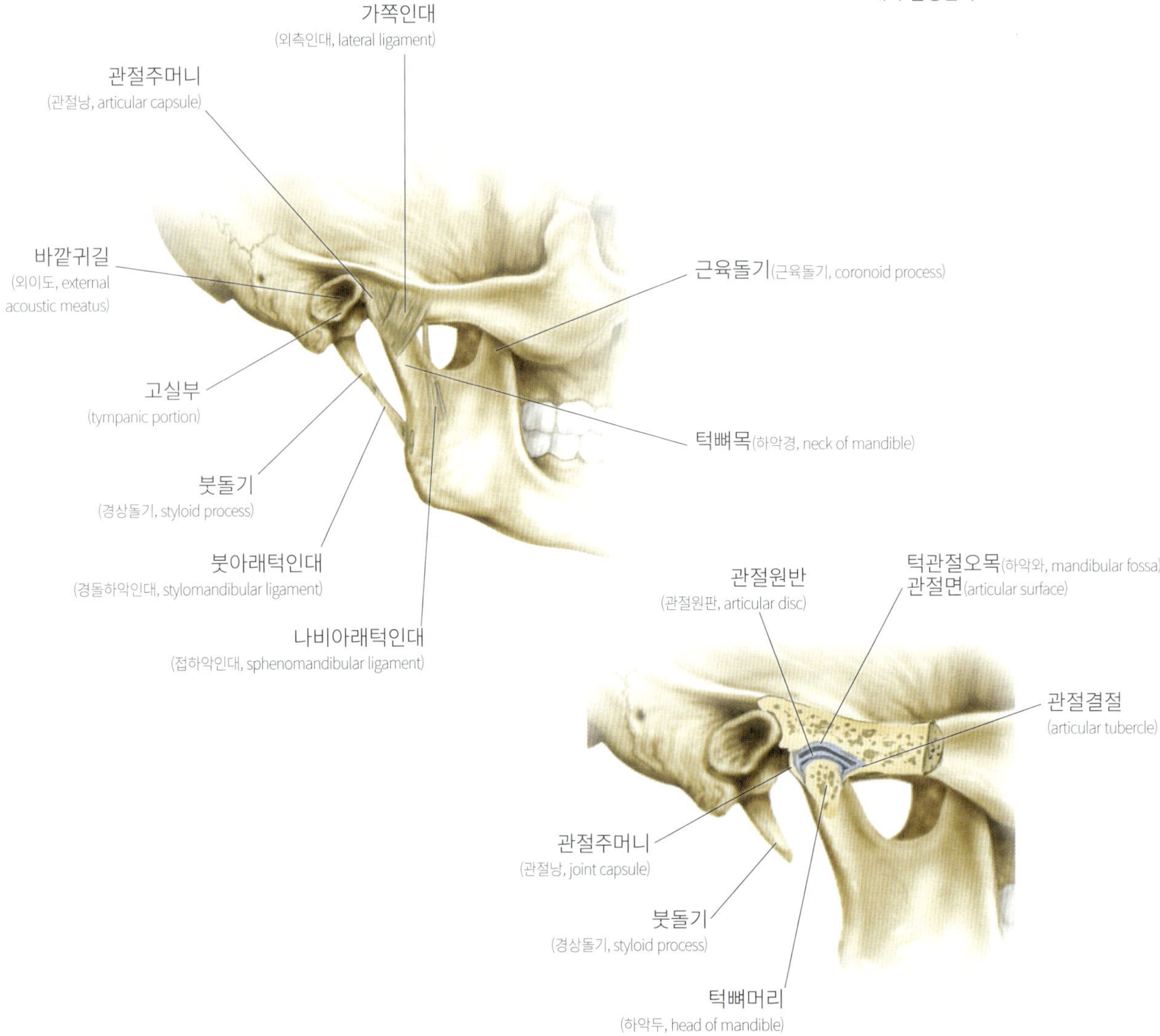

그림 4-11 턱관절(악관절, tempromandibular joint)

2. 척주 관절

1) 척추뼈몸통 관절(추체의 관절, joint of vertebral boby)

척추뼈몸통 관절은 척추뼈몸통 사이에 형성되는 섬유연골결합으로서 그 사이에 척추원반(추간판, intervertebral disc)이 끼어 있으며 척추인대(vertebra ligament) 결합으로 되어 있다.

* 이 관절은 부분적으로 약간의 운동이 허용되지만, 척추 전체를 이용하면 넓은 범위의 운동이 가능하다. (그림 4-12)

척추원반(추간판, intervertebral disc)은 섬유연골로 형성되며 성인에서는 목뼈(경추, cervical vertebra)에서 허리뼈(요추, lumbar vertebra)까지 23개의 척추원반이 있다. (그림 4-13)

2) 고리뒤통수관절(환추후두관절, atlanto-occipital joint)

고리뒤통수관절은 고리뼈(환추, atlas)관절면(chapter03 고리뼈 참조)과 뒤통수관절융기 사이에 형성되는 타원관절(condyloid joint)이다. (그림 4-14)

3) 고리중쇠관절(환축관절, atlantoaxial joint)

고리뼈(환추, atlas)와 중쇠뼈(축추, axis) 사이의 중쇠관절(차축관절, pivot joint)이다. 중쇠뼈(축추, axis)는 치아돌기 주위를 따라 회전운동을 한다.

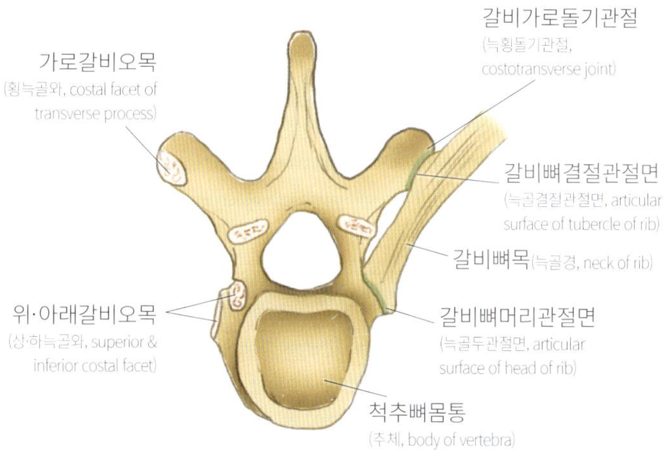

그림 4-12 척추뼈몸통

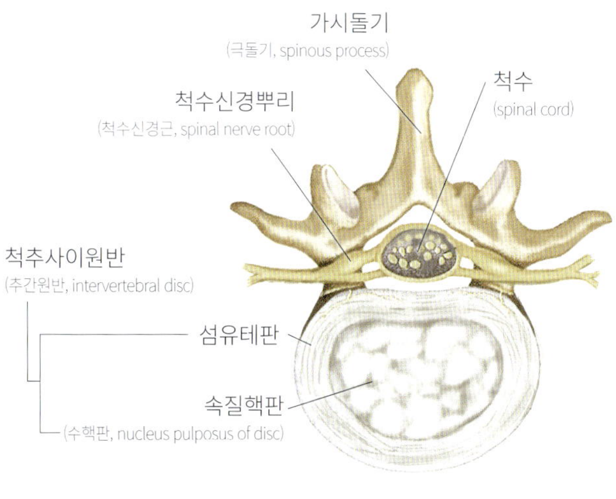

그림 4-13 척추원반

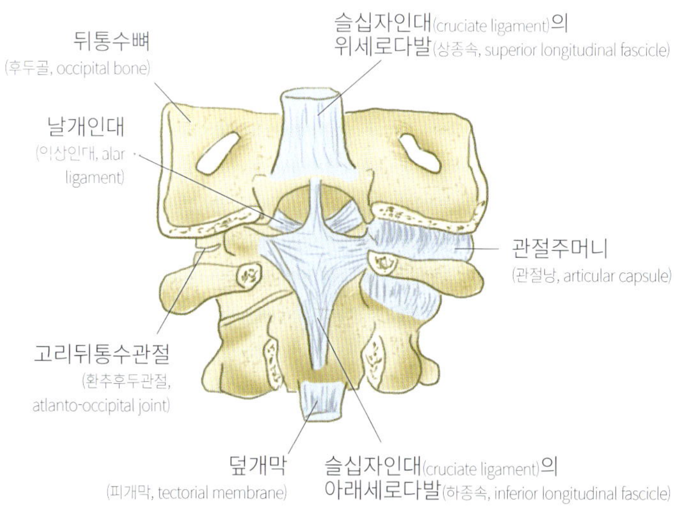

그림 4-14 고리중쇠관절과 고리뒤통수관절

4) 척추(vertebra) 연결

(1) 척추사이원반(추간원판, intervertebral disc)

위아래 원뿔(추체, cones) 사이에 자리한다. 원뿔의 모양과 일치하는 섬유연골(fibrocartilage)로 이루어진다. 원뿔과 섬유연골 사이에는 얇은 유리연골(초자연골, hyaline cartilage)이 존재하여 틈새를 보강한다.

척추사이원반의 주변부는 섬유륜(fibrous ring), 중심부는 수핵(nucleus pulposus)이라고 부른다. 섬유륜은 나선 모양을 그리며 서로 교차하는 아교섬유다발(교원섬유속, collagen bundle)로 이루어지며 연골바탕질(연골기질, cartilage matrix) 및 연골섬유는 많지 않다. 또한 속질핵(수핵, nucleus pulposus)은 교원질조직(collagen tissue)으로 만들어지는데 이는 태생기 척삭(notochord)의 흔적이다.

(2) 뒤통수뼈(후두골, occpital bone) ↔ 척추 끝까지 연결하는 긴인대

- **앞세로인대(전종인대, anterior longitudinal ligament)**: 상단은 뒤통수뼈(후두골, occipital bone)저부의 인두결절(pharyngeal tubercle)에서 시작되어 고리뼈(환추, atlas) 가쪽에서 폭이 늘어난다. 다시 아래쪽으로 갈수록 넓게 돼서 전체 척추의 앞면을 덮는다. 또한 하단은 엉치뼈(천골, sacrum)의 앞면에 도달한다.
- **뒤세로인대(후종인대, posterior longitudinal ligament)**: 위끝은 후두골사면(obligue of occipitalf)에서 시작해서 척주(vertebral column) 뒷면으로 내려간다. 아래끝은 엉치뼈관 천골공(sacrum foramen)에 도달한다. 인대의 폭은 아래쪽으로 갈수록 좁아진다.
- **가시끝인대(극상인대, supraspinous ligament)**: 제7목뼈(경추)의 가시돌기(극돌기, spinous process)의 끝에서부터 아래쪽으로 각각의 망치뼈(추골, malleus)의 가시돌기 위를 타고 엉치뼈(천골, sacrum)를 지나 정중엉치뼈능선(전중천골릉, median sacral crest)에 도달한다.
- **목덜미인대(항인대, nuchal ligament)**: 가시끝인대(극상인대, supraspinous ligament)가 계속 이어지는 것으로 보아야 하며, 목뼈(경추, cervical vertebra)에서 발달되어 있다. 뒤통수뼈(후두골, occipital bone)의 바깥뒤통수뼈융기(외후두융기, external occipital protuberance)와 제7목뼈의 가시돌기 사이에 고리뼈(환추, atlas)로부터 제2~제7목뼈의 가시돌(극돌기, spinous process) 끝을 잇는 막상(membraniform)의 탄성섬유(elastic fiber)가 풍부한 인대이다.

  가시사이인대(극간인대, interspinal ligaments)와 함께 목에서는 굴곡을 제한하며 굴곡에 의한 추간사이원반(추간원판, intervertebral disc) 내압을 감소시켜서 추간사이원반에 가해지는 압박을 줄이는 역할을 한다고 여겨진다. 이 인대는 네발짐승인 소, 말 등에서 특히 잘 발달되어 있다.

어깨관절 재발성 탈구 (recurrent dislocation of shoulder)

어깨관절 재발성 탈구는 어깨관절(견관절, shoulder joint) 이 한 번 탈구되어 빠진 이후 반복적으로 탈구되는 것이다. 우리 몸에서 재발성 탈구가 가장 흔한 부위는 어깨이다.

어깨관절 재발성 탈구는 어깨관절(견관절, shoulder joint)을 스스로 아탈구(subluxation: 불완전 탈구)시키거나 탈구시킬 수 있는 경우와는 다른데, 이러한 경우는 수의적 아탈구 또는 탈구라고 하며, 통증이나 일상생활에 지장이 거의 없는 경우가 대부분이다.

원인: 여러 가지가 원인이 있으나, 처음 탈구될 때의 나이가 중요하다. 보통 20세 이전에 탈구가 발생하면 재발성 탈구의 빈도가 높다고 한다.

또한 남자가 여자보다 재발성 탈구가 잦고, 운동선수에게서, 그리고 쉽게 탈구된 경우에 재발성 탈구가 흔하다.

증상: 탈구 시 대개 심한 통증이 생긴다. 그러나 탈구 횟수가 잦아지면 탈구 시 통증은 점차 줄어들고, 상대적으로 쉽게 탈구된다.

탈구 시 신경(nerve)이나 혈관(blood vessel)이 함께 손상되는 경우에는 어깨 이하 팔 부위의 감각 이상 또는 운동장애(마비)가 오거나, 색깔 변화, 붓는 등의 혈관성 변화가 생길 수 있다.

3. 가슴우리(흉강, thoracic cage) 관절

12개의 등뼈(vertebrae), 12쌍의 갈비뼈(늑골, ribs) 및 1개의 복장뼈(흉골, sternum) 사이에 형성되는 관절들이다.

1) 갈비척추관절(늑추관절, costovertebral joints)

갈비척추관절은 갈비뼈와 등뼈(흉추, thoracic vertebra) 두 곳에서 관절을 이룬다. 즉, 갈비뼈 머리와 등뼈의 갈비오목(늑골와, costal facet)이 만나는 갈비뼈머리관절(늑골두관절, joints of head of ribs), 등뼈의 가로갈비오목(횡늑골와, costal facet of transverse process)과 갈비뼈의 갈비결절 사이에 갈비가로돌기관절(늑횡돌관절, costotransverse joints)이 있고, 모두 평면관절(plane joint)이다.(그림 4-15)

2) 복장갈비관절(흉늑관절, sternocostal joints)

복장갈비관절은 갈비연골과 복장뼈(흉골, sternum)의 갈비패임 사이에 이루어지는 윤활관절 종류지만 못움직임관절(부동관절, synarthrodial)이다.(그림 4-16)

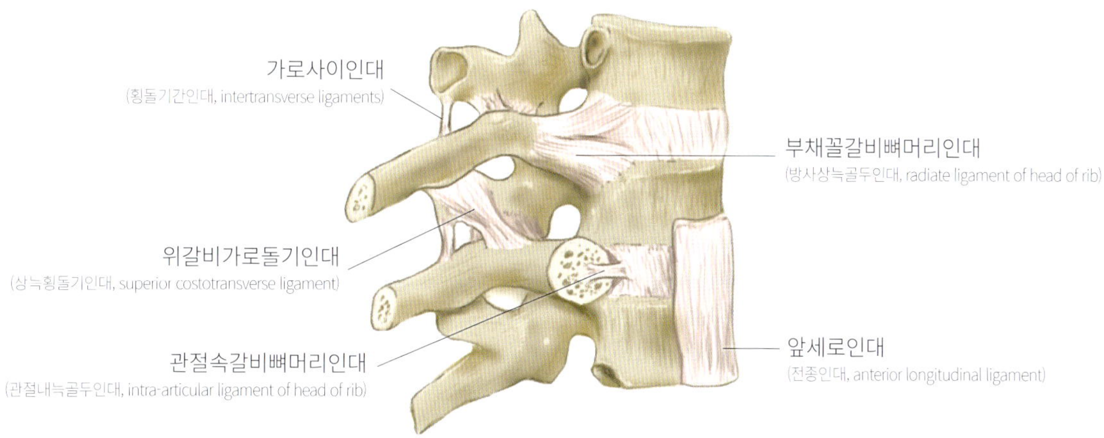

그림 4-15 갈비척추관절

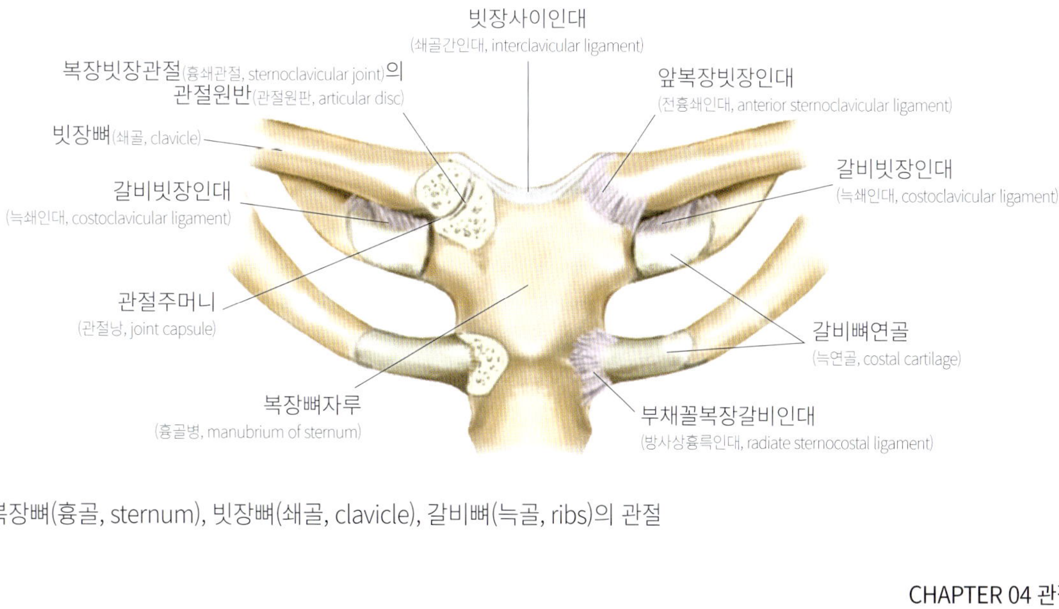

그림 4-16 복장뼈(흉골, sternum), 빗장뼈(쇄골, clavicle), 갈비뼈(늑골, ribs)의 관절

D. 팔관절

1. 어깨관절(견관절, shoulder joint)

몸통(body)과 **위팔**(상완, arm) 사이에는 어깨뼈(견갑골, scapula)와 3개의 관절이 연결되어 있기 때문에 몸통에 대한 위팔운동이 자유롭고 그 범위가 가장 넓다.

어깨관절(견관절, shoulder joint)은 위팔뼈(상완골, humerus)의 머리와 어깨뼈의 얕은 관절오목(관절와, glenoid fossa) 사이에 형성된 절구관절(구상관절, ball and socket joint)이다. (그림 4-17)(그림 4-18)

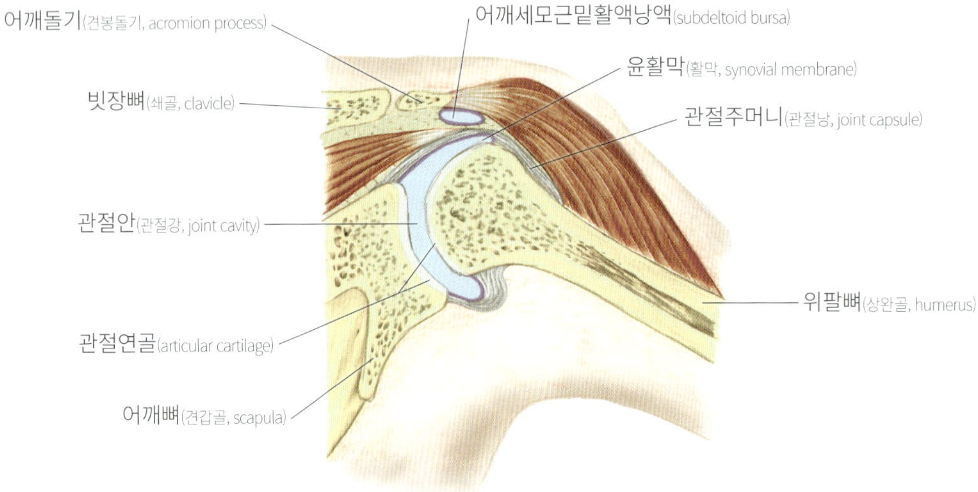

그림 4-17 어깨관절(견관절, shoulder joint)의 단면

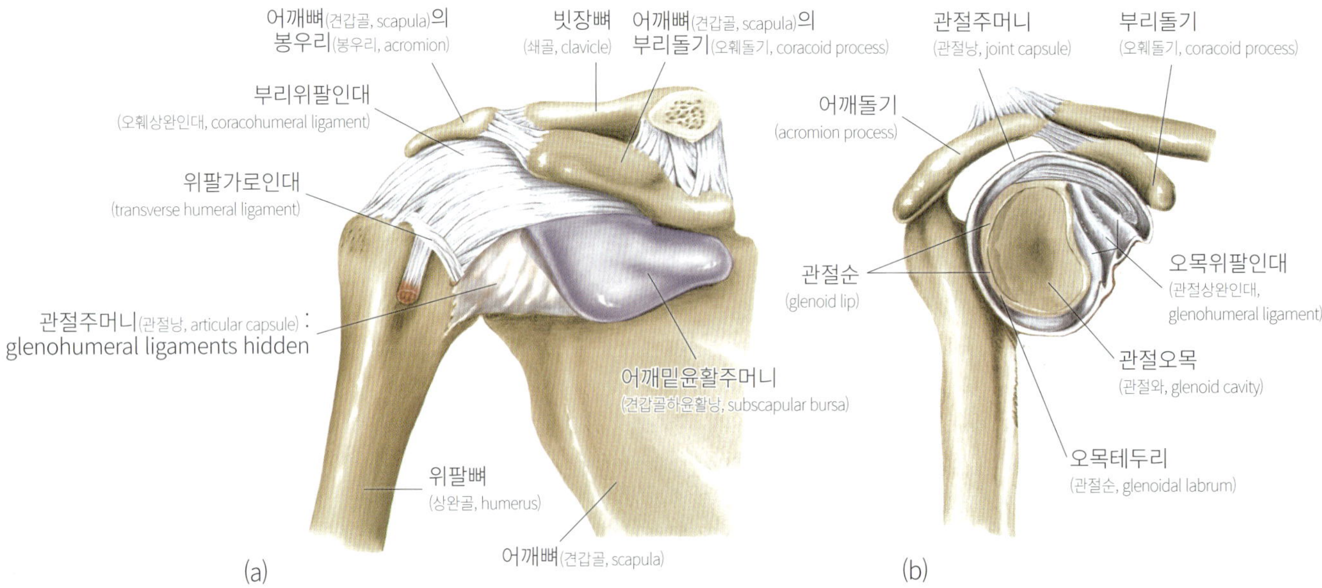

그림 4-18 (a) 어깨관절(견관절, shoulder joint) 인대 (b) 관절순 인대

2. 팔굽관절(주관절, elbow joint)

팔굽관절은 위팔뼈(상완골, humerus) 아래끝과 자뼈(척골, ulna), 노뼈(요골, radius) 위끝 사이에 형성되며, 모두 하나의 관절주머니(관절낭, articular capsule)로 싸여있는 윤활관절(synovial joint)이다. (그림 4-19)(그림 4-20)

- **위팔자관절**(완척관절, humero-ulnar joint)은 위팔뼈 아래의 위팔뼈 도르래와 자뼈의 도르래패임 사이의 관절주머니에 싸여있다.
  * 굽힘, 폄에 관여한다.
- **위팔노관절**(상완요관절, humeroradial joint)은 위팔뼈작은머리(상완소골두, capitalum of humerus)와 노뼈머리 위쪽 접시오목 사이의 관절주머니(관절낭, articular capsule)에 싸여있다.
  * 굽힘, 폄, 아래팔 돌림에 관여한다.
- **몸쪽노자관절**(상요척관절, proximal radio-ulnar joint)은 노뼈의 노뼈머리(요골두, head of radius)와 자뼈의 노패임사이(요골절흔, radial notch)에 형성된 관절이다.
  * 손의 엎침, 뒤침에 관여한다.

엉덩관절(고관절, coxal articulation)대치술

낡거나 병든 고관절을 인공 고관절로 교체하여 관절의 움직임을 개선하고 통증을 치료한다. 이 모든 것이 영국 의사 존 챈리(1911~1982)의 선구적인 업적 때문에 가능했다. 존 챈리는 고관절 대체를 위한 표준방식이 된, 마찰이 적은 관절 성형술 개발에 도움을 주었다.

그는 **철강**으로 된 넙다리뼈(대퇴골, femur)용 스템 · 볼 섹션과 폴리에틸렌 엉덩뼈관절 소켓을 사용하여 엉덩뼈 대치술을 진행하였다. 이 두 가지 장치는 아크릴 본 시멘트와 뼈를 접합시킬 수 있었으며 1962년 그는 이 수술을 성공적으로 수행하였다.

사람들의 수명이 늘어나고 기존 환자들에게 시술된 인공관절의 수명이 10년을 넘어감에 따라 엉덩관절 대치술은 오늘날 계속해서 발전을 거듭하고 있다.

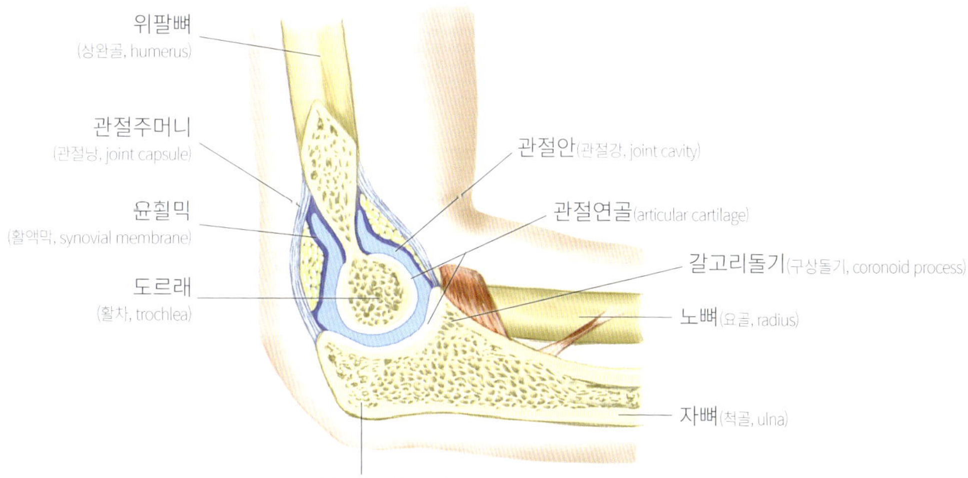

그림 4-19 팔굽관절의 단면

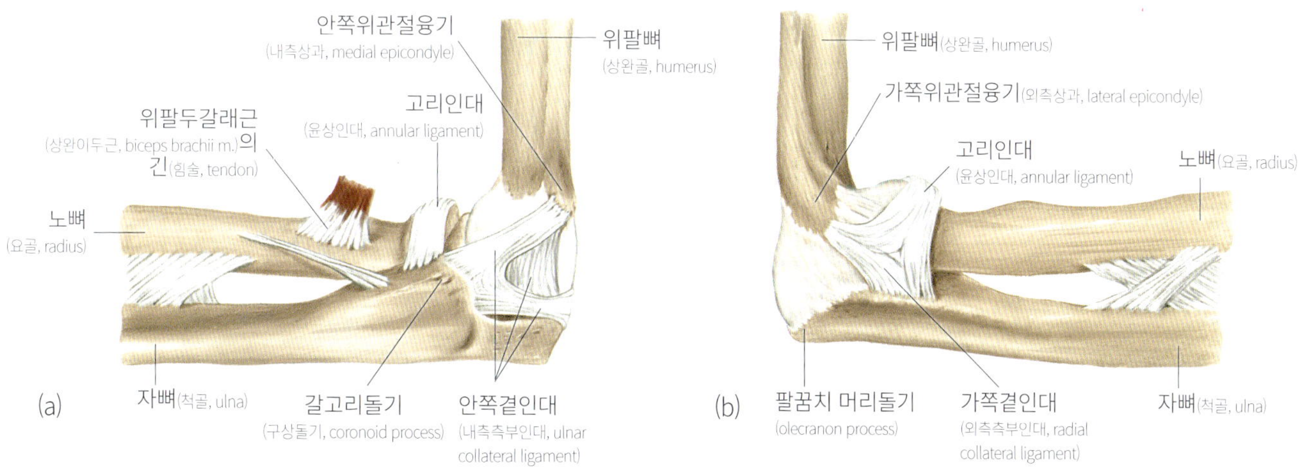

그림 4-20 (a) 안쪽곁인대(내측측부인대, ulnar collateral ligament) 안쪽면 (b) 가쪽곁인대(외측측부인대, radial collateral ligament)

E. 다리 관절

1. 엉덩관절(고관절, hip joint)

엉덩관절은 넙다리뼈(대퇴골, femur)의 뼈머리(골두)와 컵모양의 골반절구(관절구, acetabulum)로 구성되어 있으며, 볼기뼈와 넙다리뼈를 이어주는 관골주머니로 싸여있는 윤활관절(synovial joint)이다. (그림 4-21)

절구관절(cotyloid joint)의 접시오목은 깊고 넓은 접촉면으로 되어 있어 엉덩관절(고관절, hip joint)을 자유롭게 움직일 수 있으며, 안정적으로 유지시킨다.

* 엉덩관절(고관절, hip joint)은 폄(신전), 굽힘(굴곡), 벌림(외전), 모음(내전), 휘돌림(회전) 및 원회전 운동 등, 다양한 운동을 가능하게 하며, 안정성이 높고 운동범위가 어깨관절 다음으로 넓다. (그림 4-22)

외상성 엉덩관절(고관절) 탈구

전체 탈구의 4~5%를 차지하며 성인 남성에게 일어나기 쉽다.

엉덩넙다리인대(장골대퇴인대, iliofemoral ligament)를 경계로 해서 전방탈구(탈구의 1/4정도)와 후방탈구로 구분된다. 이때 넙다리뼈머리(대퇴골두, head of femur)의 골절이 동반되는 경우가 있다.

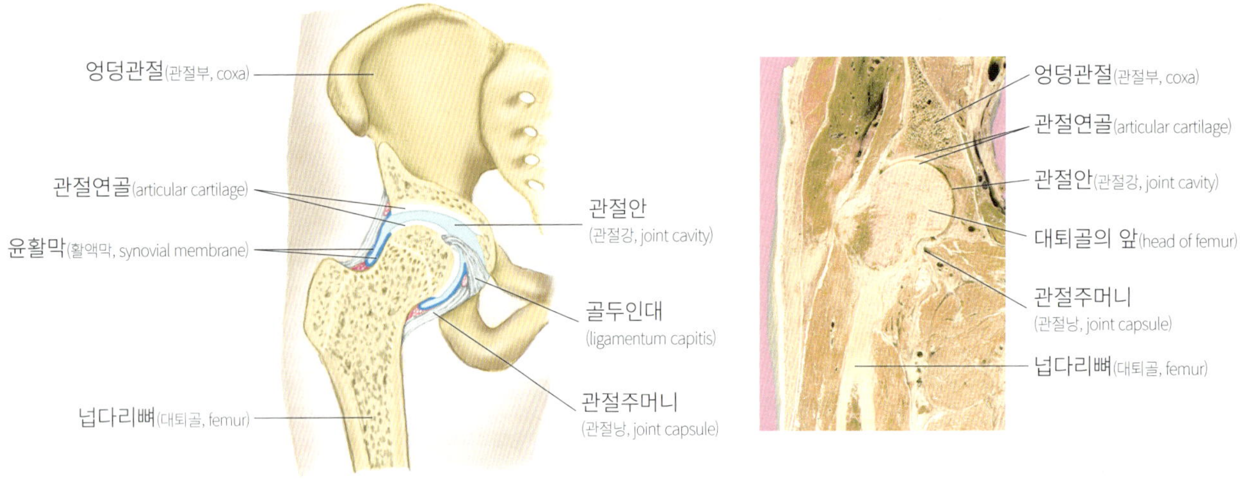

그림 4-21 엉덩관절(고관절, hip joint)의 단면

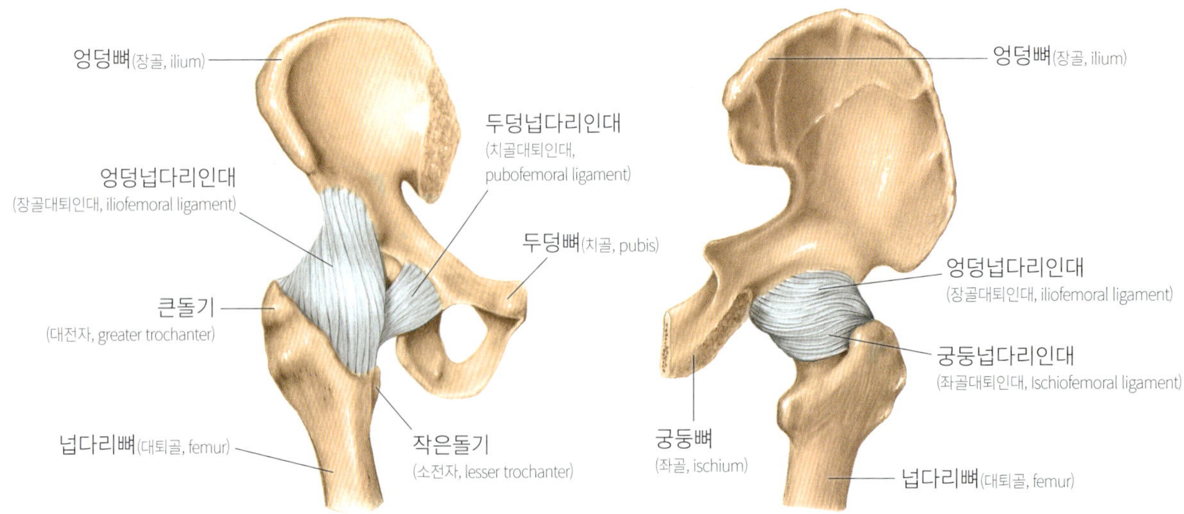

그림 4-22 엉덩관절(고관절, hip joint)의 인대(ligament) (a) 전면 (b) 후면

2. 무릎관절(슬관절, knee joint)

무릎관절은 넙다리뼈(대퇴골, femur) 아래끝부분의 바깥쪽(가쪽)·안쪽관절융기(내측과, medial condyle)와 정강뼈(경골, tibia)의 안·바깥쪽(가쪽)관절융기(외측과, lateral condyle) 사이 그리고 무릎뼈(슬개골, patella) 사이에 이루어지는 경첩관절(접번관절, hinge joint)이다. (그림 4-23)(그림 4-24)

관절주머니(관절낭, joint capsule)는 두껍고 견고하며 정강종아리결(경비측부, lateral of tibia) 인대로 보강되어 있어

- 넙다리뼈(대퇴골, femur)의 전후 탈구를 방지한다.
- 앞·뒤십자인대(전·후십자인대, anterior·posterior cruciate ligament)로 정강뼈(경골, tibia)와 넙다리뼈의 결합을 단단하게 해주어 넙다리뼈의 전후 탈구를 방지한다.
- 많은 윤활주머니(점액낭, bursa)는 교차된 무릎관절의 구조를 보호한다.

* 무릎관절(슬관절, knee joint)은 굽힘(굴곡, flexion), 폄(신전, extension), 회전운동이 가능하다.

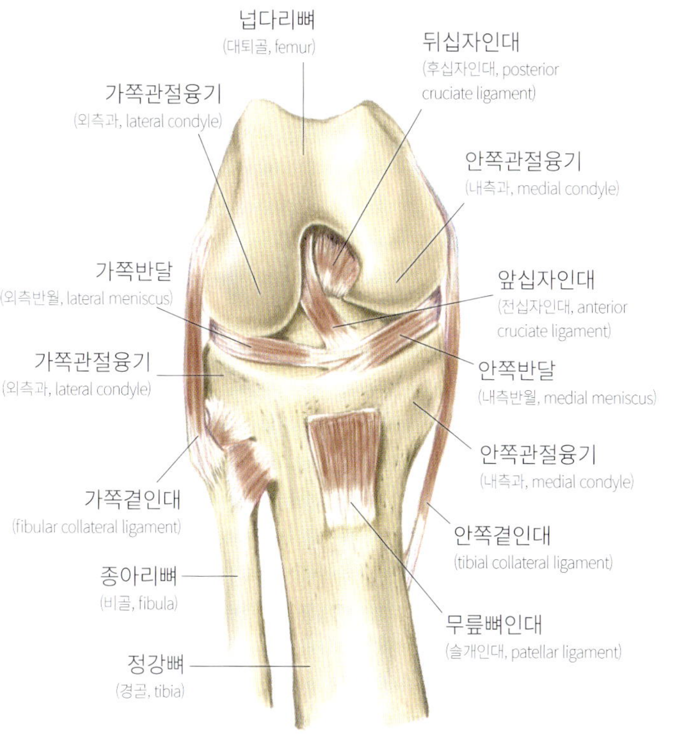

그림 4-24 무릎관절(슬관절, knee joint) 인대

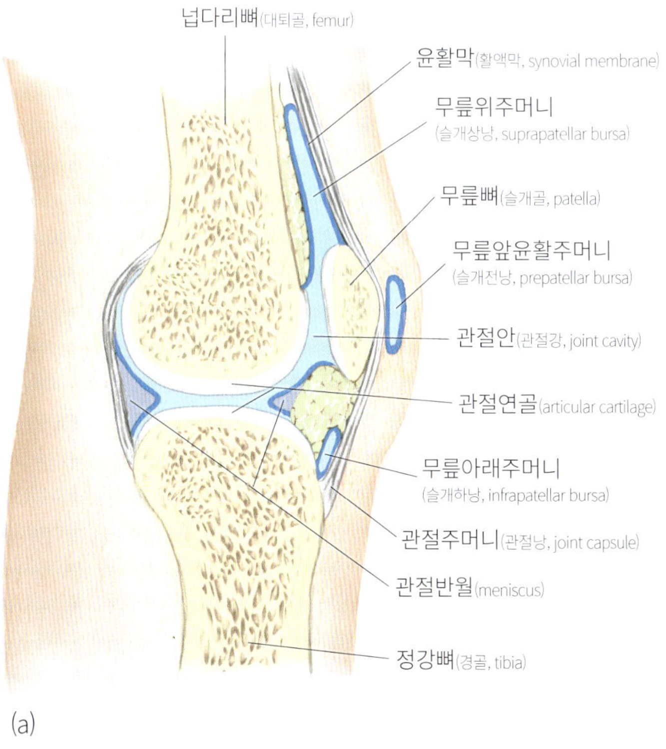

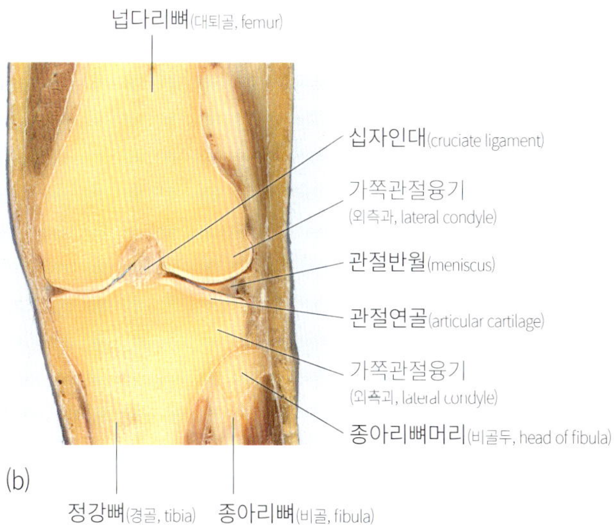

그림 4-23 (a) 무릎관절(슬관절, knee Joint) 사상 단면 (b) 무릎관절 사진

무릎관절과 연관되어 있는 인대들

무릎관절은 다양한 인대로 복잡한 움직임을 가능하게 하며, 무릎관절에 연결된 인대에는

- **무릎인대**(슬개인대, patellar ligament)
- **빗오금인대**(사슬와인대, oblique popliteal ligament)
- **활꼴오금인대**(궁상슬와인대, arcuate popliteal ligament)
- **안쪽곁인대**(내측측부인대, medial collateral ligament)
- **가쪽곁인대**(외측측부인대, lateral collateral ligament) 등이 있다.

이러한 인대 외에, 무릎관절 속의 **십자인대**(cruciate ligaments)는 관절면의 전위(displacement)를 막아준다.

- **앞십자인대**(전십자인대, anterior cruciate ligament)는 정강뼈 관절융기사이융기의 앞쪽에서 시작해서 넙다리뼈(대퇴골, femur)의 가쪽관절융기 안쪽면에 위치한다.
- **뒤십자인대**(후십자인대, posterior cruciate ligament)는 정강뼈 관절융기사이융기의 뒤쪽에서 시작해서 넙다리뼈(대퇴골, femur)의 안쪽관절융기 가쪽면에 위치한다.

이외에도 **관절반달**(관절반월, articular meniscus)은 넙다리뼈(대퇴골, femur)와 정강뼈(경골, tibia)의 관절면을 분리시키고, 이들이 제자리에 위치하도록 도와준다.

무릎관절의 무릎위주머니(슬개상낭, suprapatellar bursa)는 무릎관절강으로 이어지며, 넙다리뼈의 먼쪽 앞면과 그 위를 덮는 넙다리네갈래근(대퇴사두근, quadriceps femoris) 사이에 위치한다.

앞십자인대(전방십자인대, anterior cruciate ligament)의 전방(끌어내기/서랍) 검사

앞십자인대의 손상은 스포츠 외상에서 빈도가 높다(남성보다 여성에게 높은 비율로 발생).

앞십자인대의 손상 유무를 살펴보는 도수검사법이다.

앞십자인대는 정강뼈(경골, tibia) 앞쪽으로 벗어나는 것을 막는데, 손상이 발생하면 정상인 쪽의 무릎과 비교했을 때, 정강뼈가 앞쪽으로 과도하게 동요하는 것이 관찰된다.

라크만 검사법(Lachman test)도 정강뼈가 앞쪽으로 동요하는 것을 검사하는 방법 중의 하나이다.

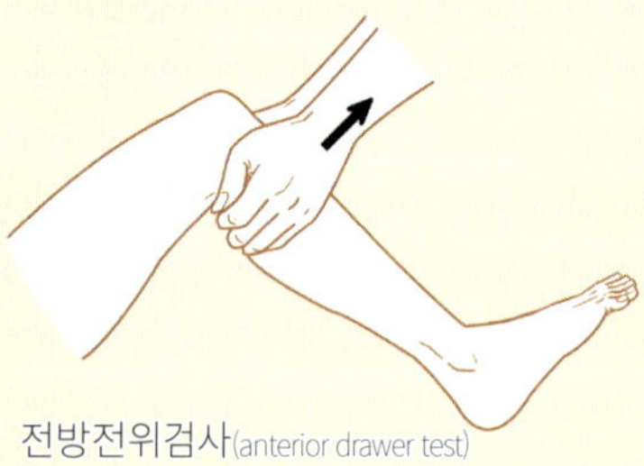

전방전위검사(anterior drawer test)

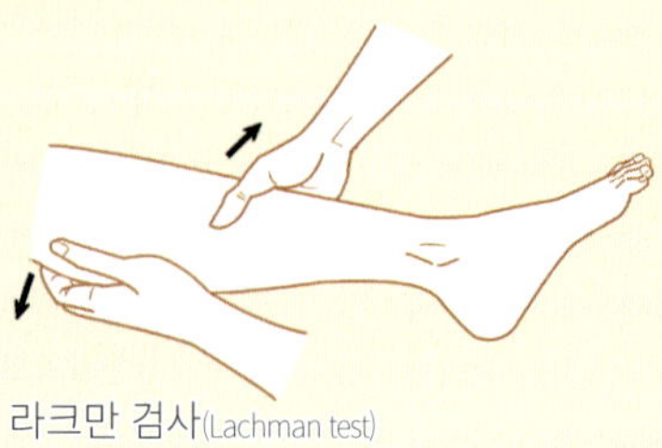

라크만 검사(Lachman test)

윤활낭염(주머니염, bursitis)

관절(joint) 사이의 윤활액을 싸고 있는 윤활주머니(윤활낭, bursa)에 염증이 생기는 질병으로 점액낭염(bursitis)이라고도 한다. 주로 어깨, 팔, 무릎, 골반, 엉덩이, 아킬레스힘줄에 존재하는 윤활주머니에 많이 생긴다. 외상, 감염, 만성적 자극 등 외적 요인으로 인하여 염증이 생기는데, 그 통증이 심하다. 흔한 질병으로, 치료 후 7~14일 안에 사라진다.

원인: 관절(joint) 상처, 감염, 관절염(arthritis), 통풍(gout) 등이 있다. 직접적 외상에 의해 윤활주머니(윤활낭, bursa)에 염증이 생기는 경우에는 윤활액이 과잉 형성되고, 출혈이 일어나 붓게 된다.

오랫동안 앉아서 일하면 좌둔부 윤활주머니에도 이 질병이 생길 수 있다. 너비가 좁거나 높은 구두를 신는 사람은 발 부위나 아킬레스힘줄 주위에 이 질병이 생길 수 있다.

감염에 의한 경우, 급성은 화농성균에 의한 것이고, 만성은 결핵(tuberculosis), 진균(fungus), 매독(syphilis) 등에 의한 것이다. 또한 대사성으로 혈중 요산이 증가하여 생기는 통풍성 윤활주머니(윤활낭염은 무릎관절(슬관절, knee joint), 윤활낭염(주머니염, bursa)에 잘 나타나며, 발이나 발목 등의 윤활주머니에도 생길 수 있다.

증상: 통증이 나타나고, 염증 부위의 움직임이 어렵다. 좋지 않은 수면 자세를 취할 때 불편할 수 있다(누르면 통증이 더 심해진다). 반복적 외상에 의하여 동통성종창이 생긴다. 합병증으로 관절의 운동이 어려워질 수 있다.

3. 정강종아리관절(경비관절, tibiofibular joint)

정강뼈(경골, tibia)와 종아리뼈(비골, 몸쪽(근위, proximalis), 중간, 먼쪽(원위, distal)에서 관절을 이룬다.

4. 발목관절(거퇴관절, ankle joint)

발목관절은 정강뼈(경골, tibia)와 종아리뼈(비골, fibula), 목말뼈(거골, talus) 사이의 윤활관절(synovial joint)로 경첩관절(접번관절, hinge joint)이다. 앞벽은 정강뼈 아래쪽, 안쪽벽은 정강뼈 복사의 안쪽면으로 이루어져 있다. (그림 4-25)

5. 발허리와 발가락 관절(metatarsophalangeal joints)

1) 발목발허리관절(종근중족관절, tarsometatarsal joint)

발목뼈(족근골, tarsal bone) 4개와 5개 발허리뼈의 발허리뼈 바닥(base of metatarsal bone) 사이에 형성되는 평면관절(plane joint)이다.

2) 발가락뼈사이관절

(족지절간관절, interphalangeal joints of foot)

발가락들 사이에 있는 경첩관절이다.

3) 발허리발가락관절

(종족지절관절, metatarsophalangeal joint)

발허리뼈(종족골, metatarsal bones) 머리와 발가락 첫마디뼈 바닥이 형성되는 타원관절(과상관절, ellipsoidal condylar joint)이다.

* 굽힘, 폄, 벌림, 모음 운동이 가능하다.

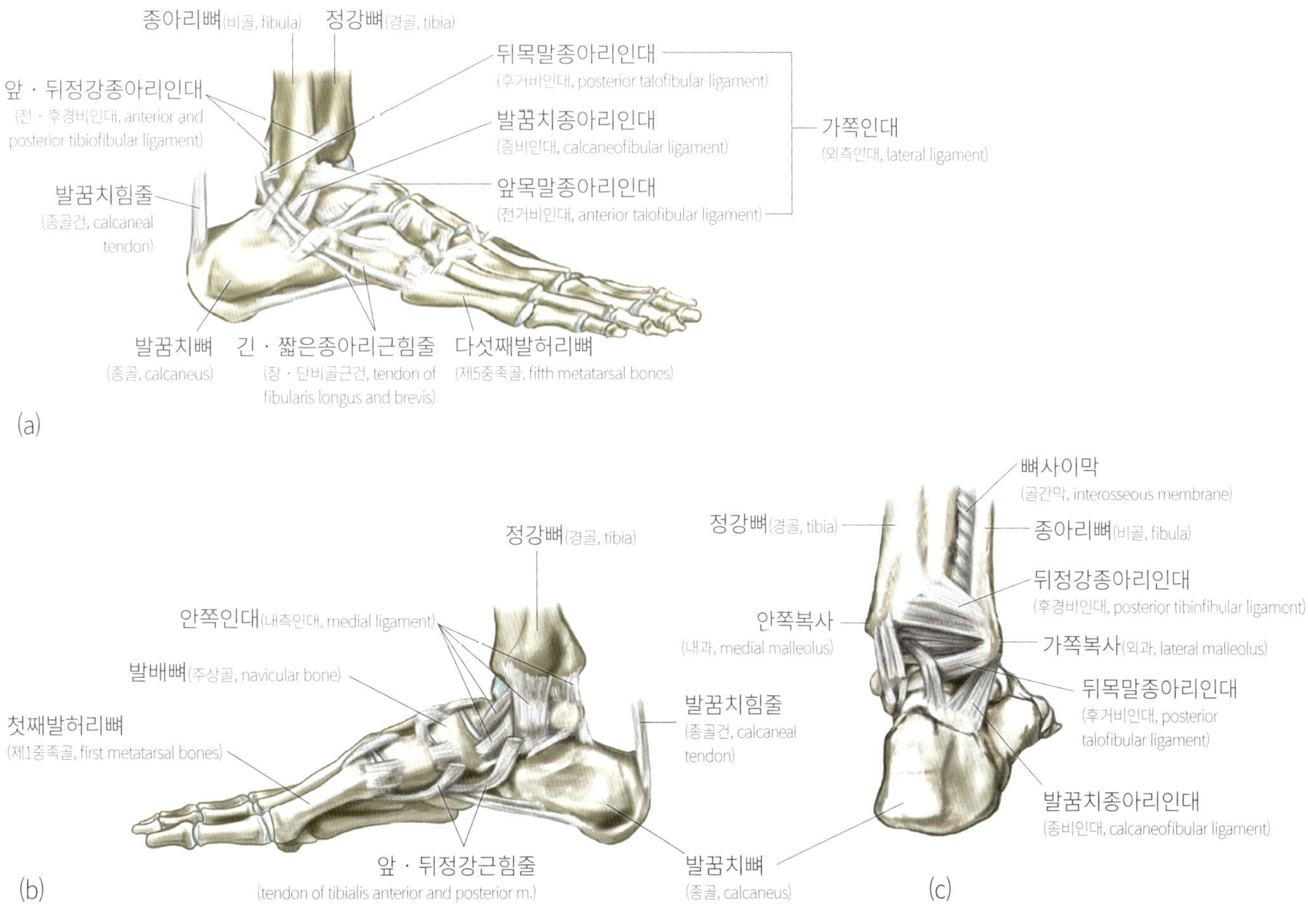

그림 4-25 발목관절(거퇴관절, ankle joint)과 인대 (a) 가쪽면 (b) 안쪽면 (c) 뒷면

관절의 노화

노화의 초기에는 아교질 구조의 변화에 의해 관절이 뻣뻣해진다.

긴뼈에서 골단(epiphysis)을 골간(diaphysis)에 연결시키는 유연결합(synchondrosis)은 뼈대가 성장하고 발달하면서 사라진다.

나이가 들면서 추간원판이 눌리기 때문에 키가 작아진다. 윤활관절의 기능저하는 20대부터 매우 천천히 진행 되면서 탄력을 읽게 된다.

용어

가시끝인대(극상인대, supraspinous ligament)
가시사이인대(극간인대, interspinal ligaments)
가쪽곁인대(외측측부인대, lateral collateral ligament)
갈비가로돌기관절(늑횡돌관절, costotransverse joints)
갈비뼈머리관절 (늑골두관절, joints of head of ribs)
갈비척추관절(늑추관절, costovertebral joints)
경첩관절(접번관절, hinge joint)
고리뒤통수관절(환추후두관절, atlanto-occipital joint)
고리중쇠관절(환축관절, atlantoaxial joint)
관절(joint)
관절낭(joint capsule)
관절반월(synovial meniscus)
관절안(관절강, joint cavity)
관절연골(articular cartilage)
관절오목(articular fossa)
관절원반(관절원판, articular disc)
관절주머니(관절낭, joint capsule, articular capsule)
뒤세로인대(후종인대, posterior longitudinal ligament)
뒤십자인대(후십자인대, posterior cruciate ligament)
목덜미인대(항인대, nuchal ligament)
몸쪽노자관절(상요척관절, proximal radio-ulnar joint)
못박이관절(정식, gomphosis)
못움직임관절(부동관절, immovable joint)
무릎관절(슬관절, knee joint)
무릎위주머니(슬개상낭, suprapatellar bursa)
무릎인대(슬개인대, patellar ligament)
발가락 관절(metatarsophalangeal joints)
발가락뼈사이관절 (족지절간관절, interphalangeal joints of foot)
발목관절(거퇴관절, ankle joint)
발허리발가락관절 (종족지절관절, metatarsophalangeal joint)
봉합인대(suture ligament)
빗오금인대(사슬와인대, oblique popliteal ligament)
섬유관절(fibrous joint)
섬유연골판(fibrous cartilage plate)
십자인대(cruciate ligaments)
안장관절(안관절, saddle joint)
안쪽곁인대(내측측부인대, medial collateral ligament)
앞세로인대(전종인대, anterior longitudinal ligament)
앞십자인대(전십자인대, anterior cruciate ligament)
어깨관절(견관절, shoulder joint)
엉덩관절(고관절, hip joint)
연골(cartilage)
연골관절(cartilaginous joint)
움직임관절(가동관절, movable joint)
위팔노관절(상완요관절, humeroradial joint)
위팔자관절(완척관절, humero-ulnar joint)
유리연골(초자연골, hyaline cartilage)
윤활강(synovial cavity)
윤활관절(synovial joint)
윤활막(synovial membrane)
윤활주머니(윤활낭, bursae)
인대(ligament)
절구관절(구상관절, ball and socket joint)
정강종아리관절(경비관절, tibiofibular joint)
중쇠관절(차축관절, pivot joint)
척추원반(추간판, intervertebral disc)
척추인대(vertebra ligament)
타원관절(condyloid joint)
턱관절(악관절, tempromandibular joint)
턱관절오목(하악와, mandibular fossa)
팔굽관절(주관절, elbow joint)
활꼴오금인대(궁상슬와인대, arcuate popliteal ligament)
활액낭(synovial cyst)
활주관절(전동관절, gliding joint)

CHAPTER

05

근육계통
Muscular System

학습목표

1. 근육의 3종류를 알자.
   - 뼈대근육, 심장근육, 민무늬근육
2. 머리와 목근육의 이름과 이는부위와 닿는 부위를 알자.
3. 몸통뼈대의 근육을 알자.
4. 팔다리뼈대의 근육을 알자.

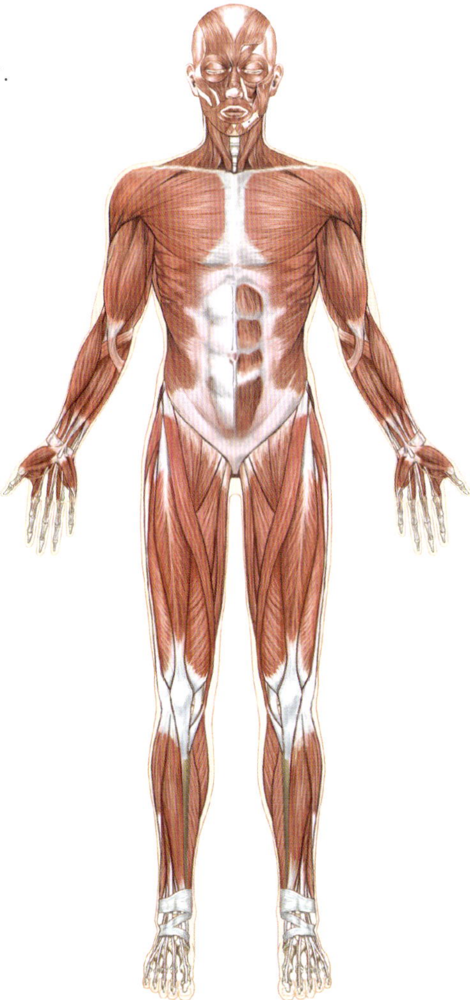

A. 뼈대근육(골격근, SKELETAL MUSCLE)

1. 근육(muscle)의 구조

근육은 신축성이 있는 근육섬유다발로 이루어져 있으며 **근육섬유**(근섬유, muscle fiber)는 가늘고 긴 끈과 같은 모양으로 신축성이 있다. 근육조직은 인체 체중의 40~50%를 차지하며, 600개 이상의 근육으로 구성되어 움직임을 만든다.

근육은 해부학적으로 **뼈대근육**(골격근, skeletal m.), **심장근육**(심근, cardiac m.), **민무늬근**(평활근, smooth m.)으로 분류되고, 운동신경에 의해 지배되는 **맘대로근**(수의근, voluntary m.)과 자율신경에 의해 지배되는 **제대로근**(불수의근, involuntary m.)으로 나눈다. (그림 5-1)

1) 뼈대근육(골격근, skeletal muscle)

뼈대근육은 뼈대의 수축과 신전작용 운동을 발생시켜 팔다리 및 몸 전체를 운동(움직임)시키며, 또한 근육이 긴장되면 뼈대가 긴장하여 몸의 자세를 안정시키고 열을 발생시켜 체온의 항상성을 유지시켜준다.

근육은 우리 몸의 움직임과 자세를 유지시켜주고 관절과 관절을 연결시켜준다.

2) 심장근육(심근, cardiac muscle)

심장근육은 줄무늬가 없는 민무늬근(평활근, smooth m.)으로 심장을 구성하고 있다. 뼈대근육과 마찬가지로 가로무늬를 가지고 있으며 자율신경계통에 의해 지배된다. 자율신경계통(autonomic nervous system)은 심장박동을 일으키지 않지만 심박수나 수축력을 조절한다.

심장근육세포의 수축은 뼈대근육과 동일한 방식으로 세포질의 칼슘이온농도에 의해 조절된다. 심장근육은 줄무늬가 있으며 **불수의근육**(invaluntary m.)이다.

3) 민무늬근육(평활근, smooth muscle)

민무늬근은 일반적으로 내장근육이라 하며, 위와 같은 소화관에서 볼 수 있으며, 기도 등의 내장벽이나 혈관벽을 구성하는 조직이다.

민무늬근은 뼈대근육에 있는 가로줄무늬가 없기 때문에 민무늬근이라고 부른다. 또한 이 근육은 자신이 마음대로 근육의 수축을 조절할 수 없기 때문에 **제대로근**(불수의근, involuntary m.)이라고 부른다.

건염(tenontitis)

힘줄(건, tendon)은 부상 또는 반복된 운동 후에 부어오르거나 통증을 동반하는 염증이 생길 수 있으며, 이 증상을 건염 또는 건초염(tenovaginitis)이라고 한다.

염증이 자주 일어나는 힘줄은 어깨관절(견관절, shoulder joint), 무릎관절(슬관절, knee joint) 등의 관절막과 연관되어 있는 힘줄이며 손목, 손, 다리, 발의 운동과 관련이 있다.

스포츠 손상(sports injury)

스포츠손상은 운동 중 발생하는 각종 손상이다. 원인은 신체외상, 과도한 몸 사용, 고산병, 잠수병과 같은 질환을 일으키는 각종 환경요인들이다.

주로 근육긴장(muscle injury), 힘줄파열(tendon rupture), 인대파열(lig rupture), 골절(fracture), 연골(cartilage)손상 등이다. 그 외 뇌(brain), 신경(nerve), 혈관(blood vessel)의 손상도 유발할 수 있다.

근육의 구성단계

① 가는잔섬유(thin filament)와 굵은잔섬유(thick filament)가 결합된 근육잔섬유(myofilament)가 모여서 **근육원섬유**(근원섬유, myofibril)가 된다.

② 이들이 근육세포인 근육섬유(myofiber)가 된 후 근육다발을 이루고 ③ 맨 나중에 근육(muscle)이 된다.

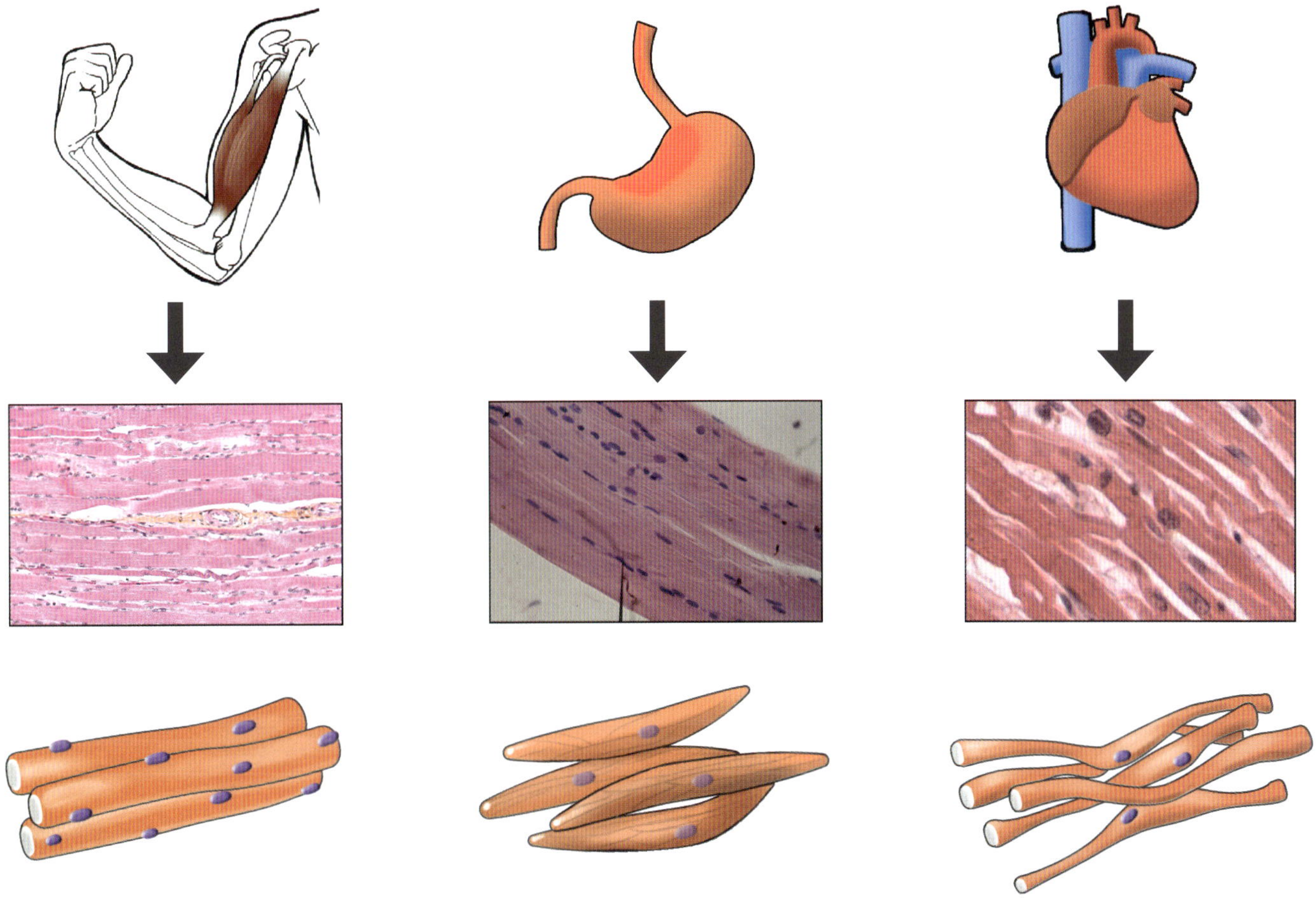

(a) 뼈대근육(골격근, skeletal m.) (b) 민무늬근육(평활근, smooth m.) (c) 심장근육(심근, cardiac m.)

그림 5-1 근육(muscle)의 유형별 분류.

- **널힘줄**(건막, aponeuroses)은 넓은 섬유막으로 이웃한 근육의 피막(covering)에 부착된다.
- **근막**(fascia)은 근육기관 바깥의 느슨한 결합조직인데 근육과 뼈, 피부 사이에 신축성 있고 끈끈한 포장물질(packing material)을 형성한다.
- **힘줄**(건, tendon)은 뼈에 단단하게 붙어 있다. 힘줄은 두꺼운 인대루, 조밀한 섬유질 결합조직으로 되어 있어 매우 강하기 때문에 쉽게 찢어지거나 뼈에서 떨어져 나오지 않는다.
- **힘줄집**(건초, tendon sheath)은 관모양으로 힘줄을 둘러싸고 있으며, 윤활막에 연결되어 있으며, 윤활주머니와 함께 움직인다.
- **윤활주머니**(윤활낭, synovial bursae)는 액체로 차 있으며, 작은 힘줄과 힘줄 밑뼈 사이에 위치한다. 이 윤활주머니는 윤활막(활막, synovial membrane)과 연결되어 있으며 **윤활액**(활액, synovial fluid)을 분비한다. 윤활주머니는 힘줄과 연결되어 있으며, 근육이 수축할 때 힘줄이 뼈 위에서 쉽게 미끄러질 수 있도록 한다.
- **힘줄활**(건궁, tendinous arch): 근육의 기시 또는 정지가 활 모양으로 되어 있으며, 오목하게 패인 쪽을 혈관 · 신경 등이 지나간다.

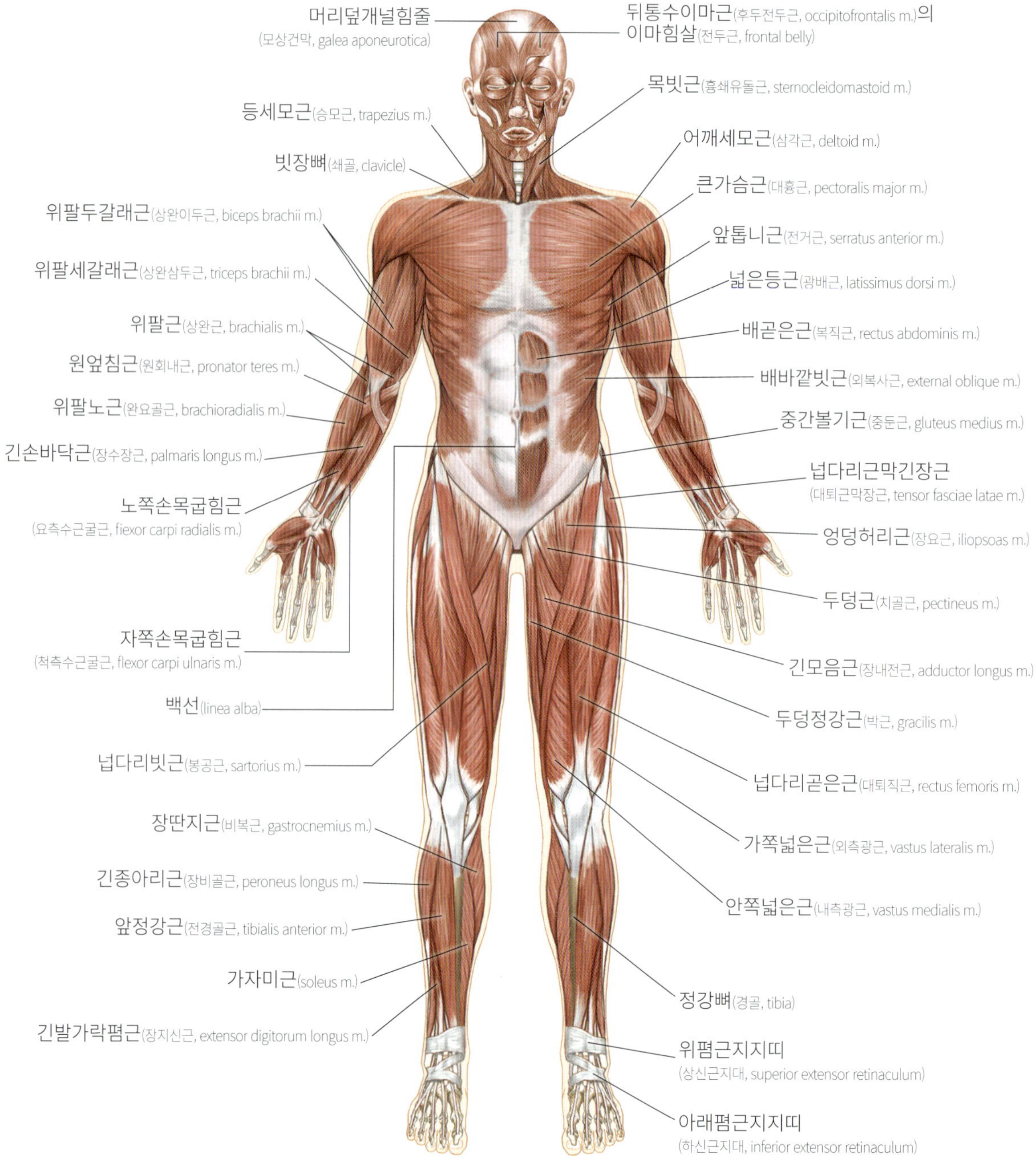

그림 5-2 뼈대근육(골격근, skeletal m.) 앞면

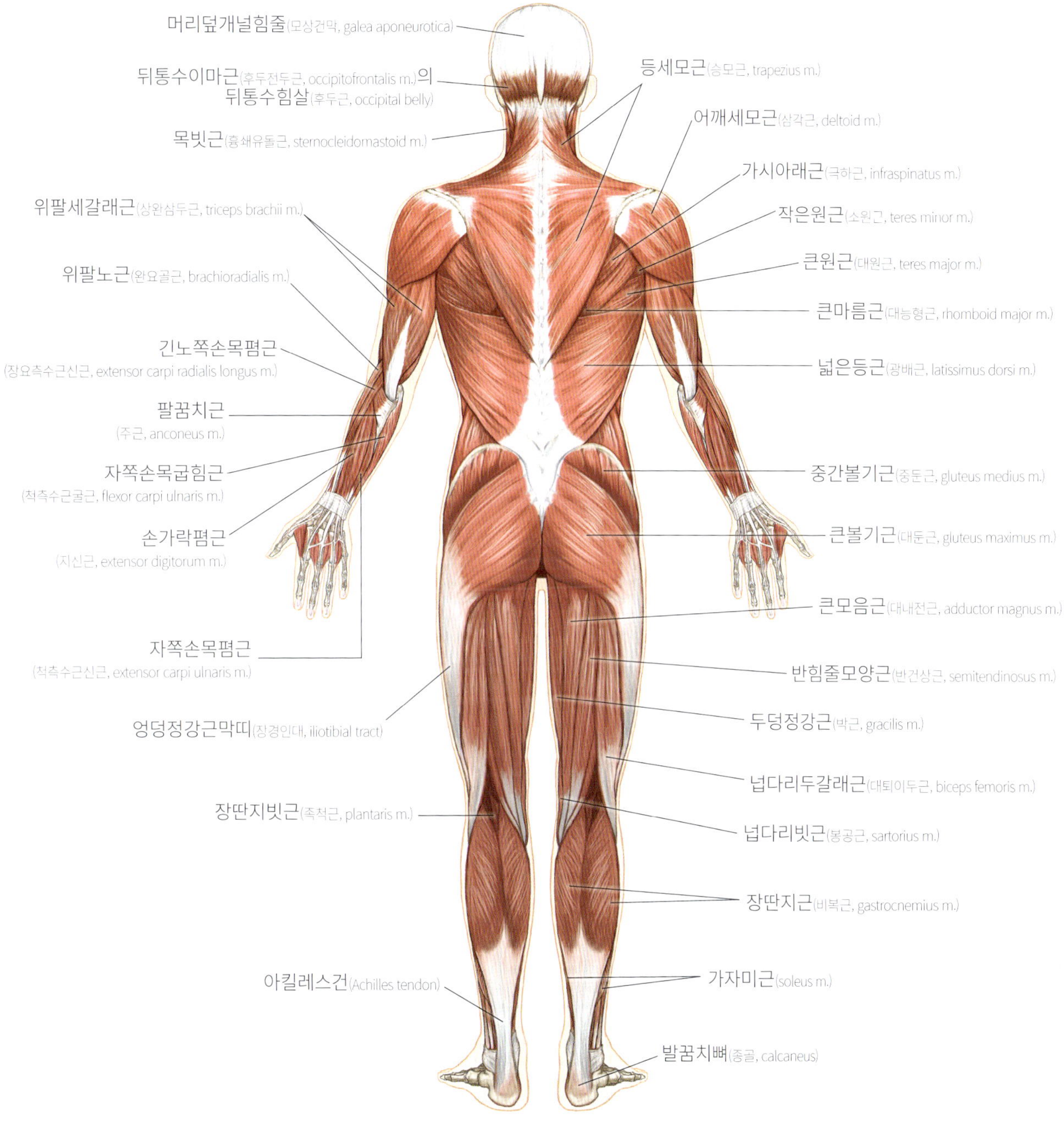

그림 5-3 뼈대근육(골격근, skeletal m.) 뒷면

2. 맨눈 해부학적 구조

뼈대근육(골격근, skeletal m.)은 대부분 뼈에 부착되어 있으며, 뼈와 뼈 사이에는 움직일 수 있게 해 주는 관절(joint)이 있고, **수의근**(voluntary m.)으로 운동신경에 의하여 수축과 신전을 통하여 근육섬유(근섬유, muscle fiber)가 일정한 방향으로 배열되어 양쪽 끝 부위가 뼈대에 붙어있게 된다.

또한 **뼈대근육**은 움직임을 만들어내고, 자세를 유지시키며, 관절을 안정시킨다. 또한 많은 열을 생성하여 체온을 유지하도록 돕는다. 뼈대근육이 손상되는 경우 재생할 수 있는 능력은 한계가 있다.

뼈대근육세포는 긴 원통형, 즉 튜브 같은 모양이며, 근육이 줄을 그은 것처럼 배열된 줄무늬(striated)가 있는 **단백질**로 구성되어 있다. (그림 5-2)(그림 5-3)(그림 5-4)

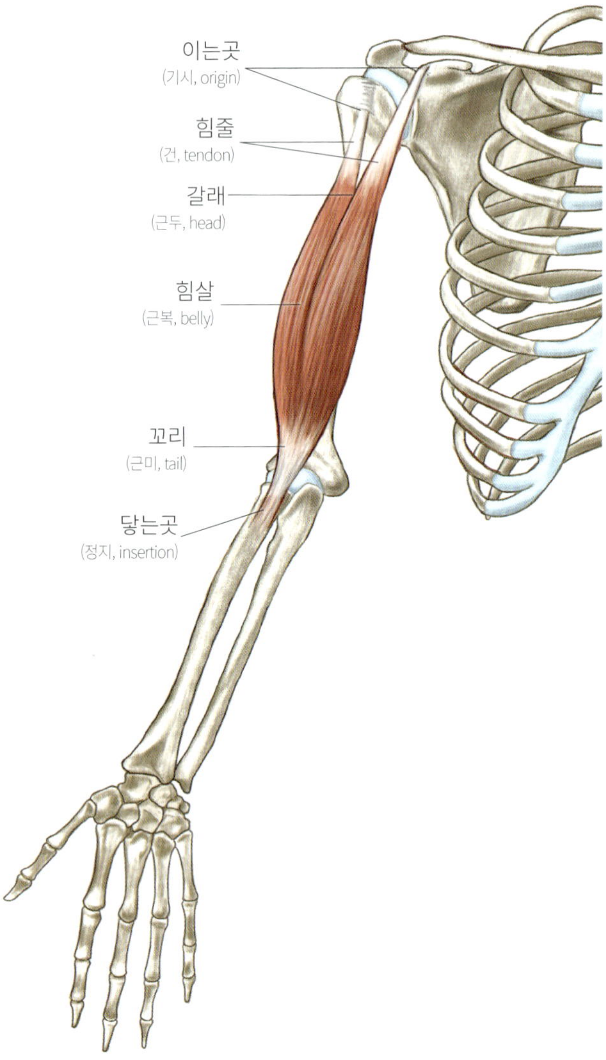

그림 5-4 뼈대근육(골격근, skeletal m.)의 기본 구조

3. 조직학적 구조

뼈대근육섬유는 아주 독특한 신축성세포 또는 근섬유로 구성되어 서로 끌어 당기고, 세포막 또는 근육세포막(근형질막, sarcolemma)은 **세포질**(cytoplasm) 또는 **근육세포질**(근형질, sarcoplasm)을 둘러싸고 있다.

뼈대근육섬유는 여러 개의 핵을 갖고 있으며, 뼈대근육섬유는 매우 크다. 다리근육의 근육섬유는 직경이 약 100 μm이고 길이는 근육 전체의 길이와 비슷하여 30~40cm에 이른다.

근육세포막 표면의 홈이 근육세포질 내부로 깊숙이 뻗어 들어가 그물 모양의 좁은 관을 형성하는데 이를 **가로세관**(횡소관, transverse tubule 또는 T tubule)이라 한다. 또한 근육원섬유(근원섬유, myofibril)의 굵은세사(thick filament)는 미오신(myosin)이라는 단백질로 가는세사(thin filament)는 주로 액틴(actin)이라는 단백질로 이루어져 있다.

횡문근형질막(sarcolemma) 바로 아래에 있는 **근육세포질**(myoplasm)에는 작은 타원형의 핵과 미토콘드리아가 많이 있다. 또한 평행하게 배열되어 있는 실모양의 근원섬유(myofibrils)가 다량 포함되어 있다. (그림 5-5)

줄무늬 구조는 I띠(I band, 밝은띠 light band)는 I띠 중앙에 있는 Z선(Z line)에 부착되는 가느다란 **액틴 세사**로 구성되어 있고, **A띠**(A band, 어두운띠 dark band)는 일부분이 가는 액틴세사와 겹쳐 있는 **굵은 마이오신 세사**로 구성되어 있다. 근육이 이완될 때, 근육원섬유마디는 정지(insertion)길이로 돌아오게 되고 잔섬유도 정지(insertion)위치로 돌아오게 된다.

4. 뼈대근육의 명칭과 작용

1) 명칭

❶ **근육의 위치에 따른 명칭** : 큰가슴근(대흉근), 큰볼기근(대둔근), 바깥갈비사이근(외늑간근), 가시위근(극상근), 관자근(측두근) 등.

❷ **근육의 작용에 따른 명칭** : 노쪽손목굽힘근(요측수근굴근), 어깨올림근(견거근), 긴엄지폄근(장무지신근), 엄지모음근(무지내전근), 큰모음근(대내전근) 등.

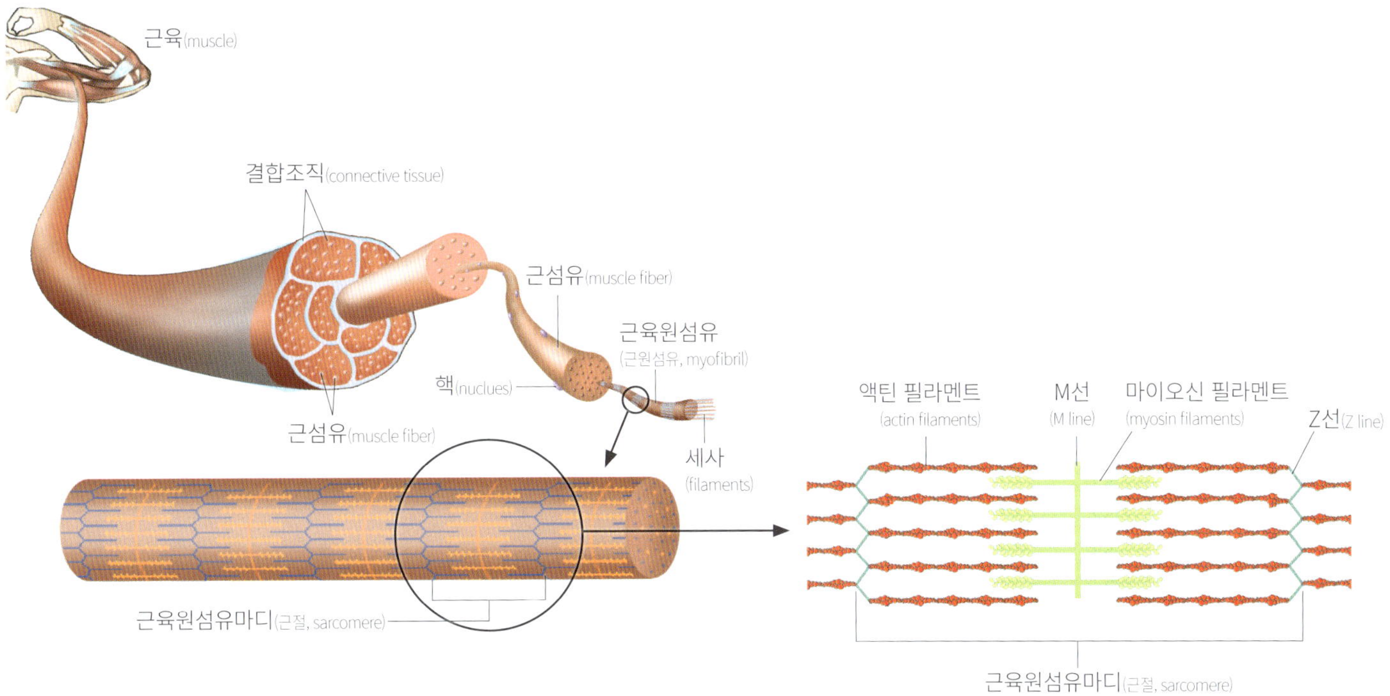

그림 5-5 뼈대근육의 조직 구조

❸ **근육의 주행에 따른 명칭** : 배곧은근(복직근), 배가로근(복횡근), 입둘레근(구윤근) 등.

❹ **근육의 모양에 따른 명칭** : 어깨세모근(삼각근), 큰원근(대원근) 등세모근(승모근) 등

❺ **근육의 이는곳과 닿는곳에 따른 명칭** : 목빗근(흉쇄유돌근), 위팔노근(완요골근) 복장목뿔근(흉골설골근) 등.

❻ **근육의 갈래나 힘살 수에 따른 명칭** : 어깨세모근(승모근), 위팔두갈래근(상완이두근), 넙다리네갈래근(대퇴사두근) 등.

2) 작용

머리가 부착하는 부위인 이는곳(기시, origin)은 근육이 수축할 때 변하지 않는 고정점(fixed point) 이다. 이는곳에서 중간 부분은 힘살(근복, belly), 먼쪽부분은 근육꼬리(tail), 꼬리가 부착하는 부위를 닿는곳(정지, insertion)이라고 한다.

뼈대근육(골격근, skeletal m.)의 다양한 운동을 위한 주도적 작용 근육을 주작용근(primary mover), 보조적 작용 근육을 보조근(assistant mover), 주작용근 움직임을 도와주는 근육을 협동근(synergist), 반대로 주작용근 움직임에 이완하는 근육을 대항근(길항근, antagonist)이라고 한다.

작용(action)근육에는 굽힘근(굴근, flexor), 폄근(신전근, extensor), 모음근(내전근, adductor), 벌림근(외전근, abductor), 엎침근(회내근, pronator), 뒤침근(회외근, supinator) 등이 있다.

근육작용은 힘(effort), 저항(resistance), 지렛점(fulcrum)의 위치에 따라 3가지 유형이 있다.

❶ **주작용근**(주동근, protagonist)은 특정 운동 발생에 작용한다.

❷ **대항근**(길항근, antagonistic m.)은 특정 운동 서항의 반대쪽으로 작용한다.

❸ **고정근**(fixator m.)은 서로 대립하는 근육이 동시에 수축해서 관절을 일정한 자세로 유지하도록 한다.

근육의 작용은 힘(effort), 저항(resistance), 지렛점(fulcrum)의 위치에 따라 생체역학 원리인 지렛대 역할을 한다.

5. 뼈대근육(골격근, skeletal muscle)의 신경과 혈관

1) 뼈대근육의 신경

뼈대근육은 반드시 신경의 지배를 받는다. 신경의 지시에 의해서 비로소 근육이 수축한다. 뼈대근육 하나에 분포하는 신경은 정해져 있는데, 이 신경을 해당 근육의 지배신경(control nerve)이라고 한다.

동일 계통의 근육은 동일 계통의 신경의 지배를 받는다. 뼈대근육에 분포하는 신경으로는 운동신경 외에도 다수의 감각신경(자각신경, sensory nerve)이 있다.

운동신경(motor nerve)은 근육을 수축시키는 자극을 인도하는데, 보통 힘살(근복, belly)의 거의 중앙부에서 시작해서 표재근육(superficial muscle)에서는 시깊은층(심측), 심재근육(deep muscle)에서는 얕은층(천측)으로부터 근육 안으로 들어가며, 근육 내부에서 세세하게 갈라진다.

근육섬유(근섬유, myofiber) 한 가닥에는 적어도 한 가닥의 신경섬유가 분포한다. 신경섬유(nerve fiber)가 근육섬유로 들어가는 부위(신경근접합부)에서는 신경섬유는 무수섬유(nonmedullated fiber)가 되고 다시 가느다란 종말로 나뉘어서 근육섬유와 시냅스(연접)한다.

감각신경(sensory nerve)은 근육방추 근육과 힘줄의 이행부에 있는 힘줄방추(건방추, tendon spindle)에 분포되어 있다.

근육방추(근방추, muscle spindle)에는 감각신경 말고도 운동신경이 분포하며 근육의 수축과 수동적인 신전을 감지한다. 힘줄방추(건방추, tendon spindle)는 근육에 가해지는 장력을 감지하는 것으로 여겨진다.

(1) 운동단위(motor unit)(그림 5-6)

하나의 운동 뉴런과 그 운동 뉴런이 지배하는 근육섬유군을 한데 묶어 운동단위라고 부른다. 이 운동 뉴런의 축삭(axon)은 가장 굵은 유형인 Aα섬유이다. 근육의 수축은 운동단위마다 개별적으로 이루어진다.

(2) 신경지배 비율(innervation ratio)

하나의 운동 뉴런(neuron)이 몇 가닥의 근육섬유(근섬유, myofiber)를 지배하는 가를 나타내는 비율이다.

안구근육(안근, ocular m.) 등 세밀한 운동을 하는 근육에서는 신경지배 비율은 1:10 정도로 작고, 체간(soma)에 있는 큰 운동을 하는 근육에서는 신경지배비가 1:100~1000으로 커진다.

(3) 운동종판(motor end plate)(그림 5-6)

신경근접합부(신경근이음부, myoneural junction)에서 운동신경의 종말(terminus)에는 신경전달물질인 아세틸콜린을 가진 운동종판(motor end plate)이라고 하는 특수한 구조가 관찰된다.

운동종판에 대응하는 뼈대근육의 근육세포질(myoplasm, 근형질)을 종판형질(end plate plasm) 이라고 한다.

운동신경세포와 운동종판의 접합부는 신경이음부(신경근접합부, myoneural junction)을 형성하고, 여기에는 특징적으로 작은틈새인 시냅스틈새(synaptic cleft)가 있다.

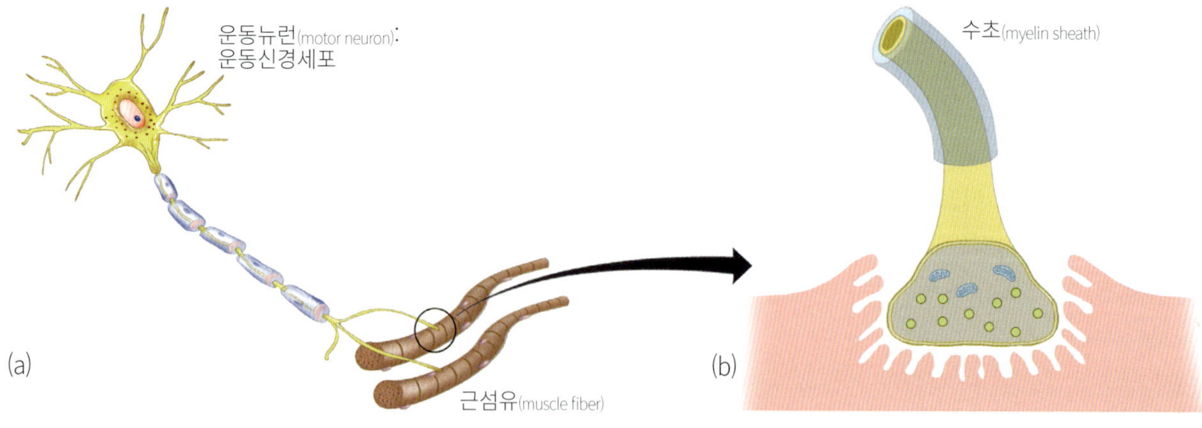

그림 5-6 운동단위와 신경근접합부의 모식도 (a) 운동단위의 모식도. 그림에서는 운동 뉴런 1개에 대해서 근섬유가 2개이므로 신경지배비는 1:2가 된다. (b) 신경근이음부(신경근접합부, myoneural junction)의 모식도. 신경의 말단인 운동종판(motor end plate)과 근육의 단면이다.

(4) T세관(T tubule)과 근소포체

신경에서 오는 자극은 운동종판(motor end plate)으로부터 근육의 세포막(cell membrane)에 전해지고 근육은 수축한다. 세포막에 가까이 있는 근육원섬유(근원섬유, myofibril)도 멀리 있는 근원원섬유도 동시에 흥분이 전달되는 교묘한 장치가 존재한다.

세포막의 세관 모양은 근세포(muscle-cell) 속으로 깊숙이 들어가는 구조이다.

이를 통해 세포막의 흥분이 모든 근원섬유에 늦어지는 일 없이 전달되는 짜임새로 되어 있다.

T세관은 A대와 I대의 사이에 존재하며 T세관의 양측에는 근소포체(myoplasmic reticulum)라고 불리는 근육원섬유를 감싸는 무과립형질내세망(활면소포체, smooth surfaced endoplasmic reticulum)가 존재한다.

T세관과 접하는 양측에 맨끝부분에서 근소포체의 주머니 모양의 팽대부(ampullary region)를 만든다. 칼슘이온이 이 근소포체에 축적되고, T세관의 흥분에 의해 칼슘이온을 근육세포질(근형질, myoplasm)로 방출해서 근육의 수축이 시작된다.

2) 뼈대근육(골격근, skeletal muscle)의 혈관

근육(muscle)에는 혈관(blood vessel) · 림프관(lymphatic vessel)이 풍부한데 힘줄(건, tendon)에는 혈관이 거의 없다.

혈관은 보통 힘살(근복, belly)이 거의 중앙부로부터 신경과 함께 근육으로 들어간다. 근육 안에서 혈관은 분기해서 모세혈관(capillary)이 되며 근육섬유(myofiber)로 뻗어나간다.

뼈대근육섬유(skeletal muscle fiber)는 적색근육섬유와 백색근육섬유로 구분하는데, 모세혈관은 모든 근육섬유에 일률적으로 분포하는 것이 아니라 백색근섬유보다 적색근육섬유 쪽이 모세혈관 분포밀도가 높다.

6. 근육의 발생

근육(muscle)의 대부분은 중배엽(mesoderm)에서 발생한다. 다만 동공조임근(동공괄약근, iris sphincter), 동공확대근(동공산대근, dilator pupillae) 땀샘(한선, sweat gland)의 근육은 외배엽에서 발생한다. (그림 5-7)

머리(두부, head) 근육의 일부(외안근, 혀뿌리)도 몸분절(체절, somite)에서 생기는 점막근육판(근판, lamina muscularis mucosae)에서 유래한다.

이에 반해 머리근육[(씹기근육, omohyoid m. 등)]의 상당수는 인두굽이(인두궁, pharyngeal arch)의 간엽(hepatic lobe)에서 생기고, 체지방(body fat)의 근육 대부분은 뼈의 원기(primordium)를 둘러싸는 간엽(hepatic lobes)에서 발생한다.

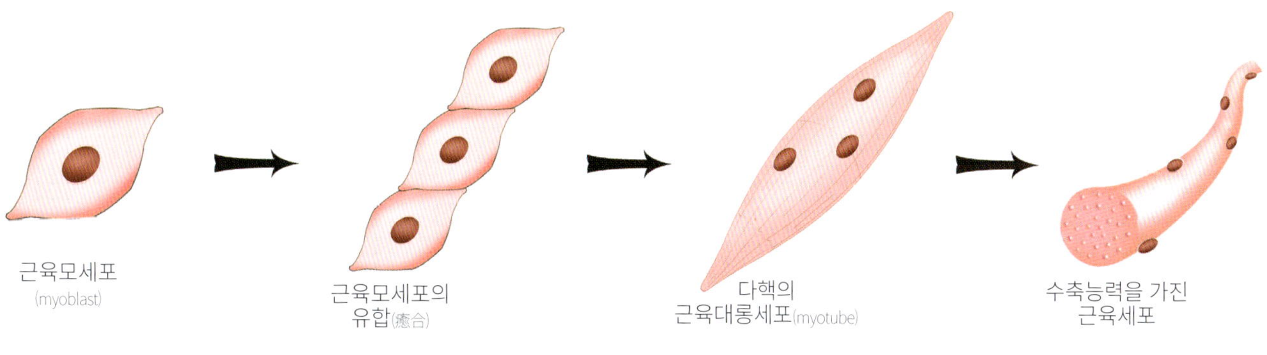

그림 5-7 근육모세포에서 근세포로의 분화

B. 머리와 목근육(HEAD & NECK MUSCLE)(그림 5-8)

1. 머리근육

1) 얼굴표정근(안면표정근, muscle of facial expression)

얼굴표정근은 두피와 얼굴(안면)의 피부 밑에 위치하며 24개의 작은 근육으로 대부분 얼굴(안면)표정에 작용한다.

이들 근육군은 근육막(근막)이나 뼈의 이는곳(기시)에서 시작하여 피부밑(피하, hypodermatic)의 근막을 지나 피부에 닿는다. 모든 얼굴근육은 **얼굴신경**(안면신경, facial nerve)의 지배를 받는다.(표 5-1)

- **머리덮개근**(두개상근, epicranial m.)은 이마와 두피 부분의 중요한 근육이며, 이마근(전두근, frontalis m.)과 뒤통수근(후두근, occipitalis m.)으로 이루어져 있고, 머리덮개널힘줄(모상근막, galea aponeurotica)에 의해 연결되어 있다.
  이마근(전두근, frontal muscle)은 눈썹을 올리고 주름살을 지게 한다.
- **귓바퀴근**(이개근, auricularis m.)은 원래 귓바퀴를 움직이는 근육이지만 사람의 경우 퇴화되어 특별한 기능적 중요성을 갖지는 않는다.
- **눈둘레근**(안륜근, orbicularis oculi m.)은 눈의 조임근(괄약근)이며, 눈꺼풀올림근(상안검거근, levator superior palpebra m.)의 대항근(길항근, antagonistic muscle)으로 과다한 빛이나 이물질의 자극으로부터 보호하고자 할 때 눈을 감게 한다.
  눈둘레근이 강하게 수축되면 눈 주위 피부에 주름살이 생겨나게 된다.
- **코근**(비근, nasalis m.)은 위턱뼈(상악골,)에서 시작하여 코로 들어가는 근육으로 콧구멍을 좁히고, 넓히는 역할을 한다.
- **입둘레근**(구윤근, orbicularis oris m.)은 입의 조임근으로, 입을 다물게 한다.
- **큰광대근**(대관골근, zygomaticus major m.)과 입꼬리당김근(소근, risorius m.)은 웃음 지을 때, 입꼬리내림근(구각하제근, depressor anguli oris m.)은 슬픈 표정을 짓게 하고, 턱끝근(이근, mentalis m.)은 입술을 앞으로 내밀 때 작용한다.
- **볼근**(협근, buccinator m.)은 얼굴(안면)근의 깊은근육(심근)이며 볼의 근육을 이루고 있고, 입 안의 공기를 내뱉을 때나 음식을 씹을 때 볼 사이에 음식물이 유지되도록 하는 작용을 한다.
- **넓은목근**(광경근, platysma m.)은 가슴근(흉근, musculi thoracis m.)의 근막으로 목부분의 표층에 넓고 얇게 있는 피근인데, 아래턱(하악)까지 얇고 넓게 퍼져 있는 근육이다. 이 또한 얼굴신경(안면신경, facial nerve)의 지배를 받는다.

2) 혀근육(설근, muscles of tongue)

혀근육은 뼈대근육이며, 속혀근과 바깥혀근이 있다. 혀를 말고, 접으며 혀의 위치를 바꾸는 등 다양한 동작을 한다.

❶ **턱끝혀근**(이설근, genioglossus m.)은 아래턱뼈의 턱끝가시에서 시작되며, 혀의 정중부분에 닿는다. 혀를 올리고 뒤로 당기는 역할을 한다.

❷ **목뿔혀근**(설골설근, hyoglossus m.)은 목뿔뼈의 바깥쪽(가쪽)면에서 시작되며, 혀등의 혀널힘줄에 닿는다. 혀를 아래로 내리고 뒤로 당기는 역할을 한다.

❸ **붓혀근**(경상설근, styloglossus m.)은 붓돌기에서 시작되며, 혀끝 혀널힘줄에 닿는다.

❹ **입천장혀근**(구개설근, palatoglossus m.)은 입천장널힘줄의 아래에서 시작되며, 혀의 가쪽모서리에 닿는다.

표 5-1 얼굴(안면)표정근

근육명	이는곳(기시)	닿는곳(정지)	신경지배	작용
큰 · 작은광대근(대 · 소협골근, zygomaticus major and minor)	광대뼈활(협골궁)	입꼬리(구각)	얼굴(안면)신경	입꼬리(구각)를 위쪽 및 아래로 당긴다.
입꼬리올림근 (구각거근, levator anguli oris)	위턱뼈(상악골)	입꼬리(구각)	얼굴(안면)신경	입꼬리(구각)을 올린다.
입꼬리당김근 (소근, risorius)	깨물근(교근)근막	입꼬리(구각)	얼굴(안면)신경	입꼬리(구각)를 당긴다.
입꼬리내림근 (구각하제근, depressor anguli oris)	아래턱뼈(하악골)	입꼬리(구각)	얼굴(안면)신경	입꼬리(구각)를 내린다.
턱끝근(이근, mentalis)	아래턱뼈(하악골)	턱의 피부	얼굴(안면)신경	아랫입술(하순)을 위로 당기거나 앞으로 내민다.
볼근(협근, buccinator)	위턱뼈(상악골)와 이틀돌기(치조돌기)	입둘레근(구륜근)	얼굴(안면)신경	뺨을 압박하여 공기를 내뿜는다.
넓은목근(광경근, platysma)	가슴부(흉부)의 천근막	아래턱뼈(하악골), 목의 피부 입꼬리(구각) 및 입둘레근(구륜근)	얼굴(안면)신경	아래턱을 내리거나 목의 피부를 신장시킨다. 입꼬리를 아래로 당긴다.

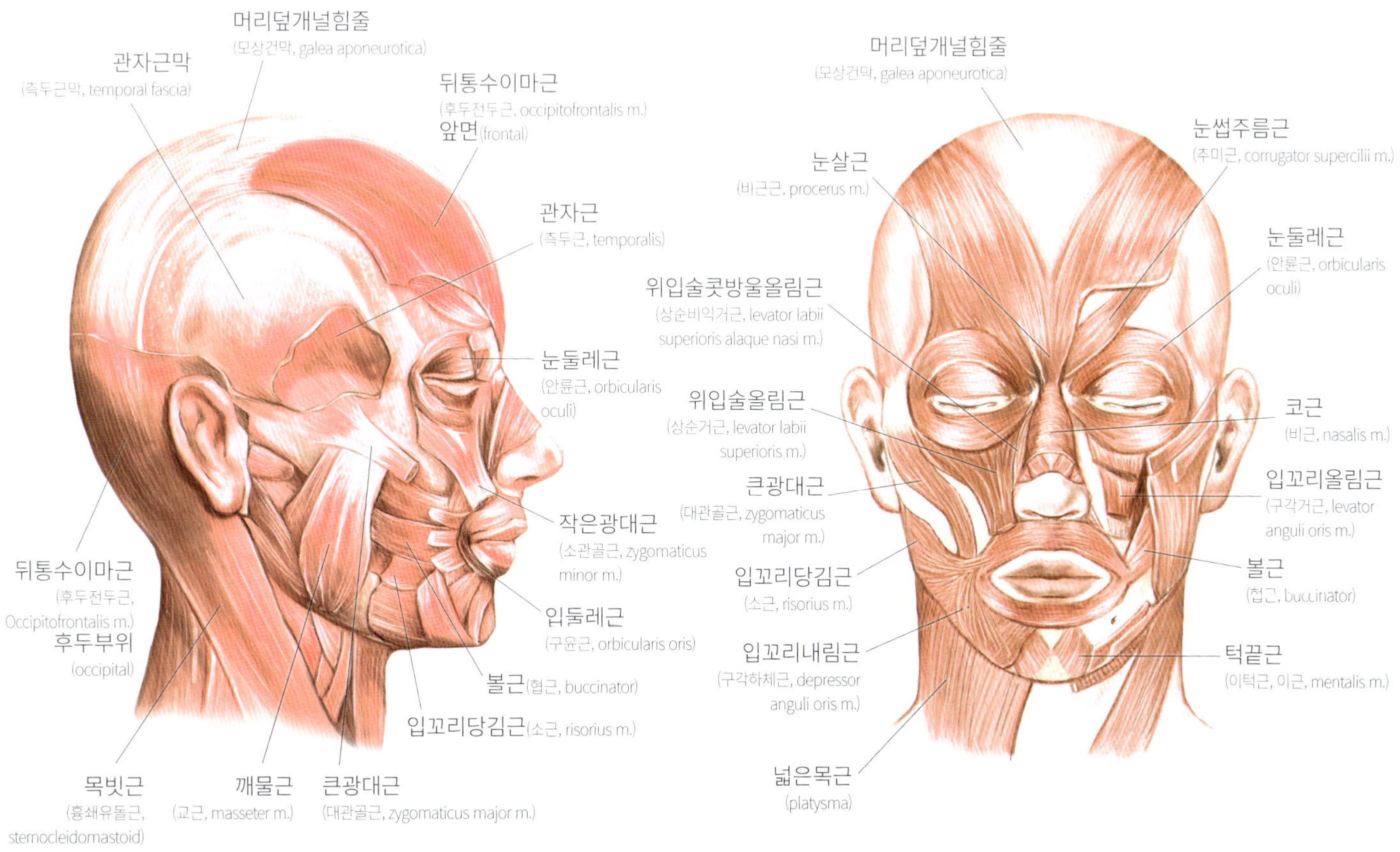

그림 5-8 머리(head)와 목(neck) 부위 근육

3) 안구근육(안근, ocular muscles)

안구 근육은 안구를 움직이는 6개의 근육과 눈꺼풀을 올리는 근육으로 이루어져 있다.

(1) 위곧은근(상직근, superior rectus muscle), 아래곧은근(하직근, inferior rectus muscle)

윗빗근(상사근, superior oblique m.), 아래빗근(하사근, inferior oblique m.), 가쪽곧은근(외측직근, lateral rectus m.), 안쪽곧은근(내측직근, medial rectus m.)은 눈확구멍(안와공, orbital foramen)에서 기시하여 안구의 맨 바깥막인 공막에서 정지한다.

(2) 눈꺼풀올림근(상안검거근, levator palpebrae muscle)

눈꺼풀올림근은 윗빗근과 위곧은근에 의하여 눈꺼풀을 올리는 근육이다.

(3) 안구걸이인대(안구지지인대, suspensory ligament of eyeball)

안구걸이인대는 안구집의 아래부분이 두꺼워진 것이며, 안구를 아래쪽에서 지지하는 역할을 한다.

바깥쪽 · 안쪽의 곧은근제한인대(외·내측직근건막, check ligament of lateral·medial rectus m.)는 안구가 과도하게 움직이지 않도록 제한한다. (그림 5-9)

얼굴신경마비(facial palsy)

일곱 번째 뇌신경인 얼굴신경(facial nerve)의 질환 및 손상 시 발생한다. 주로 추운겨울에 찬바람에 노출 시 생긴다.

원인불명의 경우 특발성이라 하며, 보통 벨마비(Bell's palsy)라고 한다. 이 질환은 수 시간에서 수일 내에 얼굴의 감각이상, 삐뚫어짐으로 알게 된다.

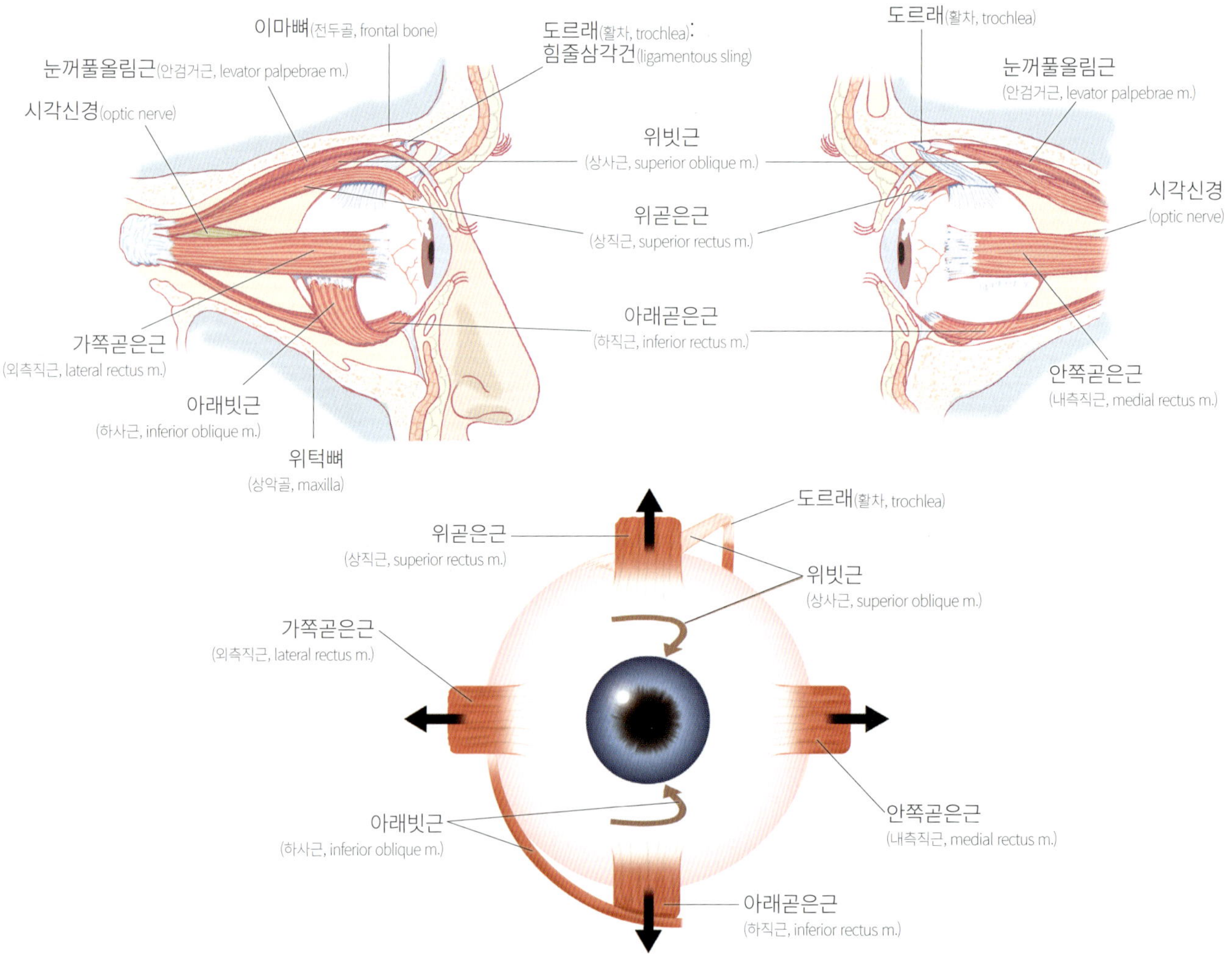

그림 5-9 안구근(안근, ocular m.)

Advance Study

근육(muscle)은 어떤 구조인가?

근육은 신축성이 있는 근육섬유다발(sarcostyle)로 이루어진, 가늘고 긴 끈 모양이다

- **근육**에는 가로줄무늬 모양의 가로무늬근육(횡문근, striated m.) 모양과 민무늬근육(평활근, smooth m.)이 있다. 가로무늬근육은 다시 뼈대(골격, skeleton)운동을 담당하는 뼈대근육(골격근, skeletal m.)과 심장벽을 만드는 심장근육(심근, cardiac m.)으로 나누어진다. 민무늬근육은 혈관(blood vessel)이나 창자의 벽을 만든다.
- **근육섬유**(myofiber) 안에는 근육미세섬유(myofilament'가 있는데, 가로무늬근육(횡문근, striated m.)에서는 이것이 규칙적으로 배열되기 때문에 줄무늬가 생긴다. 민무늬근육(평활근, smooth m.)에서는 불규칙적으로 배열되기 때문에 줄무늬 모양은 볼 수 없다.

모든 근육은 신경(nerve)의 작용에 의해 움직인다

- **뼈대근육**(골격근, skeletal m.)은 자신의 의지로 움직일 수 있는 근육인 수의근(voluntary m.: 손발, 표정, 등)으로 몸신경(체신경, somatic nerve)에 의해 지배된다.
- **창자**(intestine: 장)나 **심장**(heart)은 자신의 의지로 움직일 수 없다. 이 근육들은 자율신경(autonomic nerve)에 의해 지배되는 기관이며, 불수의근(involuntary m.: 제대로근)에 속한다. 특히 심장근육(심근, cardiac m.)도 불수의근이지만, 형태적으로는 가로무늬근육(횡문근, striated m.)에 포함된다.

뼈대근육(골격근, skeletal m.)은 2개 이상의 부위에 붙는다

- **뼈대근육**이 붙어 있는 부위에서 상대적으로 움직임이 적은 쪽을 이는곳(origin: 기시)이라고 하며 큰 쪽을 닿는곳(insertion: 정지)이라고 한다.
- 뼈대근육 중에는 닿는곳이 피부인 근육이 있는데, 이것을 특히 피부근육(피근, cutaneous m.)이라고 한다. 표정을 만드는 얼굴근육이 여기에 속한다.

뼈대근육의 명칭은 형태, 작용, 위치 등에 의해 붙여진다

- **두갈래근**(이두근, biceps)이란 이는곳이 두갈래로 나누어진 근육을 말한다. 위팔두갈래근(상완이두근, biceps brachii m.)이나 넙다리네갈래근(대퇴사두근, quadriceps femoris m.)은 이는곳이 여러 곳 있다는 것을 의미한다. 마찬가지로, 두힘살근(악이복근, digastric m.)이란 근육이 세로로 배열되었다는 것을 의미한다.
- 운동 이름이 붙여진 근육은 그 운동을 하는 근육이다. 손가락의 굴곡운동에 작용하는 얕은손가락굽힘근(천지굴근, Flexor digitorum superficialis m.), 항문을 좁히는 바깥항문조임근(외항문괄약근, sphincter ani externus m), 어깨뼈를 들어올리는 어깨올림근(견갑거근, levator scapulae m.) 등이 있다.
- **이는곳, 닿는곳**에 따라 이름이 붙여진 근육도 많다. 복장뼈(흉골, sternum)와 빗장뼈(쇄골, clavicle)에서 시작해서 꼭지돌기(유양돌기, mastoid process)에 닿기 때문에 목빗근(흉쇄유돌근, sternocleidomastoid m.)이라는 이름이 붙여졌다. 마찬가지로, **위팔노근**(완요골근, brachioradialis m.)도 위팔뼈(상안골, humerus)에서 일어나 노뼈(요골, radius)에 닿기 때문에 붙여진 이름이다.

뼈대근육(상완이두근)의 이는곳(기시, origin)과 닿는곳(정지, arrest)

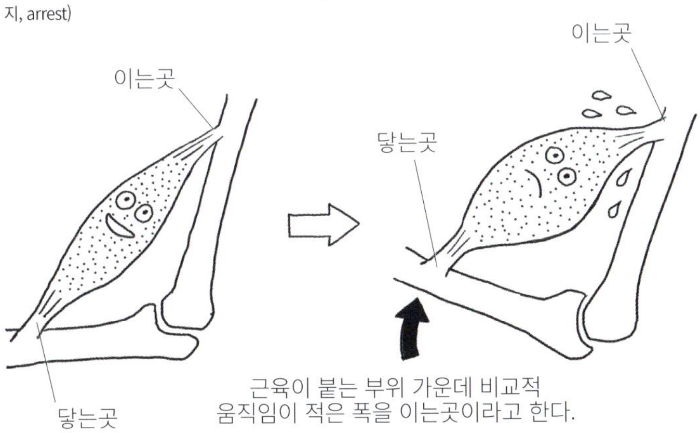

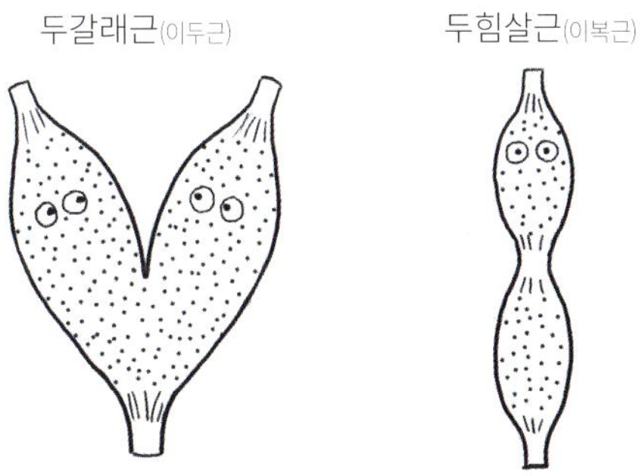

4) 씹기근육(저작근, masticatory m.)

씹기근육은 관자부위에 있으며 아래턱뼈를 움직이는 4개의 근육으로 이루어져 있다. 아래턱뼈의 바깥쪽(가쪽)에는 깨물근과 관자근이 있고 안쪽에는 날개근이 있다. (그림 5-10)(표 5-2)

(1) 깨물근(교근, masseter m.)

깨물근은 씹기에서 가장 강력한 짧고 두꺼운 근육으로 턱뼈가지의 바깥쪽(가쪽)면에 있는 사각형의 근육이다. 광대활에서 시작되어 턱뼈각(하악각, mandibular angle) 바깥쪽면에 닿는다.

(2) 관자근(측두근, temporalis m.)

관자근은 관자놀이에 있는 큰 부채꼴의 근육이며 표면을 관자근막(측두근막, temporal fascia)이 덮고 있다. 앞쪽의 근육은 아래쪽으로, 뒤쪽의 근육은 앞쪽으로 향한다. 부채모양의 근육으로 아래턱뼈를 올리고 뒤로 당기는 역할을한다.

(3) 가쪽날개근(외측익돌근, lateral pterygoid m.)

가쪽날개근은 볼의 깊은층 관자우묵에 있는 두꺼운 근육이며 위갈래(깊은층)와 아래갈래의 2개의 갈래로 이루어져 있다. 양쪽 날개근(익상근, pterygoid m.)이 동시에 수축하면 아래턱은 앞쪽으로 돌출되고, 한쪽만 수축하면 아래턱은 반대쪽으로 움직인다. 위턱 뒤쪽서 시작하여 아래턱뼈 관자돌기에 닿는다.

(4) 안쪽날개근(내측익돌근, medial pterygoid m.)

안쪽날개근은 바깥쪽 날개근 깊은층의 사각형의 근육이며 위갈래(깊은층)와 아래갈래의 2개의 갈래로 이루어져 있다.

양쪽 날개근이 동시에 수축하면 아래턱은 앞쪽으로 돌출되고, 한쪽만 수축하면 아래턱은 반대쪽으로 움직인다. 양쪽이 모두 수축하면 아래턱을 앞쪽으로 끌어올리며, 한쪽만 수축하면 아래턱은 반대쪽으로 움직인다.

위턱 뒤쪽서 시작하여 아래턱뼈 관자돌기에 닿는다. 2개의 갈래는 함께 아래턱뼈 안쪽면에서 턱뼈각 부근의 날개근거친면에 닿는다.

턱관절장애
(temporomandibular joint dysfunction, TMJ)

원인

턱관절(악관절, temporomandibular joint)의 염증이나 탈구로 인해 통증과 잡음이 생기고 입을 벌리는 데 장애가 있는 질환이며, 30% 이상이 겪고 있는 흔한 질환이다.

턱(chin)을 둘러싼 근육(muscle)과 뼈(bone) 및 관절(joint)의 **배열**이 틀어지거나, 턱관절을 감싸는 근육, 연골(cartilage), 디스크(disc) 등의 **손상**으로 생긴다.

증상

- **턱**(chin)이 아파서 입을 크게 벌릴 수 없으며, 벌린 입이 잘 다물어지지 않는다.
- 입을 벌릴 때마다 턱에서 소리가 난다.
- 턱관절 주위의 목(neck)이나 어깨(견갑, shoulder), 머리까지 뻣뻣해지고 결린다.
- 편두통(migraine), 현기증(현훈, vertigo), 귀울림(이명, tinnitus) 등이 생긴다.

구내염(stomatitis, 입안염)

원인

인체의 입점막(구강점막, oral mucosa)세포가 파괴, 방사선치료 시, 외부세균에 대한 저항력 저하로 입안에 염증과 이로 인한 구내염이 발생할 수 있다.

증상

항암주사, 약물복용 시 입안이 헐고 따가운 증상이 나타난다. 심해지면 입안이 붓고 피가 나며, 음식물 삼킴 곤란, 입안 건조 등이 발생할 수 있다.

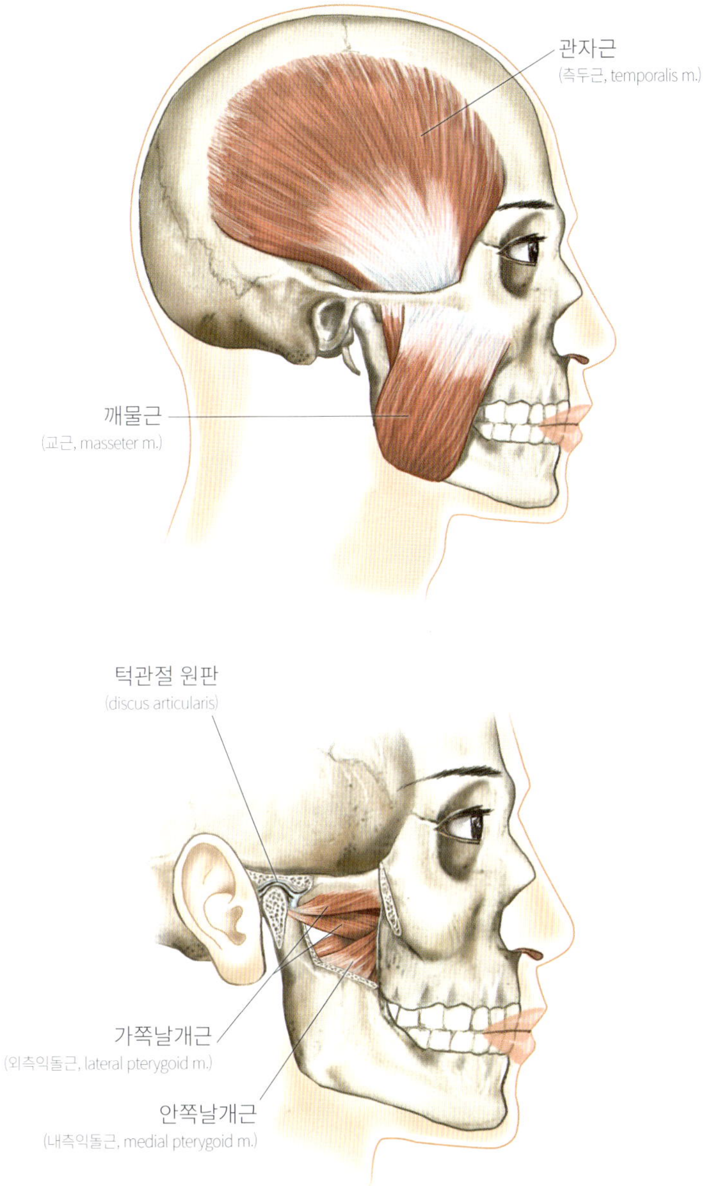

그림 5-10 씹기근육(저작근, muscles of mastication).

표 5-2 씹기근육(저작근)

명칭	기시	정지	신경지배	작용
깨물근 (교근, masseter m.)	광대활(관골궁, zygoma)의 아래 경계	아래턱(하악, lower jaw)의 외측면	교근신경 (삼차신경V3)	아래턱을 올림
관자근 (측두근, temporalis m.)	관자뼈(측두골, temporal bone)	갈고리돌기(구상돌기, uncovertebral)와 아래턱의 앞가지	심측두신경 (삼차신경V3)	아래턱을 올림
안쪽날개근 (내측익돌근, medial pterygoid m.)	나비뼈(접형골, sphenoid bone), 입천장뼈(구개골, palatine bone), 위턱뼈(상악돌, maxilla)	아래턱의 내측면	내측익돌근신경 (삼차신경V3)	아래턱을 올림, 내림 양 옆으로 움직이게 함 씹을때 치아돌림에 도움
가쪽날개근 (외측익돌근, lateral pterygoid m.)	나비뼈 큰날개	하악돌기의 앞면	외측익돌근신경 (삼차신경V3)	아래턱을 내리고 앞으로 하며 양 옆으로 움직이게 함

2. 목근육(경부근, muscles of neck)

목의 표층에 있는 천경근(superficial neck m.)과 심층에 있는 심경근(deep neck m.)으로 나누고, 천경근에 있는 목뿔뼈(설골, hyoid bone)의 위치를 기준으로 **목뿔위근**(설골상근, suprahyoid m.) 또는 **목뿔아래근**(설골하근, infrahyoid m.)으로 나누며, 목(경부) 내에는 인두근육이 있다. (그림 5-12)

1) 인두근육(인두근, pharyngeal muscles)

인두는 깔때기 모양의 관 구조로 ,코안과 입안에 걸쳐 기도 뒤에 위치한다. 흔히 **목구멍**(구협, fauces)이라고 하며, 음식물을 삼킬 때 도움을 주며 초기에 중요하다. 인두조임근(pharyngeal constrictors)은 위(superior), 중간(middle), 아래(inferior)의 세 종류가 있다. 음식물이 인두로 들어가면 아래로 밀어내어 식도로 진입하게 한다. (그림 5-11)

인두근육은 주행에 따라 2종류로 구별한다.

- **수축근**(constrictor m.)은 인두를 고리모양으로 둘러싸고 있으며 위 . 중간. 아래인두수축근이 있다.
- **세로근**(longitudinal m.)은 위아래로 뻗어있으며 입천장인두근(구개인두근, palatopharyngeus m.), 붓인두근(경돌인두근, stylopharyngeal m.), 귀관인두근(이관인두근, salpingopharyngeus m.)이 있다.

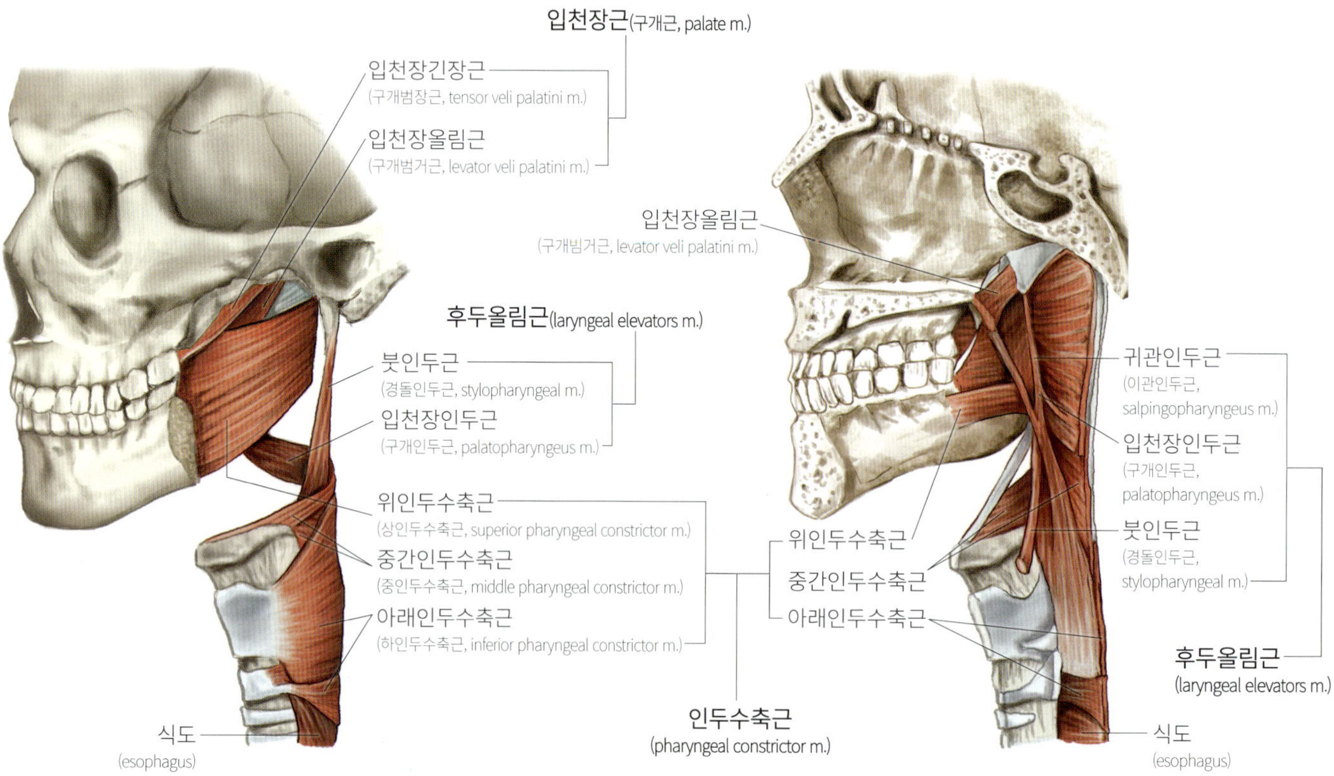

그림 5-11 인두근육(인두근, pharyngeal m.)

아데노이드(adenoid)

인두편도(pharyngeal tonsil)는 소아기(5세 무렵)에 가장 커지며 이 상태를 아데노이드라고 한다.

이 때 염증이 심하여 인두편도가 커지어 림프조직이 증식되면, 코인두(nasopharynx)가 막혀 각종 다양한 증상이 생긴다. 이로 인해 코의 통로가 막혀 입으로 호흡하며, 코골이(snore)나 수면무호흡증(sleep apnea)이 생긴다.

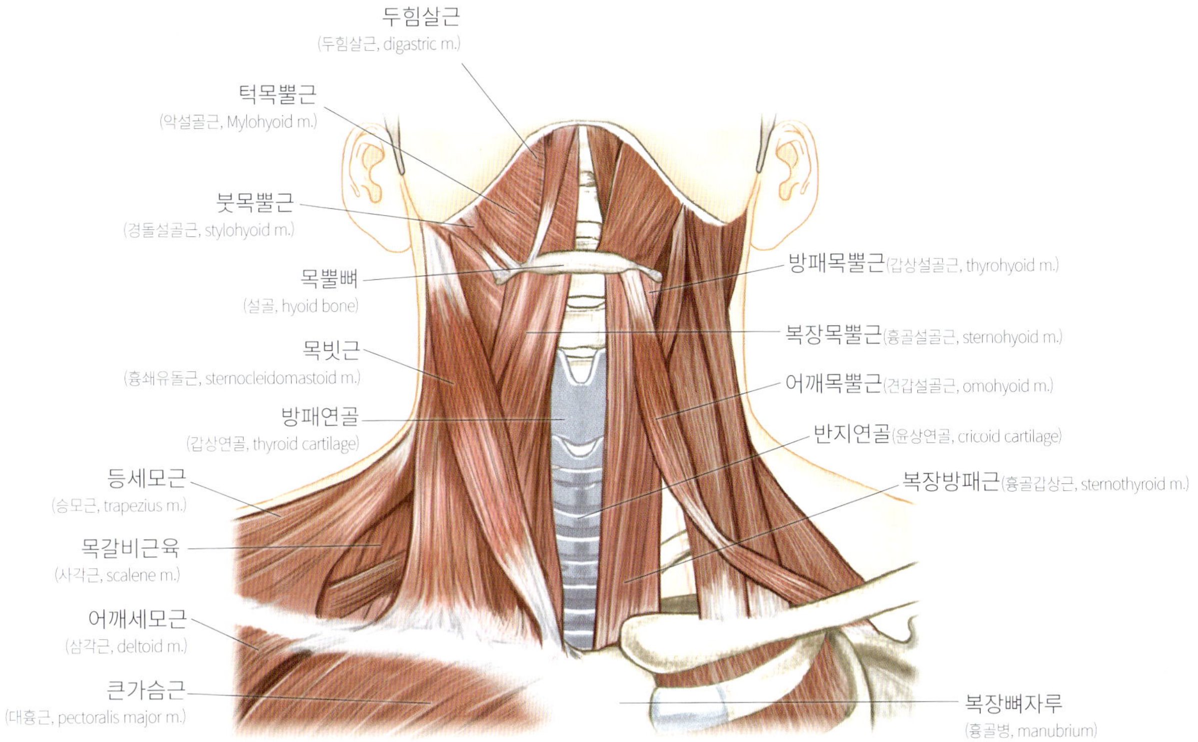

(a)

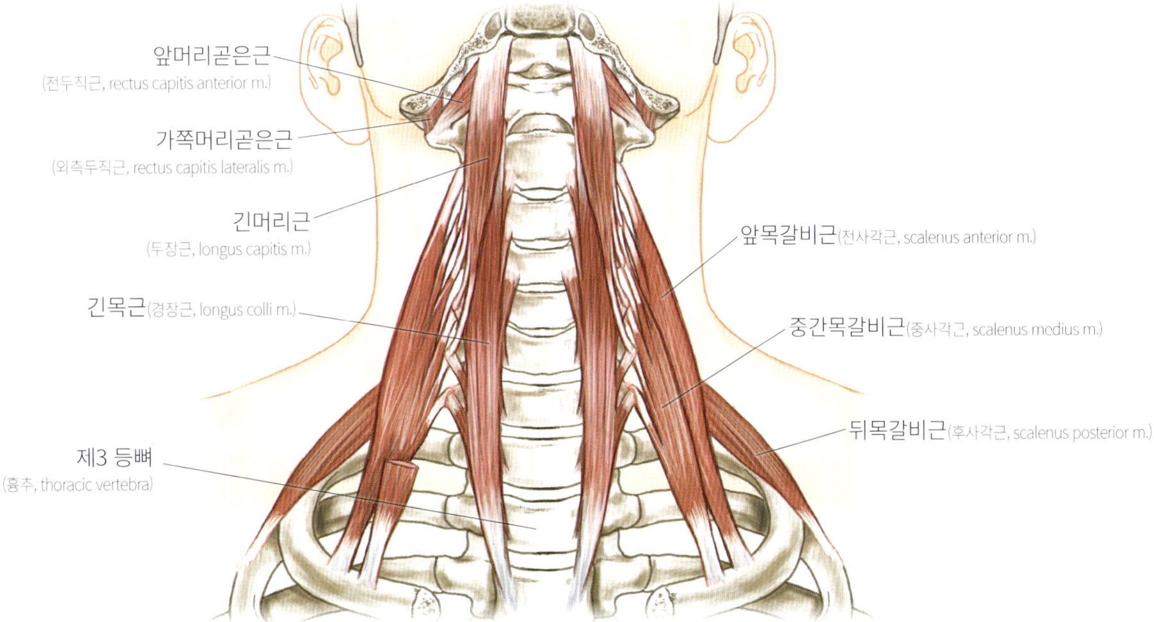

(b)

그림 5-12 (a) 목의 표면근육 (b) 깊은 위치의 목근육

2) 목뿔위근육(설골상근, suprahyoid muscle)

목뿔위근육은 목뿔뼈(설골, hyoid bone) 위쪽에 위치하여 목뿔뼈와 혀를 움직이게 하며 두힘살근(악이복근, digastricus), 턱목뿔근(악설골근, mylobyoideus), 턱끝목뿔근(이설골근, geniobyideus)으로 이루어져 있다.

*목뿔위근육(설골상근)은 음식을 삼키는 운동에 관여하며, 혀의 근육을 도와 음식물을 인두로 가게 하여 음식물의 역류를 방지한다. (표 5-3)

두힘살근(악이복근)은 아래턱뼈(하악골)에 연결되어 있는 앞힘살(전복, anterior belly)과 관자뼈(측두골)의 꼭지돌기(유양돌기, mastoid process)에 연결되어 있다.

*두힘살근(악이복근)은 아래턱(하악)을 내려 입을 열게 한다.

턱두힘살근(악이복근, digastric m.)은 하나는 턱뼈에서 일어나 목뿔뼈에 이르며, 다른 하나는 목뿔뼈에서부터 관자뼈의 꼭지돌기까지 이어진다. 이 근육은 아래턱을 내려서 입을 벌린다. 앞힘살은 입안 바닥의 근육성 지지를 제공하는 넓고 편평한 턱목뿔근(이설골근, geniohyoid m.) 아래쪽에 위치한다.

턱끝목뿔근(이설골근, geniohyoid m.)은 턱목뿔근 위쪽에 위치하며 추가적 지지를 제공한다.

붓목뿔근(경돌설골근, stylohyoid m.),은 목뿔뼈와 머리뼈의 붓돌기를 연결하는 근육이다.

목빗근(흉쇄유돌근, sternocleido-mastoid m.)은 빗장뼈와 복장뼈에서 일어나 머리뼈의 꼭지돌기에 이르는 근이다. 목빗근과 아래턱의 가장자리, 목의 정중선의 좌우에 둘러싸인 삼각형 부분을 '전경부 삼각'이라고 한다.

3) 목뿔뼈아래근(설골하근, infrahyoid muscle)

목뿔뼈아래근은 목뿔뼈에 위치하며, 목뿔뼈(설골, hyoid bone)와 후두(larynx)어깨목뿔근(견갑설골근, omohyoid m.), 장목뿔근(흉골설골근, sternohyoid m.), 복장방패근(흉갑거근, sternothyroid m.), 방패목뿔근(갑상설골근, thyrohyoid m.)으로 이루어져 있다.

음식물을 삼킬 때 목뿔뼈(설골, hyoid bone)와 후두(larynx)를 수축시키고, 입을 열 때 목뿔위근육(suprahyoid m.)을 도우며, 목과 머리를 구부리게 한다. 음식물을 삼킬 때 음식삼키기가 끝나면 수축하여 목뿔뼈와 후두의 방패연골(갑상연골, thyroid cartilage)을 아래로 끌어내린다. (표 5-4)(그림 5-13)

표 5-3 목뿔위근육(설골상근)

근육명	이는곳	닿는곳	신경	작용
두힘살근(digastric m.)	앞힘살:아래턱뼈 뒤힘살:꼭지돌기	목뿔뼈 작은뿔	얼굴신경	목뿔뼈를 위로 당김
턱목뿔근(mylohyoid m.)	턱목뿔근선	목뿔뼈	아래턱신경	목뿔뼈를 위로 당김
붓목뿔근(stylohyoid m.)	붓돌기	목뿔뼈	얼굴신경	목뿔뼈를 뒤 위쪽으로 당김
턱끝목뿔근(geniohyoid m.)	아래턱뼈 턱끝가지	목뿔뼈	혀밑신경	목뿔뼈를 앞쪽으로 당김

표 5-4 목뿔아래근육(설골하근)

근육명	이는곳	닿는곳	신경	작용
복장목뿔근(sternohyoid m.)	복장뼈자루	목뿔뼈	목신경[C1~C4]	목뿔뼈를 아래로 당김
어깨목뿔근(omohyoid m.)	위힘살:중간힘줄 아래힘살:어깨패임, 부리돌기	위힘살:목뿔뼈아래몸통 밑 아래힘살:중간힘줄	목신경[C1~C4]	목불뼈를 아래쪽 뒤로 당김
복장방패근(sternothyoid m.)	복장뼈자루	방패연골	목신경[C1~C4]	방패연골을 아래로 당김
방패목뿔근(thyrohyoid m.)	방패연골	목뿔뼈	목신경[C1~C4]	목뿔뼈를 아래로 당김

4) 목부위(경부)의 삼각

- **목동맥삼각(경동맥삼각, carotid triangle)**: 두힘살근(악이복근, digastric m.), 어깨목뿔근(견갑설골근, omohyoideus m.), 목빗근(흉쇄유돌근, sternocleidomastoid m.)으로 둘러싸인 삼각형의 영역이다.
- **어깨빗장뼈삼각(견갑쇄골삼각, omoclavicular triangle)**: 어깨목뿔근(견갑설골근, omohyoid m.), 목빗근(흉쇄유돌근, sternocleidomastoid m.), 빗장뼈(쇄골, clavicle)로 둘러싸인 삼각형의 영역이다. (그림 5-14)

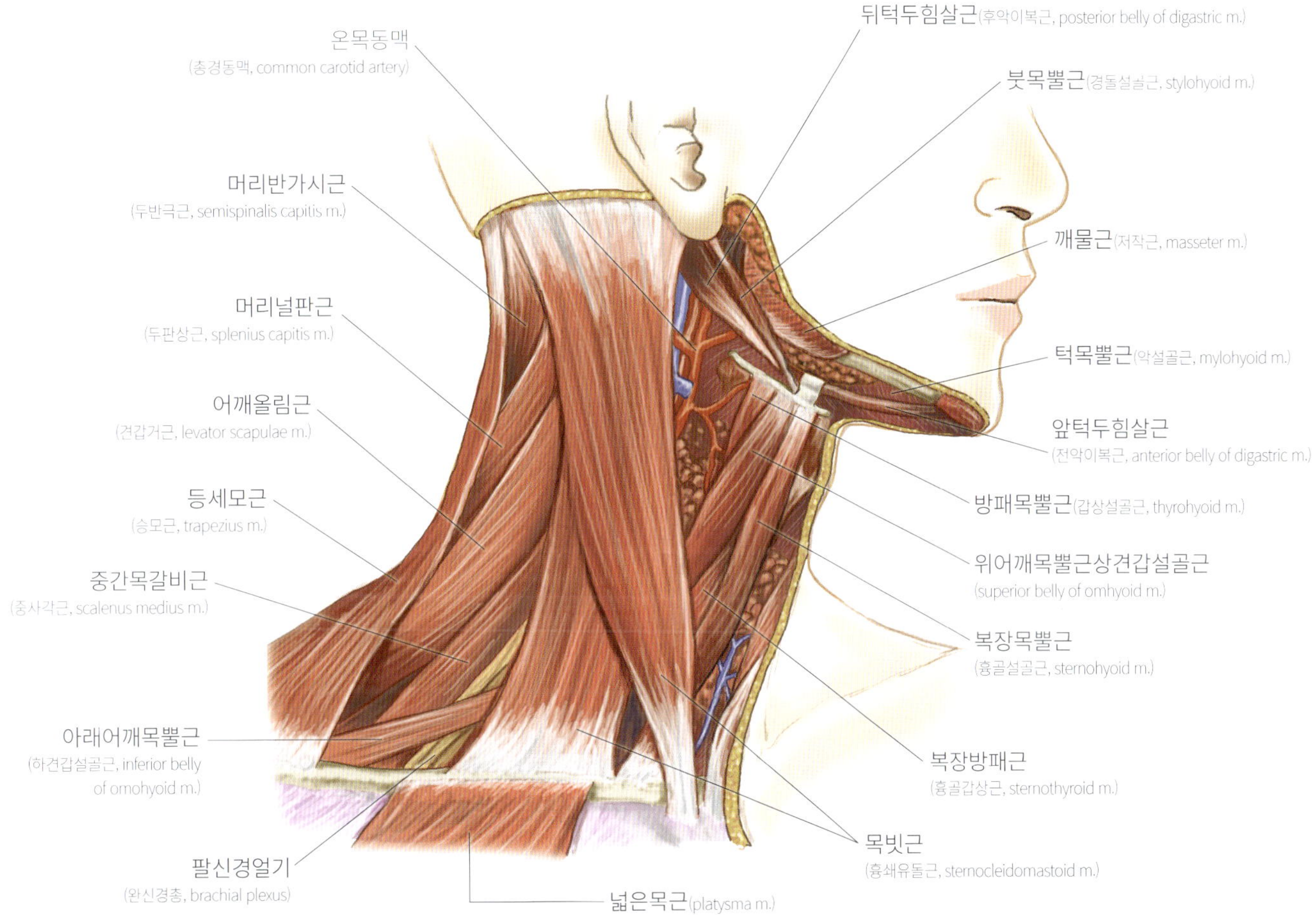

그림 5-13 가쪽척추근(외측추골근)

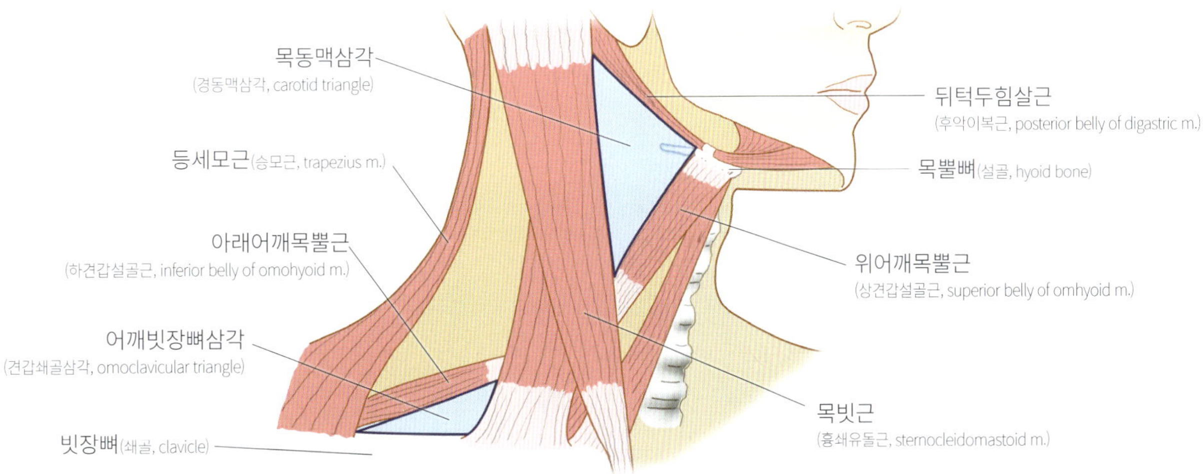

그림 5-14 목부위(경부, cervical region)의 삼각

E. 등근육(배부근, MUSCLES OF BACK)

등부위 근육은 **얕은층**, **중간층**, **깊은층**의 3부분으로 나뉜다.

1. 얕은등근육(천배부근, superficial back muscle)

등부위 얕은등근육은 몸통과 팔을 연결하고 있으며 팔을 움직이며, **등세모근**, **넓은등근**, **어깨올림근**, **큰·작은마름근**이 있다. 얕은층 근육 중 넓은등근을 제외하고 모두 어깨뼈(견갑골, scapula)에 부착된다. (그림 5-15)(표 5-5)

1) 등세모근(승모근, trapezius muscle)

등세모근은 등 부위의 얕은층에 위치해 있는 큰삼각형의 근육이며, 몸통뼈대인 머리뼈를 비롯해 첫째목뼈에서 열두번째등뼈에 이르는 넓은 부위에서 일어난다. 척주(목뼈의 인대, 바깥뒤통수뼈 융기 등)의 넓은 범위에서 시작되며, 양쪽으로 뻗어나가 어깨뼈(견갑골, scapula)에 닿는다.

- 기능 : 팔 전체를 끌어올리고 어깨뼈를 척추로 끌어 올린다.
- 신경 : 더부신경(XI)의 운동성 및 목신경(C3, C4)의 감각성 지배

2) 넓은등근(광배근, latissimus dorsi muscle)

넓은등근은 등세모근 아래쪽에 있는 얇은 근육이며, 인체에서 가장 큰 근육으로 위팔을 안쪽으로 모으는 역할을 한다. 등 부위의 아래쪽 등뼈가시돌기, 엉덩뼈능선 및 여러 부위에서 시작되며 위팔뼈(상완골, humerus) 위에 닿는다.

- 기능 : 어깨뼈(견갑골, scapula)로 팔 전체를 들러 올리고, 어깨뼈를 척주로 끌어 당긴다.
- 신경 : 더부신경(XI), 목신경(C3,4) 지배

3) 어깨올림근(견갑거근, levator scapulae muscle)

어깨올림근은 목빗근(흉쇄유돌근, sternocleidomastoid m.)뒤, 등세모근(승모근, trapezius m.) 깊은 층에 있으며, 목뼈(1~4번) 가로돌기에서 시작해, 어깨뼈 위 안쪽 모서리에 닿는다.

- 기능 : 어깨뼈를 안쪽 위로 들어올린다.
- 신경 : 등쪽 어깨신경(C4, 5) 지배

목뼈염좌(경추염좌, cervical vertebrasprain)

자세로 인한 염좌: 나쁜 자세로 잠을 자고난 후 아침에 일어났을 때 목돌림과 구부림이 곤란한 것은 목뼈(경추, cervical vertebra) 주위의 근육(muscle)과 인대(ligament)의 손상이 주 원인이다.

교통사고로 인한 염좌: 교통사고 시 많은 사람들이 목뼈염좌와 긴장을 호소한다. 이때 목의 인대가 갑작스러운 큰 충격을 이기지 못해 흔히 '목이 삐었다'고 하는 경추염좌가 발생한 것으로 본다.

목(neck)과 어깨근육의 뻐근함, 간혹 구토, 두통, 시력장애 등을 호소한다. 인대가 늘어나고 힘이 약해져 있는 경우가 많다.

4) 큰 · 작은 마름근

(대 · 소능형근, rhomboid major · minor muscle)

큰 · 작은 마름근(대 · 소능형근 rhomboid major · minor m.)은 등세모근중간과 아래의 깊은층에 있다. 5번목뼈~5번등뼈 가시돌기에서 시작되며, 어깨뼈 안쪽 모서리아래쪽에 닿는다.

- 기능 : 어깨뼈(견갑골, scapula)의 안쪽모서리를 연결하며 어깨뼈를 척주 쪽으로 끌어 당긴다.
- 신경 : 등쪽 어깨신경(C4, 5) 지배

5) 등부위 얕은층의 근막

등부위는 등허리근막(흉요근막, thoracolumbar fascia)이 감싸고 있으며, 등허리근막은 뒤층, 중간층, 앞층의 3층으로 이루어져 있다.

뒤층은 두껍고 바깥쪽으로 넓게 퍼져서 넓은등근(광배근, latissimus dorsi m.)의 이는 곳이 된다.

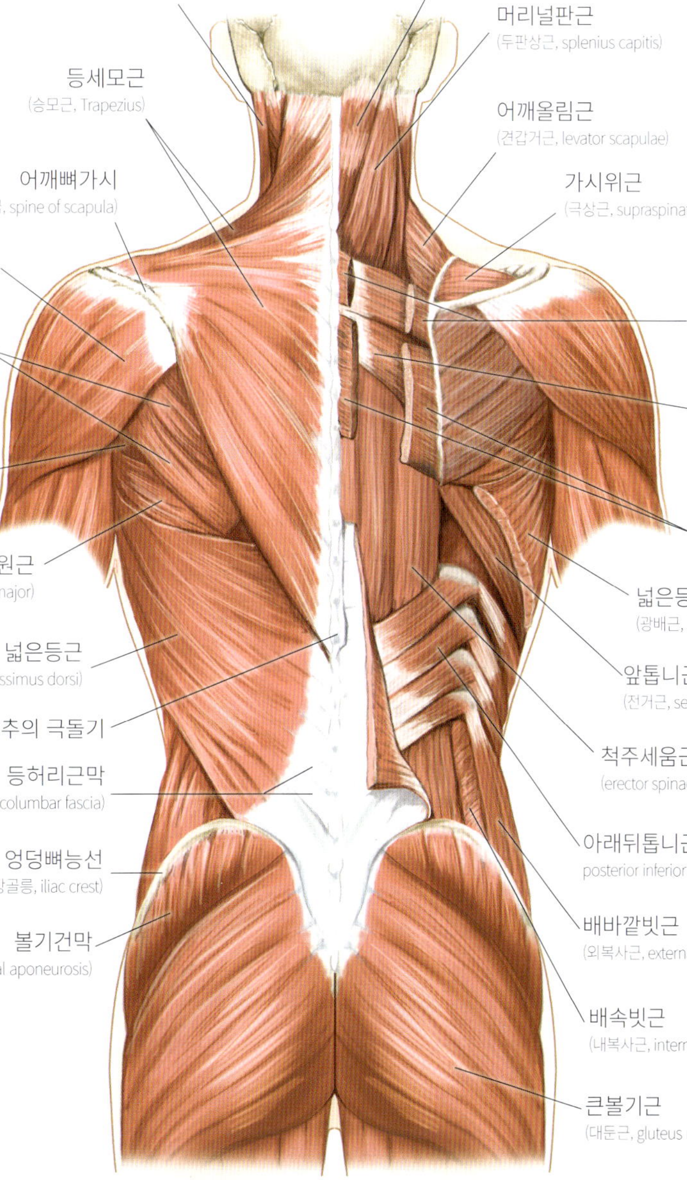

그림 5-15 얕은등근육(천배근, superficial back m.)

2. 중간등근육(중배근, intermediate back muscle)

등부위 중간층의 위 · 아래뒤톱니근은 가슴우리를 움직인다.

중간등근육은 위톱니근(상후거근, serratus posterior superior m.)과 아래톱니근(하후거근, serratus posterior inferior m.)으로 이루어져 있다. 중간등근육은 목덜미막(항근막, nuchal fascia)과 등허리근막(요배근막, lumbodorsal fascia)에 의해 분리되어 있다. (그림 5-16)(표 5-6)

1) 위톱니근(상후거근, serratus posterior superior muscle), 아래톱니근(하후거근, serratus posterior inferior muscle)

위톱니근 : 목부위와 등부위 경계에 있는 근육이다.

아래톱니근 : 가슴과 허리부위의 경계에 있는 근육이다.

- 기능 : 위톱니근은 갈비뼈(늑골, costa)를 들어 올려 들숨을 돕고, 아래뒤톱니근은 아래 갈비뼈를 내려 날숨을 돕는다.
- 신경 : 척수신경(spinal nerves) 뒤가지 지배

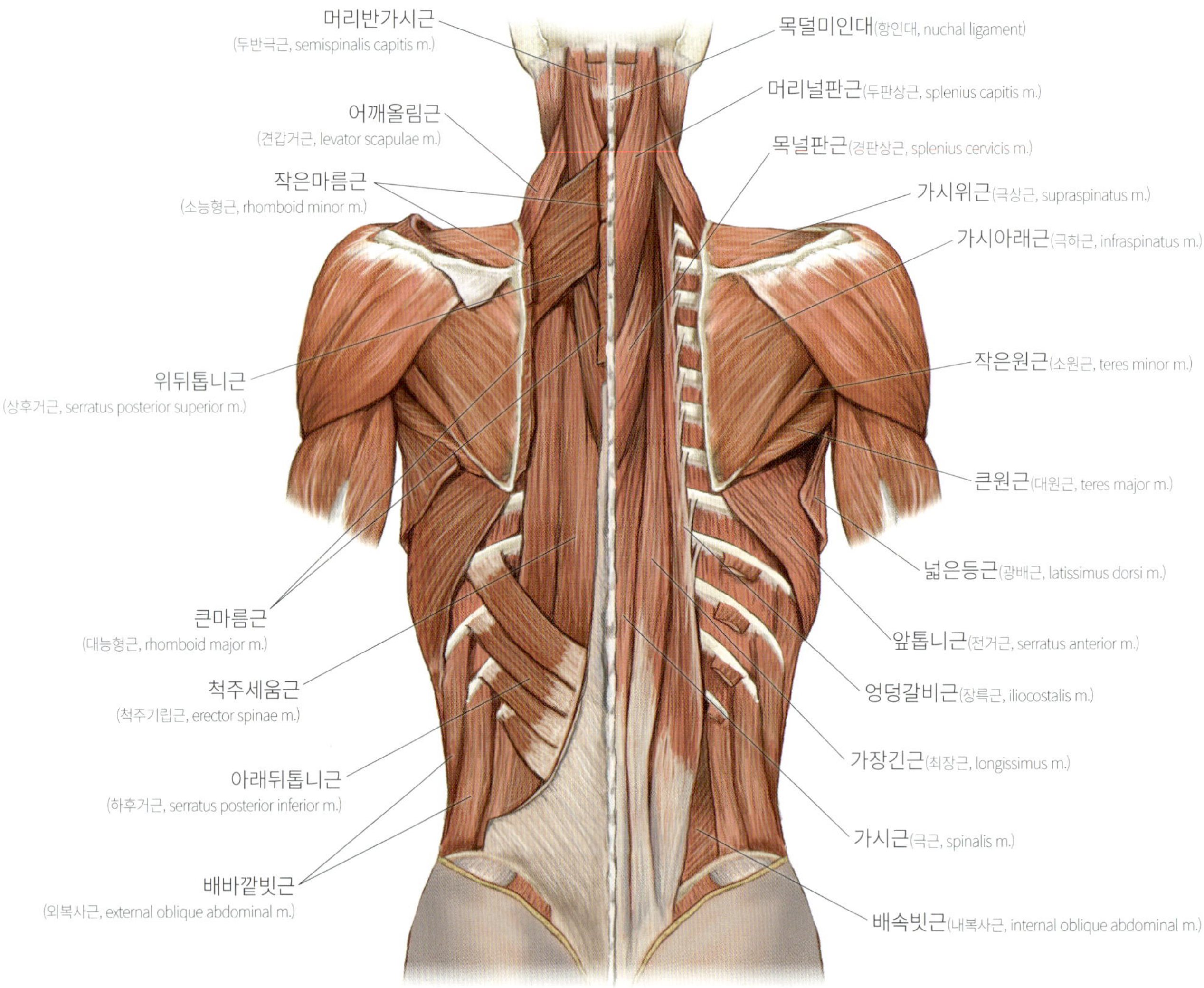

그림 5-16 중간등근육(중배근, intermediate back m.)

3. 깊은등근육(심배근, deep back muscle)

등부위 깊은층은 척주를 움직이는 내인성등근육(intrinsic back m.)이 있으며 2층으로 이루어져 있다.

고유등근육은 전체가 등허리근막(흉요근막, thoracolumbar fascia)으로 싸여 있고, 3개의 근육으로 되어 있다. (그림 5-17)(표 5-7)

1) 척주세움근(척주기립근, erector spinae muscle)

척추세움근은 골반에서 머리뼈까지 세로로 분포되어 있는 길고 큰 근육이다.

척주의 가시돌기와 갈비뼈 각 사이의 등 부위에 위치하며, 엉덩갈비근(장늑근, iliocostalis m.), 가장긴근(최장근, longissimus m.), 가시근(극근, spinalis m.)의 3가지가 있다.

2) 가로돌기가시근(횡돌기극근, transversospinalis muscle)

가로돌기가시근은 척추뼈의 가로돌기와 가시돌기 사이에 있다. 척추뼈 가로돌기(횡돌기, transverse process)에서 시작해 뒤통수뼈(후두골, occipital bone)와 목뼈(경추, cervical vertebra)의 가로돌기에 닿는다. 이는곳과 닿는곳의 거리에 따라 반가시근, 뭇갈래근, 돌림근으로 나뉜다.

3) 널판근(판상근, splenius muscle)

널판근은 등세모근(승모근, trapezius m.) 위쪽, 깊은층에 있는 두껍고 평평한 근육이다. 척추의 가시돌기에서 시작되며 목뼈와 뒤통수뼈에 닿는다. 닿는 부위에 따라 머리널판근(두판상근, splenius capitis m.)과 목널판근(경판상근, splenius cervicis m.)으로 나뉜다.

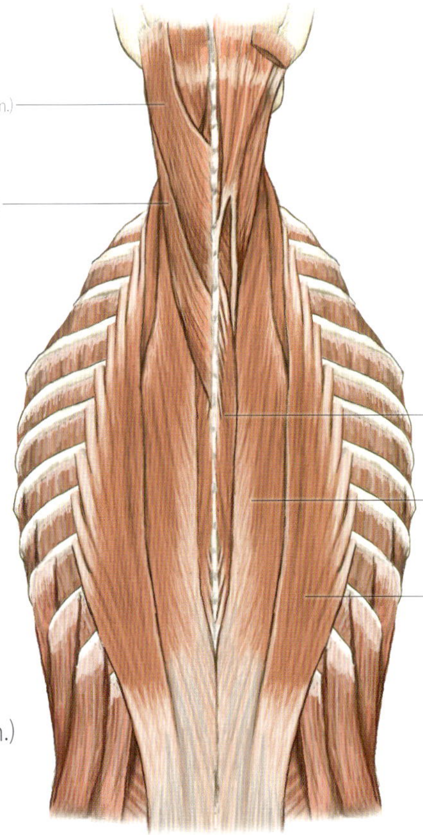

그림 5-17 깊은등근육(심배근, deep back m.)

척추전만증(spondyloptosis)

척추전만증은 척추뼈가 과도하게 전만(앞으로 굽음)된 상태이며, 옆에서 보면 등뼈가 앞으로 휜 상태이다.

척추 전만 시 선천고관절 탈구(선천엉덩관절 탈구, congenital dislocation of the hip), 근이영양증(muscle dystrophy), 비만(obesity) 등이 발생한다.

원인으로 심한 복부비만, 임신으로 상체가 뒤로 젖혀짐, 사무직의 잘못된 자세, 그 외 생활습관의 나쁜 자세 등으로 생긴다.

표 5-5 깊은 등근육(심배근)

근육명		이는곳(기시부)	닿는곳(정지부)	지배신경	작용
긴근육 (장근, longitudinal m.)	엉덩갈비근(장늑근, iliocostalis m.): 허리(요, lumborum), 등(흉, thoracis), 목(경부, cervicis)근	엉덩뼈능선(장골능)과 엉치뼈 널힘줄(건막 척주) 및 제3~12갈비뼈(늑골)	갈비뼈뿔(늑골각)과 제4~제7목뼈(경추)의 가로돌기(횡돌기)	척수신경 후지	한측면만 척주의 가쪽굽힘(외측굴곡), 양측으로는 척주의 폄(신전)
	가장긴근(최장근, longissimus m.): 등(흉, thoracis), 목(경, cervicis), 머리(두부, capitis)근	엉치뼈(천골)척주 널힘줄(건막)및 등뼈(흉추), 목뼈(경추), 제2허리뼈(요추)의 가로(횡)돌기	제7갈비뼈(늑골각)와 등뼈(흉추), 목뼈(경추)의 가로(횡)돌기 및 관자뼈(측두골)의 꼭지(유양)돌기	척수신경 후지	한 측면만 척주의 가쪽굽힘(외측굴곡), 양측으로는 척주의 폄(신전)
	가시근(극근, spinalis m.): 등(흉, thoracis), 목(경부, cervicis)근	제2등뼈(흉추)~제2허리뼈(요추)의 가시(극)돌기 제2목뼈(경추)~제2허리뼈(요추)의 가시(극)돌기	제2~9등뼈(흉추)의 가시(극)돌기와 제2~제4목뼈(경추)의 가시(극)돌기	척수신경 후지	한 측면만 머리(두부)의 가쪽굽힘(외측국곡), 양측으로는 척주의 폄(신전)
가로근육(횡근, transversosospinal m.)	반가시근(반극근, semispinalis m.): 등(흉, thoracis), 목(경, cervicis), 머리(두부, capitis)근	제7목뼈(경추)~ 제12등뼈(흉추)의 가로(횡)돌기	목뼈(경추)와 제6등뼈(흉추) 및 뒤통수(후두골) (고리뼈 제외)	척수신경 후지	한측면만 머리(두부)의 가쪽굽힘(외측굴곡), 양측으로는 척주의 폄(신전)
	뭇갈래근(다열근, multifidus m.)	엉치뼈(천골)와 등뼈(흉추), 목뼈(경추), 허리뼈(요추)의 가로(횡)돌기	허리뼈(요추), 등뼈(흉추), 목뼈(경추)의 가시(극)돌기	척수신경 후지	척주의 폄(신전)과 회전
	돌림근(회전근, rotator m.)	엉치뼈(천골)에서부터 제2목뼈(경추)의 가로(횡)돌기	추골의 추궁	척수신경 후지	척주의 폄(신전)과 회전

표 5-6 중간등근육(중배근)

근 육 명	이는곳(기시부)	닿는곳(정지부)	지배신경	작용
위뒤톱니근(상후거근, serratus posterior superior m.)	목덜미(항)인대, 가시끝(극상) 인대와 목뼈(경추), 등뼈(흉추)의 가시(극)돌기	제2~5갈비뼈뿔(늑골각) 위모서리(상연)	척수신경 후지 T1~T4	갈비뼈(늑골)를 위로 당겨 가슴안(흉강)을 넓힌다.
아래뒤톱니근(하후거근, serratus posterior inferior m.)	가시끝(극상)인대와 제12등뼈(흉추) 제3허리뼈(요추)의 가시(극)돌기	제9~12갈비뼈뿔(늑골각) 아래모서리(하연)	척수신경 후지 T9~T12	갈비뼈(늑골)를 밑으로 당겨 가슴안 (흉강)을 좁힌다.

표 5-7 얕은 등근육(천배근)

근 육 명	이는곳(기시부)	닿는곳(정지부)	지배신경	작용
등세모근(승모근, trapezius m.)	뒤통수뼈(후두골), 융기목덜미(항)인대 등뼈(흉추)와 제7목뼈(경추)의 가시(극)돌기	빗장뼈(쇄골) 외측 1/3 봉우리(견봉), 어깨가시(견갑근)	더부(부)신경 목신경얼기 (경신경총)	어깨뼈(견갑골)를 위로 당기거나 회전, 상부근섬유는 어깨뼈(견갑골)를 위로 당기고 하부근 섬유는 밑으로 당긴다.
넓은등근(광배근, latissimus dorsi m.)	제7~12등뼈(흉추)와 허리뼈(요추)의 가시(극)돌기, 허리배(요배)근막 엉덩뼈능선(장골능) 뒷면(후면)	위팔뼈(상완골)의 작은(소) 결절능선(능)	가슴등(흉배)신경	몸통(체간)이 고정되면 팔의 폄(신전) · 모음(내전) · 내측회전, 팔이 고정되면 몸통(체간)을 위로 올린다.
어깨올림근(견갑거근, levator scapulae m.)	제1~4목뼈(경추) 가로(횡)돌기	어깨뼈(견갑골)의 위(상)각	어깨등(견갑배) 신경	어깨뼈(견갑골)를 위로 올린다.
작은마름근(소능형근, rbomboideus major m.)	제7목뼈(경추)와 제1등뼈(흉추)의 가시(극)돌기 목덜미인대(항인대)	어깨뼈(견갑골)의 위각(상각) 밑(하)부	어깨등(견갑배) 신경	어깨뼈(견갑골)를 내상방으로 당긴다.
큰마름근(대능형근, rbomboideus major m.)	제2~5등뼈(흉추)의 가시(극)돌기	어깨뼈(견갑골)의 위각(상각) 밑(하)부	어깨등(견갑배) 신경	어깨뼈(견갑골)을 내상방으로 당긴다.

등부위의 근막(fascia)

- **천배근막(superficial fascia of back)**: 피부 밑에 있는 얇은 섬유막으로서 등세모근(승모근, trapezius m.), 넓은등근(광배근, latissimus dorsi m.), 등허리근막의 표면을 덮는다.
- **등허리근막(흉요근막, thoracolumbar fascia)**: 등허리부위에 있는 두껍고 질긴 근막으로서 천엽과 심엽으로 구분된다. 얕은층 깊은층 척주세움근(척주기립근, erector spinae m.)의 바깥쪽 가장자리에서 합쳐진다. 요배근막(lumbodorsal fascia)이라고도 한다.
  - 얕은층(등뒤의 중간에 있는 층) : ① 위끝은 상항선(superior nuchal line), 아래끝은 엉덩뼈능선(장골릉, iliac crest)과 엉치뼈(천골, iliac crest)에 분포하며, ② 뒷면과 안쪽으로는 모든 척추뼈(추골, malleus)의 가시돌기(극돌기, spinous process), 가시끝인대(극상인대, supraspinous ligament), 정중엉치뼈능선(전중천골릉, median sacral crest), ③ 바깥쪽으로는 갈비뼈각(늑골각, angle of rib)에 붙는다.
  - 깊은층(deep layer) : 제12갈비뼈, 모든 허리의 갈비돌기(늑골돌기, costal process), 엉덩뼈능선(장골릉, Iliac crest) 사이에 펼쳐져 있다. 또한 척주세움근과 허리네모근(요방형근 quadratus lumborum muscle) 틈 사이에 끼어있다.
- **목덜미근막(항근막, nuchal fascia)**: 등허리근막(흉요근막, thoracolumbar fascia)이 이어지는 것으로 목덜미(항부, nape)의 근육을 덮는다. 안쪽은 목덜미인대와 결합하지만 바깥쪽은 등세모근(승모근, trapezius m.)의 바깥쪽 가장자리로부터 목의 근막으로 이행한다.

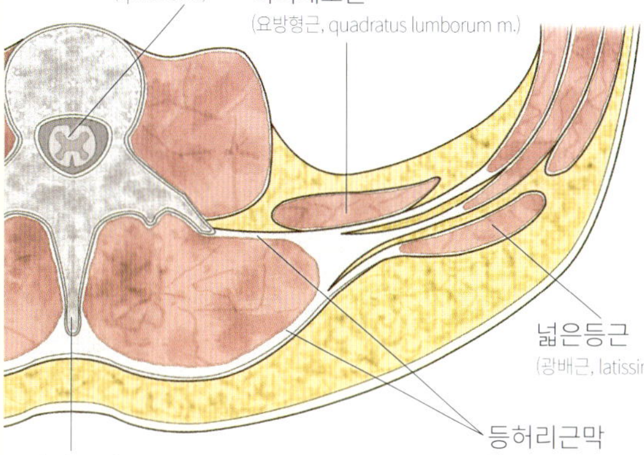

Advance Study

머리(head)와 척추(vertebral column)를 움직이는 근육의 정리

- **목빗근**(흉쇄유돌근, sternocleidomastoid m.)은 목 양쪽에 있는 근육으로 흉곽에서부터 귀 뒤쪽의 두개 바로 아래가지 위쪽으로 뻗어 있다.
- **머리널판근**(두판상근, splenius calpitis m.)은 넓은 띠 모양의 근육이다. 이 근육은 두 개를 바닥에서부터 목뼈(경추, cervical vertebra)와 위쪽 가슴(흉곽, pectus)까지 연결시킨다.
- **머리반가시근**(두반극근, semispinalis capitis m.)은 넓은 판모양 근육으로 경추에서 시작하여 뒤통수뼈(후두골, occipital bone)까지 위쪽으로 뻗어 있다.
- **척주세움근**(척주기립근, erector spinae m.)은 등을 따라 세로로 주행하는 근육이며 척추의 여러 곳에서 기시하고 정지한다.(표 5-8)

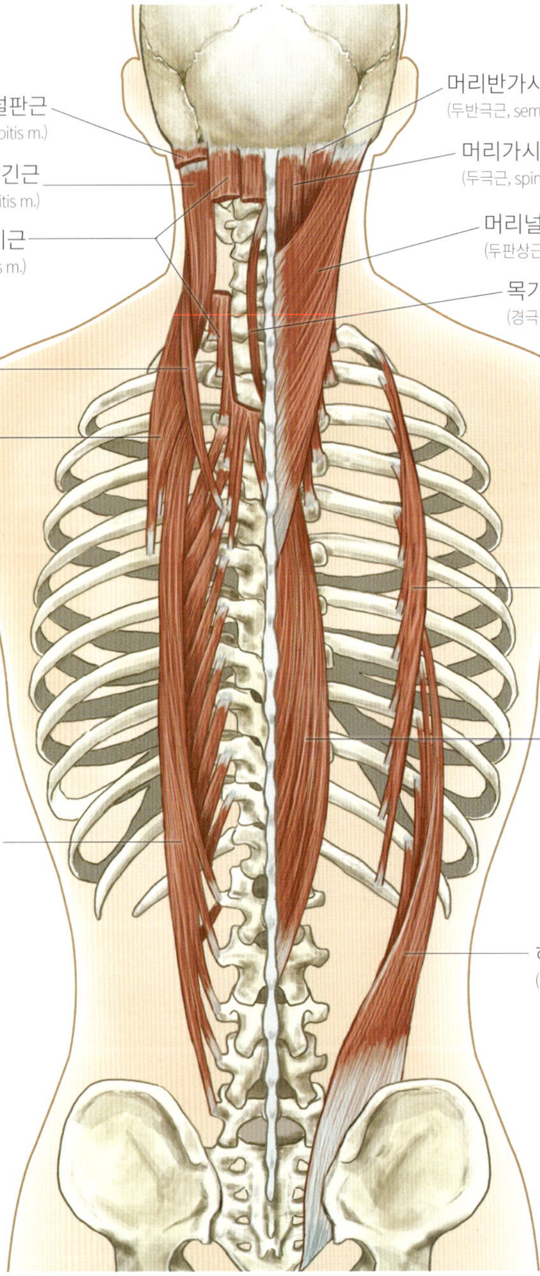

표 5-8 머리와 척주를 움직이는 근육

명칭		기시	정지	신경지배	작용
목빗근 (흉쇄유돌근, sternocleidomastoid m.)		복장뼈(흉골, sternum)의 앞면과 빗장뼈(쇄골, clavicle)의 뒷면	관자뼈(측두골, temporal bone)의 꼭지돌기(유양돌기, mastoid process)	더부신경 (부신경, accessory nerve), 제2-제3 경수신경 (경추신경, cervical spinal nerve)	머리를 한쪽으로 당기고, 목을 굴곡시키거나 복장뼈를 올림
머리널판근 (두판상근, splenius capitis m.)		하부 목뼈(경추, cervical spine)의 극돌기와 상부 등뼈(흉추, thoracic vertebra)	뒤통수뼈(후두골, occipital bone)	경수신경	머리를 회전시키고, 한쪽으로 방향으로 구부리며, 목을 신전
머리반가시근 (두반극근, semispinalis capitis m.)		하부 목뼈의 돌기와 상부 등뼈	뒤통수뼈	경수신경과 흉수신경	머리를 신전시키고, 머리를 한쪽 방향으로 구부리거나 회전
척추세움근 (척주기립근, erector spinae m.)	엉덩갈비근 (장늑근, iliocostalis m.)	엉덩뼈능선 (장골능선, iliac crest)	아래 6개의 갈비뼈	요수신경 (요신경, lumbar nerves)	척주(spinal column) 허리(요추, lumbar) 부위를 신전
	허리장골늑골근 (요장늑근, iliocostalis lumborum m.)				

F. 가슴근육(흉부근, MUSCLE OF THORAX)(그림 5-18)

앞가쪽부위의 배벽은 가슴벽과 팔다리에 비해 지방을 포함하는 피부밑조직(피하조직, subcutaneous tissue)층이 두껍다.

배벽 아래 부분의 피부밑조직은 지방조직인 얕은 층과 막 모양의 깊은 층으로 나뉘어져 있다.

가슴벽에는 여러 개의 근육이 있으며 작용부위에 따라

❶ 팔을 움직이는 것

❷ 척주를 움직이는 것

❸ 가슴우리를 움직이는 것의 3집단으로 나눌 수 있다.

* 가슴안의 심장(heart), 허파(폐, lung) 등 보호, 또한 근육을 수축시켜 허파호흡을 작용시킨다.

- **얕은층(천층, superficial layer) 가슴근육** : 피부밑조직의 얕은층인 지방층(캠퍼근막, Camper's fascia)은 지방을 포함하고 있다.
- **깊은층(심층, deep layer) 가슴근육** : 피부밑조직의 깊은층인 스카르파근막(Scarpa's fascia)은 얇은 막 형태로 되어 있다. 이 층은 위쪽으로 갈수록 얇아지다가 사라지며 정중앙에서는 백색선(백선, linea alba)과 두덩결합에 붙어 있다.

가슴부위 앞쪽에는 얕은층과 깊은층으로 이루어진 2개의 근육이 있다.

❶ 얕은층에는 팔을 움직이는 근육(큰가슴근, 작은가슴근, 빗장밑근, 앞톱니근)이 있다.

❷ 깊은층에는 가슴우리를 움직이는 갈비사이근(늑간근, intercostal m.)이 있다.

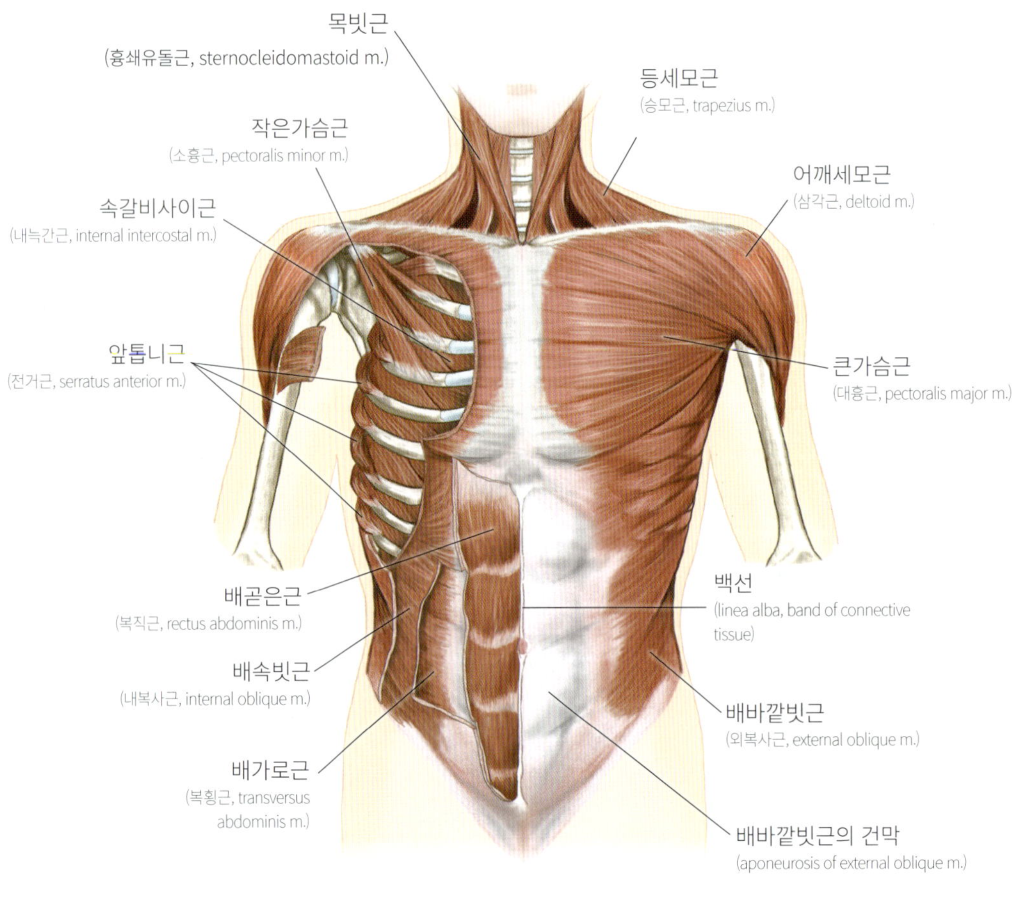

그림 5-18 흉부 전면과 복부근육

1. 얕은층의 가슴근육(그림 5-19)(표 5-9)

1) 큰가슴근(대흉근, pectoralis major muscle)

앞가슴벽에 있는 날개 모양의 근육이다. 근육 위 빗장뼈(쇄골, clavicle), 복장뼈(흉골, sternum), 복장뼈 위 갈비연골(늑연골, costal cartilage), 배곧은근집에서 시작해서 바깥쪽으로 뻗어나가, 위팔뼈(큰결절능선)에 닿는다.

- 기능 : 전반적으로 위팔을 굽히고 모으는 운동을 담당한다.
- 신경 : 팔신경얼기에서 시작되는 바깥쪽 · 안쪽가슴신경(C5~T1) 지배.

2) 작은가슴근(소흉근, pectoralis minor muscle)

큰가슴근(대흉근, pectoralis major m.) 깊은층의 앞가슴벽에 있는 삼각형의 작은 근육이다. 앞가슴벽의 3~5번째갈비뼈(늑골, costa)에서 시작되며 어깨뼈의 부리돌기(오훼돌기, coracoid process)에 닿는다.

- 기능 : 어깨뼈(견갑골, scapula)를 앞쪽으로 당긴다.
- 신경 : 팔신경얼기에서 시작되는 안쪽가슴신경(C6~T1) 지배.

3) 빗장밑근(쇄골하근, subclavius muscle)

큰가슴근의 깊은층에서 빗장뼈와 첫째갈비뼈 사이에 있는 작은 근육이다. 첫째갈비뼈 앞에서 시작되어 빗장뼈 아래면에 닿는다.

- 기능 : 빗장뼈(쇄골, clavicle)를 내리고 안쪽으로 당긴다.
- 신경 : 팔신경얼기에서 나온 가지[빗장밑근신경(C5,6)] 지배.

4) 앞톱니근(전거근, serratus anterior muscle)

가슴우리의 바깥을 덮고 있는 근육이며 겨드랑의 안쪽 벽을 형성한다. 첫째~아홉째갈비뼈 바깥쪽면에서 시작되어 어깨뼈 모서리의 안쪽면에 닿는다.

- 기능 : 어깨뼈를 앞쪽으로 당기며 회전운동에 관여한다.
- 신경 : 긴가슴신경(C5~7) 지배.

늑막염(흉막염, pleurisy)

늑막염은 늑막(흉막, pleura)에 염증이 생기는 질환으로, 독감과 같은 바이러스성 질환, 세균성폐렴(pneumonia), 폐결핵(pulmonary tuberculosis), 종양(tumor) 등, 다양한 원인에 의해 유발될 수 있다,

늑막염은 폐의 팽창과 수축 장애로 인해, 가슴통증(흉통, chest pain), 호흡곤란 등이 유발될 수 있다. 그 외에 기침, 가래, 발열, 오한 등의 증상이 생길 수 있다.

가슴부위 얕은층의 근막

큰가슴근(대흉근, pectoralis major m.)을 덮고 있는 큰가슴근막(흉근근막, pectoral fascia)은 앞배벽 근막과 겨드랑근막으로 연결된다.

큰가슴막의 빗장뼈(쇄골, clavicle)에서 겨드랑근막까지 넓은 부위의 근막은 빗장가슴근막(쇄골흉근근막, clavipectoral fascia)이다. 빗장가슴근막 및 작은가슴근(소흉근, pectoralis minor m.)을 관통한다.

겨드랑근막(액와근막, axillary fascia)은 겨드랑의 바닥(아래쪽)을 이루고 있는 근막이며, 빗장가슴근막으로 연결된다.

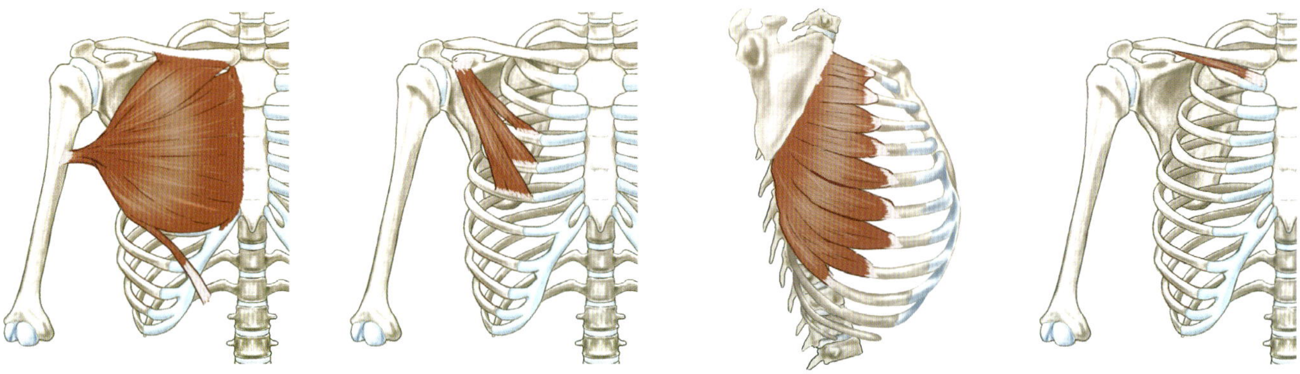

큰가슴근 (대흉근, pectoralis major m.)　작은가슴근 (소흉근, pectoralis minor m.)　앞톱니근 (전거근, serratus anterior m.)　빗장밑근 (쇄골하근, subclavius m.)

그림 5-19 얕은층의 가슴근육

2. 깊은층의 갈비사이근(늑간근, intercostal muscle)(그림 5-20)

갈비뼈(늑골, rib) 사이에 있는 공간(갈비사이공간, 늑강강, intercostal space)이며 11곳이 있다. 이 공간은 바깥 · 속갈비사이근(내늑간근, internal intercostal m.)과 근육에 이어진 바깥 · 속갈비사이막(내늑간막, internal intercostal m.)에 의해 막혀 있다.

1) 바깥갈비사이근(외늑간근, external intercostal muscle)

바깥갈비사이근은 갈비사이공간에서 가장 얕은층에 있다. 갈비뼈의 아래모서리에서 시작되며 한 칸 아래의 갈비뼈(늑골, rib) 위모서리에 닿는다.

- 기능 : 아래쪽 갈비뼈를 끌어올리고 가슴우리(thoracic cage)를 넓혀서 **들숨운동**을 한다.
- 신경 : 갈비사이신경(T1~T11) 지배.

2) 속갈비사이근(내늑간근, internal intercostal muscle)

속갈비사이근은 바깥갈비사이근의 깊은층에 있다.

- 기능 : 위쪽 갈비뼈를 끌어내려서 가슴우리를 좁히며 **날숨운동**을 한다.
- 신경 : 갈비사이신경(T1~T11) 지배.

3) 위뒤톱니근(상후거근, serratus posterior superior muscle)

위뒤톱니근은 목 부위와 등 부위 경계에 위치해 있는 얇은 근육이다. 일곱째목뼈~다섯째갈비뼈의 바깥쪽(가쪽)에 닿는다. 날숨 시 갈비뼈(늑골, rib)를 아래로 당긴다.

- 기능 : 위쪽갈비뼈를 올린다.
- 신경 : 갈비사이신경(C8~T11) 지배.

호흡(breath)

호흡은 가슴안의 부피가 늘어나고 줄어드는 작용이다. 가슴안 부피가 늘면 압력이 낮아져 들숨이 되고, 부피가 줄면 압력이 올라가 공기가 나가는 날숨이 된다.

호흡근육에는 가슴안을 넓히는 들숨근육과 가슴안을 좁히는 날숨근육이다.

몸이 안정되었을 때는 주로 들숨근육 움직이고 날숨근육은 움직이지 않는다.

호흡에 두 가지 방법이 있다.

① **갈비호흡(흉식호흡)** : 갈비뼈를 올리고 내리는 호흡.

② **배호흡(복식호흡)** : 가로막을 올리고 내리는 호흡.

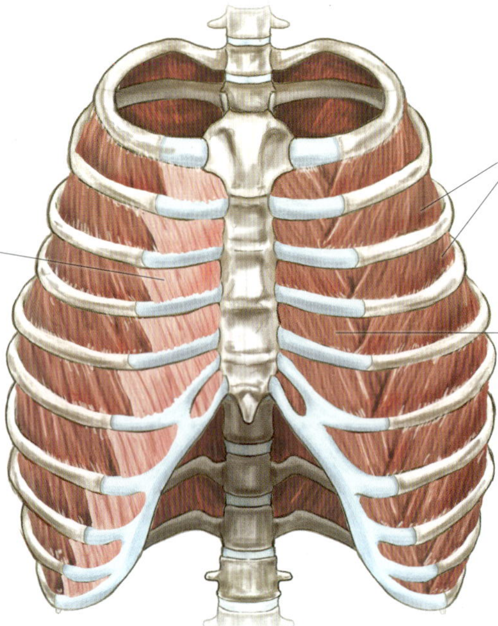

그림 5-20 바깥사이갈비근(외늑간근, external intercostal m.)과 속갈비사이근(내늑간근, internal intercostal m.)

표 5-9 가슴의 얕은근육(천흉근)

근육명	이는곳(기시부)	닿는곳(정지부)	지배신경	작용
큰가슴근(대흉근, pectoralis major m.)	빗장뼈머리(쇄골두)와 안쪽(내)측단, 복장뼈(흉골) 제1~6갈비(늑연골)	위팔뼈(상완골)의 큰결절	앞가슴신경(전흉신경)	위팔(상완)의 굽힘(굴곡), 모음(내전), 내측회전
작은가슴근(소흉근, pectoralis minor m.)	제3~5갈비뼈(늑골)	어깨뼈(견갑골)의 부리돌기(오훼돌기)	앞가슴신경(전흉신경)	어깨뼈(견갑골)를 앞아래(전하방)로 당긴다. 어깨뼈가 고정되면 갈비뼈(늑골)를 위로 당긴다.
빗장밑근(쇄골하근, subclavius m.)	제1갈비뼈(늑골)의 연골	빗장뼈(쇄골)의 아래면	빗장밑신경(쇄골하신경)	어깨뼈를 앞아래(전하방)로 당긴다.
앞톱니근(전거근, serratus anterior m.)	제~8갈비뼈(늑골)	어깨뼈의 안쪽면(내측면)	어깨등신경(견갑배신경)	어깨뼈를 앞으로 당기고 회전시킨다.

3. 가로막(횡격막, diaphragm)

가슴안(흉강, thoracic cavity)과 **배안**(복강, abdominal cavity) 사이를 가르는 막 모양의 근육으로 위쪽을 향해 부풀어 오른 중앙의 널힘줄(건막, aponeurosis)을 중심널힘줄(건중심, central tendon)이라고 한다.

기시부는 3곳으로 허리부분(요추부, lumbar part), 갈비부분(늑골부, costal part), 복장부분(흉골부, sternal part)로 나뉘어지며 **정지부**는 힘줄 중심이다. 포유류 특유의 근육이다.

허리부분(요추부, Lumbar part)에서 기시(이는곳, origin)는 중앙의 위쪽 2~3요추체와 척추사이원반(추간원판, intervertebral disc)에 부착하는 오른쪽 다리 및 왼쪽 다리라고 불리는 힘줄에서 기시한다.

우각과 **좌각**은 아래쪽으로는 앞세로인대로 이행하지만 위쪽에서는 합쳐져 정중활꼴인대(정중궁상인대, median arcuate ligament)가 된다.

그리고 내림대동맥(하행대동맥, descending aorta), 가슴림프관(흉관, thoracic duct)이 지나가는 대동맥구멍(대동맥열공, aortic hiatus)을 만들며, 대동맥구멍의 위쪽 약간 왼쪽으로 식도, 미주신경(vagus nerve)이 지나가는 식도구멍(식도열공, esophageal hiatus)이 위치한다. 허리의 바깥쪽 부분은 다음 2개의 궁상인대(arcuate ligament)로부터 기시한다.

정지부는 중심널힘줄(건중심, central tendon)이며, 토끼풀 모양의 형태를 띠고, 여러 방향으로 교차하는 힘줄다발(건속, tendon bundle)으로 이뤄진다. 허리부분(요추부, lumbar part)에서 오름뿔(우각, right horn)의 앞쪽에는 아래대정맥(하대정맥, inferior vena cava) 및 가로막신경(횡격신경, phrenic nerve) 줄기가 지나는 아래대정맥구멍(대정맥공, vena caval foramen)이 존재한다(대략 제8흉추 높이에 해당한다).

- **작용**: 흡식(inspiration)운동 시에 가로막(횡격막, diaphragma)의 수축에 의해 가슴안(흉강, thoracic cavity)을 넓혀진다.
- **신경지배**: 가로막신경(횡격신경, phrenic nerve), (C3~C5)의 신경지배를 받으며, 가로막신경은 흉부근육 지배로 분류되어 있지만, 본래는 목부분(경부, cervical part) 근육에서 유래하기 때문에 목신경에 의해 지배된다.

1) 가로막(횡격막, diaphragm)의 생체 및 사체에서의 위치

- **생체(live)**: 오른쪽은 제5갈비연골(늑연골, costal cartilage) 위쪽 가장자리, 왼쪽은 그 아래쪽 가장자리의 높이에 있다. 호식(expiration)과 흡식(inspiration)으로 위치가 변하며 누운자세(decubitus position)는 앉은자세(sitting position)나 곧게선자세(up right position)보다 높다. 여성이 남성보다 높고, 젊은 사람이 고령자보다 높다.
- **사체(cadaver)**: 오른쪽의 정점은 평균적으로 제4갈비연골(늑연골, costal cartilage) 높이에 있고 왼쪽은 오른쪽보다 제1갈비사이공간(늑간극, Intercostal space)만큼 낮다. 사후에는 폐의 위축과 가슴 안의 음압 때문에 가로막(횡격막, diaphragma)은 평균적으로 생체보다 1갈비뼈(늑골, rib)만큼 높은 위치에 있으며 이완한다.

2) 호흡운동에 관여하는 근육

- **주로 움직이는 근육**: 바깥갈비사이근(외늑간근, external intercostal m.), 속갈비사이근(내늑간근, internal intercostal m.), 가로막(횡격막, diaphragma)
- **보조적으로 움직이는 근육**: 큰가슴근(대흉근, pectoralis major m.), 작은가슴근(소흉근, pectoralis minor m.), 넓은등근(광배근, latissimus dorsi m.), 앞톱니근(전거근, serratus anterior m.), 아래톱니근(후거근, serratus posterior inferior m.), 목빗근(흉쇄유돌근, sternocleidomastoid m.) 및 그 외 위팔을 올리는 근육이다.

배(복부, abdomen)와 가슴(흉부, chest) 근육의 단면

흉벽의 단면: 흉벽의 근육은 흉강 안의 심장이나 폐를 보호하는 역할을 한다.

복벽의 단면: 복부근육들은 복부의 장기를 보호하고 호흡과 배변활동, 척주의 운동에도 관여한다.

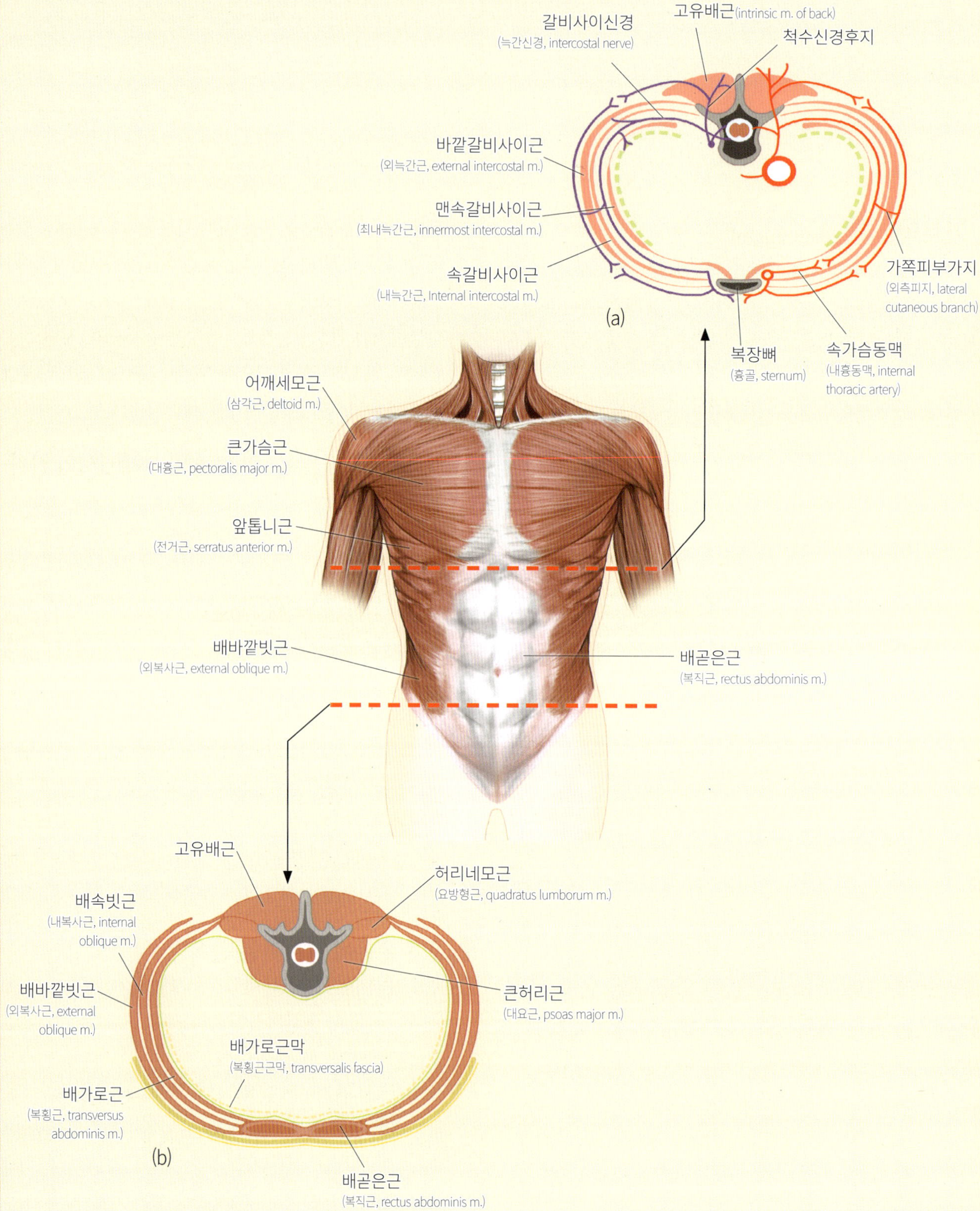

G. 배근육(복근, ABDOMINAL MUSCLE)

배벽(복벽, abdominal wall)은 가슴우리 아래 모서리와 골반사이의 근육으로 앞쪽배근육과 뒤쪽배근육으로 나뉜다. 장기보호, 배안 압력 조절, 척추운동, 호흡, 배변 등을 돕는다. (표 5-10)

1. 앞가쪽 배벽의 근육

앞바깥쪽(가쪽) 배벽의 가슴우리와 골반(pelvis) 사이는 넓고 그 사이는 얇고 납작한 근육층으로 연결되어 있다. (그림 5-21)

1) 배곧은근(복직근, rectus abdominis muscle)

배벽 앞쪽에서 세로로 뻗은 길고 넓은 띠 모양의 근육이다. 배곧은근 아래쪽 부위는 두덩뼈(치골, pubic bone) 위모서리에 붙어 있고, 위 끝 부위는 다섯째~일곱째갈비연골과 복장뼈(흉골, sternum)의 칼돌기에 붙어 있다.

- 기능 : 운동을 통하여 복부근육이 발달하면 피부에서도 만져진다.
- 신경 : 하위갈비사이신경과 갈비밑신경(T5~T12) 지배.

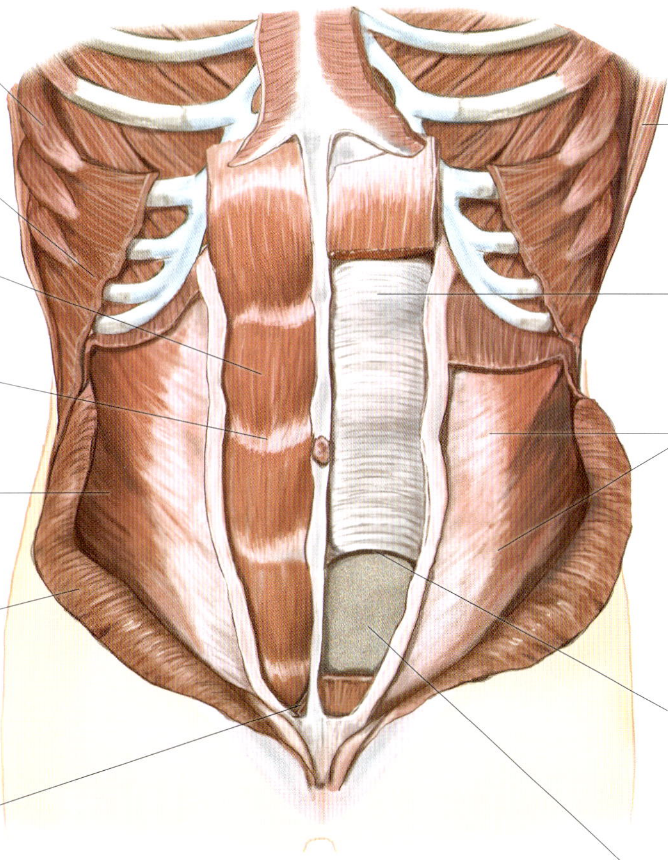

그림 5-21 가슴벽(흉벽, chest wall)과 배벽(복벽, abdominal wall)의 근육. (왼쪽: 배곧은근 제거)

2) 배바깥빗근(외복사근, external oblique abdominal muscle)

배벽 바깥쪽(가쪽)부위의 근육 중에서 가장 넓은층에 있는 근육이다.

앞배벽의 앞바깥쪽 3개의 납작근육 중 가장 얕은층의 옆구리근육이며, 아래갈비뼈 바깥쪽에서 시작하여 배곧은근집(복직근초, rectus sheath)에 닿는다.

- 기능 : 정상적인 생리기능에 작용하며, 상해로부터 배 내장을 보호한다.
- 신경 : 아래쪽 갈비사이신경(늑간신경, intercostal nerve)과 갈비밑신경(T5~T12) 지배.

3) 배속빗근(내복사근, internal oblique abdominal muscle)

배바깥빗근의 깊은층에 위치하며, 엉덩뼈능선(장골능선, iliac crest))를 거쳐 안쪽 위방향 배곧은근집(복직근초, rectus sheath)에서 끝난다.

- 기능 : 정상적인 생리기능에 작용하며, 상해로부터 배 내장을 보호한다.
- 신경 : 엉덩아랫배신경, 샅굴신경 등(T5~L12) 지배.

4) 배가로근(복횡근, transversus abdominis muscle)

가장 깊은층의 옆구리근육이며, 배벽 뒤에서 배곧은근집(복직근조, rectus sheath) 쪽으로 주행한다.

- 기능 : 정상적인 생리기능에 작용하며, 상해로부터 배 내장을 보호한다.
- 신경 : 아래쪽 갈비사이신경, 엉덩샅굴신경(T7~L12) 등 지배.

복막염(peritonitis)

복막(배막, peritoneum)에 발생한 염증 혹은 자극 증상으로, 국소적 혹은 배안(복강, abdominal cavity) 전반에 걸쳐 나타날 수 있다.

원인

복막안(복막강, peritoneal cavity) 내로 세균이 침입하여 복막에 염증 유발 및 혈액, 담즙, 소변, 그 외 수술 후에 발생.

복막염은 감염성복막염과 비감염성복막염으로 나눌 수 있다.

• 감염성복막염(infectibility peritonitis)

가장 흔한 원인은 장관의 천공에 의한 것이다. 위궤양, 위암, 십이지장궤양, 소장 및 대장, 충수돌기염, 게실, 멕켈 등.

• 비감염성복막염(noninfectious peritonitis)

자궁내막증, 외상, 췌장염 등의 무균성 체액이 복강 내로 유출, 혈관염 등

증상

급성복통, 복부압통, 천공 시 순간적인 심한 복통 및 쇼크.

표 5-10 배벽(복벽)의 근육

명칭	기시	정지	신경지배	작용
배바깥빗근(외복사근, external oblique abdominal m.)	갈비뼈(늑골, costa)의 바깥면	엉덩뼈능선(장골능선, iliac crest)의 바깥면과 백선	제5-제12 갈비사이신경(늑간신경, intercostal nerve)	배벽(복벽, abdominal wall)을 긴장시키고, 배안(복강, celiac) 내 장기를 압박
배속빗근(내복사근, internal oblique abdominal m.)	엉덩뼈능선과 샅고랑인대(서혜인대, inguinal ligament)	하부 갈비뼈의 갈비연골(늑연골, costal cartilage), 백선(tinea)과 두덩뼈(치골, pubis)의 능선	제5-제12 갈비사이신경	상동
배가로근(복횡근, fascia transversalis m.)	하부 갈비뼈의 갈비연골(늑연골, costal cartilage), 허리의 돌기, 엉덩뼈능선, 샅고랑인대	백선과 두덩뼈의 능선	제7-제12 갈비사이신경	상동
배곧은근(복직근, rectus abdominis m.)	두덩결합(치골결합, pubic symphysis)	복장뼈(흉골, sternum)의 검상돌기와 갈비연골	제5-제12 갈비사이신경	상동, 또한 척추(vertebral)를 굴곡, 몸통의 굽힘

5) 배근육(복근, abdominal muscle)의 널힘줄(건막, aponeurosis)

(1) 백색선(linea alba)

측복근(laterral abdominal)의 널힘줄의 힘줄섬유(건섬유, tendon fiber)가 앞배벽근육(진복벽근, m. of anterior abdominal wall)의 정중선에서 합쳐져서 생긴다.

위쪽은 칼돌기(검상돌기, xiphoid process)에서 시작되고 아래쪽으로 향해서 넓어졌다가 배꼽 아래에서 다시 좁아져 두덩결합(치골결합, pubic symphysis)의 위모서리에 닿는다.

백색선의 아래끝 뒷면의 두덩결합(치골결합, pubic symphysis) 위모서리에서 시작되는 삼각형 인대를 백색선지지띠 이라고 한다.

백색선의 배꼽부위(제부, umbilical region)에서 보이는 돌림섬유(윤상섬유, circular fibers)는 백색선의 가장 넓은 부분으로 태생기에는 배꼽테(제륜, umbilical ring)이라고 하는 구멍이 존재한다.

생후에는 성긴아교결합조직(소성결합조직, loose collagenous connective tissue)으로 폐쇄되는데 얇은 부위로 종종 배꼽관(제관, umbilical canal)을 형성해 배꼽헤르니아의 원인이 된다.

(2) 배곧은근집(복직근초, rectus sheath)

측복근(외복사근, 내복사근, 복횡근) 의 힘줄(건, tendon) 또는 널힘줄(건막, aponeurosis)이 배곧은근(복직근, rectus abdominis m.)을 칼집 모양으로 감싼 것이다.

배곧은근집(복직근초, rectus sheath)은 앞층(전엽, anterior layer)과 뒤층(후엽, Posterior layer)으로 이뤄지는데 활꼴선(궁상선, arcuate line)의 위쪽과 아래쪽의 구성이 서로 다르다. 활꼴선(궁상선, arcuate line)의 위쪽에서는 앞층과 뒤층에 존재한다.

배바깥빗근(외복사근, external oblique abdominal muscle)의 널힘줄(건막, aponeurosis)은 앞층을 이루며, 배속빗근(내복사근, internal oblique abdominal m.)의 널힘줄(건막, aponeurosis)은 배곧은근(복직근, rectus abdominis muscle)의 바깥쪽에서 두엽된 앞층과 뒤층을 이루고,

배가로근(복횡근, transversus abdominis m.)의 널힘줄은 뒤층을 형성한다.

활꼴선(궁상선, arcuate line)의 아래쪽에서는 앞층만 존재하고 뒤층은 없는데 이 3개 근육의 널힘줄은 모두 배곧은근집의 앞층을 형성한다. 배곧은근의 뒷면에는 단지 배가로근막(복횡근근막, transversalis fascia)과 배막(복막, peritoneum)이 존재할 뿐이다.

2. 뒤배벽 근육(muscle of posterior wall)

허리뼈(요추, lumbar vertebra) 양쪽 옆을 따라 세로로 달리는 한 쌍의 큰허리근(대요근, psoas major m), 작은허리근(소요근, smaller psoas m.), 허리네모근(요방형근, quadratus lumborum m.)이 있다. 뒤배벽은 등뼈(흉추, thoracic vertebra)와 골반(Pelvis) 사이가 좁아서 허리뼈와 함께 두꺼운 뼈대근육이 지탱하고 있다. (그림 5-22)(표 5-11)

1) 큰허리근(대요근, psoas major muscle)

허리뼈(T12~L5, 요추, lumbar vertebra)의 척추몸통과 가로돌기 사이의 공간을 채우는 두꺼운 방추모양의 근육이며, 허리뼈 양쪽의 뒤배벽 앞면을 이룬다. 척추뼈몸통(추체, vertebral body), 척추사이원반(추간원반, intervertebral disc), 가로돌기에서 시작되며 넙다리뼈(대퇴골, femur) 작은돌기에 닿는다.

- 기능 : 엉덩관절(고관절, coxa) 굽힘에 작용한다.
- 신경 : 허리신경(L2~L3) 지배.

허리통증(요통, low back pain)

허리통증은 척추(vertebral)와 관련 구조물(척추뼈, 디스크, 인대, 근육 등)의 병적 변화가 가 원인이다.

허리통증은 척추의 퇴행성 변화로 생기며 나이가 들수록 척추의 노화가 진행되지만, 아직 신체활동이 왕성한 50-60대에서 가장 많이 발생하는 것으로 보고되고 있다. 과도한 신체노동(특히 무거운 물건을 드는 운동과 노동), 장시간 컴퓨터 작업, 흡연, 규칙적인 운동부족 등이 원인이 될 수 있다.

허리통증은 물론 골반(pelvis), 꼬리뼈(미추, coccyx), 엉덩이, 허벅지, 다리에도 통증이 생길 수 있다.

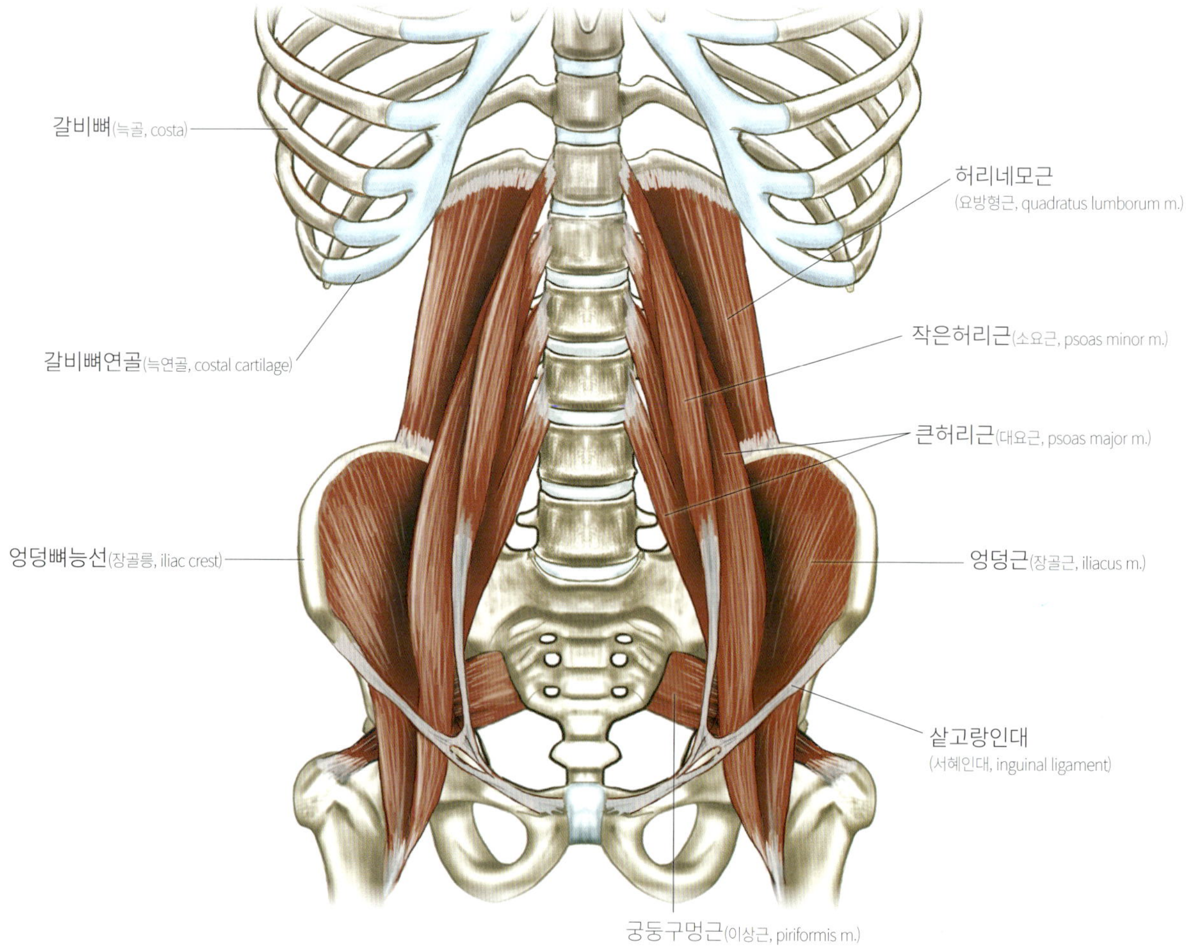

그림 5-22 뒤배벽을 구성하는 근육

2) 작은허리근(소요근, psoas minor muscle)

허리뼈(T12~L1) 사이의 몸통과 척추사이원반(추간원반, intervertebral disc)에서 엉덩두덩융기(장치융기, iliopubic eminence) 닿는다.

- 기능 : 허리척주 또는 골반을 가쪽이나 앞으로 굽힌다.
- 신경 : 허리신경(L1~L2) 지배.

3) 허리네모근(요방형근, quadratus lumborum muscle)

큰허리근(대요근, psoas major m.)의 바깥쪽(가쪽)에 있는 평평한 판 모양의 근육이며, 허리뼈 양쪽에 위치하며 뒤배벽을 이룬다. 다섯째허리뼈 가로돌기에서 일어나 열두번째 가로돌기에 닿는다.

- 기능 : 허리뼈 옆으로 굽힘과 엉덩관절(고관절, hip joint) 굽힘에 관여한다.
- 신경 : (T12~L3) 지배.

4) 엉덩근(장골근, iliacus muscle)

엉덩뼈오목(장골와, iliac fossa)을 채우는 삼각형의 큰 근육이다. 엉덩뼈오목에서 시작하여, 넙다리뼈(대퇴골, femur)의 작은돌기에 닿는다. 큰허리근(대요근, psoas major m.)과 엉덩근을 합쳐서 엉덩허리근(장요근, iliopsoas m.)이라고 한다.

- 기능 : 엉덩관절(고관절, hip joint)을 구부린다.
- 신경: 허리신경얼기 지배.

표 5-11 뒤배벽(후복벽)의 근육

근육	이는곳	닿는곳	신경지배	작용
큰허리근	열두째등뼈~다섯째허리뼈 몸통과 가로돌기	넙다리뼈 작은돌기	L2, 3 앞가지	엉덩관절의 굽힘
작은허리근	열두째등뼈~첫째허리뼈몸통	볼기뼈 엉덩두덩융기	L1, 2 앞가지	몸통의 가벼운 굽힘
허리네모근	엉덩뼈능선, 엉덩허리인대, 아래쪽 허리뼈 가로돌기	열두째갈비뼈, 위쪽 허리뼈 가로돌기	T12~L3 앞가시	몸통의 옆굽힘
엉덩근	엉덩뼈오목	넙다리뼈 작은돌기	넙다리신경[L2~4]	엉덩관절의 굽힘

3. 골반아래 근육(muscles of inferior pelvic)

골반아래에는 깊은 부분의 골반가로막(골반격막, pelvic diaphragm)과 표면 쪽 비뇨생식가로막(요생식격막, urogenital diaphragm)의 두 층으로 구성된 근육판이 있다. 이 근육들은 골반안의 바닥과 두덩활(치골궁, pubic arch) 내의 공간을 채운다.(그림 5-23)(표 5-12)

퇴행성관절염(degenerative arthritis)

퇴행성관절염은 연골의 손상으로 인해, 뼈와 인대 등에 염증과 통증이 생기는 질환이다.

확실한 원인은 밝혀져 있지 않았으며, 이차성(속발성) 퇴행성 관절염(외상, 각종 질병 관절연골 파괴된 경우 등이다.

원인 : 작업이나 생활습관 등이 원인이 될 수 있으며, 대부분 노화로 발생한다. 관절염이 발생한 관절 부위의 국소적인 통증이 심하다.

1) 골반가로막(골반격막, pelvic diaphragm)

골반(pelvics)에서 시작되는 깔대기 모양의 근육으로 이루어졌으며, 항문올림근, 꼬리근으로 구성되어 있다.

- **항문올림근**(항문거근, levator ani m.)은 골반하구를 가로지르는 얇은 판 모양의 근육이다. 궁둥뼈가시 등에서 시작되며 뒤쪽으로 향하여 꼬리뼈에서 끝난다.
- **꼬리근**(미골근, coccygeus m.)은 부채모양(삼각형)이며 골반가로막(골반격막, pelvic diaphragm)으로부터 **꼬리뼈**(미골, coccygeal bone)와 엉치뼈(천골, sacrum)까지 뻗어 있다.

표 5-12 골반아래(골반하구)의 근육

명칭	기시	정지	신경지배	작용
항문올림근 (항문거근, levator ani m.)	두덩뼈(치골, pubic bone)과 궁둥뼈가시(좌골극, ischial spine)	꼬리뼈(미골, coccygeal bone)	음부신경 (pudendal nerve)	골반(pelvis) 내 장기를지지, 항문관(anal canal)과 질의 괄약근으로 작용
꼬리근 (미골근, coccygeus m.)	궁둥뼈가시	엉치뼈(천골, sacrum)와 꼬리뼈	제4-제5 천수신경 (천골신경, nervi sacrales)	상동
얕은샅가로근 (천회음횡근, superficial transverse perinei m.)	궁둥뼈조면(좌골조면, ischial tuberosity)	건중심	음부신경	골반내 장기를 지지
망울해면체근 (구해면체근, bulbospongiosus m.)	건중심	남: 요생식격막(diaphragma urogenitale)과 음경근막(fascia of penis) 여: 두덩활(치골궁, pubic arch)과 음핵의 근	음부신경	남: 배뇨작용을 도와줌 여: 질(vagina)을 수축시킴
궁둥해면체근(좌골해면체근, ischiocarvenosus m.)	궁둥뼈조면	두덩활	음부신경	망울해면체근(구해면체근, bulbocavernosus m.)의 기능을 도움
요도조임근 (요도괄약근, sphincter urethrae m.)	두덩뼈과 궁둥뼈(좌골, ischium)의 가장자리	각각의 근막섬유(근섬유, muscle fiber)는 다른 쪽의 근막섬유들과 결합	음부신경	요도(urethra)를 개폐시킴

2) 비뇨생식가로막(요생식격막, urogenital diaphragm)

- **얕은샅가로근**(천회음횡근, superficial transversus perinei m.)은 궁둥뼈결절(좌골결절, ischial tuberosity)에서 비뇨생식가로막의 뒷면을 따라 안쪽으로 주행하는 작은 근육다발이다.
- **망울해면체근**(구해면체근, bulbospongiosus m.: 남성)이 음경의 기저부를 둘러싸고 있다. 여성에서 이 근육은 내측의 질에 의해 분리되어 있으며 질의 입구를 수축시키는 작용을 한다.
- **궁둥해면체근**(좌골해면체근, ischiocavernosus m.)은 좌골결절(ischial tuberosity)에서 두덩활(치골궁, pubic arch)의 가장자리까지 뻗어있는 모양의 구조이다.
- **요도조임근**(요도괄약근, sphincter urethrae m.)은 두덩뼈(치골, pubis)와 궁둥뼈(좌골, ischium)의 가장자리에서 기시한다.

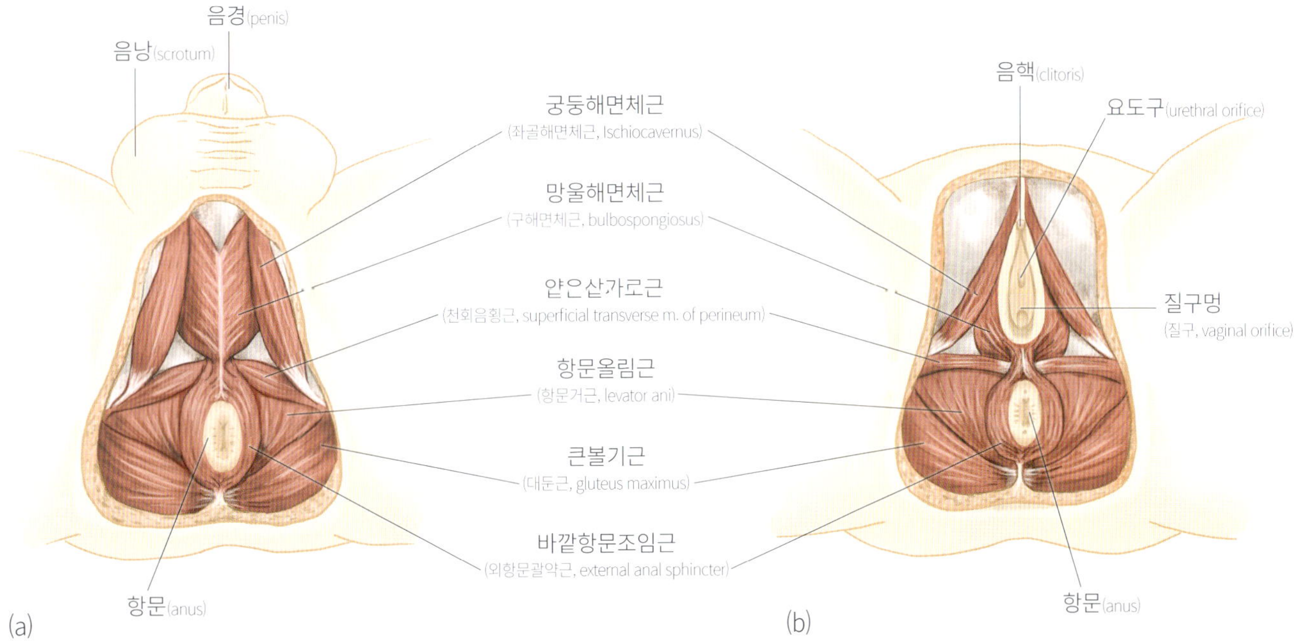

그림 5-23 (a) 남성 골반(pelvics) 하구 (b) 여성 골반(pelvics) 하구

> **방광염**(cystitis)
>
> **급성방광염**(acute cystitis)은 세균이 침입하여 발생한 감염으로 염증이 방광(urinary bladder) 내에 발생하며, 특히 여성에서 흔하다. 여성은 요도(urethra)가 짧고, 장내세균이 회음부(perineum)와 질(vagina) 입구에 쉽게 증식하기 때문에 성생활이나 임신 시 세균이 쉽게 방광으로 감염을 일으킬 수 있다.
>
> 급성방광염은 빈뇨(하루 8회 이상)에 강하고 갑작스런 소변, 소변을 참기 힘듬 등의 증상이 나타난다. 허리 통증, 두덩뼈(치골) 통증과 혈뇨(hematuria)와 악취가 동반되기도 한다.
>
> **만성방광염**(chronic cystitis)은 증상이 없는 무증상의 경우를 포함하여 다양한 증상이 나타나며, 대개 급성 방광염의 증상이 약하거나 간헐적으로 나타난다.

H. 팔 근육(MUSCLES OF UPPER LIMB)

팔(upper limb)에는 어깨, 팔꿈치, 팔목, 손가락 등의 관절이 있으며 그 운동에 관여하는 근육은 50종류가 있다.

일반적으로 **큰가슴근**(대흉근, oectoralis major m.), **넓은등근**(광배근, latissimus dorsi m.)은 가슴과 등의 대표적인 근육이다. 어깨를 감싸는 각종 근육은 모두 **위팔의 어깨 관절 운동**에 관여한다.

- 기능 : **팔 앞면근육**(손바닥쪽)은 굽힘근(굴근, flexor m.)으로 주로 팔관절의 굽힘에 작용하고, **팔 뒷면근육**(손등 쪽)은 폄근(신근, extensor m.)으로 주로 팔 관절의 **폄**에 작용한다. (그림 5-24)

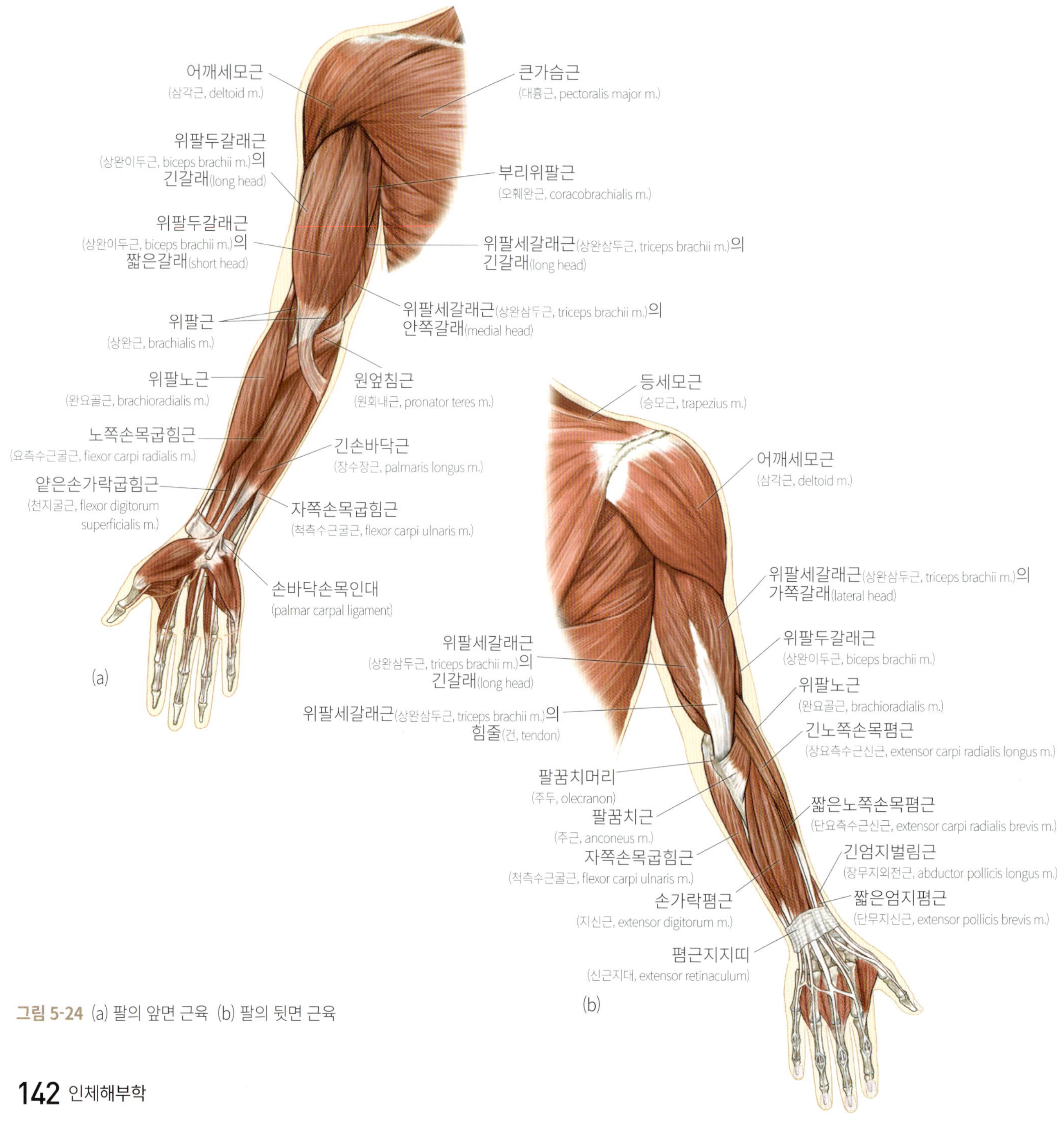

그림 5-24 (a) 팔의 앞면 근육 (b) 팔의 뒷면 근육

1. 어깨(shoulder)의 근육(muscle)

어깨 주위 근육은 어깨뼈(견갑골, scapula)에서 시작해 위팔뼈(상완골, humerus)에 닿아 어깨관절(견관절, shoulder joint)에 작용한다. 어깨의 근육은 빗장뼈(쇄골, clavicle), 어깨뼈에서 일어나서 위팔뼈에 닿는다. (그림 5-25)(표 5-13)

어깨 주위에는 6개의 근육 ❶ 어깨세모근(삼각근, deltoid m.), ❷ 작은원근(소원근, teres minor m.), ❸ 가시위근(극상근, supraspinatus m.), ❹ 가시아래근(극하근, infraspinatus m), ❺ 큰원근(대원근, teres major m.), ❻ 어깨밑근(견갑하근, subscapularis m.)이 있다.

1) 어깨세모근(삼각근, deltoid muscle)

어깨세모근(삼각근, deltoid m.)은 어깨관절을 덮고 있는 삼각형의 두껍고 큰 근육으로 위팔에 닿는다. 어깨뼈(견갑골, scapula)와 빗장뼈(쇄골, clavicle)의 바깥쪽 1/3에서 시작되며 위팔뼈 바깥쪽면에 닿는다.

- 기능 : 위팔뼈(상완골, humerus)와 빗장뼈(쇄골, clavicle)를 몸통에 붙여주며, 어깨뼈를 들어 올린다. 굽힘, 폄, 벌림에 작용한다.
- 신경 : 겨드랑이신경(C4, 5, 6) 지배.

2) 작은원근(소원근, teres minor muscle)

가시아래근(극하근, infraspinatus m.) 아래 바깥쪽(가쪽)에 위치하며, 어깨세모근(삼각근, deltoid m.)의 깊은층에 숨이있다. 어깨뼈 바깥쪽모서리의 위부분에서 시작되며, 위팔뼈의 큰관절의 아래부분에 닿는다.

- 기능 : 어깨관절(견관절, shoulder joint)에서 위팔뼈를 바깥으로 회전시킨다.
- 신경 : 어깨세모근과 함께 겨드랑이신경(C5, 6) 지배.

회전근개(rotator cuff) 파열

회전근개란 어깨관절 주위를 덮고 있는 4개의 근육, 가시위근(극상근 , supraspinatus m.), 가시아래근(극하근, infraspinatus m.), 어깨밑근(견갑하근, subscapularis m.), 작은원근(소원근, teres m.)을 가리킨다.

이 근육들은 어깨 관절의 회전운동 및 안정성을 유지해주며, 이들 4개의 근육 중 한 개의 근육만 파열되어도 팔과 어깨에 통증이 발생하며, 이를 '회전근개파열'이라고 한다.

회전근개의 어깨 관절에 발생하는 만성 통증의 가장 흔한 원인이며, 손상은 통증이 심하다.

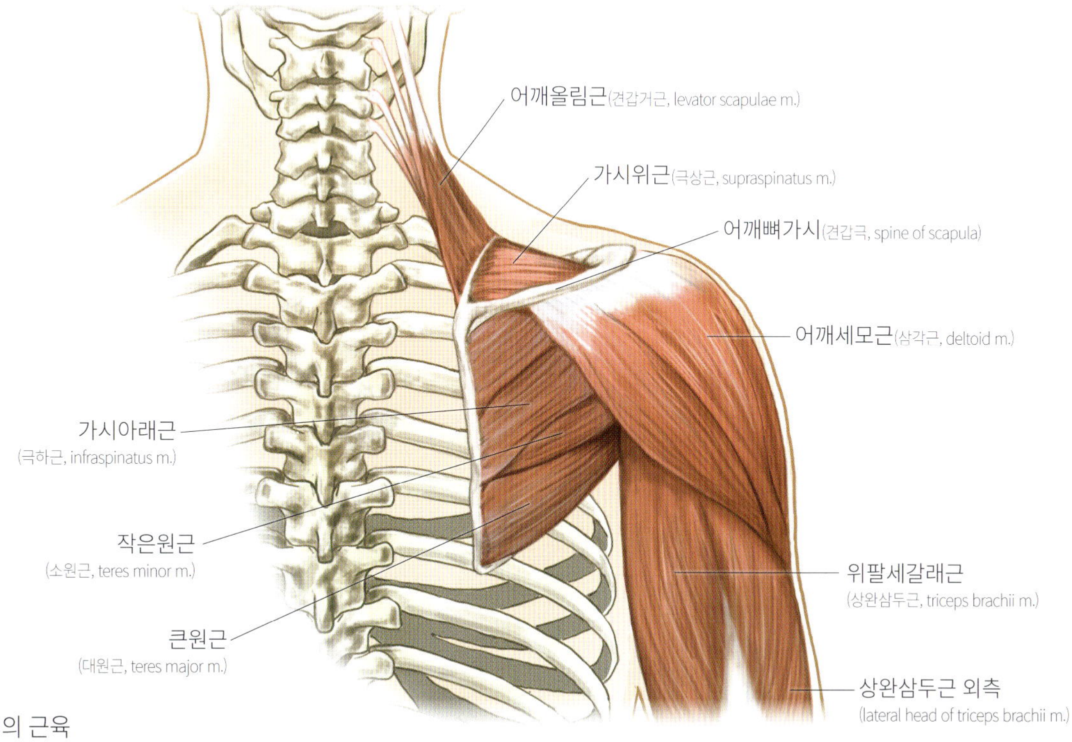

그림 5-25 어깨(shoulder)의 근육

3) 큰원근(대원근, teres major muscle)

어깨뼈(견갑골, scapula) 바깥쪽모서리 아래각에서 위팔뼈 작은 결절능선에 부착하는 근육으로, 어깨뼈의 바깥쪽 큰원근 위에서 시작하며, 위팔뼈 앞쪽의 작은 결절능선에 닿는다.

- 기능 : 어깨관절(위팔)의 모음 및 안쪽돌림과 회전에 작용한다.
- 신경 : 어깨밑신경(C5~7) 지배.

4) 가시위근(극상근, supraspinatus muscle)

어깨뼈(견갑골, scapula)의 가시위오목에 있다. 어깨뼈의 가시위오목에서 시작되며, 위팔뼈(상완골, humerus)의 큰결절의 중간부분에 닿는다.

- 기능 : 어깨관절에서 위팔을 바깥으로 벌린다.
- 신경 : 어깨위신경(C5, 6) 지배.

5) 가시아래근(극하근, infraspinatus muscle)

어깨뼈의 가시아래오목에 위치하며, 큰결절로 주행하는 근육이다. 어깨뼈의 가시아래오목에서 시작되며, 위팔뼈의 큰결절의 중간부분에 닿는다.

- 기능 : 위팔 벌림과 위팔뼈 바깥으로 회전에 작용한다.
- 신경 : 가시위근(극상근, supraspinatus m.)과 함께 어깨위신경(C5, 6) 지배.

6) 어깨밑근(견갑하근, subscapularis muscle)

어깨뼈 앞쪽에 있으며, 겨드랑이 두 벽을 형성하는 두꺼운 삼각형 근육이다. 어깨뼈 앞쪽(어깨뼈오목)에서 시작하여 바깥쪽으로 향하며 위팔뼈 앞쪽 작은결절능선에 닿는다.

- 기능 : 어깨관절에서 위팔의 안쪽돌림(내회전)에 작용한다.
- 신경 : 어깨밑신경(C5, 6) 지배.

7) 어깨뼈(견갑골, scapula) 주변의 근막

어깨세모근(삼각근, deltoid m.)을 덮고 있는 근막(어깨세모근막)은 **위쪽**은 빗장뼈, 봉우리, 어깨뼈가시에 붙어있고, **앞쪽**은 큰가슴근막, **뒤쪽**으로는 가시아래근막, **아래쪽**은 위팔근으로 이어진다. 어깨세모근 안쪽에는 여러 개의 사이막(septa)이 있다.

오십견(굳은어깨, frozen shoulder)

팔을 위로 들어 올림, 세수, 숟가락을 드는 것도 힘들고, 화장실에서도 어려움을 겪는다.

원인

별다른 외상 없이 어깨(shoulder)가 아프고, 팔(arm)과 어깨의 움직임(운동)이 힘들어 진다.

어깨관절(견관절, shoulder joint)을 둘러싼 '관절낭(capsule)'에 염증이 생기면 조직이 유착되어 통증이 발생한다.

50대에서 주로 발생하며, 남자보다 여자가 더 많다.

통증 진행 및 완화 단계

1 단계 : 통증이 심해지며 관절(joint)의 운동의 범위가 줄어든다. 통증은 밤에 더 심해진다(약 3~9개월).

2 단계 : 조직의 유착이 심해지는 단계이다. 팔의 통증이 더 심해지며, 팔 회전과 들어 올림이 더욱 더 심해진다(약 4~12개월).

3 단계 : 대개 어깨 움직임이 점차적으로 호전된다(약 12~42개월).

표 5-13 어깨 주변의 근육

근육명	이는곳	닿는곳	신경지배	작용
어깨세모근(삼각근, deltoid m.)	빗장뼈, 어깨뼈가시	위팔뼈	겨드랑신경[C4, 5, 6]	위팔을 벌림
가시위근(극상근, supraspinayus m.)	가시위오목	위팔뼈	어깨위신경[C5, 6]	위팔을 벌림
가시아래근(극하근, infraspinatus m.)	거기아래오목	위팔뼈	어깨위신경[C5, 6]	위팔의 모음 및 가쪽 돌림
작은원근(소원근, teres minor m.)	어깨뼈	위팔뼈	겨드랑신경[C5, 6]	위팔의 모음 및 가쪽 돌림
큰원근(대원근, teres major m.)	어깨뼈	위팔뼈	아래어깨밑신경[C5, 6, 7]	위팔의 모음 및 안쪽 돌림
어깨밑근(견갑하근, subscapularis m.)	어깨뼈	위팔뼈	위 및 아래어깨신경[C5, 6]	위팔의 모음 및 안쪽 돌림

2. 위팔(arm)의 근육(그림 5-26)(그림 5-27)

■ 굽힘근

1) 위팔두갈래근(상완이두근, biceps brachii muscle)

위팔두갈래근은 위팔 앞쪽에 위치해 있는 방추모양의 근육이며, 길고 짧은 2개의 갈래를 가진다.

긴갈래(장두, long head)는 어깨뼈의 접시오목 위 접시위결절에서 시작되며 팔꿈치 위쪽에서 강한 힘줄이 되어 노뼈(요골, radius) 거친면에 닿는다.

짧은갈래(단두, short head)는 어깨뼈(견갑골, scapula) 부리돌기 끝부분에서 시작되고, 겨드랑이 바깥쪽부분에서 아래로 내려가면서 근육으로 바뀐다.

- 기능 : 아래팔을 굽히는 동시에 바깥으로 돌린다. 팔꿈치를 구부릴 때에 생기는 '알통'이 이 근육이다.
- 신경 : 근육피부신경(C5~7) 지배.

2) 위팔근(상완근, brachialis muscle)

위팔뼈 앞쪽 아래의 위팔두갈래근(상완이두근, biceps brachii m.)의 깊은층에 위치한다. 바깥쪽의 근육사이막(근간중격, intermuscular septum)에서 일어나며 자뼈(요골, radius) 거친면에 부착한다.

- 기능 : 팔꿉관절(주관절, elbow joint)을 굽히는 가장 강력한 근육으로, 팔굽관절에서 아래팔을 굽힌다.
- 신경 : 근육피부신경(C5~7) 지배.

3) 부리위팔근(오훼완근, coracobrachialis muscle)

위팔 위에서 위팔두갈래근의 짧은갈래 깊은층에 위치한다. 위팔두갈래근의 짧은갈래와 함께 어깨뼈(견갑골, scapula)의 부리돌기(오훼돌기, coracoid process)에서 시작되며, 위팔뼈 중앙 안쪽면에 닿는다.

- 기능 : 위팔을 굽혀 앞쪽 올림과 위팔의 몸통 모음과 구부림에 작용한다.
- 신경 : 근육신경(C5~7).

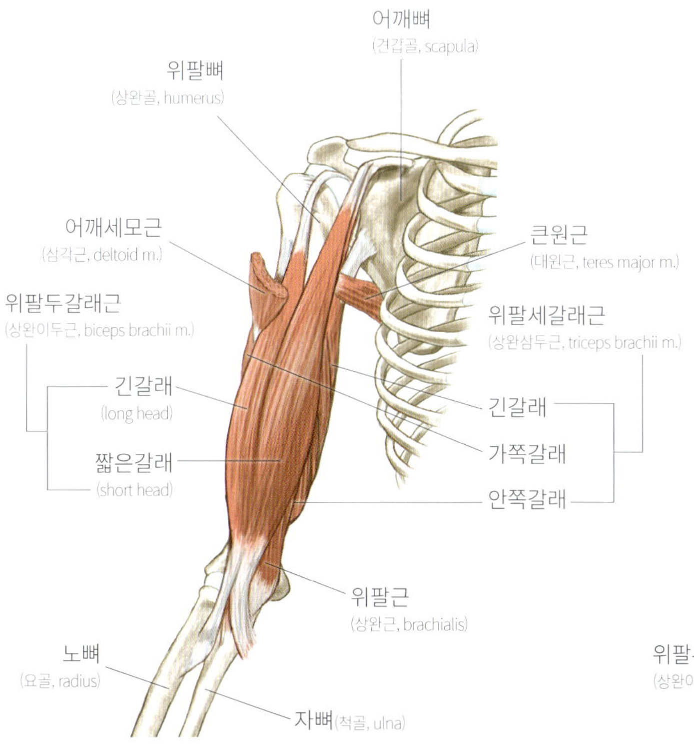

그림 5-26 위팔(arm)의 굽힘근

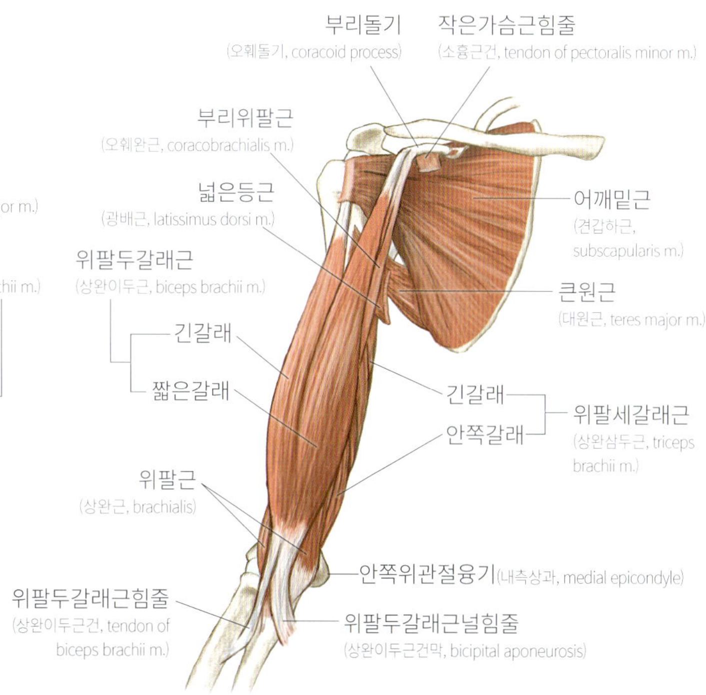

그림 5-27 위팔(arm) 앞쪽 근육

■ 폄근

1) 위팔세갈래근(상완삼두근, triceps brachii muscle)

위팔 뒷면의 큰 방추형의 3개의 근육(긴갈래, 안쪽갈래, 가쪽갈래)이다.

긴갈래(장두, long head)는 어깨뼈의 접시오목 아래의 접시아래결절에서 시작되며 큰원근 뒤쪽을 통해 아래로 내려간다.

안쪽갈래(내측두, medial head)는 위팔뼈의 뒤쪽 아래에서 안쪽근육사이막에서 시작된다.

가쪽갈래(외측두, lateral head)는 위팔뼈 뒷면의 바깥쪽사이막에서 시작된다. 3개의 근육갈래는 합쳐져서 근육 뒤쪽(얕은층)에서 큰 힘줄로 바뀌고 팔꿈치머리(주두, olecranon)에 닿는다. (그림 5-28)(그림 5-29)

- 기능 : 팔꿈치 폄 운동과 위팔두갈래근 위팔근에 길항에 작용한다.
- 신경 : 노신경(C6, 7, 8)에 의해 지배된다. (표 5-14)

2) 팔꿈치근(주근, anconeus muscle)

팔굽의 바깥면에 위치한 짧고 작은 근육이다. 위팔뼈 가쪽위관절융기와 가쪽곁인대에서 시작되며 팔꿈치머리 가쪽면에 닿는다.

- 기능: 위팔세갈래근의 기능을 돕고 팔꿈관절을 편다.
- 신경: 노신경(C6, 7, 8)에 의해 지배.

위팔근막(상완근막, brachial fascia)

위팔의 앞과 뒤쪽 근육은 위팔근막에 의해 둘러 싸여 있다.

위팔근막은 위쪽으로 근육근막판(어깨세모근막, 겨드랑근막) 등으로 이어진다.

아래쪽으로는 위팔뼈의 안쪽바깥쪽의 위관절융기(상과, epicondyle)에 붙어있으며 아래팔근막(전완근막, antebrachial fascia)으로 이어진다.

위팔근막의 안쪽에는 성긴결합조직(loose connective tissue)으로 이루어진 근육사이공간(근간극, intermuscular space)이 있으며, 근막(fascial)이 위팔뼈에 붙는다.

상완이두건염(proximal biceps tendinitis)

팔의 과도한 사용으로 상완이두건 부위에 염증이 생겨 발생하며, 주로 골프, 테니스, 배드민턴, 탁구 선수와 동호인 및 농업, 이삿짐 등의 종사하는 사람들에게 발생한다. 특히 중년 이상의 여성에서 잘 생긴다.

어깨에 힘을 줄 때 통증이 심하며, 휴식을 취하면 완화된다.

표 5-14 위팔의 근육

근육명	이는곳	닿는곳	신경지배	작용
위팔두갈래근 (상완이두근, biceps brachii m.)	• 긴갈래:어깨면 관절오목위 • 짧은 갈래 : 부리돌기	노뼈(요골)의 거친면	근육피부신경[C5,6]	아래팔의 굽힘 • 긴갈래: 위팔의 벌림 • 짧은갈래:위팔의 모음
위팔근 (상완근, brachialis m.)	위팔뼈	자뼈(척골)의거친면	근육피부신경[C5,6]	아래팔의 굽힘
부리위팔근 (오훼완근, coracobrachialis m.)	어깨뼈 부리돌기	위팔뼈 몸통	근육피부신경[C5,6]	위팔의 굽힘 및 모음
위팔세갈래근 (상완삼두근, triceps brachii m.)	• 긴갈래:어깨뼈 관절아래 • 안쪽갈래:위팔뼈 몸통 • 가쪽갈래:위팔뼈 몸통	자뼈	노신경[C6,7,8]	아래팔의 폄. 위팔 모음

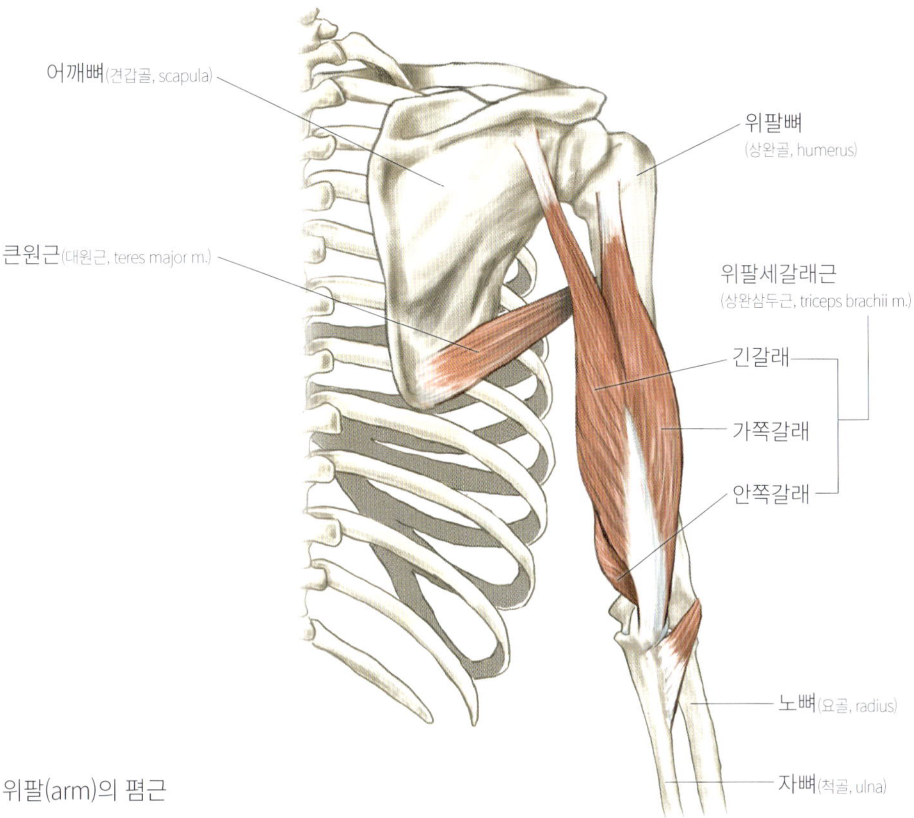

그림 5-28 위팔(arm)의 폄근

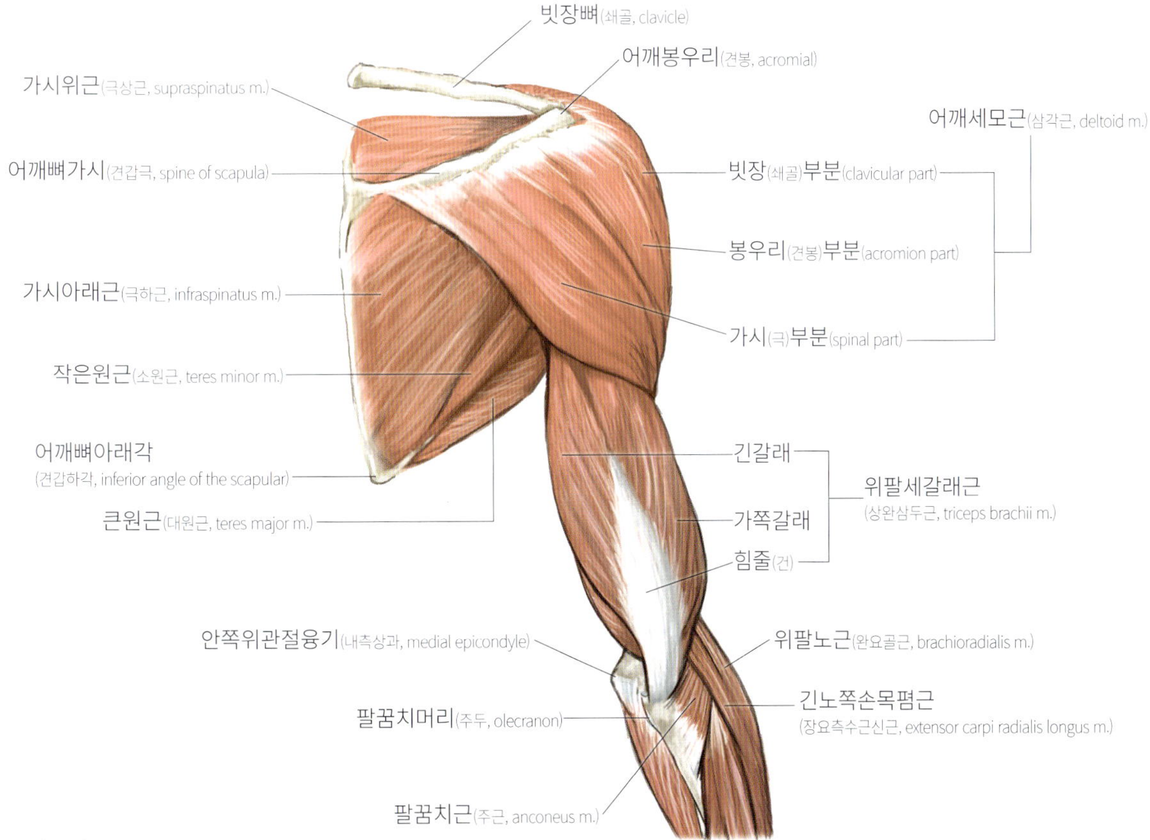

그림 5-29 위팔(arm) 뒤쪽 근육

3. 아래팔(전완, forearm) 근육

■ 굽힘근(아래팔 앞칸의 근육)

아래팔의 근육에는 앞쪽의 굽힘근과 뒤쪽의 폄근(extensor m.)이 있다. 아래팔(전완, forearm)의 앞칸과 뒤칸은 가쪽근육사이막, 노뼈(요골, radius), 자뼈(척골, ulna) 그리고 노뼈와 자뼈가 서로 이웃하는 모서리에 연결되어 있는 뼈사이막(interosseous membrane)에 의해 분리된다.

아래팔의 굽힘근(flexor m.)은 8개의 근육이 있으며, 이 근육들은 얕은층, 중간층, 깊은층의 3개의 그룹으로 구분되며, 기능적으로 **아래팔근, 손목근, 손가락근**의 3개로 나뉜다. **(그림 5-30)(표 5-15)**

테니스엘보(Tennis Elbow)

손목관절을 신전시키는 팔꿈치의 바깥쪽으로 돌출된 부위에 통증과 함께 발생된 염증이다.

원인: 손목관절(요골수근관절, wrist joint)의 폄(신전근, extensor)에 과도한 부하, 손목이나 팔의 무리한 사용, 팔꿈치 손상 등으로 발생한다.

증상: 통증은 주먹을 강하게 쥐거나, 손목관절 폄. 손목을 위로 젖힐 때 (예; 물건을 잡을 때, 주먹을 쥘 때 등) 통증은 팔꿈치의 바깥쪽, 손목까지 방사통(radiating pain)으로 나타나기도 한다.

1) 원엎침근(원회내근, pronator teres muscle)

가장 노쪽에 위치해 있으며, 오금의 안쪽모서리를 형성한다. 시작부위는 위팔갈래(상완두,)는 위팔뼈의 안쪽위관절융기에서 시작되며, 자갈래(척골두, ulnar head)는 자뼈의 갈고리돌기 안쪽면에서 시작된다. 두 갈래 모두 노쪽 중간부위 가쪽면에 닿는다.

- 기능 : 팔꿉관절 굽힘과 아래팔 엎침에 작용한다.
- 신경 : 정중신경(C6, 7) 지배.

2) 노쪽손목굽힘근(요측수근굴근, fiexor carpi radialis muscle)

원엎침근의 안쪽에서 아래팔 정중앙의 바깥쪽(가쪽)에 위치한다. 위팔뼈 안쪽위관절융기와 위팔근막에서 시작되고 둘째, 셋째 손허리뼈 바닥 앞쪽에 닿는다.

- 기능 : 손목의 강한 굽힘과 벌림에 작용한다.
- 신경 : 정중신경(C6, 7) 지배.

표 5-15 아래팔(전완, forearm)의 굽힘근

근육명	이는곳	닿는곳	신경지배	작용
긴손바닥근(장장근, palmaris longus m.)	위팔뼈	손바닥널힘줄	정중신경[C7,8]	손목의 굽힘
얕은손가락굽힘근 (천지굴근, flexordigitorum superficialis m.)	위팔뼈, 자뼈	제2~5손가락중간마디뼈바닥	정중신경 [C7,8,T1]	제2~5손가락관절의 굽힘
노쪽손목굽힘근 (요측수근굴근, flexor carpi radialis m.)	위팔뼈	제2~3손허리뼈바닥	정중신경[C6,7]	손목의 굽힘, 벌림
자쪽손목굽힘근 (척측수근굴근, flexor carpi ulnaris m.)	위팔뼈, 자뼈	콩알뼈, 갈고리뼈, 제5손허리뼈바닥	자신경[C7,8]	손목의 굽힘, 모음
원엎침근(원회내근, pronator teres m.)	위팔뼈, 자뼈	노뼈	정중신경[C6,7]	아래팔의 엎침
깊은손가락굽힘근 (심지굴근, flexordigitorum profundus m.)	자뼈, 아래팔뼈사이막	제2~5손가락끝마디뼈바닥	정중신경[C8,T1] 자신경[C8,T1]	제2~5손가락관절의 굽힘
긴엄지굽힘근(장무지굴근, flexorpollicis longus m.)	노뼈, 아래팔뼈사이막	엄지손가락 끝마디뼈바닥	정중신경[C8,T1]	엄지손가락의 굽힘
네모엎침근(방형회내근, pronator quadratus m.)	자뼈	노뼈	정중신경[C8,T1]	아래팔의 엎침

3) 긴손바닥근(장장근, palmaris longus muscle)

노쪽, 자쪽손목굽힘근 사리에서 아래팔 정중앙에 위치한다. 위팔뼈 안쪽위관절융기와 아래팔근막에서 시작되며, 손바닥널힘줄(수장건막, palmar aponeurosis)에 닿는다.

- 기능: 손목을 굽히고 손바닥을 편다.
- 신경: 정중신경(C7, C8)에 의해 지배된다.

4) 자쪽손목굽힘근(척측수근굴근, flexor carpi ulnaris muscle)

가장 자쪽에 위치한다. 위팔뼈 안쪽위관절융기 및 아래팔근막, 팔꿈치머리(주두, olecranon) 뒷면에서 시작되며, 다섯 번째손허리뼈 바닥에 닿는다

- 기능: 손목 굽힘과 모음에 작용한다.
- 신경: 정중신경(C7, C8)에 의해 지배된다.

5) 얕은손가락굽힘근(천지굴근, flexor digitorum superficials muscle)

아래팔 굽힘쪽 중간층에 위치한다. 시작부위는 2부위로 나누며, 위팔자갈래(상완척골두)는 노뼈거친면(요골조면, radial tuberosity) 아래쪽의 띠 모양의 부위에서 시작되며 둘째~다섯째손가락 중간마디뼈 바닥 앞쪽에 닿는다.

- 기능 : 둘째~다섯째손가락의 손허리손가락관절과(MP관절)의 굽힘과, 손목의 굽힘에 작용한다.
- 신경: 정중신경(C7, C8, T1)에 의해 지배된다.

6) 깊은손가락굽힘근(심지굴근, flexor digitorum profundus muscle)

아래팔 굽힘쪽의 깊은층 안쪽(자쪽)에 위치한다. 자뼈(척골, ulna) 앞면과 안쪽면, 뼈사이막 등에서 시작되며 네 개의 힘줄로 나뉘어 둘째~다섯째 끝마디뼈바닥에 닿는다.

- 기능 : 둘째~다섯째손가락의 손허리손가락관절과(MP관절)의 굽힘과, 손목의 굽힘에 작용한다.
- 신경 : 넷째, 다섯째손가락의 움직이는 안쪽(자쪽)은 자신경(C8, T1)이 지배.

7) 네모엎침근(방형회내근, pronator quaddratus muscle)

아래팔 굽힘쪽의 깊은쪽의 사각형의 편평한 근육이다. 자뼈 아래쪽 앞면에서 시작하여, 노뼈(요골, radius)의 아래끝 앞면에서 닿는다.

- 기능 : 아래팔의 엎침운동에 작용한다.
- 신경 : 정중신경의 가지(C8, T1) 지배.

8) 긴엄지굽힘근

(장무지굴근, flexor pollicis longus muscle)

아래팔 굽힘쪽 깊은층에 있는 사각형의 편평한 근육이다. 노뼈 앞쪽과 뼈사이막 중간부위에서 시작되고 자뼈 앞면에서 나와 엄지의 끝마디뼈바닥에 닿는다.

- 기능 : 손목의 굽힘과 벌림운동에 작용한다.
- 신경 : 정중신경의 가지(C8, T1) 지배.

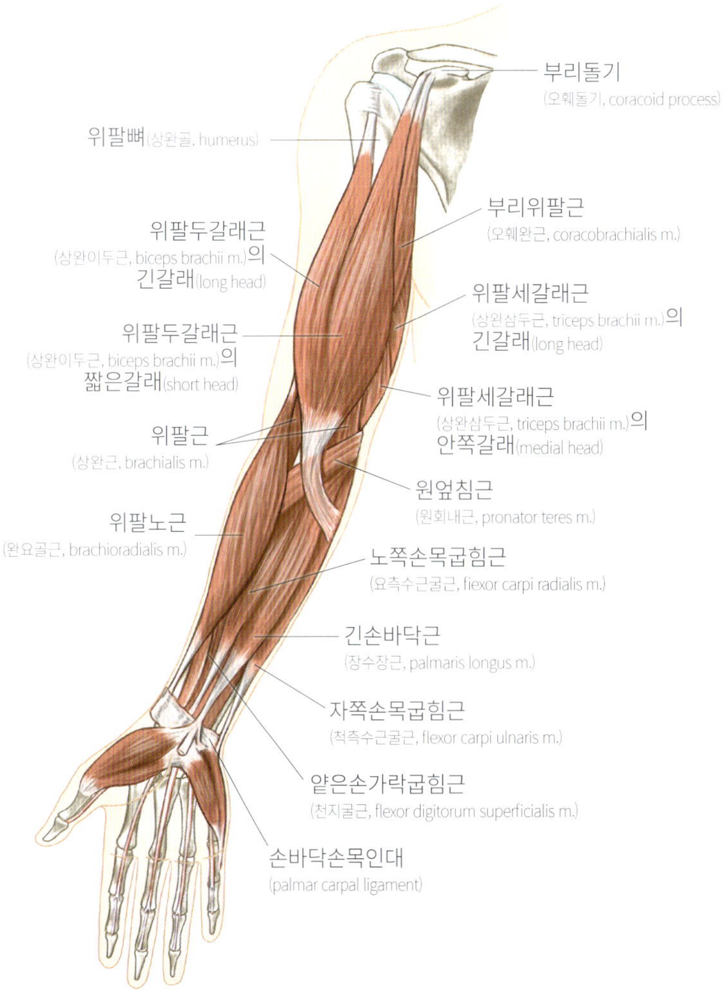

그림 5-30 아래팔(전완, forearm)과 손을 움직이는 근육(앞면)

■ **폄근**(아래팔 뒤칸의 근육)

아래팔(전완, forearm)의 폄근(extensor m.)은 11개의 근육이 포함되어 있으며, 3개(노쪽부분, 얕은층, 깊은층)로 나열되어 있다. (그림 5-31)(표 5-16)

1) 노쪽부분 근육

(1) 위팔노근(상완요골근, brachioradialis muscle)

아래팔의 바깥쪽에 위치하며, 위팔뼈 가쪽모서리 아래부위와 가쪽 근육사이막에서 시작하여 노뼈 붓돌기에 닿는다.

(2) 긴·짧은노쪽손목폄근(장·단요측수근신근, extensor carpi radialis longus/brevis muscle)

위팔뼈 가쪽위관절융기와 가쪽모서리에서 일어나며 제2 · 3손허리뼈바닥에 붙는다. 손목의 폄, 벌림에 작용한다.

2) 얕은층 근육

(1) 손가락폄근(지신근, extensor digitorum muscle)

위팔뼈 가쪽위관절융기, 아래팔근막에서 일어나며, 네 힘줄로 나뉘어 제2~5지의 널힘줄이 된 후 끝마지뼈에 붙는다. 제2~5손가락을 펴고 동시에 벌린다.

(2) 새끼폄근(소지신근, extensor digiti minimi muscle)

일어나는 곳은 손가락폄근과 같다. 새끼손가락의 널힘줄에 붙어 제5손가락을 편다.

널힘줄염(건막염, aponeurositis)

원인

건막염은 힘줄(건)을 둘러싸고 있는 건막에 국소적인 염증반응이 발생하면서 통증이 유발된다.

컴퓨터, 배드민턴, 망치질 등 손을 이용한 운동이나 작업, 그 외 류머티즘성질환, 세균감염 등으로 발생한다. 주로 손에 흔히 발생하며, **'방아쇠 수지'**라고 한다.

증상

마찰이 일어나는 부위에 통증이 생기며, 간혹 방아쇠 소리와 유사한 '딸깍'거리는 마찰음이 들린다.

아픈 손가락 손등 쪽을 누르면 통증이 더욱 심해진다. 심하면 손가락을 굽히거나 펼 수 없다.

표 5-16 아래팔의 폄근

근육명	이는곳	닿는곳	신경지배	작용
위팔노근 (상완요골근, brachioradialis m.)	위팔뼈	노뼈 붓돌기	노신경[C5,6,7]	아래팔의 굽힘, 뒤침
긴노쪽손목폄근 (장요측수근신근, extensor carpi radialis longus m.)	위팔뼈	제2손허리뼈바닥	노신경[C6,7]	손목의 폄, 벌림
짧은노쪽손목폄근 (단요측수근신근, extensor carpi radialis brevis m.)	위팔뼈	제3손허리뼈바닥	노신경심지[C7,8]	손목의 폄, 벌림
손가락폄근 (지신근, extensor digitorum m.)	위팔뼈	제2~5손가락 중간마디뼈와 끝마디뼈	노신경심지[C7,8]	손목 및 제2~5손가락의 폄
새끼폄근 (소지신근, extensor digiti minimi m.)	위팔뼈	제5손가락 첫마디뼈	노신경심지[C7,8]	제5손가락의 폄
자쪽손목폄근 (척측수근신근, extensor carpi ulnaris m.)	위팔뼈	제5손허리뼈바닥	노신경심지[C7,8]	손목의 폄 및 모음
손뒤침근 (회외근, supinator m.)	위팔뼈, 자뼈	노뼈 상단	노신경심지[C7,8]	아래팔을 가쪽 방향으로 돌림(뒤침)
긴엄지벌림근 (장무지외전근, abductor pollicis longus m.)	노뼈 및 자뼈몸통	첫째 손허리뼈바닥	노신경심지[C7,8]	엄지와 손목의 폄
긴엄지폄근 (장무지신근, extensor pollicis longus m.)	자뼈몸통, 뼈사이막	엄지 끝마디뼈바닥	노신경심지[C7,8]	엄지의 폄 및 벌림
집게폄근 (시지신근, extensor indicis m.)	자뼈몸통, 뼈사이막	제2손가락의 손가락폄근힘줄	노신경심지[C7,8]	제2손가락의 폄
짧은엄지폄근 (단무지신근, extensor pollicis brevis m.)	자뼈몸통, 뼈사이막	엄지의 첫마디뼈	노신경심지[C7,8]	엄지의 폄

(3) **자쪽손목폄근**(척측수근신근, extensor carpi ulnaris muscle)

위팔뼈(상완골, humerus) 가쪽위관절융기(외측상과, lateral epicondyle), 가쪽곁인대(외측측부인대, lateral collateral ligament), 아래팔근막(전완근막, antebrachial fascia) 등에서 일어나며, 제5손허리바닥에 붙는다. 손목을 펴고 모은다.(내전)

3) 깊은층 근육

(1) **손뒤침근**(회외근, supinator muscle)

위팔뼈 가쪽위관절융기, 자뼈 뒤침근능선(회외근릉, supinator crest)에서 일어나며 노뼈 윗부분의 가쪽면에 붙는다. 아래팔을 뒤친다.

(2) **긴엄지벌림근**(장무지외전근, abductor pollicis longus muscle)

자뼈(척골, ulna), 노뼈(요골, radius) 뒷면, 뼈사이막에서 일어나며 제1손허리뼈바닥에 부착하여 엄지를 벌린다.

(3) **짧은엄지폄근**(단무지신근, extensor pollicis brevis muscle)

노뼈 뒷면, 뼈사이막에서 일어나며 엄지의 첫마디뼈 바닥에 부착한다. 엄지의 첫마디를 펴고 벌린다.

(4) **집게폄근**(시지신근, extensor indicis muscle)

자뼈 뒷면, 뼈사이막에서 검지(제2지)의 손가락 널힘줄에 부착하며 검지를 편다.

4) 아래팔의 근막

아래팔근막(전완근막, antebrachial fascia)은 아래팔의 앞쪽과 뒤쪽의 근육을 둘러싸고 있다.

아래팔근막의 위쪽은 위팔근막(상완근막, brachial fascia)으로 연결되어 있다.

아래쪽 앞쪽에서는 손바닥의 근막으로 연결되며, **뒤쪽**은 손등의 얇은 근막으로 연결된다. **아래팔근막**은 자뼈(척골, ulna)의 팔꿈치머리와 뒤모서리에 붙어있다.

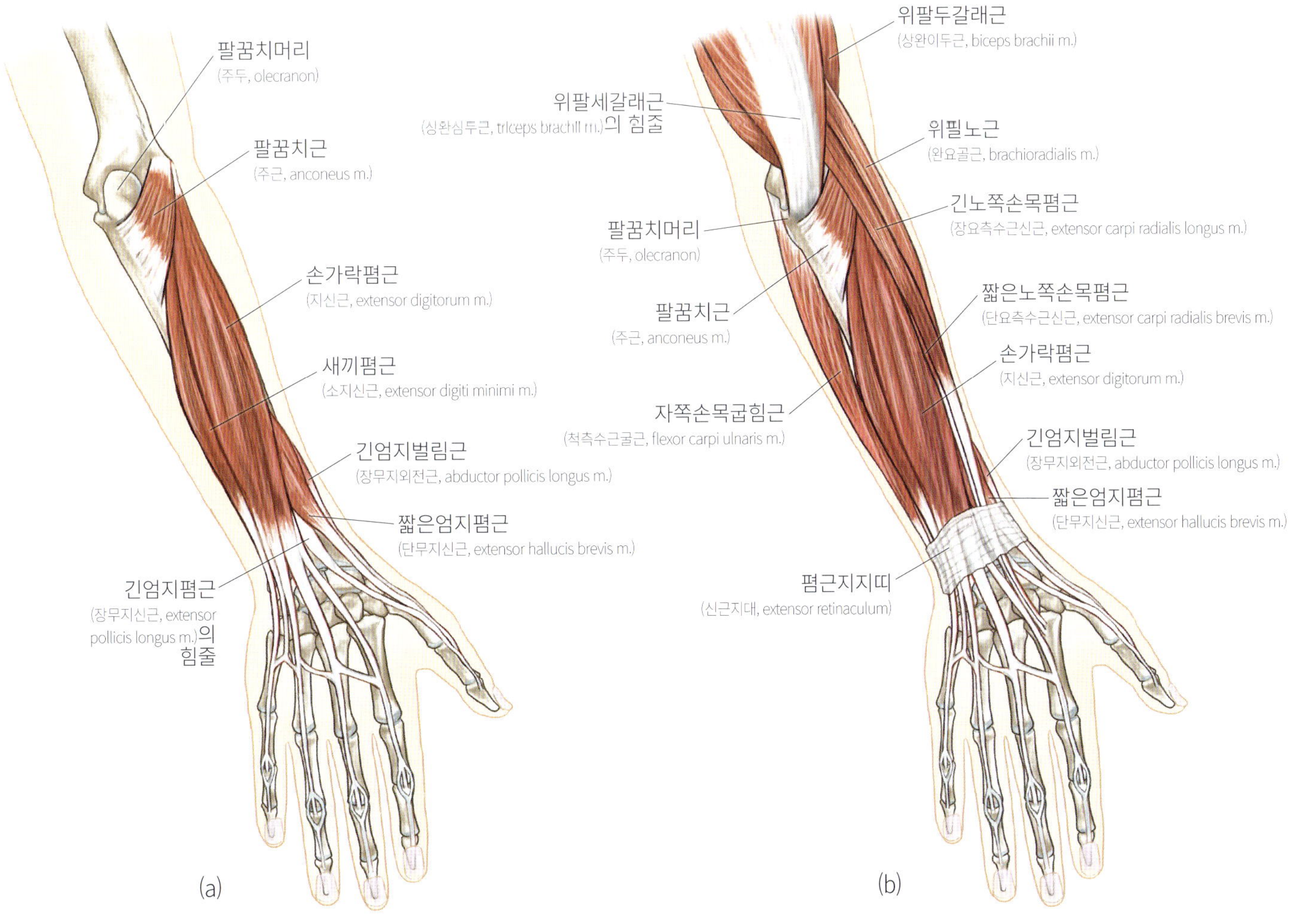

그림 5-31 (a) 손과 손가락을 움직이는 근육(뒷면) (b) 아래팔과 손을 움직이는 근육(뒷면)

4. 손(hand)과 손가락(finger) 근육

손 근육은 모두 손바닥에 있으며, 손등에는 근육이 없다.

손바닥 근육에는 ❶ 엄지두덩근육, ❷ 새끼두덩근육, ❸ 손허리뼈근육으로 나뉜다.

아래팔 앞쪽(손바닥)에 손가락을 굽히는 근육 중 손가락굽힘근(천지굴근)은 손가락 굽힘에 작용한다.

아래팔 뒤쪽(손등)에는 손가락을 펴는 손가락펌근, 새끼펌근, 짧은엄지펌근, 긴엄지펌근 등이 있다. (그림 5-32)

1) 엄지두덩근(무지근, thenar muscle)

엄지손가락 옆에 볼록하게 나온 부위이며, 엄지손가락을 움직이는 짧은엄지벌림근(단무지외전근, abductor pollicis brevis m.), 짧은엄지굽힘근(단무지굴근, flexor pollicis brevis m.), 엄지맞섬근(무지대립근, opponens pollicis m.)이 있다.

*정중신경이 손상되면 땅에 떨어진 동점 등을 잡을 수 없게 된다.

2) 새끼두덩근(소지근, hypothenar muscle)

새끼손가락 아래 볼록하게 튀어나온 부위이며, 피부를 움직이고 혈관을 보호하는 근육과 새끼손가락의 벌림과 굽힘에 관여하는 근육(새끼벌림근, 짧은새끼 굽힘근, 새끼맞섬근)이 있다. (표 5-17)

3) 손허리뼈근육(중수근, meyacarpal region)

손허리뼈근육은 손바닥에 있으며, 엄지두덩근(thenar m.)과 새끼두덩근(hypothenar) 사이에 있는 근육이다. 3종류의 근육(벌레근, 바닥쪽뼈사이근, 등쪽뼈사이근)이 있다.

벌레근(충양근, lumbrical m.)은 손허리뼈부위의 깊은손가락굽힘근힘줄에서 시작되는 4개의 근육이다.

바닥쪽뼈사이근(장측골간근, plantar interosseous m.)은 손허리뼈 한쪽에서 시작되며, 3개가 있다.

등쪽뼈사이근(배측골간근, dorsal interosseous m.)은 둘째~다섯째허리뼈 사이의 손허리뼈에서 시작되며 4개가 있다.

4) 손의 근막(fascia of hand)

손바닥 근막은 두껍고 손등 근막은 얇다. 손바닥의 근막은 위쪽에서 손목부분의 굽힘근지지띠를 통해 아래팔의 근막으로 연결된다. 손바닥의 근막은 손바닥널힘줄을 이룬다.

손바닥널힘줄(수장건막, palmar aponeurosis)은 손바닥의 근막 중앙에서 특히 두툼한 부위이며, 부채꼴 모양으로 펴져있다.

손가락의 섬유집(섬유삭, fibrous sheath of digit of hand)은 튼튼한 인대의 성질을 가진 관이다.

손등근막(수배근막, fascia of dorsum of hand): 피부밑에 있는 얇은 근막으로 신근군(extention muscle group)을 덮는다.

배측골간근막: 손등근막(수배근막, fascia of dorsum of hand)의 아래 층에 위치하며 뼈사이근(골간근, interosseous m.)의 배면(배부)을 직접 덮는다.

손바닥널힘줄(수장건막, palmar aponeurosis): 부채꼴로 펼쳐져 있으며 특히 손바닥의 중앙부는 양측보다도 현저하게 두껍고 종주 · 횡주하는 섬유로 이뤄진다. 종주하는 섬유는 긴손바닥근(장장근, palmar aponeurosis)이 직접 이어지는 것으로 5개의 섬유속(fiber bundle)으로 나뉜다.

제1의 섬유 속은 모지(제1지)의 피부 및 근막으로 펼쳐지고 그 외는 제2~제5손허리뼈(중수골, metacarpal bone)의 끝에 도달하며 피부에서 끝나든지 인대와 결합한다.

횡주하는 섬유는 종주하는 섬유에 가로로 결합하고 약간 깊은부분(심부, deep part)에 위치한다.

먼쪽부분(원위부, distal part)에서는 방사형으로 뻗어나가는 세로섬유(종주섬유, longitudinal fiber)와는 명확히 구별되며 가운데손가락(중지, 제3지)~새끼손가락(소지, 제5지) 기부 사이에서는 독립한 횡주섬유를 만든다.

표 5-17 새끼두덩근육(소지근)

근육	이는곳	닿는곳	신경지배	작용
새끼벌림근(소지외전근)	콩알뼈	다섯째첫마디뼈 바닥 자쪽, 등쪽손가락널힘줄	자신경[C8, T1]	새끼손허리손가락관절, :굽힘,벌림 새끼 PIP, DIP관절: 폄
짧은새끼굽힘근(단소지굴근)	갈고리뼈갈고리, 굽힘근지지띠	다섯째첫마디뼈 바닥 자쪽	자신경[C8, T1]	새끼 MP관절: 굽힘
새끼맞섬근(소지대립근)	갈고리뼈갈고리	다섯째중간마디뼈 자쪽모서리	자신경[C8, T1]	새끼CM관절: 바닥쪽굽힘

CM관절: 손목손허리관절, DIP관절: 먼쪽손가락뼈사이관절, MP관절PIP관절: 몸쪽손가락뼈사이관절

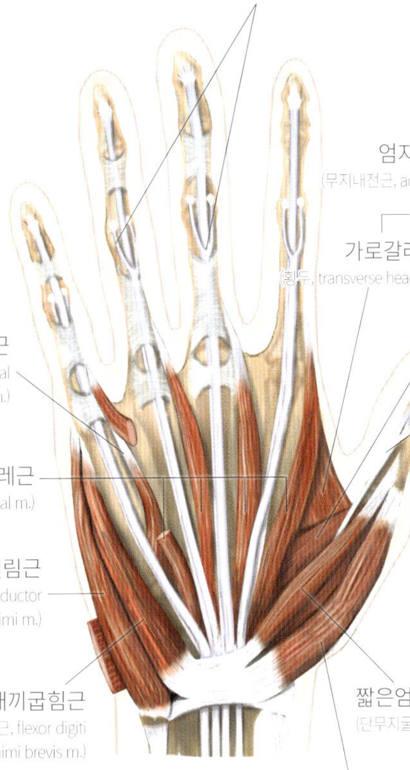

(a)

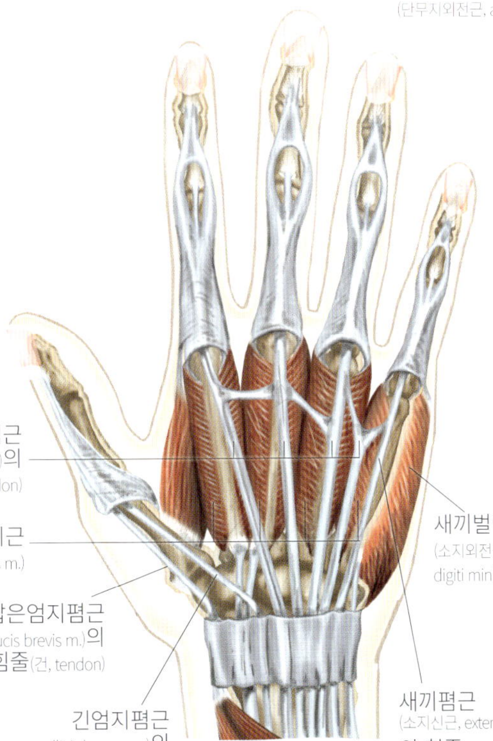

(b)

그림 5-32 손을 움직이는 근육(muscles that move the hand) (a) 손바닥면의 근육 (b) 손등의 근육

I. 다리근육(MUSCLE OF LOWER LIMB)

다리근육은 대표적인 근육이 50개 정도로 팔근육보다 더 크고 강력하다. 이 근육들은 ❶ 다리이음부 근육, ❷ 넙다리근육(thigh m.), ❸ 종아리근육(하퇴, leg m.), ❹ 발과 발가락 근육으로 나뉠 수 있다. 다리 앞면은 폄근, 뒷면은 굽힘근이다. (그림 5-33)(그림 5-34)

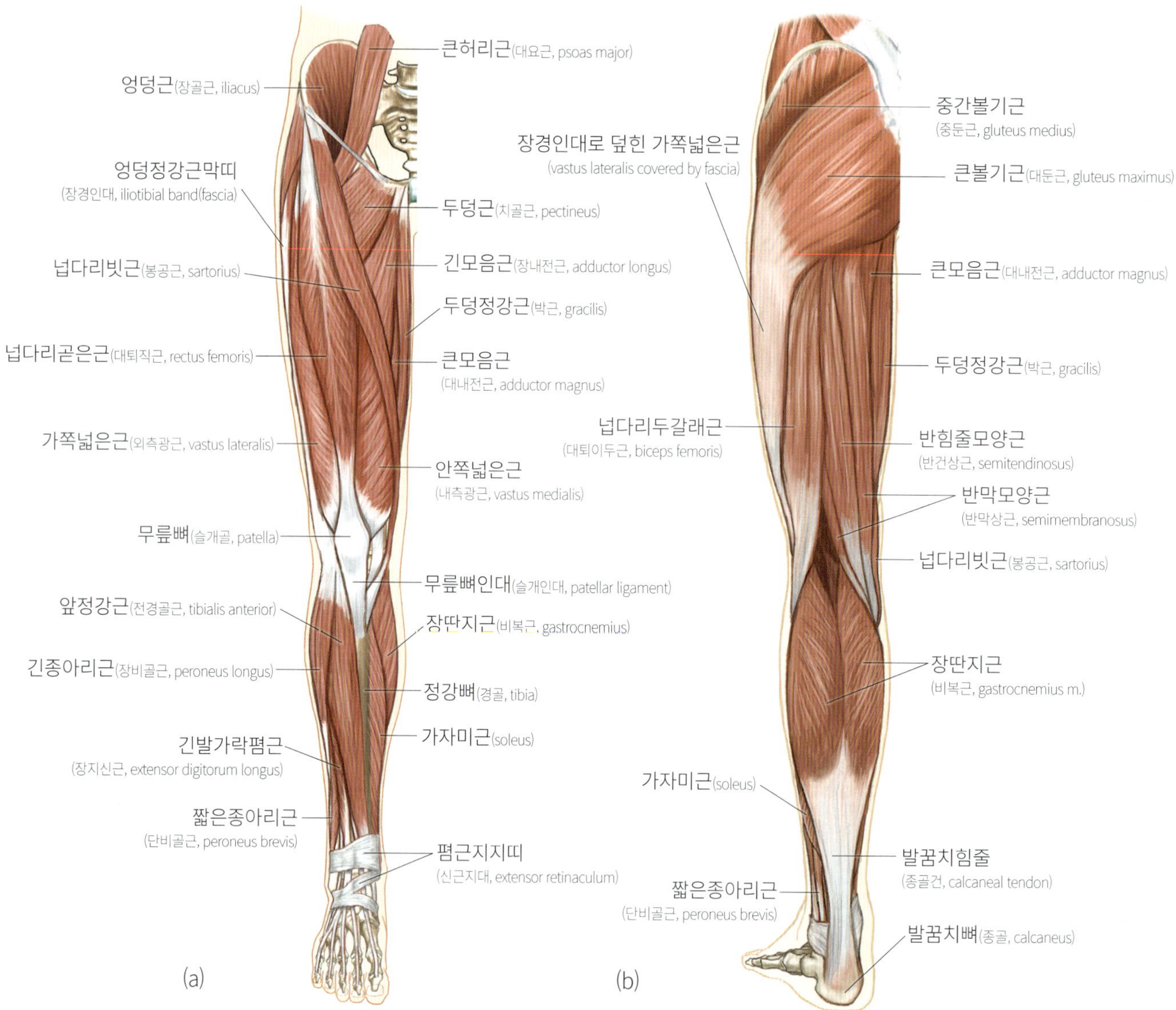

그림 5-33 다리근육. (a) 우측다리 정면 (b) 좌측다리 후면

일반적으로 넙다리 앞면 근육과 모음근은 궁둥신경(좌골신경, sciatic nerve)과 온종아리신경(총비골신경, common peroneal nerve)의 지배를 받는다.

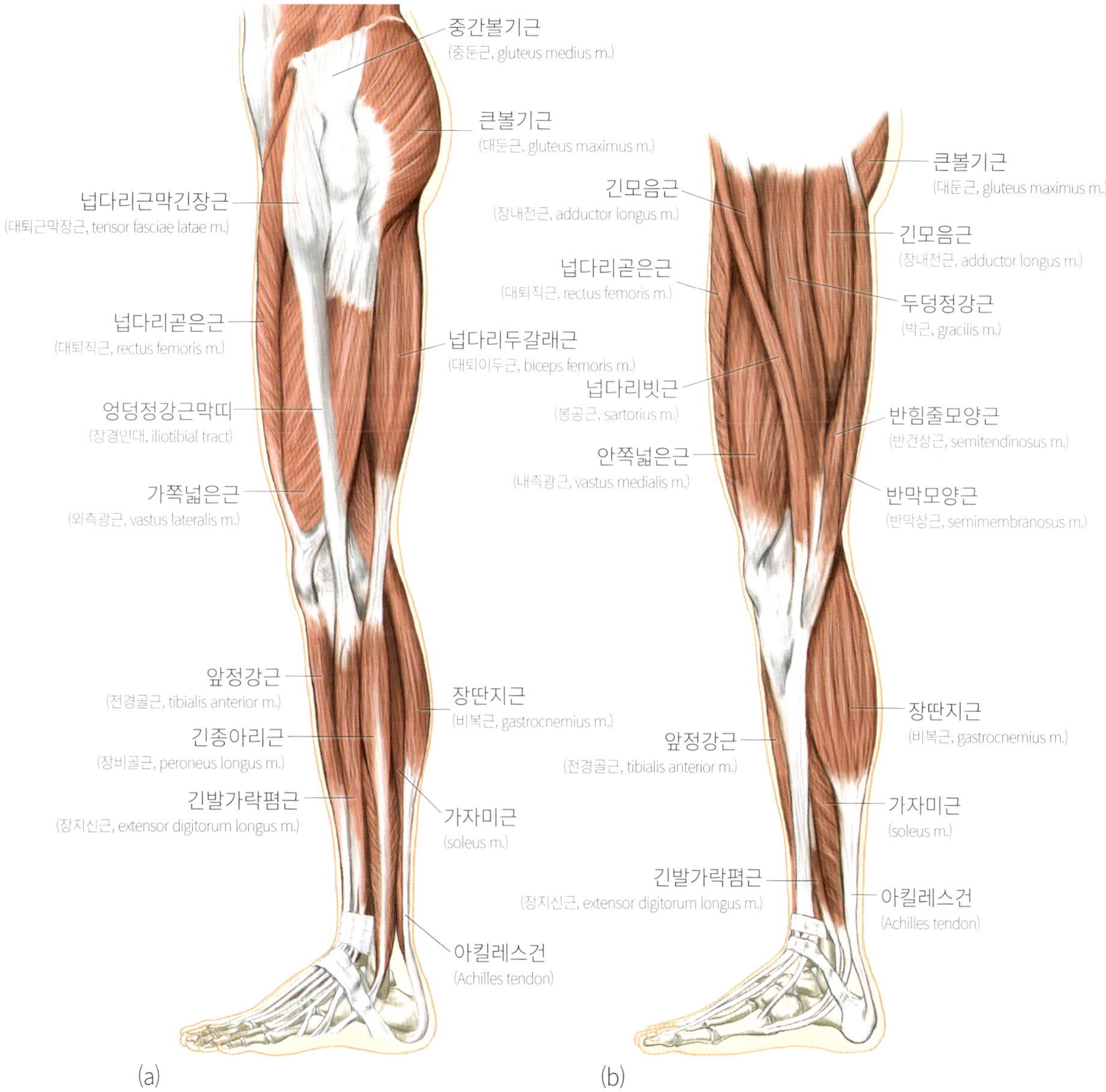

그림 5-34 다리근육. (a) 좌측다리 외측 (b) 우측다리 내측

1. 볼기근(둔근, gluteus maximus muscle)

볼기근은 볼기부위 얕은층에 있는 불룩한 크고 강한 근육으로 골반 뒤쪽 허리에서 엉덩이에 걸쳐 있으며, 엉덩관절(고관절, hip joint)에 작용한다.(표 5-18)

❶ 얕은층에는 **큰볼기근**(대둔근, gluteus maximus m.) ❷ 깊은층에는 **돌림근**(회전근, rotator m.)이 있다. 두 층의 근육들은 모두 골반(pelvis) 뒤쪽의 넓은 영역인 볼기뼈(관골, hip bone)에서 시작되며, 넙다리뼈(대퇴골, femur)의 볼기근(둔근, gluteus m.)에 닿는다.

엉덩관절(고관절, hip joint)의 **폄**과 **벌림**은 주로 볼기부위 얕은층의 근육에서 작용한다.(그림 5-35)

- 기능 : 엉덩관절의 폄과, 바깥쪽(가쪽)으로 돌림과 무릎관절을 안정시키는 작용을 한다.
- 신경 : 아래볼기신경[L5~ S2] 지배.

1) 큰볼기근(대둔근, gluteus maximus muscle)

큰볼기근은 볼기부위에 불룩하게 튀어나온 두툼하고 강한 큰 근육이다. 골반 뒤쪽의 볼기뼈에서 시작하여 엉덩정강띠 뒤부분과, 넙다리뼈(대퇴골, femur) 볼기근에 닿는다.

- 기능 : 엉덩관절(고관절, hip joint)의 폄과 바깥쪽(가쪽)으로 돌림 작용, 무릎관절를 안정시킨는 작용을 한다.
- 신경 : 아래볼기신경[L5~S2] 지배.

2) 중간볼기근(중둔근, gluteus medius muscle)

골반(pelvis) 뒤쪽의 바깥쪽(가쪽)부위의 근육이다. 엉덩뼈날개(장골익, ala of ilium)의 바깥쪽면에서 시작해서 넙다리뼈 큰돌기의 빠갈쪽면에 닿는다.

- 기능 : 넙다리뼈(대퇴골, femur) 의 벌림과 안쪽으로 회전에 작용한다. 이로 인해 넘어지는 것을 방지한다.
- 신경 : 위볼기신경[L4~S1] 지배.

트렌델렌부르크징후(Trendelenburg sigh)

중간볼기근(중둔근, gluteus medius m.)은 엉덩관절(고관절, hip join)의 벌림운동을 담당하는 주요 근육이다.

근육내주사의 사고 등으로 인해 위엉덩신경이 장애를 받아 중간볼기근의 근력이 줄어들면서 상체의 자세와 보행에 이상이 생긴다,

근력이 줄어든 환부 쪽 한발로 서면 골반(pelvis)이 지지축 반대쪽으로 내려가는데 이러한 현상을 **트렌델렌부르크징후**(Trendelenburg sigh)라고 한다.

퇴행성 엉덩관절염
(퇴행성 고관절염, coxarthria)

고관절(hip joint)은 골반과 다리를 영결해주는 관절이며, 퇴행성 변화로 고관절에 염증이 생겨 발생한다.

- **일차성 퇴행성 고관절염** : 나이가 들면서 관절이 나빠져 발생.
- **이차성 퇴행성 고관절염** : 선천성 및 후천성 질환 또는 외상으로 관절의 변형 및 손상으로 관절이 나빠져 발생. 류마티스 계통 고관절염, 감염성 고관절염 등이 있다.

표 5-18 볼기근(둔근)

근육	이는곳	닿는곳	신경지배	작용
큰볼기근	엉덩뼈날개 뒤쪽, 엉치뼈, 꼬리뼈, 엉치결절인대	엉덩정강띠, 넙다리뼈의 볼기근거친면	아래볼기신경 (L5~S2)	엉덩관절의 폄, 가쪽돌림 엉덩관절과 무릎관절의 안정
넙다리근막긴장근	엉덩뼈능선	엉덩정강띠	위볼기신경 (L4~S1)	무릎관절의 안정과 엉덩관절의 벌림, 안쪽돌림, 굽힘
중간볼기근	엉덩뼈날개 가쪽면	넙다리뼈의 큰돌기	위볼기신경(L4~S1)	엉덩관절의 벌림, 안쪽돌림
작은볼기근	엉덩뼈날개 가쪽면	넙다리뼈의 큰돌기	위볼기신경(L4~S1)	엉덩관절의 벌림, 안쪽돌림

3) 작은볼기근(소둔근, gluteus minimus muscle)

골반(pelvis) 뒤쪽의 중간볼기근(중둔근, gluteus medius m.)은 깊은층에 있는 근육이다. 엉덩뼈날개(장골익, ala of ilium)의 바깥쪽(가쪽)아래에서 시작해서 넙다리뼈 큰돌기의 앞쪽에 닿는다.

- 기능 : 엉덩관절(고관절, hip joint)에서 넙다리뼈(대퇴골, femur)의 벌림과 안쪽돌림에 작용한다.
- 신경 : 위볼기신경[L4~S1] 지배.

4) 넙다리근막긴장근(대퇴근막장근, tensor fasciae latae muscle)

골반 바깥쪽(가쪽)면 엉덩정강띠 안에 있다. 엉덩뼈능선의 바깥쪽모서리와 넙다리근막의 안쪽면에서 시작되며, 엉덩정강띠 앞부분에 닿는다.

- 기능 : 무릎관절(슬관절, knee joint)의 안정, 엉덩관절의 벌림과 굽힘에 작용한다.
- 신경 : 아래볼기신경[L4~S1] 지배.

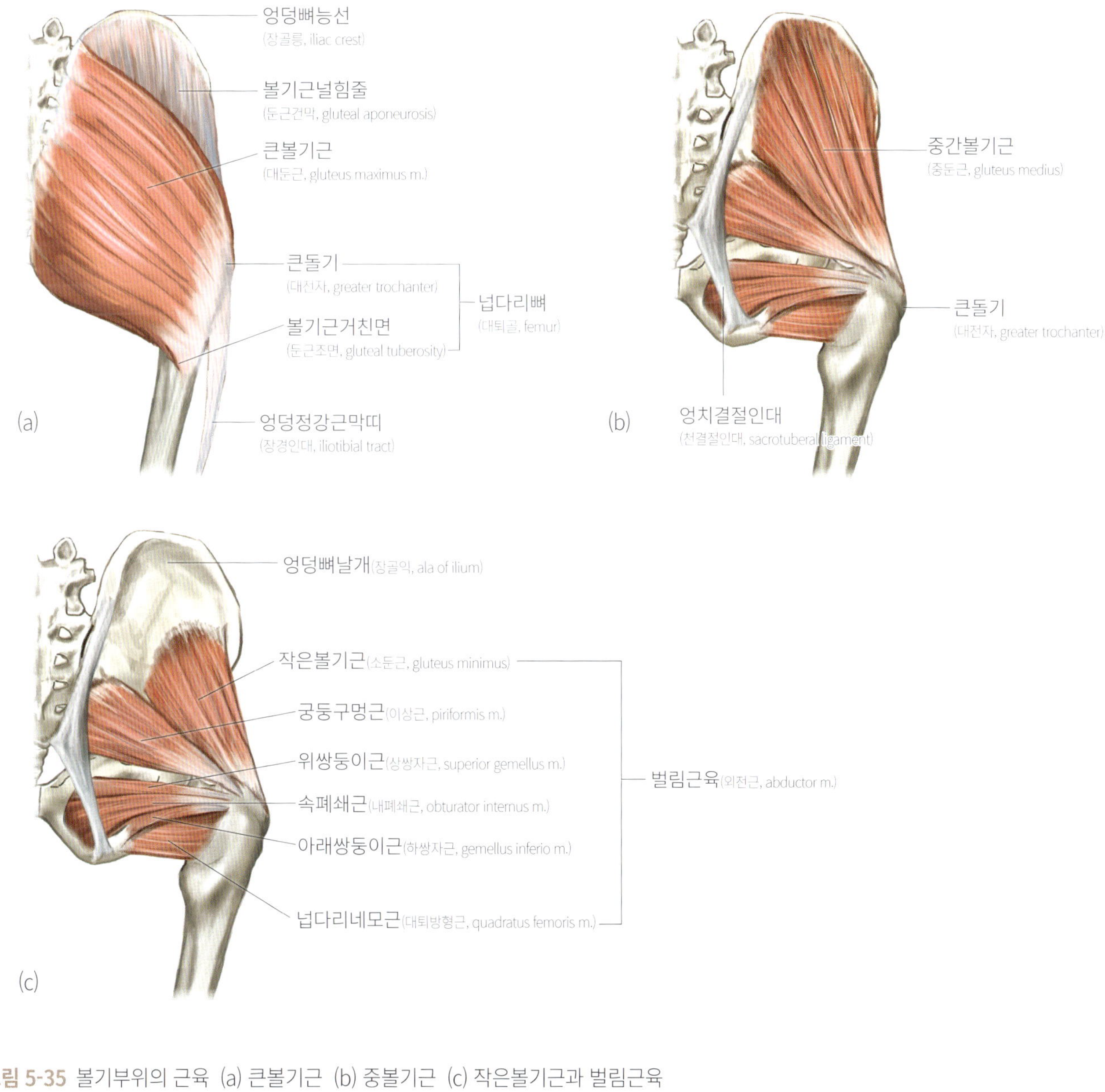

그림 5-35 볼기부위의 근육 (a) 큰볼기근 (b) 중볼기근 (c) 작은볼기근과 벌림근육

2. 넙다리(대퇴, femoral) 근육

넙다리의 근육은 3개의 근육들로 이루어져 있다.

❶ 앞에 있는 **폄근** ❷ 안쪽에 있는 **모음근** ❸ 뒤에 있는 **굽힘근**(그림 5-36)(표 5-19)

1) 앞넙다리 폄근

넙다리 앞쪽(anterior compartment of thigh)의 폄근은 무릎관절(슬관절, knee joint)의 폄 운동에 작용한다.

(1) 넙다리빗근(봉공근, sarterior muscle)

넙다리 앞쪽의 가늘고 긴 근육이다. 볼기뼈(관골, hip bone)의 위앞엉덩뼈가시에서 시작되며, 정강뼈거친면(경골조면, tubersity of tibia)의 안쪽에 닿는다.

- 기능 : 엉덩관절(고관절, hip joint)에서는 굽힘, 벌림, 가쪽돌림 작용을 한다.
- 신경 : 넙다리신경[L2~4] 지배.

(2) 넙다리네갈래근(대퇴사두근, quadriceps femoris muscle)

넙다리 앞쪽의 강한 큰 근육이다. 위앞엉덩뼈가시(상전장골극, anterior superior iliac spine)의 바깥쪽(가쪽)면의에서 시작하여 정강뼈거친면(경골조면, tubersity tibia)에 닿는다.

- 기능 : 무릎관절(슬관절, knee joint)의 폄과 엉덩관절(고관절, hip joint) 굽힘에 작용한다.
- 신경 : 넙다리신경[L2~4]이 지배.

❶ **넙다리곧은근**(대퇴직근, rectus femoris m.): **넙다리곧은근**은 아래앞엉덩뼈가시(하전장골극)와 절구의 위모서리에 시작되며, 무릎뼈 위모서리에 정지한다.

❷ **가쪽넓은근**(외측광근, vastus lateralis m.): **가쪽넓은근**은 넙다리뼈(대퇴골, femur)의 큰돌기와 거친선의 빠같(가쪽)선 및 바깥쪽근육사이막에서 시작되며, 위모서리에 정지한다.

❸ **중간넓은근**(중간광근, vastus intermedius m.): **중간넓은근**은 넙다리뼈의 앞쪽과 가쪽면에서 시작되며, 근육 얕은층의 닿는곳 힘줄이 무릎뼈 위모서리에 정지한다.

❹ **안쪽넓은근**(내측광근, vastus medialis m.): **안쪽넓은근**은 넙다리뼈의 안쪽넙다리근육사이막(내측대퇴근간중격, medial intermuscular septum of thigh)에서 시작되며, 근육 깊은층의 닿는곳 힘줄이 무릎뼈 위모서리에 정지한다.

(3) 무릎관절근(슬관절근, articularis genu m.)

넙다리뼈의 안쪽선 아래부분에서 시작하여 무릎관절주머니에 닿는다.

- 기능 : 무릎관절주머니를 올림
- 신경 : 넙다리신경[L2~4]이 지배.

척추측만증(scoliosis)

척추측만증은 척추(vertebrae)가 'C자형'이나 'S자형'으로 휘어져, 척추의 만곡이 없어져 발생한 질환이다. 척추가 좌우 한 쪽으로 기울어져 있으므로 골반과 어깨의 높이가 서로 다르게 보인다.

원인: 사무직의 잘못된 자세, 짝다리로 섬, 한쪽으로 무거운 가방을 듬,
의자에 한쪽으로 기대어 앉는 자세 등이다. 유전성이 있으며, 보통 성장이 왕성한 시기(14세 전)에 주로 발병하고, 특히 여성 환자가 남성 환자보다 3~5배 정도 많다.

증상: 초기에는 증상이 잘 나타나지 않는다. 진행되면서 척추 주변의 근육, 인대, 신경이 압박을 받으면 허리통증(요통, back pain), 어깨결림, 두통(cephalalgia) 등의 증세가 먼저 나타날 수 있다.
심해지면 심장(heart)과 폐(허파, lungs)를 압박하여 심폐 기능에 이상이 생길 수 있다.

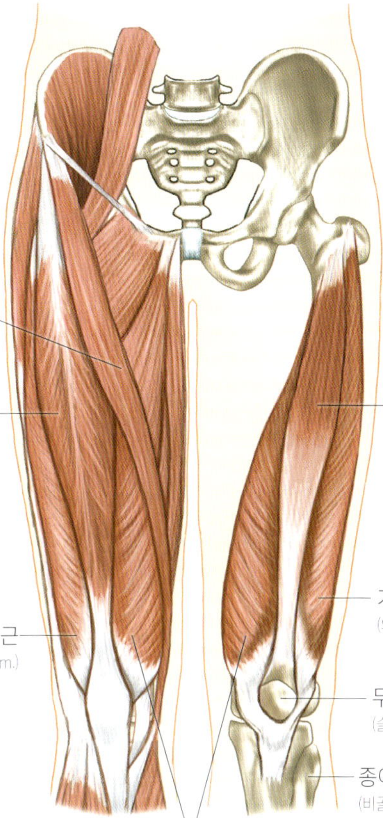

그림 5-36 넙다리네갈래근(대퇴사두근, quadriceps femoris)

표 5-19 넓적다리(대퇴, thigh) 앞칸의 폄근

근육		이는곳	닿는곳	신경지배	작용
넙다리빗근		위앞엉덩뼈가시	정강뼈거친면의 안쪽	넙다리신경 (L2~4)	엉덩관절의 굽힘, 벌림, 가쪽돌림 무릎관절의 굽힘
넙다리 네갈래근	넙다리곧은근	아래앞엉덩뼈가시, 절구의 위모서리	정강뼈의 거친면	넙다리신경 (L2~4)	무릎관절의 폄, 엉덩관절의 굽힘
	가쪽넓은근	넙다리뼈의 큰돌기, 거친선의 가쪽선, 가쪽근육사이막			무릎관절의 폄
	중간넓은근	넙다리뼈몸통의 앞쪽과 가쪽면			
	안쪽넓은근	넙다리뼈의 돌기사이선과 거친선의 안쪽선, 안쪽넙다리근육사이막			
무릎관절근		넙다리뼈의 안쪽선 아래부분	무릎관절주머니	넙다리신경 (L2~4)	무릎관절주머니를 올림

2) 넙다리굽힘근(femoral flexor)

넙다리뒤칸근육은 무릎관절의 굽힘운동에 작용한다. (그림 5-37)(표 5-20)

(1) 넙다리두갈래근(대퇴이두근, biceps femoris muscle)

넙다리 뒤쪽에서 아래로 내려가는 근육이며, 2개의 갈래로 되어 있다.

긴갈래는 궁둥뼈관절에서 시작되며, 짧은갈래는 넙다리뼈 뒤쪽에서 시작되어 종아리뼈(비골, fibula)에 닿는다.

- 기능 : 짧은갈래는 무릎관절 굽힘, 긴갈래는 엉덩관절(고관절, hip joint) 폄에 작용한다.
- 신경 : 짧은갈래는 온종아리신경(총비골신경, common peroneal nerve), 긴갈래는 정강신경(경골신경, tibial nerve) 지배(그림 5-38)(그림 5-39)

(2) 반막근(반막형근, semimembranosus muscle)

넙다리 뒷면의 편평한 근육이다. 궁둥뼈결절(좌골결절, ischial tuberosity)에서 시작되며 정강뼈(경골, tibia) 안쪽 관절융기에 닿는다.

- 기능 : 무릎관절(슬관절, knee joint) 굽힘과 엉덩관절(고관절, hip joint) 폄에 작용한다.
- 신경 : 정강신경 지배.

(3) 반힘줄모양근(반건상근, semittendinosus muscle)

넙다리(대퇴, femoral) 뒤쪽에서 아래로 내겨가는 근육이다. 궁둥뼈결절(좌골결절, ischial tuberosity)에서 시작하여, 정강뼈거친면(경골조면, tial tuberosity) 안쪽에 닿는다

- 기능 : 무릎관절 굽힘과 언덩관절 폄에 작용한다.
- 신경 : 정강신경 지배.

표 5-20 넙다리뒤칸의 굽힘근

근육	이는곳	닿는곳	신경지배	작용
넙다리두갈개근	긴갈:궁둥뼈결절 짧은갈래:넙다리뼈 거친선	종아리뼈머리	긴갈래:정강신경 짧은갈래:온종아리신경	무릎관절의 굽힘 긴갈래:엉덩관절의 폄
반힘즐근	궁둥뼈결절.엉치결절인대	정강뼈거친면의 안쪽면	정강신경	무릎관절의 굽힘.엉덩관절의 폄
반막근	궁둥뼈결절	정강뼈 안쪽관절융기의 뒤안쪽면	정강신경	무릎관절리 굽힘 엉덩관절리 폄

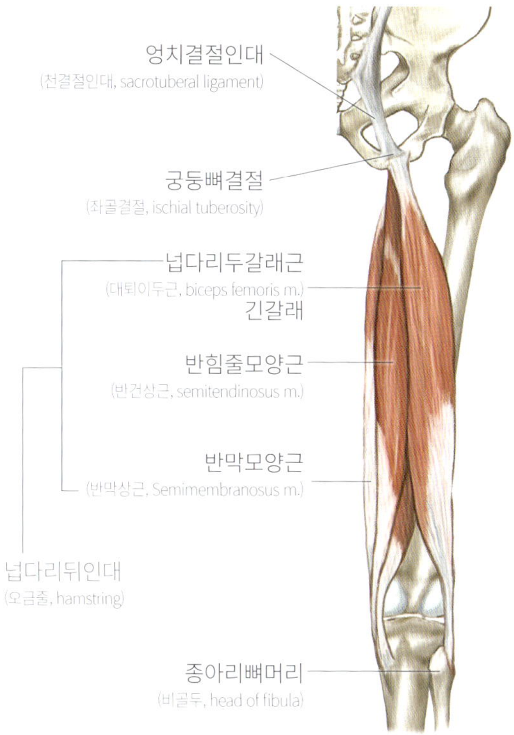

그림 5-37 넓적다리(대퇴, thigh) 뒤칸의 굽힘근육

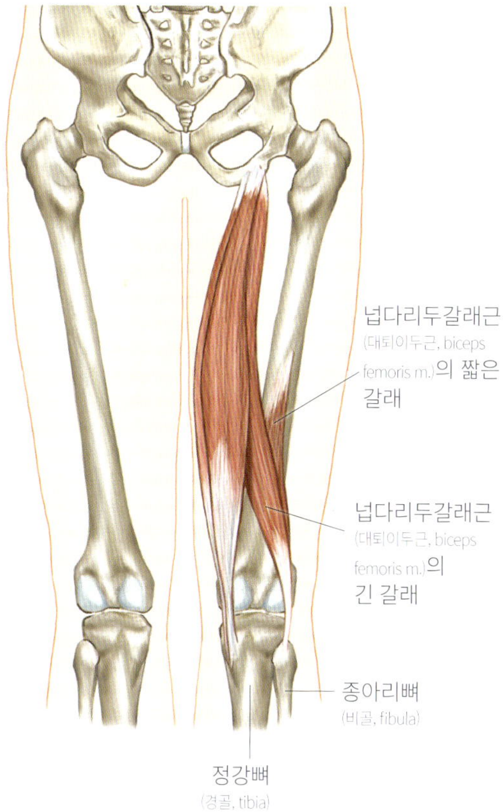

그림 5-38 넙다리두갈래근(대퇴이두근, biceps femoris m.)

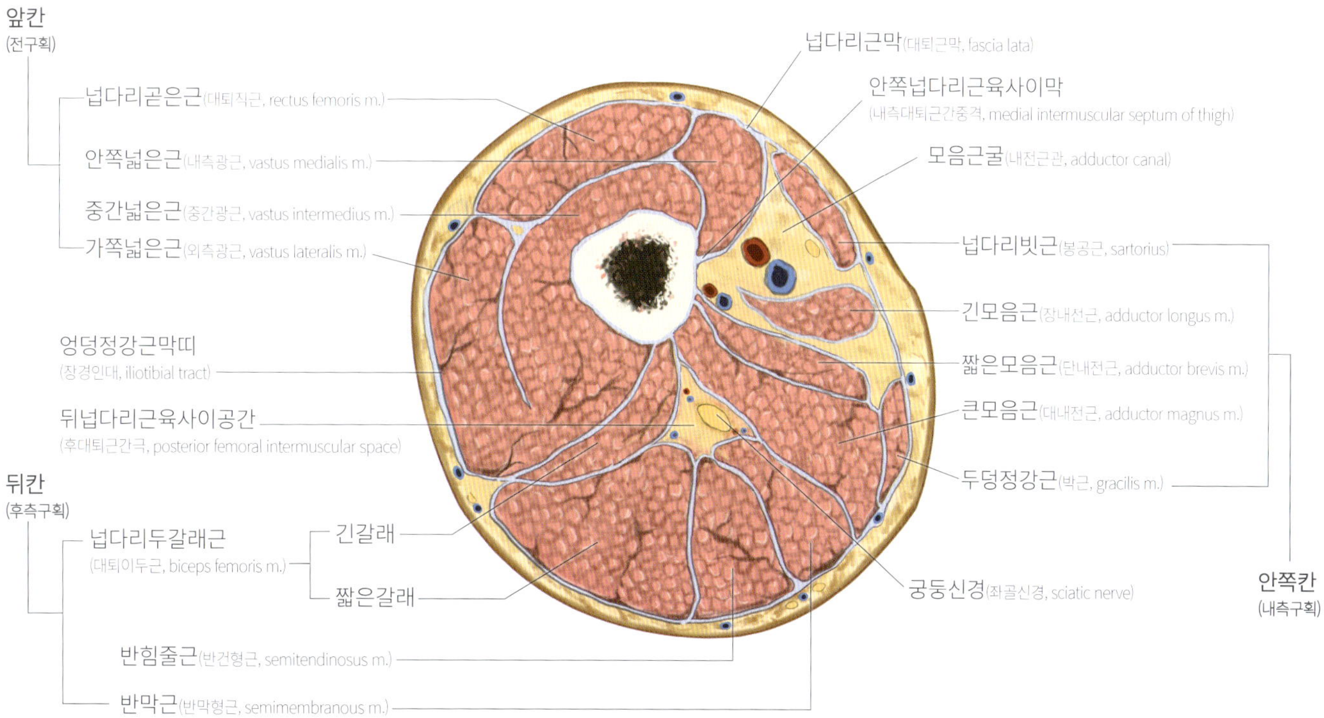

그림 5-39 넓적다리(대퇴, thigh)의 가로단면

3) 넙다리(안쪽칸) 모음근

엉덩관절(고관절, hip joint)의 모음에 작용한다. (그림 5-40)(표 5-21)

(1) 두덩근(치골근, pectineus muscle)

짧고 편평한 근육으로 모음근 중에서 가장 위부위에 있다. 두덩뼈몸통과 두덩뼈위가지에서 시작되며, 넙다리뼈(대퇴골, femur) 뒤쪽 두덩근선에 닿는다.

- 기능 : 엉덩관절의 굽힘과 모음에 작용한다.
- 신경 : 넙다리신경[L2~4] 지배.

(2) 긴모음근(장내전근, adductor longus muscle)

큰모음근 앞쪽에 위치하며, 두덩뼈(치골, pubic bone) 아래가시에서 시작해서 넙다리뼈 거친면에 닿는다.

- 기능 : 엉덩관절의 모음에 작용한다.
- 신경 : 폐쇄신경[L2~4]이 지배

(3) 짧은모음근(단내전근, adductor brevis muscle)

두덩근과 긴모음근 사이 깊은층에 위치하며, 두덩뼈 아래쪽에서 시작되어 넙다리뼈 뒤 위쪽 거친면에 닿는다.

- 기능 : 엉덩관절(고관절, hip joint) 모음에 작용한다.
- 신경 : 폐쇄신경[L2~4] 지배.

(4) 큰모음근(대내전근, adductor magnus muscle)

짧은모음근과 긴모음근의 깊은층에 있는 커다란 삼각형 근육이며, 모음근 중에서 가장 크며 깊은층에 있다. 궁둥뼈결절(좌골결절, ischial tuberosity)에서 시작되어 넙다리뼈(대퇴골, femur) 뒤쪽 거친면에 닿는다.

- 기능 : 엉덩관절(고관절, hip joint)의 폄과 모음에 작용한다.
- 신경 : 폐쇄신경[L2~4]이 지배

둔근마비보행(gluteal gait)

중간볼기근(중둔근, gluteus medius m.)과 **작은볼기근**(소둔근, Gluteus minimus m.)은 골반(pelvis)의 정상자세를 지지하고 유지시킨다.

이 근육들이 손상되거나 질병에 의해 마비되면, 보행 시 손상 측 다리가 올라갈 때마다 골반이 한쪽 방향으로 기울어지게 된다. 이로 인해 절뚝거리는 것을 **둔근마비보행**(gluteal gait)이라고 한다.

표 5-21 넓적다리의 안쪽 부위의 모음근

근육	이는곳	닿는곳	신경지배	작용
두덩근	두덩뼈몸통, 두덩뼈위가지	넙다리뼈 위부분 뒤쪽	넙다리신경	엉덩관절의 굽힘 · 모음
긴모음근	두덩뼈결절아래부분	넙다리뼈 거친선 중간부분	폐쇄신경	엉덩관절의 모음
짧은모음근	두덩뼈몸통, 두덩뼈 아래가지	넙다리뼈 거친선 몸쪽부분	폐쇄신경	엉덩관절의 모음
큰모음근	두덜뼈아래가지, 궁둥뼈결절	넙다리뼈 거친선, 모음근결절	폐쇄신경	엉덩관절의 폄 · 모음
두덩정강근	두덩뼈몸통, 두덩뼈 아래가지	정강뼈거친면의 안쪽	폐쇄신경	엉덩관절의 모음, 무릎관절의 폄
바깥폐쇄근	폐쇄막 바깥막, 폐쇄구멍 주변	넙다리뼈의 돌기오목	폐쇄신경	엉덩관절의 모음, 가쪽돌림

① **두덩정강근**(박근, gracilis muscle)

두덩정강근은 안쪽넓다리의 얕은 곳에 위치하며, 넙다리(대퇴, femoral) 아래쪽으로 내려가는 얇고 긴 근육이다. 두덩뼈아래가지에서 시작되어 정강뼈거친면에 닿는다.

- 기능 : 엉덩관절(고관절, hip joint)의 모음에 작용한다.
- 신경 : 폐쇄신경[L2~4]이 지배

② **바깥폐쇄근**(obturator externus muscle)

바깥폐쇄근은 앞쪽은 모음근 깊은층, 뒤쪽은 넙다리네모근(대퇴방향근, quadratus femoris m.)의 깊은층에 위치한다. 폐쇄막(obturator membrane) 주변의 뼈 바깥면에서 시작하여 안쪽면의 돌기오목(전자와, trochanteric fossa) 아래 부위에 닿는다.

- 기능 : 엉덩관절(고관절, hip joint)의 모음과 바깥쪽(가쪽) 돌림에 작용한다.
- 신경 : 폐쇄신경[L2~4] 지배.

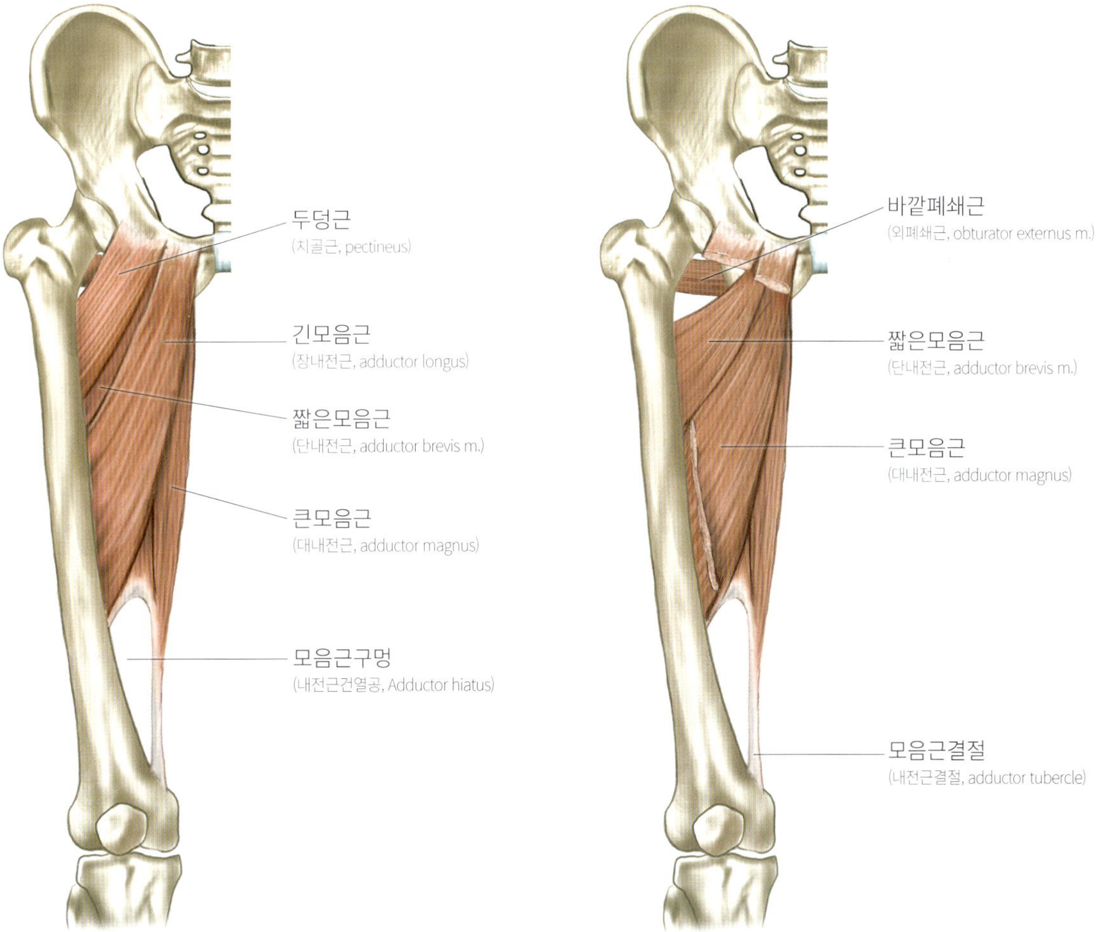

그림 5-40 넓적다리(대퇴, thigh) 안쪽칸의 모음근육

3. 종아리(하퇴, Leg) 근육

종아리의 근육은 ❶ 앞칸에 있는 **폄근** ❷ 안쪽칸에 있는 **종아리근** ❸ 뒤칸에 있는 **굽힘근**의 3개의 부위로 나뉘어져 있다. (그림 5-41)

1) 앞종아리 폄근(표 5-22)

앞종아리칸의 폄근은 주로 발등 굽힘에 작용한다.

(1) 앞정강근(전경골근, tibialis anterior muscle)

앞정강근은 종아리의 폄근에서 종아리 바깥쪽 얕은층의 방추형의 긴 근육이다. 정강뼈(경골, tibia) 바깥면에서 시작되며, 제1발허리뼈 바닥뼈와 첫째발허리뼈의 발바닥면에 닿는다.

- 기능 : 발등굽힘과 안쪽번짐에 작용한다.
- 신경 : 깊은종아리신경[L4,5] 지배

(2) 긴발가락폄근(장지신근, extensor digitorum muscle)

긴발가락폄근은 긴발가락폄근과 앞정강근(전경골근, tibialis anterior m.)의 깊은층의 종아리의 바깥(가쪽)에 있다. 종아리뼈(비골, fibula)의 앞쪽에서 시작되어 제2~5 발가락 앞면에 닿는다.

- 기능 : 둘째~다섯째발가락 발등굽힘과 발의 발등굽힘을 돕는다.
- 신경 : 깊은종아리신경[L4~S1] 지배

(3) 긴엄지폄근(장무지신근, extensor hallucis longus muscle)

긴엄지폄근은 앞정강근과 긴발가락폄근 사이의 깊은곳에 있다. 종아리 앞쪽 뼈사이막에서 시작되며 엄지발가락의 끝마디뼈 바닥에 닿는다.

- 기능 : 엄지발가락(무지, great toe)의 발등굽힘과 발의 발등굽힘에 작용한다.
- 신경 : 깊은종아리신경[L5,S1]이 지배

발꿈치힘줄(종골건, calcaneal tendon) 파열

심한운동에 의해 종골건이 부분적이거나 완전하게 파열될 수 있다. 이 손상은 중년의 운동선수들이 축구, 달리기 등 몸을 빠르게 움직이는 스포츠에서 급격하게 **방향을 바꿀 때** 가장 흔히 나타난다. 종골건이 파괴되면 대개 수술이 필요하다.

표 5-22 종아리앞칸의 폄근

근육	이는곳	닿는곳	신경지배	작용
앞정강근	정강뼈 가쪽면 위부분 종아리뼈사이막	안쪽쐐기뼈, 첫째발허리뼈 바닥	깊은종아리신경	발목의 발등굽힘, 안쪽번짐
긴발가락폄근	종아리뼈 앞쪽 중간부분, 종아리뼈사이막, 근막, 근육사이막	둘째~다섯째 발가락폄근널힘줄	깊은종아리신경	둘째~다섯째 발가락발등굽힘
긴엄지폄근	종아리뼈 앞쪽 중간부분, 종아리뼈사이막	첫째끝마디뼈 바닥	깊은종아리신경	첫째발가락 발등굽힘, 발목의 발등굽힘
셋째종아리근	종아리뼈 안쪽면의 아래부분	다섯째발허리뼈 바닥	깊은종아리신경	발목의 가쪽번짐, 발등굽힘

(4) 셋째종아리근(제3비골근, fibularis tertius m.)

셋째종아리근은 작은 근육으로 긴발가락 폄근의 먼쪽부위로 이어진다. 종아리뼈 사이막에서 시작되며 다섯째발허리뼈의 등쪽면에 닿는다.

- 기능 : 발등굽힘과 바깥쪽번짐에 작용한다.
- 신경 : 깊은종아리신경[L4~S1] 지배.

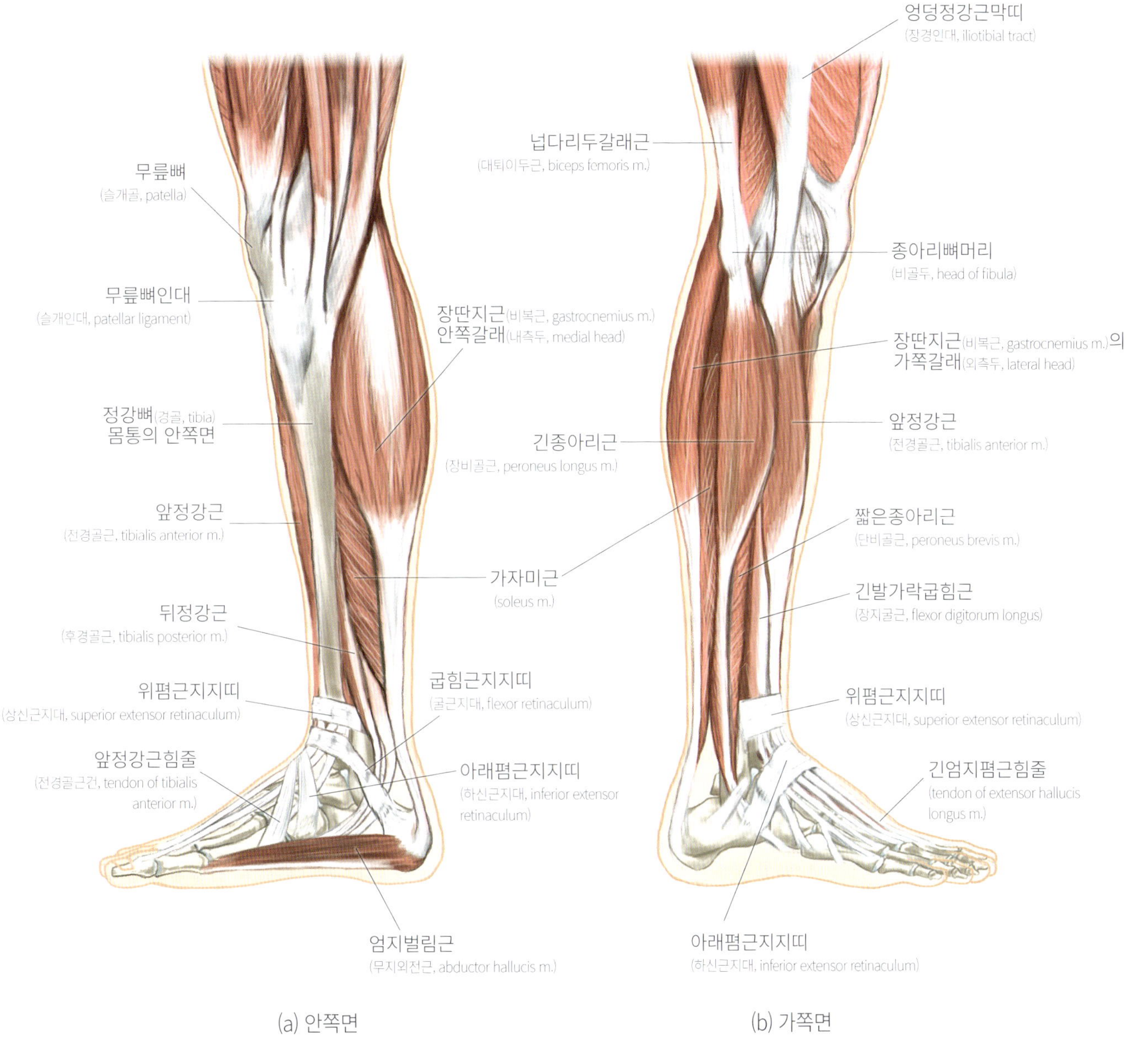

그림 5-41 발과 발가락을 움직이는 바깥 근육

2) 뒤종아리 굽힘근

종아리 뒷면에 있으며 발바닥쪽 굽힘 작용을 한다. (그림 5-42)

(1) 장딴지세갈래근(하퇴삼두근, triceps surae muscle)

장딴지(비복, calf)의 불룩하게 튀어나온 크고 강한 근육이며, 장딴지근(비복근, gastrocnemius m.)의 2갈래와 가자미근(soleus m.)으로 이루어져 있다. 장딴지근, 가자미근은 장딴지빗근(족척근, plantaris m.)과 함께 발꿈치힘줄(아킬레스힘줄)에 모여진다.

- 기능 : 발의 발바닥쪽 굽힘과 무릎관절의 굽힘에 작용한다.
- 신경 ; 정강신경(S1, 2) 지배.

(2) 장딴지근(비복근, gastrocnemius muscle)

종아리의 얕은층에 위치해 있다. 안쪽갈래는 넙다리뼈(대퇴골, femur)의 안쪽위관절융기에서, 가쪽갈래는 가쪽위관절융기에서 시작되어 아래쪽으로 뻗어나가며 종아리 중앙 높이에서 합쳐서 발꿈치힘줄이 된다.

- 기능 : 발의 발바닥쪽 굽힘과 무릎관절 굽힘에 작용한다.
- 신경 : 정강신경[S1,2] 지배.

(3) 가자미근(soleus muscle)

장딴지근의 깊은층에 있으며, 가자미근힘줄활(가자미근건궁, tendinous arch of soleus m.)에서 시작해서 발꿈치 뒷면에 닿는다.

- 기능 : 발의 발바닥쪽 굽힘에 작용한다.
- 신경 : 정강신경[S1,2] 지배.

(4) 장딴지빗근(족척근, plantaris muscle)

무릎관절(슬관절, knee joint)의 뒤쪽에 위치한 근육으로 작고 약한 근육이다. 넙다리뼈(대퇴골, femur)의 가쪽관절융기 뒤쪽에서 시작되며 장딴지근, 가자미근과 함께 발꿈치힘줄 안쪽모서리에서 합쳐진다.

- 기능 : 발바닥쪽으로 굽힘에 작용한다.
- 신경 : 정강신경[S1, 2] 지배.

(5) 오금근(슬와근, popliteus muscle)

장딴지(비복, calf) 깊은층에서 가자미근 바로 위에 있는 얇은 삼각형의 근육이다. 넙다리뼈의 가쪽위관절융기에서 시작되며 정강뼈(경골, tibia) 뒷면에 닿는다.

- 기능 : 무릎관절(슬관절, knee joint)의 굽힘과 안쪽돌림에 작용한다.
- 신경 : 정강신경[S1, 2] 지배.

하지정맥류(varicose vein)

하지정맥류란 다리정맥(veins of lower limb) 안 판막의 기능장애로 심장으로 가야 할 혈액이 하지 쪽으로 역류하여 발생하는 질환이다.

증상

다리에 붉은빛이나 푸른빛의 거미모양의 혈관(blood vessel)이 보이거나 튀어나오며, 칼로 찌르는 것과 같은 다리 통증, 부종 등의 증상.

원인

① 혈관의 건강이 좋지 못한 경우.
② 폐경 이후의 호르몬 변화 및 임신 등으로 인한 정맥 확장.
③ 노화로 인한 혈관의 확장.
④ 혈액의 역류.
⑤ 오랜 시간 서있거나 앉아있는 경우.
⑤ 과체중으로 인한 하체에 압력 증가.

(6) 긴엄지굽힘근(장무지굴근, flexor hallucis longus muscle)

뒤정강근(후경골근, tibialis posterior m.)의 아래면 바깥쪽(가쪽)에 있는 근육이다. 종아리뼈 뒤쪽과 뒤종아리근육사이막(후하퇴근간중격, posterior crural intermuscular septum)에서 시작되며 엄지의 끝마디뼈 바닥에 닿는다.

- 기능 : 발의 발바닥굽힘과 안쪽번짐에 작용한다.
- 신경 : 정강신경[L5~S2]이 지배

(7) 긴발가락굽힘근(flexor digitorum longus muscle)

가자미근(soleus m.) 깊은층의 안쪽에 위치하는 근육으로 뒤정강근을 일부 덮는다.

정강뼈 뒤 안쪽면에서 시작하여 제3~5 발가락 끝마디뼈에 닿는다.

- 기능 : 발의 발바닥쪽굽힘 안쪽번짐에 작용한다.
- 신경 : 정강신경[L5~S2]이 지배

(8) 뒤정강근(후경골근, tibialis posterior muscle)

종아리세갈래근(하퇴삼두근, triceps surae m.)으로 덮혀 있으며, 긴엄지굽힘근과 긴발가락굽힘근 사이의 깊은층에 있다. 정강뼈(경골, tibia)와 종아리뼈(비골, fibula) 몸통에서 시작되며 3개의 쐐기뼈와 제2~4 허리뼈에 닿는다.

- 기능 : 발의 안쪽번짐과 발바닥 굽힘운동에 작용한다.
- 신경 : 정강신경[L1~S1] 지배.

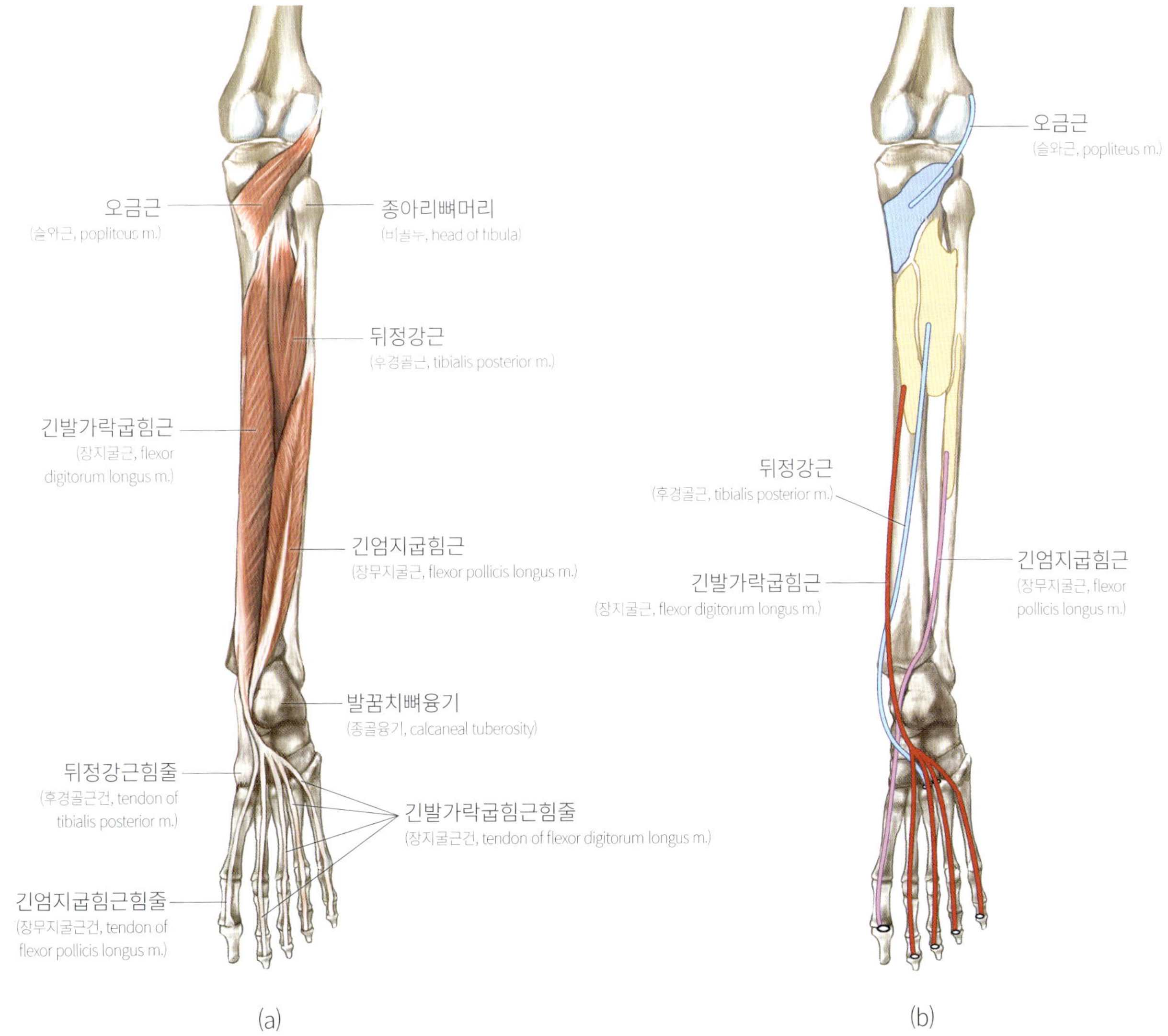

그림 5-42 종아리뒤칸의 굽힘근, 깊은층 (a) 뒤쪽 (b) 이는곳과 닿는곳

4. 발(foot)의 근육

발근육의 구조는 손과 유사하다. 발가락을 움직이는 근육들은 대부분이 발목과 발의 뼈에서 시작된다.

발근육은 **발등**과 **발바닥**으로 나뉘며, 발등에는 2개의 근육이 있다. 발바닥에는 엄지쪽에 3개의 근육, 새끼쪽에 2개의 근육, 중간쪽에 4개의 근육이 있으며 이들이 네개의 층으로 나뉘어져 있다. (그림 5-43)

1) 발등근

(1) 짧은발가락폄근(단지신근, extensor digitorum brevis muscle)

짧은발가락폄근은 발등에서 엄지폄근힘줄의 깊은층에 있는 얇은 근육이다. 발꿈치의 등쪽면에서 시작하여 둘째~넷째발가락 첫마디뼈 바닥에 닿는다.

- 기능 : 둘째~넷째발가락의 발등굽힘을 담당한다.
- 신경 : 깊은종아리신경(심비골신경, deep peroneal nerve) 지배.

(2) 짧은엄지폄근(단무지신근, extensor hallucis brevis muscle)

짧은엄지폄근은 짧은발가락폄근(단지신근, extensor digitorum brevis m.)의 안쪽에 붙어 있다. 뒤발꿈치에서 시작되며 엄지발가락 첫마디뼈에 닿는다.

- 기능 : 엄지발가락(great toe)의 발등굽힘을 담당한다.
- 신경 : 깊은종아리신경(심비골신경, deep peroneal nerve) 지배.

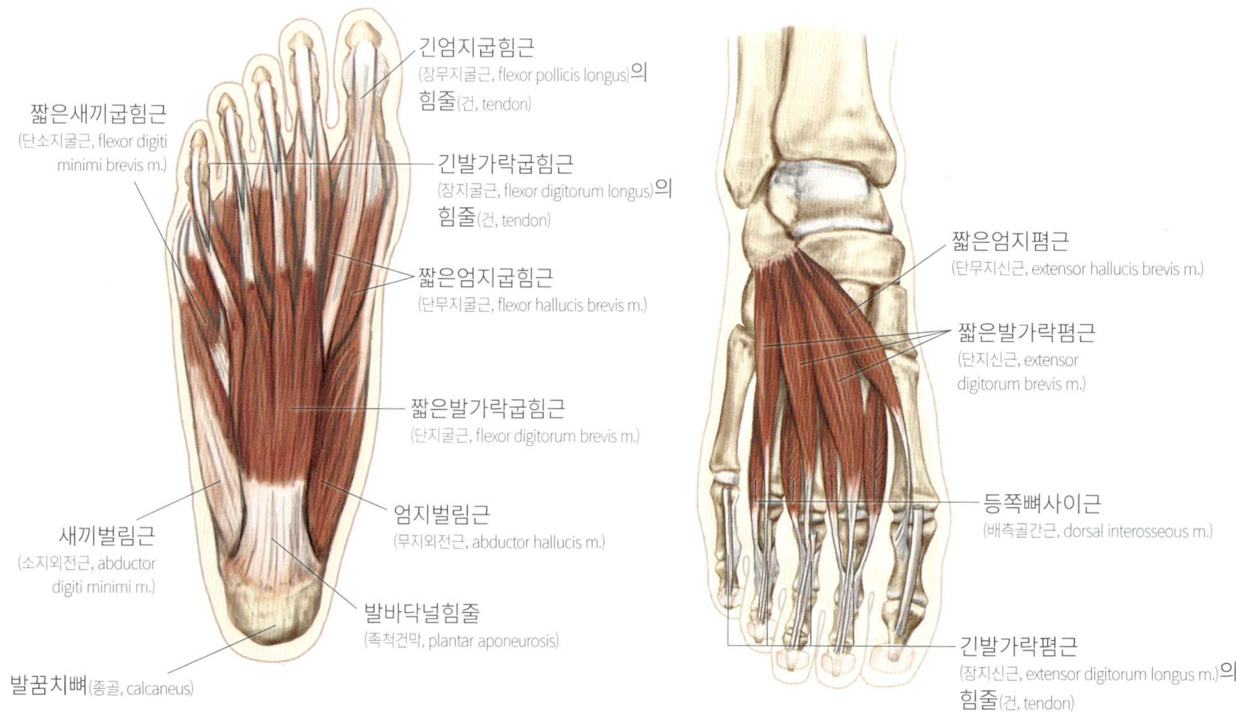

그림 5-43 발(foot)의 근육

2) 발바닥근(족저근, plantar muscle)

발바닥근은 닿는 부위에 따라 작용이 다르며, 일반적으로 3근육으로 나뉜다.

- **엄지발가락근**: 엄지발가락(great toe) 뼈대에 닿으며, 엄지발가락 운동에 작용한다.
- **새끼발가락근**: 새끼발가락(little toe) 뼈대에 닿으며, 새끼발가락 운동에 작용한다.
- **발허리근**: 둘째~다섯째발가락에 닿으며, 둘째~다섯째발가락 운동에 작용한다.

3) 발(족)의 근막(tasciae of the foot)

등쪽(배측): 얕은층(천엽, superficial layer) · 깊은층(심엽, deep layer)의 근막이 존재한다.

발등근막(족배근막, fascia of dorsum of foot): 신근건(extensor tendor)을 덮고 말단은 발가락으로 가서 발바닥널힘줄(족저건막, aponeurosis plantaris)으로 이행한다.

족배골간근막의 심엽(deep lobe): 짧은발가락폄근(단지신근, extensor digitorum brevis m.) 및 뼈사이근(골간근, interosseous muscle)을 덮는다 저측면에는 발바닥널힘줄(족저건막, aponeurosis plantaris)의 근막이 있다.

발바닥널힘줄(족저건막, plantar aponeurosis): 발바닥 표면 전체를 덮으며 안쪽 및 바깥쪽 부분은 얇게 엄지발가락 및 새끼발가락의 근육무리(근군, group of muscles)를 덮는다.

중앙부는 두텁게 발꿈치뼈융기(종골융기, calcaneal tuberosity) 안쪽 및 바깥쪽 결절에서 시작해서 점차 얇아져서 앞쪽으로 펴진다. 말단은 5다발로 나뉘어서 제1~제5지에 도달하여 굴근건(flexor tendon)의 힘줄집(건초, tendon sheath) 및 중족지절관절(metatarsophalangeal joint =MPJ)에서 끝난다.

또 발바닥널힘줄(족저건막, aponeurosis plantaris)의 심층은 발가락의 첫마디뼈바닥을 가로와 세로로 이으면서 가로다발(횡속, transverse fascicles)을 만든다.

심족저근막(심엽): 발허리뼈(중족골, metatarsal bone)로부터 뼈사이근(골간근, interosseous m.) 위에 펼쳐진다.

Advance Study

손의 뼈와 근육

사람의 손(hand)은 정밀한 작업이 가능하도록 만들어져 있다

"많은 뼈(bone)와 근육(muscle)으로 이루어진 손은 감각이나 운동에 관계된 신경이 풍부하게 분포되어 있어, 뇌(brain)의 넓은 부분으로부터 지배를 받고 있다."

많은 근육(muscle)이 협력해서 손(hand)이나 손가락(finger)을 움직인다

- **엄지손가락**(무지, thumb)과 **새끼손가락**(소지, little finger)의 바닥(이는 곳)은 불룩하게 올라와 있다. 각각의 엄지두덩(무지근, thenar eminence)과 새끼두덩(소지구, antithenar)은, 엄지손가락과 새끼손가락의 운동에 작용하는 근육으로 이루어져 있다.
- **엄지두덩**(무지근, thenar eminence)은 4개의 근육으로 이루어져 있다. 엄지두덩은 엄지맞섬근(무지대립근, opponens pollicis m.), 짧은엄지굽힘근(단무지굴근, flexor hallucis brevis m). 엄지모음근(무지내전근, adductor hallucis m.), 짧은엄지벌림근(담무지외전근, abductor pollicis brevis m.)의 4개의 근육으로 이루어져 있다.
- **새끼두덩**(소지구, antithenar)에는 '모음근(introversion m.)이 없다'. 새끼두덩은 새끼맞섬근(소지대립근, opponens digiti minimi m.), 짧은새끼굽힘근(단소지굴근, 짧은새끼굽힘근), 새끼벌림근(소지외전근, abductor digiti minimi m.)의 3개의 근육으로 이루어져 있다.
- **손바닥**(palm)에 있는 근육은 손가락을 움직인다. 손바닥에는 벌레근(충양근, lumbrical m.)과 뼈사이근(골간근, interosseous m.)이 있으며, 이들이 서로 협력해서 손가락을 움직인다. 벌레근은 주로 손가락을 굽히고 펴는 것을 도와주고, 뼈사이근은 손가락의 벌림과 모음을 도와준다.
- **손등쪽 뼈사이근**(interosseous m.)은 손바닥을 펼 때 사용된다. 손의 뼈사이근 가운데, 손등쪽 뼈사이근은 손가락의 벌림에, 손바닥쪽 뼈사이근은 손가락의 모음에 사용된다. '손바닥은 벌어지지 않는다'는 것을 기억하자.

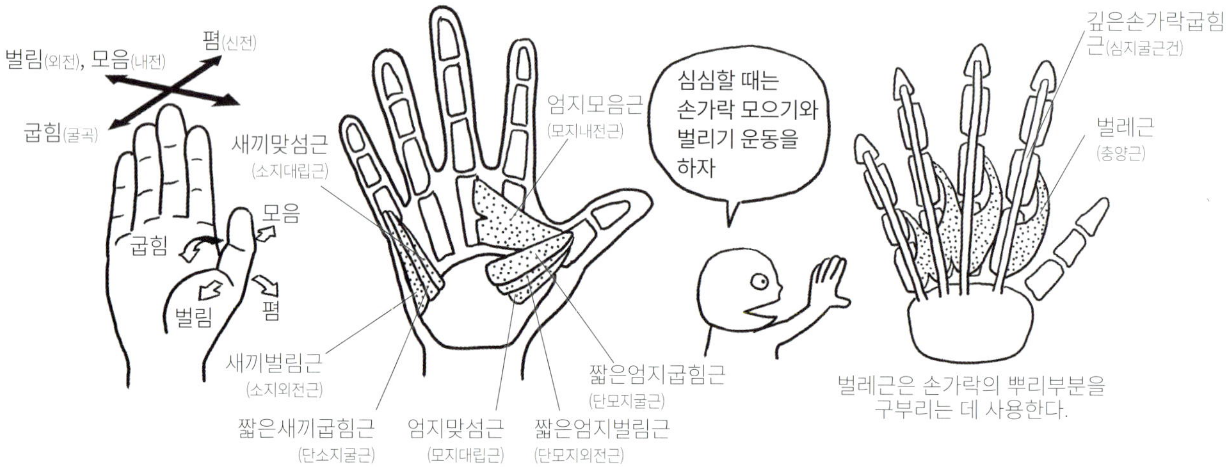

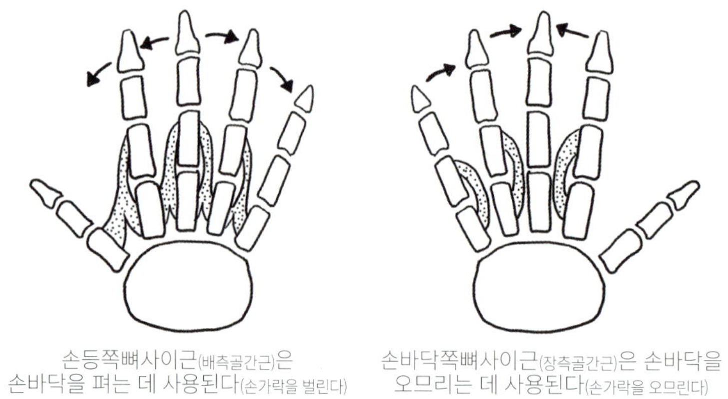

더보기

내인성(pyrogen, endogenous)등근육

내인성등근육은 등 부위 깊은 층에 위치하고, 골반(pelvis)에서 머리뼈(두개골, skull)까지 뻗어 있으며 다음의 4가지 무리로 나뉜다.

- 얕은층의 근육 : 널판근(판상근, splenius m.)
- 중간층의 근육 : 척주세움근(척주기립근, erector spinae m.)
- 깊은 층의 근육 : 가로돌기가시근육, 분절 형태의 등근육
- 뒤통수 밑의 근육 : 큰 · 작은뒤머리 곧은근, 위 · 아래머리 빗근

** 이 근육들은 모두 척수신경 뒤 가지의 지배를 받는다.

인간의 내인성등근육은 등부위 깊은층에 있어 잘 보이지 않는다, 이 근육은 원시적인 형태의 근육이다. 형태를 거슬러 올라가보면 육상동물은 뒤가지가 앞가지에 비해 매우 가늘다. 진화 과정을 보면 수중 생활의 어류시대에는 뒤가지가 지배되는 근육과 거의 비슷한 정도였다. 유래를 살펴보면 신체의 절반을 차지했던 원시적인 형태와 비슷하다.

관절운동 근육

하나의 관절 운동에는 여러 개의 근육이 작용하며, 그 역할은 다음과 같다.

① 작용근(주동근, prime mover)은 중심 운동을 발생시킨다.
② 대항근(길항근, antagonist)은 중심 운동의 반대쪽으로 운동한다.(예: 팔꿉을 굽힐시 주작용근은 위팔근이 되고 대항근은 위팔세갈래근이 된다.)
③ 고정근(fixator)은 서로 대립하는 근육이 동시에 수축해서 관절을 일정한 자세로 유지하도록 하며, 보다 먼쪽의 관절운동을 돕는다.
④ 협동근(협력근, synergist)은 관절운동을 보조하는 근육이다.

내장통증(장기통증, visceral pain)과 연관통증(heterotopic pain)

내장통증은 둔통(dull pain)에서 급통증(griping pain)까지 내장의 넓은 영역에 걸쳐 다양하고, 내장의 넓은 영역에 걸쳐 느끼게 된다.

내장통증의 발생부위는 어느 한 부위로 특정할 수 없기 때문에 피부에서 눌러보고 압통(tebderness)을 확인하여 진단한다.

내장통증은 가끔씩 피부 일부의 통증처럼 느껴지기도 하는데 이런 통증을 연관통증(referred pain)이라고 한다.

뼈대근육(골격근, skeletal muscle) 운동

움직일 수 없는 근육의 끝부분을 **기시**(origin)라 하고, 움직일 수 있는 근육의 끝부분을 **정지**(insertion)라고 한다. 근육이 수축할 때 근육의 정지는 기시 쪽으로 당겨진다. 기시 쪽의 근육을 근육의 머리(head)라고 한다.

일부 근육에는 하나 이상의 기시와 정지부위가 있는 경우도 있다. 팔꿈치 관절로 말하면 위팔(상완, brachial) 측이 기시, 팔뚝 측이 정지가 된다.

굴곡운동 시 각도가 작은 쪽 근육을 **굽힘근**(굴근, flexor m.), 반대쪽 근육을 **펴짐근**(신근, extensor m.)이라 한다.

뼈대근육은 뼈를 당겨서 움직이며, 단독이 아닌 여러 근육이 함께 협동적으로 작용한다. 원하는 동작을 만들어 내기 위해 근육은 **수축과 이완**을 동시에 작동한다. 동시에 수축하는 근육 중에서 주된 역할을 하는 근육을 **주동근**(prime mover, agonist m.)이라 하고, 도움을 준 다른 근육을 **협동근**(synergist m.)이라 하며, 협동근은 주동근과 협력근이 함께 수축할 때 이완상태에 있는 근육을 말한다. **주동근**이 **수축**할 때 길항근(antagonistic m.)이 **이완**되어 자연스럽게 몸이 움직여진다.

용어

가로막(횡격막, diaphragma)
가슴근육(흉부근, muscles of thorax)
가슴안(흉강, thoracic cavity)
가시아래근(극하근, infraspinatus muscle)
가시위근(극상근, supraspinatus muscle)
관자근(측두근, masticatory muscle)
굽힘근(굴근, flexor muscle)
귓바퀴근(이개근, auricular muscles)
긴발가락폄근
(장지신근, extensor digitorum longus muscle)
긴손바닥근(장무지굴근, flexor pollicis longus muscle)
긴엄지굽힘근
(장무지굴근, flexor pollicis longus muscle)
긴엄지벌림근
(장무지외전근, abductor pollicis longus muscle)
긴엄지폄근
(장무지상근, supraspinatus muscle)
깊은손가락굽힘근
(심지굴근, flexor digitorum profundus muscle)
꼬리근(미골근, coccygeus muscle)
널판근(판상근, splenius muscle)
넓은등근(광배근, latissimus dorsi muscle)
넙다리곧은근(대퇴직근, rectus femoris muscle)
넙다리네갈래근
(대퇴사두근, quadriceps femoris muscle)
넙다리두갈래근(대퇴이두근,biceps femoris muscle)
넙다리빗근(봉공근, sartorius muscle)
네모엎침근(방형회내근, pronator quadratus muscle)
눈둘레근(인륜근, orbicularis oculi muscle)
늑막염(흉막염, pleurisy)
동공조임근(동공괄약근, iris sphincter muscle)
동공확대근(동공산대근, iris dilator muscle)
두덩근(치골근, pectineus muscle)
두덩정강근(박근, gracilis muscle)
뒤침근(회외근, supinator muscle)
등세모근(승모근, trapezius muscle)
맘대로근(수의근, voluntary muscles)
머리널판근(두판상근, ternocleidomastoid muscle)
머리덮개근(두개표근, epicranial muscle)

머리반가시근(두반극근, semispinalis capitis muscle)
모음근(내전근, adductor muscle)
목빗근(흉쇄유돌근, sternocleidomastoid muscle)
목뿔아래근(설골하근, infrahyoid muscle)
목뿔위근(설골상근, suprahyoid muscle)
바깥갈비사이근
(외늑간근, external intercostal muscle)
반막근(반막형근, semimembranous muscle)
반힘줄근(반건상근, semitendinosus muscle)
배(복부, abdomen)
배가로근(복횡근, transversus abdominis muscle)
배곧은근(복직근, rectus abdominis muscle)
배근육(복근, abdominal muscle)
배바깥빗근
(외복사근, external oblique abdominal muscle)
배속빗근
(내복사근, internal oblique abdominal muscle)
벌레근(충양근, lumbrical muscle)
벌림근(외전근, evertor muscle)
복장목뿔근(흉골설골근, sternohyoid muscle)
볼근(협근, buccinator muscle)
부리위팔근(오훼완근, coracobrachialis muscle)
빗장밑근(쇄골하근, subclavius muscle)
새끼발가락(little toe)
새끼폄근(소지신근, flexor pollicis longus muscle)
손뒤침근(회외근, supinator muscle)
씹기근육(저작근, masticatory muscle)
아래톱니근
(하후거근, serratus posterior superior muscle)
앞정강근(전경골근, tibialis anterior muscle)
앞톱니근(전거근, serratus anterior muscle)
얕은손가락굽힘근
(천지굴근, flexor digitorum superficialis muscle)
어깨밑근(견갑하근, infraspinatus muscle)
어깨세모근(삼각근, deltoid muscle)
어깨올림근(견갑거근, levator scapulae muscle)
엄지모음근(무지내전근, Adductor hallucis muscle)
엄지발가락(great toe)
엉덩근(장골근, Iliacus muscle)

엎침근(회내근, pronator muscle)
오금근(슬와근, popliteus muscle)
요도조임근(요도괄약근, sphincterf urethrae muscle)
원엎침근(원회내근, anconeus muscle)
위톱니근(상후거근, serratus posterior superior muscle)
위팔근(상완근, brachialis muscle)
위팔근막(상완근막, brachial fascia)
위팔노근(완요골근, brachioradialis muscle)
위팔두갈래근(상완이두근, infraspinatus muscle)
위팔세갈래근(상완삼두근, triceps brachii muscle)
입둘레근(구윤근, orbicularis oris muscle)
입천장혀근(구개설근, palatoglossus muscle)
자쪽손목굽힘근
(척측수근굴근, flexor carpi ulnaris muscle)
자쪽손목폄근
(척측수근신근, .extensor carpi ulnaris muscle)
작은볼기근(소둔근, gluteus minimus muscle)
작은원근(소원근, deltoid muscle)
장딴지근(비복근, gastrocnemius muscle)
장딴지빗근(족척근, plantaris muscle)
장딴지세갈래근(하퇴삼두근, triceps surae muscle)
제대로근(불수의근, involuntary)
중간볼기근(중둔근, gluteus medius muscle)
집게폄근(시지신근, extensor hallucis brevis muscle)
짧은발가락폄근
(단지신근, extensor digitorum brevis muscle)
짧은엄지폄근
(단무지신근, extensor hallucis brevis muscle)
척주세움근(척주기립근, erector spinae muscle)
코근(비근, nasalis muscles)
큰가슴근(대흉근, pectodalis major muscle)
큰광대근(대관골근, zygomaticus major muscle)
큰모음근(대내전근, Adductor magnus muscle)
큰볼기근(대둔근, gluteus maximus muscle)
큰원근(대원근, deltoid muscle muscle)
팔꿈치근(주근, anconeus muscle)
폄근(신전근, extensor muscle)
항문올림근(항문거근, levator ani muscle)
허리네모근(요방형근, quadratus lumborum muscle)

CHAPTER

06 외피계통
Integument System

학습목표

1. 피부의 상피막과 결합조직막을 알자.
2. 피부의 2개 층인 표피층과 진피층을 알자.
3. 피부색에 영향을 미치는 요인을 알자.
4. 피부의 부속기관인 털, 손발톱, 분비샘에 대해 알자.

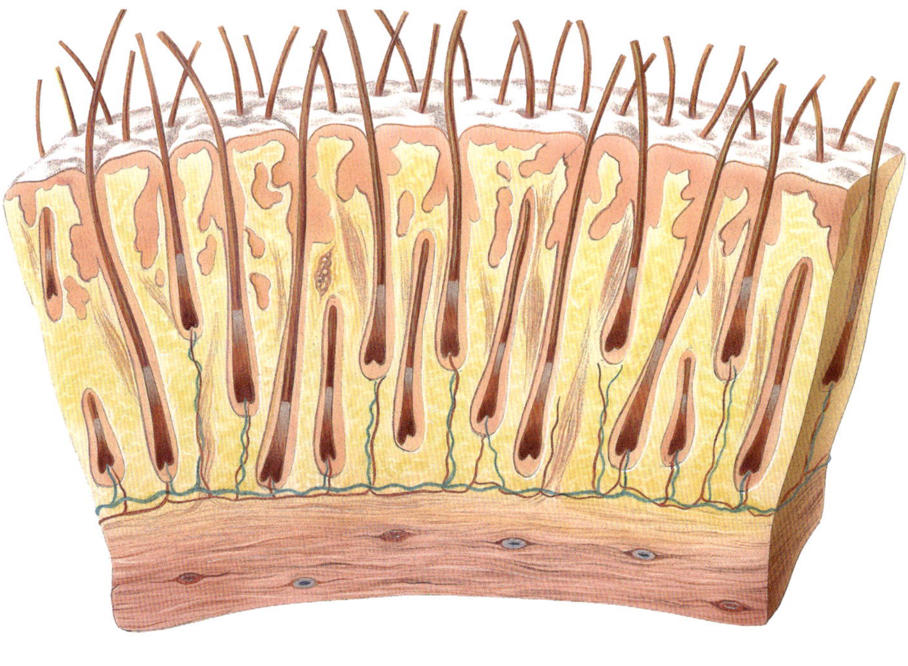

A. 인체의 막(MEMBRANE OF HUMAN) 개요

인체 조직의 다양한 막은 인체 표면과 채내 공간, 소화기, 생식기, 호흡기 등 인체의 내부와 외부를 보호하는 다양한 기능을 수행한다. (그림 6-1)

1. 상피막(epithelial membrane)

상피막의 상피세포표면은 특수한 기능을 수행하기 적합하게 변형되어 있음을 알수 있는데, 표면적을 넓히기 위해 미세융모(microvilli), 바닥가쪽주름(basal lateral fold), 그리고 세포막반(membrane plaque)의 구조물이 있고, 표면을 따라 물질을 이동시키기 위해서 운동성이 있는 돌기가 발달되어 있다.

상피막에는 **장막**(serous membrane), **점막**(mucous membrane), **피부막**(cutaneous membrane) 등 세 가지 유형의 막이 있으며 모두 두께가 얇다.

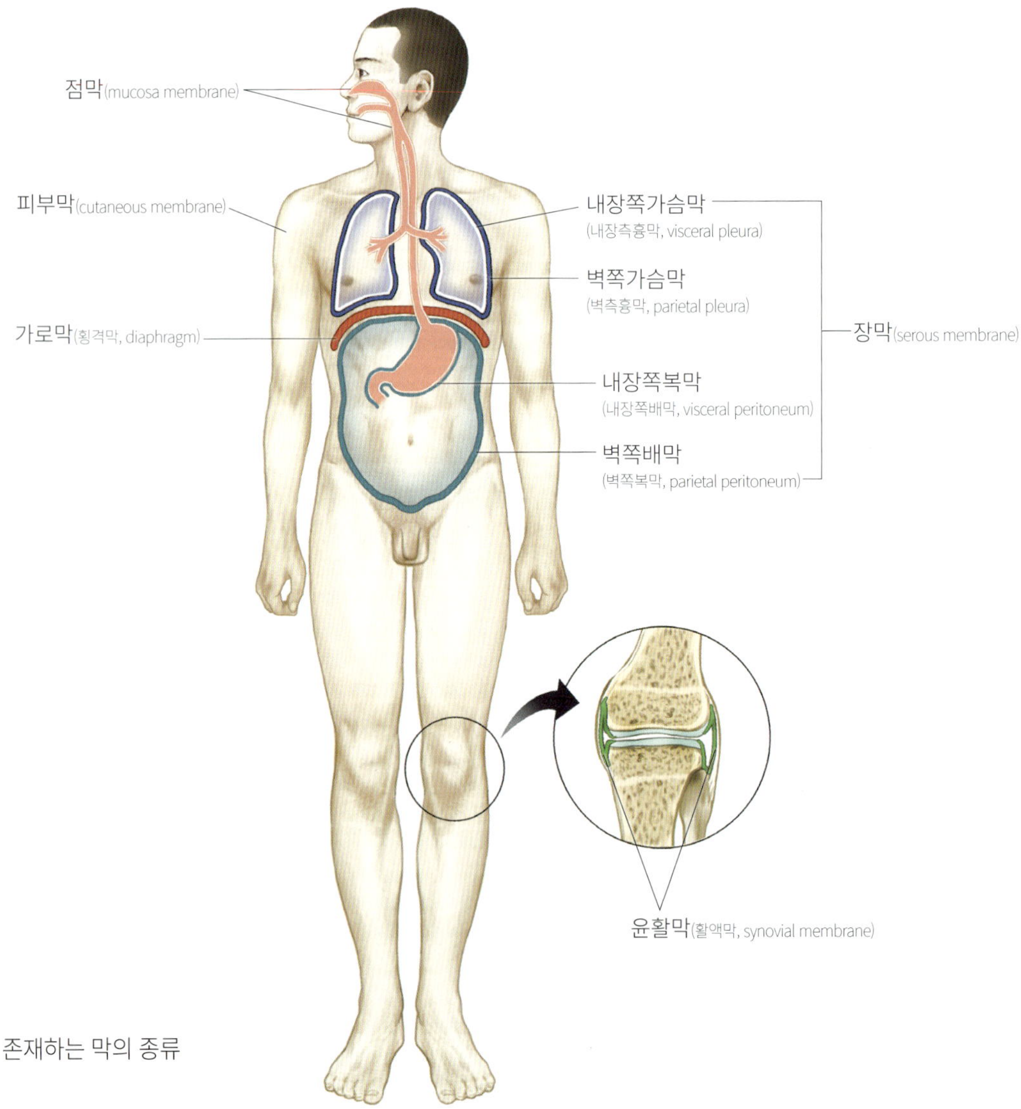

그림 6-1 인체의 존재하는 막의 종류

1) 장막(serous membrane)

장막은 닫힌 공간 안 표면에서만 발견된다.

상피(epithelium)**층**은 단순편평세포(simple squamous cell)의 얇은 층이고, **결합조직**(connective tissue)**층**은 상피세포(epithelial)를 지지하는 얇고 끈끈한 바닥막(basement membrance)을 형성한다.

장막(serous membrane)은 마찰을 감소시키는 액체를 분비하며, 막 표면을 매끄럽게 하는 점성이 낮은 장액(serous fluid)을 분비한다.(그림 6-2)

2) 점막(mucous membrane)

점막은 상피세포(epithelial)층과 섬유조직(fibrous tissue) 또는 결합조직(connective tissue)층으로 된 상피(epithelium)막으로 구성되어 있으며, 입안(구강, oral cavity)이나 코안(비강, nasal cavity), 소화기(digestive system), 호흡기(respiratory organ), 비뇨기관(urinary organ) 및 생식기관(genital system)을 구성하는 관(tube)의 벽을 덮고 있다.

점막의 상피세포는 대부분 막을 축축하고 부드럽게 하며, 술잔세포(goblet cell)는 점액(mucous)을 분비한다.

3) 피부막(cutaneous membrane)

피부막은 외피기관으로 피부계통의 중요 기관이며, 몸무개의 약 16%를 차지하고, 일반적으로 피부(skin)라고 불리는 기관을 덮고 있다

2. 결합조직막(connective tissue membrane)

윤활막(synovial membrane)은 결합조직막(connective tissue membrane)으로 되어 있으며, 윤활관절(synovial joint)의 원활한 작용에 관여한다.

윤활막은 끈적끈적한 윤활액(synovial fluid)을 분비하며 표면을 매끄럽게 한다. 윤활막은 근육(muscle)이 활동하는 동안 관절 안 뼈들이 서로 맞닿지 않도록 마찰을 감소시킨다.

목욕 문화(때 밀기)

피부를 뜨거운 물에 불린 후, 때수건으로 피부를 밀면(특히 때를 미는 사람), 피부의 노폐물이 제거된 것처럼 느껴 기분이 상쾌할 수 있다. 때는 표피의 죽은 각질층, 땀, 등이 피부에 쌓인 것이다.

때를 과도하게 밀면 피부의 수분손실이 약 10~15% 증가하며, 탄력도 20~25% 감소한다. 이로 인해 습진 등 각종 알칼리성 피부 증상이 나타날 수 있다.

* 비누칠 후 그 부위를 문지르는 것만으로도 때는 충분히 제거된다. 때는 보통 한 달 주기로 스스로 떨어지므로, 과도한 때 밀기는 삼가해야 한다.

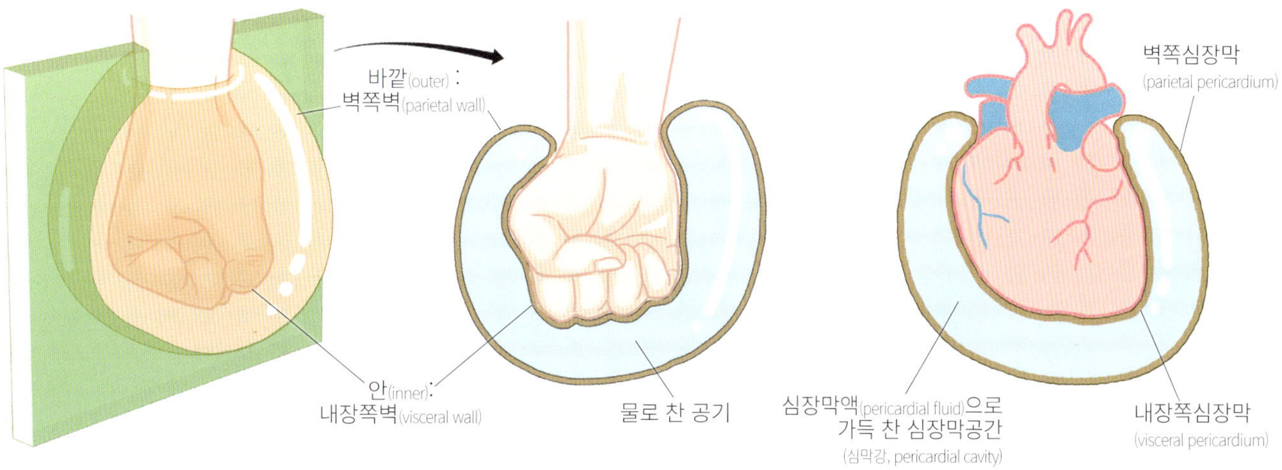

그림 6-2 장막(serous membrane)

B. 피부 구조(STRUCTURE OF SKIN)

피부(skin)는 항상성(homeostasis)을 유지하는 데에 있어서 활력이 넘치는 장기이며, 얇은 표면부의 표피(epidermis)와 깊고 두꺼운 진피(dermis) 그리고 피하밑조직(피하조직, hypodermis)으로 구성되어 있다.

피부 두께는 0.5~3mm 정도로 부위에 따라 매우 다양하고, 일반적으로 손바닥이나 발바닥의 두꺼운 피부(후피, thick skin)를 제외한 부위는 얇은 피부(박피, thin skin)라 한다.

피부에는 수많은 세포와 기관이 들어 있다.(그림 6-3)

- 약 500만 개의 땀샘
- 약 100 여 개의 기름샘
- 약 1,000 개 이상의 신경종말
- 수백만 개의 피부세포
- 그 외 열 감지기 압력 감지기 등이 있다.

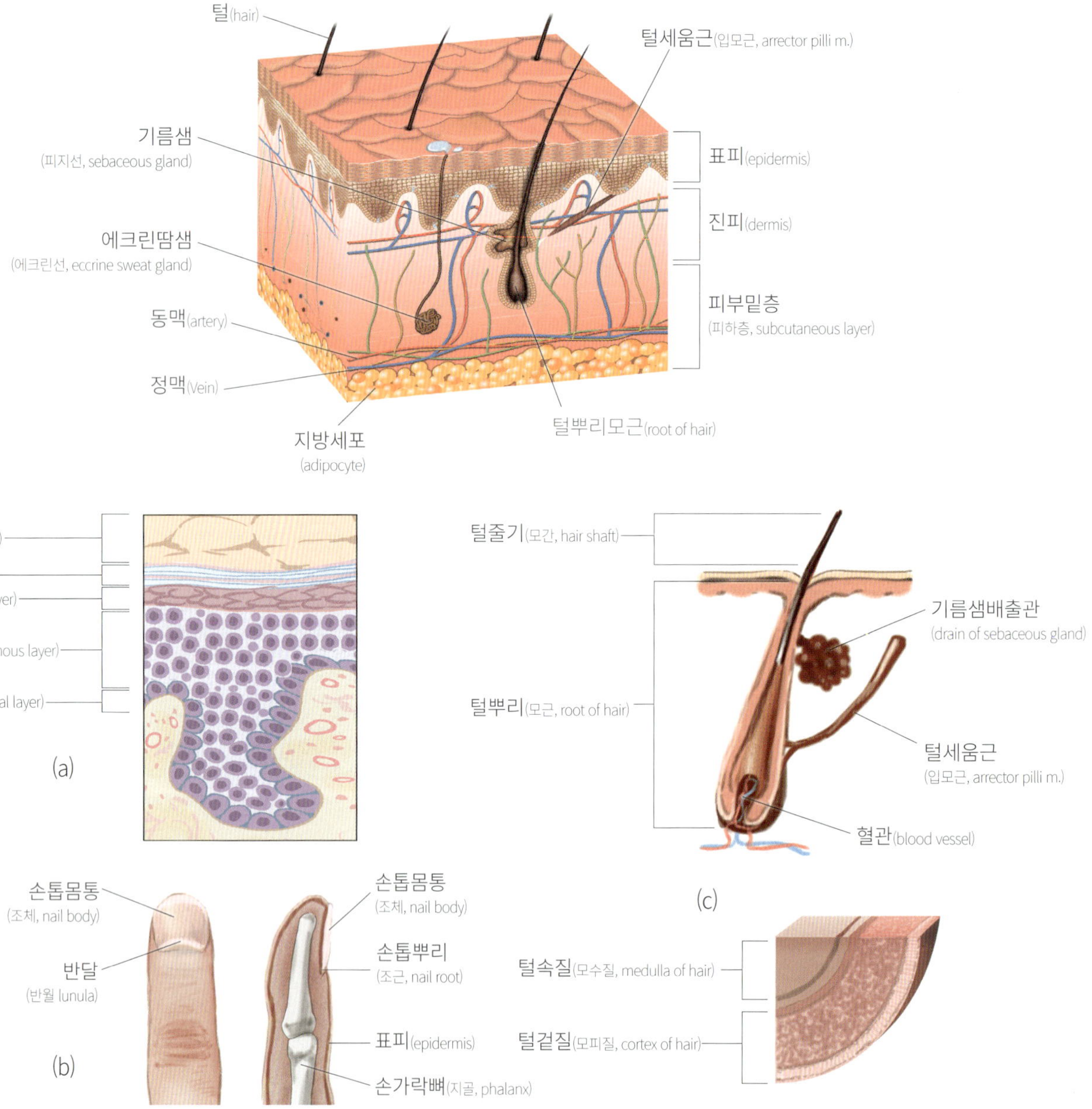

그림 6-3 피부, 손톱, 털의 기본구조 (a) 표피의 구분 (b) 손톱의 구조 (c) 털의 구조와 단면

1. 표피(epidermis)

표피는 피부의 가장 바깥층을 이루는 중층편평상피(stratified squamous epithelium)로 구성되어 있고 혈관(blood vessel)이 없다. **표피세포**(epidermal cell)는 바닥층으로부터 떨어진 각질(cornification)이 각질층(horny layer)이 된 후, 표피(epidermis)의 표면에서 떨어져 나가 **때**가 된다. 표피는 진피층의 혈관(blood vessel)에 의해 영양공급을 받는다.

표피층(epithelial layer)에는 가장 바깥의 각질층(stratum corneum, horny layer), 투명층(clear layer), 과립층(granular layer), 가시층(spinous layer), 바닥층(stratum basale, basal layer)으로 되어 있다. (그림 6-4)(표 6-1)

1) 각질층(stratum corneum)

각질층은 표피의 가장 바깥층으로, 죽은 세포들이 겹겹이 싸여있는 방사선, 화학물질, 열상, 창상으로부터 보호하며, 수분손실 및 흡수에 대한 방어벽 역할을 하고 병균의 침투를 막아준다.

* **케라틴**(keratin)이라는 단백질(protein)은 피부 바깥층에서 피부의 마모를 방지하고 보호한다.

수인성 질병(waterborne disease)

수인성 질병은 원생생물, 세균, 바이러스 등 병원성 미생물에 오염된 물에 의해 전달되는 감염성 질병이다.

감염경로 : ① **오염된 물**을 식수로 섭취 및 간접적인 접촉, ② 오염된 물에 의한 농작물 섭취, ③ 굴, 어패류, 생선을 통해서도 감염을 일으킬 수 있다. 감염이 심한 경우, 사망에 이를 수도 있다.

증상 : 복통, 구토, 설사를 유발한다. 이 때 질병을 일으킨 병원성 미생물은 환자의 분변을 통해 외부환경(하수처리장 등)으로 퍼진다.

* **대장균**은 하나의 지표미생물로, 이들이 없다고 반드시 다른 **병원성미생물**이 없다는 것을 의미하는 것은 아님을 기억할 필요가 있다.

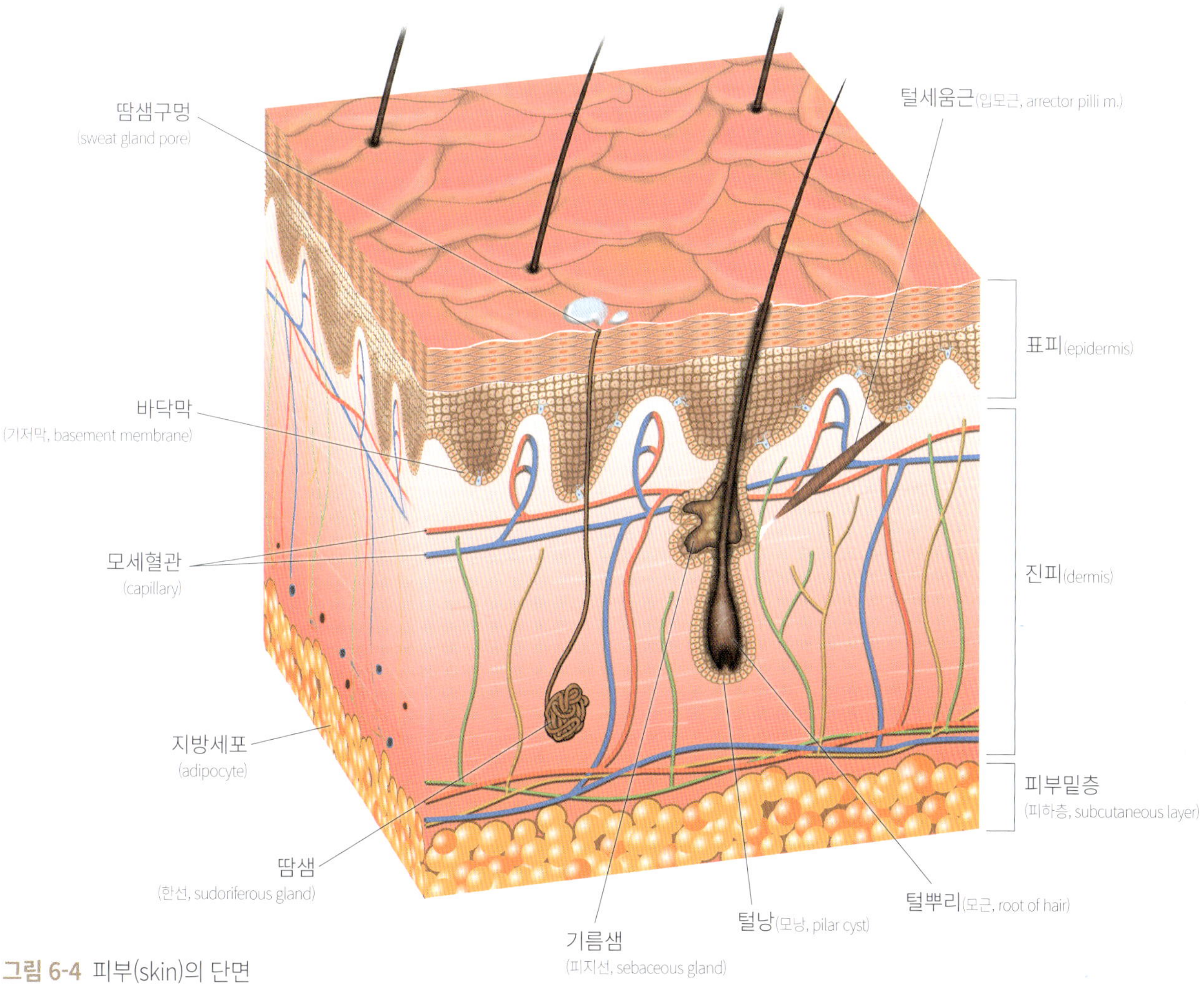

그림 6-4 피부(skin)의 단면

2) 바닥층(기저층, basal layer)

바닥층은 표피에서 가장 깊은 층에 있으며, 세포 한 층으로만 이루어져 있으며, 3종류가 있다.

❶ **각질형성세포**(각질세포, keratinocyte)는 표면에서 떨어져 나가 죽은 세포를 대신하며, 새로운 세포들이 대부분 차지한다.

❷ **멜라닌세포**(melenocyte)은 각질세포(horny cell)의 핵 주위에 축적되어 자외선으로부터 'DNA'를 보호한다.

❸ **촉각세포**(Merkel's cell)는 압력을 받으면 피부에 닿은 물체에 대한 정보를 뇌(brain)에 전달한다.

화상(burn)

화상은 주로 열에 의해 피부와 피부 부속기에 생긴 손상을 말한다. 중증 화상에는 복합적인 병리적, 생리적 변화가 동반된다.

화상의 약 90%는 뜨거운 액체나 물이다. 그 외 화염, 일광 등에 의해 생기며, 특히 전기화상이나 화학 물질에 의한 경우 심각한 후유증을 남길 수 있다.

열원이 섭씨 45도 이하일 때는 조직의 손상이 별로 없지만, 45~50도 사이에서는 세포의 부분적인 손상이 일어나며, 50도 이상에서는 세포의 단백질(protein) 성분이 변질을 일으키게 된다.

2. 진피(dermis)

진피는 인체의 가죽이라고 할 수 있으며 표피(epidermis)보다 두껍고 깊은층에 위치하며, 촘촘한 그물구조로 배열된 질긴 섬유결합조직층이다.

진피는 두께 약 1~2mm이지만, 눈꺼풀은 0.5mm 이하로 얇으며, 발바닥은 3~5mm정도로 두껍다.

* **진피**는 겔(gel)과 같은 기질(ground substance)과 질긴 아교섬유(교원섬유, collagen fiber) 및 탄력성을 가진다.

진피가 표피층으로 밀고들어간 부분을 진피유두(dermal papilla)라 하고, 표피가 진피쪽으로 내려간 부분을 **표피이랑**(epidermal ridge)이라고 한다.

진피에서 진피유두와 표피이랑이 분포하는 부위를 **유두층**(papillary layer)이라 하며, 그 아래층은 **그물층**(망상층, reticular layer)으로 구분된다.

땀샘의 주 기능

- **체온조절**: 땀은 피부 표면을 냉각시키고, 체온을 감소시킨다.
- **배설**: 샘분비샘에서의 분비는 수분과 전해질의 배설경로이다.
- **보호**: 유해한 화학물질을 희석시키고 미생물 성장을 억제시킨다.

피지(sebum)

피지는 짧은 관(duct)을 통해 털낭(pilar cyst; 모낭)으로 분비되어 털과 피부를 부드럽고, 유연하게 해주며, 또한 방수 효과를 유지하게 한다. **여드름**(acne)은 피지가 과량 분비되어 생성되는 것이다.

표 6-1 표피 층

층	위치	특성
각질층(horny layer)	가장 비깥층	각질화가 일어난 여러 층의 납작하고 핵이 없는 죽은 상피세포(epithelial cell)로 이루어진 층.
투명층(stratum lucidum)	손·발바닥에서 각질층과 과립층 사이	세포가 투명하게 나타남: 핵(nucleus), 세포소기관(cell organelle)들, 세포막이 더 이상 관찰되지 않음.
과립층(granular layer)	각질층(horny layer) 아래	케라틴(각질, keratin)이라고 하는 쭈글쭈글한 섬유와 주름진 모양의 핵(nucleus)을 포함하는 3층 내지 5층의 납작한 과립세포(granule cell)층
가시층(stratum spinosum)	과립층(granular layer) 아래	중앙에 위치하고, 크기가 크며, 타원형의 핵(nucleus)을 가지고 있는 여러 층의 세포. 케라틴 섬유가 점차 발달, 세포는 점차 납작해 짐.
바닥층(기저층, stratum basale, basal cell layer)	가장 안쪽 층	세포분열하고 성장하는 한 층의 입방 또는 원주상피(nucleus): 이 층은 멜라닌세포(melanocyte)도 역시 함유하고 있음.

1) 유두층(papillary layer)

유두층은 진피의 얕은층으로 표피와 맞닿아 있고, 표면이 고르지 않으며, 굴곡져 있다. **유두층과 유두**(papilla)는 성긴결합조직(loose connective tissue)요소와 얇은 아교섬유와 탄력섬유의 망으로 구성되어 있다.

＊ **진피유두**(dermal papillal)는 손발의 지문을 만드는 평행한 마찰융기(friction ridge)을 형성한다. 손바닥이나 발바닥 피부는 두껍고, 털이 없으며 홈이 깊게 패여 있다. 또한 진피의 재생은 상처가 났을 때에만 이루어지고, 만약 정상조직으로 재생하지 못하면 **흉터**(scar)가 생성된다.

2) 그물층(망상층, reticular layer)

그물층은 진피의 더 깊은층으로 진피의 여러 층에는 땀샘(한선, sweat gland), 털주머니(모낭, hair follicle), 기름샘(피지선, sebaceous gland)과 많은 혈관이 있으며, 온도조절에 중요한 기능을 한다.

이 층의 대부분의 섬유는 피부에 단단함을 제공하는 **아교섬유**(교원섬유, collagen fiber)로 되어있고 또한 **탄력섬유**(elastic fiber)도 있으며, 이 섬유들로 인해 피부가 유연하고 탄력성을 유지한다.

＊ 나이가 들면서 탄력섬유가 감소되면 피하조직에 축적된 지방의 양도 감소하여, 피부가 탄력을 잃고 늘어져 주름이 생긴다.

3. 피부밑조직(피하조직, hypodermis)

피하층(subcutaneous layer, hypodermis)은 피부밑층 또는 얕은근막(superficial fascia)이라 불리며 피부를 이루는 층이 아니고, 진피(corium) 및 근육(muscle)이나 뼈(bone)에 피부(skin)를 연결하는 조직이다.

피하층은 성긴결합조직(loose connective tissue)과 지방조직(adipose tissue)으로 구성되어 있다.

＊ 피하층의 **지방조직**은 우리 몸의 열을 보존하고, 외부로부터 열의 진입을 방해하는 절연체의 기능을 한다.

아토피피부염(atopic dermatitis)

원인
아직 확실하게 밝혀지지 않지만, 환경적인 요인(매연 식품첨가물, 카펫, 침대, 소파, 집먼지 진드기 등), 가족력), 면역학적 이상 등.

증상
심한 가려움증(소양증, pruritus)과 피부건조증, 피부염(습진)이 주 증상이다.

피부병변 양상
유아 : 진물, 급성습진의 형태로 나타나며, 주로 얼굴, 머리 팔다리에 잘 생기고, 몸통은 거칠고 건조하다.
소아기 : 얼굴보다는 팔다리의 접히는 부위(오금), 목의 접히는 부위에 잘 생기며, 주로 건조한 습진을 동반한다.
＊ 아토피피부염은 나이가 들면서 호전되거나 없어지는 경우가 많다.

피부는 3가지 주요 기능을 한다.

① **외부와 체내의 차단**(insulation) : 외부로부터의 유해물질, 자외선, 미생물 등의 접촉을 차단하여, 몸속 조직보호, 체액 등이 몸 밖으로 빠져나가는 것 등을 차단한다.
② **체온조절**(temperature regulation) : 땀흘림으로 열을 방출하고, 동맥수축으로 체온을 유지 시킨다.
③ **몸감각**(somatic sense) : 촉각, 진동감각(물리적 감가) 등과 온도감각, 통각(pain sense)을 감지한다.
＊ 그 외 피부는 면역과 병원균 파괴, 독성물질 차단, 항균물질 생성 등 중요한 역할을 한다.

C. 피부 부속기관(ACCESSORY ORGANS OF THE SKIN)

1. 털(모, hair)

털은 각질화 된 표피가 변형되어 만들어진 것이며, 표피의 일부가 파고 들어가 털주머니(모낭, hair follicle), 털뿌리(모근, root of hair), 털줄기(모간, hair shaft) 등으로 형성된다.

털은 손바닥(palm), 발바닥(sole), 입술(lip), 유두(nipple) 그리고 생식기의 특정부위를 제외한 모든 피부에 잘 발달되어 있다. (그림 6-5)(그림 6-6)

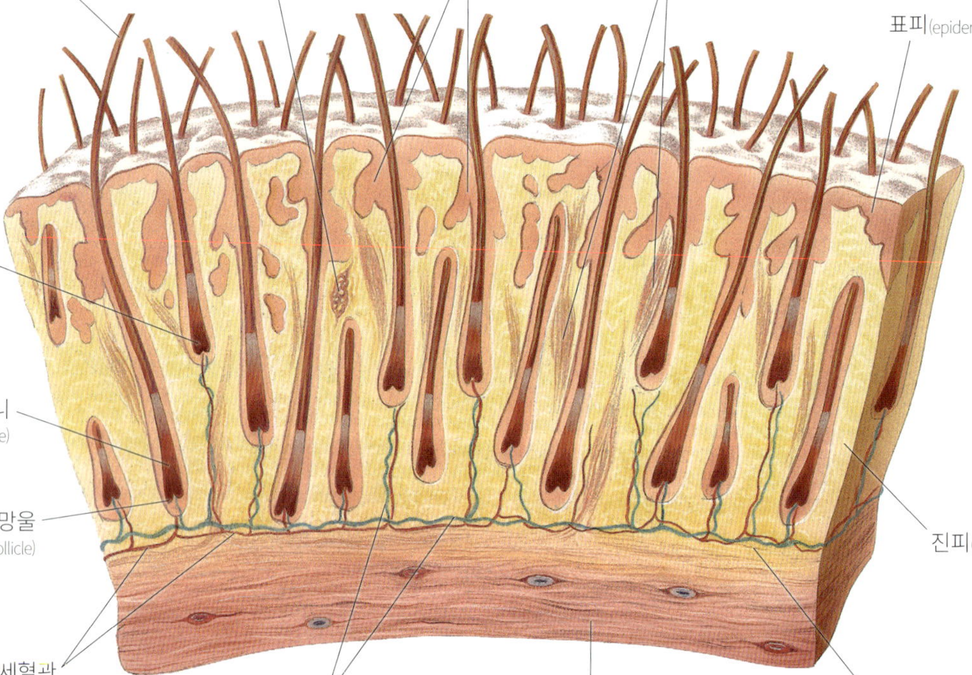

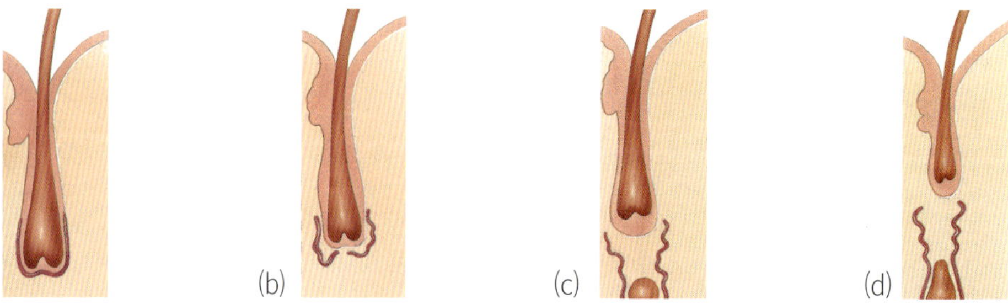

그림 6-5 털의 단면구조와 털의 재생과정. (a) 건강한, 일반적인 털 (b) 망울의 파괴에 의해 죽은 털. 털주머니의 유리층이 팽대해 있다. (c) 죽은 털이 빠지기 시작한다. 주머니 중앙에서 새로운 털바탕질이 나타난다. (d) 새로운 털의 성장이 죽은 털이 빠지는 것을 유도한다.

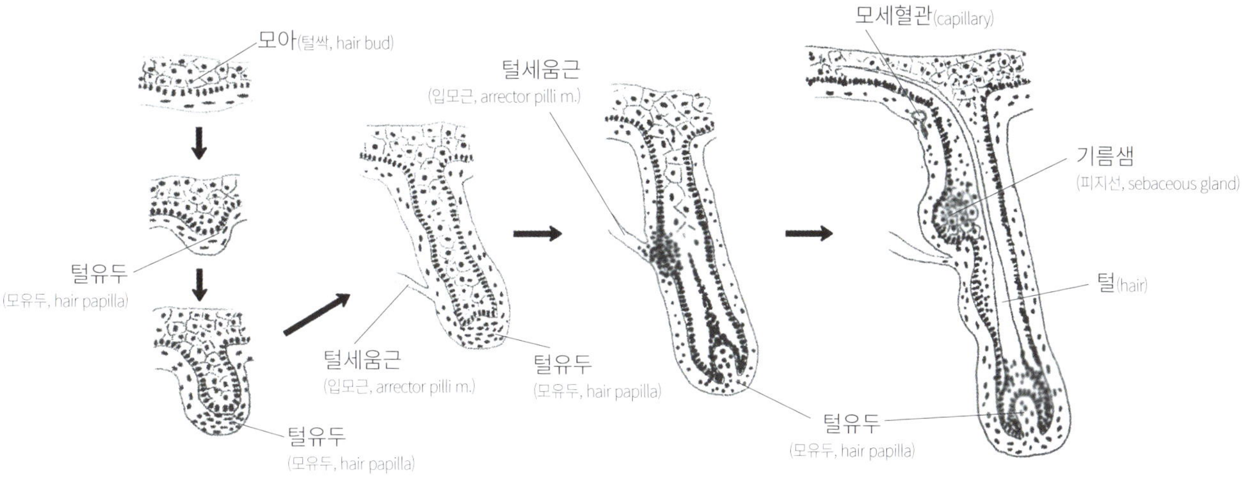

그림 6-6 털의 발생 모식도

2. 손톱 · 발톱(조, nail)

손(발)톱은 손과 발의 끝마디 등쪽에서 발생한 각질(keratin; 케라틴)판이며, 표피가 변형되어 만들어진 것이다.

- **손(발)톱판**(조갑, nail plate)은 손톱 및 발톱의 몸통이며, 피부를 덮고 있으며,
- **손(발)톱뿌리**(nail root)는 피부에 가려져 있는 부분이고,
- **손(발)톱바닥**(nail bed)은 손(발)톱의 깊은층에 있는 표피를 말한다.

* 손(발)톱은 끝부분에 표피세포가 각질(keratin, 케라틴)으로 축적될 때 단단한 모양이 된다.(그림 6-7)

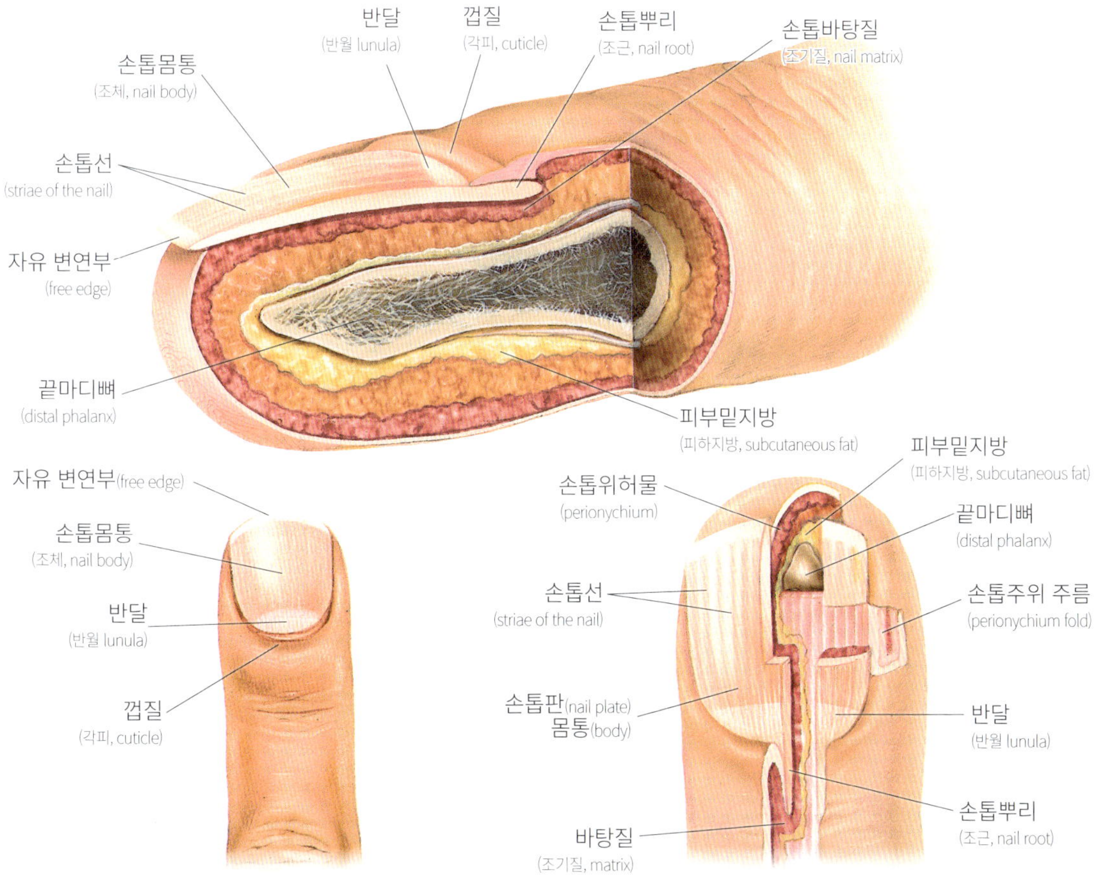

그림 6-7 손톱(nail)의 구조

3. 피부샘(피부선, cutaneous gland)

피부에는 샘분비땀샘, 부분분비땀샘, 피부기름샘의 3종류가 있다. (그림 6-8)

❶ **샘분비땀샘**(누출분비한선, eccrine sweat gland)은 온몸의 피부에 분포하며, 특히 손(발)바닥에 많다.

* 샘분비땀샘은 스트레스를 받거나, 더우면 땀을 배출한다.

❷ **부분분비땀샘**(아포크린땀샘, apocrine sweat gland)은 주로 젖꼭지(유두, nipple), 겨드랑(axilla; 겨드랑이) 두덩(pubic), 생식기(genitalia) 주위 등에 분포한다.

* 부분분비땀샘의 분비액이 피부의 세균과 결합하면서 불쾌한 냄새가 난다.

❸ **피부기름샘**(피지선, sebaceous gland)은 피지(sebaceum; 피부기름샘)를 털주머니 안으로 분비하는 샘이며, 피부와 털을 매끄럽게 해서 건조를 막는다. 손바닥을 제외한 몸 전체에 퍼져 있으며, 얼굴과 두피에 가장 많다.

* 피부기름샘은 성호르몬(sex hormone) 작용에 의해 성숙되며, 사춘기 이후에 활발하게 분비된다.

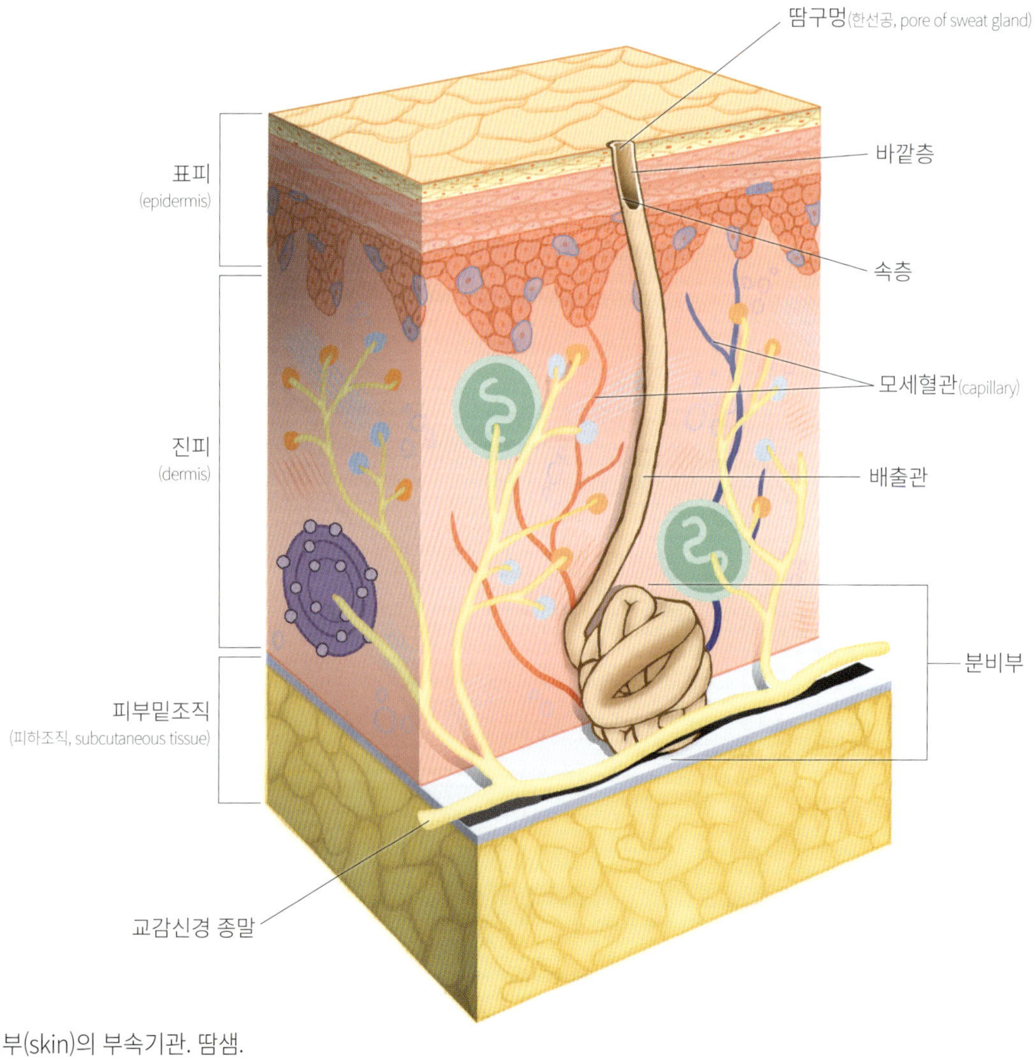

그림 6-8 피부(skin)의 부속기관. 땀샘.

4. 다른 피부샘(cutaneous gland)

1) 젖샘(유선, mammary gland)

성호르몬(sex hormone)과 **뇌하수체호르몬**(pituitary hormone)의 상호작용에 의해 조절되며, 젖샘은 겨드랑부터 샅으로 가는 각각의 측면에 비스듬하게 주행하는 하나의 선(젖선)을 따라 표피로부터 하향 성장으로 발달된다.

2) 귀지샘(귀지선, ceruminous gland)

귀지샘은 바깥귀길(외이도)에 나타나는 아포크린땀샘의 형태이며, 귀지(cerumen)는 귀구멍의 작은 털들과 함께 외부 입자나 작은 벌레 등의 이물질을 고막까지 접근하지 못하도록 막아준다.

노화에 따른 변화(life-span changes)

표피(epidermis)는 노화반점(age spot) 또는 간반점(liver spot)이라 하는 색소 침착이 나타나고 이것은 점차 커지며 주름이 생긴다.

반점(stippling)은 부분분비샘(apocrine gland)이나 샘분비샘(부분분비선, eccrine gland), 분비세포(secretory cell)의 지방(fat)이 산화되어 나타나는 산소 자유라디칼(free radical: 자유기)에 의해 형성된다.

진피(dermis)에서는 결합조직(connective tissue) 단백질인 아교질(collagen)의 합성이 느려 피부에는 주름이 생기고 탄력성이 떨어지게 된다. 멜라닌색소(melanin pigment)가 머리털을 회색이나 흰색으로 변화시킨다.

피부에 있는 **땀샘**(sudoriferous gland: 한선)이 감소함에 따라 피부가 피부에 있는 모세관 혈관망 위축 등의 변화로 체온을 조절하는 능력은 약화된다. 노화된 피부는 신체에 필수적인 비타민D를 활성화시키는 능력도 감소한다.

비타민C는 뼈(bone)에서 칼슘(calcium)의 흡수에 필수적이다.

용어

가시층(spinous layer)
각질(keratin)
각질층(stratum corneum, horny layer)
각질형성세포(각질세포, keratinocyte)
결합조직(connective tissue)
결합조직막(connective tissue membrane)
과립층(granular layer)
귀지샘(귀지선, ceruminous gland)
그물층(망상층, reticular layer)
마찰융기(friction ridge)
멜라닌세포(melenocyte)
미세융모(microvilli)
바닥층(기저층, basal layer)
부분분비땀샘(아포크린땀샘, apocrine sweat gland)
상피(epithelium)
상피막(epithelial membrane)
상피세포(epithelial)
샘분비땀샘(누출분비한선, eccrine sweat gland)
손(발)톱바닥(nail bed)
손(발)톱뿌리(nail root)
손(발)톱판(조갑, nail plate)
술잔세포(goblet cell)
아교섬유(교원섬유, collagen fiber)
유두층(papillary layer)
윤활막(synovial membrane)
장막(serous membrane)
점막(mucous membrane)
젖샘(유선, mammary gland)
진피(dermis)
진피유두(dermal papillal)
털뿌리(모근, root of hair)
털주머니(모낭, hair follicle)
털줄기(모간, hair shaft)
투명층(clear layer)
표피(epidermis)
표피세포(epidermal cell)
표피층(epithelial layer)
피부기름샘(피지선, sebaceous gland)
피부막(cutaneous membrane)
피부밑조직(피하조직, hypodermis)
피부샘(피부선, cutaneous gland)
피지(피부기름샘, sebaceum)
피하밑조직(피하조직, hypodermis)
피하층(subcutaneous layer, hypodermis)
흉터(scar)

CHAPTER

신경계통 Nervous System

07

학습목표

1. 뇌와 척수로 이루어진 중추신경계통(CNS)을 알자.
2. 뇌구조의 특징을 알자.
3. 신경조직과 세포의 조직에 대해 알자.
4. 중추신경계와 말초신경계를 구분해 알자.
5. 척수신경, 신경절로 이루어진 말초신경계통(PNS)을 알자.
6. 중추신경의 지배를 받지 않는 자율신경계통(ANS)을 알자.
7. 척수와 척수막의 위치와 구조를 알자.
8. 사이뇌, 중간뇌, 숨뇌의 구조를 알자.
9. 뇌신경과 척수신경의 구조를 알자.
10. 노화에 따른 신경계통의 변화에 대해 알자

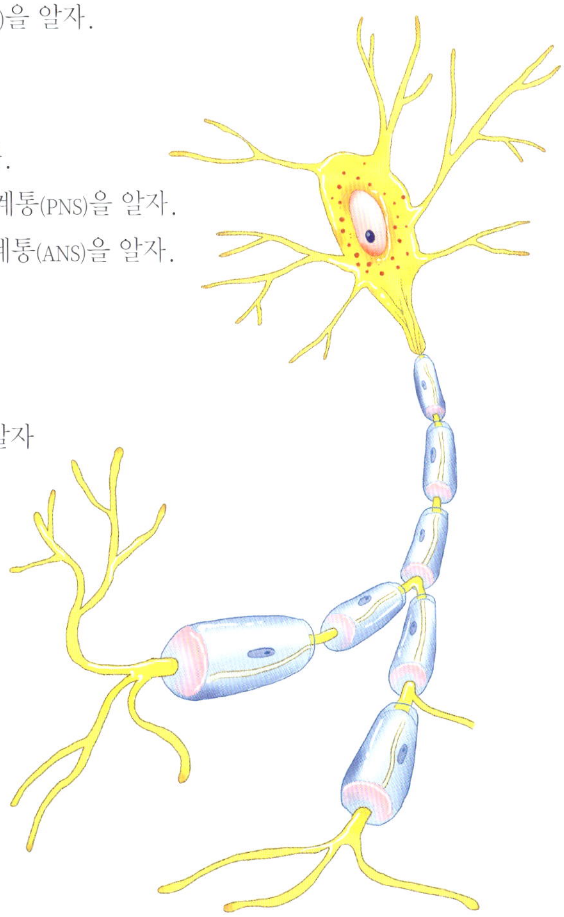

A. 신경계통(NERVOUS SYSTEM)

신경계통(nervous system)은 체내의 신호전달 및 조절을 담당하는 시스템이며, 구조가 복잡하다. 신경계통은 내분비계통(endocrine system)과 함께 신체의 항상성을 조절하며, 전기적 신호로 자극에 반응하기 때문에 내분비계통보다 복잡하고 빠르다.

신경전도로

신경(nerve)이 뇌(brain)와 척수(spinal cord) 속에서 통과하는 통로를 신경통로라고 한다.

이 신경섬유(nerve fiber)의 목적지 중 한곳은 목 위의 근육(muscle)을 움직이는 **하위운동신경**의 세포이며, 또 한곳은 목 아래의 근육을 지배하는 **하위운동신경세포**(low motor neuron)의 세포체(cell body)이다.

1. 중추신경(central nervous system, CNS)과 말초신경(peripheral nervous system, PNS)

신경계(nervous system)는 신체조절과 소통을 관리하는 기관으로, 정보처리를 담당하는 중추신경계통(central nervous system)과 정보를 전달하는 말초신경계통(peripheral nervous system)으로 이루어져 있다 신경계(nervous system)를 **컴퓨터**에 비유하면 **중추신경계**(central nervous system)는 전신에서 수집 된 정보를 처리하고 몸을 컨트롤하는 메인컴퓨터이며, **말초신경계**(peripheral nervous system)는 정보와 명령을 전송하기 위한 통신망이라고 할 수 있다. (그림 7-1)(표 7-1)

2. 신경계통의 분류

1) 구조적 분류

❶ **중추신경계통**(central nervous system)은 **뇌**(brain)와 **척수**(spinal cord)로 이루어져 있으며, 신체 안팎에서 들어온 정보를 뇌로 전달하여 해석하고 반응을 지시하는 명령중추의 역할을 한다.

❷ **말초신경계통**(peripheral nervous system)은 **뇌신경**(cranial nerve), **척수신경**(spinal nerve), **신경절**(ganglion)로 구성되며, 신체 각 부위와 중추신경계통 사이에서 정보를 주고받는다.

2) 기능적 분류

중추신경계통과 말초신경계통은 정보를 **수집**하고, **처리**하며, **분석**하며, **반응**하며, 감각신경계통과 운동신경계통으로 구분한다.

- **감각신경계통**(sensory nervous system)은 정보의 입력을 담당하며, 신경에 의해 감각정보가 전달되고 뇌, 척수(특정부위)에서 처리된다.
- **운동신경계통**(motor nervous system)은 정보의 전달을 담당하는 것으로 자신의 의지대로 조절할 수 있는 **몸운동계통**(somatic nervous system)과 자신의 의지대로 조절할 수 없는 **자율신경계통**(autonomic nervous system; 내장운동계통)으로 나뉜다.

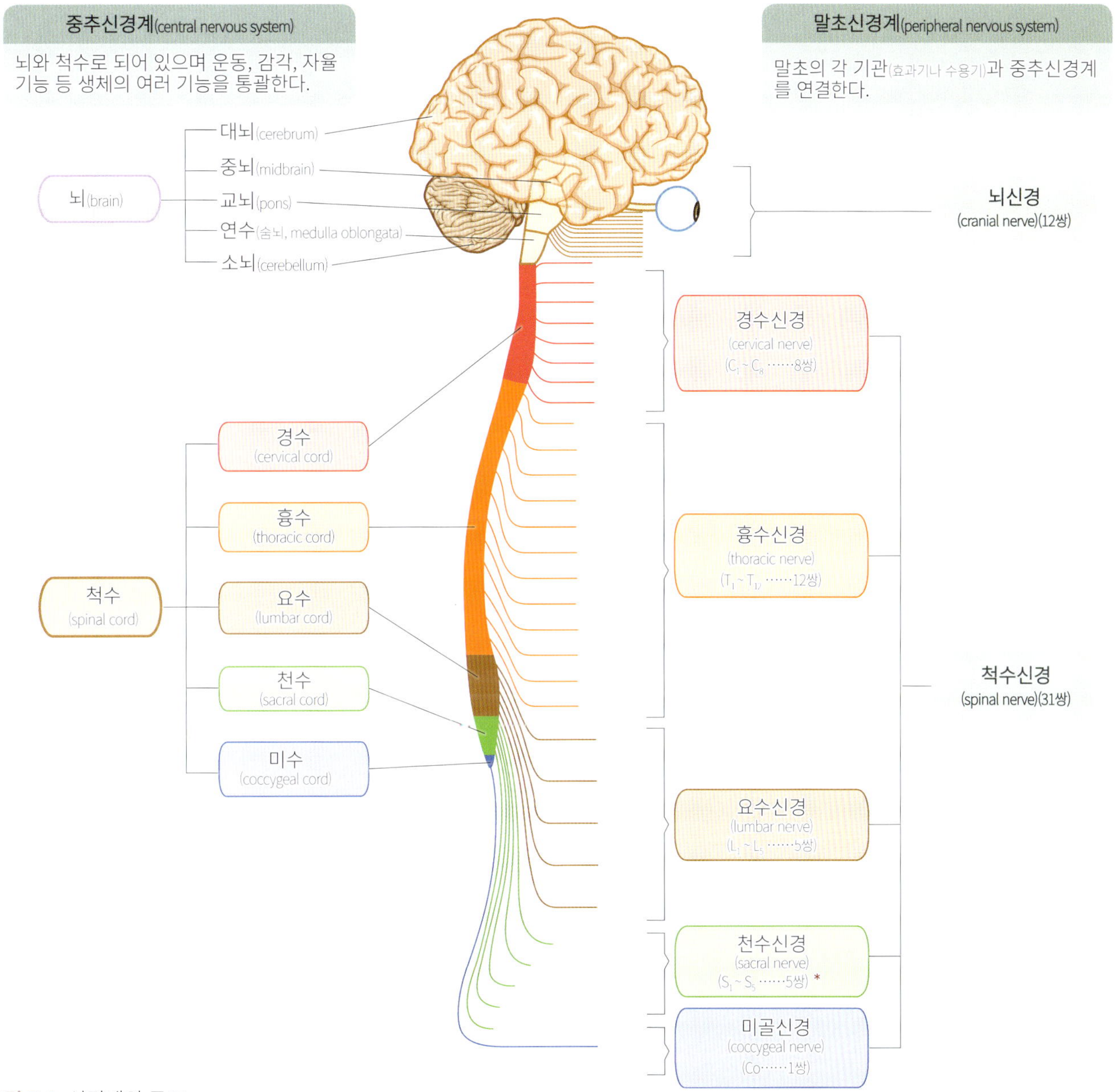

그림 7-1 신경계의 구조

표 7-1 중추신경계와 말초신경계 (* 개인차가 있어, S4까지 있는 경우도 있다. / ** 뇌신경의 후각신경과 시각신경을 중추신경으로 간주하는 경우도 있다.)

중추신경계	말초신경계	
뇌	뇌신경 12쌍	후각신경**, 시각신경 **, 동안(눈돌림)신경, 활차(도르래)신경, 삼차신경, 외전(갓돌림)신경, 안면신경, 전정와우(속귀)신경, 설인(혀인두)신경, 미주신경, 부신경(더부)신경, 설하(혀밑)신경
척수	척수신경 31쌍	경수신경 C1 ~ C8 흉수신경 T1 ~ T12 요수신경 L1 ~ L5 선수신경 S1 ~ S5 미수신경 Co

B. 신경계통(NERVOUS SYSTEM)의 조직

중추신경계통(central nervous system)과 **말초신경계통**(peripheral nervous system)에서 정보를 전달하는 역할을 담당하는 신경세포를 **뉴런**(neuron)이라고 한다.

신경조직은 크게 **뉴런**과 **신경아교세포**(신경교세포, neuroglia)로 구성된다. (그림 7-2, 3, 4)

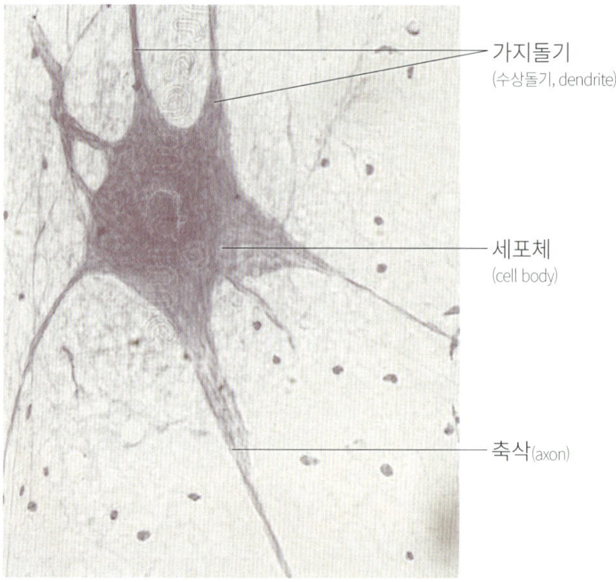

그림 7-2 뉴런의 현미경 사진 (600x)

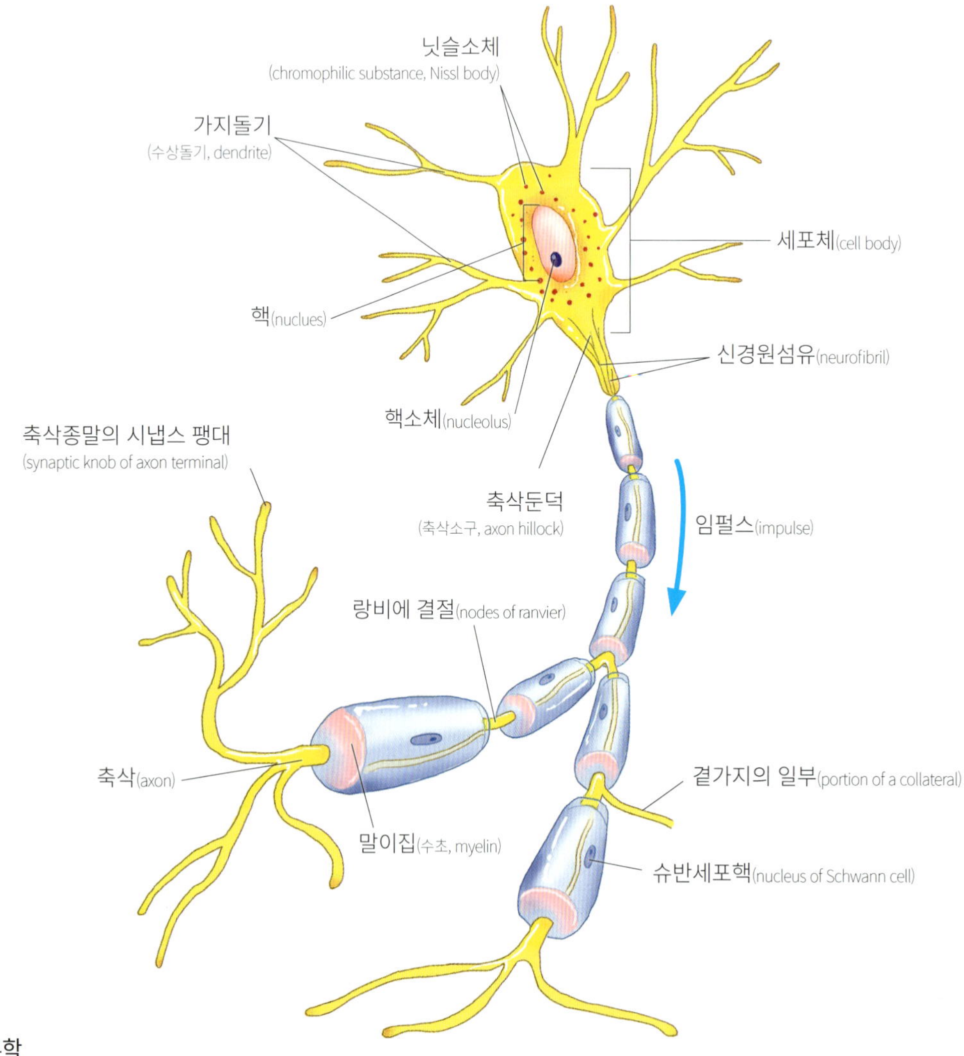

그림 7-3 뉴런

1. 신경세포(neuron)

신경세포는 뉴런(neuron)이라고 하며 핵을 둘러싼 세포체(cell body)로부터 2종류의 돌기가 나와 있다. 흥분성을 가진 세포로 감각정보나 운동명령을 전달한다.

❶ **가지돌기**(수상돌기, dendrite)는 세포체에서 주변으로 뻗어 나와 여러 개의 돌기로 갈라지며, 자극을 세포체로 전달한다. 그러므로 가지돌기가 많을수록 신경세포로부터 더 많은 정보를 받아들일 수 있다.

❷ **축삭**(axon)은 세포체에서 뻗어 나온 긴 돌기이며 다른 신경세포로 자극을 전기적인 흥분으로 전달한다(전도, conduction). 축삭의 끝부분은 다른 신경세포나 뼈대근육세포 등과의 사이에서 **연접**(시냅스, synapse)을 통해 자극을 화학물질로 전달(transmission)한다.

❸ **말이집**(수초, myelin)은 축삭(axon)의 겉을 여러 겹으로 싸고 있는 인지질 성분의 막으로 전선의 플라스틱 피복과 비슷하게 신경세포(nerve cell)를 둘러싸는 백색 지방질 물질로 뉴런을 통해 전달되는 전기신호가 누출되거나 흩어지지 않게 보호한다.

1) 신경세포(nerve cell)의 기능에 따른 분류

- **운동신경세포**(motor nerve cell)는 감각신경세포와 반대 방향인 뇌와 척수에서 말초 쪽으로 신경자극을 전달하며, 날신경세포(efferent neuron)라고도 한다.
- **감각신경세포**(sensory nerver cell)는 전신에서 들어오는 신경자극을 척수와 뇌로 전달되며, 들신경세포(afferent neuron)라고도 한다.
- **사이신경세포**(개재뉴런, interneuron)는 감각신경세포에서 운동신경세포로 신경자극을 전도한다.

신경계란 신경세포의 연락망이다

신경계(nervous system)란 '감각기관에서 받은 정보에 대응하여 말초기관에 명령을 보내는 연락망'으로서, 신경세포(nerve cell)는 그 연락로를 형성한다.

신경세포(nerve cell)는 세포체(cell body)와 돌기(신경섬유)로 이루어져 있다. 신경세포 중에는 정보를 전달하는 방향이 정해져 있는데, 정보를 받는 쪽의 돌기를 **가지돌기**(수상돌기, dendrite), 보내는 쪽의 돌기를 **축삭**(axon)이라고 한다.

랑비에결절(Ranvier's node)

특정 신경세포(nerve cell)의 경우 축삭 부위가 말이집(수초, myelin)이라고 불리는 지방질 성분으로 둘러싸여 있는데, 여러 개의 말이집 사이의 수초가 없는 축삭막 부위를 **'랑비에결절'**이라고 한다.

신경세포(nerve cell)의 전기신호 전달 과정에서 랑비에결절은 축삭을 따라 전기신호가 손실되지 않고 전달되는 데에 중요한 역할을 한다.

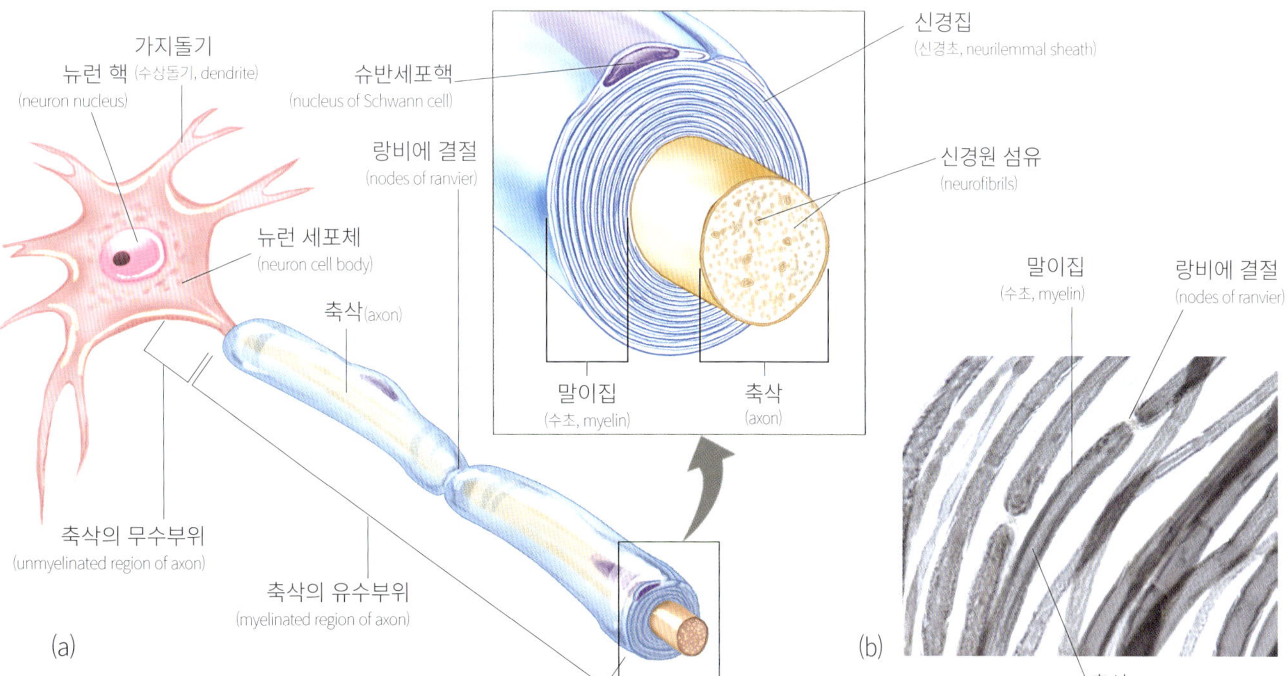

그림 7-4 (a) 말이집(수초, myetin sheath) (b) 유수초(myelinated)

2) 신경세포(nerve cell)의 모양에 따른 분류

❶ **뭇극신경세포**(다극신경원, multipolar neuron)는 3개 이상의 돌기를 가지며, 다수의 가지돌기(수상돌기, dendrite)와 1개의 축삭이 돌출된 신경세포이다. 운동신경세포는 이 형태로 되어있다.(그림 7-5)

❷ **거짓홑극신경세포**(위단극신경원, pseudounipolar neuron)는 세포체에서 한 개의 돌기가 나와 각각 1개 씩의 축삭과 가지돌기성 축삭으로 다시 나뉜다.(그림 7-5)

❸ **두극신경세포**(양극신경원, bipolar neuron)는 2개의 돌기가 있는데 하나는 축삭(중추돌기)이고 다른 하나는 가지돌기(말초돌기)이며, 시각신경, 달팽이신경, 안뜰신경, 후각신경에서 관찰된다

❹ **홑극신경세포**(단극신경원, unipolar neuron)는 세포돌기가 하나 밖에 없는 신경세포로 신경조직의 분화 초기만 관찰된다.

2. 신경아교세포(신경교세포, neuroglia)

아교세포(glial cell)는 뇌 속에서 그 수가 가장 많은 세포(수천억개)로 신경세포(nerve cell)를 지지하고, 신경세포에 영양물질을 공급하며 신경세포 손상 시 회복시켜 준다. 그러나 임상적으로 신경계통의 종양이 주로 발생하는 세포이다.

신경계(nervous system)에는 신경세포가 아닌 세포가 존재하는데 이를 **신경아교세포**(신경교세포, neuroglia)라고 한다.

신경아교세포는 크기와 모양이 다양하며 신경세포 대사작용과 뉴런을 지지하고 보호하며, 영양을 공급하며 정보를 주고받는 등 여러 기능을 수행한다. 신경아교세포의 모양과 크기는 다양하다. 그 형태를 4종류로 나뉜다.(그림 7-6)(표 7-2)

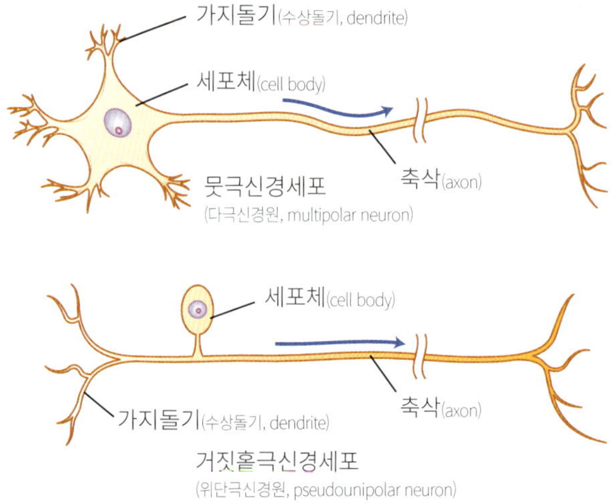

그림 7-5 신경세포의 종류. 뭇극신경세포와 거짓홑극신경세포.

표 7-2 중추신경계 신경아교세포(신경교세포)의 유형

유형	특징	기능
별아교세포 (성상교세포, astrocyte)	뉴런, 혈관사이에 있는 별 모양의 세포	구조적지지, 반흔조직 형성, 혈관(blood vessel)과 뉴런 사이의 물질의 이동, 다른 별아교세포(성상교세포, astrocyte) 또는 뉴런과 소통, 과도한 이온과 신경전달물질 제거, 시냅스(연접, synapse) 형성 유도
희소돌기아교세포 (희돌기교세포, oligodendrocyte)	형태는 별아교세포와 닮았지만 크기가 작고 돌기(가시, 극, spina)의 수도 적다. 축삭(axon)을 따라 줄을 지어 배열되어 있다.	뇌와 척수에서 말이집(수초, myelin sheath) 형성, 성장인자(growth factor) 생성
미세아교세포 (소교세포, microglia)	중추신경계통(중추신경계, central nervous system) 전체에 걸쳐있는 작은 세포로 돌기의 수도 적다.	구조적 지지의 포식작용((phagocytosis: 면역학적 방어)
뇌실막세포 (상의세포, ependymal cell)	뇌(brain)의 뇌실(cerebral ventricle)과 척수(spinal cord)의 중심관의 내면을 덮는 입방형 및 원주형 세포	통로가 있는 층을 형성하여 이를 통해 뇌와 척수의 사이질액(간질액, interstitial fluid)과 뇌척수액(cerebrospinal fluid) 사이에 물질이 확산될 수 있다.

❶ **별아교세포**(성상세포, astrocyte)는 별모양의 세포로 뇌와 척수에서 신경섬유 사이를 연결한다. 대사물질을 운반한다.

❷ **미세아교세포**(소교세포, microglia)는 세포체에 긴 핵을 가진 세포로 미생물을 포식하여 **중추신경계(CNS)를 보호**한다.

❸ **희소돌기아교세포**(희돌기교세포, oligodendrocyte)는 세포체나 축삭에 접해있고 말이집(수초형성돌기, myelin sheath)을 형성한다.

❹ **뇌실막세포**(상의세포, ependymal cell)는 원주형상피로 일부는 섬모를 갖고, 맥락얼기상피를 구성한다.

말이집(myelin; 수초)

말이집은 희소돌기아교세포(희소돌기세포), 신경집세포(신경초세포)의 세포막이 여러겹으로 감겨져서 형성된 피막같은 것이다.

반사활(반사궁, reflex arc)

반사활동을 조절하는 신경 경로로 자율신경(autonomic nervous) **반사활**과 **체성신경**(somatic nervous system) 두 가지 종류가 있다.

뇌를 거치지 않고 반사 행동을 일으키는 신경전달 경로이다.

피부에서 시작되는 감각자극이 척수(spinal cord)로 들어가서 직접 뼈대근육(골격근, skeletal m.)을 지배하는 운동신경(motor nerve)을 자극한다.

뜨거운 곳에 손이 닿았을 때 손가락을 떼는 행동이 반사활을 거친다.

3. 회색질(회백질, gray matter)과 백색질(백질, white matter)

뇌(brain)와 **척수**(spinal cord)의 단면을 보면 회색의 회색질과 흰색의 백색질로 구분할 수 있다. **회색질**(회백질, gray matter)에는 신경세포의 **세포체**(cell body)가 많이 모여 있다.

백색질(백질, white matter)에는 **신경섬유**(nerve fiber)가 많이 모여 있다.

겉질(cortex)은 뇌의 표면에 회색질이 층을 이루고 있는 부위이며, **신경핵**(nucleus)은 뇌의 깊은층에 덩어리가 형성된 부위이다.

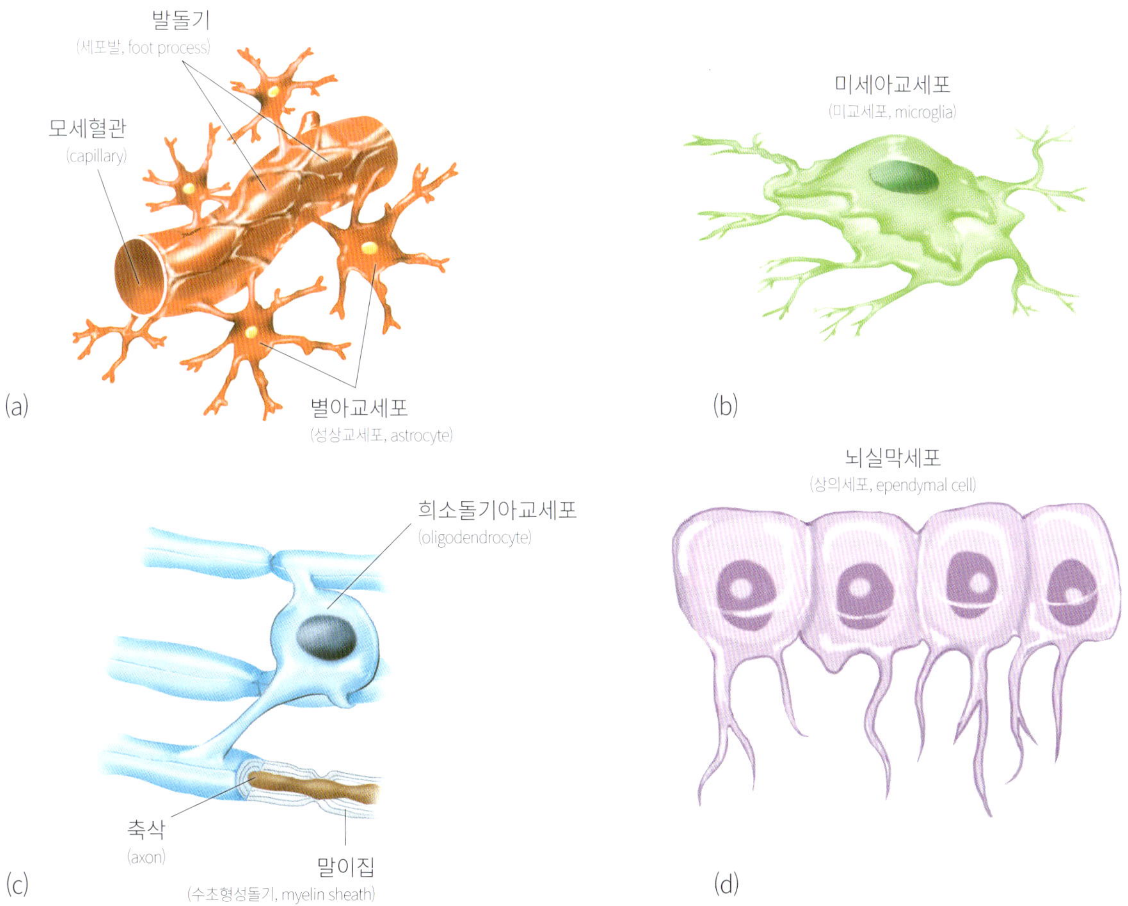

그림 7-6 (a) 별아교세포(성상교세포, astrocyte) (b) 미세아교세포(미교세포, microglia) (c) 희소돌기아교세포(oligodendrocyte) (d) 뇌실막세포(상의세포, ependymal cell)

4. 신경임펄스와 전도 (nerve impulse and conduction)

신경계통의 신경임펄스를 전달하는 방식은 뇌와 척수의 구성과 깊은 관련이 있다. 중추신경계(central nerve system)에 있는 중간뉴런(interneuron)은 뉴런집단(neuronal pool)으로 조직화되어 있다.

이러한 **뉴런 집단**은 서로 시냅스(synapse)에 의해 연결되어 있으며, 비록 세포체(cell body)는 중추신경계의 서로 다른 부분에 있다 하더라도 함께 같은 기능을 수행한다. 집단 내 각각의 뉴런은 흥분성, 또는 억제성 자극을 받는다.

뉴런이 역치에 근접해 있기 때문에 다음에 흥분성 입력이 더해지면 매우 쉽게 반응한다. 이러한 반응을 **촉진**(facilitation)이라고 한다.

임펄스(impulse)의 전도는 신경섬유(nerve fiber)를 통하여 활동전위(신경임펄스)가 다른결절에 전도되는 것으로 말이집(수초, myelin)이 없는 무수축삭(unmyelined axon)의 방법과 말이집이 있는 유수축삭(myelined axon)의 방법이 있다.

말이집(수초, myelin)은 지방성분이 매우 많으며, 절연체의 역할을 하고, 뉴런 막의 이온 흐름을 거의 차단한다.

말이집은 신경자극(신경임펄스, nerve impulse)의 전도를 막는 작용을 한다. 그러나 슈반세포(Schwann cell) 사이 랑비어결절(nodes of Ranvier)은 연속성을 중단시키며, 유수축삭이 역치 이상으로 자극되면 방아쇠구역에 활동전위가 생성된다.(표 7-3)

표 7-3 신경임펄스 전도 과정

1. 나트륨(sodium, Na^+) 이온과 칼륨(potassium, K^+) 이온의 농도 차에 의한 확산과 교환펌프의 작용에 의한 신경세포막(cell membrane) 휴지막전위(resting membrane potential)의 유지
2. 뉴런(neuron)이 자극을 받고 국소전위가 형성되며 이의 가중에 의해 역치에 도달 가능
3. 막(membrane)의 국소 부위의 나트륨(sodium) 채널 열림
4. 나트륨 이온이 세포 안쪽으로 확산되어 막을 탈분극(depolarization) 시킴
5. 막의 칼륨 채널 열림
6. 칼륨 이온이 바깥으로 확산되어 막을 재분극(repolarzation) 시킴
7. 생성된 활동전위(action potention)가 전류를 형성하여 주변의 막을 자극함
8. 일련의 활동전위가 신경임펄스(신경자극, nerve impulse)가 되어 축삭을 따라 이동

5. 신경세포(nerve cell)의 정보 전달

1) 시냅스(synapse) 전달

신경세포(nerve cell)사이의 연결부위를 **시냅스**(연접, synapse)라고 하며 뉴런과 뉴런이 만나는 곳이다. 시냅스이전 뉴런의 임펄스(impulse; 신경충격)가 시냅스이후뉴런에 신호를 수용기세포(receptor cell)와 효과기(effetor) 사이에 보내며, 이 사이에는 연접틈새(synaptic cleft)라 불리는 20~30nm의 간격이 있다.

이 과정은 **칼슘농도**의 증가에 의해, 시냅스소포(연접세포, synaptic vesicles)가 세포막과 융합하여 세포외유출(exocytosis)을 통해 신경전달물질(neurotransmitter)을 방출하는 일련의 과정을 시냅스전달(synaptic transmission)이라고 한다.

신경전달물질로는 에피네프린, 도파민 등이 있다.(그림 7-7)

2) 임펄스(충동, 충격, impulse)의 전달

임펄스가 한 뉴런에서 다른 뉴런으로 계속되려면 반드시 시냅스(synapse)에서 시냅스틈새를 건너야 한다. 중추신경계에 있는 뉴런은 뉴런집단(neuronal pool)로 조직화되고, 촉진(facilitation), 수렴(convergence), 분산(divergence)의 작용으로 전달된다.(그림 7-8)

6. 말초신경(peripheral nerve)의 변성과 재생

말초신경이 절단된 경우, 절단된 끝의 신경섬유(nerve fiber)는 변성(순행성변성) 하는데, 슈반세포(Schwann cell)가 분열재생하고 이에 유도되어서 축삭(axon)이 재생된다.

신경세포(nerve cell)는 뚜렷한 핵소체(nucleolus)를 가진 밝은 핵과 과립 모양의 조면소포체(rough endoplasmic reticulum)의 집단으로, 이 때문에 염기호성이다.(그림 7-9)

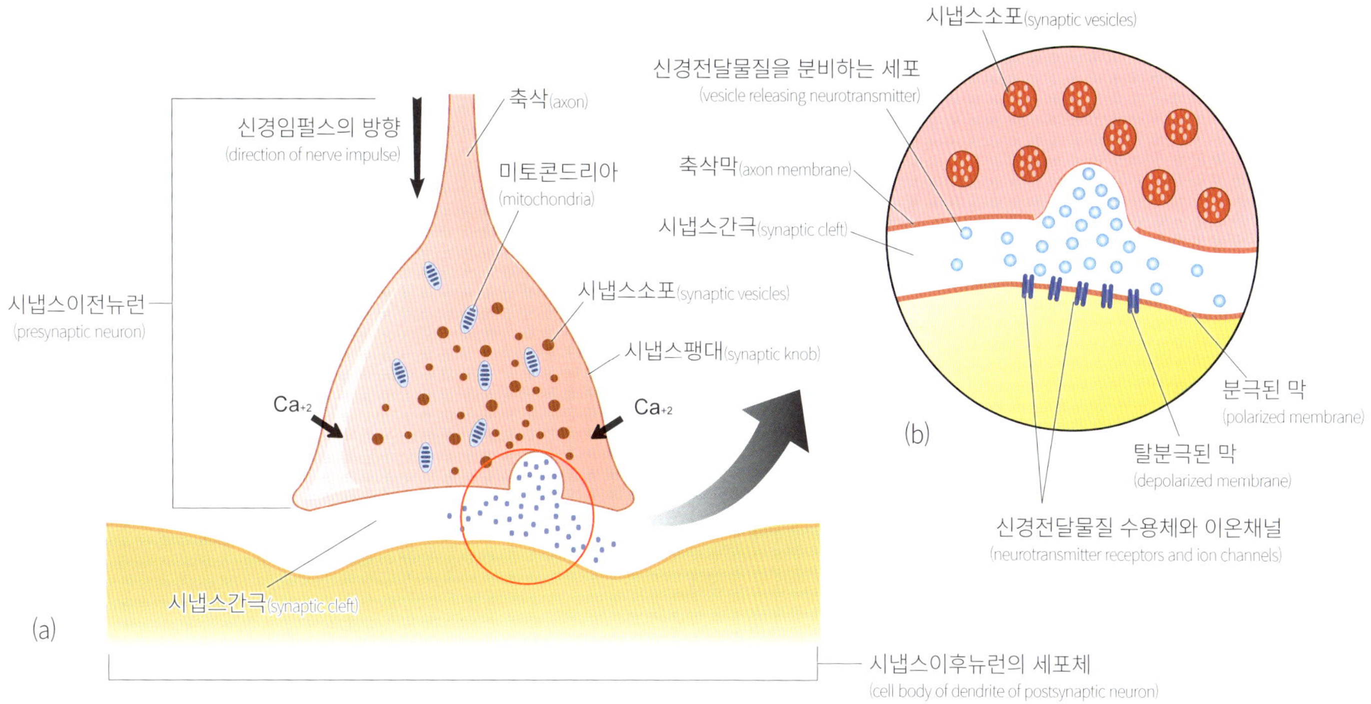

그림 7-7 신경근연접 (a) 신경임펄스 (b) 시냅스소포

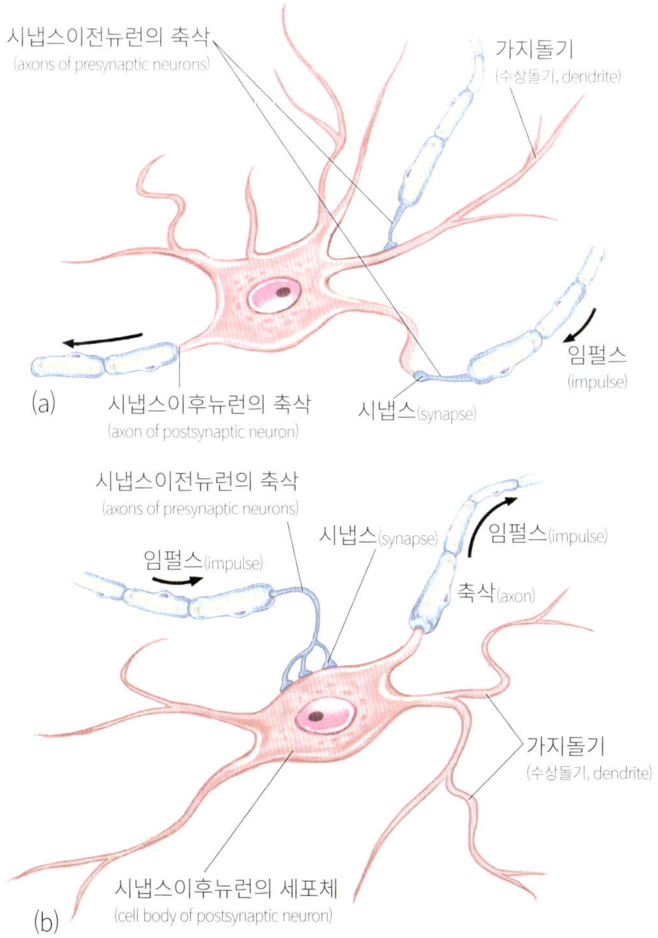

그림 7-8 임펄스 전달 (a) 임펄스 들어옴(시냅스 이후) (b) 임펄스 나감(시냅스 이전)

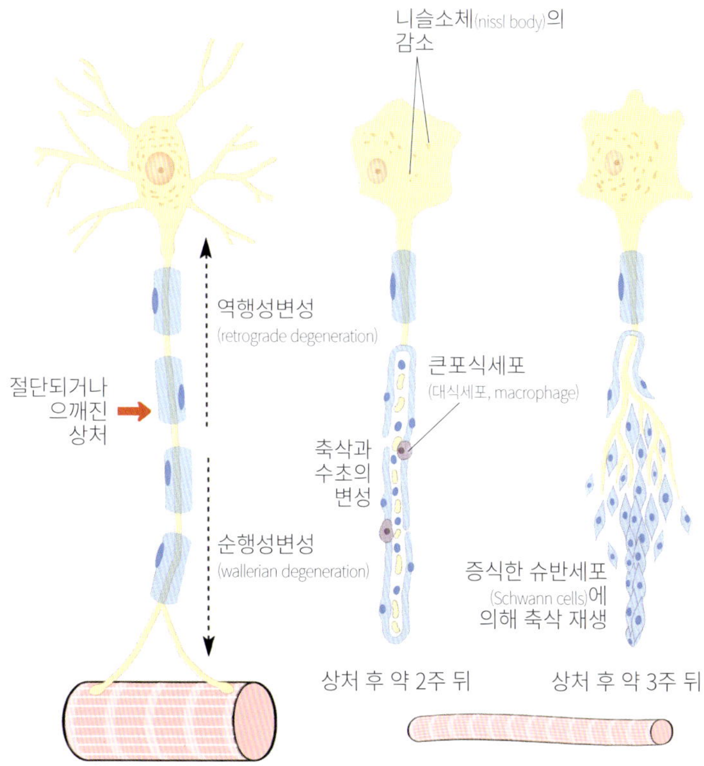

그림 7-9 말초신경의 변성과 재생

C. 중추신경계통(CENTRAL NERVOUS SYSTEM)

중추신경계통은 머리뼈에 들어 있는 **뇌**(brain)와 척주에 들어있는 **척수**(spinal cord)로 이루어져 있다. 척수는 뇌의 신경로이자 반사중추의 역할을 한다. (그림 7-11)

1. 뇌(brain)

뇌는 인간의 사고, 운동, 감각 등의 활동을 관장한다.

일반적으로 뇌를 대뇌(cerebrum), 소뇌(cerebellum), 중간뇌(midbrain), 사이뇌(간뇌, deutencephalon, diencephalon), 뇌줄기(뇌간, brain stem), 다리뇌(교뇌, pons), 숨뇌(연수, medulla oblongata)로 나뉜다.

- **뇌(brain)의 구분과 겉모습** : 뇌는 머리뼈가 둘러싸고 있으며, 뇌를 외부에서 볼 때 대뇌(cerebrum)와 소뇌(cerebellum)가 있다.
  대뇌(cerebrum)에 끼어있는 부분이 중간뇌이며, 이곳에서 아래로 이어지는 부위가 뇌줄기(brain stem)이다. 뇌줄기는 척수(spinal cord)로 이어진다. (그림 7-10)(표 7-4)(표 7-5)

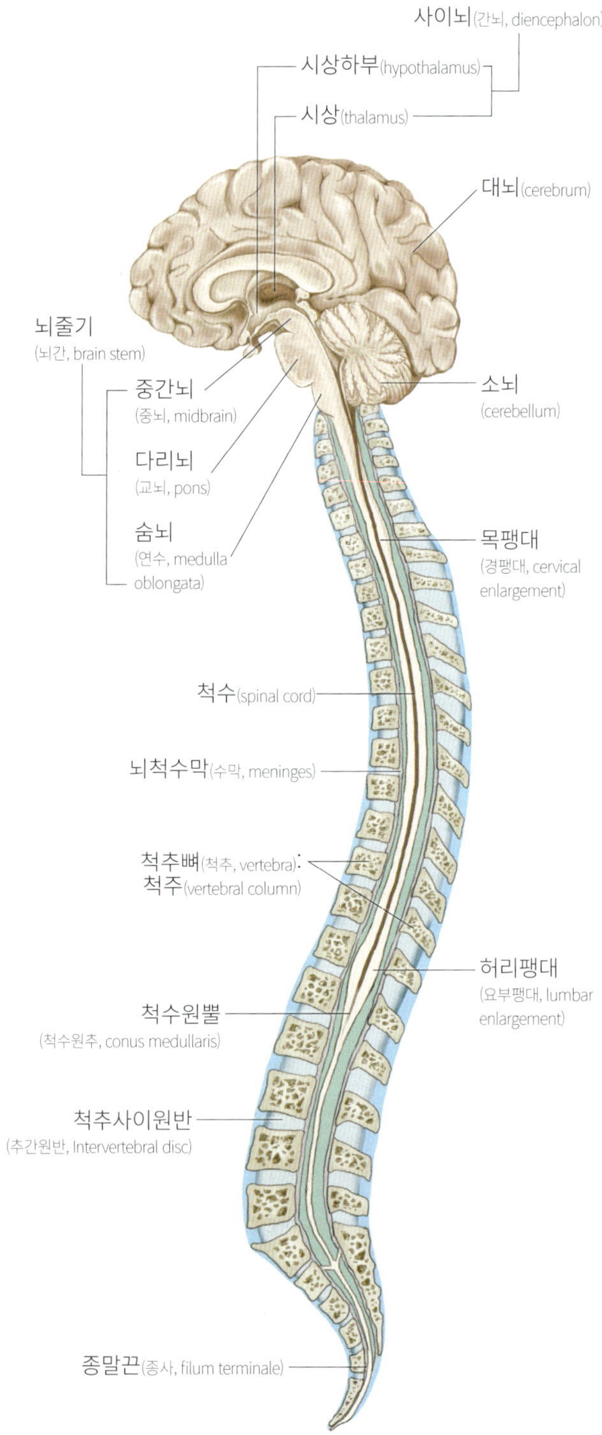

그림 7-10 중추신경계통

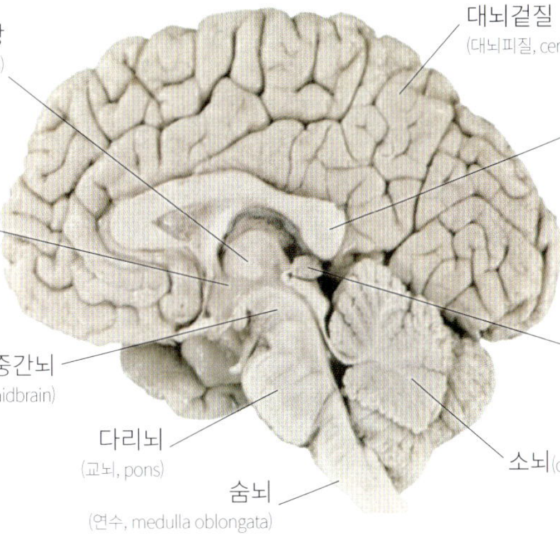

그림 7-11 보존된 뇌의 시상단면

표 7-4 뇌의 주요 부분

부분	특징	기능
대뇌(cerebrum)	뇌 중 가장 큰 부분 : 뇌량(corpus callosum)에 의해 이어져 있는 두 개의 반구(hemisphere)	감각임펄스(impulse)를 해석, 근육(muscle) 운동을 시작, 기억 저장, 추론, 지능의 결정 등 뇌의 고위 기능을 조절
기저핵 (basal nuclei, basal ganglia)	대뇌 반구(cerebral hemisphere) 내에 있는 회색질의 집단	대뇌피질에서 기원되는 운동임펄스를 중계하여 뇌간과 척수로 전달
사이뇌 (간뇌, diencephalon)	회색질(gray substance) 집단으로 시상(thalamus)과 시상하부(hypothalamus)가 포함됨	시상(thalamus)은 감각임펄스가 대뇌겉질(대뇌피질, cerebral cortex)로 상행하는 것을 중계하며, 시상하부(hypothalamus)는 내장 활성을 조절하고 신경계(nervous system)와 내분비계통(내분비계, endocrine system)를 연결하는 항상성(homeostasis)을 유지
뇌줄기(뇌간, brain stem)	대뇌(cerebrum)를 척수(spinal cord)와 연결	
a. 중간뇌 (중뇌, midbrain)	척수와 뇌의 고위 중추를 이어주는 회색질 집단과 신경 섬유 다발을 포함	눈과 머리를 움직이고 자세를 유지하는 반사 중추를 포함
b. 다리뇌(교뇌, pons)	뇌줄기(뇌간, brain stem) 앞쪽의 팽대된 부분으로 신경세포(nerve cell)와 신경섬유(nerve fiber) 집단으로 구성	숨뇌(연수, bulbar)와 대뇌로 이어지는 신경자극(신경임펄스, nerve impulse)를 중계하고 호흡의 빈도와 깊이를 조절
c. 숨뇌 (연수, medulla oblongata)	큰후두공(대후두공, greater occipital foramen)에서부터 다리뇌(교뇌, pons)까지, 척수(spinal cord)가 팽대되어 연속 된 부분으로 신경세포와 신경섬유 집단으로 구성	뇌(brain)와 척수(spinal cord) 사이의 상행, 하행임펄스를 전달하고, 심장(heart), 혈관운동, 호흡조절 중추 등 생존유지 중추와 여러 반사 중추를 포함
소뇌(cerebellum)	대뇌의 아래, 뇌간의 뒤쪽에 있으며, 외측에 있는 두 개의 반구(nerve cell)를 소뇌벌레(cerebellar vermis)가 이어준다.	소뇌각(cerebellar peduncle)에 의해 다른 부분과 연결, 신체의 위치에 대한 감각정보를 사용하여 근육운동을 조절하고 자세를 유지

표 7-5 뇌 구조의 발달

배자 뇌포		뇌강	뇌의 부분
앞뇌 (전뇌, forebrain, prosencephalon)	앞부분(전부, anterior part): 끝뇌(종뇌, telencephalon)	가쪽뇌실(lateral venticle)	대뇌(cerebrum) 바닥핵(기저핵, basal ganglia)
	뒤부분(후부, posterior part): 사이뇌(간뇌, diencephalon)	제3뇌실(3rd ventricle)	시상(thalamus) 시상하부(hypothalamus) 후뇌하수체(posterior pituitary gland) 송과체(송과샘, glandula pinealis)
중간뇌(중뇌, mesencephalon)		대뇌수도관(cerebral aqueduct)	중간뇌(중뇌, mesencephalon)
마름뇌(능뇌, rhombencephalon)	앞부분(전부, anterior part): 뒤뇌(후뇌, metencephalon)	제4뇌실(4th ventricle)	소뇌(cerebellum) 다리뇌(교뇌, pons)
	뒤부분(후부, posteior part): 숨뇌(수뇌, myelencephalon)	제4뇌실(4th ventricle)	숨뇌(연수, myelencephalon)

1) 대뇌(cerebrum)

(1) 위치와 구조

대뇌의 기능은 의식(consciousness function), 기억(memory), 사고(thinking), 감각(sensation), 감정(emotion), 추론(reasoning), 감각임펄스의 해석(interpretation), 수의근(voluntary m.)의 통제, 지능(intelligence)과 인격(personality), 기쁨과 슬픔 등을 행하는 **고등 뇌기능**(higher brain function)을 수행한다.

대뇌(cerebrum)는 뇌 부위 중 가장 크고, 상위에 위치한다. 두 개의 좌우 큰 대뇌반구(cerebral hemisphere)로 나뉘며, 표면은 대뇌겉질(대뇌피질, cerebral cortex), 튀어나온 이랑(회, gyrus)과 그 사이 고랑(구, sulcus), 중심부분에 바닥핵(기저핵, basal nuclei), 좌우에 가쪽뇌실(측뇌실, lateral ventricle)이 있다. 무게는 약 1.3~1.5kg이다.

① 대뇌반구(cerebral hemisphere)

대뇌반구는 2개의 깊게 주름져 패인 고랑(구, sulcus)에 의해 주요 엽(lobe)으로 나뉜다. 각 엽(lobe)은 다시 고랑과 고랑사이에 밖으로 튀어 나온 융기(eminence), 이랑(회, gyrus)으로 구성된다. 이것이 대뇌 표면의 특징적인 구조이다.

깊은 골을 **틈새**(열, fissure), 얕은 골을 **고랑**(구, sulcus)이라고 한다.

전도난청(conduction deafness)

전도난청은 바깥귀(외이, external ear)와 가운데귀(중이, middle ear)에서 소리의 전달 이상으로 생긴 난청을 말하는데, 중이염(otitis media), 귀경화증(otosclerosis), 고막(ear drum) 천공(perforation: 뚫림, 관통) 등으로 발생한다.

감응난청(perceptive deafness)

감응난청이란 속귀(내이, inner ear)에서 중추 쪽 장애에 의한 난청으로, 속귀 그 자체에 의한 장애(미로성·내이성 난청, labyrinthine deafness)와 속귀보다도 중추에 의한 장애(후미로성 난청)로 나눌 수 있다.

공기전도에서는 가운데귀의 진동증가 작용을 통해 소리를 지각하므로 아주 작은 소리도 잘 들리는 구조로 되어 있다.

즉, 뼈(bone)를 통해 듣기보다는 고막(ear drum)을 통해 듣는 쪽이 잘 들리도록 되어 있기 때문이다.

만일 가운데귀가 파손되면 당연히 공기전도에 의해서는 들리지 않는다. 그러므로 **전도난청**(conduction deafness)이라 할 수 있는 것이다.

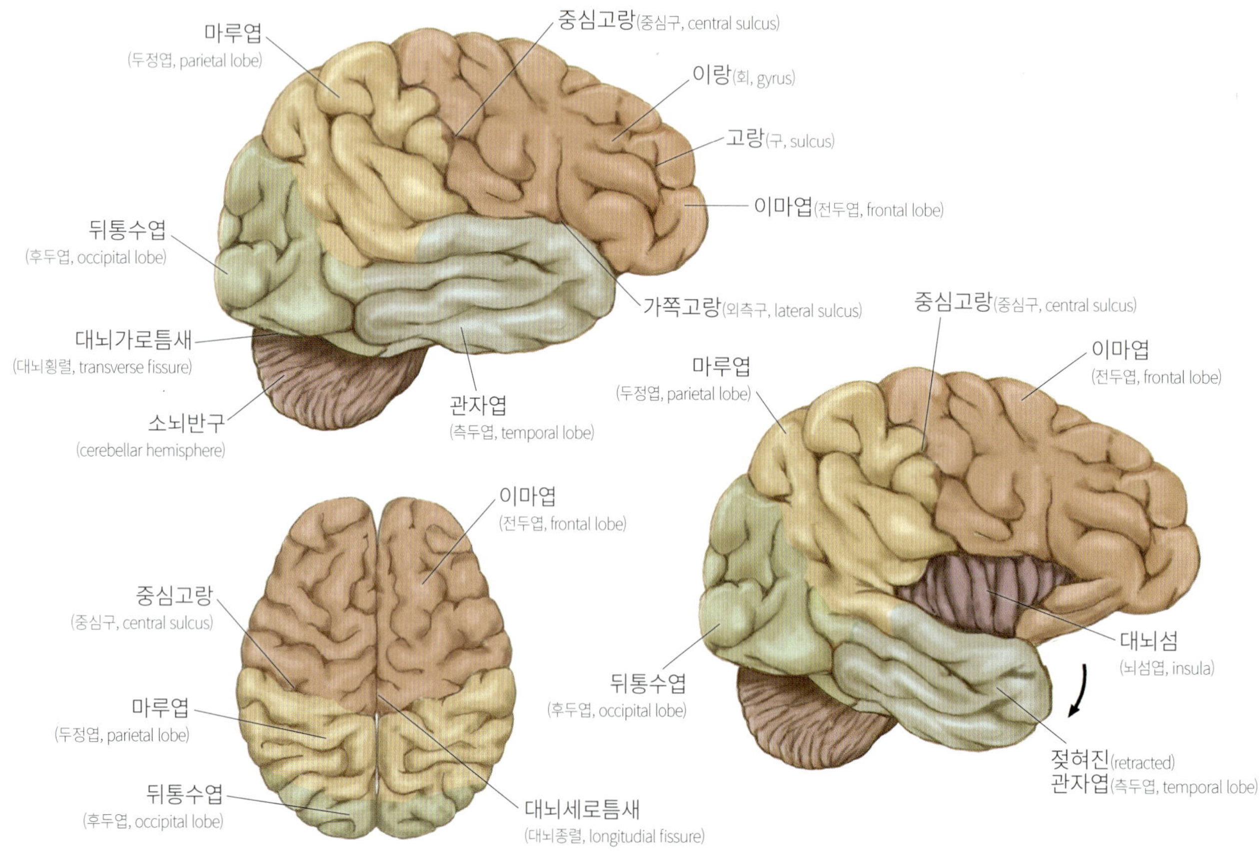

그림 7-12 대뇌겉질(대뇌피질, cerebral cortex)의 엽

② **대뇌표면엽**(대뇌엽, lobes)

대뇌표면은 얇은 회백질(gray matter)층으로 이루어져 있으며, 이를 대뇌겉질(대뇌피질, cerebral cortex)이라고 하며 6개의 엽으로 나뉜다. (그림 7-12)(그림 7-13)

- **이마엽**(전두엽, frontal lobe)은 중심고랑보다 앞쪽에 있는 영역이다. 대뇌반구(cerebral hemisphere)에서 앞부분을 형성하고, 뒤쪽의 경계는 중심고랑(central sulcus; 롤랜도틈새, fissure of Rolando)이며, 대뇌세로틈새에서 직각 방향으로 뻗어 있다.
- **마루엽**(두정엽, parietal lobe)은 중심고랑(중신구, central sulcus)보다 뒤쪽에 있고 마루뒤통수고랑(두정후두구, parietooccipital sulcus)보다 앞쪽영역에 있으며, 전두엽의 뒤에 있으며, 중심 고랑에 의해 이마엽(전두엽, frontal lobe)과 분리되어 있다.
- **관자엽**(측두엽, temporal lobe)은 이마엽(전두엽, frontal lobe)과 마루엽(두정엽, parietal lobe)의 아래쪽에 있으며 외측고랑에 의해 이들과 분리되어 있다.
  * 주로 청각에 관여한다.
- **뒤통수엽**(후두엽, occipital lobe)은 마루뒤통수고랑보다 앞쪽영역에 있다. 각각의 대뇌겉질(cerebral cortex)에서 뒤쪽을 형성하고 소뇌천막(tentorium cerebelli)에 의해 소뇌(cerebellum)와 분리되어 있다.
- **대뇌섬**(도, insula)은 대뇌반구의 가쪽면에서 가쪽 고랑을 젖혔을때 관찰되는 부분이다.
- **둘레엽**(변연엽, limbic lobe)은 대뇌반구의 안쪽면과 아래면에서 고리모양으로 가쪽뇌실을 둘러싸는 부분이다.

대뇌섬(도, insula)

대뇌반구(cerebral hemisphere) 바깥쪽 면에 있는 특별한 대뇌엽(lobes)이다. 성인의 경우 이마엽(전두엽, frontal lobe) · 마루엽(두정엽, parietal lobe) · 관자엽(측두엽, temporal lobe)의 일부에 가려져 보이지 않는다.

대뇌섬의 주변에는 섬둘레고랑(도윤상구, circular sulcus of insula)이 있어서 다른 부분과 경계를 이루고 있다.

또한 대뇌섬의 표면에 있는 이랑(gyrus)중 눈에 띄게 긴 것을 긴(섬)이랑[도장회, long (insular) gyrus]이라고 한다. 그 외의는 짧은 이랑들은 짧은(섬)이랑[도 단회, short (insular) gyri]이라고 한다.

대뇌섬은 발생 초기에는 대뇌반구의 표면에 드러나 있지만 주변의 발육에 따라서 점차 **깊은 부분**(심부, deep part)로 들어가서 외부에서는 보이지 않게 된다. 동물의 뇌의 경우, 도는 반구의 표면에 드러나 있다.

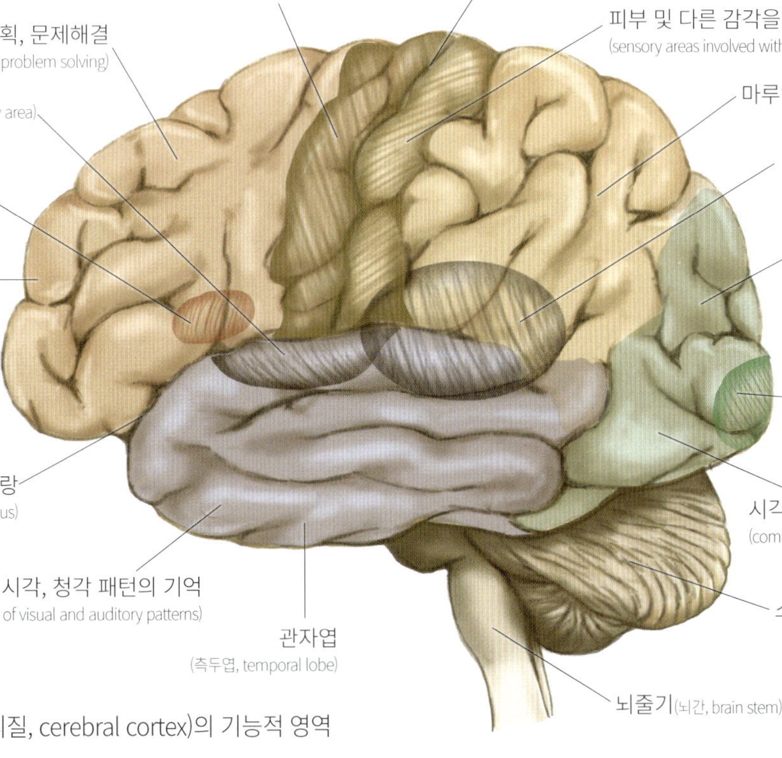

그림 7-13 대뇌겉질(대뇌피질, cerebral cortex)의 기능적 영역

③ **변연계**(limbic system: 대뇌변연계)

19세기의 신경해부학자 피에르 브로카(Pierre Broca)가 포유류의 뇌줄기(뇌간, brain stem)의 공통된 피질영역을 대뇌변연엽(limbic lobe)이라고 명명한 것에서 비롯된다. 연구가 진행됨에 따라 이것은 시상하부(hypothalamus)와 밀접한 신경섬유(nerve fiber)들이 있고 자율기능, 후각, 감정, 본능 등과 깊은 관계가 있다는 것이 밝혀졌다.

현재 둘레계통(변연계, limbic system)이라고 부르는 것에는 겉질(피질, cortex)만이 아니라 대뇌핵(cerebronucleus)의 일부도 포함된다.

뇌들보밑구역(뇌량하, subcallosal area) · 띠이랑(대상회, cingulate gyrus) · 해마곁이랑(해마방회, parahippocampal gyrus) · 구(suleus) 및 해마(hippocampus) · 치아이랑(치상회, dentate gyrus) · 작은다발이랑(소대회, dentate gyrus) · 뇌량회백질층(callosal white layer), 추가적으로 편도핵(amygdaloid nucleus), 시상하부(hypothalamus)의 일부가 여기에 속한다.

④ **대뇌엽의 브로드만(Brodmann) 영역**(그림 7-14)(표 7-6, 7, 8, 9)

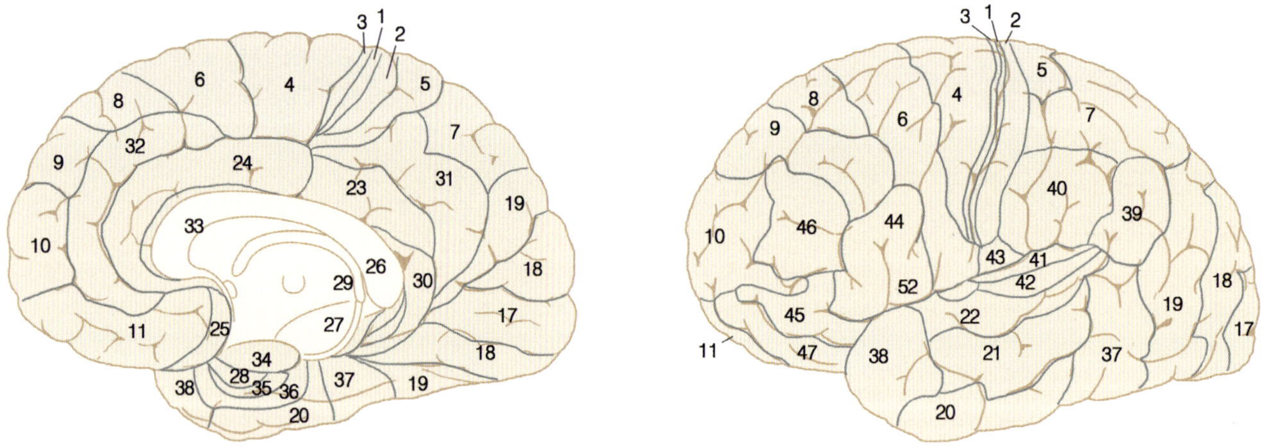

감각(Sensory)
1, 2, 3 → 일차몸감각겉질(primary somatosensory cortex)
17 → 일차시각겉질(primary visual cortex)
18, 19 → 시각연합겉질(visual association cortex)
41, 42 → 일차청각겉질(primary auditory cortex)
22 → 청각연합겉질(Auditory association cortex)

운동(Motor)
4 → 일차운동겉질(primary motor cortex)
6의 안쪽면 → 보조운동영역(supplemental motor area)
6의 앞쪽면 → 운동앞겉질(premotor cortex)

그림 7-14 브로드만의 대뇌영역

표 7-6 이마엽(전두엽)의 운동영역과 기능의 장애

브로드만 영역	기능	장애
1차운동영역(4번)	수의운동의 실행	마비, 강직성 발음장애
운동계획영역 보조운동영역(6번) 운동전영역(6번)	자발적인 운동의 프로그래밍	자발적인 운동 개시가 되지 않는다
눈 영역(8번)	양눈의 수의적 공동운동	공동편시(안구가 한쪽 방향으로 고정되는 현상)
브로카 영역 (44, 45번)	운동성 언어중추	운동언어상실증(말을 듣고 이해할수 있으나 답할수 없다)
전두연합영역 (전두앞 영역)	고차원의 뇌기능(계획, 창조, 주의 등)	고차원적 뇌기능의 장애(의식의 저하, 주의력 장애 등)

표 7-7 이마엽(전두엽)의 브로드만 영역의 기능과 장애

브로드만 영역		기능	장애
1차몸감각영역(3, 1, 2번)		대측[對側]의 몸감각	감각장애
2차몸감각영역		1차몸감각영역, 시상(thalamus)으로부터 감각정보를 받아들인다.	
위마루소엽(상두정소엽)		몸감각연합영역으로서 몸의 위치•운동에 관한 정보의 통합	입체인식불능증
아래마루소엽 (하두정소엽)	모서리위이랑(연상회)(40번)	몸감각연합영역으로부터 감각•시각정보를 받아들이고 물체를 인식	문자인식장애
	모이랑(각회)(39번)	시각성 언어중추가 있는 곳으로, 문자의 이해를 담당하는 중추	문자인식장애, 계산장애

표 7-8 뒤통수엽(후두엽)의 브로드만 영역의 기능과 장애

브로드만 영역	기능	장애
1차시각영역(17번)	모양이나 색깔 등의 정보를 더 고차원의 시각영역으로 보낸다	반맹증 안톤증후군
시각전영역	일차시각영역에서 전달된 정보의 처리, 통합	물체의 형태, 색채인식불능

표 7-9 관자엽(측두엽)의 브로드만 영역의 기능과 장애

브로드만 영역	기능	장애
1차청각영역(41,42번)	속귀에서 오는 정보를 소리로 인식	피질맹 환청
베르니케 중추(22번)	감각성 언어중추	감각성 실어증(언어의 이해에 어려움을 겪으며 의미없는 단어를 말한다)
청각연합영역	일차청각영역에서 전달된 정보를 통합하여 이해	환경인식장애
측두연합영역(37번)	시각정보로부터 물체 인식 고차원의 시각정보 처리	물체인식장애 안면인식장애

Advance Study

대뇌기저핵(basal ganglion)

기저핵은 대뇌 반구의 시상 바깥쪽에 위치한 회백질의 덩어리이다. 기저핵은 꼬리핵(미상핵: caudate nucleus), 렌즈핵(lenticular nucleus), 편도체(amygdaloid body), 담장(진장, claustrum), 흑질(substantia nigra)등으로 구성되어 있다.

기저핵은 뼈대근육(골격근, skeletal muscle)의 불수의적 운동을 지배하고 중간뇌(중뇌, mesencephalon)의 흑질과 함께 추체외로계(extrapyramidal system)의 중요한 중추(central)로서 일한다.

꼬리핵(미상핵, caudate nucleus): 꼬리핵은 시상(thalamus)의 바깥쪽에 위치하고 가쪽뇌실(측뇌실, lateral ventricle)과 접하고 있다.

앞끝의 팽대부위를 꼬리핵머리(미상핵두, head of caudate nucleus), 뒤쪽으로 이어지는 부분은 꼬리핵몸통(미상핵체, body of caudate nucleus), 점차 가늘어지는 뒷부분을 꼬리핵꼬리(미상핵미, tail of caudate nucleus)라고 한다.

꼬리핵몸통 및 꼬리핵꼬리는 가쪽뇌실 중심부를 지난 후 앞쪽으로 만곡해서 가쪽뇌실의 아래뿔(하각, Inferior horn)로 들어가고 그 끝은 편도체로 연결된다.

렌즈핵(lenticular nucleus): 양면 볼록한 렌즈 모양으로 꼬리핵(미상핵, caudate nucleus)및 시상의 바깥쪽에 위치하고 대뇌섬(도: insula)의 심부에 있다.

수평단면 및 전두단면에서 보면 안쪽으로 향한 부채꼴 모양으로, 렌즈핵의 앞부분 아래쪽은 꼬리핵과 결합한다.렌즈핵을 횡단하면 색조가 다른 내 · 외의 2개 부분이 얇은 골수판(myloid plte)으로 경계지어진 것을 관찰할 수 있다. 그 안쪽 반을 창백핵(담창구: pallidum)이라고 하며 바깥쪽 반은 조가비핵(피각: patamen)이라고 한다. 조가비핵과 창백핵은 융합해서 하나의 렌즈핵(lenticular nucleus)을 이루지만 구조적으로는 서로 완전히 다르다.

렌즈핵은 꼬리핵(미상핵, caudate nuclei)과 그 구조 · 섬유적 · 작용적 관계가 거의 일치하며 양자를 합쳐서 줄무늬체(선조체, corpus striatum)라고 부른다.

줄무늬체는 추체외로계(extrapyramidal system)의 중추로서 뼈대근육(골격근, skeletal muscle)의 운동 긴장을 무의식적으로 지배한다.

편도체(amygdalold body): 렌즈핵의 배쪽(복측, Ventral)에 있으며 관자엽(측두엽, temporal lobe) 전단 내부에 위치하고 안쪽은 해마방회피질(parahippocampal gyrus cortex)과 연결된다.

담장(전장: claustrum): 렌즈핵과 대뇌섬(도, insular cortex)의 사이에 위치한 회백질 층이며, 바깥섬유막에 의해 조가비핵과 분리되어 있다.

담장과 편도체의 기능에 관해서는 불명확한 점이 많은데, 편도체는 후각에 기반한 반사운동을 중개하는 핵이라고 여겨진다.

⑤ **대뇌겉질**(대뇌피질, cerebral cortex)**의 구성**

대뇌겉질은 세포구축에 의해 표층에서부터 분자층(cytoarchitecture), 바깥과립층(외과립층, external granular layer), 바깥피라미드세포층(외추체세포층, external pyramidal layer), 속과립층(내과립층, internal granular layer), 내추체세포층(pyramidal internal layer) 및 뭇모양층(다형세포층, multiform layer)의 6개 층으로 구분된다.

- **분자층**(molecular layer, 제I층): 제1층 겉질의 최상층(뇌연질막, 뇌연막, cranial pia mater의 바로 밑)으로 작은 신경세포가 산재한다.
- **바깥과립층**(외과립층, external granular layer, 제Ⅱ층): 가장 작은 신경세포로 이뤄진다.
- **외추체층**(lamina pyramidalis externa, 제III층): 큰 바위위모서리(추체상면, superior border of petrous portion)의 신경세포로 이뤄진 두꺼운 층.
- **속과립층**(내과립층, internal granular layer, 제IV층): 소형의 추체 모양의 신경세포를 지닌 얇은 층.
- **내추체층**(internal pyramidal layer, 제Ⅴ층): 이 층은 비교적 세포가 적지만 대형의 추체상의 신경세포(추체세포)가 들어있으며, 이 대형의 피라미드세포(추체세포, pyramidal cell)는 제Ⅲ층의 피라미드세포와 동일하게 첨단이 표층을 향해있다. 운동의 중추가 되는 중심앞이랑(중심전회, precentral gyrus)과 그 연장인 중심곁소엽(중심방소엽, paracentral lobule)의 앞부분의 피라미드세포는 현저히 커서 큰피라미드신경원(거대추체세포, giant pyramidal cell)라는 이름으로 알려져 있다.
- **뭇모양층**(다형층, multiform layer, 제VI층): 타원형 · 방추형 · 다각형의 신경세포(nerve cell)가 있는 두꺼운 층이다.

2) 소뇌(cerebellum)

소뇌는 대뇌 다음으로 두번째로 크며 대뇌의 뒤통수엽(후두엽, occipital lobe) 아래에 위치한다. 또한 소뇌는 신체 운동의 조정을 담당하고 있으며 각 부분은 각기 다른 기능을 담당한다. 소뇌는 좌우의 **소뇌반구**(cerebellar hemisphere)와 그 사이를 연결하는 정중앙의 **소뇌벌레**(소뇌충부, cerebellar vermis)로 이루어져 있다. (그림 7-15)

(1) 위치와 구조

소뇌(cerebellum)는 대뇌의 뒤아래쪽에서 다리뇌(교뇌, pons)와 숨뇌(연수, medulla oblongata)의 뒤쪽에 있으며, 윗면은 **대뇌피질**(cerebral cortex)에 덮혀있고 아랫면은 **숨뇌**(연수,

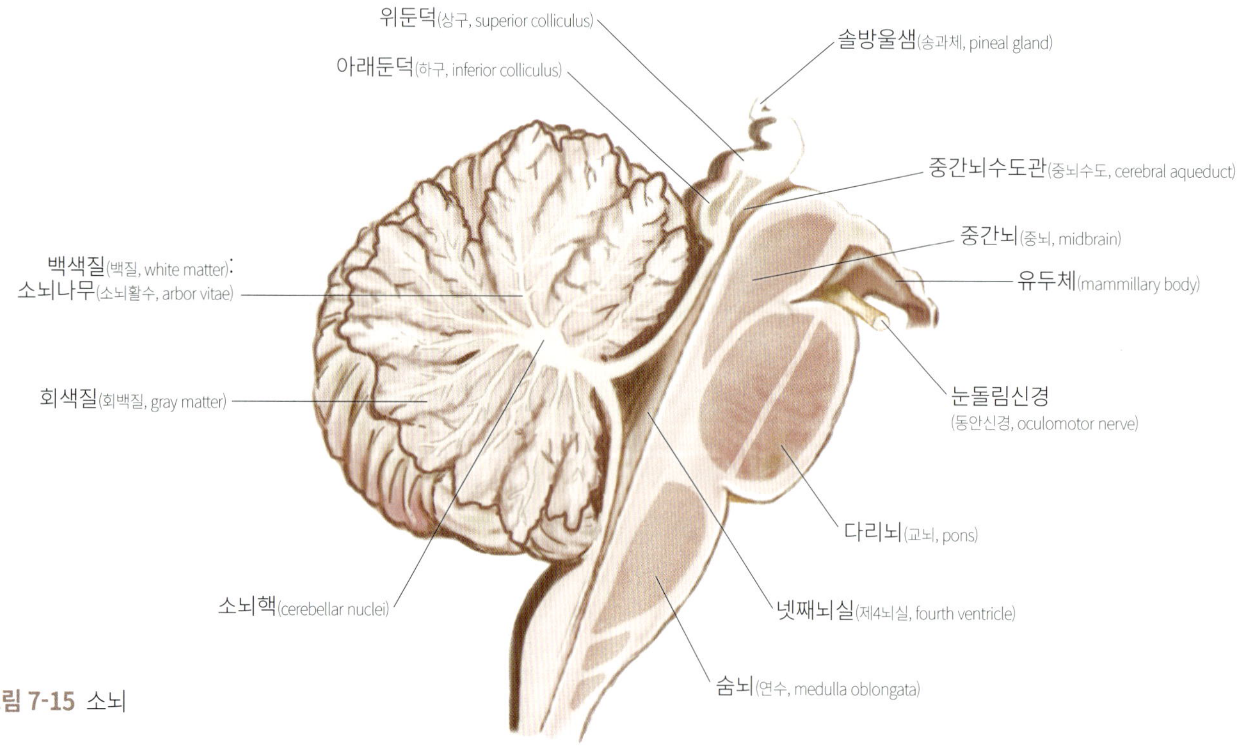

그림 7-15 소뇌

medulla oblongata)에 들어가 있다. 무게는 성인이 약 130g 정도이다.

소뇌는 위소뇌다리(상소뇌각, superior cerebellar peduncle)에 의해 뇌간과 연결되어 있다.

회백질(gray matter)은 소뇌의 겉질을 이루고, 속질의 대부분은 백색질(white matter)로 구성된다. 회색질에서는 많은 **정보작용**이 이루어진다.

(2) 기능

소뇌(cerebellum)는 근육운동 및 신체운동이 원활하게 움직일 수 있게 해준다. 전체적으로는 소뇌는 신체의 위치에 대한 감각정보를 종합하여 뼈대근육(골격근, skeletal m.)의 활성을 조정하고, 자세를 유지하는 작용을 한다.

Advance Study

소뇌(cerebellum)

소뇌(cerebellum)는 운동제어에 관여한다

- **소뇌**는 감각정보를 통합하여 운동을 원활하게 하는데, 부위에 따라 그 기능이 분담된다.
- **소뇌**에는 균형조절 기능을 가진 영역이 있다. 원시소뇌(archaeocerebellum)는 속귀(내이, inner ear)에서 입력되는 정보에 따라 신체의 균형을 조절하는데, 장애를 입으면 어지럼증과 평형장애를 일으킨다.
- **소뇌**는 자세와 보행운동의 조절에도 관여한다. 옛소뇌(구소뇌, paleocerebellum)는 힘줄의 팽창 정도에 따라 근육(muscle)의 긴장을 조절하는데, 장애를 입으면 신체가 앞뒤로 흔들리거나 걸을 때 비틀거리게 된다.
- **수의운동**(voluntary movement: 맘대로운동)을 조절하는 것은 주로 새소뇌(neocerebellum: 소뇌반구)이다. 새소뇌에 장애가 있으면 물체를 잡으려고 해도 손이나 손가락을 물체에 바르게 가져가지 못하거나, 손가락이 떨리기도 한다(활동떨림).

'숙련'에도 소뇌(cerebellum)가 관여한다

- 글을 쓰거나 운동을 하는 등, 훈련을 통해서 몸에 익힌 '기술'은 단순히 대뇌겉질(대뇌피질, cerebral cortex)에서 받은 명령에 따라 실행하는 운동이 아니라, **소뇌**로부터 제어를 받는다.
- **피아니스트**의 손가락의 움직임에도 대뇌(cerebrum)와 소뇌(cerebellum)의 제휴가 관여한다. 초보자가 피아노를 칠 때는 "다음은 '도' 건반, 다음은……"와 같은 '의식' 아래에서, 대뇌겉질로부터 손가락으로 명령이 보내진다.
  전문가의 경우는 이와 같은 '의식' 대신에 소뇌에 기록된 프로그램이 대뇌겉질로 보내져 **피라미드로**(pyramidal tract: 추체로)의 명령을 제어한다.

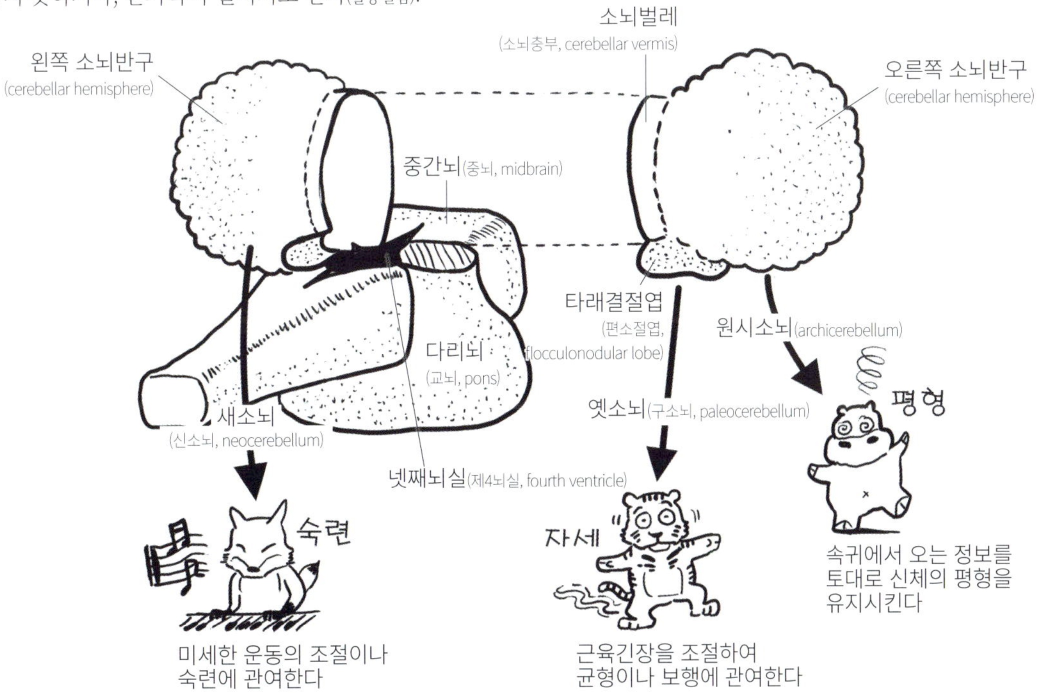

3) 사이뇌(간뇌, diencephalon)

사이뇌는 앞뇌의 일부로 아래쪽의 중간뇌(중뇌, midbrain)와 위쪽의 대뇌(cerebrum) 사이에 위치하며, 크기는 매우 작지만 중요한 부위이다. 제3뇌실(3rd ventricle)을 둘러싸고 회색질로 구성되어 있다.

사이뇌 내부에는 사이뇌의 앞쪽 부분에 위치한 **시상상부**(epithalamus) 내측과 외측슬상체인 **시상후부**(metathalamus), 셋째뇌실을 감싸고 있는 **시상**(thalamus), 제3뇌실의 얇은 천장을 이루는 **시상하부**(hypothalamus)로 이루어져 있다. (그림 7-16)

시상(thalamus)은 활동전위를 동조화(synchronization)하여 감각정보를 전달하는 것으로 추측된다. 시상은 그냥 정보를 전해주는 전령(messenger)이 아니고 필요한 부분을 선택하는 편집자(editor)이다. 또한 시상하부는 내분비계의 최고 중추이다.

* 사이뇌(간뇌, diencephalon)는 대뇌의 바닥부분에 있는 뇌줄기의 가장 위부분에 위치해 밖에서 보이지 않는다. 주 작용은 시상(thalamus)과 시상하부(hypothalamus)에서 이루어진다.

기능

- 심장 박동수, 동맥 혈압, 체온 조절
- 수분과 전해질 평형 및 식욕과 체중 조절
- 위(stomach), 장(bowel) 운동과 분비 조절
- 수면과 각성, 신경분비물질(neurosecretory substance) 분비 조절

의식장애

깨어있으면서 자신과 외부를 인식하지 못하는 상태가 손상되는 것이 의식장애이다. 세계 각국(GCS)에서 의식장애 수준을 언어, 눈뜨기, 운동의 3가지 기능마다, 4~6단계로 기재한다.

눈뜨기 기능(Eye Opening : E)
E-4 : 자발적으로(spontaneous)
3 : 음성에 의해(to speech)
2 : 통증에 의해(to pain)
1 : 눈뜨지 않음(none)

언어기능(Best Verbal Response : V)
V-5 : 인지력 양호(orientated)
4 : 대화 혼란(confused conversation)
3 : 언어 혼란(inappropriate words)
2 : 이해불가능한 소리(incomprehensible sounds)
1 : 발어하지 않음(none)(기관절개·삽관시 : T)

운동기능(Best Motor Response : M)
M-6 : 명령에 따른다(obey commands)
5 : 통증부위 인식가능(localize pain)
4 : 회피굴곡 반응(withdraws)
3 : 이상굴곡 반응(abnormal flexion)
2 : 사지신전 반응(extension)
1 : 전혀 움직이지 않음(none)

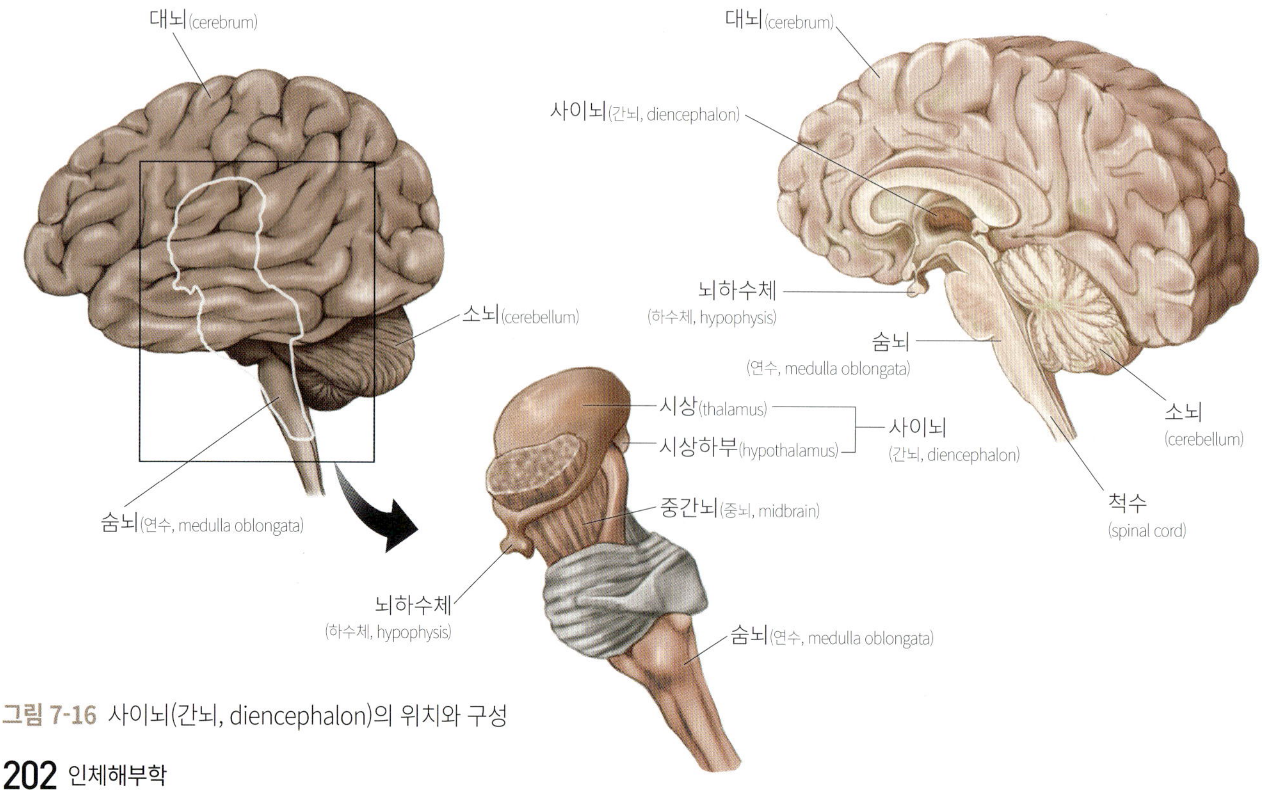

그림 7-16 사이뇌(간뇌, diencephalon)의 위치와 구성

4) 뇌줄기(뇌간, brainstem)

뇌줄기는 사이뇌(간뇌, diencephalon) 아래로 이어진 부분으로 **뇌**(brain)와 **척수**(spinal cord)의 연결부위이다. 감각, 운동, 반사(reflex) 기능을 수행한다.

뇌줄기는 위에서 아래로 중간뇌(중뇌, midbrain), 다리뇌(교뇌, pons), 숨뇌(연수, medulla oblongata)로 구성된다.

뇌줄기(뇌간, brain stem)는 뇌의 중심부분에 위치하며, 사이뇌 아래로 이어진 부분으로 대뇌와 소뇌에 가려져 있다.

뇌줄기는 뇌(brain)와 척수(spinal cord)의 연결부위이며, 사이뇌 아래로 이어지는 부분이다. 뇌줄기는 자율신경중추와 많은 뇌신경 핵을 포함하고 있다. (그림 7-17)(표 7-10)

* 뇌줄기는 감각, 운동 반사 기능을 수행한다.

❶ **중간뇌**(중뇌, midbrain)는 뇌줄기의 가장 위부분에 있으며 사이뇌와 소뇌 사이에 있다. 사이뇌 아래 가늘고 짧은 부분이며, 중심부분에 **중간뇌수도관**(중뇌수도, aqueduct of midbrain)이 있다.

* **중간뇌**는 시각, 청각의 반사중추와 안구운동, 동공수축 운동에 관여한다.

❷ **다리뇌**(교뇌, pons)는 간뇌에 이어져 있으며, 뇌줄기의 가쪽면으로 튀어나왔고 소뇌의 앞쪽에 위치한다. 뇌와 척수를 연결하는 운동 및 감각경로가 들어 있다.

* **다리뇌**는 호흡의 길이와 빈도를 조절한다.

❸ **숨뇌**(연수, medulla oblongata)는 뇌줄기의 가장 아래쪽에 있는 뇌줄기로 점차 가늘어지며 큰구멍에서 척수로 바뀐다.

* 숨뇌는 호흡, 심장운동 등(내장) 생명유지반사 등 여러 가지 반사중추에 관여한다.

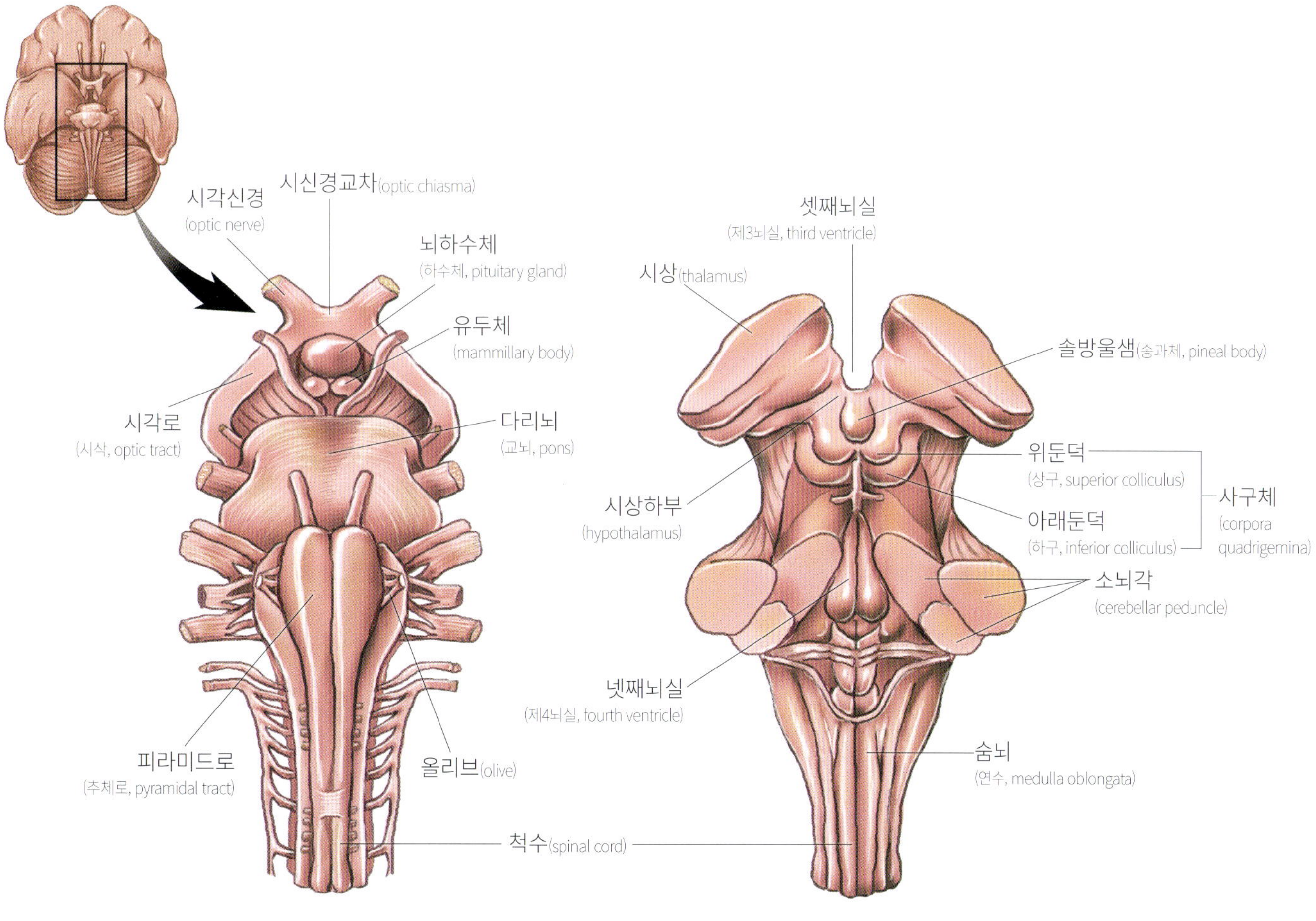

그림 7-17 뇌줄기(뇌간, brain stem) (a) 정면, (b) 후면

표 7-10 뇌줄기에 있는 뇌신경의 운동핵과 감각핵

운동핵		감각핵
(III) 덧눈돌림신경핵 (일반 내장 원심성 GVE)	중간뇌	(V) 삼차신경중간뇌핵 (일반 체성 구심성 GSA)
(III) 눈돌림신경핵 (일반 체성 원심성 GSE)		
(IV) 도르래신경핵 (일반 체성 원심성 GSE)		
(V) 삼차신경운동핵 (특수 내장 원심성 SVE)	사이뇌	(V) 삼차신경주지각핵 (일반 체성 구심성 GSA)
(VI) 갓돌림신경핵 (일반 체성 원심성 GSE)		(VIII) 안뜰핵 (특수 체성 구심성 SSA)
(VII) 얼굴신경핵 (특수 내장 원심성 SVE)		(VIII) 달팽이핵 (특수 체성 구심성 SSA)
(VII) 상타액핵 (일반 내장 원심성 GVE)		
(IX) 위침분비핵 (일반 내장 원심성 GVE)		
(IX, X, XI) 의문핵 (특수 내장 원심성 SVE)	숨뇌	(V) 삼차신경척수핵 (일반 체성 구심성 GSA)
(XII) 혀밑신경핵 (일반 체성 원심성 GSE)		(VII, IX, X) 고립로핵 (특수 내장 구심성 SVA)
(XI) 더부신경핵/뇌뿌리 (미주신경으로 합류)		(X) 미주신경등쪽핵 (일반 내장 구심성 GVE)
(XI) 더부신경핵/척수뿌리 (일반 체성 원심성 GSE)		

5) 뇌실(ventricle)과 뇌척수액(cerebrospinal fluid, CSF)

(1) 뇌실(ventricle)

뇌속에 뇌실에는 측뇌실(lateral ventricles), 제3뇌실(third ventricle), 중뇌수도(aqueduct of midbrain), 제4뇌실(fourth ventricle)이 있고 뇌척수액(cerebrospinal fluid, CSF)이 들어있어 뇌와 척수의 거미막공간을 순환한다.

뇌척수액은 일차적으로 혈액에서 체액이 분리되어 형성되며, 체액의 분리는 **맥락얼기**(맥락총 choroid plexus)가 있는 가쪽뇌실, 셋째뇌실, 넷째뇌실의 벽에서 이루어진다.

(2) 뇌척수액(cerebrospinal fluid, CSF)

뇌(brain)에서 생성된 척수액은 무색투명하며, 90~150ml의 수액이 순환하고, 외부의 충격에 대한 완충작용과 호르몬, 노폐물 등의 물질 운반 역할을 한다. 뇌속에 뇌척수액으로 채워진 공간 여러 곳에 퍼져있는데 이를 **뇌실**이라고 한다. (그림 7-18)

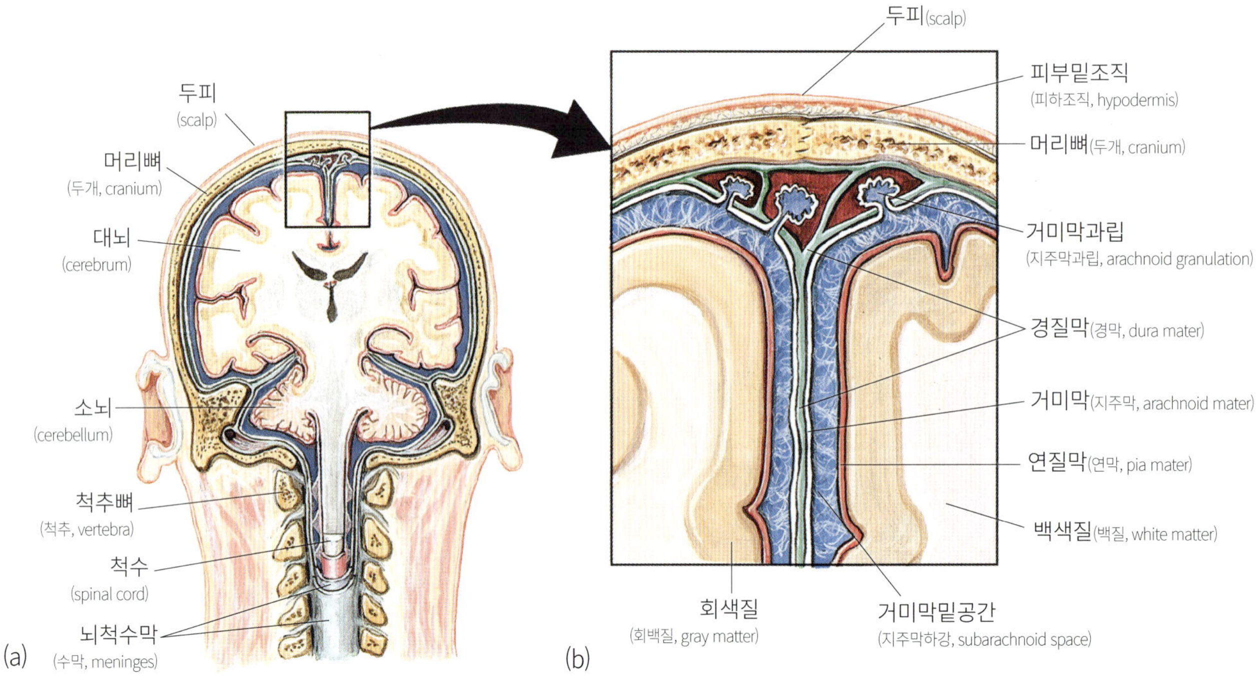

그림 7-18 (a) 뇌(brain)와 척수(spinal cord)를 둘러싼 뇌척수막(수막, meninges) (b) 뇌척수막의 3층 - 경막(dura mater), 거미막(지주막, arachnoid), 연질막(연막, pia mater)

6) 뇌(brain)의 혈액흐름

(1) 뇌(brain)의 동맥(artery)

뇌의 동맥은 속목동맥(내경동맥, internal carotid artery)과 척추동맥(추골동맥, vertebral artery)에서 혈액(blood)을 공급받는다. 또한 뇌바닥에서 대뇌동맥륜(Willis circle)을 형성하여 동맥문합이 이루어진다.(그림 7-19)

- **속목동맥**(내경동맥, internal carptid artery)은 온목동맥이 2개로 갈라져서 발생하며 머리안으로 들어간다. 속목동맥은 2개의 줄기로 갈라져서 **앞 · 중간대뇌동맥**이 된다.
- **척추동맥**(추골동맥, vertebral artery)은 빗장밑동맥(쇄골하동맥, subclavian artery)의 첫 번째에서 분지되어 첫 번째 목뼈의 가로돌기구멍을 지나 대후두공(foramen magnum)을 통해 **머리안**으로 들어간다.

솔방울샘(송과체, pineal body)

솔방울샘은 솔방울세포, 별아교세포 및 모세혈관으로 구성되어, 혈관 주위에는 약간의 아교섬유가 포함된 공간이 존재하고, 솔방울 세포의 돌기가 뻗어 있으며 눈으로 들어온 빛에 대한 정보를 받아서 멜라토닌(melatonim)의 합성과 분비를 조절한다. 솔방울샘은 하루, 일주일, 계절적 주기를 담당하는 **생체주기** 조절 기능을 수행한다.

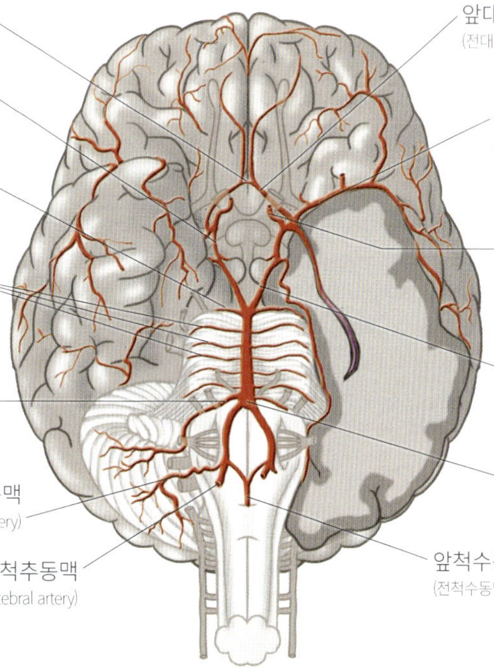

그림 7-19 뇌(brain)의 동맥

(2) 뇌(brain)의 정맥

뇌를 둘러싸고 있는 정맥은 뇌와 두겹의 경질막 사이에 형성되어 있으며 이를 묶어 경막정맥굴(경막정맥동, dural venous sinus)이라 한다.

경막정맥굴은 경막의 뼈막층판(골막층판, periosteal lamella)과 뇌막(meninges)층 사이에 있으며 위치에 따라 해면정맥굴(해면정맥동, cavernous sinus), 구불정맥굴(구불정맥동, sigmoid sinus), 가로정맥굴(심장막가로굴, transverse sinus), 곧은정맥굴(직정맥동, straight sinus)로 구분된다. 최종적으로는 **속목정맥**(내경정맥, internal jugular vein)과 연결된다. (그림 7-20)

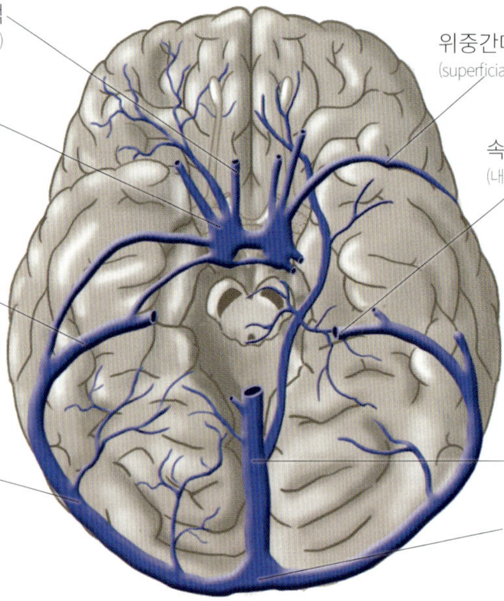

그림 7-20 뇌(brain)의 정맥

Advance Study

뇌척수액(cerebrospinal fluid)과 뇌실(cerebral ventricle)

뇌척수액은 맥락얼기(맥락막층, choroid plexus)에서 만들어진다

- **뇌척수액**은 뇌실 안의 맥락얼기에서 만들어지며, 거미막과립(pacchionian granulation)에서 경질막정맥동굴(경막정맥동, sinus of dura mater)에서 배출된다.
- **뇌척수액**(cerebrospinal fluid)은 하루에 여러 번 교환된다. 뇌실과 거미막밑공간(지주막하공간, subarachnoid space)을 채우는 뇌척수액은 약 90~150ml인데, 맥락얼기에서는 하루 약 500ml가 생산되므로 하루 3~4회 교환되고 있다.
- **뇌척수액**은 단백질과 당을 함유한 무색투명한 액체이다. 머리뼈바닥(두개저, base of skull)에 골절이 발생하면 코에서 뇌척수액이 새어나오는 경우가 있다.
- **뇌척수액**(cerebrospinal fluid)의 생산과 배출의 균형이 무너지면 물뇌증(수두증,hydrocephalus) 을 일으킨다. 뇌척수액의 생산과 배출이 장애를 받으면 뇌척수액이 증가하여 머릿속 압이 상승한다. 또한 종양(tumor) 등으로 인해 뇌척수액의 순환이 방해를 받으면 **물뇌증**이 발생한다.

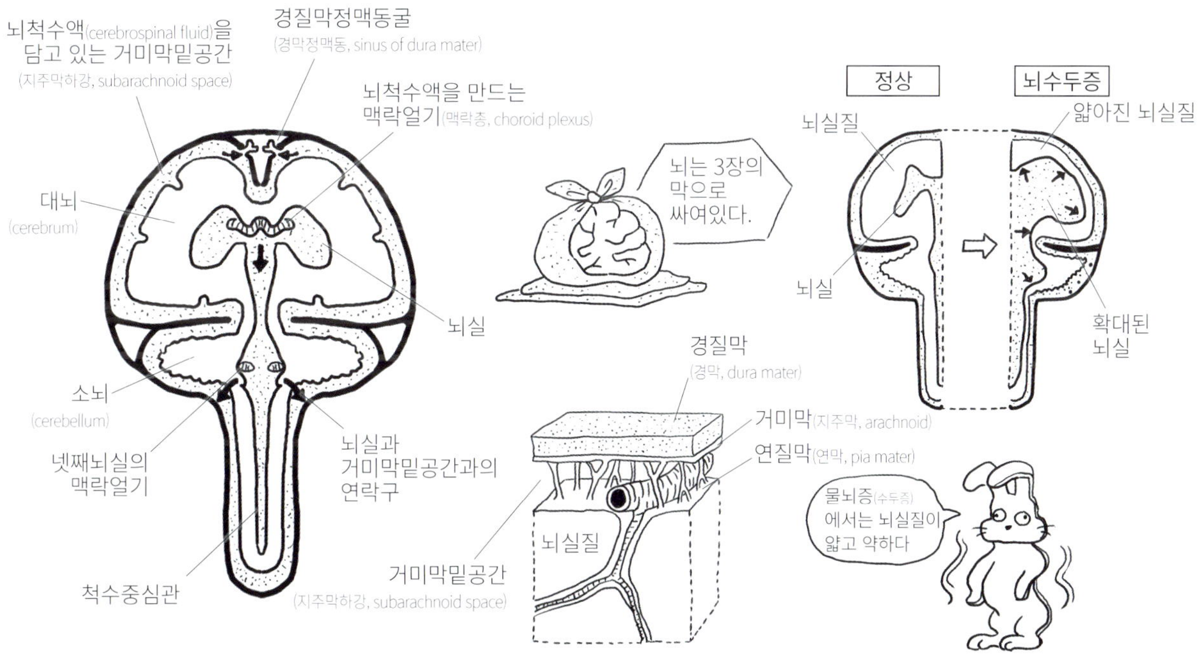

2. 척수(spinal cord)

1) 척수의 겉모습

척수는 뒤통수뼈에서 첫째허리뼈(제1요추) 아랫면 까지 이어지며, 굵기가 1cm, 길이가 40~45cm, 무게가 45g되는 연한 백색줄기이다. (그림 7-21)(그림 7-22)

척수는 뇌(brain)와 이어져 있고, 척추관(vertebral canal) 속으로 뻗어 있는 원기둥 형태의 **신경조직**(nervous tissue)이다.

척수는 연수(medulla oblongata)와 이어지는 기둥 형태의 신경계(nervous system)로, **척추관**(spinal canal) 속에 들어가 있으며, 척추관보다 짧고 제 1요추 근처까지만 이어져있다.

척수는 **목(경), 가슴(흉), 허리(요), 엉치(천), 꼬리(미)**의 분절로 나눌 수 있다.

척수의 수질인 **회색질**(회백질, gray matter)은 뇌와 마찬가지로 뉴런의 세포체이며, 피질인 **백색질**(white matter)은 신경섬유(nerve fiber)의 모음이다. 또한, 척수 전체를 삼차원적으로 보면 회색질은 H자 모양의 연속된 기둥이며, 여기에는 전각(anterior horn), 후각(posterior horn), 측각(lateral horn)이 있다.

목 부위에서 척수(spinal cord)는 두꺼워져 **목팽대**(경수팽대, cervical enlargement)라고 하며, 위팔(상지, arm)에 분포하는 신경은 여기에서 기원한다. 또한 등부위에서 두꺼워진 **허리엉치팽대**(요수팽대, lumbar enlargement)가 있고 다리에 분포하는 신경이 이곳을 지난다.

2) 척수막(spinal meninges)

척수막은 뇌막의 연장된 구조이며, 척수(spinal cord)를 둘러싸고 있는 세 층의 섬유로 된 막이다. 바깥쪽부터 경막(dura mater), 거미막(arachnoid membrane), 연질막(pia mater)의 세층으로 구성되며, 이 세개의 막들이 척주를 둘러싸서 보호한다.

경질막밑공간(경막하공간, subdural space)은 가상의공간이며, 거미막밑공간(지주막하공간, subarachnoid space)은 CSF가 차 있는 공간이다.

3) 척수신경의 구조(structure of the spinal nerve)

척수신경(spinal nerve)은 상단부터 목신경(경신경, cervical nerve) 8쌍, 가슴신경(흉신경, thoracic nerve) 12쌍, 허리신경(요신경, lumbar nerves) 5쌍, 엉치신경(천골신경, sacral nerve) 5쌍, 꼬리신경(미골신경, coccygeal nerve) 1쌍의 5구역으로 분류된다. 목신경은 목뼈(경추, cervical spine)를 지나는 척수신경(spinal nerve)이 출입하는 부분이다.

척수는 31개의 분절로 구성되어 있으며, 들어가고 나오는 신경에 따라 아래와 같이 구분한다.

- 8쌍의 **목신경**(경신경, cervical nerve: C1~C8) : 목분절
- 12쌍의 **가슴신경**(흉신경, thoracic nerve: T1~T12) : 가슴분절
- 5쌍의 **허리신경**(요신경, lumbar nerve: L1~L5): 허리분절
- 5쌍의 **엉치신경**(천골신경, sacral nerve: S1~S5) : 엉치분절
- 1쌍의 **꼬리신경**(미골신경, coccygeal nerve: C0) : 꼬리분절

Bell 마비(Bells palsy: 특별성안면신경마비)

Bell 마비란 말초성(peripheral) 안면신경마비(facial nerve paralysis)이다. 원인 불명으로 얼굴신경(안면신경, facial nerve)이 안면신경관 내에서 커지거나 꼬여서 발생하는 것으로 생각된다.

원인: 주 원인은 찬바람에 뺨 부위를 오래 쏘이는 것으로 갑자기 진행된다.

증상: 이마로부터 입 주위 근육까지 편측성으로 거의 완전하게 장애를 받아 속눈썹 징후, Bell 현상이 나타난다.

장애 부위에 따라 혀 앞 2/3의 미각 저하와 청각 과민도 발생한다. 가장 먼저 선택해야 할 치료는 부신겉질스테로이드(adrenocortical steroid)제를 대량으로 투여하는 것이다.

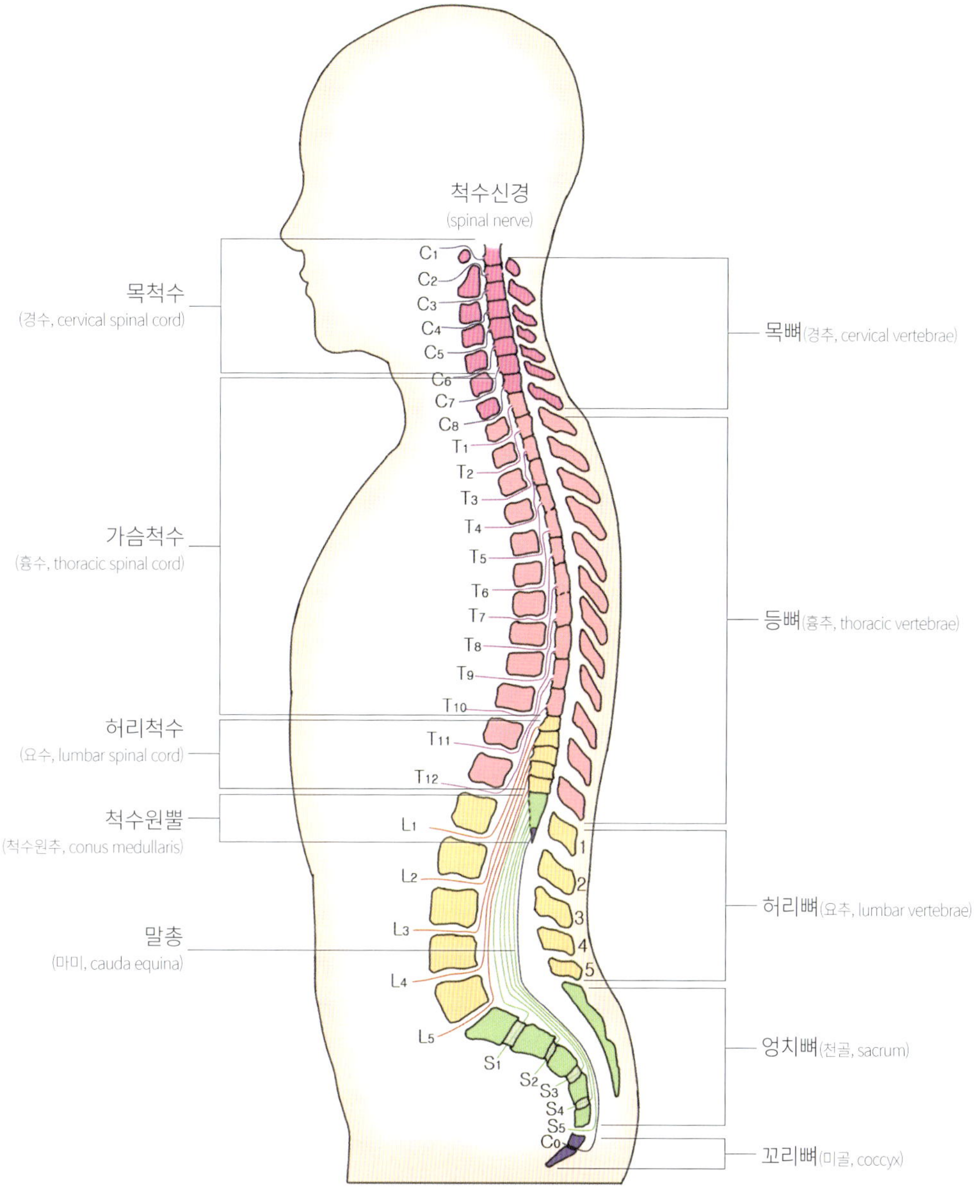

그림 7-21 척수(spinal cord)의 형태

회색질(회백질, gray matter)

나비와 비슷한 모양이며, **앞뿔**(전각, anterior horn)은 앞쪽에서 좌우로 뻗어나온 부분이며, **뒤뿔**(후각, posterior horn)은 뒤쪽에서 좌우로 뻗어나온 부분이며, **가쪽뿔**(측각, lateral horn)은 8번째목부위~2째허리부위 높이에서 바깥쪽(가쪽)으로 뻗어나온 부분이다.

백색질(white matter)

뇌와 척수의 각 부위를 연결하는 신경섬유로 이루어져 있다. 앞뿔 앞쪽의 **앞섬유단**(전삭, anterior funiculus)과 바깥쪽에 위치한 **가쪽섬유단**(측삭, anterior funiculus)과 좌우 고랑사이에 있는 **뒤섬유단**(후삭, posterior funiculus)으로 나뉜다.

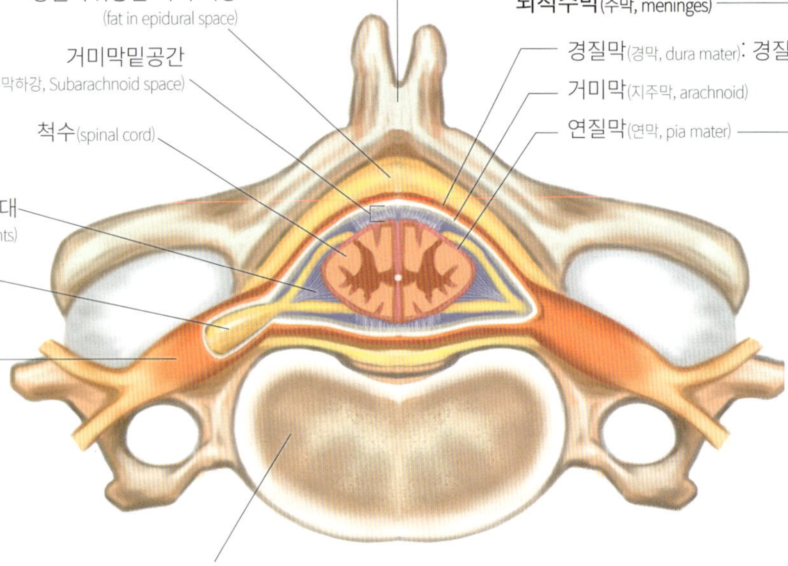

(a)

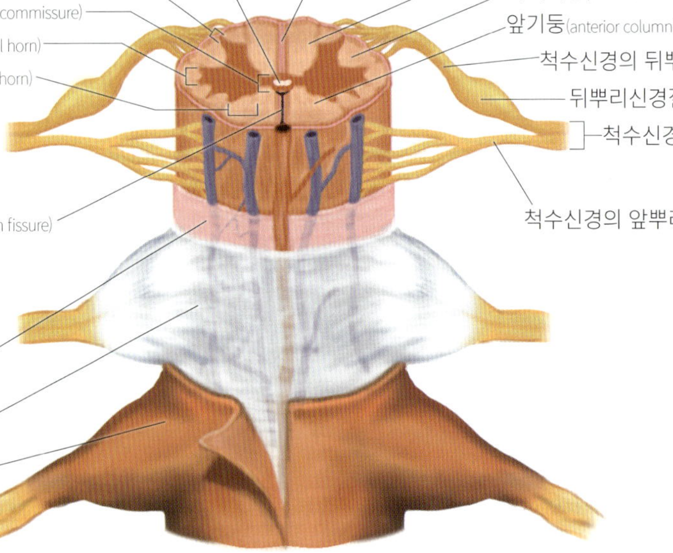

(b)

그림 7-22 척수(spinal cord)의 가로 절단면 (a) 척수와 뇌척수막(수막, meninges) (b) 회색질(회백질, gray matter)과 백색질(백질, white matter)

4) 척수(spinal cord)의 감각로(sensory pathway)와 신경감각로(nerve sensory pathway)(그림 7-23)

(1) 척수의 감각로

감각수용기(sensory receptor)는 신체의 내부와 외부의 환경을 감지한다. 감각수용기가 자극되면 그 자극은 중추신경계통에 전달된다.

(2) 척수의 감각신경로

뇌줄기(뇌간, brain stem)에서는 안쪽섬유띠(내측섬유대, medial lemniscus) 를 형성한다. 이 경로는 팔다리의 의지를 감지하는 고유감각과 분별감각, 압력과 **진동감각**(pallesthesia)을 전달한다.

앞가쪽신경로(전외측신경로, anterolateral pathway)는 앞척수시상로(lateral spinothalamic track)와 가쪽시상로(anterior spinothalamic tract) 두 개가 존재하고 가벼운 촉각과 통증 및 온도감각을 조절한다. 척수의 앞 · 뒤척수소뇌로(후척수소뇌로, posterior spinocerebellar tract)의 신경로를 통해 몸의 **자세**와 **균형**을 유지할 수 있다.

5) 척수(spinal cord)의 운동로(motor tract)와 운동신경로(nerve motor tract)

(1) 척수의 운동로

중추신경계통(central nervous system)은 감각계통이 제공하는 정보에 반응하여 운동명령을 만들어 낸다. 이 명령은 몸신경계통(몸운동 명령)과 자율신경계통(autonomic nervous system)을 통하여 전파된다.

(2) 척수의 운동신경로

피라미드로계(추체로계, pyramidal system)는 섬세한 운동, 자세와 균형유지를 담당한다.

가쪽겉질척수로(외측피질척수로, lateral corticospinal tract)는 뇌의 대뇌겉질(cerebral cortex)에서 시작하여 척수 앞뿔에 닿는다. 앞겉질척수로(전피질척수로, anterior corticospinal tract) 뇌의 대뇌겉질 일차몸운동 영역에서 시작하여 앞뿔에 닿는다.

피라미드외로계(추체외로계, extrapyramidal system) 뇌로부터 척수 앞뿔까지 내려오는 운동신경의 통로이다. 반사적, 무의식적, 불수의적 근육운동에 관여하는 **신경로**이다.

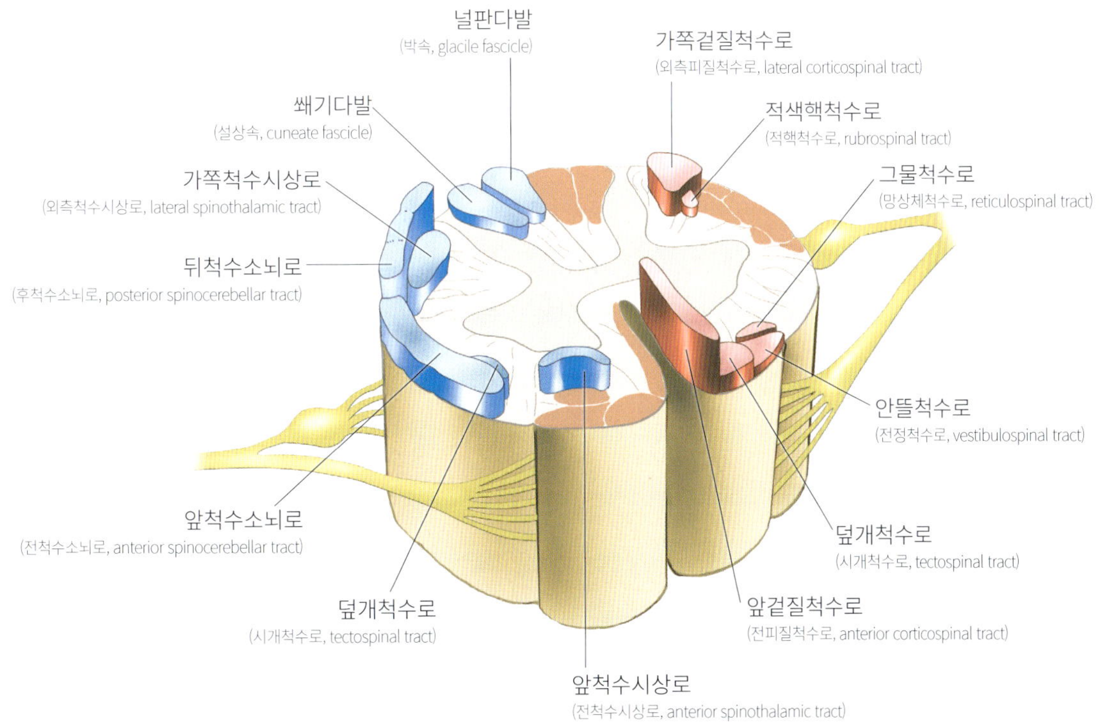

그림 7-23 척수(spinal cord)의 신경로(nerve tract)

D. 말초신경계통(PERIPHERAL NERVOUS SYSTEM)

말초신경계통은 뇌와 척수의 신경계통과 신체의 말초부를 연결하는 신경로이다. (그림 7-24)

말초신경(peripheral nerve)은 뇌에서 기원되는 12쌍의 **뇌신경**(cranial nerve)과 척수에서 기원되는 31쌍의 **척수신경**(spinal nerve)으로 구성되어 있다.

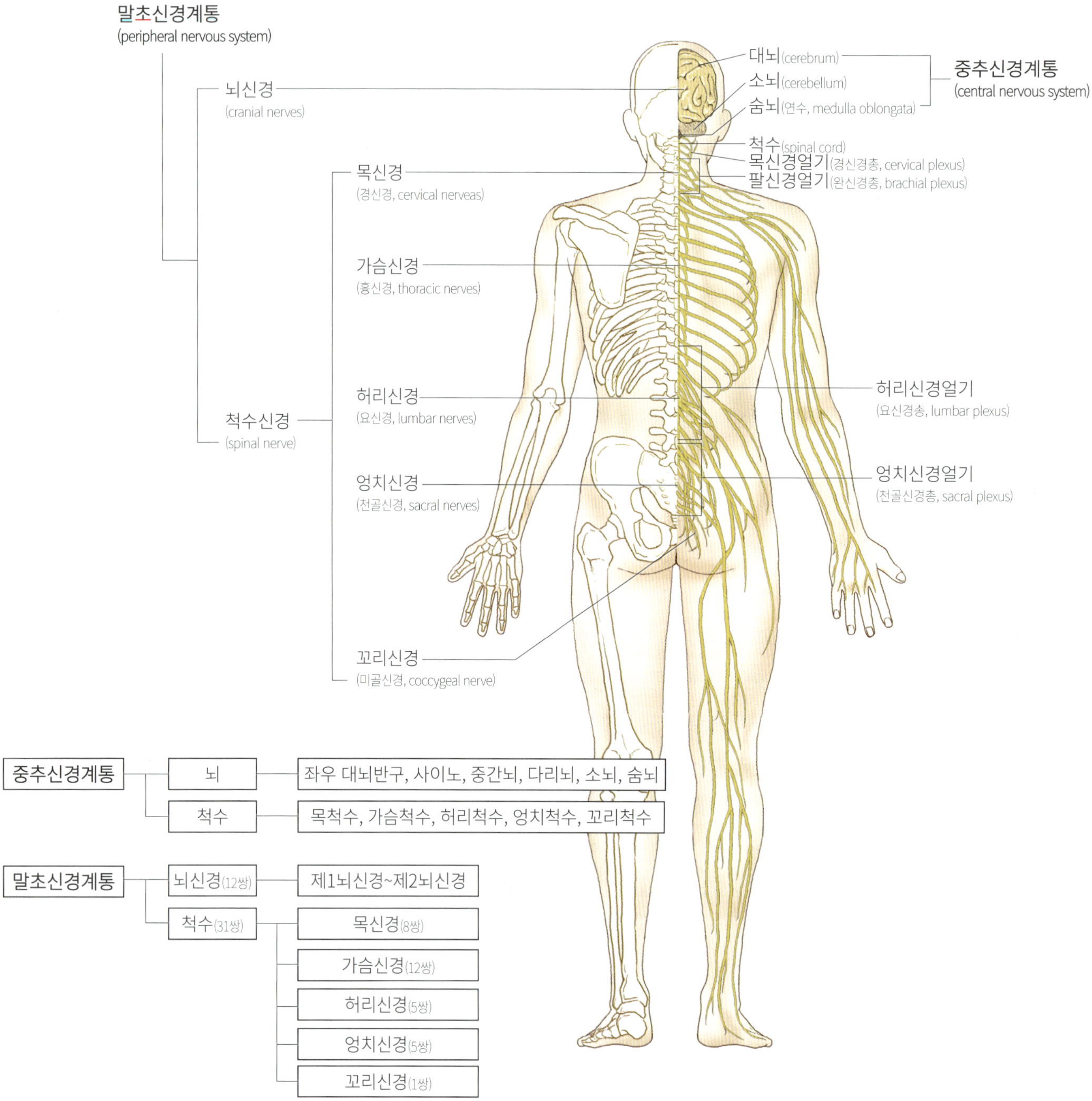

그림 7-24 온몸의 신경계통

1. 뇌신경(cranial nerve)

뇌신경은 머리안으로부터 머리뼈 구멍을 통해 나가는 말초신경(peripheral nerve)이며, 말초신경 중 뇌에 출입하는 신경을 **뇌신경**이라 한다.

뇌(brain)에 출입하는 말초신경은 뇌의 바닥에서 12쌍의 뇌신경이 나오는데 그 대부분은 **뇌줄기**(brain stem)와 연결된다. 10번 뇌신경인 미주신경(vagus nerve)은 **흉부와 복부 장기**에 널리 분포하고 있다. 안면부의 후각신경(olfactory nerve)을 제외하면 모두 **머리뼈**(두개골, skull)를 통과한다.(표 7-11)

* 각 뇌신경의 주 작용은 감각과 운동을 동시에 수행한다.

표 7-11 뇌신경

	신경	신경자극	기능
I	후각신경(후신경, olfactory nerve)	코에서 뇌로 전달	후각
II	시각신경(시신경, optic nerve)	눈에서 뇌로 전달	시각
III	눈돌림신경(동안신경, oculomotor nerve)	뇌에서 안구근육으로 전달	안구운동
IV	도르래신경(활차신경, trochlear nerve)	뇌에서 바깥안구근육으로 전달	안구운동
V	세갈래신경(삼차신경, trigeminal nerve)	머리피부와 점막, 치아에서 뇌로 전달; 뇌에서 씹기 근육으로 전달	얼굴, 머리덮개 및 치아의 감각; 씹기(저작)
VI	갓돌림신경(외전신경, abducens nerve)	뇌에서 바깥안구근육으로 전달	안구운동
VII	얼굴신경(안면신경, facial nerve)	혀의 맛봉오리에서 뇌로 전달; 뇌에서 얼굴근육으로 전달	미각; 얼굴표정근의 수축
VIII	속귀신경(안뜰달팽이신경, 전정와우신경, vestibulocochlear nerve)	귀에서 뇌로 전달	청각; 평형감각
IX	혀인두신경(설인신경, glossopharyngeal nerve)	인후와 혀의 맛봉오리에서 뇌로 전달; 뇌에서 인후근육과 침샘으로 전달	인후의 감각, 미각, 삼키기, 침의 분비
X	미주신경(vagus nerve)	인후, 후두, 가슴안과 배안의 장기로부터 뇌로 전달; 뇌로부터 인후근육, 가슴안과 배안의 장기로 전달	인후와 후두, 가슴안과 배안 장기의 감각; 삼키기, 발성, 심장박동을 느리게 하고 꿈틀운동을 촉진
XI	더부신경(부신경, accessory nerve)	뇌로부터 특정 어깨근육과 목근육으로 전달	어깨운동; 머리를 돌리는 운동
XII	혀밑신경(설하신경, hypoglossal nerve)	뇌에서 혀근육으로 전달	혀의 운동

말초신경(peripheral nerve)과 뇌신경(cranial nerve)의 기능

말초신경(peripheral nerve)은 그 기능에 따라 몸신경(체신경, somatic nerve)과 자율신경(autonomic nerve)으로 구분될 수 있다. 몸신경은 인체의 움직임을 조정하고 외부 자극을 받아들이며, 의식으로 이들을 조율한다.

대부분의 뇌신경은 **혼합신경**이지만, 일부는 **감각신경**이며, 일부는 일차적인 **운동신경**이다.

뇌신경(cranial nerve)은 머리와 얼굴, 목의 감각 기관과 뼈대근육(골격근, skeletal m.), 분비선의 신경작용을 지배한다. 그러나 10번 뇌신경인 미주신경(vagus nerve)은 가슴(흉부, chest)과 배(복부, abdomen)의 장기까지 분포하며 각 장기의 신경작용에 관여하고 있다.

2. 뇌신경(cranial nerve, CN)의 영역 : 특성에 따른 분류

뇌신경(cranial nerve, CN)은 뇌의 아랫면에서 나오는 12쌍의 신경으로 줄여서 'CN 로마자'로 표시한다.

각 뇌신경의 주작용으로 감각성, 운동성, 감각과 운동을 동시에 하는 혼합성으로 구분할 수 있고 기능과 특성에 따라 분포한다. (그림 7-25)

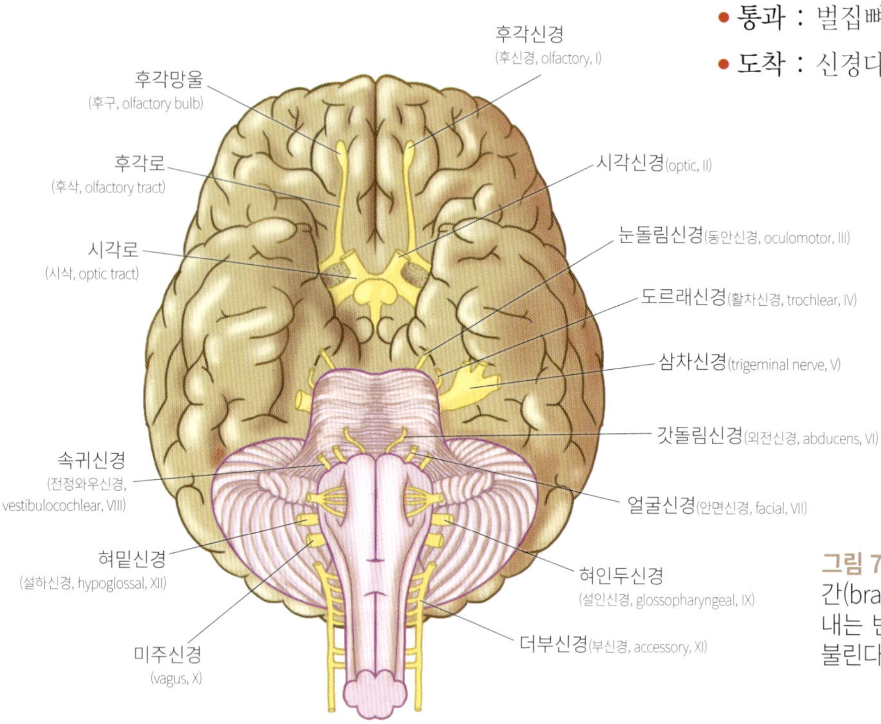

1) 후각 영역

(1) 후각신경(후신경, olfactory nerve)

후각신경은 뇌신경의 첫 번째이며, 후각점막(olfactory membrane)에 있는 후각수용체에서 시작하여 머리로 들어간다. 냄새감각을 전달하는 신경이며, 손상 시 후각상실증(anosmia)이 생긴다. (그림 7-26)

- **시작** : 후각상피(olfactory epithelium)의 수용기
- **통과** : 벌집뼈(사골, ethmoid bone)의 체판
- **도착** : 신경다발형성 후 후각망울(후구, olfactory bulb)

그림 7-25 첫째 뇌신경을 제외한 나머지 뇌신경은 뇌간(brain stem)에서 기원된다. 뇌신경은 순서를 나타내는 번호 또는 기능이나 분포를 나타내는 이름으로 불린다.

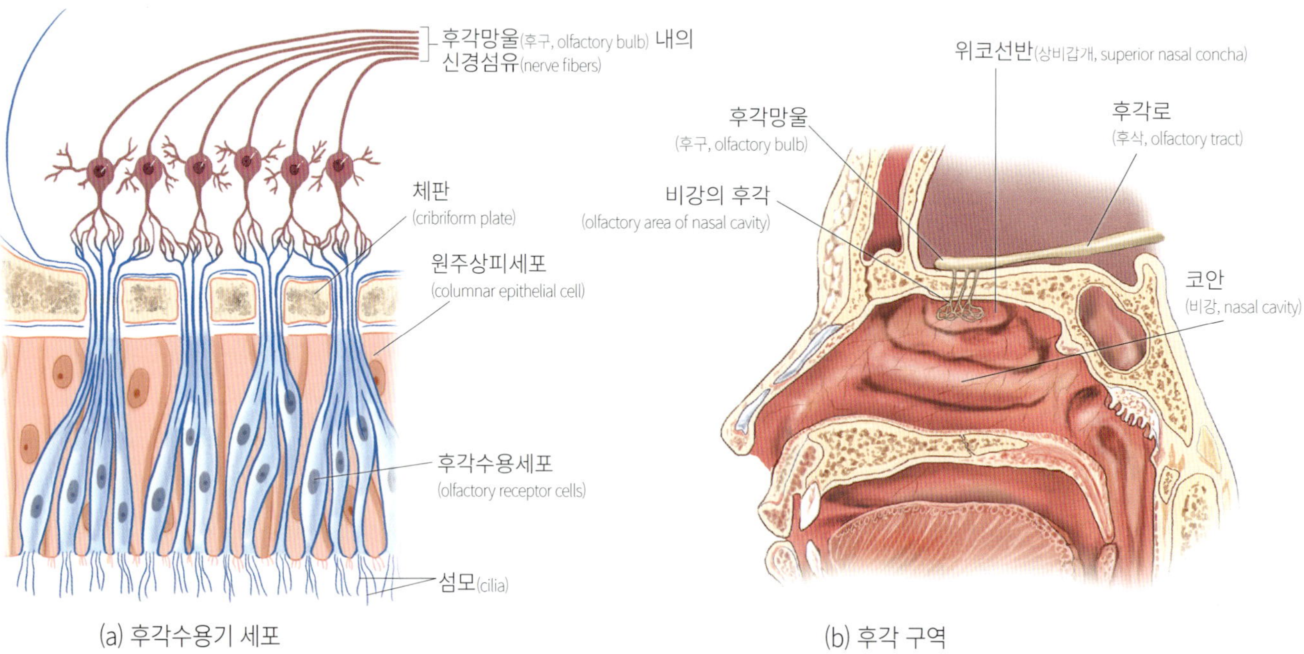

그림 7-26 후각(olfactory sense) (a) 후각수용기 세포 (b) 후각 구역

2) 눈오목(안와, optic fovea)의 신경

눈오목에는 시각신경 외에도 눈돌림신경(동안신경, oculomotor nerve), 도르래신경(활차신경, trochlear nerve), 갓돌림신경(외전신경, abducens nerve)이 분포한다. (그림 7-27, 28, 29, 30)(표 7-12)

(1) 시각신경(optic nerve)

시각신경은 눈의 특수감각신경절로부터 시각정보를 전달하며, 눈의 망막(retina)에서 시각로를 따라 머리로 들어간다. 손상 시 시각소실(anopsia)이 생긴다.

- **시작** : 안구 뒷면 눈의 망막(retina)
- **통과** : 나비뼈(접형골, sphenoid bone)의 시각신경관(시신경관, optic canal)
- **도착** : 안구의 뒤쪽에서 안구로 들어감

(2) 눈돌림신경(동안신경, occulomotor nerve)

눈돌림신경은 중간뇌에서 나오며, 동공을 축소시키고, 눈꺼풀올림근육을 조절하며, 섬모체근(모양체근, ciliary m.)을 수축하여 렌즈를 둥글게 한다. 손상 시 사시(heterotropia), 복시(diplopia) 등이 나타난다.

- **시작** : 중간뇌(중뇌, mesencephalon)의 배쪽면
- **통과** : 나비뼈의 위눈확틈새
- **도착** : 아래곧은근(하직근, inferior rectus m.), 안쪽곧은근(내측직근, medial rectus m.), 아래빗근(하사근, inferior oblique m.), 위눈꺼풀올림근(상안검거근, levator palpebrae superioris m.)

(3) 도드래신경(활차신경, trochlear nerve)

뇌신경(cranial nerve) 중 가장 작은 신경으로 안구를 움직이는 위빗근을 지배하여 눈을 아래쪽 바깥쪽(가쪽)으로 움직이게 한다. 손상 시 사시(heterotropia), 복시(diplopia) 등의 현상이 나타난다.

- **시작** : 중간뇌(중뇌, mesencephalon)의 등쪽면에서 나온 후
- **통과** : 나비뼈의 위눈확틈새(상안와열, superior orbital fissure)
- **도착** : 위빗근(상사근, superior oblique m.) 위쪽으로 들어가, 볼 중앙의 피부에 분포

(4) 갓돌림신경(외전신경, abducens nerve)

갓돌림신경은 다리뇌에서 나오고 운동성으로, 눈을 바깥쪽으로 이동시키는 운동에 관여한다. 손상 시 복시(diplopia) 등이 나타난다.

- **시작** : 다리뇌(교뇌pons, 숨뇌medulla oblongata)의 경계
- **통과** : 나비뼈의 위눈확틈새(상안와열, superior orbital fissure)
- **도착** : 바깥안구근의 바깥쪽(가쪽) 곧은근

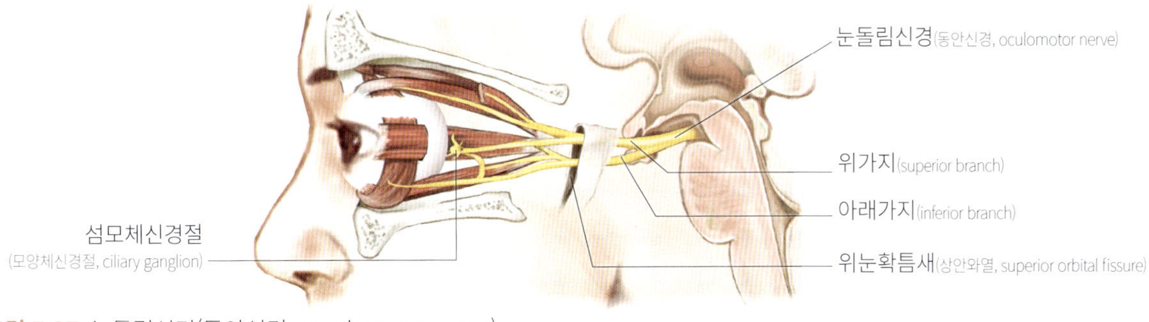

그림 7-27 눈돌림신경(동안신경, occulomotor nerve)

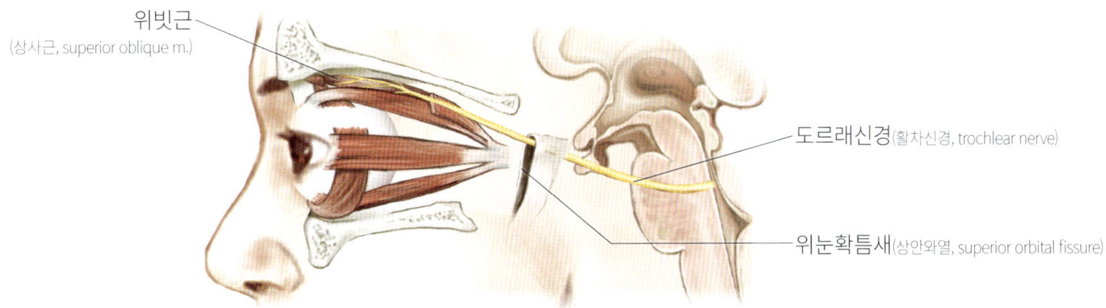

그림 7-28 도르래신경(활차신경, trochlear nerve)

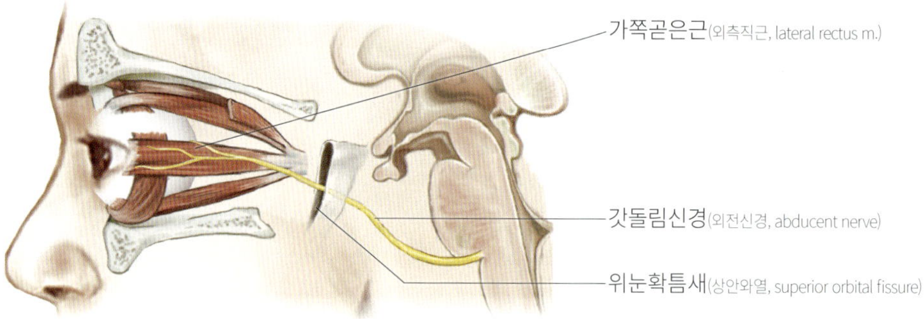

그림 7-29 갓돌림신경(외전신경, abducens nerve)

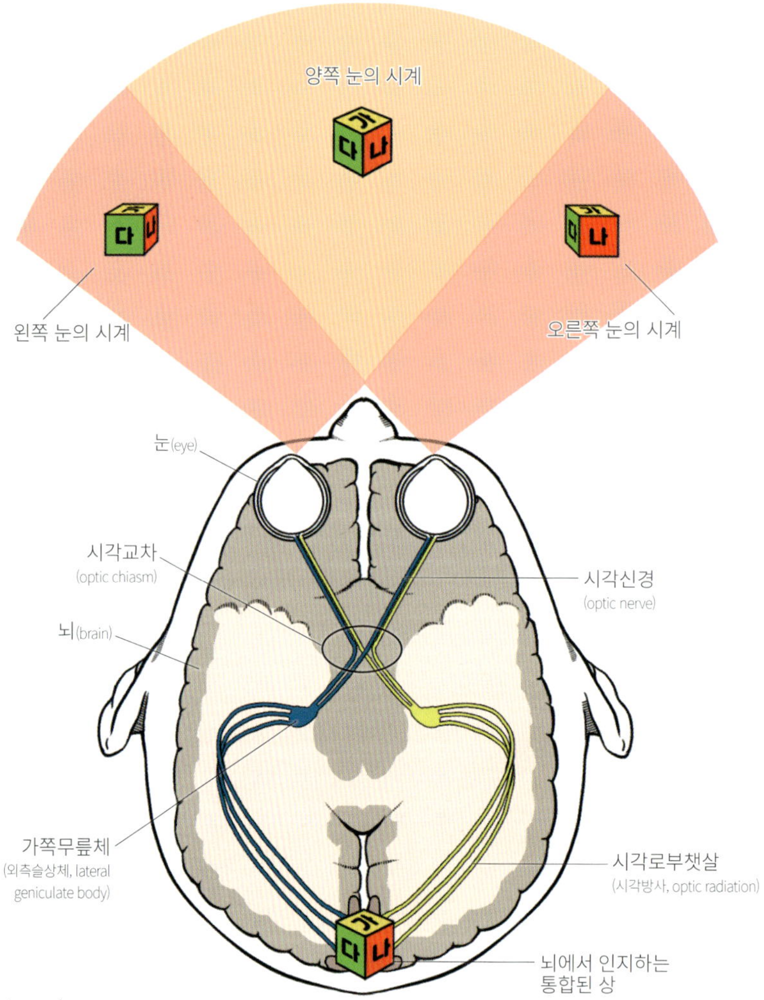

그림 7-30 시각경로(visual pathway)

표 7-12 코와 눈확의 신경

신경		신경자극	기능
CN I	후각신경(후신경, olfactory nerve)	코에서 뇌로 전달	후각
CN II	시각신경(시신경, optic nerve)	눈에서 뇌로 전달	시각
CN III	눈돌림신경(동안신경, oculomotor nerve)	뇌에서 안구근육으로 전달	안구운동
CN IV	도르래신경(활차신경, trochlear nerve)	뇌에서 바깥안구근육으로 전달	안구운동
CN VI	갓돌림신경(외전신경, abducens nerve)	뇌에서 바깥안구근육으로 전달	안구운동

3) 입안영역 신경(표 7-13)

(1) 얼굴신경(안면신경, facial nerve)

얼굴신경은 표정근육을 지배한다. 얼굴근육, 눈물샘(누선, lacrimal gland), 침분비, 미각 등을 지배한다. 손상 시 안구건조증(dry eye syndrome), 입건조증(xerostomia)이 생길 수 있다. (그림 7-31)

＊ 얼굴과 피부덮개를 움직이는 근육은 모두 피부근육이며 얼굴신경의 지배를 받는다.

- **시작** : 다리뇌(교뇌, pons)의 아래모서리
- **통과** : 관자뼈(측두골, temporal bone)의 속귀길(내이도, internal acoustic meatus)에서 붓꼭지구멍(경유돌공, stylomastoid foramen)
- **도착** : 표정근육에 분포

Waller변성

신경섬유(nerve fiber)는 손상되면 손상부위부터 말초측 축삭까지 세포체(cell body)로부터 영양이 공급되지 않아 2, 3일 이내에 변성되어 소실된다. 이것을 Waller 변성이라고 한다.

말초신경계(peripheral nervous system)는 신경재생이 활발하며, Waller 변성이 일어나도 정상으로 회복되는 경우가 많은데, 신경재생 과정에서 혼선이 발생하면 후유증을 일으키는 경우가 있다.

중증의 안면신경마비(facial nerve paralysis)에서는 Waller 변성이 진행되면 회복이 어려워지기 때문에 발병 후 재빨리 보존적 치료를 개시해야 한다.

손상의 정도가 가벼우면 Waller 변성에까지 이르지 않고 신경전도의 장애만으로 끝나는 경우도 있다.

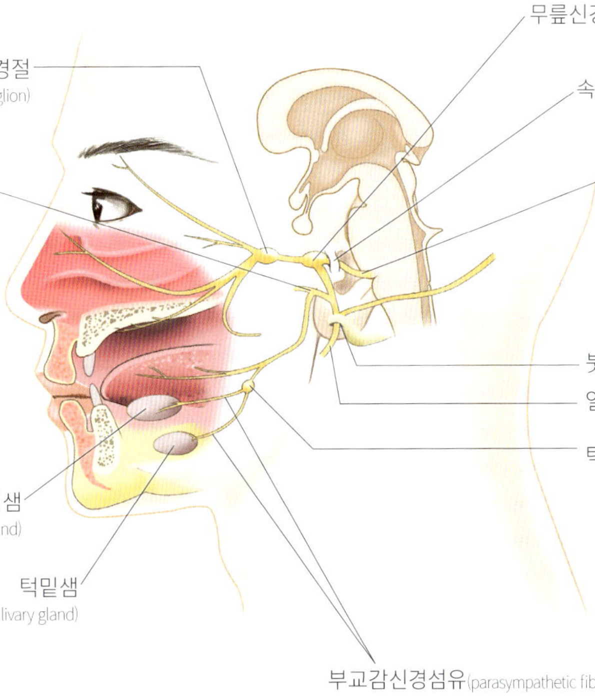

그림 7-31 얼굴신경(안면신경, facial nerve)과 관련 기관

표 7-13 입안영역신경

신경		신경자극	기능
CN VII	얼굴신경(안면신경, facial nerve)	혀의 맛봉오리에서 뇌로 전달; 뇌에서 얼굴근육으로 전달	미각; 얼굴표정근의 수축
CN IX	혀인두신경 (설인신경, glossopharyngeal nerve)	인후와 혀의 맛봉오리에서 뇌로 전달; 뇌에서 인후근육과 침샘으로 전달	인후의 감각, 미각, 삼키기, 침의 분비
CN XII	혀밑신경(설하신경, hypoglossal nerve)	뇌에서 혀근육으로 전달	혀의 운동

(2) **혀인두신경**(설인신경, glossopharyngeal nerve)

혀(lingua)의 미각과 감각, 인두(pharynx)의 감각과 삼킴에 관여하며, 귀밑샘(이하선,parotid gland) 분비 등을 지배한다. 귀밑샘(이하선, parotid gland)의 침 분비도 증가시킨다. 손상 시 입건조증(xerostomia), 미각손실 등이 생길 수 있다.(그림 7-32)

- **시작** : 혀의 뒤쪽 1/3, 숨뇌
- **통과** : 뒤통수뼈(후두골, occipital bone)와 관자뼈 사이의 목정맥 구멍
- **도착** : 숨뇌(연수, medulla oblongata)의 감각핵

(3) **혀밑신경**(설하신경, hypoglossal nerve)

혀밑신경은 운동성으로 혀의 안쪽과 바깥쪽 근육을 지배한다. 손상 시 삼킴과 말하기가 어려워진다.

- **시작** : 숨뇌(연수, medulla oblongata)의 운동핵
- **통과** : 속목동맥(내경동맥, internal carotid artery), 뒤통수뼈와 혀밑신경관(설하신경관, hypoglossal canal)
- **도착** : 혀 근육

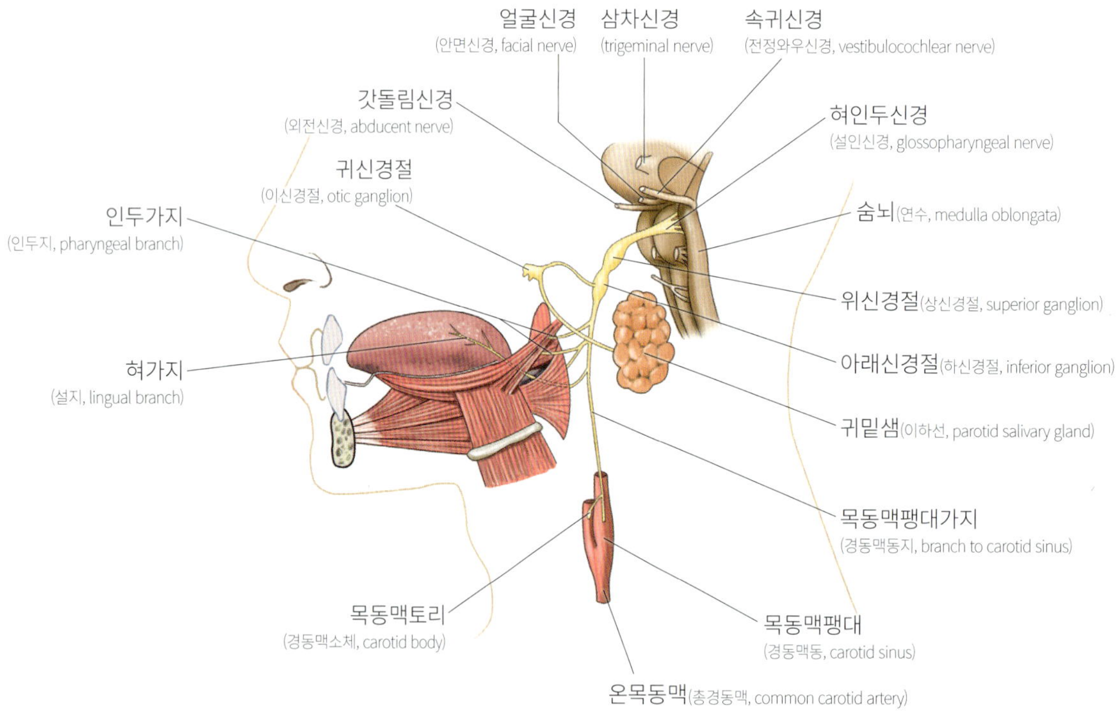

그림 7-32 혀인두신경(설인신경, glossopharyngeal nerve)과 주변신경

4) 아가미 영역 신경

(1) 삼차신경(trigeminal nerve)

얼굴의 감각을 담당한다. 감각신경에 염증이 생기면 삼차신경통(trigeminal neuralgia)이 생길 수 있다.(그림 7-33)(표 7-14)

- **시작** : 3개의 가지(① 제1가지: 안신경V1, ② 제2가지: 상악신경V2, ③ 제3가지: 하악신경V3)로 나뉘어 머리안
- **통과** : 눈신경(위눈틈새와 위턱신경)
- **도착** : 눈신경(안신경, opthalmic nerve), 위턱신경(상악신경, maxillary nerve), 아래턱신경(하악신경, mandibular nerve) 등

(2) 미주신경(vagus nerve)

미주신경은 여러 개의 작은 뇌신경(cranial nerve) 들이 융합된 것이며, 많은 가지가 넓게 퍼져있다. 인두(pharynx)와 후두(larynx)의 근육을 지배하고, 배속 장기들의 내장감각을 전달한다. 손상 시 목쉼, 발성불능, 삼킴곤란에 문제가 생길 수 있다.

- **시작** : 숨뇌(연수, medulla oblongata)
- **통과** : 뒤통수뼈(후두골, occipital bone)와 관자뼈(측두골, temporal bone) 사이의 목정맥구멍(경정맥공, jugular foramen)
- **도착** : 숨뇌의 감각핵

(3) 더부신경(부신경, accessory nerve)

더부신경은 운동성으로 인두(pharynx), 등세모근(승모근, trapezius m), 목빗근(흉쇄유돌근, sternocleidomastoid m.)의 운동에 관여한다. 손상 시 어깨올림, 목 반대로 돌리기가 어려워진다.

- **시작** : 척수(spinal cord) 와 숨뇌(연수, medulla oblongata)의 운동신경핵
- **통과** : 뒤통수뼈와 관자뼈 사이의 목정맥구멍
- **도착** : 입천장(palate), 인두(pharynx), 후두(larynx)의 뼈대근육

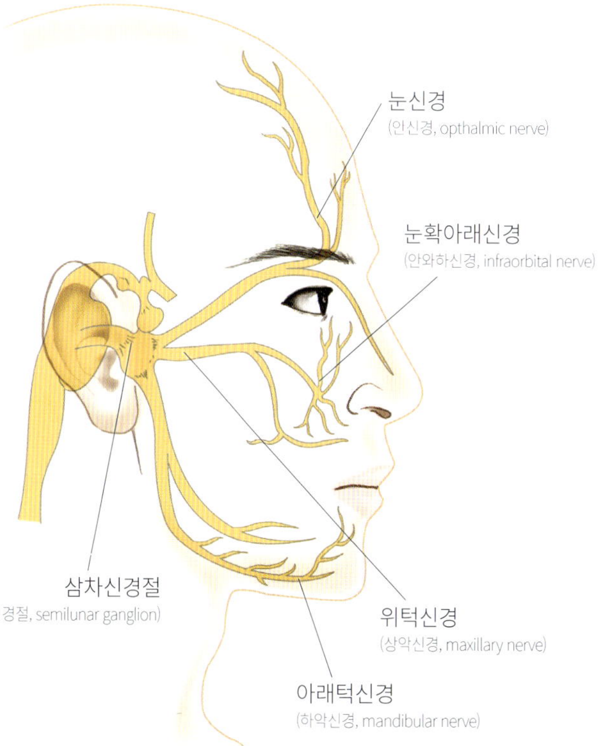

그림 7-33 각각의 삼차신경(trigeminal nerve)

표 7-14 삼차신경의 3개의 가지

신경	신경자극	머리안의 구멍	분포부위
1.눈신경	다리뇌의 앞가쪽에서 나와 삼차신경절을 거쳐 3개의 가지로 나뉨	위눈확틈새	눈확
2.위턱신경		원형구멍	날개입천장오목
3.아래턱신경		타원구멍	관자아래오목

5) 속귀신경(전정와우신경, vestibulocochlear nerve)

청각과 평형감각을 뇌로 전달한다. 달팽이신경(와우신경, cochlear nerve)은 청각을, 안뜰신경(전정신경, vestibular nerve)은 평형감각을 전달한다. (그림 7-34)

- **시작** : 속귀(내이, inner ear)의 수용기
- **통과** : 관자뼈(측두골, temporal bone)의 속귀길에서 합류
- **도착** : 얼굴신경의 바깥쪽에서 다리뇌(교뇌, pons)와 숨뇌(연수, medulla oblongata)의 안뜰
- **위치** : 다리뇌와 숨뇌 사이의 경계로 얼굴신경이 시작되는 바깥쪽(가쪽)

중이염(otitis media)

중이염은 귀 안쪽 고막에서 달팽이관(와우관, cochlear duct)까지 이르는 부위에 염증이 생기는 질환이다.

원인 : 감기(common cold)나 비염(rhinitis)이 지속돼 면역기능 저하, 코의 구조적인 이상, 세균 및 바이러스에 의한 감염이 주 원인이다. 귀 안쪽 고막에서 달팽이관까지 이르는 부위에 염증이 생기는 세균성 감염질환이다.

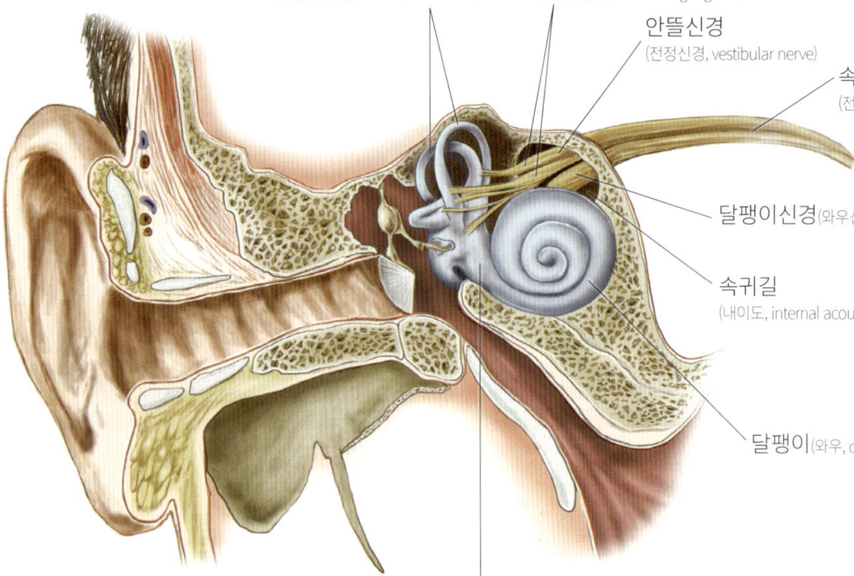

그림 7-34 속귀신경(전정와우신경, vestibulocochlear nerve)

얼굴근육마비(facial muscle paralysis)

머리뼈(두개골, cranial bone)의 골절 손상으로 인해, 얼굴근육이 마비된 것을 얼굴신경마비(facial palsy)라고 한다.

얼굴신경(facial nerve)이 마비되면 병변 쪽 얼굴근육(facial muscle)의 일부 또는 전체의 마비로 인해 피부의 긴장이 사라지며, 얼굴 표정이 매우 경직된다.

- 눈둘레근(안륜근, orbicularis oculi m.)이 마비되면 눈꺼풀틈새를 닫을 수 없게 되어 시력장애 등이 발생할 수 있다.
- 입틈새근육이 마비되면 입틈새를 닫을 수 없게 된다.
- 볼근(협근, buccinator m.)이 마비되면, 씹기가 어려워진다.

2. 척수신경(spinal nerve)

중추(center)와 전신을 연결하는 말초신경(peripheral nerve) 중 척수(spinal cord)에 출입하는 것을 척수신경이라 한다.

척수신경(spinal nerve)은 척추뼈 사이에서 나오는 말초신경이며, **목신경**(경신경, spinal nerve)에서 **꼬리신경**(미골신결, coccygeal nerve)까지 **31쌍**(말초신경)이다.

❶ 목신경(경신경, cervical nerve; C1~8)
❷ 가슴신경(흉신경, thoracic nerves; T1~12)
❸ 허리신경(요신경, lumbar nerves; L1~5)
❹ 엉치신경(천골신경, sacral nerves; S1~5)
❺ 꼬리신경(미골신경, coccygeal nerve; C0)

첫째목신경(C1)은 뒤통수뼈와 고리뼈 사이에서 나오고, 여덟번째목신경은 7번 목뼈와 1번 등뼈 사이에서 나온다.

척수신경(spinal nerve)은 제 1 경추 위에서 시작하여 이후에는 척추(vertebral)와 척추 사이에 형성되는 척추사이구멍(추간공, intervertebral foramen)에 1쌍씩 출입하고 있다. (그림 7-35)

감각신경(sensory nerve)

감각신경은 중추 쪽으로 신경정보가 이동하기 때문에 **구심성 말초신경**(afferent peripheral nerve)이라 한다.

감각 신경의 구심성 말초신경은 뒤뿌리(posterior root)를 형성하여 척수의 후각에 들어간다.

벨-마장디 법칙(Bell-Magendie law)

운동신경과 자율신경의 원심성 말초신경은 반드시 척수의 전각으로 나와 앞뿌리(ventral root)를 형성한다. 따라서 척수신경이 척수로 들어가는 입구와 출구가 완전히 다르며 이를 **벨-마장디 법칙**(Bell-Magendie law)이라 한다.

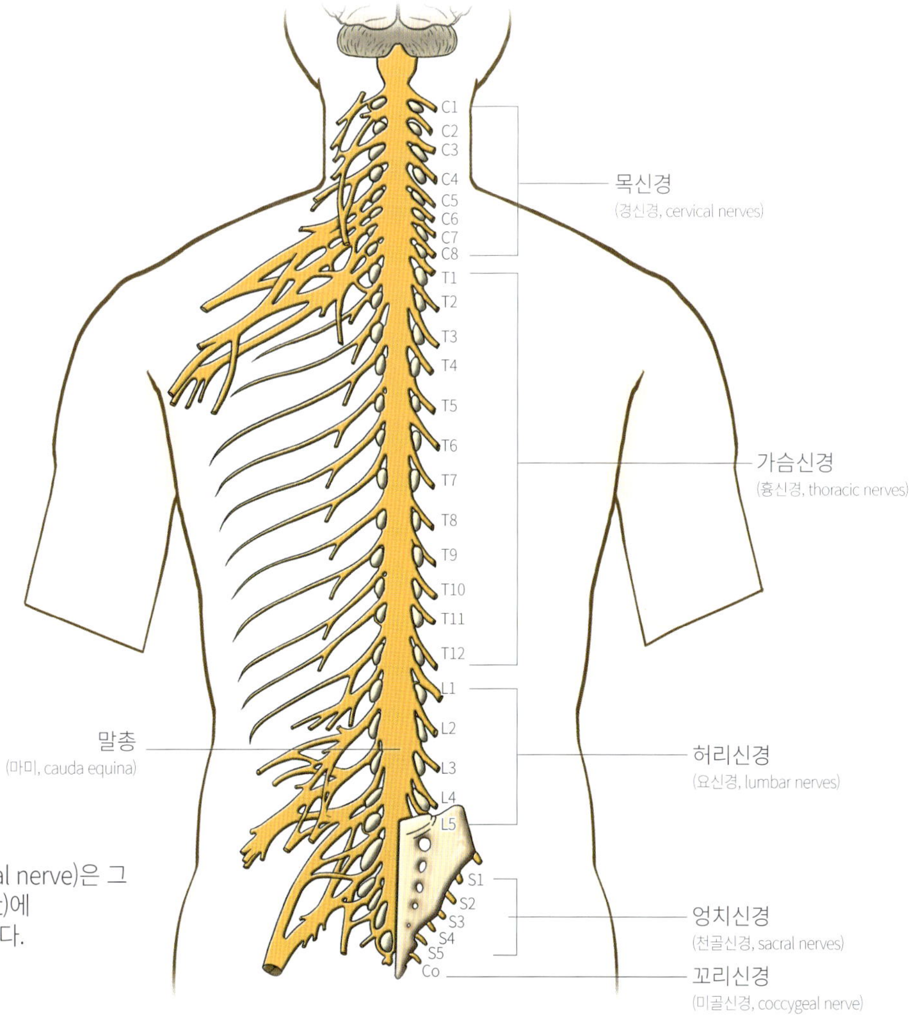

그림 7-35 31쌍의 척수신경(spinal nerve)은 그 신경이 나오는 척수 분절(segment)에 따라 나누고 순서대로 번호가 붙는다.

3. 신경얼기(신경총, nerve plexus)

1) 척수신경얼기(척수신경총)

(1) 목신경얼기(경신경총, cervical plexus)

목신경얼기는 C1~4의 앞가지로 구성되며, 목갈비근(사각근, scalene m.) 속에서 형성된다. 주로 목부분의 피부나 근육에 분포한다. 목신경얼기에서는 근육가지와 피부가지가 나온다. 호흡기능에 중요한 가로막(횡격막, diaphragm)을 지배한다. (그림 7-36)

(2) 팔신경얼기(완신경총, brachial plexus)

팔신경얼기는 팔 전체를 지배하는 신경으로 C1~T1까지 다섯 개의 척추신경 앞가지가 형성된다.

팔신경얼기는 5개의 뿌리(다섯째~여덟째목신경과 첫째가슴신경, T1)의 앞가지이며, 앞목갈비근과 중간목갈비근 사이에서 나타난다. (그림 7-37)

* 팔신경얼기는 압박받기 쉬우며 이때 발생되는 것이 가슴문증후군(흉곽출구증후군)이다.

불응기(refractory period)

활동전위(action potential) 발생 직후 다음 활동전위가 발생하지 않는 시기이다.

활동전위 발생 직후의 **절대불응기**(absolute refractory period)와 여기에서 계속하여 일어나는 **상대불응기**(relative refractory period)로 나누어진다.

절대불응기는 아무리 강력한 자극을 주더라도 활동전위가 발생하지 않은 데 반해, 상대불응기는 통상보다 강력한 자극을 주면 활동전위가 발생한다.

불응기의 원인은 막전위가 탈분극한 상태에서는 활동전위의 탈분극(depolarization)상을 형성하고 있는 나트륨채널이 불활성화하고 있는 것이다.

즉 **막전위**(membrane potential)가 정지상태(정지전위)에 접근함에 따라 강력한 자극으로 나트륨채널이 활성화되면 활동전위도 발생할 수 있게 된다(상대불응기).

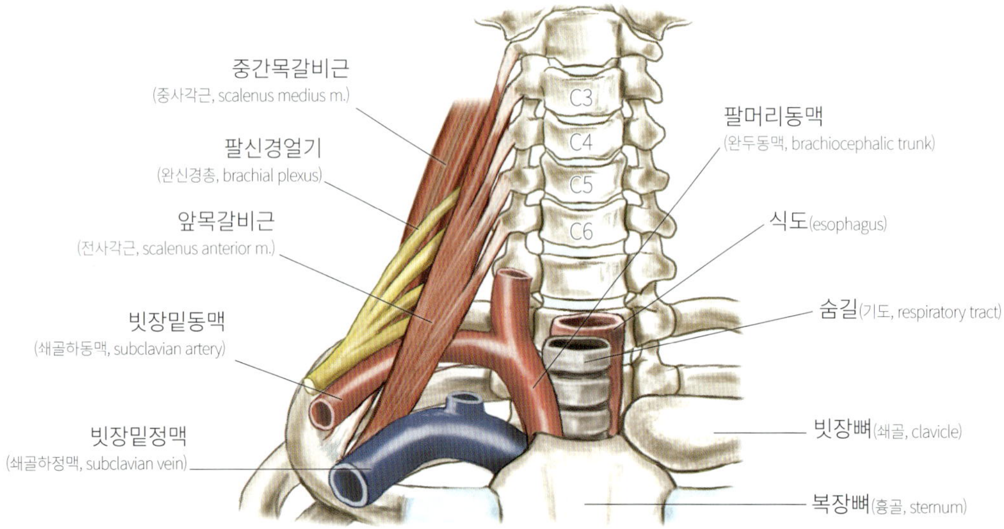

그림 7-36 앞·중간목갈비근 사이를 통과하는 목·팔신경얼기

척수신경의 기능

척수신경(spinal nerve)은 뇌신경(cranial nerve)이 분포하지 않은 신체부위와 척수 사이에서 신경자극을 전달한다. 척수신경은 피부 등의 감각을 전하는 **감각신경**과 운동의 지령을 골격근에 전달하는 **몸운동신경**(체운동신경, somatomotor nerve) 내장의 기능을 조절하는 **자율신경계**(autonomic nervous system)의 섬유가 섞여 있다.

❶ 근육피부신경(근피신경, musculocutaneous nerve; C5~7)

피부밑신경(subcutaneous nerve)은 부리위팔근(오훼완근, coracobrachialis m.), 위팔두갈래근(상완이두근, biceps brachii m.), 위팔근(상완근, brachialis m.)의 팔운동을 지배한다. (그림 7-38)

- **분포** : 위팔굽힘근 앞쪽의 근육

❷ 정중신경(median nerve; C6~T1)

바깥쪽(가쪽) · 안쪽다발에서 나온 2개의 뿌리가 겨드랑동맥(axillary artery)의 바깥쪽에서 합쳐져서 만들어진다.

정중신경은 아래팔의 운동과 엄지두덩근(무지근, thenar m.), 벌레근(충양근, lumbrical m.)을 지배한다. 또한 손목이 손상되면 엄지의 운동장애 및 감각장애가 잘 발생한다.

- **분포** : 아래팔 굽힘쪽(앞 부위) 근육, 손바닥의 엄지두덩근, 손바닥과 손가락의 노쪽 피부.

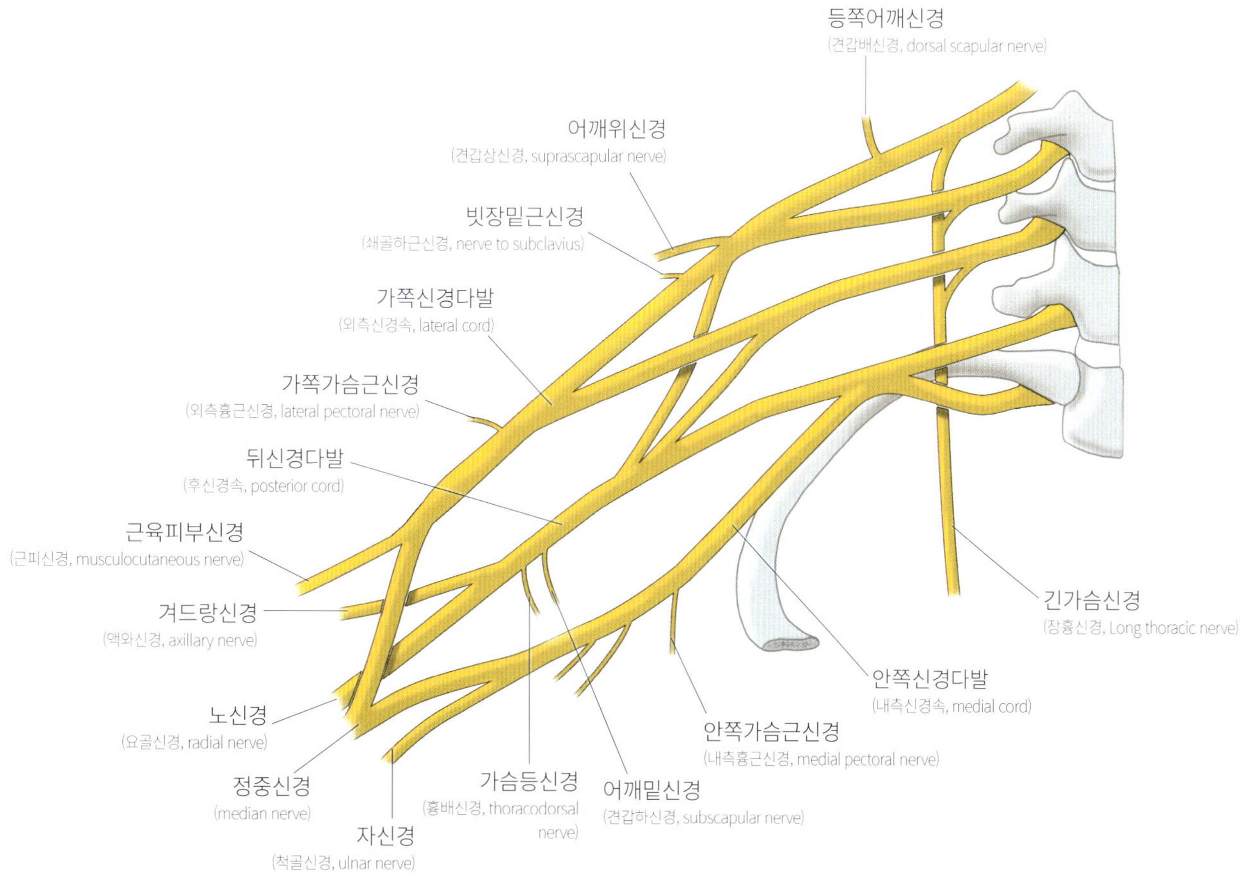

그림 7-37 팔신경얼기(brachial plexus)의 흐름

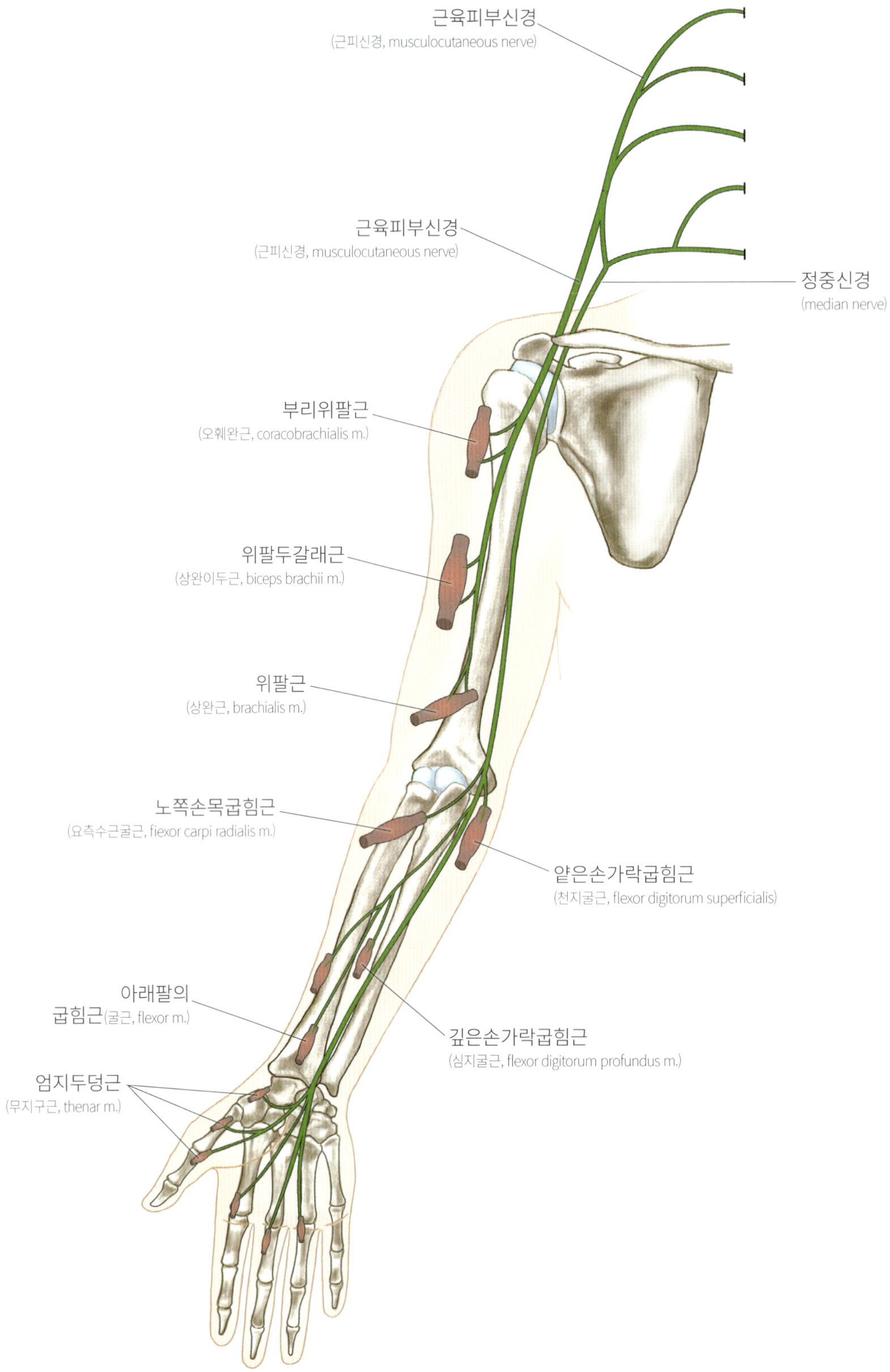

그림 7-38 근육피부신경(근피신경, musculocutaneous nerve)과 정중신경(median nerve)

❸ 자신경(척골신경, ulnar nerve; C8, T1)

안쪽신경다발(내측신경속, medial cord)에서 이어지며 안쪽다발의 종말가지이다. 위팔의 안쪽에서 아래쪽으로 내려간다.(그림 7-39)

엄지두덩근(무지근, thenar m.) 이외의 손목관절과 손가락 굽힘운동을 지배한다. 자신경마비 시 물건을 쥐는 것이 힘들어진다.

- **분포** : 손바닥의 새끼두덩근, 손허리근, 손등 자쪽 피부 등.

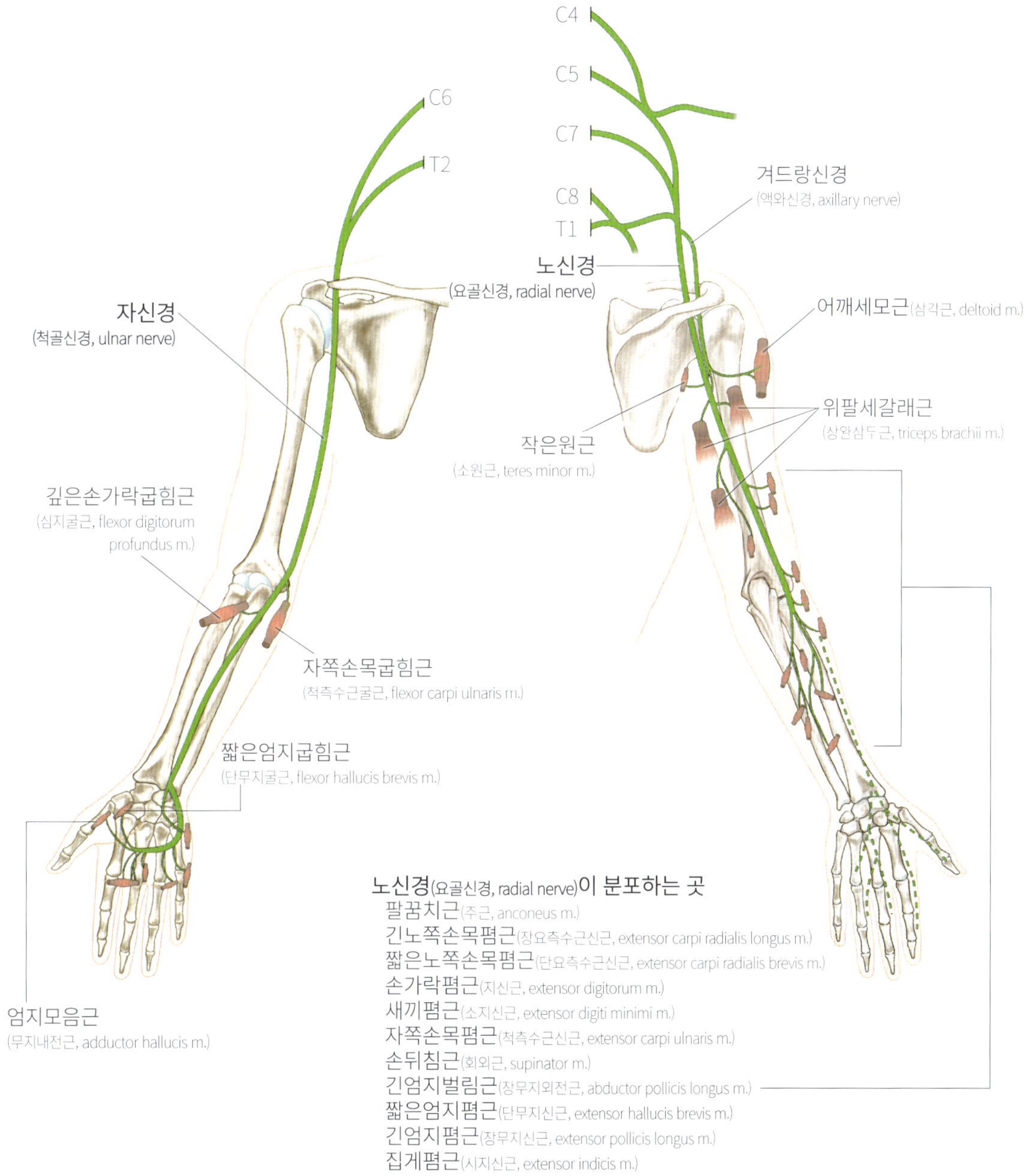

그림 7-39 자신경(척골신경, ulnar nerve)과 노신경(요골신경, radial nerve)

❹ 노신경(요골신경, radial nerve; C6~T1)

뒤다발의 두꺼운 쪽의 종말가지이다. 위팔의 폄근(신근, pectineus m.)과 뒤침근의 운동을 지배한다. 위팔의 골절이나 압박에 의해 손상되기 쉽다. (그림 7-37)

- **분포** : 위팔세갈래근, 아래팔의 폄근(뒤쪽)

❺ 겨드랑신경(액와신경, axillary nerve; C5, 6)

겨드랑에서 뒤쪽으로 나와 어깨세모근(삼각근, deltoid m.)의 깊은층으로 들어간다. 작은원근(소원근, teres minor m.)과 어깨세모근의 운동을 지배한다.

- **분포** : 어깨세모근, 작은원근

2) 허리신경얼기(요신경총, lumbar plexus)

큰허리근(대요근, psoas major m.) 속에 있으며, L4~S4 앞가지로 구성된다. L1~L4의 앞가지는 가로돌기 앞쪽에서 큰허리근으로 들어가며 신경얼기를 만든다. 넓적다리(대퇴, thigh) 안쪽과 가쪽, 발의 근육과 피부나 근육에 분포하며, 넓적다리 앞과 바깥생식기 등의 감각을 담당한다. (그림 7-40)

- **분포** : 넓적다리 위앞부분 피부, 음낭(scrotum) 위앞부분 피부, 불두덩(치구, mons pubis)과 대음순(labium major).

허리디스크와 척추관협착증

허리디스크와 척추관협착증은 비슷해 보이지만 다르다.

- **허리디스크**는 디스크가 외부의 큰 충격이나, 잘못된 자세 등으로 인해 척추 뼈와 뼈 사이의 구조물인 디스크가 탈출된 것으로, 정확한 질환명은 '**요추추간판탈출증**'이다.
  허리디스크는 허리를 숙이거나 앉아 있을 때 허리와 다리가 함께 통증이 생긴다.
- **척추관협착증**은 척추관 내벽이 좁아져 다리로 내려가는 신경에 압박이 가해져 통증과 마비가 생긴다.
  척추관협착증은 허리를 펼 때 통증이 심해지고 숙이면 오히려 편해지며, 허리보다 엉덩이, 다리, 발쪽의 통증이 더 심하다.

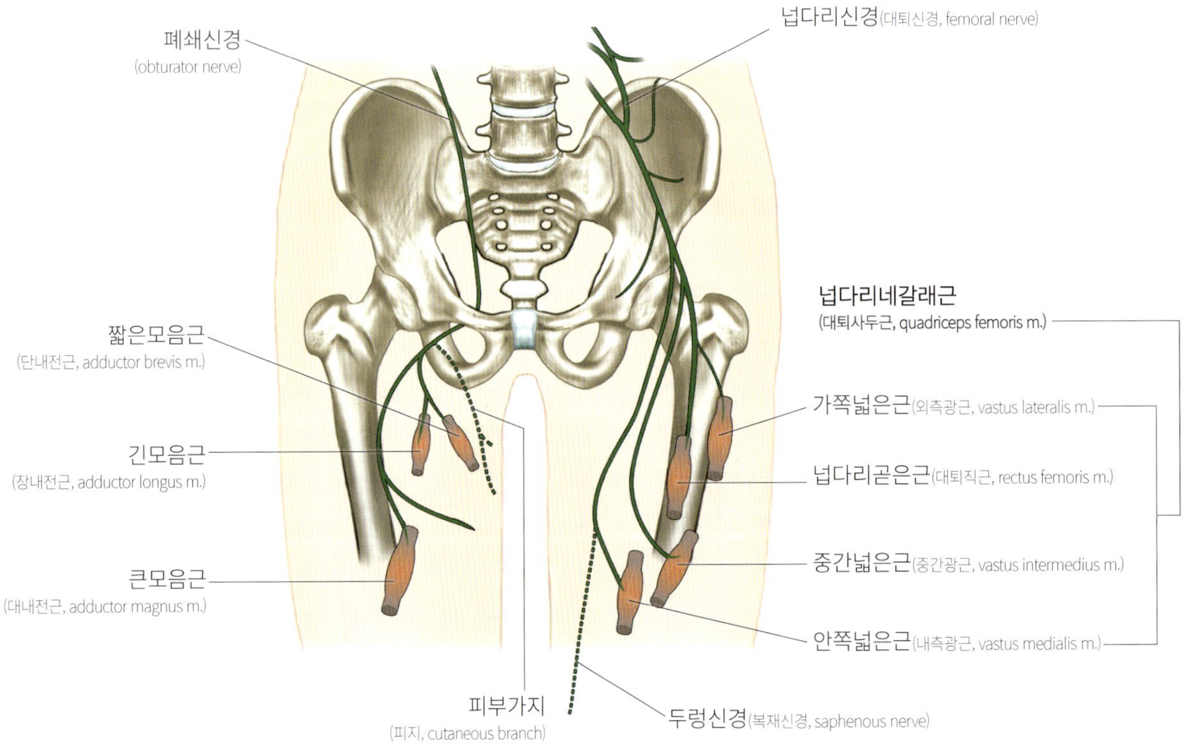

그림 7-40 허리신경얼기(요신경총, lumbar plexus)

3) 엉치신경얼기(천골신경총, sacral plexus)

L4, L5의 앞가지와 S1~S3의 앞가지에 의해(L4~S3의 앞가지로) 구성되며 종아리부터 발의 피부나 근육에 분포한다. (그림 7-41)

- **허리엉치신경줄기(요천골신경관, lumbosacral trunk)** : 허리엉치관절(요천관절, lumbosacral joint) 앞에서 아래로 내려가 골반안으로 들어간다.
- **S1~3의 앞가지** : 앞엉치구멍을 나와 골반벽에서 아래바깥쪽(가쪽)으로 향한다.

❶ **궁둥신경**(좌골신경, sciatic nerve)은 넙다리 뒤쪽, 종아리, 발에 분포한다.

❷ **위볼기신경**(상둔신경, nervus gluteus superior)은 중간볼기근(중둔근, gluteus medius m.), 작은볼기근(소둔근, gluteus minimus m.)에 분포한다.

❸ **아래볼기신경**(하둔신경, inferior gluteal nerve)은 큰볼기근(대둔근, gluteus maximus m.)에 분포한다.

❹ **넙다리피부신경**(대퇴피부신경, temoral cutaneous nerve)은 종아리, 넙다리 뒤쪽 피부에 분포한다. (그림 7-42)

* 아래볼기신경에 이상이 생기면 대둔근 쪽으로 혈류장애가 발생하며, 마비되면 동작에 장애가 생긴다.

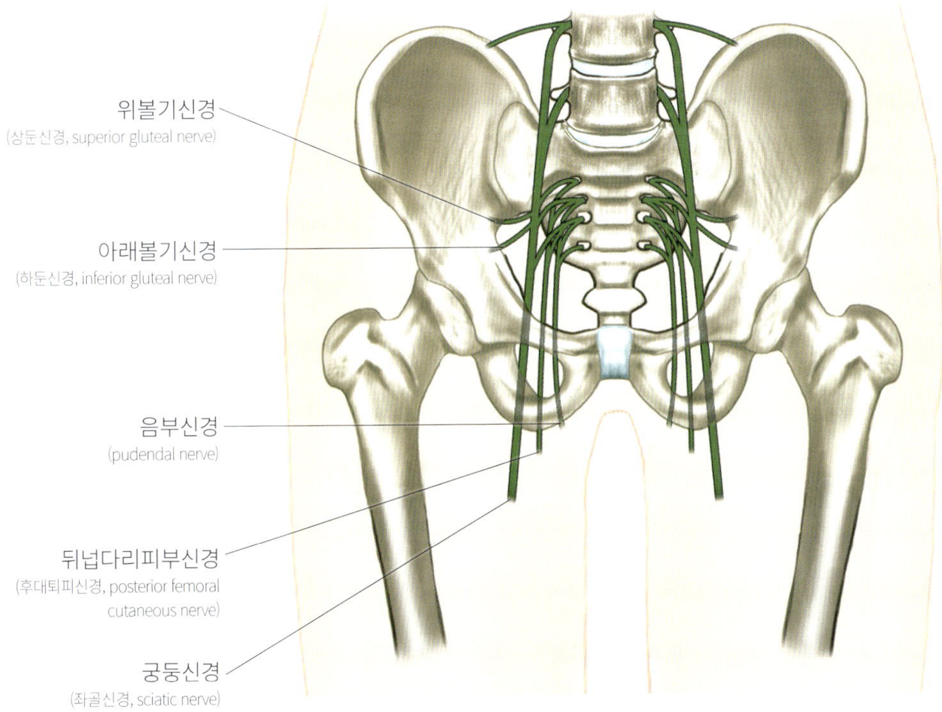

그림 7-41 엉치신경얼기(천골신경총, sacral plexus)

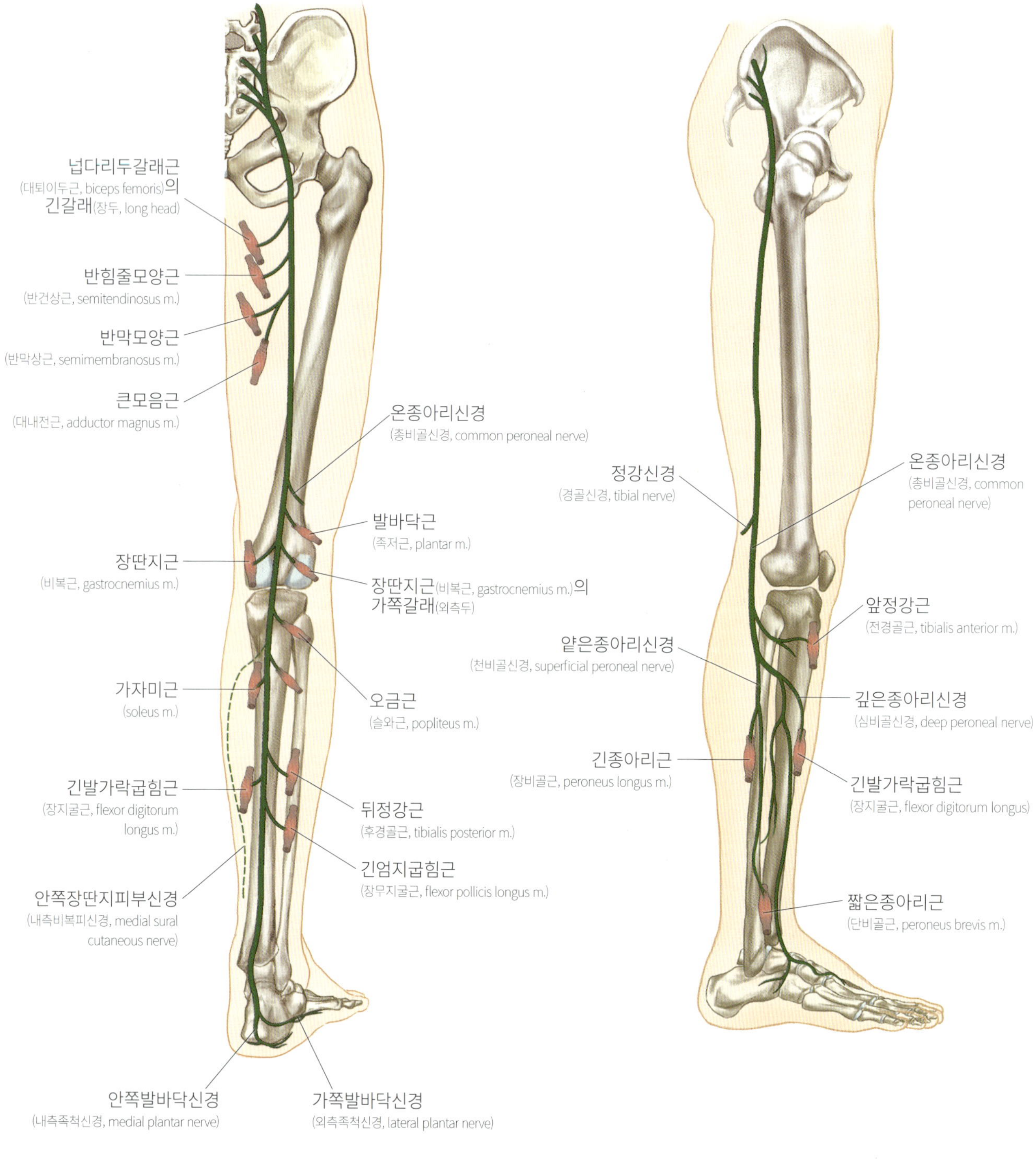

그림 7-42 궁둥신경(좌골신경, sciatic nerve)과 그 가지

E. 자율신경계통(AUTONOMIC NERVOUS SYSTEM, ANS)

자율신경(autonomic nervous)은 내장과 혈액에 분포하는 신경이며, 의식과 관계없이 자율적(무의식적이고 불수의적 기능)으로 일하며, 교감신경(sympathetic nerve)과 부교감신경(parasympathetic nerve)이 있다.

교감신경(sympathetic nerve)은 가슴신경(흉신경, thoracic nerves)에서 허리신경(lumbar nerves)까지의 측면에서 나오며 교감신경줄기의 신경절(ganglion)에 도달한다.

부교감신경(parasympathetic nerve)은 뇌줄기(뇌간, brain stem)와 엉치신경(천골신경, sacral nerve)에서 나온다. (그림 7-43)(표 7-15)

❶ **교감신경계통**(sympathetic nervous system)은 신체를 활동 상태로 만드는 기능을 한다.

❷ **부교감신경계통**(parasympathetic nervous system)은 신체를 휴식 상태로 만드는 기능을 한다.

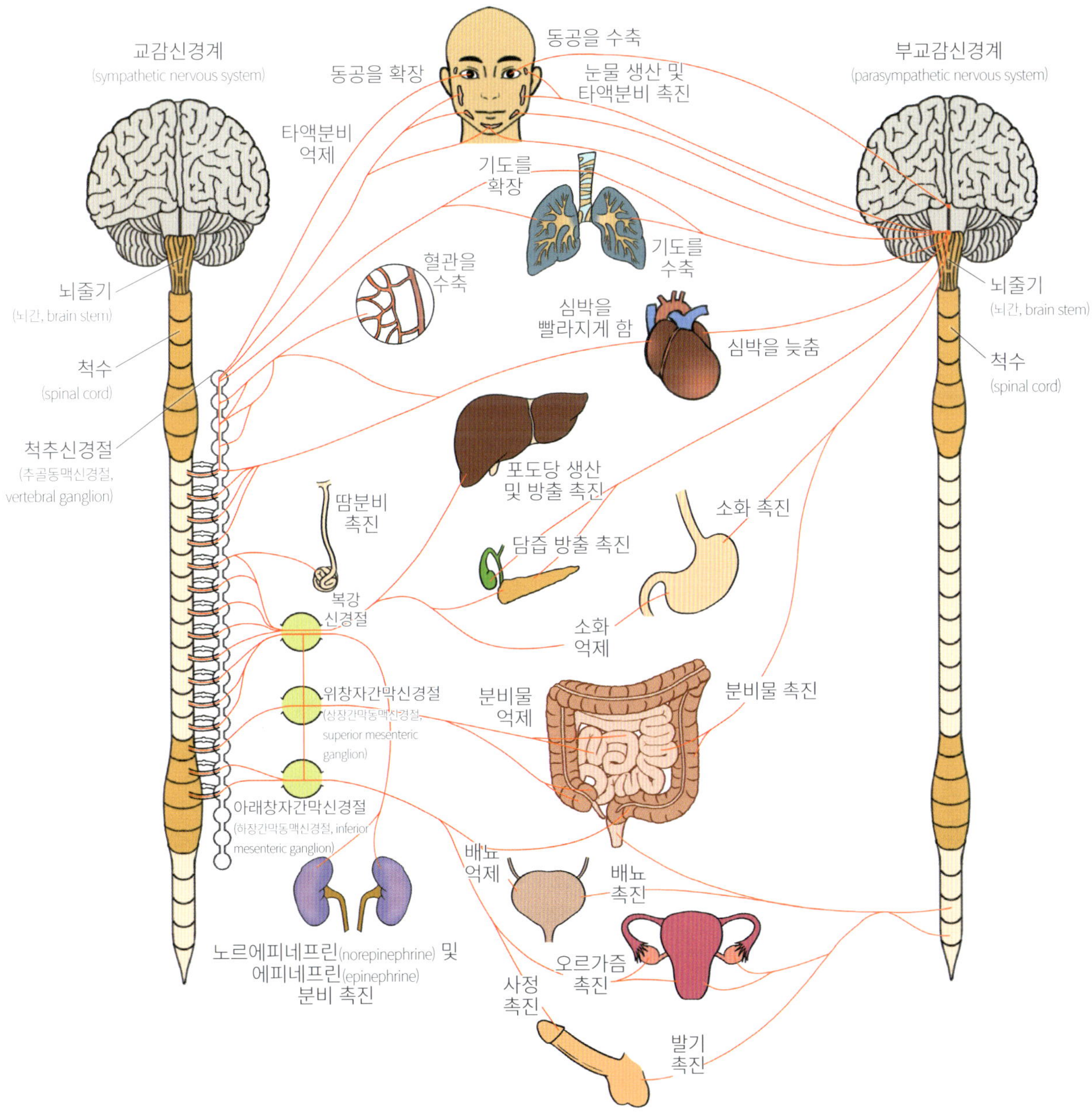

그림 7-43 자율신경계(autonomic nervous system, ANS)의 구조와 기능

자율신경계(autonomic nervous system)는 자율신경활성을 조절한다

- **자율신경계**는 내장과 혈관(blood vessel), 분비선 등의 기능을 제어하는 신경으로, 몸을 **흥분상태**로 유도하는 교감신경과 **이완상태**로 유도하는 부교감신경이 있다. 전신의 장기나 기관의 대부분은 교감신경과 부교감신경의 지배를 동시에 받고 있다.
- **자율신경계**는 신경절의 통합(integration) 기능에 의해 뇌(brain)와 척수(spinal cord)로부터 어느 정도 독립성(independence)을 유지한다. 이 신경절과 연관된 내장구심섬유(visceral afferent fiber)가 원심섬유(efferent fiber) 신경절과 함께 자율신경계를 구성한다.
- **자율신경계**는 척수(spinal cord) 또는 뇌줄기(뇌간, brain stem)에서 심장근육(심근, cardiac m.), 민무늬근(평활근, smooth m.) 및 샘상피조직으로 신경자극을 전달하는 운동신경세포로 구성된다.
- **자율신경계**는 무의식적으로 작용하며, 내장활성(visceral activity)을 조절하고, 항상성을 유지한다. 자율신경계는 교감신경(sympathetic nerve)과 부교감신경(parasympathetic nerve)의 두 부분으로 나눈다. 서로 길항작용(antagonistic action)을 통해 인체기관의 활성을 조절한다.

두통(headache)

두통은 누구나 한번쯤은 경험한다. 주로 이마에서부터 관자놀이(temporal), 후두골(occipitalis), 뒷목 등을 포함하는 부위에 통증이 발생한다. 두통은 크게 2 가지가 있다.

- **일차성 두통**: 자세한 검사에서도 특별한 원인이 발견되지 않는 편두통(migraine), 긴장성두통(tension headache), 군발두통(cluster headache) 등이 있다. 일차성 두통은 대부분 만성적 두통으로 발전하는데, 환자는 병에 대한 경각심이 부족하며, 특히 진통제 남용으로 각종 후유증이 생길 수 있다.
- **이차성 두통**: 이차성 두통에는 관자동맥염(측두동맥염, temporal arteritis), 근막동통증후군(myofascial pain s.), 약물과용두통 등이 있으며, 치명적일 수 있다.

원인: 대부분 외상(trauma), 뇌혈관질환(cerebrovascular disease), 감염성 질환(infectious disease), 특정 물질에 의한 두통 및 내과적 질환 등이다.

증상: **군발두통**(cluster headache)은 짧지만 매우 심한 강도의 두통을 보인다. 눈물이 가장 흔한 증상이며, 긴장성두통(tension headache)은 조이는 느낌, 띠가 머리를 두른 듯한 둔하고 지속적인 통증으로 느껴지며 대개 양측에서 나타난다.

편두통(migraine)

편두통의 정확한 원인은 아직 밝혀지지 않았다. 머리 혈관의 기능 이상으로 인해 발작적이며 주기적으로 나타나며, 주로 머리의 한쪽에서만 통증이 나타나는 경우가 많아 편두통으로 불린다. 편두통(migraine)은 어느 연령에서나 발생하지만 10대에 처음으로 발생하는 경우가 가장 흔하다.

사춘기에서 40세 사이에 증상이 생기고 여성의 18%, 남성의 6%에서는 일생에 한번 이상 편두통을 경험한다. 편두통은 여성들이 더 많이 겪고, 가족력이 있으며, 나이가 들수록 편두통의 강도와 횟수는 감소하며, 폐경 후에 편두통이 좋아지는 경우가 많다. 이런 특징 때문에 여성 호르몬인 에스트로겐이 편두통에 영향을 미친다고 추측하기도 한다.

원인: 아직 정확히 알려진 바가 없으나, 유전적 요인과 환경적 요인(강한 소음, 강렬한 냄새, 번쩍이는 불빛, 스트레스, 알코올 등)이 작용할 것이라고 보고된다. 또한 뇌혈관(cerebrovascular)이 좁아졌다. 확장되면서 주변 조직을 눌러서 두통(migraine)이 생긴다는 이론과 뇌 신경전달물질인 세로토닌(serotonin) 대사에 이상이 생겨 두통이 생긴다는 두 가지 이론이 있다.

증상: 보통 '전구증상-조짐-두통 및 동반증상-해소기-후유증상'의 5단계로 진행되는데, 조짐이 동반되지 않는 무조짐 편두통(migraine)은 가장 흔한 편두통의 유형이다. 어지럼이나 메스꺼움을 동반하며, 식은땀을 흘리거나, 두통(migraine), 오심(nausea), 구토(emesis, vomiting), 눈부심 등의 전신이 아픈 증상을 보인다.

1. 교감신경계통(sympathetic nervous system)

교감신경(sympathetic nerve)은 자율신경계통을 이루는 원심성 말초신경(peripheral nerve)이다. 교감신경이 흥분하면 맥박 증가, 혈압 상승, 소화 억제 등 몸이 위험한 상황에 대처할 수 있는 긴장된 상태가 되는데 이러한 반응을 도피반응(Flight-or-Fight Response)이라 한다. (그림 7-44)

1) 교감신경계통의 신경로

❶ 교감신경의 신경절이전섬유(preganglionic fiber)는 척수(T1~L3)에서 시작되어, 교감신경줄기(교감신경단, sympathetic trunk)로 들어간다.

❷ 교감신경줄기신경절(ganglia of sympathetic trunk)과 대동맥앞신경절(신경절) 중 한 쪽에 도달한다.

❸ 신경절이후섬유(postganglionic fibers) 중에서 몸통벽으로 향하는 것과 목부위나 가슴 · 배부위로 향하는 것은 표적으로 향한다.

2) 구조

교감신경(sympathetic nerve)은 제 1흉신경에서 상위 요신경까지 측각(columna lateralis)에서 시작된다. 이것은 앞뿌리에서 나와 척추의 양쪽에서 종으로 이어지는 교감신경줄기(sympathetic trunk)로 들어가서 표적이 되는 장기 등에 도달한다.

교감신경은 교감신경줄기나 다른 신경절에서 뉴런을 교환한 신경절이후섬유(postganglionic fiber)의 상태로 장기 등에 도착한다.

교감신경계(sympathetic nervous system) 내의 신경절이전섬유(preganglionic fiber)는 척수(spinal cord)의 외측각(측각 lateral horn)의 뉴런에서 기원된다.

교감신경절(sympathetic ganglion)은 척추(vertebral)의 양쪽 옆을 따라 늘어서 있는 척추옆신경절(paravertebral ganglia)과 척추 앞에 있는 척추전신경절(prevertebral ganglia)로 나누어진다. 척추옆신경절과 이들을 서로 연결하는 신경섬유를 함께 교감신경줄기(sympathetic trunk)라고 한다.

3) 기능

- 교감신경(sympathetic nerve)은 혈압상승, 혈관수축, 조임근(괄약근, sphincter)수축 등 에너지 사용이 필요할 때 활성화 된다.
- **흉수 위**에서 나오는 목(경부) 교감신경은 경부와 뇌의 혈관에 분포하며 안구돌출, 타액 분비를 일으킨다.
- **제 1~4흉수**에서 나오는 교감신경은 심장에 분포하여 맥박 증가, 혈압 상승, 관상동맥 확장 등을 일으키며
- **제 5흉수**와 **제 1요수**로부터 나오는 내장 교감신경은 흉부 내장의 혈관을 수축시켜 위장에서의 소화운동과 소화 효소분비를 억제한다.
- **제 1~4요수**에서 나오는 교감신경은 결장, 방광의 민무늬근 이완, 괄약근 수축, 혈관 수축등을 일으킨다.
- **제 3흉수**와 **제 4요수**로부터 나오는 것은 피부 혈관의 수축, 입모근의 수축, 땀분비 촉진 등을 일으켜 갑상선, 부신수질, 이자 등의 분비에 관계한다.

만성피로증후군

6개월 이상 지속되거나 반복되는 피로 증상을 말한다. 일반적으로는 남성들에 비해 여성들이, 그리고 젊은 사람들에 비해서 60세 이상의 노인들이 피로를 많이 호소한다.

원인: 유발요인은 질병이 아닌 반복되는 정신적, 신체적, 사회적 요인(과로, 스트레스, 우울증, 불안증, 약물 남용 등)과, 남성갱년기, 여성들의 심한 다이어트, 영양상태 불균형, 출산 후 수면 장애 등이 만성 피로를 유발할 수 있다.

증상: 심한 피로감, 아침에 일어나기가 힘듦, 눕고 싶음, 나른하고 기운이 없음, 의욕 상실, 집중력저하, 인지기능 장애 등이다.

정신분열증(schizophrenia)

정신분열증 환자들은 일반적으로 해마의 크기가 평균보다 작고 또한 고차적이고 종합적 사고를 담당하는 **전전두피질**(prefrontal cortex)의 활동이 비정상적인 경우가 많다.

원인: 정신분열증에는 편집증형, 긴장형, 비조직형, 미분화형, 그리고 잔여형 등이 있다. 유전적 요인, 태아시기 감염, 약물남용 등이다.

증상: 주 증상은 망상(delusion), 환각(hallucination), 비조직적인 언어와 행동이다. 환청(auditory hallucination: 소리환각)은 환자들이 가장 고통스러워하는 부분 중 하나이다.

망상(delusion)은 명백히 잘못된 믿음인데도 그 믿음을 계속적으로 유지하며 그로 인해 비정상적인 사고와 행동을 유발한다.

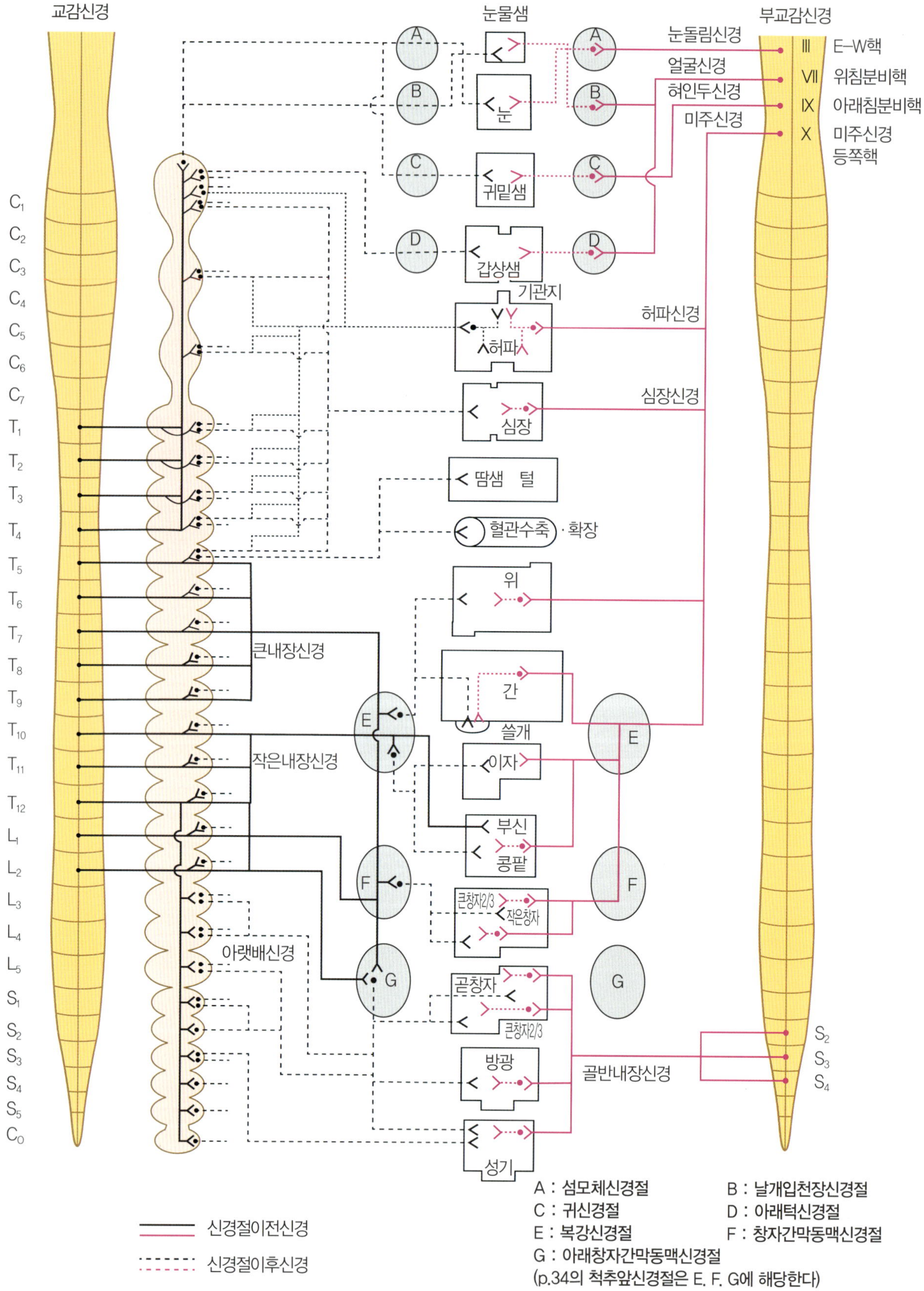

그림 7-44 교감신경(sympathetic nerve)과 부교감신경(parasympathetic nerve)

2. 부교감신경계통(parasympathetic nervous system)

부교감신경(parasympathetic nerve)은 교감신경(sympathetic nerve)과는 길항작용의 관계에 있다. 부교감신경이 흥분하면 맥박 감소, 혈압 감소, 소화 촉진 등 몸이 편안한 상태가 된다.

1) 부교감신경계통의 신경로

부교감신경의 하위중추(뇌줄기와 엉치척수)에서 신경절이전섬유(preganglionic fiber)가 나오며, 부교감신경계통에서는 신경절이전섬유가 2부분으로 만들어진다.

뇌신경(cranial nerve)에서 시작되는 부분은 머리부위, 가슴배부위, 내장부위에 분포한다.

엉치신경에서 시작되는 부분은 내림잘록창자와 골반안에 분포한다.

2) 구조

부교감신경계(parasympathetic nervous system)의 신경절이전섬유(preganglionic fiber)는 뇌줄기(뇌간, brain stem)의 중간뇌(중뇌, mid brain), 다리뇌(교뇌, pons) 숨뇌(연수, medulla oblongata)와 척수(spinal cord)의 천추분절 S2-S4(sacral segment)에서 기원된다.

부교감신경(parasympathetic nerve)은 뇌줄기(뇌간, brain stem)와 엉치신경(천골신경, sacral nerve)에서 나온다. 머리 부분의 부교감신경절이전섬유 중, 눈돌림신경(동안신경, oculomotor nerve)은 부교감의 핵이다. 얼굴신경(안면신경, facial nerve)은 위침분비핵과 눈물분비의 핵이다.

혀인두신경(설인신경, glossopharyngeal nerve)은 아래침분비핵이다. 척수의 천수에서 기원되는 신경절이전섬유(preganglionic fiber)는 제 2~4천수신경을 따라 골반안(골반강, pelvic cabity)의 내장으로 임펄스(impulse)를 전달한다.

3) 기능

- **부교감신경**(parasympathetic nerve)은 일상적인 휴식 시 활성화 된다.
  부교감신경은 정상적인 일상생활에서 에너지를 보존하고 저장하며, 심장박동을 느리게 하고, 동공(pupil)을 축소키며, 창자의 꿈틀운동과 샘의 활동을 증가시키고, 조임근(괄약근, sphincter)을 이완시키며, 방광벽(bladder wall)을 수축시킨다. 심장박동은 느려지고, 소화액과 인슐린의 분비도 증가한다.
- **자율신경전달물질**은 효과기세포의 막에 있는 단백질 수용기와 결합하여 그 효과로 나타낸다. 수용기와 결합하면 세포막은 특정한 이온에 대한 투과성이 증가하여 활동전위가 생성되고 이에 따라 근수축이 일어난다.

교감신경과 부교감신경의 기능 차이

교감신경과 **부교감신경**의 작용과 기능에는 명확한 차이가 있다. 동일한 기관에 같이 분포하는 경우에는 신경절이후신경세포에서 나오는 신경전달물질이 다르기 때문에 교감신경계통과 부교감신경계통은 서로 다른 작용을 한다.

교감신경계통은 신체를 활동적이거나 긴장상태(싸우거나, 도망가는)로 표현하며, 이와 반대로 부교감신경은 신체를 비활동적(휴식상태)으로 표현한다.

감정(emotion)

J. 워드와 W. 분트는 **감각**은 객관적이며, **감정**은 주관적인 것이라 구별하였다. 감정은 대뇌피질 바로 아래에 있는 변연계에서 생성되며, 대뇌피질과 매우 밀접하게 연결되고, 또한 이주의 경로로 항상 감정을 누룰 수 있으며 의식적 사고로 감정에 영향을 준다.

각각의 감정은 시상하부, 뇌하수체를 포함한 다른 뇌의 기능단위에 의해 조절된다. 편도는 감정반응을 만들기 위해 자극을 전달하고, 공포에 대한 반응을 유발하며 기저핵을 공포의 회피 반응하는 것으로 알려져 있다.

감정은 인식작용이나 충동의지와 다른 것이지만 엄밀히 구분할 수는 없다. 감정과 의지가 하나가 된 정의를 독일어에서는 'Gemüt(심정)'라 한다.

의식적인 감정과 무의식적인 감정이 편도에서 빠르게 분석하며, 시상-감각피질-해마를 통하는 느리지만 정확한 경로와 시상-편도-시상하부를 통하는 빠르고 간편한 경로로 반응할 수 있다.

기억

기억은 경험한 뉴런들을 저장하였다가 나중에 활성화 되도록 만드는 현상이다. 기억단계는 선택-저장- 장기-변경- 망각으로 마무리 되지만, 단계마다 특징이 있고 잘못될 수 있다.기억의 종류는

첫째 "일회기억"은 감각 기분 등 과거의 경험이 재구성된 것이다.

둘째 "의미기억"은 비개인적인 기억으로 사실에 관한 서로 "독립된" 지식으로 구성된다.

셋째 "작업기억"은 어떤일을 계속 사용하는 한 충분히 오랫동안 저장되는 정보로 구성 된다. 비개인적인 기억으로 사실에 관한 서로 "독립된" 지식으로 구성된다.

넷째 "절차기억" 또는 "신체기억"은 걷기 수영하기 자전거 타기 등의학습된 행위에 대한 기억이다.

다섯째 "암묵적기억"은 뇌에 저장되어 있는지도 미처 알아채지 못하는 기억이다.

표 7-15 교감신경과 부교감신경의작용. 신경절이전섬유가 분포한다.

	교감신경	부교감신경
동공	동공확대	동공수축
섬모체	이완, 원시	수축, 근시
침샘	분비감소	분비촉진
심장	심장박동 증가, 심장수축력 증가	심장박동 감소, 심장수축력 감소
기관지	이완	수축
간	글리코겐분해	글리코겐 합성
위	꿈틀운동억제	위와 창자액 분비 촉진, 인슐린 분비 촉진
이자	인슐린 분비 억제	이자액 분비 촉진, 인슐린 분비 촉진
방광	축뇨 촉진	배뇨 촉진
남성생식기관	사정	발기
부신속질	카테콜아민 분비	-
땀샘	분비	-
털세움근	수축	-
혈관	수축 · 이완{장기에 따라 다름}	-

더보기

회색질(cinerea)**과 백색질**(white matter)

척수(spinal cord)는 안쪽에 'H'모양의 회색질과 바깥쪽의 백색질로 구성된다. 회색질은 뇌와 마찬가지로 뉴런의 세포체(cell body)이며 민말이집축삭(unmyelinated 이 모여 있다. 백색질은 신경섬유(nerve fiber)의 모음이며 주로 민말이집축삭(무수초축삭, unmyelinated axon)이 모여 있다.

파킨슨병(parkinson's disease)

파킨슨병은 치매 다음으로 흔한 대표적인 퇴행성뇌질환이다. 우리 뇌 속에 여러 가지 신경전달물질 중에서 운동에 꼭 필요한 도파민(dopamine: 신경전달물질)이 있다. 파킨슨병은 도파민(dopamine)을 분비하는 신경세포(nerve cell)가 원인 모르게 서서히 소실되어 가는 질환이다.

원인: 대부분의 파킨슨병 환자에서는 아직 발병 원인을 알 수 없다.

증상: 파킨슨병의 주 증상은 서동증(움직임 느림: 걸음걸이, 손동작, 말, 세수, 화장, 목욕, 식사, 옷 입기 등), 안정 시 떨림, 근육 강직 등의 운동장애이다.

바닥핵(basal ganglia)

바닥핵은 척추 동물의 뇌를 구성하는 겉질핵(피질핵, corticonuclea)의 그룹으로서 앞뇌(전뇌, forebrain)와 중간뇌(중뇌, mesencephalon)의 사이에 있다. 바닥핵은 대뇌피질(cerebral cortex), 시상(thalamus) 및 뇌줄기(뇌간, brain stem)뿐만 아니라 다른 뇌 영역과도 밀접하게 연결되어 있다. 바닥핵(basal ganglia) 은 자발적인 학습과 기억을 비롯하여 눈 움직임, 인식 능력, 감정을 포함한 다양한 기능을 조절한다.

바닥핵(basal ganglia)의 기능장애로 인하여 생기는 질병에는 투렛 증후군(Gilles de la Tourette's), 강박장애(강박병, obsessive-compulsive disorder) 및 중독과 같은 정신질환 뿐만 아니라, 파킨슨 병(Parkinson's disease), 헌팅턴 병(Huntington's disease)과 같은 퇴행성 운동 및 뇌질환이 있다.

더보기

지각(perception)과 감각(sense)은 어떻게 다른가

지각(perception)이란 외부에 실재하는 것을 보거나 듣거나 만지거나 함으로써 존재하고 있다고 판단하는 것을 말한다.

감각(sense)은 단지 보는 것, 듣는 것, 만지는 것 그 자체를 말한다. 지각하기 위해서는 감각이 필요하다. 예를 들면, 빨갛고 둥근 것을 본다는 것은 감각이다. 그러나 그것이 풍선이라는 것을 판단하는 것은 지각이다.

지각에는 감각이 필요하지만 그것만으로는 불충분하다. 지각에는 의미를 가진 실체를 인지하는 능력을 포함하고 있기 때문이다. 감각을 통해 얻은 정보를 인지함으로써 지각이 생긴다.

바꾸어 말하면 지각은 '감각과 인지'를 합친 것이다. 지각에는 대뇌겉질(cerebral cortex), 특히 마루엽(parietal lobe)에서의 인지 기능이 필요하다.

현재 **인공지능**을 연구하는 사람들이 뇌의 작동원리에 가까운 컴퓨터를 개발하려고 노력하고 있지만, 아무리 우수한 인공지능이 만들어진다고 해도 그것이 알고리즘(algorithm; 정보처리의 방법이나 법칙 등)에 기초를 두고 작동하는 컴퓨터인 이상, 그 인공지능은 결코 언어를 이해하지도 못하고 외부의 사물이나 현상을 인지할 수도 없을 것이다.

최근에는 의미를 이해하거나 인지하는 것은 비알고리즘적이라고 생각하는 사람도 있다.

말초신경병증(peripheral neuropathy)

말초신경병증의 장애가 일어나는 유형에는 여러 가지가 있다.

원인

① 단일신경병증(mononeuropathy): 압박성 신경병증(주로 외상이나 국소 압박에 의해 발생), 안면신경 마비(벨마비, 람세이 헌트 증후군, 라임병, HIV감염, 종양)

② 다발 단일신경병증(mononeuropath): 혈관염에 동반되는 신경병증(PAN이나 SLE) 등의 결합조직질환에서는 종종 말초혈관(peripheral vascula)의 장애 때문에 말초신경(peripheral nerve)으로의 영양공급이 장애로 말초신경병증이 발생한다.

③ 다발 신경병증(neuropathy)을 초래하는 질환: 대사성 신경병증(당뇨병성, 요독증성 알코올성 신경병증), 전성 신경병증(Charcot-Marie-Tooth병), 신경병증(Guillain-Barre 증후군, Fisher 증후군), 급성염증, 만성염증, 신경병증

증상

팔, 다리 저림, 감각장애, 운동장애, 운동실조

척수손상(spinal cord injury)

척수손상은 척수(spinal cord)에 가해진 외상이며, 이로 인해 정상적인 운동, 감각 및 자율신경(autonomic nerve)기능에 장애가 생긴다. 몸통과 사지의 운동 또는 감각기능이 소실될 뿐 아니라 방광, 대장 및 성 기능까지도 소실되며, 심신에 심각한 장애를 일으킨다.

주로 젊고 활동이 많은 30세 미만에서, 교통사고 추락, 스포츠 손상, 폭행 등으로 발생한다.

알츠하이머병(Alzheimer disease)

알츠하이머병은 40~65세에서 진행성 치매를 주 증상으로 하여 발병한다. 치매(dementia)를 일으키는 가장 흔한 원인은 퇴행성 뇌질환(degenerative brain disease)으로 서서히 발병하여, 기억력을 포함한 인지기능의 악화가 점진적으로 진행된다.

알츠하이머병 노년치매는 뇌혈관성(cerebrovascular)치매와 함께 치매를 일으키는 대표적 질환이며, 우리나라에서는 치매의 50~60%가 이 형태이다.

원인

정확한 발병 기전과 원인에 대해서는 정확히 알려져 있지는 않다. 유전적인 요인이 전체 알츠하이머병(Alzheimer disease) 발병의 약 40~50%를 설명한다. 대뇌위축(대뇌피질의 신경세포 탈락)이 발생한다.

정신증상

- 기억장애로 시작되며 방향감각장애, (계산력, 판단력, 인식력) 저하, 외출, 배회 등의 지적기능장애와 행동이상이 나타난다.
- 인격의 변화, 판단력 및 일상생활 수행능력의 저하, 초조행동, 우울증, 망상, 환각, 공격성 증가, 수면장애, 무감동 및 무관심 등
- 중기부터 시공간 파악능력(지남력)의 저하, 언어상실증, 인식불능증, 행위상실증이 현저하게 나타난다.

신경증상

- 알츠하이머병(Alzheimer disease)이 진행되면 대소변 실금, 몸 경직, 보행장애, 거동 장애와 더불어 욕창(decubitus ulcer), 폐렴(pneumonia), 요도감염, 낙상 등의 신체적 합병증 발생.

용어

가슴신경(흉신경, thoracic nerve)
가지돌기(수상돌기, dendrite)
감각신경세포(sensory nerver cell)
갓돌림신경(외전신경, abducens nerve)
거미막(arachnoid membrane)
거미막밑공간
(지주막하 공간, subarachnoid space)
거짓홑극신경세포
(위단극신경원, pseudounipolar neuron)
경질막밑공간(경막하공간, subdural space)
교감신경(sympathetic nerve)
교감신경절(sympathetic ganglion)
궁둥신경(좌골신경, sciatic nerve)
꼬리신경(미골신경, coccygeal nerve)
꼬리핵(미상핵, caudate nucleus)
내추체세포층(pyramidal internal layer)
넙다리피부신경
(대퇴피부신경, temoral cutaneous nerve)
노신경(요골신경, radial nerve)
뇌줄기(뇌간, brain stem)
뇌(brain)
뇌실(ventricle)
뇌실막세포(상의세포, ependymal cell)
뇌줄기(뇌간, brainstem)
뇌척수액(cerebrospinal fluid, CSF)
눈신경(안신경, opthalmic nerve)
뉴런(neuron)
다리뇌(교뇌, pons)
달팽이신경(와우신경, cochlear nerve)
대뇌(cerebrum)
대뇌겉질(대뇌피질, cerebral cortex)
대뇌기저핵(basal ganglion)
대뇌반구 (cerebral hemisphere)
대뇌섬(도, insula)
더부신경(부신경, accessory nerve)

도르래신경(활차신경, trochlear nerve),
두극신경세포(양극신경원, bipolar neuron)
둘레계통(변연계, limbic system)
뒤통수고랑
(두정후두구, parietooccipital sulcus)
뒤통수엽(후두엽, occipital lobe)
렌즈핵(lenticular nucleus)
마루엽(두정엽, parietal lobe)
말이집(수초, myelin)
말초신경(peripheral nerve)
맥락얼기(맥락총 choroid plexus)
목신경(경신경, cervical nerve)
목신경얼기(경신경총, cervical plexus)
무수축삭(unmyelined axon)
뭇극신경세포(다극신경원, multipolar neuron)
미주신경(vagus nerve)
바깥과립층(외과립층, external granular layer)
바깥피라미드세포층
(외추체세포층, external pyramidal layer)
바닥핵(기저핵, basal ganglia)
백색질(백질, white matter)
변연계(limbic system)
부교감신경(parasympathetic nerve)
사이뇌(간뇌, diencephalon)
사이신경세포(개재뉴런, interneuron)
삼차신경(trigeminal nerve)
소뇌(cerebellum)
소뇌벌레(소뇌충부, cerebellar vermis)
속귀신경(전정와우신경, 안뜰달팽이신경,
vestibulocochlear nerve)
숨뇌(연수, medulla oblongata)
슈반세포(Schwann cell)
시각신경(optic nerve)
시냅스(synapse)
시냅스소포(연접세포, synaptic vesicles)

시상하부(hypothalamus)
신경감각로(nerve sensory pathway)
신경아교세포(신경교세포, neuroglia)
신경자극(신경임펄스, nerve impulse)
아래턱신경(하악신경, mandibular nerve)
안뜰신경(전정신경, vestibular nerve)
앞가쪽신경로
(전외측신경로, anterolateral pathway)
앞겉질척수로
(전피질척수로, anterior corticospinal tract)
얼굴신경(안면신경, facial nerve)
엉치신경(천골신경, sacral nerve)
엉치신경얼기(천골신경총, sacral plexus)
연접(시냅스, synapse)
유수축삭(myelined axon)
이마엽(전두엽, frontal lobe)
자신경(척골신경, ulnar nerve)
자율신경계(autonomic nervous system)
정중신경(median nerve)
중간뇌(중뇌, midbrain)
중추신경(central nervous system, CNS)
척수(spinal cord)
척수신경(spinal nerve)
축삭(axon)
팔신경얼기(완신경총, brachial plexus)
피라미드로계(추체로계, pyramidal system)
해면정맥굴(해면정맥동, cavernous sinus)
허리신경(요신경, lumbar nerve)
허리엉치팽대(요수팽대, lumbar enlargement)
혀밑신경(설하신경, hypoglossal nerve)
혀인두신경(설인신경, glossopharyngeal nerve)
홑극신경세포(단극신경원, unipolar neuron)
회색질(회백질, gray matter)

CHAPTER

08

내분비계통 (Endocrine System)

학습목표

1. 내분비샘의 위치, 구조와 기능을 알자.
2. 내분비샘과 외분비샘을 구분하자.
3. 중요 호르몬의 기능, 호르몬의 과량분비 및 분비감소를 알자.
4. 노화에 따른 내분비계통의 변화에 대해 알자.

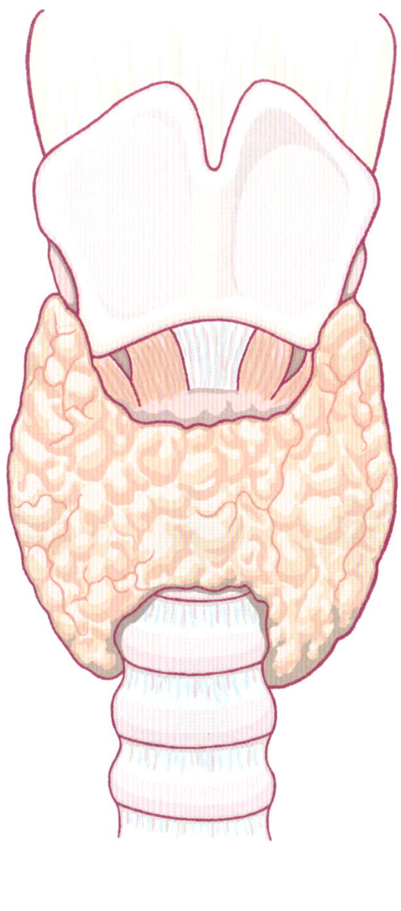

내분비계통(ENDOCRINE SYSTEM) 개요

내분비계통과 **신경계통**(nervous system)은 우리 몸, 약 60조 개 세포들의 정보 전달, 즉 **'조절과 통합'**에 중요한 역할을 한다. 내분비계통은 몸의 기능을 조절한다. 분비의 방법에는 자가분비(autocrine), 부분분비(paracrine), 내분비(endocrine)가 있으데, 도관(conduit)이 없이 분비되는 내분비 호르몬을 혈액으로 분비하여 체내의 항상성 유지하고 에너지대사 등의 기능을 조절하여, 인체의 내부와 외부환경 변화에 적응하도록 작용한다.

내분비계를 이루는 모든 장기는 **샘**(선, gland)으로 구성되고, **장기**는 목안, 머리안, 가슴안, 배안, 골반안 등 온몸의 여러 부위에 널리 퍼져 있다.(그림 8-1)

1. 내분비샘(내분비선, endocrine gland)

1) 구조

내분비계(endocrine system)의 모든 샘(선, gland)은 **외분비샘**(외분비선, exocrine gland)과 **내분비샘**(내분비선, endocrine gland)이 있다.

내분비계는 뇌하수체(하수체, pituitary gland), 갑상샘(갑상선, thyroid gland), 부갑상샘(부갑상선, parathyroid gland), 부신(adrenal gland), 솔방울샘(송과체, pineal body), 가슴샘(흉선, thymus), 이자(췌장, pancreas), 생식샘(성선, gonad) 등이 있다.

2) 내분비샘(내분비선, endocrine gland) 기능

내분비샘은 호르몬을 분비하는 기관이며, 생화학적 종류는 **표 8-1**과 같다.

호르몬(hormone)은 호르몬을 분비하는 세포에서 도관이 없이 직접 혈액(blood)으로 들어가 혈액을 타고 표적이 되는 기관까지 화학전령자(chemical messenger)를 전달한다.

표 8-1 호르몬의 생화학적 종류

호르몬의 종류	기원되는 물질	예
아민(amine)	아미노산(amino acid)	노르에피네프린(norepinephrine), 에피네프린(epinephrine), 갑상선호르몬(T4)
펩타이드(peptide)	아미노산(amino acid)	ADH, OT, TRH, SS, GnRH
단백질(protein)	아미노산(amino acid)	PTH, GH, PRL
당단백질(glyooprotein)	단백질과 탄수화물(carbohydrate)	FSH, LH, TSH
스테로이드(steroid)	콜레스테롤(cholesterol)	에스트로겐(estrogen), 테스토스테론(testosterone), 알도스테론(aldosterone), 코르티솔(cortisol)

3) 외분비샘(외분비선, exocrine gland) 기능

외분비샘은 땀샘, 눈물샘, 피지샘, 효소 등 그 생산물을 도관을 통해 분비한다.

4) 호르몬의 분류

호르몬 화학구조에 지질을 바탕으로 한 스테로이드호르몬(steroid hormone)은 4개의 고리를 가진 콜레스테롤로부터 만들어지며, 스테로이드 호르몬은 표적세포의 인지질 세포막에서 용해된다. 또한 비스테로이드호르몬(nonsteroid hormone)은 화학구조적으로 주로 단백질 펩타이드 및 아미노산으로 부터 합성된다.(표 8-2)(표 8-3)

표 8-2 스테로이드 호르몬 작용의 순서

1. 내분비샘(endocrine gland)에서 스테로이드 호르몬을 분비한다.
2. 스테로이드 호르몬(steroid hormone)이 표적세포(target cell)를 통해 확산되어 핵으로 들어간다.
3. 호르몬이 수용체분자(receptor molecule)와 결합한다.
4. 스테로이드 호르몬-수용체 복합체(steroid hormone-receptor complex)는 DNA와 결합하여 전령 RNA(mRNA)의 전사(transcription)를 촉진한다.
5. 전령 RNA(mRNA)가 세포질(cytoplasm)로 들어가 단백질 합성(protein synthesis)을 지시한다.
6. 새로 합성된 단백질이 호르몬의 특정한 효과를 나타낸다.

표 8-3 비스테로이드 호르몬의 작용 순서

1. 내분비샘(endocrine gland)에서 비스테로이드 호르몬을 분비한다.
2. 호르몬(hormone) 은 체액의 의해 표적세포(target cell)로 운반된다.
3. 호르몬의 막(membrane)의 수용체(receptor)에 결합하여 G 단백질(protein)을 활성화한다.
4. 아데닐산(adenylic acid) 사이클라제(adenylate cyclase) 분자가 표적세포 막 내에서 활성화한다.
5. 아데닐산 사이클라제는 ATP를 고리 AMP로 전환한다.
6. 고리 AMP(cyclic AMP)는 단백질활성효소(protein kinase)를 활성화한다.
7. 이들 효소는 세포 내의 단백질 기질을 활성화하여 대사과정을 변화시킨다.

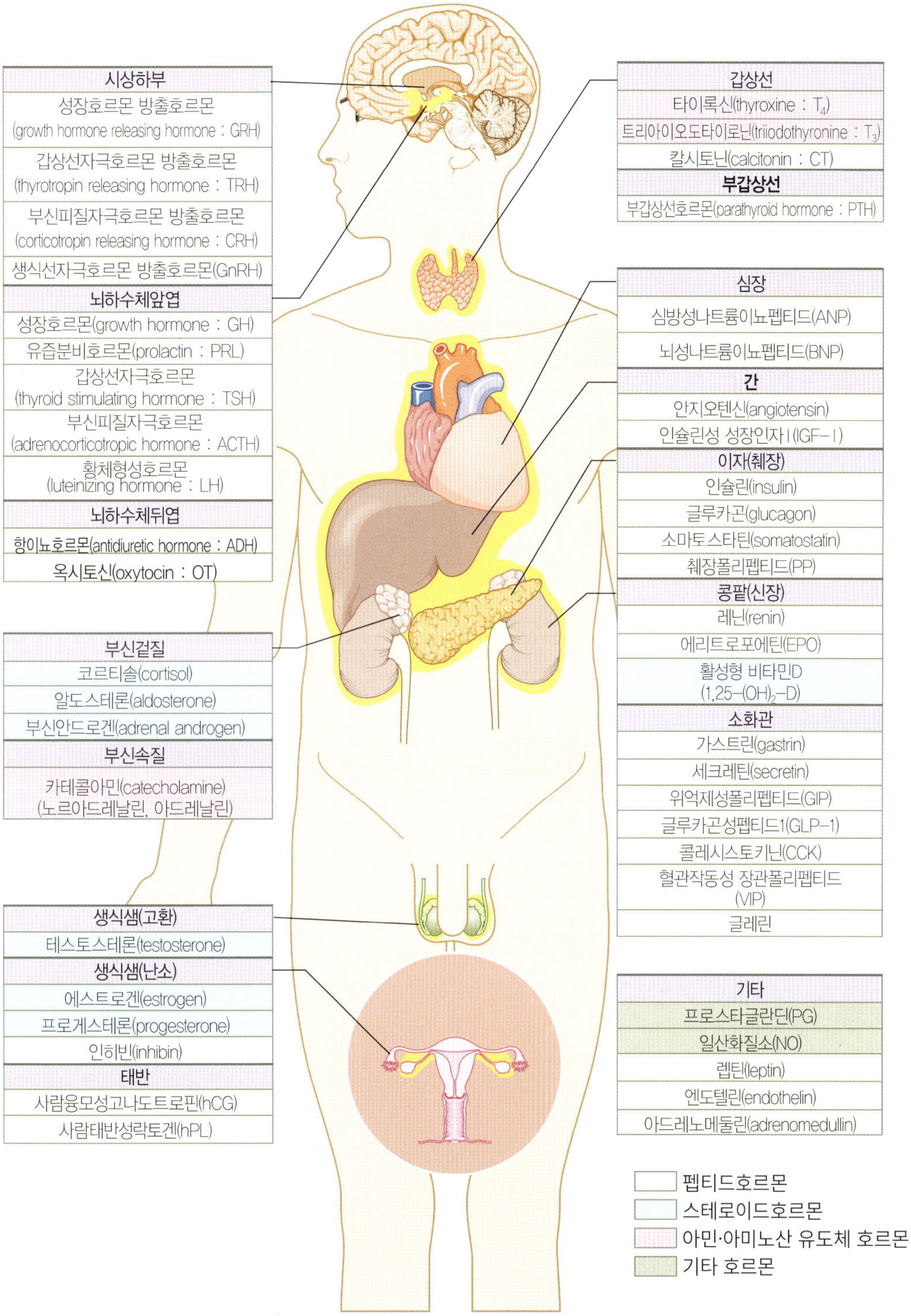

그림 8-1 호르몬(hormone) 분비장기와 대표적 호르몬

2. 호르몬(hormone)

호르몬은 일종의 정보전달 물질로 체내 각 기관의 기능을 조절한다. 호르몬이 작용하는 기관을 표적기관이라고 한다. 표적세포(target cell)는 세포막이나 세포질에서 특정 수용체와 결합함으로써 반응하여 효과를 낼 수 있다.(표 8-4)

호르몬은 생화학적 유기화합물(organic compound)이고, 극히 저농도로만 존재해도 표적세포의 변화를 유발할 수 있다.

성호르몬(테스토스테론 testosterone과 에스트로겐 estrogen 등)과 부신피질 호르몬(알데스테론 aldosterone과 코르티솔 cortisol)을 포함한 모든 스테로이드 호르몬은 **콜레스테롤**에서 만들어진다.

펩타이드호르몬(peptide hormone)은 아미노산이 단백질의 일종인 폴리펩티드로 이루어지며 뇌하수체(pituitary gland) 후엽과 시상하부(hyppothalamus)에서 생산된다.

표 8-4 호르몬의 명칭과 약어

분비샘	명칭	약어	동의어
시상하부 (hypothalamus)	부신피질호르몬자극호르몬(corticotropin-releasing hormone)	CRH	
	생식샘자극호르몬분비호르몬 (gonadotropin releasing hormone)	GnRH	황체호르몬분비호르몬 (lutenizing hormone releasing hormone, LHRH)
	소마토스타틴(somatostatin: 성장호르몬억제인자)	SS	성장호르몬분비억제호르몬 (growth hormone release-inhibiting hormone, GIH)
	성장호르몬분비호르몬(growth hormone-releasing hormone)	GHRH	
	프롤락틴분비억제호르몬(prolactin release-inhibiting hormone)	PIH	
	프롤락틴자극인자(prolactin-releasing factor)	PRF	
	갑상샘자극호르몬분비호르몬(thyrotropin-releasing hormone)	TRH	
뇌하수체전엽 (anterior pituitary gland)	부신피질자극호르몬(adrenocorticopic hormone)	ACTH	코르티코로핀(corticotropin)
	난포자극호르몬(follicle-stimulating hormone)	FSH	폴리트로핀(follitropin)
	성장호르몬(growth hormone)	GH	소마토트로핀(somatotropin, STH)
	황체형성호르몬(luteinizing hormone)	LH	류트로핀(leutropin, interstitial cell stimulating hormone, ICSH)
	프롤락틴(prolactin)	PRL	타이로트로핀(thyrotropin)
	갑상샘자극호르몬(thyroid-stimulating hormone)	TSH	
뇌하수체후엽 (posterior pituitary gland)	항이뇨호르몬(antidiuretic hormone)	ADH	바소프레신(vasopressin)
	옥시토신(oxytocin)	OT	
갑상샘 (thyroid gland)	칼시토닌(calcitonin)		
	타이록신(thyroxine)	T3	
	트리아이오도타이로닌(triiodothyronine)	T4	
부갑상샘 (parathormone gland)	부갑상샘호르몬(parathyroid hormone)	PTH	파라토르몬(parathormone)
부신수질 (adrenal medulla)	에피네프린(epinephrine)	EPI	아드레날린(adrenalin)
	노르에피네프린(norepinephrine)	NE	노르아드레날린(noradrenalin)
부신피질 (adrenal cortex)	알도스테론(aldosterone)		하이드로코르티손(hydrocortisone)
	코르티솔(cortisol)		
췌장(pancreas)	글루카곤(glucagon)		
	인슐린(insulin)		
	소마토스타틴(somatostatin)	SS	

3. 뇌하수체(pituitary gland, hypophysis)

시상하부(hypothalamus)는 사이뇌 앞아래부분의 1/5를 차지하며, 간뇌의 일부로 제3뇌실의 측벽에서 하벽까지 형성하는 여러 개의 작은 신경핵이 포함되어 있으며, 자율신경의 중추로서 다양한 생명활동을 조절하고, 시상하부호르몬과 뇌하수체뒤엽호르몬을 생산한다. (그림 8-2)(그림 8-3)(표 8-5)

1) 뇌하수체(pituitary gland, hypophysis)

뇌하수체는 직경 약 1.5cm, 무게 0.7g 정도의 작은 내분비샘으로 나비뼈(접형골, sphenoid bone)의 말안장(터어키안, sella turcica)의 오목하게 들어간 부분(뇌후수체오목, pituitary gland)에 들어있는 팥알 정도 크기이다.

뇌하수체는 크게 **뇌하수체앞엽**(anterior pituitary)과 **뇌하수체뒤엽**(posterior pituitary)으로 나뉜다. **앞엽**과 **뒤엽**은 발생학적으로 전혀 다른 조직으로 각각 샘뇌하수체(선하수체, adenohypophysis)와 신경뇌하수체(neurohypophysis)라는 2개의 내분비샘으로 기능한다. 두 샘에서 분비되는 호르몬의 기능은 서로 다르다.

뇌하수체앞엽에는 뇌하수체 문맥계통(portal system)이라는 특수한 구조의 혈관이 있다.

문맥계는 시상하부(hypothalamus)와 뇌하수체 영역에 혈류(bloodstream)를 공급하며, 분비되는 호르몬을 수송하는 역할을 한다.

뇌하수체 샘종(뇌하수체 선종, pituitary adenoma)

뇌하수체 샘종이란 뇌 조직 중 호르몬 분비를 담당하는 뇌하수체(hypophysis, pituitary)에 발생하는 양성종양을 의미한다. 이는 다시 호르몬 분비성 뇌하수체 샘종과 호르몬 비분비성 뇌하수체 샘종으로 구분한다.
호르몬 분비성 뇌하수체 샘종 중

- **성장호르몬**(growth hormone)이 과다하게 분비되는 경우 말단거대증(acromagely: 말단비대증)이라고 한다.
- **부신겉질자극호르몬**(부신피질자극호르몬, adrenal corticotropic hormone)이 과다하게 분비되는 경우 쿠싱병(Cushing's disease) 라고 한다.
- **젖분비호르몬**(유즙분비호르몬, lactogenic hormone)이 과다하게 분비되는 경우 프로락틴종(prolactinoma) 이라고 한다.

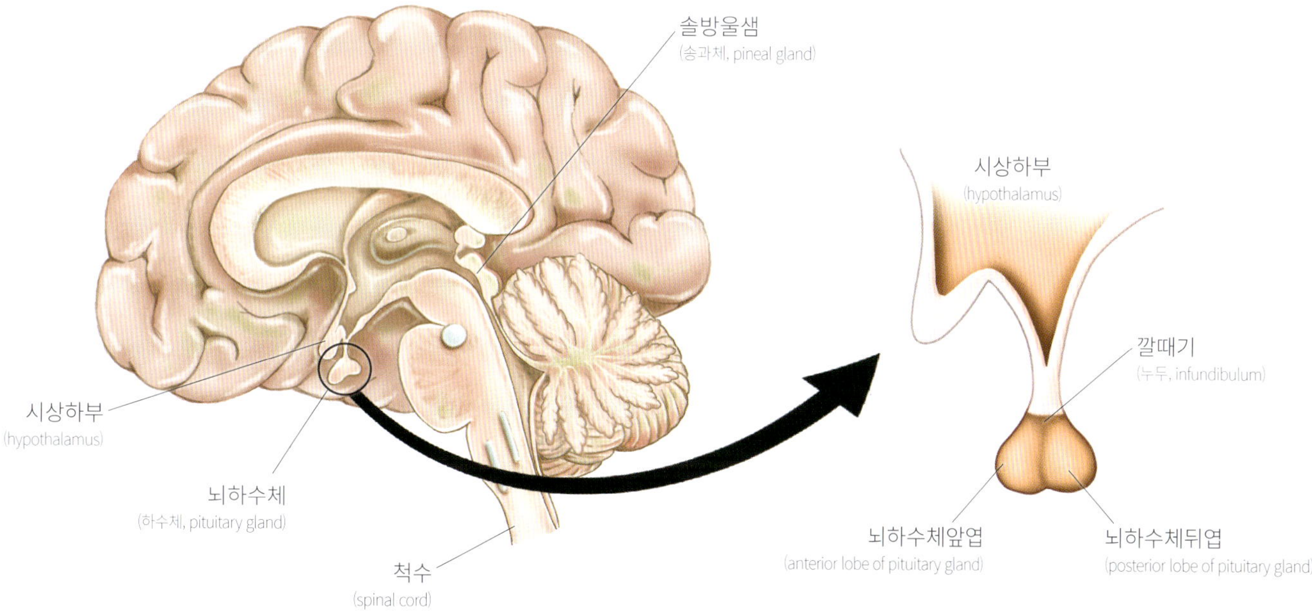

그림 8-2 뇌하수체(pituitary gland, hypophysis) 위치

2) 뇌하수체앞엽호르몬(anterior pituitary gland hormone)

뇌하수체앞엽은 5종류의 내분비세포로 이루어져 있으며 6종류의 호르몬을 분비한다.

(1) 성장호르몬(growth hormone)

191개의 아미노산으로 이루어져 있으며, 온몸의 성장을 촉진하며 간(liver)에서 나오는 인슐린유사선장인자의 분비를 촉진한다.

- 성장호르몬(growth hormone)은 혈중에 소화된 단백질이 세포의 정상적인 성장과 분열을 촉진한다. GH는 탄수화물 대사에 영향을 주어, 혈중 포도당 농도가 상승하여 인슐린은 혈당을 낮추고, GH는 혈당을 높인다
- 성장호르몬이 과다 분비되면 손, 발, 턱 등의 뼈의 비대로 인해 거인증(giantism)과 말단비대증(acromegaly)이 나타난다.
- 성장호르몬(growth hormone)은 특히 수면 중에 주기적으로 일어난다. 성장호르몬은 뼈조직 성장을 직접 자극하지만 연골(cartilage)의 성장에는 중개 물질이 필요하다. 인슐린양성인자 I (insulin-like growth factor I , IGF-I)는 연골의 성장을 촉진한다.

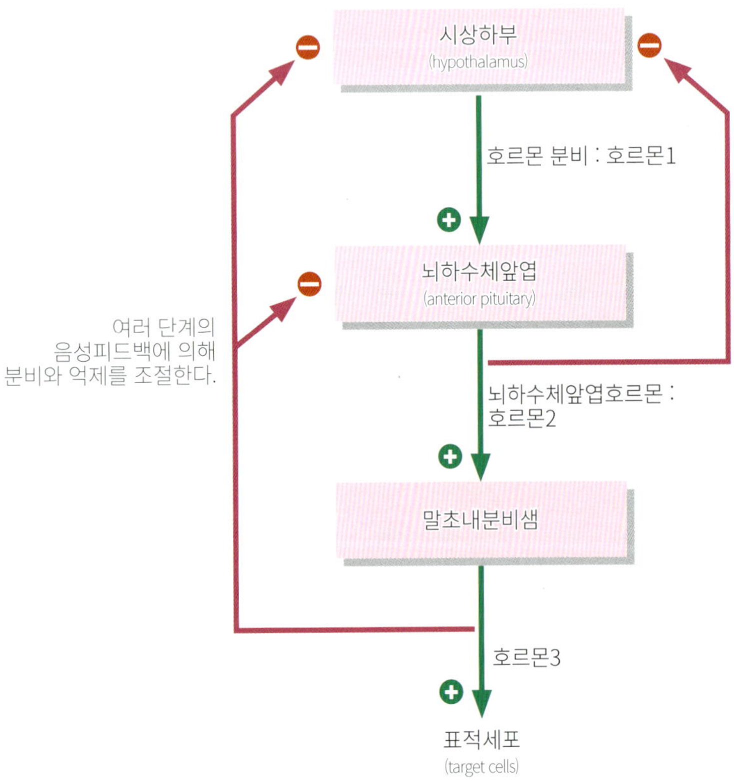

그림 8-3 시상하부-뇌하수체앞엽-표적세포로 이어지는 호르몬 생산의 기전

성호르몬(sex hormone)

성호르몬은 성장, 발달, 생식주기와 성행동을 조절하는 스테로이드 계열 호르몬이다. 주로 생식소(gonad: 남성의 고환과 여성의 난소)에서 분비되며, 부신(adrenal)에서 약간 분비된다.

뇌하수체앞엽(뇌하수체 전엽, pituitary anterior lobe)에서 분비되는 호르몬이 생식소(gonad)에 도달하면, 거기서 세 종류의 주요 성호르몬인 안드로겐(androgen, 주로 테스토스테론), 에스트로겐(estrogen, 주로 에스트라디올) 및 프로게스테론(progesterone)이 생성된다.

성호르몬은 생식과 관련하여 직접 및 간접적으로 정자(sperm)혹은 난자(ovum, ova)의 형성 조절 및 여러 가지 기능을 수행한다.

뇌하수체기능저하증(hypopituitarism)

뇌하수체기능저하증은 뇌하수체앞엽(뇌하수체전엽, pituitary anterior lobe)호르몬의 분비가 저하된 상태를 말한다.

원인에 따라 시상하부성(hypothalamic)과 뇌하수체성(pituitary)으로 분류한다.

결핍되는 호르몬의 수에 따라 범뇌하수체기능저하증(panhypopituitarism), 부분적 뇌하수체기능저하증(Hypopituitarism), 뇌하수체호르몬(pituitary hormone) 단독결손증으로 분류한다.

원인: 뇌하수체절제(hypophysectomy) 기능부전, 뇌졸중(stroke), 성장호르몬(growth hormone)분비 결핍, 뇌하수체 부위의 뇌졸중, 두부 외상(head trauma), 세포파괴, 심한 출혈 등이다.

증상: 주 증상은 피로, 무기력, 체중 증가, 변비, 탈모 등이다.

(2) 프로락틴(prolactin)

199개의 아미노산으로 이루어져 있으며, 젖샘에서 모유의 생산을 촉진한다. 프롤락틴의 과다분비는 모유 수유(breast-feeding)를 하지 않는 여성에게 젖 분비와 월경주기의 이상을 초래하기도 하고 남성에게는 발기부전을 초래할 수 있다. 반대로 분비저하는 젖 생산 저하를 일으켜 모유수유가 불가능하게 한다.

(3) 갑상샘자극호르몬(thyroid stimulating hormone, TSH)

92개의 아미노산 α사슬과 110개의 아미노산 β사슬로 구성되어 있는 단백질(protein)이다. **갑상샘자극호르몬**은 당단백질로서 갑상샘호르몬의 분비를 촉진시키고, 갑상샘(thyroid gland)의 성장과 활동에 영향을 준다. 비정상적으로 과도한 양의 TSH는 갑상샘비대 또는 갑상샘종(goiter)을 유발한다.

(4) 부신겉질자극호르몬(adrenocorticotropic hormone, ACTH)

부신겉질자극호르몬은 33개의 아미노산으로 구성된 폴리펩티드이며, 많은 양의 호르몬(코르티솔)을 분비하도록 부신겉질(부신피질, adrenal cortex)을 자극한다. 부신겉질자극호르몬은 성샘(gonads) 또는 생식기관에 영향을 미치기 때문에 **성샘자극호르몬**(gonadotropin)이라고도 한다.(그림 8-4)

거인증(giantism), 말단비대증(acromegaly)

원인: 성장호르몬(growth hormone)이 과도하게 나와서 성장판이 닫히기 전, 즉 골단폐쇄 전에 생기면 거인증이 된다.

뼈의 기능은 정상이지만 상대적으로 근육(muscle)의 힘은 약하기 때문에 심혈관계(cardiovascular system) 질환과 뼈대근육계통(근골격계, musculoskeletal system) 질환 등이 생길 수 있다.

증상: 신장이 2m이상 되고 손·발도 크며, 발바닥 연부조직의 비후(비대, thickening)와 피부의 부피도 증가한다.

심장(heart), 폐(lung), 간(liver), 신장(kidney) 등의 장기도 크다. 발한, 다모, 색소침착, 체중증가 등이 발생한다.

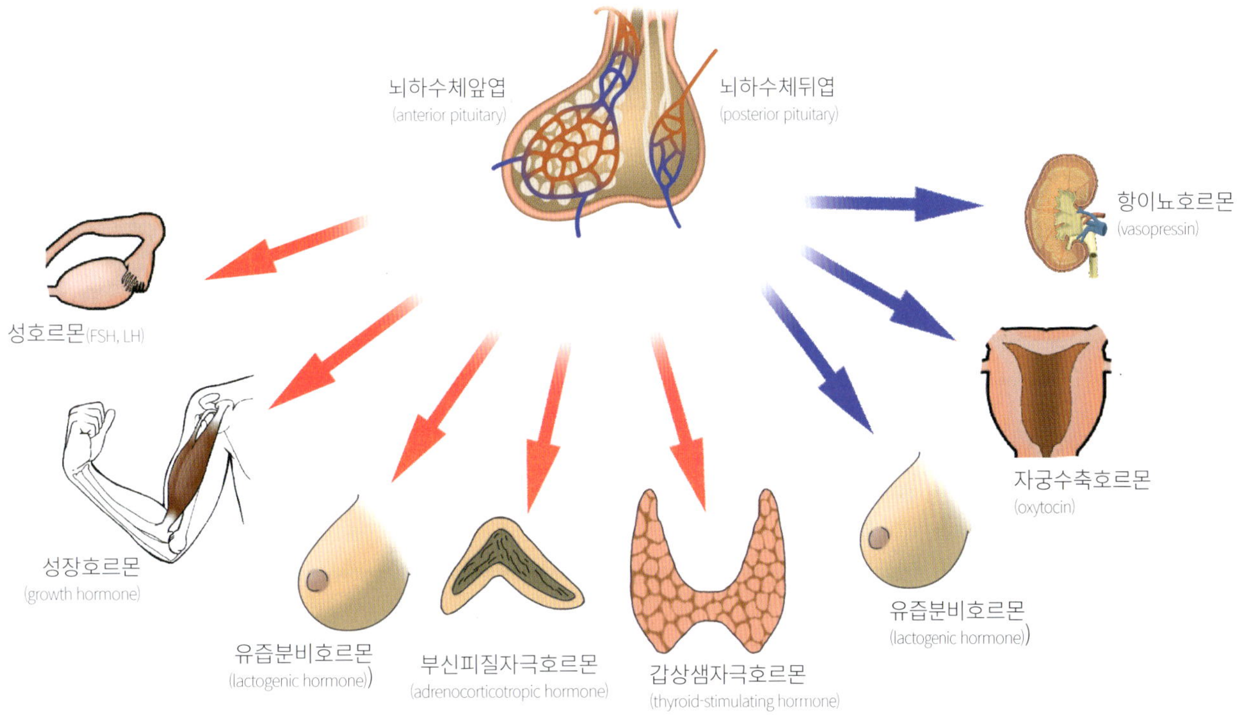

그림 8-4 뇌하수체 앞엽과 뒤엽에서 분비되는 호르몬

(5) 난포자극호르몬(follicle stimulating hormone, FSH)

92개의 아미노산 α사슬과 110개의 아미노산 β사슬로 구성되어 있는 단백질이다. 난포자극호르몬(follicle-stimulating hormone, FSH)은 난소(ovary)의 난포(follicle)를 자극하여 성장하고 성숙하게 하며, 여성에서는 FSH가 발달중인 난포세포를 자극하여 에스트로겐(estrogen)을 합하고 분비하게 한다. 남성에서는 FSH가 고환(testes)과 정세관(sminiferous tubule)을 자극하여 정자생성을 유지하고, 또는 증강시키는 역할을 한다.

(6) 황체자극호르몬(luteotropic hormone, LH)

92개의 아미노산 α사슬과 121개의 아미노산 β사슬로 구성되어 있는 단백질이다. 황체형성호르몬(luteinizing hormone, LH)은 황체 형성과 활동을 자극하며, 난소(ovary)의 황체는 한번에 한개의 난포가 파열을 일으켜 난자를 배출하도록 한다.

* 황체형성자극호르몬은 FSH를 도와서 여성의 난포 성숙을 자극하며, 남성의 경우 고환내 간질세포(interstial cell)을 자극하고 발달시켜서 남성호르몬인 테스토스테론(testosterone)을 분비 합성토록 한다. LH자극에 의하여 프로게스테론(progestrone)과 에스테론(esteron)분비를 촉진한다.

성장호르몬 결핍증

여러 가지 원인에 의해 뇌하수체에서 분비되는 호르몬 중 성장호르몬의 분비가 부족하여, 소아의 경우 성장속도가 평균에 미치지 못하고 대사효과가 감소하는 질환이다. 성인에서도 뇌하수체 기능 저하일 때 발생할 수 있다.

원인: 성장호르몬(growth hormone)은 뇌하수체(hypophysis, pituitary)에서 분비되며, 뇌하수체나 그 주변의 병변에 의해 뇌하수체 기능 장애로 인해 성장호르몬 분비가 결핍되어 발생한다.

출생 시(머리의 충격, 유전적인 결함, 뇌하수체종양(hypophysis, pituitary tumor), 시상하부의 종양(tumor), 후천적인 뇌손상, 뇌염(encephalitis), 염증성 질환, 방사선 치료에 의한 손상 등) 발생할 수 있다.

증상: 성인기에 문제가 발생하면 허리 주위 지방 증가, 근육량과 근력의 저하, 경미한 골밀도 감소, 얇은 피부, 수면장애, 운동 수행능력 감소, 활력 저하, 우울증세 등이 생길 수 있다.

Advance Study

뇌하수체의 간단한 이해

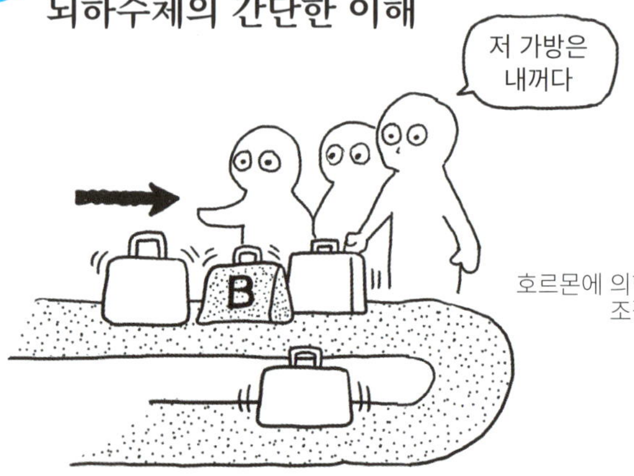

공항의 수하물 수취용 컨베어를 생각해 보자.
호르몬은 온몸에 운반되지만, 그것을 받아들이는 것은 특정한 기관(세포)으로서 이것을 표적기관(세포)이라고 한다.

뇌하수체는 온몸의 내분비기관을 호르몬으로 조절하지만, 그 뇌하수체도 시상하부의 조절을 받고 있다.

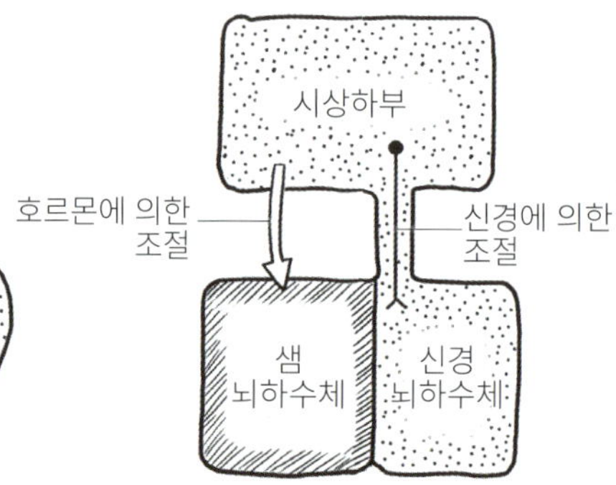

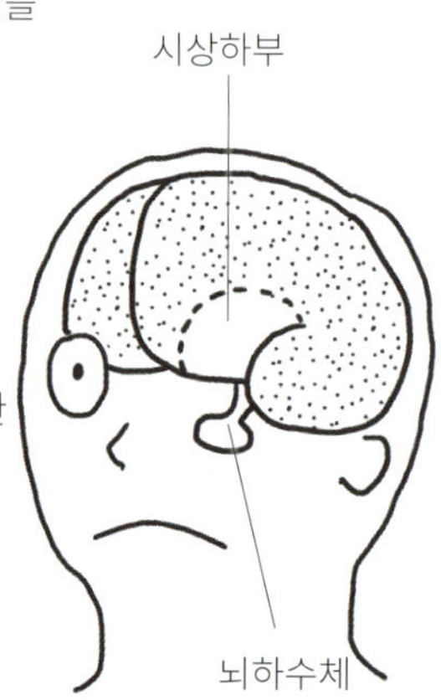

시상하부는 주로 호르몬을 통해 샘뇌하수체를 조절하고, 신경을 통해 신경 뇌하수체를 조절한다.

3) 뇌하수체뒤엽 호르몬(posterior pituitary hormone)

뇌하수체뒤엽의 신경뇌하수체(neurohypophysis)에서는 2종류의 호르몬이 분비되며, 뒤엽(후엽, posterior lobe)은 신경섬유로 구성되어 있다.

(1) 항이뇨호르몬(anti-diuretic hormone, ADH)

바소프레신(vasopressin)이라고도 하며 콩팥의 집합관에 작용하며, 물과 소변의 재흡수를 촉진하고 소변량을 감소시킨다.

항이뇨호르몬(ADH)은 인체에서 체액균형을 조절하는 주요한 물질이다. ADH는 세뇨관(tubule)을 지나는 소변으로부터 소변을 재흡수하여 혈액으로 되돌려 보내는 과정을 촉진한다. (그림 8-5)

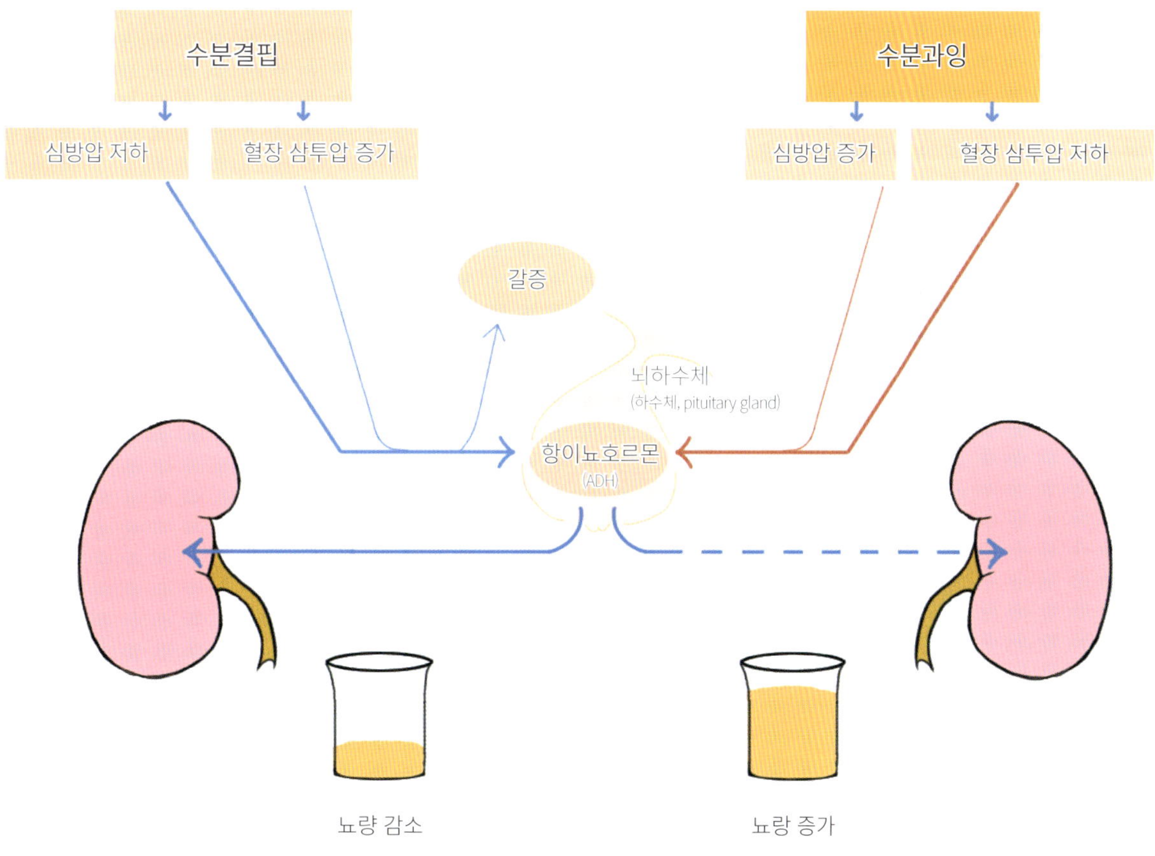

그림 8-5 항이뇨호르몬인 ADH(anti-diuretic hormone)의 작용

(2) 옥시토신(oxytocin, OT)

92개의 아미노산으로 이루어져 있다. 젖샘(유선, mammary gland)의 근육상피세포(myoepithelial cell)를 수축시켜서 젖을 분비시킨다. 자궁벽(uterine wall)의 민무늬근(평활근, smooth m.)을 수축시켜 분만에 도움을 준다.

남성에게도 뇌하수체뒤엽(pituitary posterior lobe) 옥시토신이 존재함에도 불구하고, 남성에서 이 호르몬의 기능은 아직 잘 알려지지 않고 있다.

산모에게 발생할 수 있는 옥시토신(oxytocin) 부작용

- 심혈관계(cardiovascular system): 부정맥(arrhythmia), 고혈압(hypertension), 조기 심실(cardiac chamber)구축
- 위장관계(gastrointestinal system): 오심(nausea), 구토(emesis, vomiting)
- 비뇨기계(urinary system): 골반혈종, 분반후 출혈, 고장성 자궁, 자궁강직, 자궁파열, 자궁경련
- 혈액(blood): 무섬유소원혈증(afibrinogenemia)
- 기타: 아나필락시스(anaphylaxis: 과민증), 거미막밑출혈(subarachnoid hemorrhage)

항이뇨호르몬

항이뇨호르몬 치료의 대표적인 질환이 엄청난 양의 소변을 배설하는 요붕증(diabetes insipidus)이다. 이 증상은 치료하지 않으면 24시간 동안 25~30L까지 소변을 배설한다. 뿐만 아니라 심한 탈수와 갈증 그리고 전해질(electrolyte) 불균형에 시달린다. 항이뇨 즉, ADH는 소변의 배설양을 줄이는 것으로, 시상하부는 ADH 분비를 조절한다.

갑상샘기능저하증(hypothyroidism)

갑상샘호르몬이 부족하여 무기력, 식욕감소, 체중증가 및 심장박동수가 감소하고 추위를 참지 못하며 피부에 단백질이 축적되어 점액부종이 유발된다.

갑상샘기능항진증(hyperthyroidism)

몸에 갑상샘호르몬이 지나치게 많이 분비되어 에너지를 필요 이상으로 생산하여 몸이 더워지고, 땀이 많이 나서 더위를 참지 못하며, 체중은 줄고, 심장 박출량이 많아지고 심박수도 빨라진다. 이때 식욕은 왕성하지만 체중은 오히려 감소한다.

표 8-5 뇌하수체 호르몬

호르몬		작용	조절기전
앞엽(전엽, anterior lobe)	성장호르몬 (growth hormone, GH)	신체 세포의 크기와 분열 속도를 증가시키고 세포막(cell membrane)을 통해 아미노산이 세포 내로 들어가는 것을 촉진, 장골의 성장을 촉진	시상하부(hypothalamus)에서 분비되는 소마토스타틴(SS)에 의해 분비가 억제되고 성장호르몬분비촉진호르몬(GHRH)에 의해 분비가 촉진됨
	프롤락틴(prolactin, PRL)	출산 후 모유 생성을 유지하고 남성에서는 LH의 효과를 증진	시상하부에서 분비되는 프롤락틴억제호르몬(PIH)에 의해 분비가 억제되고 아직은 확인되지 않은 플로락틴분비촉진인자(PRF)에 의해 분비가 촉진됨
	갑상샘자극호르몬(thyroid stimulating hormone, TSH)	갑상샘 호르몬의 분비를 조절	시상하부의 갑상샘자극호르몬분비촉진호르몬(TRH)에 의해 조절
	부신피질자극호르몬 (adrenal corticotropic hormone, ACTH)	부신피질의 일부 호르몬의 분비를 조절	시상하부의 부신피질자극호르몬분비촉진호르몬(CRH)에 의해 조절
	난포자극호르몬(follicle stimulating hormone, FSH)	난소에서 난포를 발달시키고 에스트로겐 분비를 자극, 남성에서는 정자 생성을 촉진	시상하부(hypothalamus)의 성샘자극호르몬분비촉진호르몬(GnRH)에 의해 조절
	황체형성호르몬 (luteinizing hormone, LH)	성호르몬의 분비를 촉진, 여성에서 난자를 배출(배란)	시상하부의 성샘자극호르몬분비촉진호르몬(GnRH)에 의해 조절
뒤엽(후엽, posterior lobe)	항이뇨호르몬 (anti-diuretic hormone, ADH)	신장에서 수분 배설을 감소시키고, 고농도에서는 혈압을 상승시킴	혈액(blood)의 수분 농도와 혈액의 양의 변화에 반응하여 시상하부에서 조절
	옥시토신(oxytocin, OT)	자궁벽과 젖샘의 평활근을 수축시킴	자궁벽(uterine wall)과 질벽(vaginal wall)의 팽창 또는 유방의 자극에 대한 반응으로 시상하부에서 조절

3. 갑상샘(갑상선, thyroid gland)

1) 구조와 위치

갑상샘은 후두 하부부터 기관지 상부 전면부에 목(경부, neck)과 목젖(구개수, palatine uvula) 바로 밑에 위치하며, 방패연골(갑상연골, thyroid cartilage)의 하부를 나비모양으로 둘러싸고 있는 구조이다.

갑상샘 양쪽 무게는 15~20g 정도이며, 남성의 갑상샘이 여성보다 다소 크다. 중앙의 가느다란 부분을 협부, 좌우 두개의 엽(우엽과 좌엽)이 나비의 날개처럼 펼쳐져 있다. 협부(isthmic: 잘룩)에 가늘게 뻗어있는 부분을 추체엽(pyramidal lobe)이라 한다.

각각의 갑상샘소포는 콜로이드(colloid)를 함유한 체액으로 채워져 있다. 주로 소포에서 볼 수 있는 콜로이드는 타이로글로불린(thyroglobulin)이라고 하는 단백질로 구성되어 있다.

2) 갑상샘의 호르몬

갑상샘(갑상선, thyroid gland)은 갑상샘호르몬(thyroid hormone)인 칼시토닌(calcitonin)을 만들어 내며, 갑상샘호르몬인 **티록신**(tetraiodothyronine, thyroxine, T4)과 **트리요오드타이로닌**(triiodothyronine, T3)을 분비한다. (표 8-6)

갑상샘 호르몬의 주요작용은

- 갑상샘호르몬, 탄수화물, 지질, 단백질 대사를 조절한다.
- 뇌하수체앞엽(뇌하수체전엽, pituitary anterior lobe)의 갑상샘자극호르몬(TSH)이 이 호르몬의 양을 조절한다.
- 소포세포(follicular cell)는 타이로글로불린(thyroglobulin)이라고 하는 단백질을 합성한다. (그림 8-6)
- 칼시토닌은 태아의 성장과 모유 생성 등 칼슘이 많이 필요한 임신수유기에 뼈에서 지나치게 칼슘이 빠져 나오는 것을 방지한다.

* 대부분의 내분비샘(endocrine gland)은 생성된 호르몬을 저장하지 않고 혈액으로 보낸다.

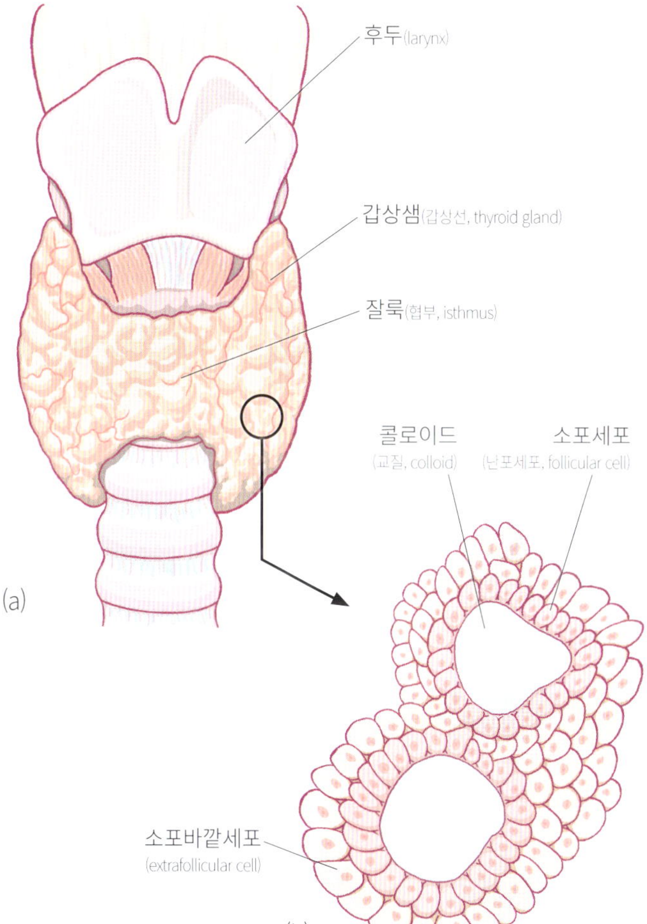

그림 8-6 (a) 갑상샘 전면 (b) 소포세포(T3, T4의 분비)

표 8-6 갑상샘 호르몬(thyroid hormone)

호르몬	작용	조절기전
티록신(thyroxine, T4)	탄수화물(carbohydrate)에서 에너지를 방출하는 속도를 증가시키고, 단백질(ptotein) 합성을 증진시키며, 성장을 촉진하고, 신경계의 활성을 증가시킴	뇌하수체앞엽(뇌하수체전엽, pituitary anterior lobe)에서 나오는 갑상선자극호르몬(TSH)
트리요오드타이로닌(triiodothyronine, T3)	위와 같으나 티록신보다 다섯 배 정도 강력함	위와 같음
칼시토닌(calcitonin)	뼈(bone)에서 칼슘(calcium)과 인산(phosphoric acid)의 방출을 방해하고, 칼슘과 인산이 뼈에 침착되는 것을 증진시켜 혈중 칼슘과 인산의 농도를 저하시킴.	혈중 칼슘 농도 상승, 소화기 호르몬

4. 부갑상샘(상피소체, parathyroid glands)

1) 구조와 위치

갑상샘(갑상선, thyroid gland)의 오른엽과 왼엽 뒤에 섬유피막내에 붙어 있다. 크기는 쌀알 크기 또는 보리입자 크기이고, 위아래로 2쌍(4개)으로 구성되며 무게는 1개 당 0.1g 정도이다.

2) 부갑상샘호르몬(parathyroid hormone, PTH)

부갑상샘호르몬을 분비하며 이 부갑상샘호르몬은 혈중 칼슘과 인산의 농도를 조절한다. PTH는 뼈파괴세포와 뼈세포를 자극하고 뼈모세포(osteoblast)의 활성을 억제하여 뼈에서 혈액으로 칼슘의 이동을 촉진한다. (그림 8-7)(표 8-7)

표 8-7 부갑상샘 질환

질환	증상/기전	원인	치료
부갑상샘기능항진증 (hyperparathyroidism)	피곤, 근력 약화, 관절통(arthralgia), 사고력 이상, 우울증(depression), 체중 감소, 뼈 약화, PTH분비 증가로 뼈파괴세포(파골세포, osteoclast)를 과도하게 자극	종양(tumor)	종양제거, 뼈기형 치료
부갑상샘기능저하증 (hypoparathyroidism)	근육경련(cramp)과 간질발작(epileptic seizure), PTH 분비 저하로 뼈파괴세포 활성 감소	잘못된 수술에 의해 제거, 외상	칼슘 주사, 비타민 D의 대량 투여

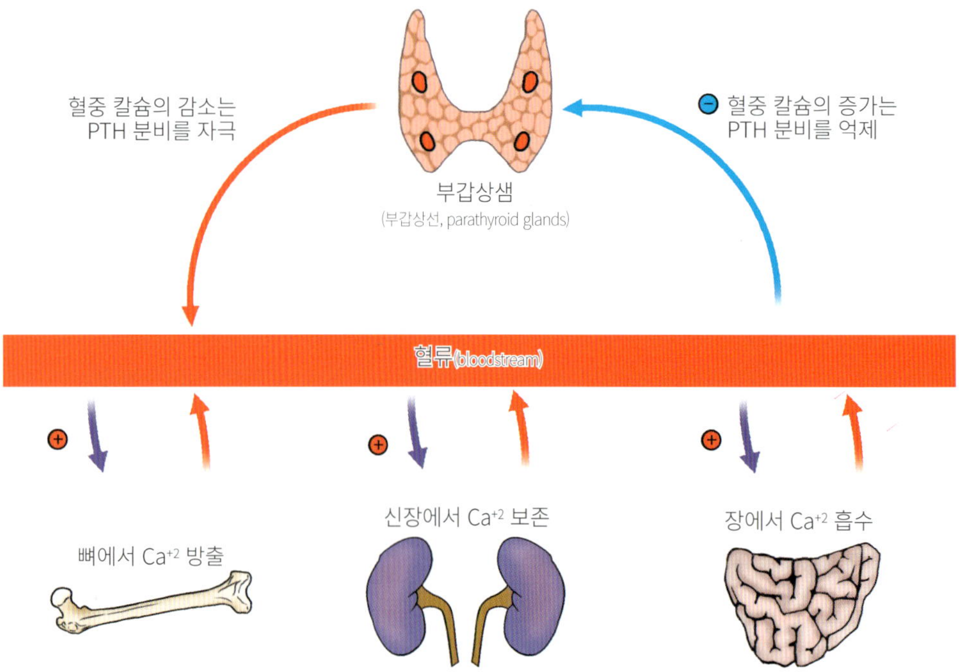

그림 8-7 부갑상샘 호르몬과 혈중칼슘농도와의 관계

5. 부신(콩팥위샘, adrenal glands)

1) 구조와 위치

부신은 신장 위에 얹혀있는 형태지만 신장과는 무관하다.

부신(adrenal gland)은 양쪽 콩팥의 꼭대기에 위치하고 있다.

부신은 좌우 콩팥의 위부분에 붙어있는 1쌍의 편평한 기관으로 겉질(피질, cortex)과 속질(수질, medulla)로 이루어진 내분비샘이다. (그림 8-8)

피라미드 형태(삼각형)이며, 무게는 약 10g이다. 부신(adrenal gland)은 표면상 하나의 단일 장기이다.

부신은 중앙부의 **부신속질**과 바깥쪽의 **부신겉질**의 두 부분으로 나뉘어져 있다.

부신겉질(부신피질, adrenal cortex)은 사구층(zona glomerulosa), 다발층(zona fasciculata), 그물층(zona reticularis)의 세 부분으로 나눌 수 있다.

부신속질(부신수질 adrenal medulla)은 교감신경의 지배를 받는다. (표 8-8)

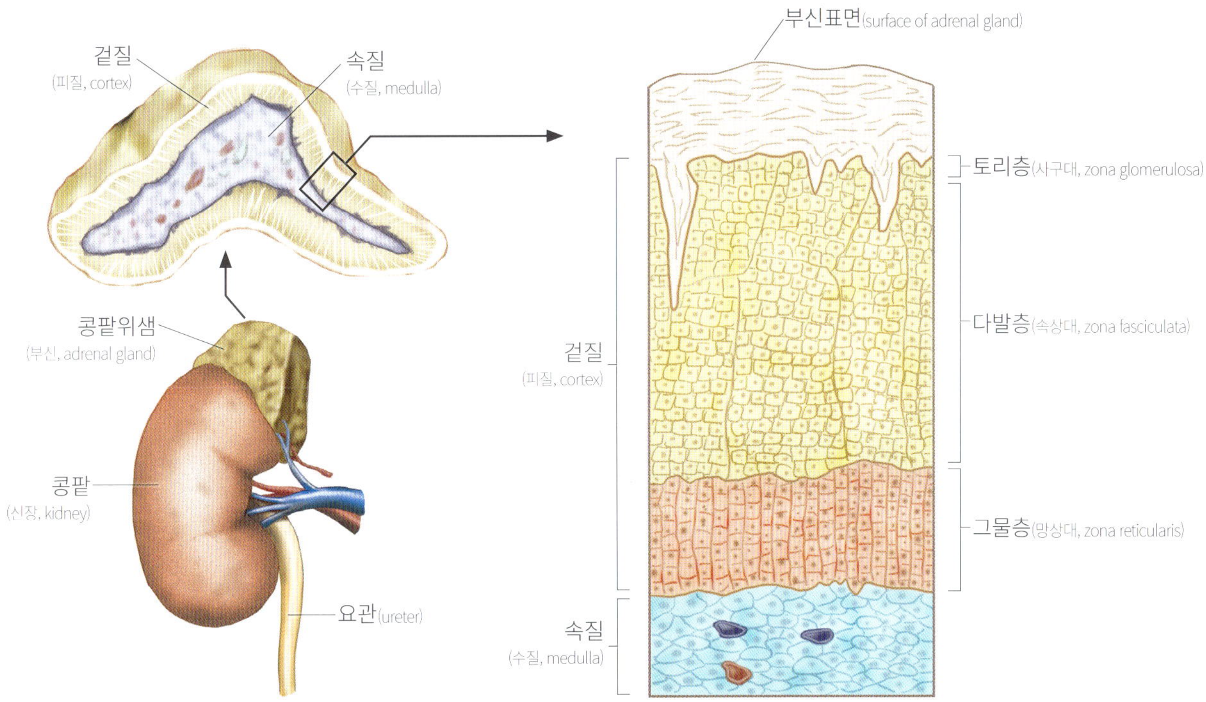

그림 8-8 부신겉질(부신피질, adrenal cortex)과 부신속질(부신수질 adrenal medulla)

표 8-8 부신겉질(부신피질, adrenal cortex)의 호르몬

호르몬	작용	분비를 조절하는 요인
알도스테론 (aldosterone)	나트륨 이온을 재흡수하고 칼륨 이온을 배출하여 세포외액의 전해질 농도를 조절	체액(body fluid)의 전해질(electrolyte) 농도와 레닌-안지오텐신계(renin-angiotensin system)
코르티솔 (cortisol)	단백질합성을 저하시키고, 지방산 방출을 감소시키며 비틴수화물에서 글루고스 합성을 자극	시상하부(hypothalamus)의 부신겉질자극호르몬(adrenocorticotropic hormone; CHR) 와 뇌하수체 앞엽의 부신겉질지극호르몬(adrenocorticotropic hormone, ACTH)
안드로겐 (adrenal androgen)	성샘(gonad)의 성호르몬(sex hormone)을 보충해 줌. 에스트로겐(estrogen)으로 전환 가능.	정확한 기능은 아직 불확실함

2) 부신의 호르몬

부신겉질(부신피질, adrenal cortex)에서는 지질을 기본으로 하는 스테로이드 호르몬이 분비되며 안드로겐(androgen), 알도스테론(염류코르티코이드), 코르티솔(당류코르티코이드)이 있다.

(1) 알도스테론(aldosterone)

알도스테론은 체내 전해질 조절에 중요한 역할을 하는 염류코르티코이드(mineralocorticoid)로 부신겉질(부신피질, adrenal cortex)의 바깥층에서 분비하며, 콩팥세관(요세관, nephric tubule)에서 혈액으로 가는 나트륨(sodium)의 재흡수를 촉진하여 소변으로 빠져 나가는 나트륨의 양을 줄이고, 동시에 세관을 통한 칼륨(potassium) 분비를 증가시켜 소변을 통한 무기물의 배설을 돕는다.

또한 콩팥에서 물의 재흡수를 돕는다. **부신겉질자극호르몬**(ACTH) 역시 알도스테론 분비를 촉진시키며, ACTH는 다른 자극에 의한 알도스테론의 분비에 필요하다. (그림 8-9)

(2) 안드로겐(androgen)

안드로겐은 여성에게 성적욕구를 자극하고, 생식샘(성선, gonad)이 아닌 부신피질의 안쪽층의 다발층(속상대, zona fasciculata)에서 분비되는 성호르몬이다. 또한 안드로겐은 성욕을 조절하는 작용에도 관여하며, 소년과 소녀의 음모와 액모가 나도록 한다.

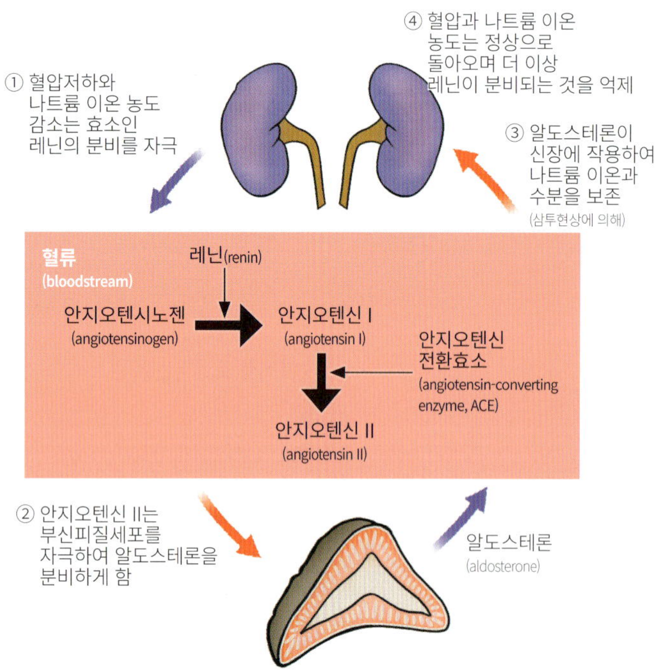

그림 8-9 알도스테론(aldosterone)의 분비조절

알도스테론증

알도스테론(aldosterone)의 분비항진에 의해 각종 수분 전해질의 대사이상을 일으키는 질환을 알도스테론증이라고 한다.

알도스테론이 대량으로 분비되는 원발성과, 신장(kidney)으로부터의 레닌(renin)분비항진에 의해 알도스테론 분비도 증가하는 속발성으로 분류된다.

원인: 알도스테론이 과잉 분비되는 원인질환은 부신선종(adrenal adenoma), 부신암종(adrenal carcinoma), 부신과형성(adrenal hyperplasia) 등이다.

증상: 근력저하, 사지마비, 요농축력 장애, 두통(headache), 시력장애, 다뇨(polyuria) 등이다.

쿠싱증후군(Cushing's syndrome)

쿠싱증후군은 부신겉질호르몬(부신피질호르몬, adrenocortical hormone) 중에 주로, 글루코코르티코이드의 대표인 코르티솔이 만성적으로 과잉 분비되는 병태를 말한다.

코르티솔의 작용이 많다는 것은 코르티솔의 과잉분비로 부신피질자극 호르몬(ACTH)의 작용에 의한 증상이 쿠싱증후군이다.

원인: 부신종양(adrenal tumor), 뇌하수체종양(hypophysis tumor), 쿠싱병, 장기간의 스테로이드 과량 투여 등으로 부신피질 기능이 항진되면 당류코르티코이드(코르티솔)가 과잉 분비된다.

이로써 프로락틴, TSH, 생식선자극호르몬의 분비가 감소한다.

증상: 안면홍조(hot flush), 적색 피부선조여드름(acne), 고혈압(hypertension), 고칼슘뇨(hypercalciuria), 저칼륨혈증(hypokalemia), 정신장애, 수면장애, 등이다.

(3) 코르티솔(cortisol)

코르티솔은 부신겉질의 중간층에서 분비되는 당류코르티코이드(glucocorticoid)이며 글루코스(포도당, glucose) 대사에 영향을 미친다. (그림 8-10)

코르티솔의 기능을 요약하면

- 코르티솔은 여러 조직에서 단백질합성을 억제하여 혈중 아미노산(amino acid) 농도를 증가시키며, 특히 근육세포(muscle cell)의 조직단백질(tissue protein)이 아미노산으로 분해되도록 촉진한다.
- 이 호르몬은 지방조직에서 지방산의 방출을 촉진하며, 에너지원으로 지방산의 이용을 증가시키고 글루코스(glucose)의 이용은 저하시킨다.
- 간세포(hepatocyte)를 자극하여 아미노산이나 글리세롤(glycerol) 등 비탄수화물로부터 글루코스를 합성(글루코네오제네시스, gluconeogenesis)하고, 따라서 혈중 글루코스의 농도를 증가시킨다.
- 글루코코르티코이드(glucocorticoid)는 항면역, 항알레르기 효과 그리고 항체(antibody)를 생산하는 세포의 수를 감소시키고, 면역, 알르레기 반응을 유발하는 물질을 감소시킨다.
- 코르티솔(cortisol)은 식사 사이에 혈중 글루코스 농도를 유지시키는 작용을 한다.
- 코르티솔의 과다분비는 쿠싱증후군(Cushing syndrome)을 일으킨다.

부신속질(부신피질, adrenal medulla)에서는 교감신경의 자극을 받아 신경전달 호르몬인 **아드레날린**(adrenaline)과 **노르아드레날린**(noradrenaline)을 분비하며, 자율신경계 교감신경 효과를 강화시키고 지속되도록 한다.

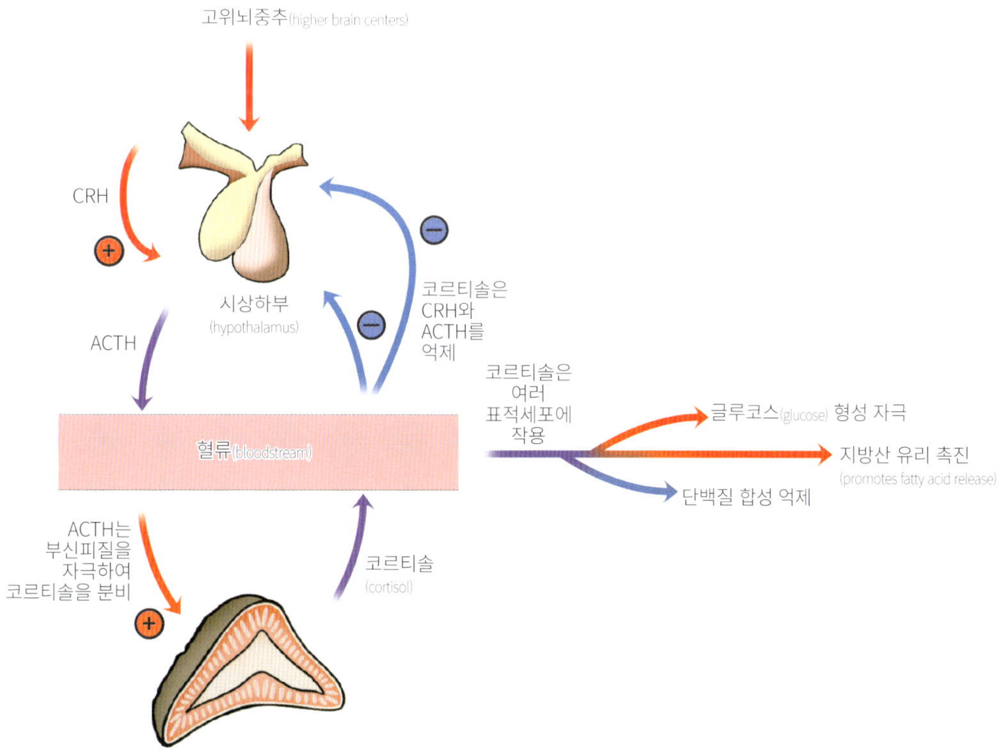

그림 8-10 코르티솔(cortisol)의 분비조절

6. 이자(췌장, pancreas)

1) 구조와 위치

이자는 길고 약간 납작한 모양으로 무게는 약 200g이다. 대부분 복막뒤, 위 뒤쪽에 있으며 오른쪽에 샘창자, 왼쪽은 지라에 닿아있다. (그림 8-11)

이자는 이자머리, 이자목, 이자몸통, 이자꼬리의 4부위로 나뉜다.

- **이자머리**(췌두, head of pancreas) : 이자뒤를 지나는 위창자간막의 오른쪽에 있다.
- **이자목**(췌경, neck pancreas) : 위창자간막혈관의 앞쪽에 좁은 부분이다.
- **이자몸통**(췌체, body pancreas) : 위창자간막혈관과 이자꼬리 사이에 위치한다.
- **이마꼬리**(췌미, tail of pancreas) : 지라꼬리에 있으며 앞뒤가 복막으로 싸여있다.

이자의 조직

이자의 조직은 내분비 부분과 외분비부분의 2부분을 포함하고 있다.

- **외분비부분** : 이자액을 도관을 통해 샘창자(십이지장, duodenum)로 분비한다.
- **내분비부분** : 인슐린 등으로 호르몬을 혈액 속으로 분비한다.

내분비부분은 이자의 내부에 섬 모양으로 산재되어 있으며 랑게르한스섬(이자섬)으로 불린다.

당뇨병(diabetes mellitus)

당뇨병은 이자(췌장, pancreas)에서 인슐린(insulin) 분비 기능에 이상이 생겨 체내에 인슐린의 분비량이 부족하거나 정상적인 기능이 이루어지지 않는다.

이로 인해 혈중 포도당의 농도가 높아지는 고혈당이 특징이며 오줌(소변, urine)에서 포도당을 배출하게 된다.

원인: 당뇨병은 제1형과 제2형으로 구분된다. **제1형 당뇨병**은 인슐린을 전혀 생산하지 못해 발생하는 질환이다.

제2형 당뇨병은 인슐린이 상대적으로 부족한 인슐린 저항성(insulin resistance: 혈당을 낮추는 인슐린 기능이 떨어짐)을 특징으로 한다.

제2형 당뇨는 서구화에 따른 식생활로 인해 고열량, 고지방, 고단백의 식단, 운동 부족, 스트레스 등 환경적인 요인, 췌장 수술, 감염 등으로도 생길 수 있다.

증상: 혈당(blood sugar)이 많이 올라가면 갈증이 나서 물을 많이 마시게 되고, 소변량이 늘어 화장실을 자주 가게 된다. 또한 체중이 빠지게 된다.

고혈당이 유지되면 신체에서 여러 합병증이 발생하는데, 대표적인 것이 망막병증(retinopathy: 실명할 수 있음), 신기능장애(신기능 저하로 심할 경우 투석이 필요함), 신경병증(저림, 통증)이고, 심혈관계 질환의 위험이 높아지게 된다.

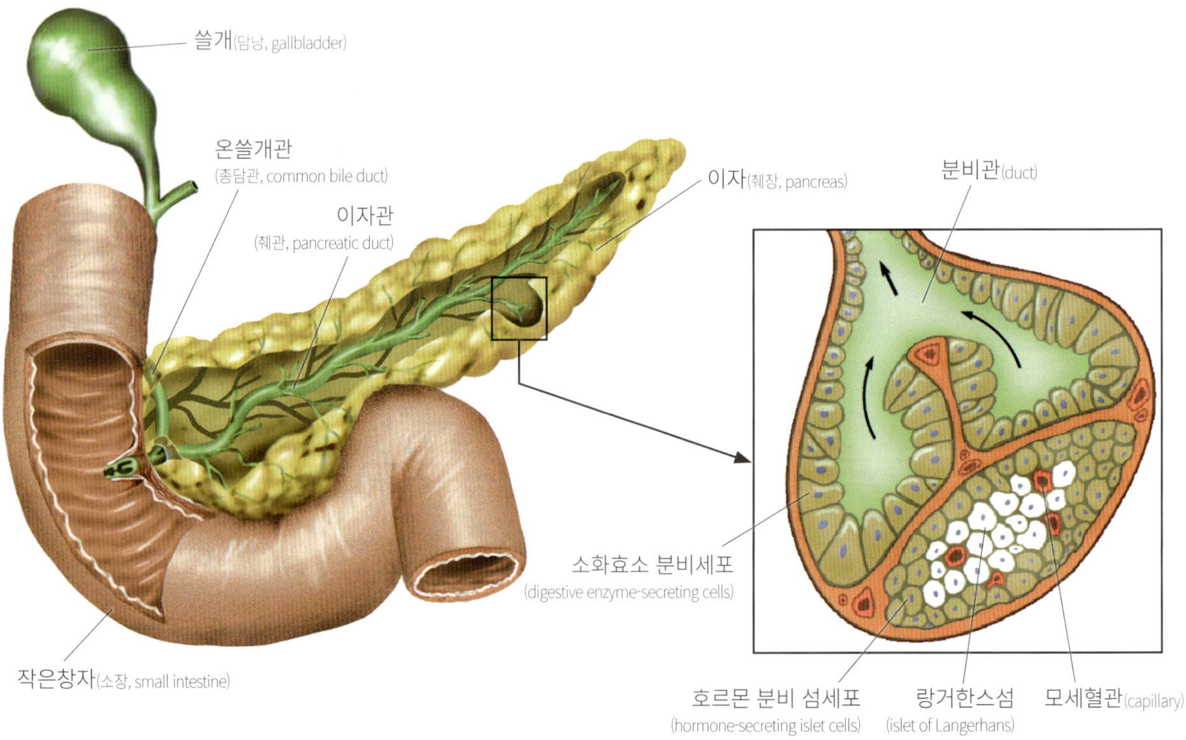

그림 8-11 이자(췌장, pancreas)의 구조

2) 랑게르한스섬(이자섬, islet of Langerhans)

랑게르한스섬 1개의 지름은 약 0.1mm 이며 이자 전체에 약 100만 개가 있다.

랑게르한스섬에서 분비하는 호르몬 중 인슐린이 가장 중요하다. **인슐린**은 혈당량을 낮추는 호르몬이다.

3) 이자의 호르몬

이자에서는 인슐린(insulin), 글루카곤(glucagon), 소마토스타틴(somatostatin)과 같은 호르몬을 생성하며 그 기능은 다음과 같다. (표 8-9)(그림 8-12)

(1) 인슐린(insulin)

인슐린은 혈액(blood) 내 포도당(당분, glucose)이 과다하면 이자섬의 β세포에서 인슐린이 분비되기 시작하고, 혈당 농도가 저하된다. 인슐린의 농도는 혈액 속 포도당이 역할을 한다. 고혈당일 때는 분비가 **촉진**되고, 저혈당 일 때는 분비가 **억제**된다. 때문에 인슐린이 없으면 포도당이 세포 속으로 들어가지 못한다.

인슐린은 단백질(protein)이며 글루카곤(endocrine gland)과 완전히 반대로 작용하여 간(liver)에서 글루코스(glucose)를 글리코겐(glycogen)으로 저장하고 비탄수화물에서 글루코스로 전환되는 과정을 억제한다.

인슐린의 작용에 의해 혈중 글루코스의 농도는 저하되며, 아미노산의 세포 내 운반을 증가시키고 단백질합성을 증가시킨다. 또한 지방세포(adipocyte)를 자극하여 지방을 합성, 저장한다.

(2) 글루카곤(glucagon)

글루카곤은 단백질(protein)로서 인슐린에 대항작용을 하며, 간에서 글리코겐 분해과정을 촉진한다. 인슐린은 혈당치를 '**낮추고**', 글루카곤은 혈당치를 '**상승**'시킨다. 또한 글루카곤은 아미노산 등의 비탄수화물을 글루코스로 전환(글루코네오제네시스 gluconeogenesis)시키는 작용을 하며, 지방을 지방산(fatty acid)과 글리세롤로 분해하기도 한다.

또한 글루카곤은 간을 자극하여, 간(liver)에 저장된 글리코겐을 포도당(glucose: 당분)으로 분해시켜 혈액(blood)으로 방출한다.

(3) 소마토스타틴(somatostatin)

소마토스타틴은 시상하부(hypothalamus)에서 분비되는 호르몬과 매우 유사하며, 글루카곤과 인슐린(insulin) 분비를 억제하여 글루코스대사를 조절한다.

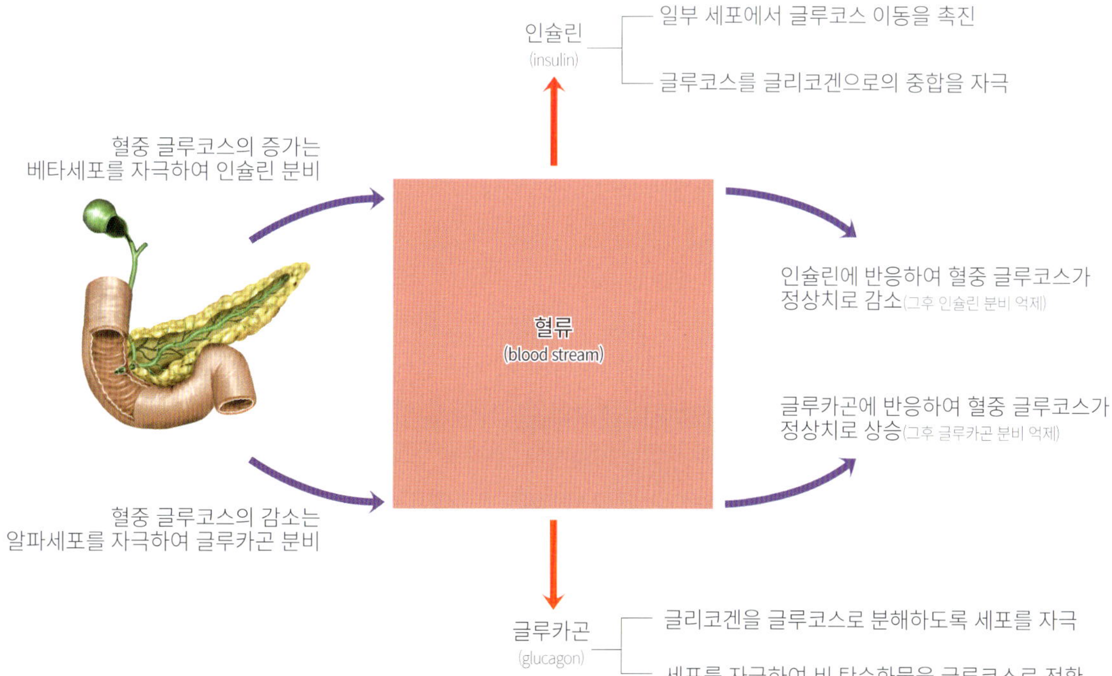

그림 8-12 인슐린(insulin)과 글루카곤(glucagon)의 상호관계

표 8-9 이자의 호르몬

호르몬	작용	조절 요인
인슐린(insulin)	글루코스를 글리코겐으로 전환하고 비탄수화물에서 글루코스로의 전환을 억제하며, 지방세포(adipocyte)와 근세포(myocytes)의 세포막(cell membrane)을 통한 글루코스의 세포내 유입을 촉진시키고, 세포 내로 아미노산(amino acids)의 이동을 촉진하며 단백질(protein)과 지방(fat)의 합성을 증가시킴	혈중 글루코스 농도
글루카곤(glucagon)	간(liver)에서 글리코겐(glycogen)을 분해하고 비탄수화물을 전환하여 혈중 글루코스(glucose: 포도당)를 증가시킴. 지방(fat)의 분해를 촉진.	혈중 글루코스 농도
소마토스타틴(somatostatin)	탄수화물(carbohydrate) 조절을 도움	아직 알려져 있지 않음

7. 송과체(pineal gland, epiphysis)

송과체는 간뇌의 시상하부 제3뇌실상벽의 후방에 위치하며, 길이 6~8mm, 무게 0.2~0.3gm의 소체로 토리(사구체, glomerulus)의 상방에 있다. 분비되는 호르몬은 멜라토닌(melatonin)으로 낮보다는 밤에 많이 분비하여 일주리듬에 관여한다. 또한 생식선의 조기발육 억제시에는 송과체 발육부전이 성조숙에 영향을 준다.

8. 그 외 호르몬 생산

내분비기관 외에도 태반(placenta), 소화관(digestive tract), 콩팥(신장, kidney) 등 거의 모든 장기는 **호르몬**을 분비한다.

다른 호르몬을 생성하는 기관에는 심방나트륨배설펩타이드(atrial natriuretic peptide)를 분비하는 **심장**(heart)과 적혈구(RBC) 생성을 자극하는 호르몬인 에리트로포이에틴(erythropoietin)을 분비하는 **신장**(kidney)이 있다.

9. 스트레스(stress)

항상성 이상 반응의 인자를 스트레스원(stressor)이라고 하며, 스트레스원이 유발하는 신체의 변화를 스트레스(stress)라고 한다. 이와 같은 스트레스의 이상을 바로 잡는 생리학적 반응은 자율신경계(autonomic nervous system)의 교감신경(sympathetic nerve) 활성과 호르몬 분비 증가 등이 있다.

육체적 스트레스(physical stress)는 극한의 더위나 추위, 산소 농도의 저하, 감염(infection), 외상(trauma), 지속적인 심한 운동, 소음 등으로, 불쾌하거나 고통스런 감각을 동반하는 경우가 많다.

정신적 스트레스(psychological stress)는 분노, 공포, 애도, 불안, 우울, 죄책감 등은 정신적 스트레스를 유발한다. 한 번 스트레스를 유발한 자극이 다음번에는 스트레스를 유발하지 않는 개인차가 매우 크며 환경에 따라 달라지는 경우도 있다.

시상하부(hypothalamus)는 스트레스에 대한 반응을 조절하여 항상성이 유지되도록 한다. 시상하부에서 나오는 교감신경(sympathetic nerve) 임펄스는 포도당(글루코스, glucose), 글리세롤(glycerol), 지방산(fatty acid)을 상승시키고 심박동수, 혈압, 호흡 빈도를 증가시키며 공기의 통로를 확장시킨다. 또한 피부와 소화기관으로 가는 혈액을 뼈대근육(골격근, skeletal m.)으로 가도록 재분배하며, 부신속질(부신수질 adrenal medulla)에서 에피네프린의 분비를 증가시킨다.

부신겉질호르몬(adrenocortical hormone)

부신겉질 호르몬은 주로 탄수화물과 무기질 대사에 관여한다.

과잉 및 결핍

염류코르티코이드 결핍 시 다뇨증(polyuria), 저혈압(hypotension), 탈수증(oligohydria)등을 발생시키며, 체내산성화, 칼륨중독 등의 장애를 유발하기도 한다.

당질코르티코이드의 감소 혹은 결핍 시 저혈당증(glycopenia), 근육약화 및 빈혈(anemia), 저혈압(hypotension), 식욕저하, 체중감소 등의 증상이 나타날 수 있다.

노화에 따른 생리변화

- 알반적으로 나이가 들수록 내분비계 분비샘의 크기 감소, 결합 조직 증가
- 갑상샘 위축, 소포의 크기는 줄고 결합조직은 증가, 칼시토닌도 감소로 골다공증(osteoporosis) 위험
- 내분비기능 저하에 따른 혈중 글루코스의 조절 약화 및 당뇨병 위험
- 가슴샘 위축과 타이모신(thymosin)의 분비도 감소

더보기

성조숙증(precocious puberty)

성조숙증은 8세 미만에 여자아이에서 여성호르몬에 의해 유방 또는 음모(pubic hair)가 나오거나, 9세 미만에 남자아이에서 남성호르몬에 의해 음경(penis), 음모(pubic hair), 음낭(scrotum)이 발달한다.

원인 및 증상: 정상적인 **여자 아이**의 사춘기는 시상하부-뇌하수체(hypothalamic-pituitary-adrenal axis) 활성화가 가장 먼저 나타나며, 이후 난소(ovary)에서 여성 호르몬이 분비되면서 유방이 나오고, 음모 발달, 빠른 키 성장, 여드름이 순차적으로 나타난다.

남자도 시상하부-뇌하수체의 활성화가 가장 먼저 나타나며, 이후 고환(testis)이 커지면서, 남성호르몬 분비가 증가하고, 음모(pubic hair) 발달, 빠른 키 성장, 여드름이 순차적으로 나타난다.

성선기능저하증(hypogonadism)

고환(testis)의 기능이 저하되어 성선 기능저하증이 생기면 테스토스테론 농도가 낮아지고, 정자(sperm)생산이 어려워지며, 남성 호르몬 생산이 저하된다. 이로 인해 성장이 종종 느려지고 성적 발달이 지연된다.

원인: 고환(testis) 손상이 오는 고환 염전, 과음, 항암 화학요법, 방사선 치료, 유전, 염색체 이상 등으로 생길 수 있다.

증상: 사춘기 이후에 성선기능저하증(hypogonadism: 성선기능부전)이 생기면 정자(sperm) 생산이 줄어들기 때문에 불임을 초래할 수 있다.

발기부전, 성기의 크기 줆, 성욕감퇴(얼굴, 겨드랑이, 치골 부위의 털 부족), 근력이 약해진다.

용어

가슴샘(흉선, thymus)
갑상샘(갑상선, thyroid gland)
갑상샘자극호르몬(thyroid stimulating hormone, TSH)
글루카곤(glucagon)
난포자극호르몬(follicle stimulating hormone, FSH)
내분비샘(내분비선, endocrine gland)
노르아드레날린(noradrenaline)
뇌하수체(하수체, pituitary gland)
뇌하수체뒤엽(posterior pituitary)
뇌하수체앞엽(anterior pituitary)
뇌하수체앞엽호르몬(anterior pituitary gland hormone)
랑게르한스섬(이자섬, islet of Langerhans)
부갑상샘(부갑상선, parathyroid gland)
부신(adrenal gland)
부신겉질(부신피질, adrenal cortex)
부신겉질자극호르몬(adrenocorticotropic hormone, ACTH)
부신속질(부신수질 adrenal medulla)
샘(선, gland)
샘뇌하수체(선하수체, adenohypophysis)
생식샘(성선, gonad)
성장호르몬(growth hormone)
소마토스타틴(somatostatin)
솔방울샘(송과체, pineal body)
송과체(pineal gland, epiphysis)
신경뇌하수체(neurohypophysis)
아드레날린(adrenaline)
안드로겐(androgen)
알도스테론(aldosterone)
에스테론(esteron)
옥시토신(oxytocin, OT)
외분비샘 (외분비선, exocrine gland)
이자(체장, pancreas)
코르티솔(cortisol)
테스토스테론(testosterone)
펩타이드호르몬(peptide hormone)
프로게스테론(progestrone)
프로락틴(prolactin)
항이뇨호르몬(anti-diuretic hormone, ADH)
황체자극호르몬(luteotropic hormone, LH)

CHAPTER

09

혈액과 심혈관계통
(Blood and Cardiovascular System)

학습목표

1. 혈액조직과 혈액의 기능 및 구성요소를 알자.
2. 순환기계를 이해하자.
3. 심장근육조직과 심장막의 구조를 알자.
4. 심장순환과 혈관 구조를 알자.
5. 심방과 심실의 구조와 기능을 알자.
6. 심장주기와 심전도를 알자.
7. 동맥, 정맥, 모세혈관의 구조를 알자.

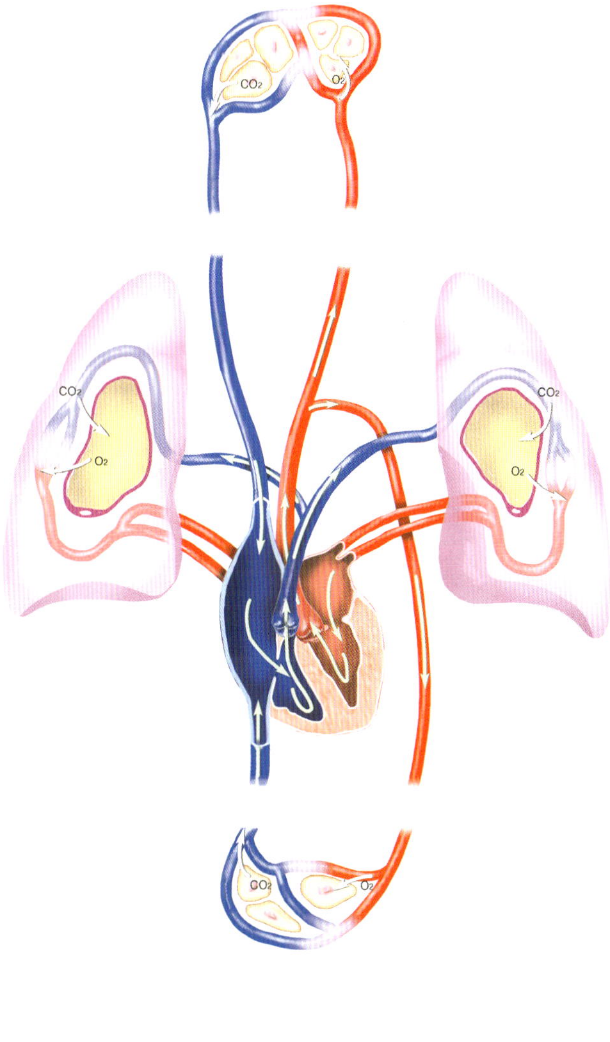

A. 순환계통(순환기계, CIRCULATORY SYSTEM)

1. 구성과 역할

순환계통(순환기계, circulatory system)은 혈액계통(blood system)과 림프계통(lymphatic system)으로 구성되며, 혈액을 내보내는 펌프에 해당하는 심장과 파이프에 해당하는 **혈관**(blood vessel)으로 되어 있다.

순환계통은 인체에 필요한 물질(산소, 영양물질, 호르몬 등)을 혈액(blood)과 함께 순환시켜서 신체의 각 부위로 전달한다. 그 외에도 노폐물, 이산화탄소 등을 콩팥(신장, kidney)이나 허파(폐, lung)를 통해 배출시킨다. 또한 체온유지, 호르몬 운반 등의 역할을 한다.

2. 온몸순환(체순환, systemic circulation)과 허파순환(폐순환, pulmonary circulation)

1) 온몸순환

왼심실(좌심실, left ventricle)을 출발한 동맥혈은 온몸을 순환하고 혈액은 위·아래대정맥(상·하대정맥, superior·inferior vena cava)을 통해 **오른심방**(우심방, right atrium)으로 되돌아 온다.

혈액(blood)은 온몸의 조직에 산소와 영양을 제공하며 이산화탄소와 대사산물을 거두어들여 정맥혈액이 된다.(그림 9-1)

2) 허파순환

오른심실(우심실, right ventricle)에서는 허파동맥(폐동맥, pulmonary artery)을 통해 혈액이 허파(폐, lung)로 보내지며, 허파정맥(폐정맥, pulmonary vein)을 통해 왼심방(좌심방, left atrium)으로 들어온다.

혈액(blood)은 허파를 통과한 후 심장(heart)으로 되돌아간다. 허파에서는 혈액과의 사이에서 가스교환이 이루어져 산소가 풍부하고 이산화탄소가 적은 **동맥혈액**(arterial blood)이 된다.

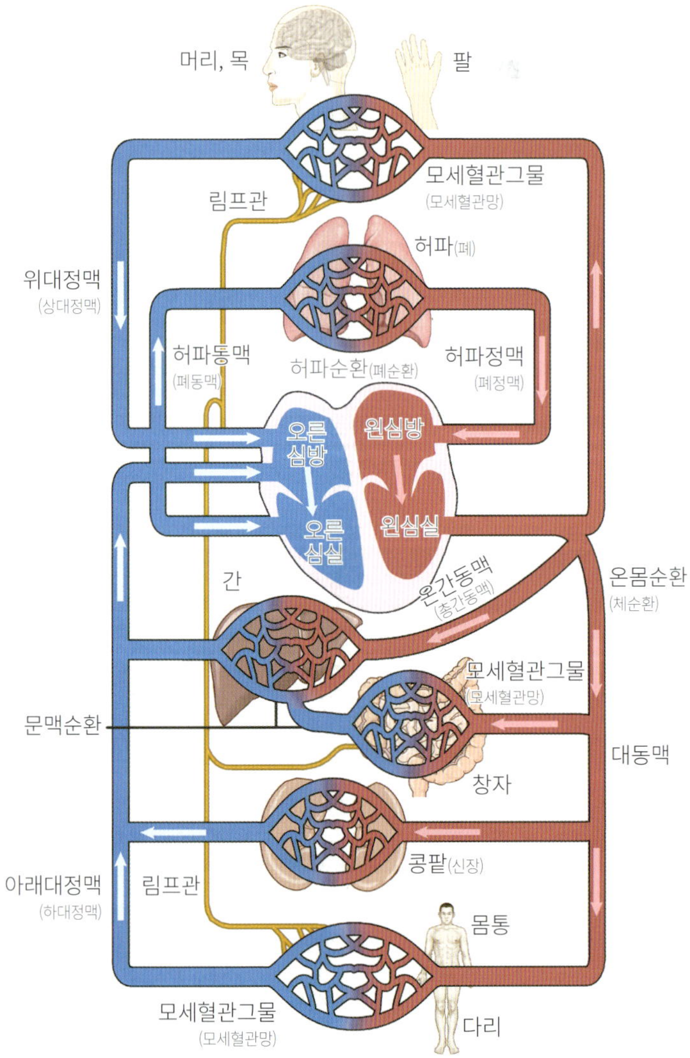

그림 9-1 심장맥관(심장, 혈관, 림프관)과 혈액, 조직액, 림프관의 관계

B. 심장(HEART)

심장은 혈액을 온몸에 순환시키는 펌프의 기능을 수행한다.

1. 심장의 겉모습

심장은 가슴 내에 있는 양쪽 허파 사이에 위치하며, 심장막(심막, pericardium)으로 둘러싸여있다. 심장은 전체적으로 원뿔모양이며, 성인의 심장은 주먹 크기의 근육성 속빈장기로 무게는 약 200~300g이다. 심장은 크게 **오른심장**(우심, right heart), **왼심장**(좌심, left heart), **심방**(atrium), **심실**(ventricle)로 나뉜다.

심장표면에는 심장의 방과 실을 나누는 관상구(coronary sulcus)와 좌우심실을 나누는 실간구(interventricular sulcus)가 있다.

심장의 바깥쪽면은 맞닿은 부위에 따라 앞쪽은 **복장갈비면**(흉늑면, sternocostal surface), 바깥쪽(가쪽)은 **왼 · 오른허파면**(좌·우폐면, left·right pulmonary surface), 아래쪽은 **가로막면**(횡격면, diaphragmatic surface)이라고 한다.(그림 9-2)(그림 9-3)

심장(heart)의 특징적 기능

심장은 혈액을 통해 전신에 산소와 영양분을 공급하는 펌프 역할을 하는 장기이다. 심장은 두꺼운 근육층으로 심장동맥은 심장의 근육층과 심장바깥막(심외막, epicardium)에 혈액(blood)을 공급한다.

- 심장은 혈액을 운반할 수 있도록 끊임없이 펌프작용을 한다.
- 혈액이 **한 방향**으로만 흐르도록 하며 판막에 의해 혈액의 **역류**를 방지한다.
- 심장벽의 수축과 이완으로 혈압을 만든다.
- 구개의 펌프가 동시에 작용하여 하나는 기체교환을 위해 허파로, 하나는 산소공급을 위해 온몸의 조직으로 혈액을 보낸다.
- 조직에 쌓인 노폐물을 계속적으로 배출하여 항상성을 유지한다.

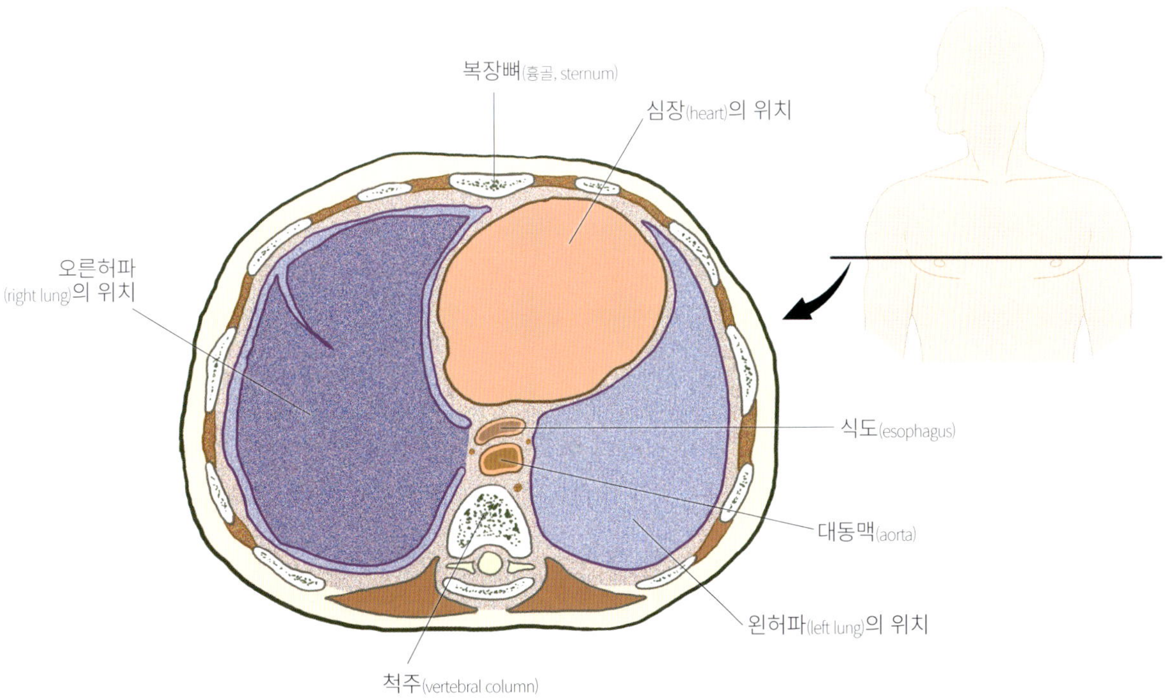

그림 9-2 가슴부위 수평단면에서 본 심장(heart)의 위치

2. 심장(heart)의 위치

심장은 가슴안(흉강, thoracic cavity) 약간 왼쪽으로 치우쳐 있으며, 심장끝(심첨, apex of heart)은 가로막(횡격막, diaphragm) 아래에 닿아있다. 몸통 표면에서 보면, 가로막 윗면 가까이와 복장뼈(흉골, sternum) 뒤쪽에 위치하며, 왼쪽으로 약간 불거져 나와 있다.

심장의 기저부는 제2갈비뼈 아래, 제5 늑간공간 부위에서 심장끝에서 끝난다.

* 심장끝박동(심첨박동, apical impulse)은 좌측 중앙 쇄골선과 좌측 제5늑간이 만나는 부위에서 확인할 수 있다.

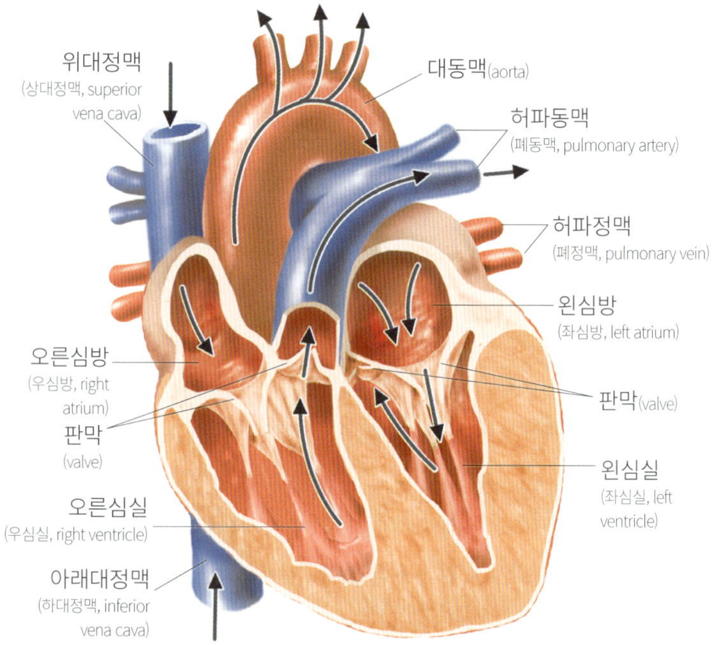

그림 9-4 심장(heart) 내 혈액 순환

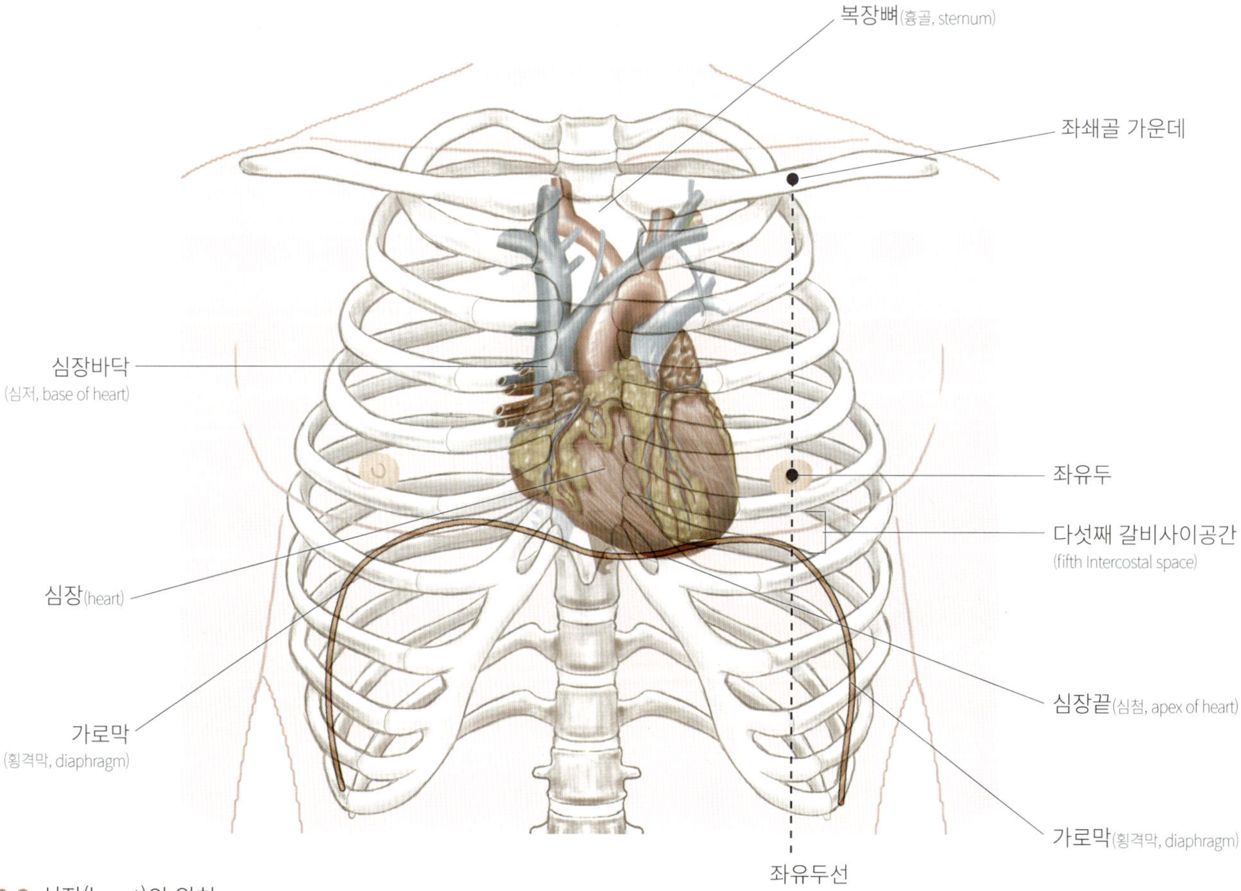

그림 9-3 심장(heart)의 위치

3. 심장(heart) 속의 구조

심장 속의 심방은 심방사이막(심방중격, interatrial septum), 심실은 심실사이막(심실중격, interventricular septum)에 의해 4개의 공간(오른심방, 오른심실, 왼심방, 왼심실)으로 나뉜다. 4개의 방에는 각각 판막이 있다. 심방과 심실 사이에 **판막**(오른·왼방실판막, 허파동맥판막과 대동맥판막)은 혈액의 역류를 막아준다. (그림 9-4)

- **심방**(heart atrium)의 오른심장과 왼심장은 각각 혈액을 받아들인다.
- **심실**(cardiac ventricle)은 혈액을 허파(허파순환)와 전신(온몸순환)으로 내보낸다.

1) 오른심방(우심방, right atrium)

오른심방에는 온몸에서 나온 혈액을 운반하는 **위대정맥**(상대정맥, superior vena cava)과 **아래대정맥**(하대정맥, inferior vena cava)이라는 2개의 정맥이 연결되어 있어, 전신에서 오는 혈액을 받는다. 오른심방의 혈액은 오른심실로 흘러 들어간다. 심장 자체에서 온 혈액은 **심장정맥동**(심장정맥굴, coronary sinus)이라는 큰 혈관 3개가 연결되어 있다.

오른심방 왼쪽 아래에는 오른심실로 이어지는 오른방실구멍(우방실구, right atrioventricular orifice)이 있다. 여기에 **삼첨판**(tricuspid valve)이 열리며, 오른심실이 수축할 때 혈액이 오른심방으로 **역류**하는 것을 막아준다. 오른심실(right ventricle)은 혈액을 밀어내는 역할을 수행한다. (그림 9-5)

- **위대정맥**(상대정맥, superior vena cava)은 오른심방의 뒤쪽 윗부분으로 열리며, 머리, 목, 팔, 그리고 가슴으로부터 오는 정맥혈액을 운반한다.
- **아래대정맥**(하대정맥, inferior vena cava)은 오른심방의 뒤쪽 아랫부분에 열려있으며, 배안(복강, abdominal cavity)과 골반안(골반강, pelvic cavity), 다리의 조직과 기관으로부터오는 정맥혈액(정맥피, venous blood)을 운반한다.

2) 오른심실(우심실, right ventricle)

오른심실은 심장의 앞면 아래부분을 차지한다. 오른심방으로부터 혈액을 받고 여기에서 나온 혈액을 허파동맥(폐동맥, pulmonary artery)을 통해 허파로 보낸다.

오른심실 속면의 **꼭지근**(유두근, papillary m.) 끝부분에는 **힘줄끈**(건삭, chordae tendineae)이라는 섬유질끈에 의해 삼첨판(tricuspid)의 **첨판**(leaflet)과 연결된다.

오른심실과 허파동맥(폐동맥, pulmonary artery) 사이는 허파동맥판막(pulmonary valve)이 혈류를 조절하여 혈액 역류를 막는다. (그림 9-6)

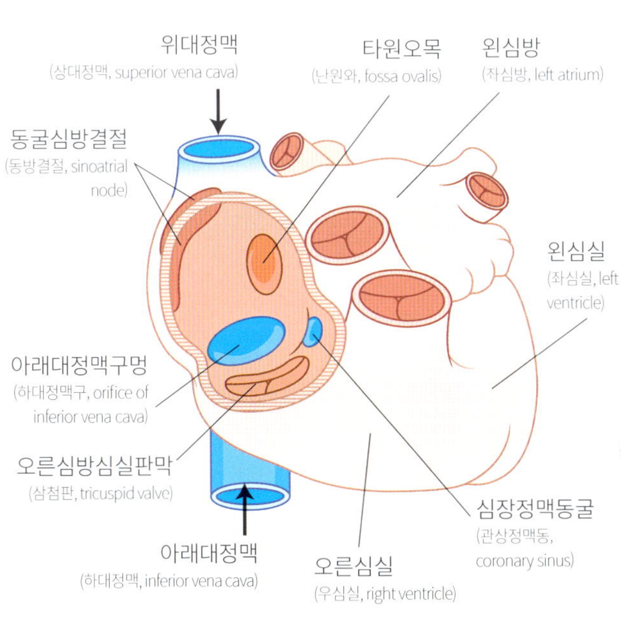

그림 9-5 오른심방(우심방, right atrium)의 구조

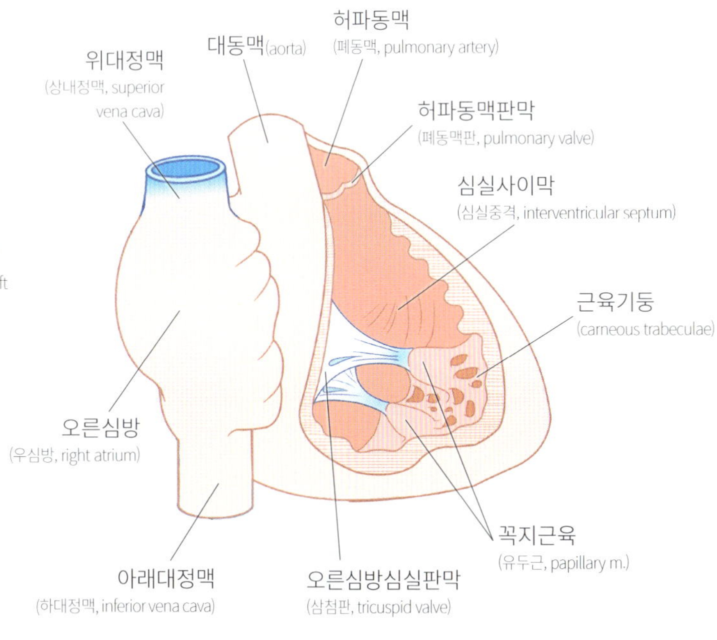

그림 9-6 오른심실(우심실, right ventricle)의 구조

3) 왼심방(좌심방, left atrium)

왼심방은 심장의 뒤쪽 위에 위치하며, 심장바닥을 이룬다. 심장바닥(심저, base of heart)의 양쪽 허파에서 (2개씩 총 4개) 혈액을 받아들이고 왼심실로 내보낸다. (그림 9-7)

왼심방귀(좌심이, left auricle)는 오른심방귀(우심이, right auricle)보다 길고 좁으며 고리모양이다.

왼심방(left atrium)은 **허파**(lung)에서 가스교환을 거친 혈액이 허파정맥(pulmonary vein, 4개)을 통해 들어온다. **왼심방**에서 왼심실로 가는 사이에는 **승모판막**(mitral valve)이 있어 왼심실이 수축할 때 혈액이 왼심방으로 **역류**하는 것을 막아준다.

4) 왼심실(좌심실, left ventricle)

왼심실은 심장의 왼아래부분에 위치하며, 왼심방에서 나온 혈액을 받아들이고, 혈액을 대동맥을 통해 전신으로 보낸다.

왼심실과 대동맥 사이는 대동맥판막(aortic valve)에 의해 닫혀있다. 왼심실에는 앞벽과 뒤벽이 있으며, 오른앞쪽에 **심실사이막**(심실중격, interventricular septum)이 있다.

심실내벽 표면에는 오른심실에 비해 **근육기둥**(육주, trabeculae carneae)이 많이 있고 힘줄끈(건삭, chordae tendineae)이 이첨판막(bicuspid valve)에 연결되어 **판막**을 고정시킨다. (그림 9-8)

* 왼심실과 대동맥 사이에 대동맥판막(aortic valve)이 있어 혈류를 조절하고 역류를 막는다.

꼭지근(유두근, papillary muscle)

꼭지근은 오른심실 속면에 근육기둥(육주, trabeculae carneae; 불규칙한 그물모양의 근육)의 일부가 심실 속으로 튀어나온 것이다.

대동맥(aorta)과 대동맥판막(대동맥판, aortic valve)

왼심실(좌심실, left ventricle)에서 나가는 혈관(blood vessel)으로 산소가 풍부한 혈액을 전신(허파 제외)으로 보내는 것은 대동맥에서 시작된다.

왼심실과 대동맥 사이에 대동맥판막이 있어 혈류(blood flow)를 조절하고 역류를 막아준다.

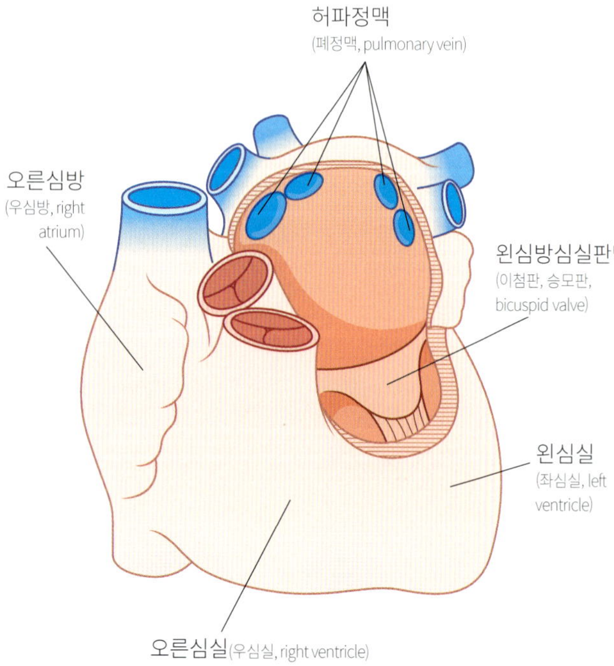

그림 9-7 왼심방(좌심방, left atrium)의 구조

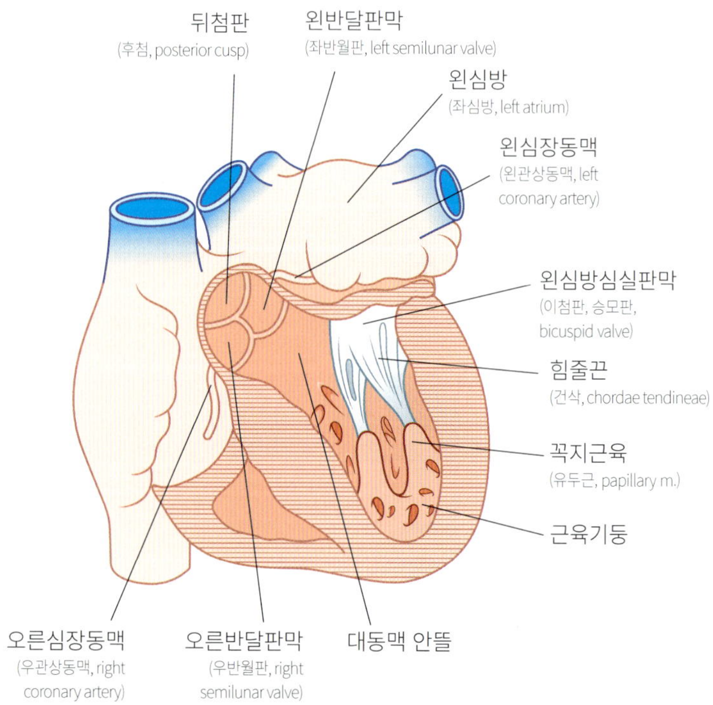

그림 9-8 왼심실(좌심실, left ventricle)의 구조

5) 심장의 심음(heart sounds) 청진 주요부위

심장(heart) 방들이 수축 또는 이완되거나, 판막(valve)이 열리거나 닫히며 심장 조직이 진동하면서 생기는 음(sound)이다.

청진기(stethoscope)를 사용하면 복장뼈(흉골, sternum)의 양 옆 제2 갈비뼈공간(costal space)에서 대동맥판막(대동맥판, aortic valve)과 허파동맥판(폐동맥판, pulmonary valve)에서 나는 심음을 들을 수 있다. (그림 9-9)

- **대동맥음**(aortic sound)은 오른쪽에서, **허파동맥음**(pulmonic sound)은 왼쪽에서 들을 수 있다.
- **이첨판**(bicuspid valve)에서 나는 소리는 왼쪽 젖꼭지선의 제5 갈비뼈공간에서 들을 수 있다.
- **삼첨판**(tricuspid valve)에서 나는 소리는 복장뼈(흉골, sternum)의 오른쪽 제5 갈비뼈공간에서 들을 수 있다.

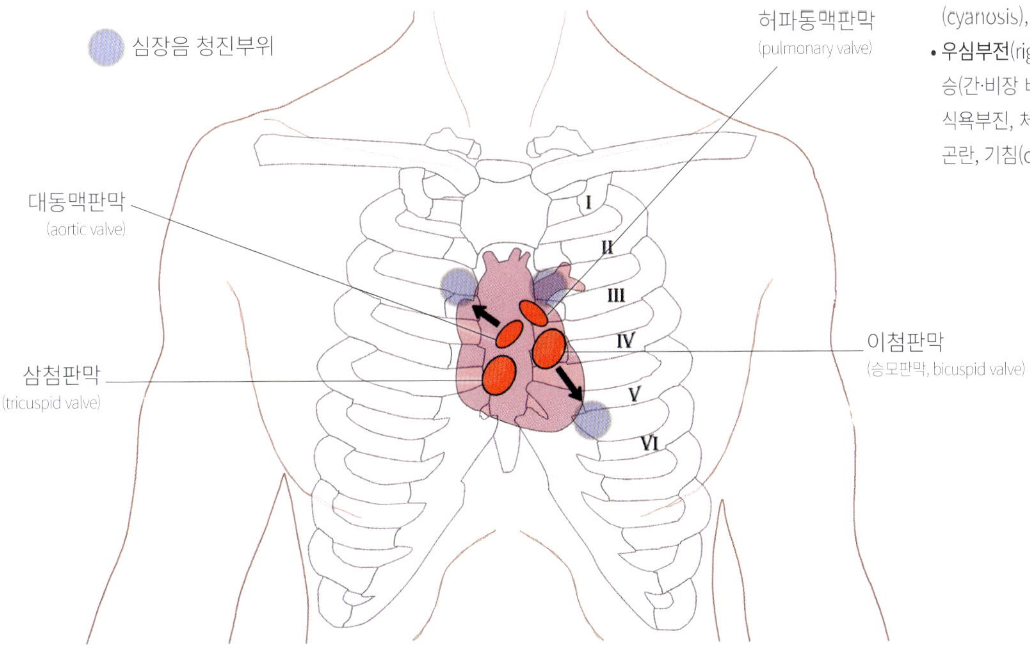

그림 9-9 심음(heart sounds)을 청진하는 주요 부위

울혈성 심부전
(congestive heart failure: 심장기능상실)

울혈성 심부전이란 심장(heart)의 펌프기능 저하로 인해 심박출량(cardiac output)의 감소, 조직혈류량 감소, 전신정맥계의 울혈(congestion)을 초래하는 순환계의 불균형 상태를 말한다. 다시 말해, 심부전(heart failure) 그 자체는 질환명이 아니라 다양한 이유로 일어나는 병태를 가리키는 것이다.

원인

- 심장질환의 펌프기능 저하, 심장 활동량의 증가.
- **좌심부전**(left heart failure): 고혈압(hypertension): 심근경색(myocardial infarction), 판막질환, 류마티스성 심장질환
- **우심부전**(right heart failure): 대부분 좌심부전 후 우심부전 발생한다. 급성 호흡기능상실(acute respiratory failure), 폐기종(emphysema) 등이다.

증상

- **좌심부전**(left heart failure): 급성폐부종(pulmonary edema), 허파울혈(폐울혈, stethemia), 호흡곤란, 마른기침, 전신피로, 빈맥(빠른맥, tachycardia), 청색증(cyanosis), 소변량 감소, 의식장애 등이다.
- **우심부전**(right heart failure): 중심정맥압 상승(간·비장 비대, 전신 부종), 오심, 복부팽만, 식욕부진, 체중증가, 청색증(cyanosis), 호흡곤란, 기침(cough) 등이다.

3. 심장동맥(관상동맥, coronary artery), 심장정맥(cardiac veins), 심장정맥굴(관상정맥동, coronary sinus)

1) 심장동맥(관상동맥, coronary artery)

심장(heart)은 특별한 혈관(blood vessel)으로부터 혈액을 공급 받는다. 이 혈액으로부터 산소와 영양분을 공급받는 혈관을 **심장동맥**이라고 한다. 심장동맥은 오름대동맥(상행대동맥, ascending aorta)이 시작되는 부분에서부터 심장의 표면으로 뻗어 있다. (그림 9-10a)

(1) 오른심장동맥(우관상동맥, right coronary)

오른심장동맥은 심장의 오른모서리동맥(right marginal artery)과 뒤심실사이동맥(post interventricular artery)으로 갈라진다. 오른심장동맥은 오른대동맥굴(right aortic sinus)에서 시작해서 오른심방(우심방, right atrium)과 오른심실(우심실, right ventricle)사이의 방실사이고랑으로 들어가서, 심장 주위를 한 바퀴 돌아서 뒤쪽에 도달한다. **동굴심방결절**(동방결절, sinoatrial node) 등에 영양을 공급한다.

(2) 왼심장동맥(좌관상동맥, left coronary artery)

왼심장동맥은 휘돌이동맥과 앞심실사이동맥 2개의 가지로 나뉘며 오름대동맥(상행대동맥, ascending aorta)의 왼대동맥굴(left aortic sinus)에서 시작하여 허파동맥과 왼심방귀 사이로 들어간다. 왼심방(좌심방, left atrium)에 혈액을 공급한다.

2) 심장정맥(cardiac veins)

심장정맥에는 앞심실사이동맥과 함께 주행하는 **큰심장정맥**(대심정맥, great cardiac vein), 뒤심실사이동맥과 주행하는 **중간심장정맥**(중심정맥, vena cordis media), 오른모서리동맥과 주행하는 **작은심장정맥**(소심장정맥, small cardiac vein)이 있다. 이들은 심장정맥굴(관산정맥동, coronary sinus)을 통해 오른심방으로 열려있다. (그림 9-10b)

3) 심장정맥굴(관상정맥동, coronary sinus)

심장정맥굴은 방실사이고랑(관상구, coronary sulcus) 뒷부분에 위치한 짧고 굵은 정맥이다. 심장정맥굴은 아래대정맥구멍(하대정맥구, orifice of inferior vena cava)과 오른방실구멍(우방실구, right atrioventricular orifice) 사이에 오른심방으로 들어가며, 불안전한 판막을 가지고 있다.

* **정맥**(vein)은 전신을 통과한 혈액을 다시 심장으로 되돌린다.

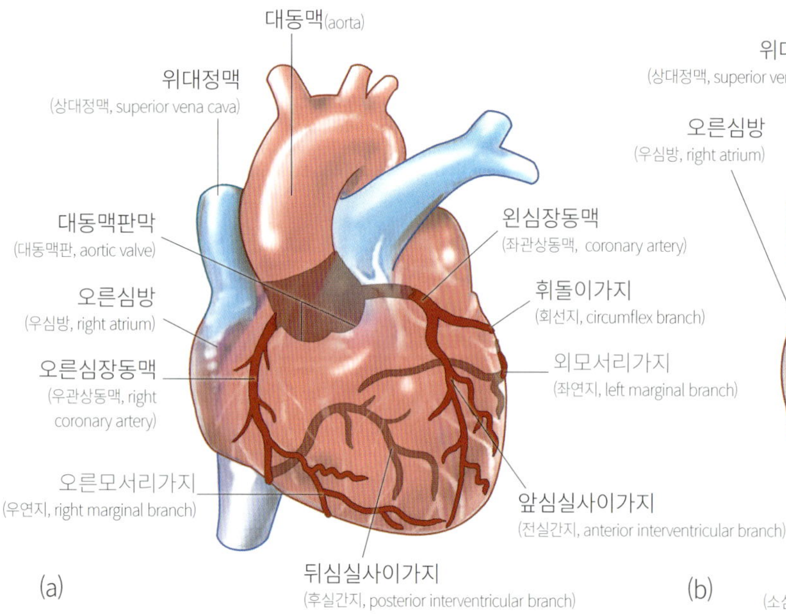

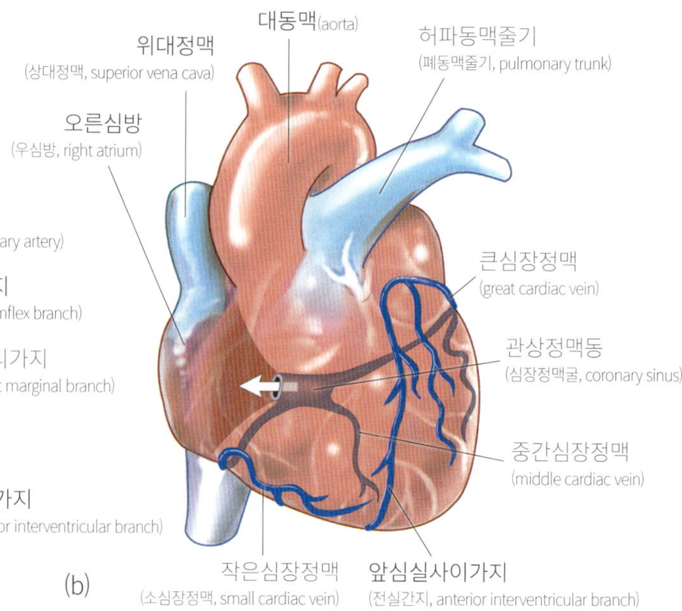

그림 9-10 (a) 심장동맥(관상동맥, coronary artery) (b) 심장정맥(cardiac veins)

4. 심장(heart) 벽의 구조

심장의 벽은 혈관벽과 마찬가지로 **심장속막**, **심장근육층**, **심장바깥막**의 3층으로 구성되어 있다. 또한 심장벽을 둘러싼 장막형태의 **심막**이 존재한다. (그림 9-11)

1) 심장속막(심내막, endocardium)

심장내벽을 말하며, 심장의 속을 덮고 있는 얇은층 막으로 혈관(blood vessel)의 속막으로 이어진다. 조직학적으로 단층의 내피세포(단층편평상피층)와 얇은 결합조직(connective tissue)으로 이루어져 있다.

2) 심장근육층(심근층, myocardium)

심장벽의 가운데층으로 가장 두꺼우며, 심장근육(심근, cardiac m.)의 대부분을 이루며, 심장근육조직으로 이루어져 있다. 심장근육의 두께는 각 방실이 처리하는 양에 따라 다르다. 심방은 혈액을 심실로만 보내므로 비교적 얇고, 심실은 전신으로 혈액을 밀어내야 하기 때문에 두껍다.

* 특히 왼심실은 높은 혈압으로 몸순환을 담당해야 하기 때문에 오른심실보다 훨씬 두꺼운 벽을 가지고 있다.

3) 심장바깥막(심외막, epicardium)

심장바깥막은 심장의 바깥 표면을 덮고 있는 층이며, 심장벽의 상층을 형성하는 장막이다. 결합성조직으로 구성되어 있으며, 심장의 보호층으로 기능한다.

4) 심막(pericardium)

내장쪽 심장막인 벽쪽심장막(parietal pericardium)과 최외곽의 심장막인 섬유심장막(fibrous pericardium)의 2층으로 구성된다. 심막과 심장바깥막 사이에는 장액으로 채워진 심장막공간(심막강, percardial cavity)이 있다.

* 심장막공간(심막강, pericardial cavity) 속 소량의 장액은 심장수축 시 마찰을 줄여준다.

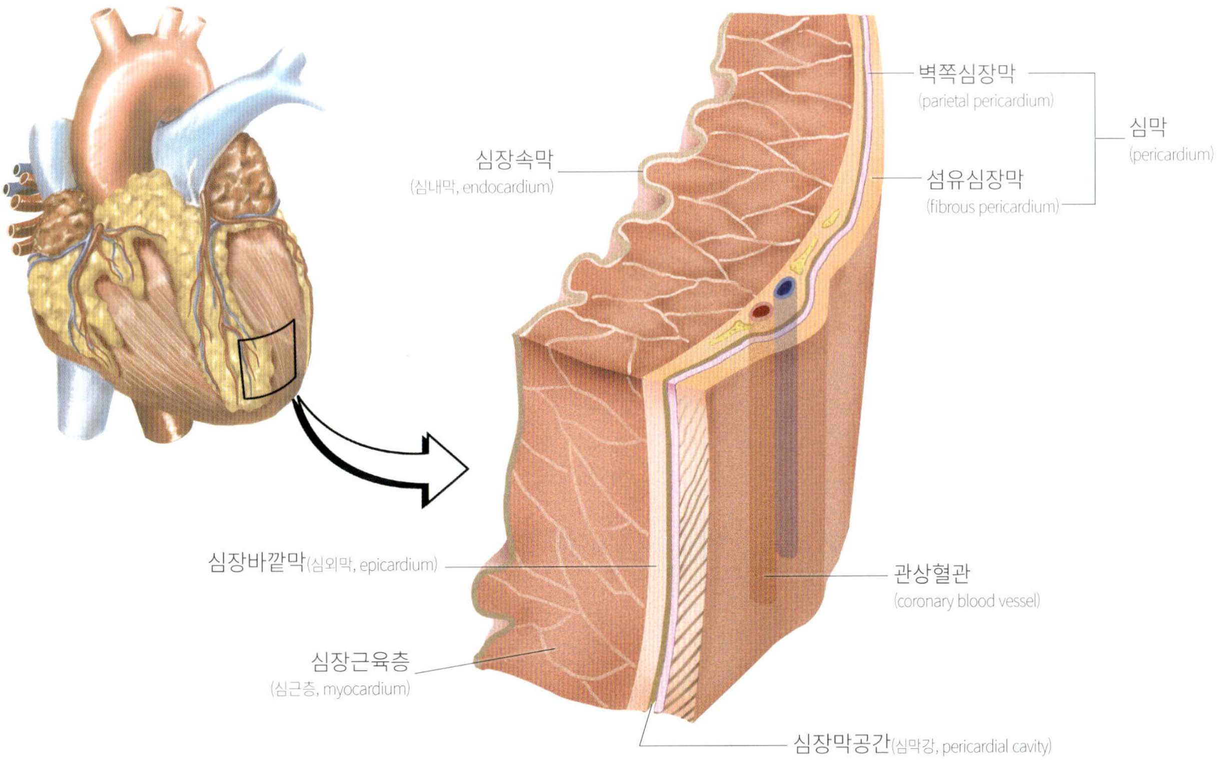

그림 9-11 심장벽의 단면구조

5) 심장판막(heart valve)

판막(valve)은 심실과 심방을 연결하는 방실구멍(atrioventricular orifice)이나 대동맥 또는 허파동맥(폐동맥, pulmonary artery) 시작부위에 있다. (그림 9-12)(표 9-1)

판막은 주로 압력차에 의해 혈류에 대응하여 열리고 닫힌다. 판막은 형태와 구조에 따라 방실판막(atrioventricular valve)과 동맥판막으로 나뉜다.

* 심장판막은 혈액이 한 방향으로 일정하게 흐르도록 도와주는 얇은막 구조물이다.

심장(heart)에는 2종 4개의 판막이 방과 실 사이 방실 판막 2개, 대동맥과 폐동맥 판막인 반월판막 2개로 구성되어 있다. 심장의 왼쪽에는 **승모판**(mitral valve)과 **대동맥판막**(대동맥판, aortic valve)이 있고 오른쪽에는 **삼첨판**(tricuspid)과 **허파동맥판막**(폐동맥판, pulmonary valve)이 있다. 혈액이 심장을 통해 원활하게 흐르기 위해서는 심장이 박동할 때마다 이들 각각의 판막이 제대로 열리고 닫혀야 한다.

심혈관질환(cardiovascular disease)의 원인들

우리나라 70세 이후 사망원인 1위가 심장과 뇌혈관질환(cerebrovascular disease)이다.

심혈관질환의 원인에는 다음과 같은 것들이 있다.

① **흡연:** 흡연은 니코틴에 의해 동맥(artery)에 경련을 일으키며, 부정맥(artery)과 돌연 심장사의 위험이 발생한다.

② **동물성지방의 과다섭취:** 간, 콩팥 등의 내장과 육류, 유제품 속의 포화지방산은 혈중 콜레스테롤을 증가시킨다.

③ **비만:** 비만(obesity)은 심장질환, 고혈압, 당뇨병 등을 잘 일으키는 위험인자이다. 적당한 운동으로 적정 체중을 유지하면, 혈압과 당뇨병에 효과적이다.

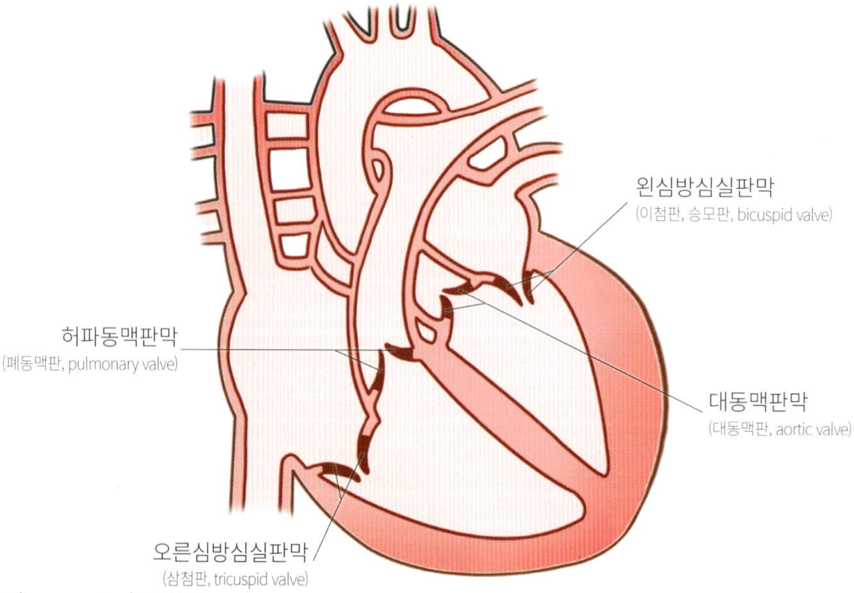

그림 9-12 4가지 심장판막(heart valve)의 위치

표 9-1 심장판막(heart valve) 위치와 기능

종류	위치	기능
삼첨판막(tricuspid valve)	오른방실구멍	심실이 수축하는 동안 혈액이 오른심실에서 오른심방으로 이동하는 것을 막음
이첨판막(bicuspid valve; 승모판막, mitral valve)	왼방실구멍	심실이 수축하는 동안 왼심실에서 왼심방으로 이동하는 것을 막음(승모판막)
대동맥판막(대동맥판, aortic valve)	대동맥 입구	심실이 이완하는 동안 대동맥에서 왼심실로 이동하는 것을 막음
허파동맥판막(폐동맥판, pulmonary valve)	허파동맥 입구	허파동맥에서 오른심실로

5. 심장(heart)의 활동 기전

심장은 **자율신경계**(autonomic nervous system)의 신호에 의해 스스로 박동하며, 특수심근집단이 있는 심내막의 특수심근이 특정 심장근육충격을 발생시키고 전달한다. 이러한 역활을 하는 심장근육세포들을 **전도계통**(conducting system)이라고 한다.

1) 자극전도계통(cardiac conduction system)

❶ **동굴심방결절**(동방결절, sinoatrial node, SA node)은 오른 심방의 심장근육층 속에 있으며, 심장수축이 시작된다. 심방활동의 속도를 결정하는 역할을 하기 때문에 박동조율기(pacemaker)라 하며, 심장박동을 1분에 약 70~80회 한다.

❷ **방실결절**(atrioventricular node, AV node)은 오른심방 바닥에 있으며 푸르킨예섬유(Purkinje fiber)를 통하여 심방근육에 넓게 피져 있는 전기신호가 방실결절에 전달된다.

❸ **방실다발**(방실속, atrioventricular bundie, AV bundie)은 방실결절로 부터 전기신호를 전달받아 심실사이막에서 양쪽으로 갈라져 있는 푸르킨예섬유를 통하여 심실의 심장근육층까지 전기 신호를 운반한다. (그림 9-13)

❹ **심장속막밑기지**(심내막하지, subendocardial branch)는 심장꼭대기에서 심방을 향해 올라가서 양쪽 심실벽의 근육 전체로 흥분을 전달한다.

2) 심전도(electrocardiogram, ECG)

심장(heart)**의 전도계통**은 우리 몸 표면에 미세한 전류를 생성한다. 심장의 박동에 따라 심장근육(심근, myocardial)의 전기적 흥분에 의해 심근수축이 일어난다. 이때 발생하는 심장의 전기적 활동을 그래프로 기록한 것이 **심전도**이다.

정상 심전도에는 3개의 서로 다른 파형(P파, QRS파, T파)이 있다. 이는 심방과 심실의 수축과 이완을 조절하는 심장의 **전기활동**을 나타낸다.

❶ **P파**는 심방근의 탈분극에 의해 심방근육이 흥분하는 것을 나타낸다.

❷ **QRS파**는 심실근의 탈분극에 의해 나타나며, 심실의 흥분을 나타낸다

❸ **T파**는 재분극에 의해 나타나며, 심실흥분의 회복되는 과정을 나타낸다.

6. 심장(heart)의 발생

심장은 삼층성배엽층(third germ layer)에서 1개의 관이 수정 3주째에서 형성되는 것으로부터 발생한다.

이후 관의 굴곡에 의한 루프(loop, 고리) 형성 (4주), 첫째사이막(일차중격, primum septum)과 둘째사이막(이차중격, secundum septum)의 형성에 의한 좌 · 우 심방의 형성 (5~6주), 심실사이막(심실중격, Interventricular septum)의 형성에 의해 좌우 심실이 형성되고, 다시 허파동맥(폐동맥, interventricular septum) 및 대동맥의 분리(6~7주)같은 복잡한 과정을 거친다.

심장은 발생 초기에는 위 목 부위에 위치하지만 곧 위 가슴부위로 내려가고 그 이후로는 완만하게 밑으로 내려가서 출생 시에는 심장끝(심첨, apex of heart)이 왼쪽제4갈비사이공간(늑간극, intercostal space)에 위치하게 된다.

6세 이후 제5갈비사이공간에 이르며 노년기에는 제6갈비사이공간에 도달한다. 심장 세로축은 간(liver)이 발달함에 따라서 비스듬하게 기울어지는데, 태생 제2개월 초반에는 이미 이런 경향을 확인할 수 있게 된다.

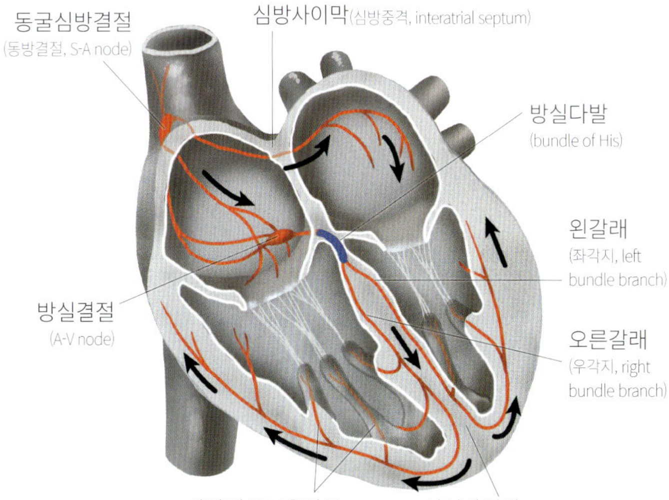

그림 9-13 심장 전도계통(심장전도계, cardiac conducting system)

C. 혈관(BLOOD VESSEL)

혈관은 혈액(blood)을 심장과 인체 각 장기 및 조직 사이를 순환시키는 통로로서, 심장에서 나오는 혈액을 온몸으로 운반하고, 온몸을 순환한 혈액을 다시 심장으로 되돌려 보낸다.

1. 동맥(artery)

동맥은 심장에서 말초로 가는 혈관을 말하며, 동맥은 심장에서 멀어지고 분지하면서 점점 가늘어지고, 심장에 가까워지면 더 커진다. 굵기는 직경이 2~3cm이다. 동맥은 온몸순환(체순환, systemic circulation)에서 산소가 풍부한 혈액을 조직으로 보내고, 허파순환(폐순환, pulmonary circulation)에서는 산소가 부족한 혈액을 허파동맥을 통해 허파로 보낸다.

동맥의 벽은 혈류로 조절하기 위해 정맥에 비해 두꺼우며, 탄력섬유(elastic fiber)와 근육조직이 잘 발달되어 있다. (그림 9-14)

동맥은 **탄력동맥**, **근육동맥**, **세동맥**으로 나눌 수 있다. 동맥 가운데 대동맥은 중간막에 풍부한 탄력섬유를 가지고 있다.

- 탄력동맥(elastic artery) 혈관(blood vessel)의 탄력은 동맥압을 일정하게 유지시켜 준다.
- 근육동맥(muscular artery): 혈관수축과 혈관확장에 도움이 된다.
- 세동맥(arteriole): 모세혈관(blood capillary)으로 들어가는 혈액의 흐름을 감소시킬 수 있다.

관상동맥 조영술(coronary angiography)

관상동맥조영술은 심장동맥(관상동맥, coronary artery)의 해부학 구조를 밝히고 혈관(blood vessel)이 좁아지거나 막힌 부분이 있는지 진단하기 위한 표준검사이다. 이 검사를 통해 검사와 치료를 동시에 할 수 있다.

풍선이 달린 가는관을 심장(heart)으로 가는 동맥 혈관(blood vessel)에 삽입하고 이를 심장의 관상동맥(심장동맥, coronary artery)까지 진입시킨 뒤, 이 관에 조영제(contrast medium)를 주사하는 수술방법이다.

이를 통해 협심증(가슴조임증, angina pectoris)의 정확한 진단과 원인을 알 수 있고 치료 방향도 결정할 수 있다.

만약 심장동맥이 좁아진 상태라면 협착 부위에 삽입한 풍선을 팽창시킴으로써 넓힐 수 있다(관상동맥확장술(coronary angioplasty).

혈관(blood vessel)의 특징

- **동맥(artery)**: 속막(내피로 구성). 중간막(민무늬근 등으로 구성), 3층막(바깥막이 두껍고 강함).
  * 신전성이 좋다.
- **정맥(vein)**: 3개층으로 구성(동맥보다 얇음). 판막이 있음.
  * 혈액을 심장으로 운반한다.
- **모세혈관(blood capillary)**: 편평상피 한층, 내피로 구성.
  * 세동맥과 세정맥을 연결한다.
- **세동맥(arteriole)**: 동맥보다 얕으나 3층으로 구성.
  * 모세혈관으로 가는 혈류를 조절한다.
- **세정맥(venule)**: 세동맥보다 벽이 얇고, 탄력조직 적음.
  * 모세혈관을 정맥에 연결한다.

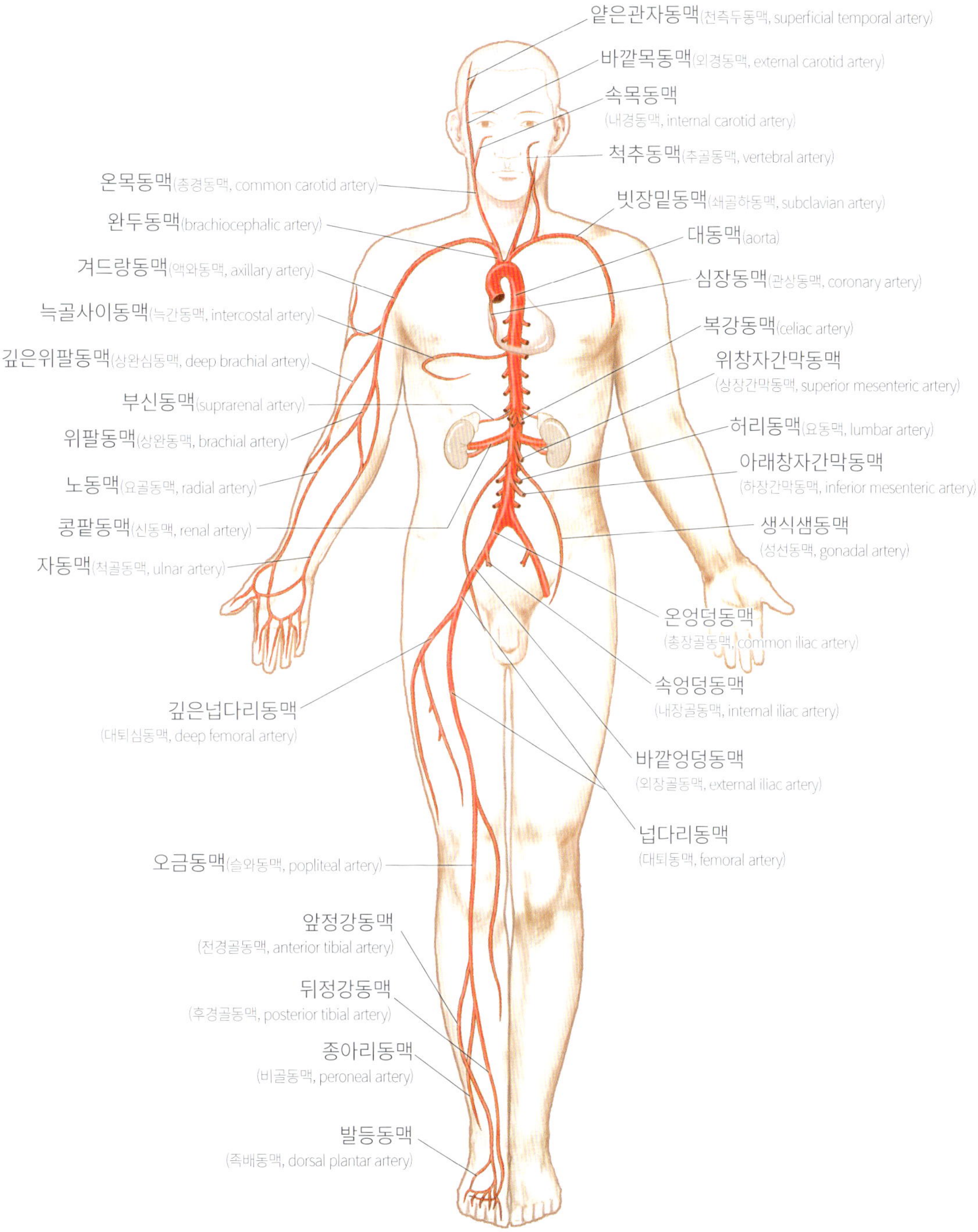

그림 9-14 전신 동맥(artery) 분포도

2. 정맥(vein)

정맥은 동맥계를 거쳐 순환한 혈액이 다시 심장으로 돌아오는 혈관(blood vessel)을 말한다. 정맥은 전신에 분포하며, 비교적 심장으로부터 멀리 떨어져있다.(그림 9-15)

온몸순환(체순환, systemic circulation)에서는 산소가 부족한 혈액이 대정맥(vena cava)을 통해 심장으로 돌아온다.

허파순환(폐순환, pulmonary circulation)에서는 허파정맥(폐정맥, pulmonary vein)을 통해 심장으로 돌아오는 혈액은 산소를 많이 함유한 동맥혈이다.

정맥계는 동맥과 모세혈관계(capillary bed)를 통해 순환한 혈액이 다시 심장으로 되돌아가는 통로로서, 전신으로부터 노폐물과 이산화탄소를 받아온다.

* **정맥**(vein)은 조직에서 사용된 혈액을 다시 심장으로 모이게 한다.

심장(heart)의 혈관과 혈액

- 심장으로 들어오는 혈액양이 많아지면 심장은 더 강한수축으로 더 많은 혈액을 신체로 보낸다.
- 혈관(blood vessel)에 과도한 압력으로 혈액을 보내면 혈관의 내피가 손상 받는다.
- 심장동맥이 막히면 심근경색(myocardial infarction), 뇌동맥(cerebral artery)이 막히면 뇌경색이 생긴다.
- 뇌동맥류가 파괴되면 사망에 이를 수 있다.

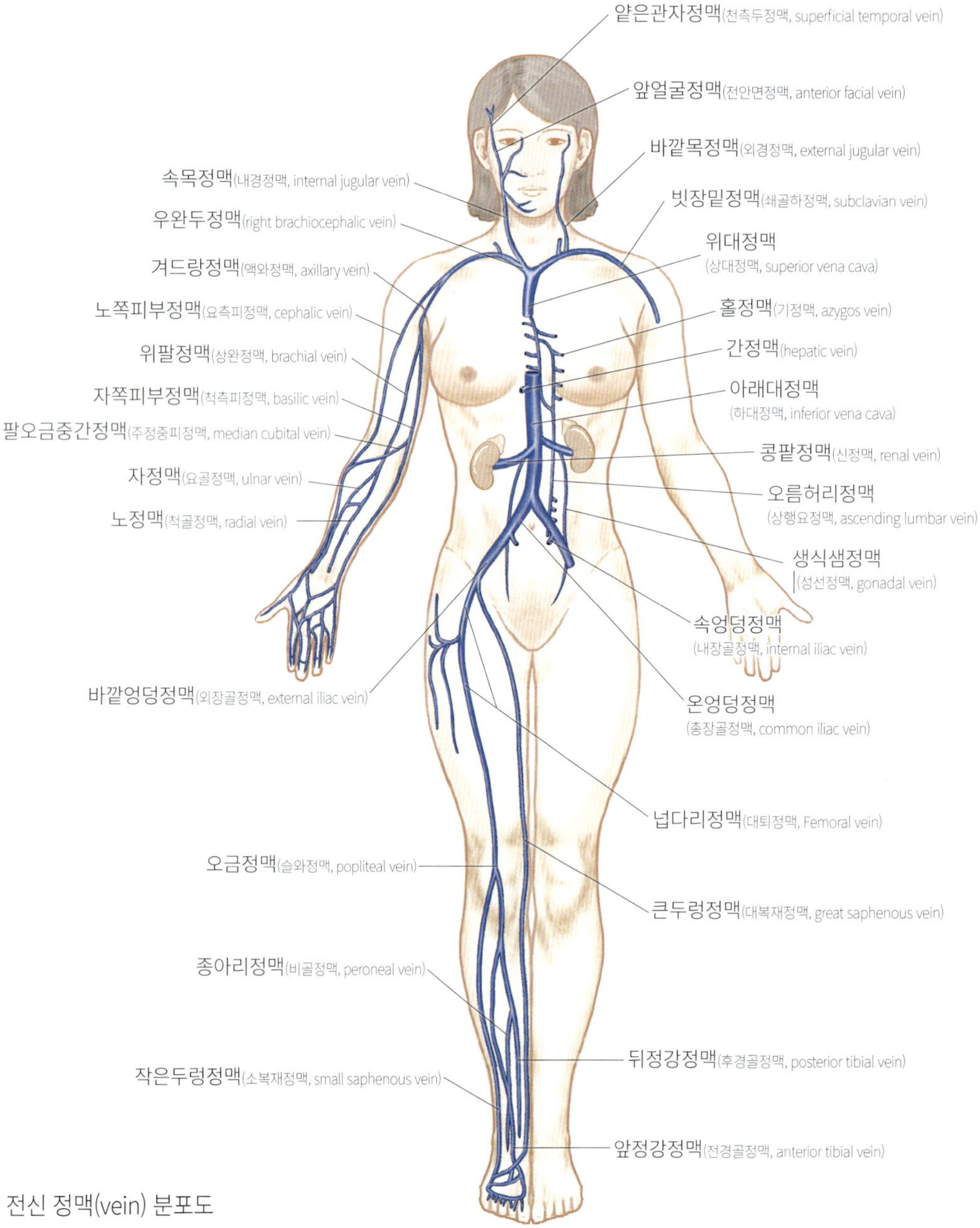

그림 9-15 전신 정맥(vein) 분포도

3. 모세혈관(capillary)

모세혈관은 세동맥(arteriole)과 세정맥(venula) 사이를 연결하는 가느다란 혈관이며 지름이 약5~10μm, 벽이 약 0.2~0.8μm이다. 모세혈관은 속막(내피와 바닥막)으로만 이루어져 있으며 혈액과 조직사이에서 호흡가스, 영양분, 노폐물 등의 물질교환이 이루어진다.

모세혈관벽은 1층의 내피세포와 이것을 둘러싼 바닥막으로 구성되어 있고, 여기에는 무창형 모세혈관(연속형 모세혈관)과 유창형 모세혈관이 있어서 혈액이 모세혈관벽을 관통할 수 있다. 모세혈관 앞 조임근(precapillary sphincter)이 수축하면 모세혈관으로는 혈액이 흐르지 못한다.(그림 9-16)

4. 혈관벽(vessel wall)

동맥과 정맥의 혈관벽은 속막, 중간막, 바깥막의 세층으로 구성된다.

❶ **속막**(내막, inner coat)은 가장 속층으로, 내피와 내피밑층으로 구성되며, 중막과 구분된다. 속막은 혈관 안쪽을 흐르는 혈액과 접촉하는 얇은 내피세포가 이루는 한 개의 층으로 구성되며, 내탄성판(internal elastic lamina)에 의해 중막과 구분된다.

❷ **중간막**(중막, middle coat)은 가장 두꺼운 중간층으로, 민무늬근(평활근, smooth m.)과 세망섬유 및 콜라겐들로 구성되어 있다.

* 민무늬근 수축 시 혈관수축, 이완 시 혈관확장이 일어난다.

❸ **바깥막**(외막, adventitia)은 가장 바깥층으로, 탄력섬유와 아교섬유로 구성된 성긴결합조직이다.

* 성긴결합조직(loose connective tissue)은 혈관을 지지하고 보호한다.

5. 혈관(blood vessel)의 신경

혈관벽(vessel wall)에 분포하는 신경은 주로 민말이집신경섬유(무수신경섬유, nonmyelinated nerve fiber)가 바깥막과 중간막의 바깥층에서 확인된다.

신경은 큰동맥의 표면에서 복잡한 신경얼기(nerve plexus)를 형성하고 작은동맥에서는 개개의 신경섬유(nerve fiber) 또는 신경다발(nerve fascicles)이 지나간다. 대부분의 신경섬유는 교감신경이다.

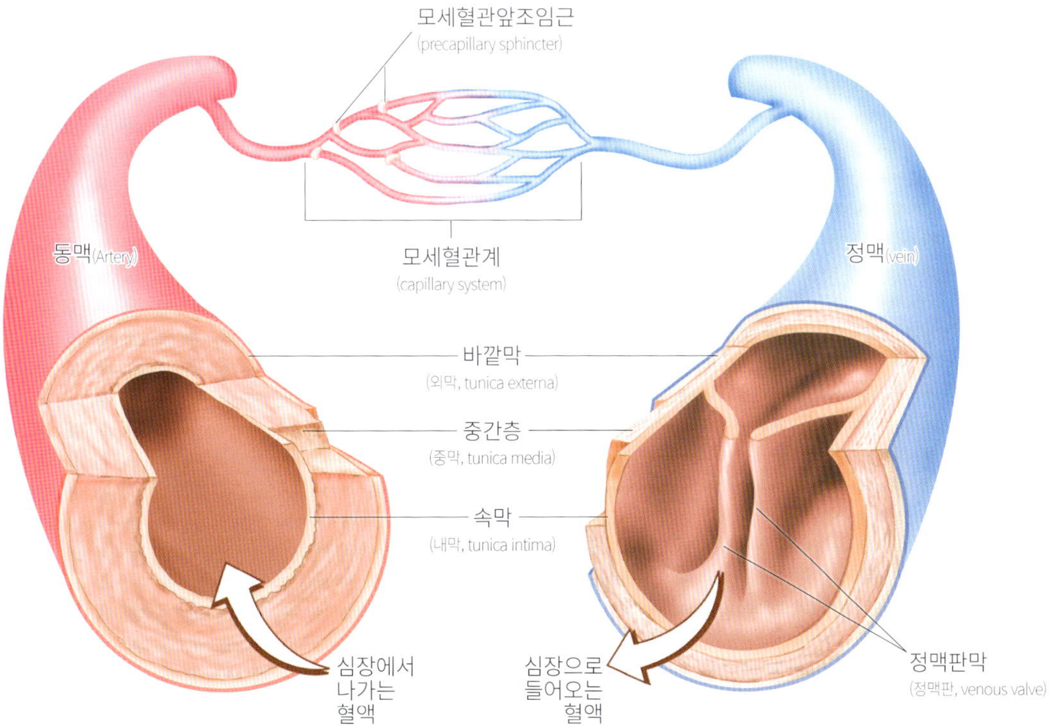

그림 9-16 모세혈관(capillary)

D. 신체 각 부위의 혈관(BLOOD VESSEL)

1. 머리(head), 목(neck) 동맥과 정맥

머리부위동맥은 온목동맥(총경동맥, common carotid artery)에서 갈라져 나온 속목동맥(내경동맥, internal carotid artery)과 바깥목동맥(외경동맥, external carotid artery)으로부터 나오며, 방패연골(갑상연골, thyorid cartilage)의 위모서리 높이에서 갈라진다.(그림 9-17)(그림 9-18)

1) 속목동맥(내경동맥, internal carotid artery)

속목동맥은 머리안으로 들어가서 눈확(안와, orbit)과 뇌로 혈액을 공급한다. 머리뼈바닥의 목동맥관(경동맥관, carotid canal)을 통해 머리안으로 들어가며 앞쪽으로 향해 해면정맥굴(해면정맥동, cavernous sinus) 안을 통과한다.

앞침대돌기(전상돌기, anterior clinoid process)에서 뒤쪽으로 유턴해서 **눈동맥**(안동맥, ophthalmic artery)이 갈라져 나온다. 이 갈라져 나온 가지가 앞 · 중간대뇌동맥(전·중대뇌동맥, anterior·middle cerebral artery)이 되며 대뇌동맥고리(대뇌동맥륜, cerebralarteral circle, Willis circle)를 형성한다.

2) 바깥목동맥(외경동맥, external carotid artery)

바깥목동맥은 속목동맥 앞쪽에서 위로 올라가면서 가지를 내고 턱뼈목 부근 **귀밑샘**(이하선, parotid gland)에서 2개의 종말가지로 갈라진다. 바깥목동맥의 가지는 총 8개로 구분된다.(표 9-2)

바깥목동맥은 분지하는 순서에 따라

위갑상샘동맥(superior thyroid artery), **오름인두동맥**(상행인두동맥, ascending pharyngeal artery), **혀동맥**(설동맥, lingual artery), **얼굴동맥**(안면동맥, facial artery), **뒤통수동맥**(후두동맥, facial artery), **뒤귓바퀴동맥**(후이개동맥, posterior auricular artery), **위턱동맥**(상악동맥, maxillary artery), **얕은관자동맥**(천측두동맥, superficial temporal artery) 등의 동맥이 분포한다.

* 속목동맥(내경동맥, internal carotid artery)은 주로 뇌에 혈액을 공급한다.

3) 척추동맥(추골동맥, vertebral artery)

앞척수동맥(전척수동맥, anterior spinal artery): 양측의 척추동맥이 뇌바닥동맥(뇌저동맥, basilar artery)에 합쳐져서 형성되는 각(angle)의 근처에서 시작된다.

척수의 앞정중틈새(ventral midian fissure)를 밑으로 내려가서 척추동맥(추골동맥, vertebral artery), 갈비사이동맥(늑간동맥, intercostal artery) 등의 척수가지(척수지, spinal branch)와 합쳐진다.

뒤척수동맥(후척수동맥, posterior spinal artery): 높은 위치에서 시작해 척수의 뒤가쪽고랑(후외측구, posterolateral sulcus)으로내려간다.

안쪽은 다른쪽 가지와 사다리꼴로 결합하고 바깥쪽은 척추동맥, 갈비사이동맥(늑간동맥, intercostal artery), 허리동맥(요동맥, intercostal artery), 바깥쪽엉치뼈동맥(외측천골동맥, external sacrala)의 척수가지와 합쳐져서 척수 전부를 둘러싸는 혈관망을 형성한다.

혈관망(blood network)으로부터는 다시 척수 속으로 분포하는 가지가 나온다.

척수가지(척수지, spinal branch): 척추뼈사이구멍(추간공, intervertebral foramen)에서부터 척수 및 척수 피막(낭, capsule)에 도달한다.

표 9-2 바깥목동맥의 가지

가지	분포
① 위갑상동맥 (앞가지)	• 샘가지는 / 갑상샘으로 분포한다. • 위후두동맥은 / 후두, 목뿔아래근육, 목빗근으로 분포한다
② 혀동맥	• 혀등가지는 / 혀등으로 분포한다. • 깊은혀동맥은 / 혀의 앞부분으로 분포한다. • 혀밑동맥은 / 입안바닥, 혀밑샘, 아래턱의 잇몸으로 분포한다.
③ 얼굴동맥	• 오름입천장동맥은 / 인두벽, 물렁입천장, 귀관으로 분포한다. • 턱끝동맥은 / 입안바닥의 근육, 턱밑샘으로 분포한다. • 아랫입술은 / 위입술동맥은 아래입술 · 위입술로 분포한다. • 눈구석동맥은 / 코뿌리로 분포한다.
④ 오름인두동맥	• 오름인두동맥은 /인두, 목구멍편도, 물렁입천장, 귀관으로 분포한다
⑤ 뒤통수동맥	• 뒤통수가지는 / 뒤통수부위와 마루부위로 분포한다. • 내림가지는 / 뒤목근육으로 분포한다.
⑥ 뒤귓바퀴동맥	• 뒤바귓바퀴동맥은 / 뒤바퀴의 뒤쪽으로 분포한다.
⑦ 위턱동맥	• 상악동맥은 협근의 위에서 뱜과 잇몸에 분포한다.
⑧ 얕은관자동맥	• 천측두동맥은 이개측두신경에 반행하여 이개의 전방으로 상행한다.

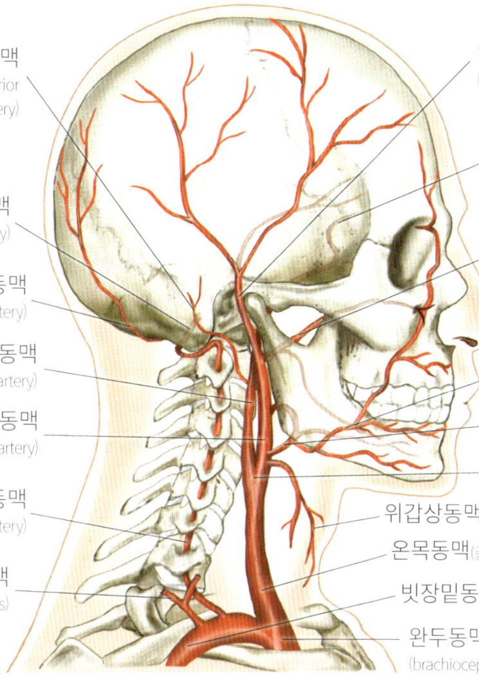

그림 9-17 머리(head)와 목(neck) 주요 동맥

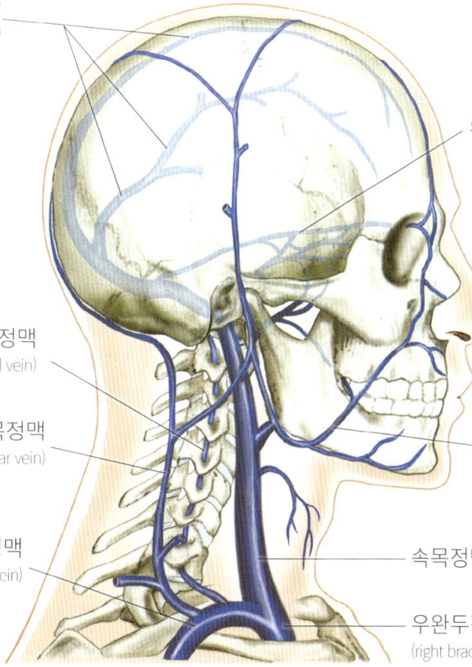

그림 9-18 머리(head)와 목(neck) 주요 정맥

2. 팔(상지, upper limb)의 동맥(artery)

팔에 분포하는 동맥은 빗장밑동맥(쇄골하동맥, subclavian artery)으로 시작해서 겨드랑동맥(액와동맥, axillary artery), 위팔동맥(상완동맥, brachial artery)이 되며, 팔꿉에 도달해 노동맥(요골동맥, radial artery)과 자동맥(척골동맥, ulnar artery)으로 나뉘어 손에 도달한다. (그림 9-19)(표 9-3)

1) 빗장밑동맥(쇄골하동맥, subclavian artery)

빗장밑동맥은 머리, 목, 가슴, 등, 팔로 가지를 내는 동맥이다. **오른쪽**에서는 완두동맥(brachiocephalic trunk)이 2개의 가지로 갈라지기 시작하고, **왼쪽**에서는 대동맥활(aortic arch)에서 갈라진다.

❶ **안쪽** : 척추동맥(vertebral artery), 속가슴동맥(내흉동맥, internal mammary artery), 갑상목동맥(갑상경동맥, thyroid artery)이 분지된다.

❷ **뒤쪽** : 빗장밑동맥에서 목갈비동맥(늑경추동맥, costocervical trunk)이 분지된다.

❸ **가쪽** : 등쪽어깨동맥(배측견갑동맥, dorsal scapular artery)이 분지된다.

2) 겨드랑동맥(액와동맥, axillary artery)

겨드랑이동맥은 첫째갈비뼈 가쪽모서리에서 빗장밑동맥(쇄골하동맥, subclavian artery)으로부터 시작되며, 작은 가슴근과의 위치관계에 따라 3부분으로 나뉜다.

❶ **안쪽** : 위가슴동맥(상흉동맥, superior thoracic artery)이 갈라져 나온다.

❷ **뒤쪽** : 가슴봉우리동맥(흉견봉동맥, thoracoacromial artery)이 분지된다.

❸ **가쪽** : 어깨밑동맥(견갑하동맥, subscapular artery)이 갈라져 나온다.

3) 위팔동맥(상완동맥, brachial artery)

큰원근(대원근, teres major m.)의 아래모서리에서 정중신경과 함께 노동맥과 자동맥으로 나뉘어 끝난다. 깊은위팔동맥(상완심동맥, deep brachial artery), 위팔뼈영양동맥 등의 가지가 나오며 **팔굽관절의 동맥그물**(동맥망, arterial network)을 형성한다.

4) 노동맥(요골동맥, radial artery)

팔오금(주완골와, cubital fossa)에서 위팔동맥의 가느다란 쪽의 가지로 분지되어, 아래로 내려가 해부학적 코담배갑(snuffbox)의 바닥에 도달하여, **깊은손바닥동맥활**(심장동맥궁, deep plamar arch)을 형성한다. 이어서 손바닥으로 들어가 **얕은손바닥동맥활**(천장동맥궁, superticial palmar arch)을 형성한다.

5) 자동맥(척골동맥, ulnar artery)

위팔동맥(상완동맥, brachial artery)의 두 종말가지 중 안쪽에 위치하는 것으로 아래팔의 먼쪽 구석에서 손목으로 접근하면서 그 가쪽에 있는 동맥이다. 자동맥(척골동맥, ulnar artery)은 손목(wrist)의 굽힘근지지띠(굴근지대, flexor retinaculum) 앞을 지나 얕은손바닥동맥활(천장동맥궁)과 같은 손바닥가지(심장지, deep palmar branch)의 종말가지로 끝난다.

골프·테니스엘보
(Golfer's tennis elbow; 내측상과염)

원인: 팔꿈치의 안쪽관절에 주로 발생한다. 팔꿈치의 안쪽 뼈에 손목관절을 굽히는 노쪽손목굽힘근(요측수근굴근, flexor carpi radialis)은 반복적인 손목굽힘 동작을 하면, 근육과 뼈를 이어주는 힘줄이 파열되면서 염증이 발생한다.

증상: 통증은 전완부 외측으로 방사되고, 주먹을 강하게 쥐거나 손목관절(radiocarpal joint) 신전 시 통증이 심하며, 때로는 밤잠을 못잘 정도로 통증이 심하다.

대동맥박리(aortic dissection)

대동맥박리는 조절되지 않는 고혈압이 주 원인으로 대동맥 내막에 상처가 생기면 높은 압력에 의해 민무늬근육층인 중간막이세로로 찢어지면서 전신으로 혈액공급이 원활하지 못하게 되는 심각한 질환이다. 찢어질 것 같은 심한 통증이 주로 목과 어깨에 나타난다.

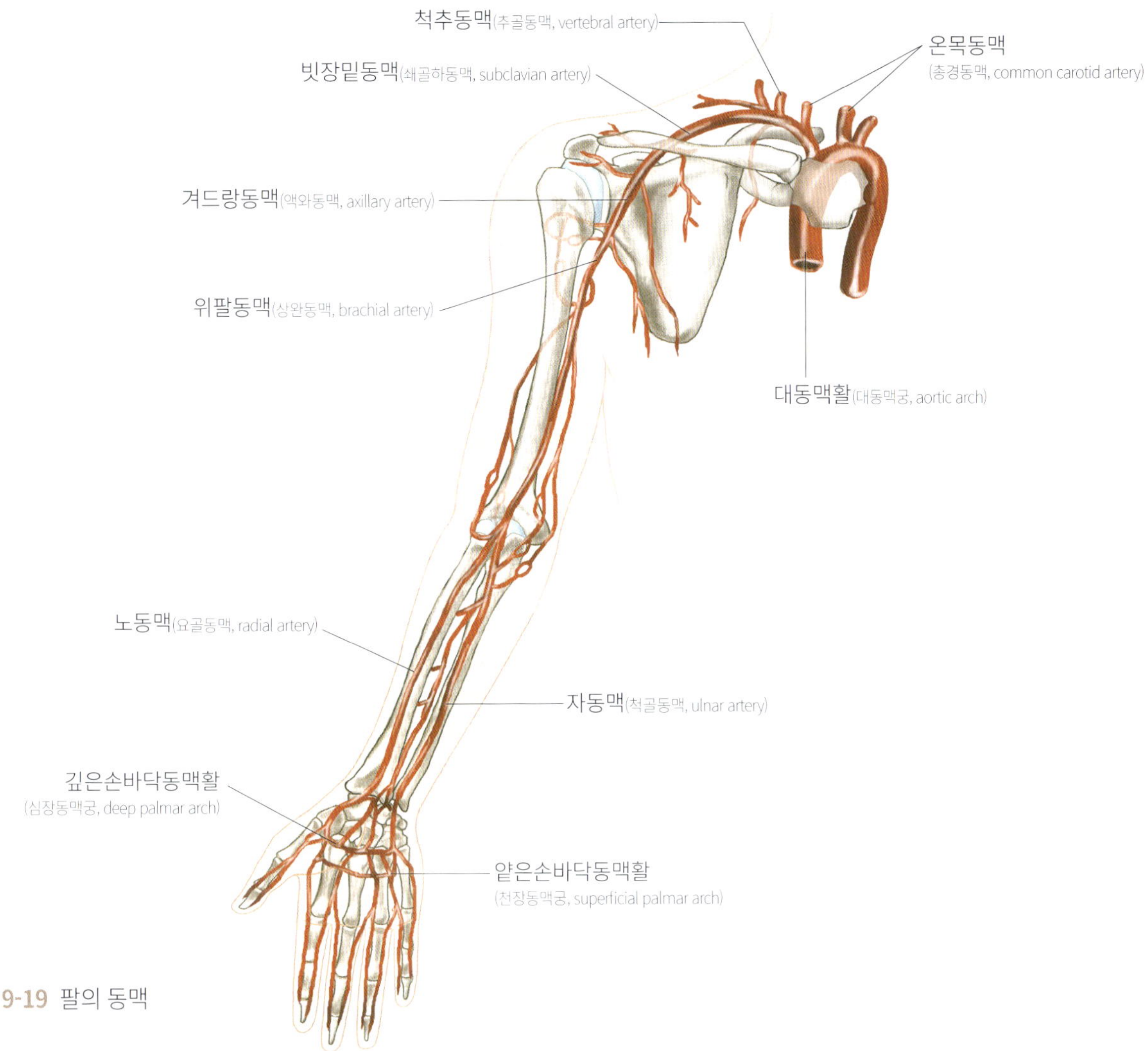

그림 9-19 팔의 동맥

표 9-3 위팔의 동맥: 어깨뼈 주위

동맥	이는곳	주행	분포, 가지
어깨위동맥	갑상목동맥, 또는 빗장밑동맥	빗장뼈 아래쪽에서 가쪽으로, 어깨뼈 패임을 넘어 가시위오목으로 향하며 계속해서 가시아래오목으로 뻗어감	가시위근, 가시아래근
위가슴동맥	겨드랑동맥의 첫째부분	작은가슴근의 안쪽모서리에서 내림	앞톱니근 위부분, 첫째, 둘째갈비뼈사이
가슴봉우리동맥	겨드랑동맥의 둘째부분	작은가슴근의 안쪽모서리를 돌아서 4개의 가지로 갈라짐	가지: 봉우리가지, 빗장가지, 세모근가지, 가슴근가지
가쪽가슴동맥	겨드랑동맥의 셋째부분	작은가슴근의 가쪽모서리를 따라 내림	앞톱니근, 위·아래가슴근의 일부
앞위팔휘돌이동맥	겨드랑동맥의 셋째부분	위팔뼈의 외과목 안쪽에서 회전함	부리위팔근, 위팔두갈래근
뒤위팔휘돌이동맥	겨드랑동맥의 셋째부분	가쪽겨드랑틈새에서 어깨세모근의 깊은층으로 주행	어깨세모근, 작은원근, 어깨관절
어깨밑동맥	겨드랑동맥의 셋째부분, 어깨밑근의 가쪽모서리	2~3cm 내려가서 가슴등동맥과 어깨휘돌이동맥 2개의 가지로 갈라짐	가지: 가슴등동맥, 어깨휘돌이동맥
가슴등동맥	어깨밑동맥	가슴허파신경과 함께 내림	넓은등근, 큰원근
어깨휘돌이동맥	어깨밑동맥	안쪽겨드랑틈새에서 가시아래오목으로 주행	작은원근, 가시아래근

3. 팔(상지, upper limb)의 정맥(vein)

팔과 다리의 정맥에는 **피부정맥**(피정맥, cutaneous vein)과 **깊은정맥**(심부정맥, deep vein)의 2가지가 있다. 피부정맥은 피부밑조직 안에서 뻗어나가며 깊은정맥으로 연결되며, 깊은정맥은 깊은층의 결합조직 안으로 뻗어 있다. (그림 9-20)

1) 팔의 피부정맥(피정맥, cutaneous vein)

손의 피부정맥은 손등에 발달되어 있으며 손등정맥그물(수배정맥망, dorsal venous network of hand)에 모인다.

(1) 노쪽피부정맥(요측피정맥, cephalic vein)

노쪽피부정맥은 손등정맥그물의 노쪽(요골측, radial)에서 시작되며, 팔오금의 노쪽을 통해 위팔두갈래근(상완이두근, biceps brachii m.)의 가쪽에서 올라간다. 이어서 위팔정맥(상완정맥, brachial vein)과 합쳐진다.

(2) 아래팔중간정맥(전완정중피정맥, median antebrachial vein)

아래팔 굽힘쪽의 혈액을 모아 위로 올라가며, 팔꿉 높이에서 노쪽피부정맥이나 자쪽피부정맥으로 이어진다.

(3) 자쪽피부정맥(척측피정맥, basilic vein)

겨드랑정맥(액와정맥, axillary vein)으로 이어지며, 팔의 안쪽과 아래쪽 손(medial and lower arm, hand)으로부터 유입된 정맥이다.

(4) 팔오금중간정맥(주정중피정맥, median cubital vein)

팔꿉 앞쪽에서 노쪽피부정맥(요골측피부정맥, cephalic vein)과 자쪽피부정맥 사이를 연결하며, 피부정맥과 깊은 정맥이 교통한다.

2) 팔의 깊은정맥(심부정맥, deep vein)

손과 손가락의 동맥에는 깊은정맥이 동행하고 있으며, 손바닥 깊은층의 깊은 손바닥정맥활(심장정맥궁, deep palmar venous arch)로 모인다.

(1) 노정맥(요골정맥, radial veins), 자정맥(척골정맥, ulnar veins)

노정맥 한쌍과 **자정맥** 한쌍은 팔오금에서 합쳐져서 위팔정맥이 된다.

(2) 위팔정맥(상완정맥, brachial vein)

위팔정맥 한쌍은 위팔 중간부분에서 자쪽피부정맥이 합쳐서 겨드랑정맥이 된다.

(3) 겨드랑정맥(액와정맥, axillary vein)

겨드랑정맥 1개는 빗장가슴근삼각(쇄골흉근삼각, clavian pectoral angle)에서 노쪽피부정맥(요측피정맥, cephalic vein)이 연결된다.

(4) 빗장밑정맥(쇄골하정맥, subclavian vein)

빗장밑정맥은 앞목갈비근 뒤쪽의 목갈비근(사각근, scalene m.)틈새를 통과한다.

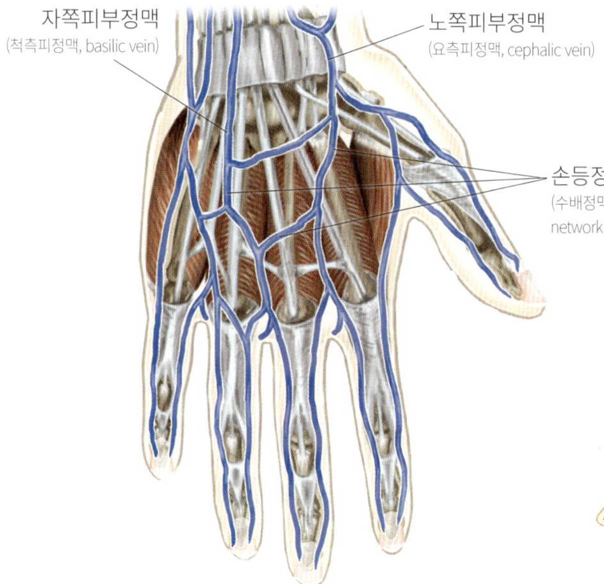

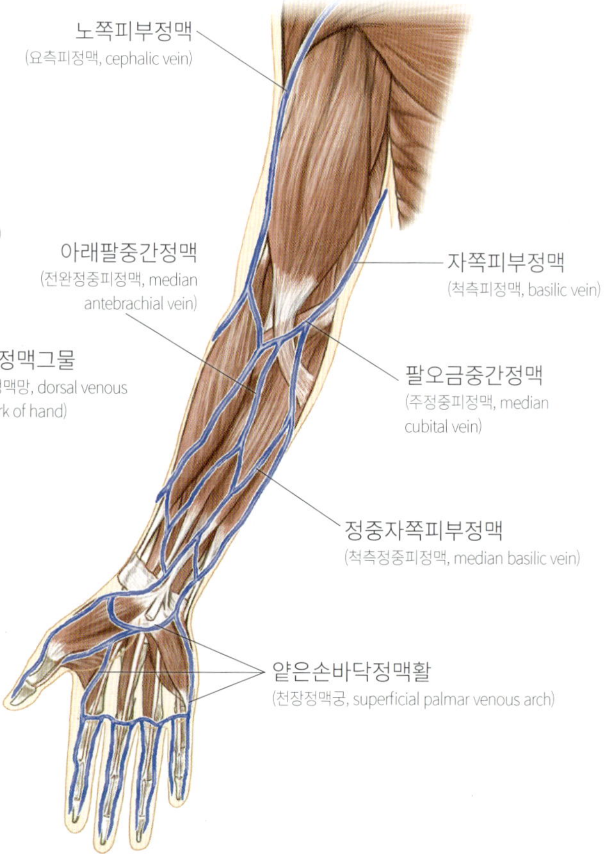

그림 9-20 팔의 피부정맥

4. 다리의 동맥(artery of lower limb)

다리에 분포하는 동맥은 바깥엉덩동맥(외장골동맥, external iliac artery)에서 시작되며, 넙다리동맥(대퇴동맥, femoral artery)이 되어 다리오금에 도달하며, 종아리동맥(비골동맥, fibular artery)이 되어 발바닥에 도달한다.(그림 9-21)(표 9-4)

1) 바깥엉덩동맥(외장골동맥, external iliac artery)

바깥엉덩동맥은 온엉덩동맥(총장골동맥, common iliac artery)이 2개의 가지 중의 하나이며, 깊은층의 혈관틈새를 통해 **넙다리동맥**이 된다.

2) 넙다리동맥(대퇴동맥, femoral artery)

넙다리동맥은 바깥엉덩동맥에서 계속 이어지며 넙다리삼각에서 아래로 내려가 오금동맥(슬와동맥, popliteal artery)이 된다.

* 깊은넙다리동맥(대퇴심동맥, deep femoral artery)은 엉덩관절 근육에 영양을 공급하는 주요 동맥이다.

3) 오금동맥(와동맥, popliteal artery)

오금동맥은 넙다리동맥에서 이어진다. 다리오금(슬와, politeal fossa) 아래부분에서 종아리동맥(비골동맥, fibular artery)이 갈라져 나온다.

* 오금동맥이 손상되면 종아리나 발의 혈액 흐름이 방해를 받는다.

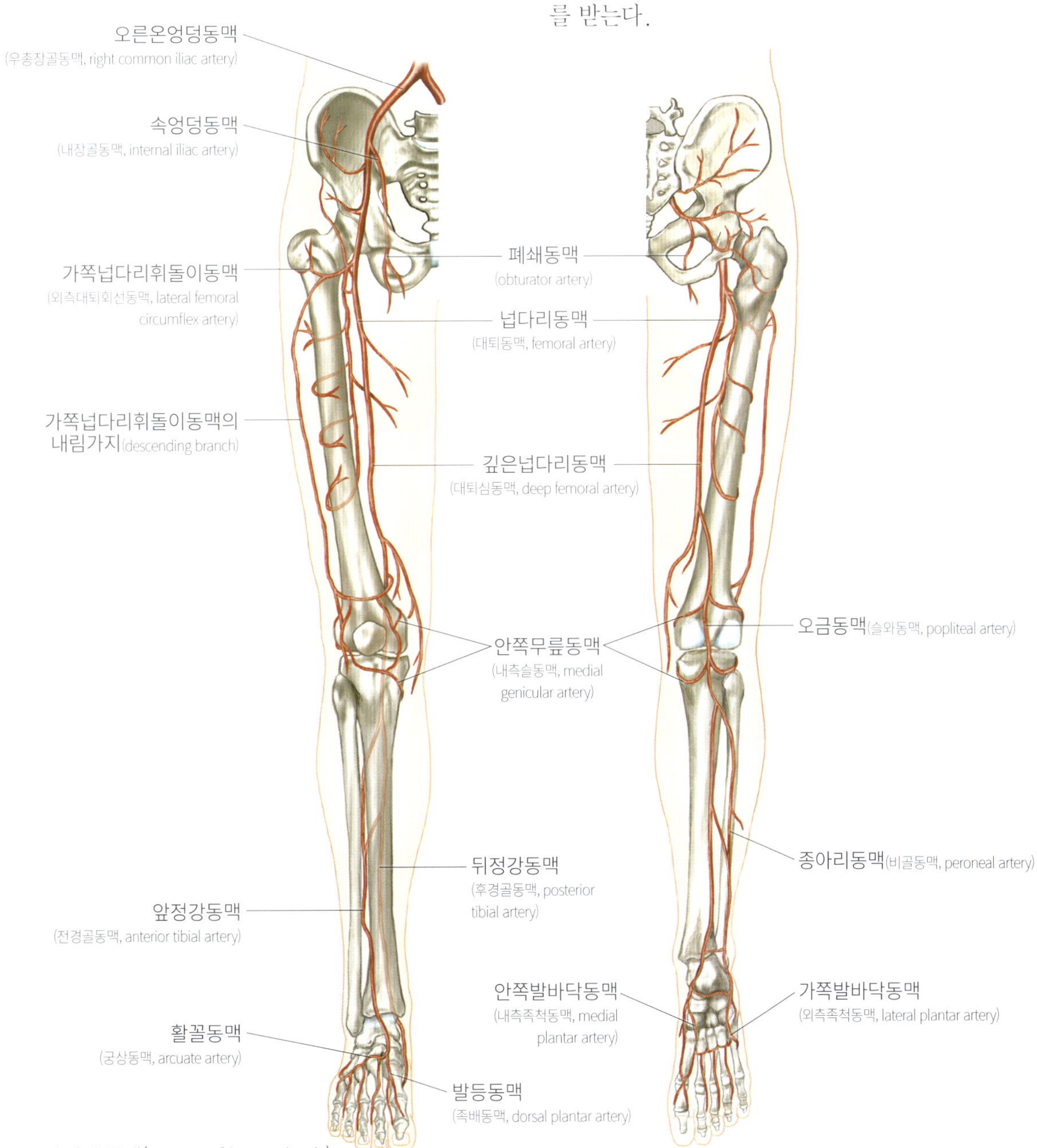

그림 9-21 다리의 동맥(artery of lower limb)

표 9-4 다리의 동맥: 발의 동맥

동맥	시작	주행	분포, 가지
발등동맥	앞정강동맥	발등을 통해 첫째와 둘째발허리뼈 사이로	가쪽발목동맥, 활꼴동맥, 깊은발바닥동맥
가쪽발목동맥	발등동맥	발목 등부분에서 앞가쪽으로	발등 가쪽부분
활꼴동맥	발등동맥	발허리뼈 바닥 높이에서 가쪽으로	등쪽발허리동맥
가쪽발바닥동맥	뒤정강동맥이 2개로 갈라짐	발바닥네모근 얕은층에서 앞가쪽으로	깊은발바닥동맥활
안쪽발바닥동맥	뒤정강동맥이 2개로 갈라짐	엄지벌림근을 따라 앞쪽으로	엄지발가락
깊은발바닥동맥활	발등동맥	긴발가락굽힘근힘줄 깊은층에서 앞안쪽으로	바닥쪽발허리동맥

5. 다리의 정맥(veins of lower limb)

다리의 정맥에는 피부정맥과 깊은정맥의 2가지가 있다.

피부정맥(피정맥, cutaneous vein)은 관통정맥(perforating vein)을 통해 깊은정맥으로 연결된다.

깊은정맥(심부정맥, deep vein)은 깊은층의 결합조직 속으로 뻗어 있으며, 같은 이름의 동맥과 함께 주행하는 동반정맥(accompanying vein)이다. (그림 9-22)

1) 다리의 피부정맥(피정맥, cutaneous vein)

다리에 혈액은 대부분이 얕은정맥으로 모인다.

- 큰두렁정맥(대복재정맥, great saphenous vein)은 안쪽 가장자리정맥에서 시작되어, 종아리 안쪽을 따라 위로 올라가 넙다리정맥(대퇴정맥, femoral vein)과 연결된다.
- 작은두렁정맥(소복재정맥, small saphenous vein)은 바깥쪽(가쪽)의 가장자리정맥에서 시작하여, 종아리 뒤 바깥쪽을 따라 위로 올라가 오금동맥(슬와동맥, popliteal artery)과 연결된다.

2) 다리의 깊은정맥(심부정맥, deep vein)

다리의 깊은정맥은 같은 이름의 동맥과 함께 주행한다.

- 오금정맥(슬와정맥, popliteal vein)에는 작은두렁정맥(소복재정맥, small saphenous vein)과 연결된다. 작은두렁정맥은 바깥쪽(가쪽) 발목에서 시작되어 종아리뒤쪽으로 올라가 오금정맥에 유입된다.
- 넙다리정맥(대퇴정맥, femoral vein)은 오금정맥에서 이어져 넙다리동맥(대퇴동맥, femoral artery) 안쪽에 위치한다.

하지정맥류(sole of foot)

하지정맥류는 다리혈관에 혈액이 몰려 생긴 질환이다.

원인

하지정맥류(sole of foot)는 주로 무릎 아래쪽 정맥에 생긴다. 정맥의 판막(valve)이 제대로 작동을 하지 못해 위에서 아래로 혈액이 역류하고, 정맥의 압력이 높아져 정맥류(varicose vein)가 유발된다.

하지정맥류는 유전적 요인, 여성성호르몬(female hormone) 등으로 인해 생긴다. 임신 초기에 정맥류가 자주 발생하는 것은 임신 중에 분비되는 호르몬이 정맥의 수축을 방해하는 것으로 보고된다.

그 외 장시간 서서하는 직업, 몸에 꽉 끼는 옷을 입고 있는 것 등도 원인으로 보고된다.

증상

일반적으로 증상이 심하지 않지만 다리의 미모가 문제이다. 그러나 심해지면 다리가 아프고 붓고, 가려울 수도 있으며, 증세가 매우 심하면 피부염, 출혈, 궤양등이 생길 수 있다

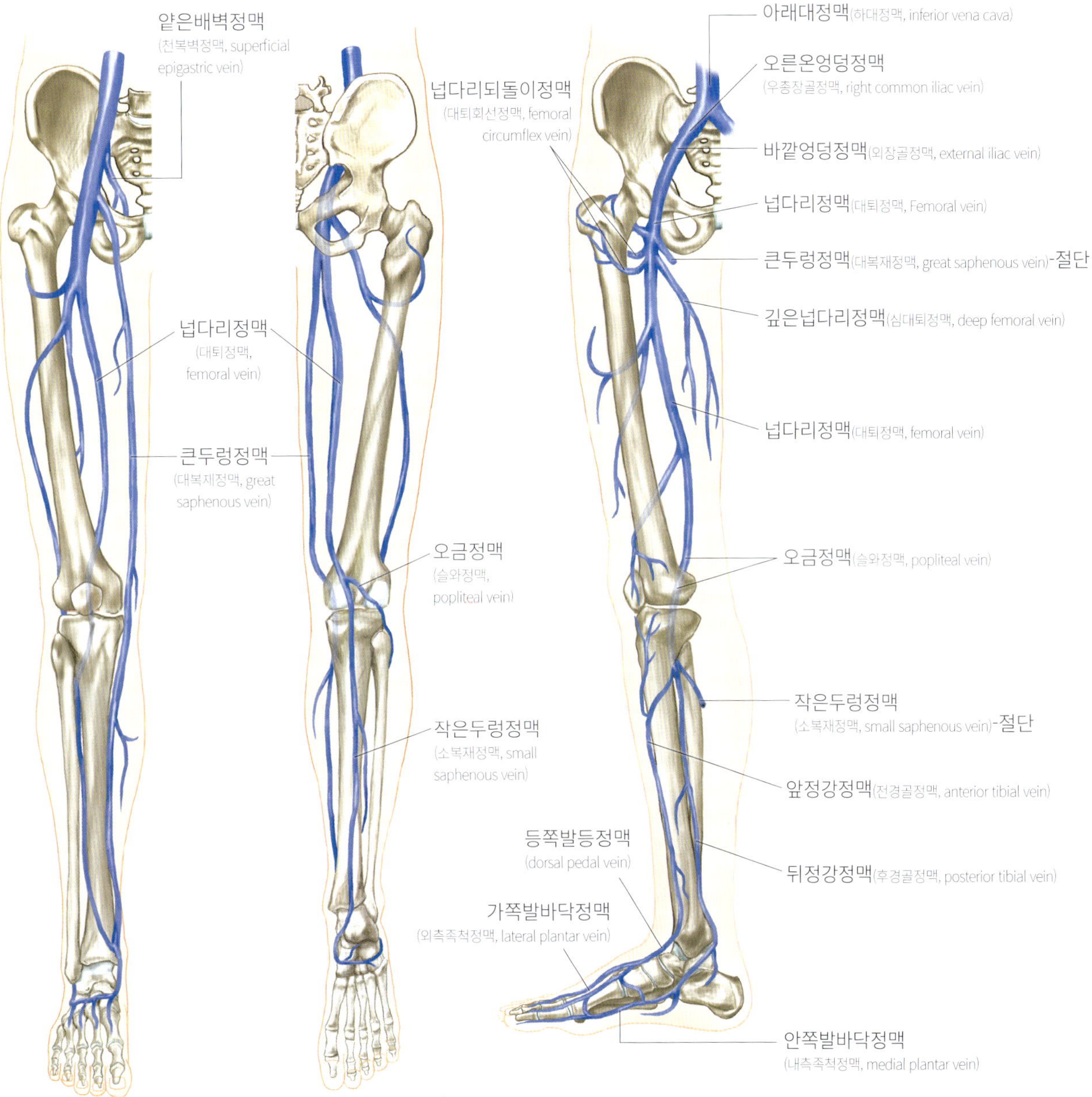

그림 9-22 다리의 정맥(veins of lower limb)

6. 가슴(thorax)과 배(venter)부위 동맥

1) 가슴대동맥(흉부대동맥, thoracic aorta)

가슴대동맥은 대동맥활(대동맥궁, aortic arch)에서 연결되어 내려와 가로막을 지나면서 배대동맥이 된다. (표 9-5)

2) 배대동맥(복대동맥, abdominal aorta)

배대동맥은 가로막의 대동맥구멍(aortic hiatus)에서 시작하여, 제4허리뼈(요추) 아래모서리 높이에서 왼·오른온엉덩동맥(좌·우총장골동맥, left·right common iliac artery)으로 나뉘며, 척추 앞으로 내려간 후, 그 곳에서 두 개의 말단가지를 낸다.

벽쪽가지는 가로막과 허리뼈 부위의 근육과 피부에 분포한다. **내장쪽가지**는 쌍이 없는 3개의 동맥(복강동맥, 위창자간동맥, 아래창자간동맥)이 나온다. (그림 9-23)

* 내장쪽가지는 배의 내장에 영양을 공급한다.

(1) 온엉덩동맥(총장골동맥, common iliac artery)

온엉덩동맥은 배대동맥이 넷째허리뼈(제4요추) 높이에서 앞으로 내려와 속엉덩동맥(내장골동맥, internal illac artery)과 바깥엉덩동맥(외장골동맥, external iliac artery)으로 나뉜다. 속엉덩동맥의 가지는 볼기 위에 분포하는 동맥(위 · 아래볼기동맥, 폐쇄동맥 등)과 여성의 자궁동맥(uterine artery), 질동맥(vaginal artery) 등이 있다.

(2) 복강동맥(celiac artery)

복강동맥은 대동맥구멍(aortic hiatus) 바로 아래에 위치하는 배대동맥(복부대동맥, abdominal aorta)의 첫 번째 분지이다.

복강동맥은 위의 작은 굽이에서 분포하여 3개의 동맥(왼위동맥, 지라동맥, 온간동맥)으로 나뉘어지며, 위(stomach), 간(liver), 지라(비장, spleen) 등에 분포한다.

(3) 위창자간막동맥(상장간막동맥, superior mesenteric artery)

위창자간막동맥은 제1 허리뼈 높이에서 배대동맥으로부터 분지되며, 복강동맥 아래에서 나오는 동맥이다. 작은창자(소장, small intestine) 대부분, 큰창자(대장, large intestine)의 몸쪽부분, 이자(췌장, pancreas) 등 각 소화관에 분포한다.

(4) 아래창자간막동맥(하장간막동맥, inferior mesenteric artery)

아래창자간막동맥은 배대동맥에서 나오는 쌍이 없는 마지막 동맥으로, 그 가지는 뒤배벽을 따라 주행한다. 아래창자간막동맥은 큰창자 끝쪽 부분에 분포한다.

오목가슴(누두흉, funnel breast)

오목가슴은 앞가슴이 움푹 들어간 흉곽(thorax)의 기형(malformation)이다.

아직 분명히 밝혀지지 않았다. 다만 하부복장뼈(흉골, sternum)와 인접한 갈비뼈(늑골, costa) 사이를 이어주는 연골이 과다하게 성장하여 복장뼈가 제대로 자라지 못하고 안으로 함몰되는 것으로 알려져 있다.

일반적으로는 성장하면서 함몰의 정도가 더욱 뚜렷해진다.

원인

대부분 자연발생적이다. 그러나 각종질환(구루병, 터너 증후군, 불완전 골생성증, 승모판탈출증 등)으로 오목가슴이 생길 확률이 높다.

증상

뚜렷한 신체 증상이 없다. 흉곽을 과도하게 움직이면 갈비연골(늑연골, costal cartilage) 접합부에 통증을 느끼거나 운동 시 호흡 곤란을 느낀다. 가슴 함몰이 중등도 이상이면, 심장(heart)이 눌리거나 전위되며, 폐(lung)의 일부가 압박받는다.

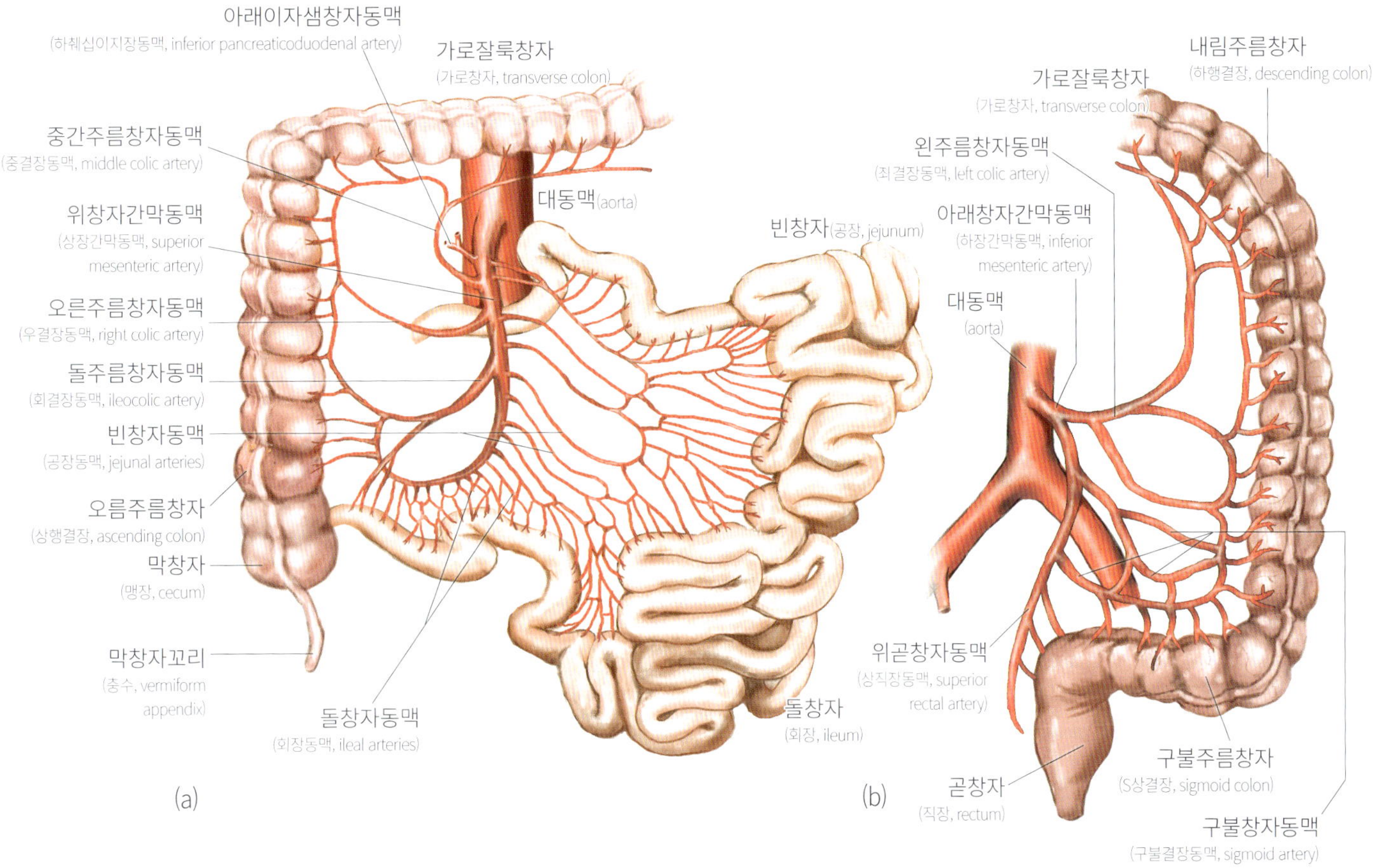

그림 9-23 배(venter)부위 동맥 (a) 위창자간막동맥(상장간막동맥, superior mesenteric artery)의 분지 (b) 아래창자간막동맥(하장간막동맥, inferior mesenteric artery)의 분지

표 9-5 가슴대동맥의 가지

동맥	이는곳	주행	분포, 가지
뒤갈비사이동맥(셋째~열한째) 갈비밑동맥	가슴대동맥 뒤쪽	셋째~열두째 갈비뼈 아래모서리	갈비사이 틈새, 배벽 가쪽 부분
기관지가지	왼쪽: 가슴대동맥에서 2개 오른쪽: 셋째뒤갈비사이동맥에서 1개	허파문을 통과	허파 속의 기관지 주변, 가슴막
식도가지	가슴대동맥 앞쪽, 4~5개	식도 주위의 동맥그물	식도 연결: 아래갑상동맥, 왼아래가로막동맥, 왼위동맥
위가로막동맥	가슴대동맥 아래부분, 한쌍	가로막 위쪽	가로막의 대동맥구멍 주변 연결: 근육가로막동맥, 심장가로막동맥

7. 가슴(thorax)과 배(venter)부위 정맥(그림 9-24)

1) 위대정맥(상대정맥, superior vena cava)

양쪽 팔머리정맥(완두정맥, vena brachiocephalica)은 위세로칸(상종격, superior mediastinum)에서 만나 위대정맥이 되며, 오른심방으로 들어간다.

- **팔머리정맥(완두정맥, brachiocephalic vein)**: 속목정맥(내경정맥, internal jugular vein)과 빗장밑정맥(쇄골하정맥, subclavian vein)은 빗장뼈 안쪽끝부분의 뒤쪽에서 합쳐져서 형성된 것이다.
- **속목정맥(내경정맥, internal jugular vein)**: 온목동맥(총경동맥) 바깥쪽(가쪽)을 따라 내려오고 빗장뼈정맥(쇄골하정맥, subclavian vein)과 합류하여 팔머리정맥이 된다.

2) 아래대정맥(하대정맥, inferior vena cava)

다리에서 올라오는 혈액이 5번허리뼈 높이에서 좌우 엉덩정맥이 합쳐지면서 시작되며, 배대동맥(복부대동맥, abdominal aorta)의 오른쪽을 따라 올라가며, 가로막의 대정맥구멍을 통해 가슴안을 통과하여 오른심방으로 들어간다.

3) 온엉덩정맥(총장골정맥, common iliac vein)

온엉덩정맥은 속엉덩정맥(내장골정맥, internal iliac vein)과 바깥엉덩정맥(외장골정맥, external iliac vein)이 합쳐져서 이루어진다.

속엉덩정맥(external iliac vein)은 위 · 아래볼기정맥, 바깥엉덩정맥(외장골정맥, external iliac vein) 등이 벽쪽가지를 형성하며, 곧창자정맥얼기(external iliac vein), 방광정맥얼기(방광정맥총, vesical venous plexus), 등이 내장 쪽 가지를 형성한다.

곧창자정맥얼기(rectal venous plexus)는 곧창자(직장, rectum)와 항문(anus)의 근육층 사이에 있다.

바깥엉덩정맥(외장골정맥, external iliac vein)은 오금정맥으로 이어진다.

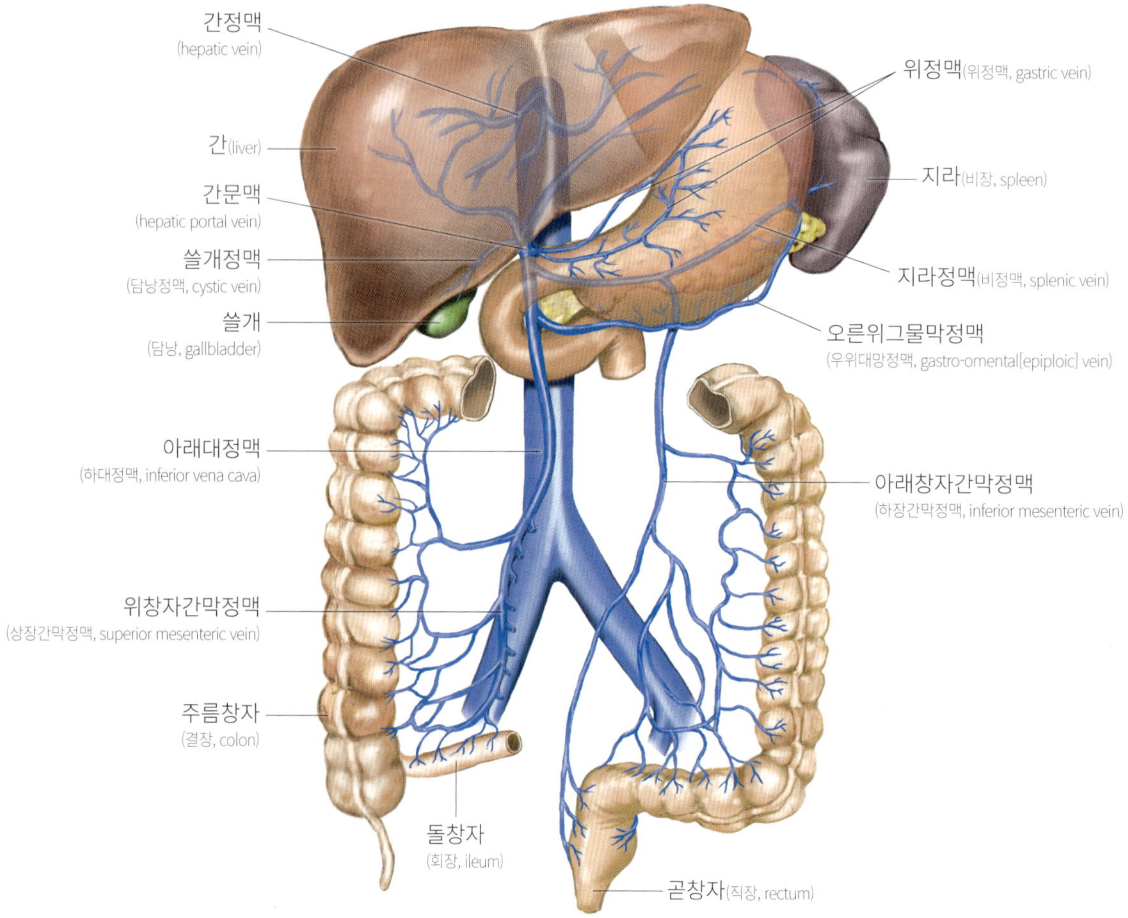

그림 9-24 배(venter)부위 정맥

Advance Study

가슴과 배부위의 동맥

심장을 제외한 가슴부위는 가슴대동맥의 가지로부터 영양을 공급받는다

- 기관지나 허파, 식도 등의 가슴부위 장기의 영양동맥은 가슴대동맥에서 나누어진다. 가슴벽(흉벽)에 분포되는 갈비사이동맥 외에, 기관지와 허파에 영양을 공급하는 기관지동맥, 식도동맥 등은 모두 가슴대동맥의 가지이다.

배부분 장기의 영양은 배대동맥의 가지에 의해 공급받는다

- 배부분 소화관은 배대동맥의 3개의 가지를 통해 영양을 공급받는다. 위에서 십이지장이나 간까지는 복강동맥이, 십이지장에서 가로잘록창자(횡행결장)까지는 위창자간막동맥이, 가로잘록창자에서 곧창자까지는 아래창자간막동맥이 분포한다.
- 복강동맥은 간, 위, 이자(췌장), 지라(비장) 등에 가지를 낸다. 복강동맥은 대동맥구멍의 아래(열두째등뼈의 높이)에서 배대동맥으로부터 분지되고, 다시 곧바로 온간동맥(총간동맥), 왼위동맥(좌위동맥), 지라동맥(비동맥)으로 분지된다.
- 작은창자와 큰창자의 오른쪽 반은 위창자간막동맥을 통해 영양을 공급받는다. 위창자간막동맥은 첫째허리뼈 높이에서 배대동맥으로부터 분지되어, 빈창자(공장) 및 돌창자(회장), 막창자(맹장)로부터 가로잘록창자의 오른쪽 절반에 걸쳐 분포한다.

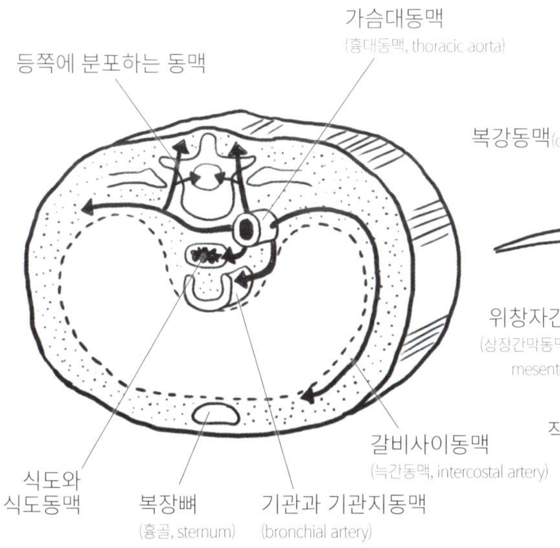

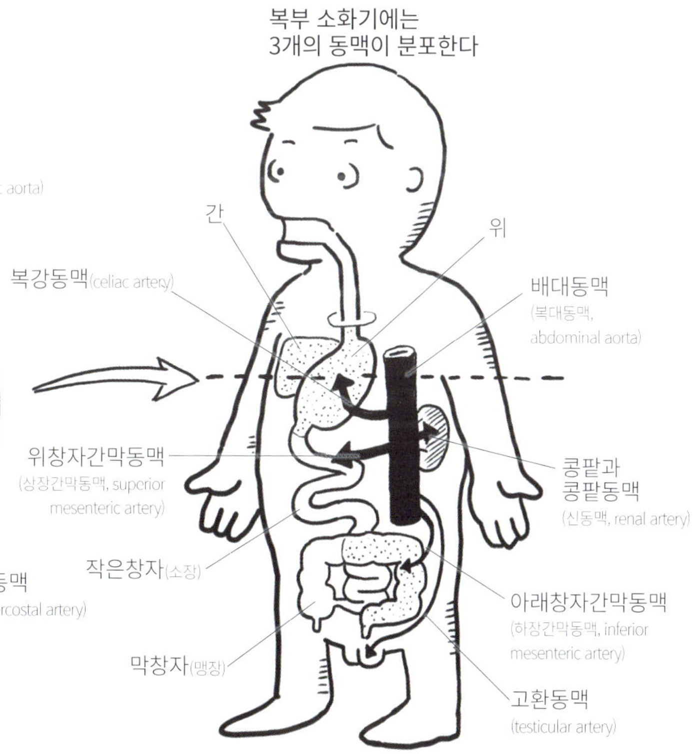

D. 혈액(BLOOD)

혈액은 혈장과 혈구(백혈구, 적혈구, 혈소판)로 구성된다.

혈구(hematocyte)는 적혈구(hematocyte), 백혈구(leukocyte) 및 혈소판(thrombocyte)으로 이루어져 있다.

혈액(blood)은 혈액용량의 평균 45%가 유형성분이며 나머지 55%가 혈장(액체성분)성분이다. 혈액의 양은 체중 1kg 당 평균 79mL 정도이다.

혈장(blood plasma)은 약간의 점성의 액체로 약 수분의 90%가 단백질 7%, 나머지 3%는 전해질, 각종 아미노산, 호르몬 등이다.

* 혈액은 심장, 혈관계 속을 순환하는 액체로 생명유지에 필요불가결한 존재이며, 주된 역할은 운반,완충, 방어이다.

* 혈장은 생명유지에 필수적인 혈액응고인자, 전해질(electroyte) 등이 포함된다.

1. 혈액의 기능

심장혈관계통(심혈관계, cardiovascular system)을 통한 혈액의 기능

- 조직에 산소를 운반하고 탄산가스를 체외로 배출한다.
- 조직에 영양을 공급하고 대사노폐물을 운반한다.
- 호르몬이나 기타 세포 분비물을 필요한 곳으로 운반한다.
- 식세포, 면역활동세포, 및 순환항체를 타 조직에 운반하여 방어작용을 하도록 한다.
- 간(liver)이나 근육에서 생산된 열을 피부나 허파(폐, lung) 등의 방열기관으로 운반하여 체온을 균등하게 한다.
- 체내의 수분, 삼투압 및 pH를 조절한다.

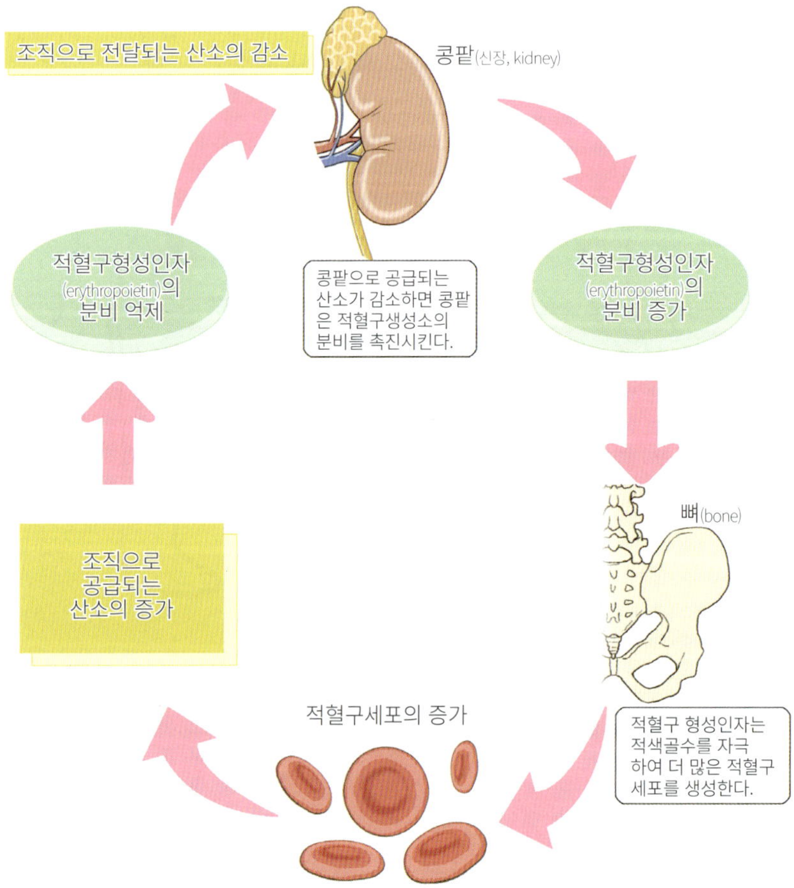

그림 9-25 적혈구(hematocyte) 형성인자의 분비 조절

2. 적혈구(hematocyte), 백혈구(leucocyte), 혈소판(platelet)의 구조와 기능

1) 적혈구(hematocyte)

성숙한 적혈구는 지름이 약 7.5μm이고 위아래가 오목한 원반 모양으로 두께는 얇은곳은 0.75μm, 두꺼운 곳은 2.6μm 정도이다.

혈액 내 적혈구는 $1mm^3$에 약 4.2~6.2백만 개 정도이다. 성숙한 적혈구에는 핵이나 세포소기관(cell organelle)을 가지고 있지 않다.

핵(nucleus)이 없어서 수명(약 12일)을 다한 적혈구는 간(liver)이나 지라(spleen)에서 큰포식세포(대식세포, macrophage)에 의해 탐식된다. 적혈구에는 혈색소(hemoglobin; 헤모글로빈)가 들어있으며 산소와 결합하면 암적색을 띠게 된다.

* 적혈구는 조직과 허파 사이에서 산소와 이산화탄소를 운반한다. 또한 적혈구의 생성인자는 공팥에서 만들어진다. (그림 9-25)

2) 백혈구(leucocyte)

백혈구의 '**백**(白)'이란 하얀 세포라는 의미이다.

백혈구는 핵과 세포체가 있는 '**세포**(cell)'이며 운동성이 있다. 지름이약 10~20μm의 혈구로, 혈액세포의 약 90%를 차지하며, 백혈구 수는 4,500~11,000mm^3이고 신생아는 어른보다 높은 수치를 보인다.

백혈구에는 5섯개의 종류가 있다. 세포 안에 과립이 있는 과립백혈구와 무과립백혈구가 있다.

(1) 과립백혈구(granular leukocyte)

- **중성구**(호중구, neutrophil)는 백혈구의 50~70%이며, 감염성 병원균을 포식한다.
- **호산구**(eosinophil)는 과립이 붉다. 백혈구의 1~4%이며 항원–항체 복합체나 알레르기항원과 반응하면 그 수가 증가한다.
- **호염기구**(basophil)는 거의 포식작용이 없는 과립구로 과립이 푸르다. 백혈구의 0.5~1%이며 히스타민과 헤파린 등 항염작용, 알레르기 반응에 관여한다.

(2) 무과립백혈구림프구(lymphocyte)

- **림프구**(lymphocyte)는 전체 백혈구의 20~40%이며 바이러스나 감염된 세포를 공격한다.
- **단핵구**(monocyte)는 전체 백혈구의 2~8%이며 큰포식세포(대식세포, macrophage)로 바뀌어 세균, 죽은세포 등을 포함힌다.

3) 혈소판(platelet)

혈소판은 거대핵세포(거핵구, megakaryocyte)의 세포자살(apoptosis)에 의해 생성되는 세포 조각이다. 혈소판은 적색골수(적색뼈속질, red marrow)에 있는 거대핵세포(거핵구, megakaryocyte)의 세포질에서 갈라져 나온 불규칙한 모양이며 지름이 약 2~3μm, 수치는 약 5만~40만/mm^3이다.

혈관(blood vessel)에 상처가 생기면 먼저 혈괴(hematoma)를 형성하며, 지혈과 혈액응고에 필수적인 역할을 한다.

철결핍성빈혈(iron deficiency anemia)

철(iron)은 헤모글로빈(hemoglobin)의 가장 중요한 구성요소이다. 철이 부족하면 빈혈이 발생한다.

철결핍성빈혈은 체내의 철 양이 적혈구 생성에 필요양보다 감소하여 발생한다(예: 저장철, 혈청, 철 등이 감소).

원인

① 몸에서 철의 필요량이 증가할 때(예, 미숙아, 영아, 성장기 어린이와 청소년, 임산부).
② 철분 소실이 증가할 때(예; 위궤양, 치질, 간경변, 위장관 출혈, 월경 과다) 등.
③ 철분 섭취 및 흡수량이 저하될 때(예; 모유, 우유, 채식(철분 부족 음식 섭취) 등.

증상

창백한 피부(대표 증상), 무기력, 심계항진(palpitation; 두근거림), 가슴통증, 호흡곤란 등.

E. 태아순환(FETAL CIRCULATION)

태아순환은 태아(fetus)의 독특한 순환계를 말한다. 태아순환은 허파(폐, lung) 기능이 없기 때문에 폐에서 기체교환, 영양분 공급 등의 물질교환이 일어나는 것이 아니라 태반에서 물질교환이 일어나므로 성인 순환과는 다르다.(그림 9-26)

태아(fetus)는 호흡에 폐를 사용하지 않으므로, 허파순환(폐순환, lung circulation)이 거의 일어나지 않는다. 그 대신 모체의 태반을 통해 태아와 모세혈류 간에 산소와 탄산가스 교환 및 영양분이 공급되며, 태반으로부터 깨끗한 혈액을 함유하는 혈류가 태아 심장으로 돌아온다.

출생시 순환의 변화는 극적인 변화로 태아순환을 담당했던 6개의 구조가 필요없게 된다. **탯줄**이 절단되자 마자 배꼽동맥(제동맥, umbillcal artery), 태반(placenta), 배꼽정맥(제정맥, umbilical vein)은 기능상실이 이루어지고, 배꼽정맥은 간의 간원인대로 변하고 정맥관(ductus venosus)은 더 이상 혈액이 간을 우회 할 필요가 없으므로 정맥관인대(정맥관삭, ligamentum venosum)가 된다. 또한 타원구멍은 오른심방 중격의 작은 함몰부위(난원와)가 막히고 동맥관은 동맥관인대(동맥관삭, ligamentum arteriosum)를 이룬다.

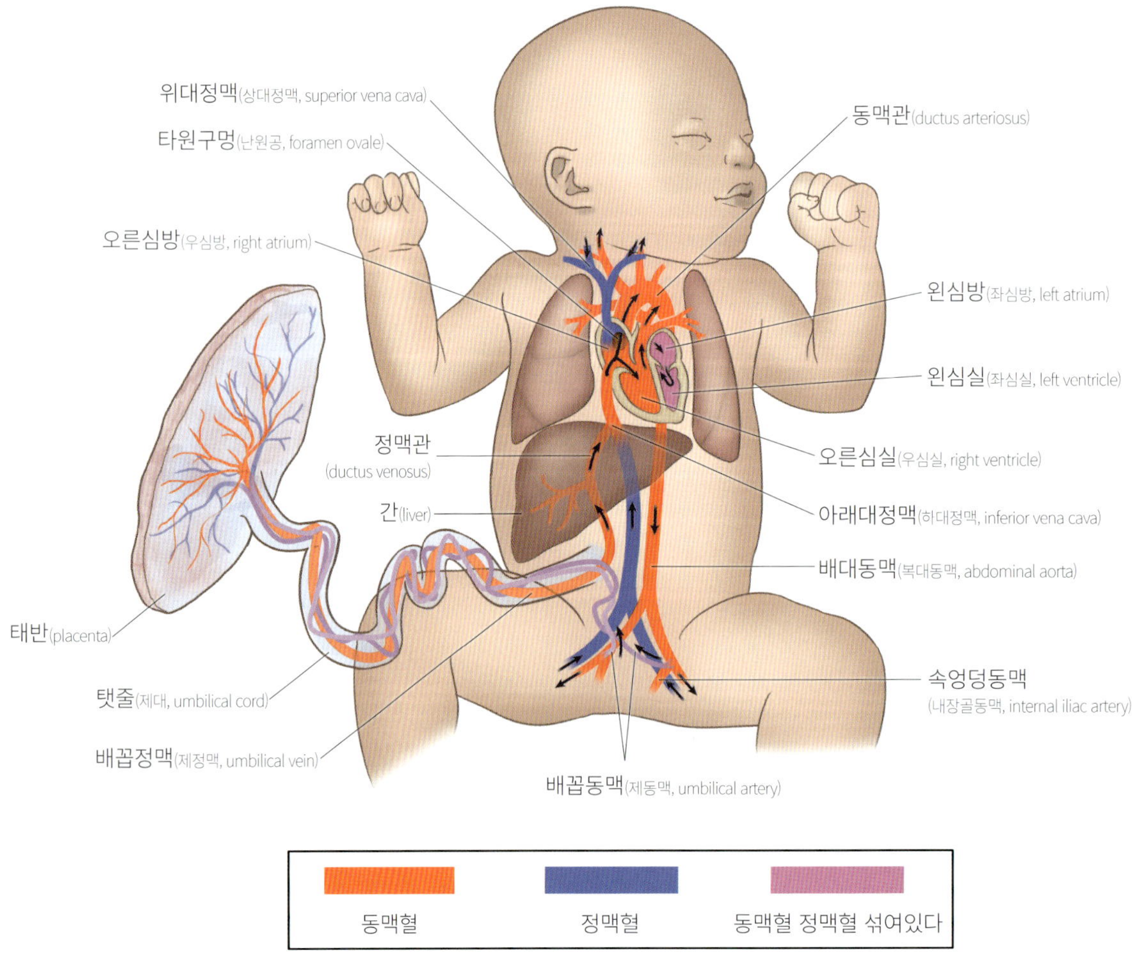

그림 9-26 태아순환(fetal circulation)의 흐름

출생 후의 변화

태생(viviparous)말기가 되면 타원구멍(난원공, oval foramen) 및 동맥관(ductus arteriosus)이 위축되기 시작해서, 아래대정맥(하대정맥, inferior vena cava)으로부터 우심방을 거쳐 좌심방으로 들어가는 혈액과 폐동맥간(pulmanary artery trunk)으로부터 동맥관(ductus arteriosus)을 거쳐 대동맥활(대동맥궁, aortic arch) 말단으로 들어가는 혈액의 양이 모두 현저히 감소한다.

이는 출생 후 별도의 순환계, 즉 온몸순환(체순환, systemic circulation)과 허파순환(폐순환, pulmonary circulation)이라는 2계통 체계로 전환하기 위한 준비 과정이다.

태아(fetus)가 태어나서 폐호흡을 하게 되면 허파(폐, lung)는 급격히 부풀어 올라 폐모세혈관(pulmonary capillary) 속으로 다량의 혈액을 받아들이게 된다. 우심실로부터 폐동맥간으로 유입된 혈액 대부분은 폐에 도달하고, 여기에서 가스교환을 통해 동맥혈(arterial blood)이 되어 허파정맥(폐정맥, pulmonary vein)을 거쳐 좌심방으로 흘러든다.

이때 좌심방의 혈압이 급격히 높아져 타원구멍판막(난원공판, valve of oval foramen)은 우측으로 눌려 심방사이막(심방중격, interatrial septum)에 유착하면서 타원구멍은 폐쇄되고 타원오목(난원와, oval fossa)이 된다. 이리하여 우심방의 혈액은 우심실, 폐동맥줄기를 거쳐 폐에 들어오고 동맥혈은 다시 폐정맥을 통하여 좌심방으로 흘러들어간다. 이리하여 태아의 허파순환 구조가 완성된다. (표 9-6)

표 9-6 출생 후 변화

태생기	생후
타원구멍(난원공, oval foramen)	타원오목(난원와, fossa ovalis)
배꼽동맥(제동맥, umbilical artery)	배꼽동맥인대(제동맥삭, medial umbilical ligament)
배꼽정맥(제정맥, umbilical vein)	간원인대(간원삭, round ligament of liver)
동맥관(ductus arteriosus)	동맥관인대(동맥관삭, ligamentum arteriosum)
정맥관(ductus venosus)	정맥관인대(정맥관삭, ligamentum venosum)
태반(placenta)	태아에서 탈락

Advance Study

심실 수축 & 이완과 심전도 관계

① 수축이 단번에 이루어지기 위해서는?

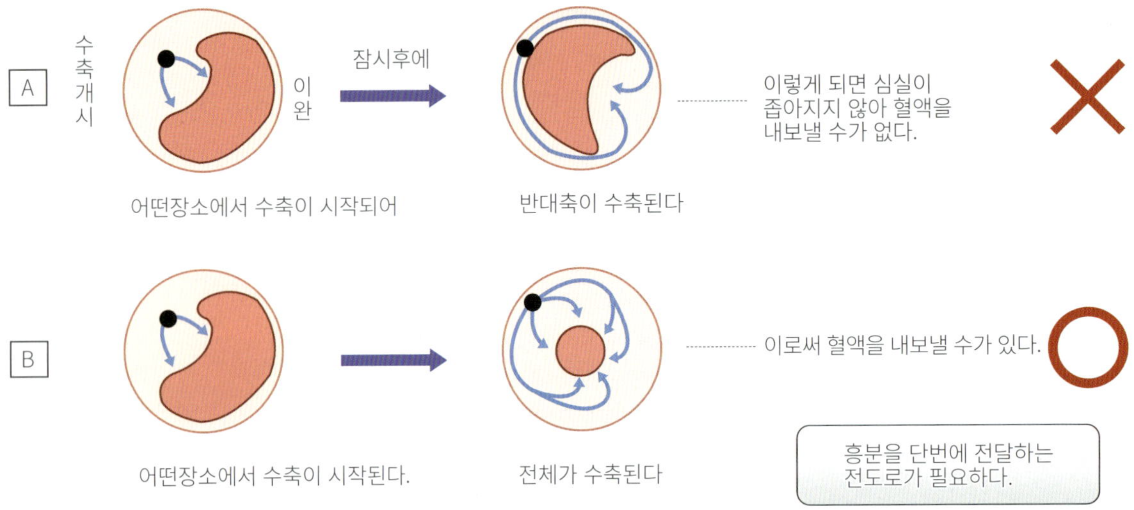

② 심방 수축후에 심실을 수축시키려면?

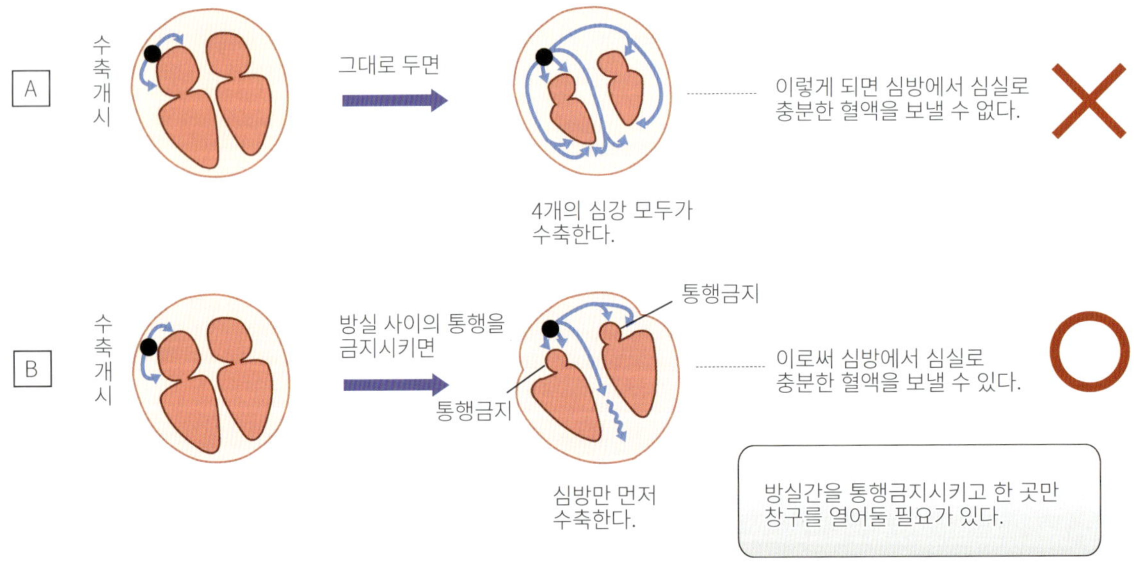

우선 **①에 대해서, 전기적인 흥분이 천천히 전도된 경우를 생각해 보자.**
벽 오른쪽에서 흥분이 시작되어, 그곳이 수축했을 때 왼쪽이 아직 이완되어 있고, 벽 왼쪽에 수축의 흥분이 전해졌을 때에는 오른쪽의 수축이 끝나 이완되어 있었다고 하자.
그러면 내강은 그다지 좁아지지 않아 펌프로서의 역할이 불충분하게 된다.
그 때문에 흥분이 빨리 전해져 단번에 수축하도록, 심장에는 bundle of His와 right branch, left branch 등이 있는 것이다.

다음으로 **②에 대해서 보자.**
심장의 자극전도계 외의 심방·심실 사이는 절연체로 엄밀하게 구분되어 있어 흥분이 방실결절을 따라 천천히 전해짐으로써 전도되는 시간을 지연시켜주고 있다.
이로써 atrial systole 후에 충분한 시간을 가지고 심실수축을 일으키도록 하고 있는 것이다.
즉, 지연에 의해 심방에서 심실로 혈액이 들어갈 시간을 벌 수 있다.

더보기

협심증(가슴조임증, angina pectoris)

협심증이란 심근허혈에 의해 심장근육(심근, myocardium)의 산소가 결핍되어 협심통증(가슴조임통증, anginal pain)이나 흉부불쾌감, 압박감 등의 증상이 일시적으로 나타나는 질환이다.

원인: 정신적 스트레스, 운동습관, 흡연, 고혈압(hypertension), 당뇨병(diabete mellitus), 가족력, 성격, 죽경화증(죽상경화증, atherosclerosis), 심장근육 허혈 등이다.

증상: 쥐어짜는 듯한 흉통이 특징이다. 가슴통증(흉통, chest pain), 호흡곤란, 가래의 증가, 빈맥(빠른맥, tachycardia), 혈압하강, 왼쪽 가슴(chest), 팔 안쪽의 통증 등이다.

Frank-Starling 법칙

심장근육(심근, myocardium)은 고무밴드와 같아, 잡아당겨 늘리면 수축하려고 하는 힘이 발생한다. 심장근육도 그것과 같아 확장기말 용량(end diastolic volume, EDV)이 증가 하면 심실강(vantricle cavity)이 확대되어 심장근육 길이는 늘어나면서 심장근육의 수축력은 커진다. 즉 확장기 용량이 클수록 수축력은 강하고 수축기 용량은 작으므로 심박출량(cardiac output)이 증대하는 것이다. 이것을 'Frank-Starling 법칙'이라 하며, 이를 그래프로 나타낸 것을 **심장기능곡선**(cardiac function curve: Starling 곡선)이라고 한다.

심장의 섬유뼈대

심장의 **섬유뼈대**(섬유성골격, fibrous skeleton)는 심방과 심실의 경계면에 있는 치밀결합조직의 모임이다. 심장뼈대는 심방과 심실의 심장근육섬유 부착부위를 만드는 동시에 심방근육과 심실근육을 구조적이고 기능적으로 분리하고 있다.

혈관 주요 용어

- **연결**(문합, anastomosis)은 두 개 이상의 혈관이 만나서 같은 시체부위에 분포할 때이다.
- **끝동맥**(end artery)은 동맥연결이 없는 경우.
- **동반혈관**(companion vessel)같은 부위를 나란히 달리는 동맥과 정맥.

부정맥(arrhythmia)

부정맥은 심장(heart)의 수축기능에 대해 중대한 영향을 미치는 이상상태이다. 부정맥이라는 단어에는 "맥이 일정하지 않은 질환"이라는 의미가 있지만, 정확하게는 심장자극의 **형성이상**이나 **전도이상**으로 일어나는 모든 병태를 포함하고 있다

심박수(heart rate)가 증가하면, 그에 비례하여 심박출량(cardiac output)도 증가한다. 그러나 PSVT(발작성 심실상성 빈맥)의 경우 심박출량은 감소하기 시작한다. 이는 심박수가 증가할 때, 주로 확장기 시간이 단축되기 때문에 일어나는 현상이다.

원인: 심근세포의 손상 및 심근의 국소빈혈, 심장조직 장애, 근육병증(심근병증cardiomyopathy), 허혈성심질환(heart disease), 심부전(heart failure), 갑상선기능항진증(hyperthyroidism), 음주, 흡연, 카페인 등이다.

증상: 맥이 일정하지 않은 부정맥(기외수축, 단발의 심박), 심방세동, 느린 부정맥, 자극전도이상, 빠른 부정맥(심실상성 빈맥, 동성빈맥, 심방조동), 심실빈맥, 심실조동 등이다.

심장이식(heart transplantation)

심장이식에서 수혜자는 좌우심방의 우측벽과 대정맥(vena cava)과 허파정맥(폐정맥, pulmonary vein)과의 연결부만 제외하고 손상된 심장을 제거한다.

공여자의 심장도 비슷하게 처치하여 수혜자의 흉곽(thorax)에 남아있는 심방 커프스(cuffs)에 붙인다. 마지막으로 수혜자의 대동맥과 허파동맥(폐동맥, pulmonary artery)을 공여자에 심장(heart에 연결시킨다.

공여자는 심장이 부족하고 언제라도 심부전에 이를 수 있기 때문에, 심장이식을 기다리는 많은 환자들은 중도에 죽어간다.

더보기

대동맥(aorta)과 대정맥(vena cava)

- 대동맥(aorta)

심장의 왼심실과 연결되어 있는 동맥으로 동맥의 큰 줄기이다. 뇌, 팔 다리, 및 내장기관을 포함하는 온몸에 혈액을 공급하는 모든 동맥들이 대동맥에서 갈라져 나온다.

(1) 위치

심장에서 시작되며, 머리 쪽으로 올라가다가 대동맥활을 형성한 후, 가로막을 지난 후복강에서 다리 쪽으로 진행한다.

(2) 형태 및 구조

직경 2~3cm의 관 모양이며, 대동맥의 벽은 내막, 중막, 외막의 세 층으로 구성된다. 심장 수축기의 압력(정상 120mmHg)을 견디기 위해 탄력이 좋고 튼튼한 구조로 되어 있다.

심장에서 나온 대동맥은 오름대동맥, 대동맥활, 가슴대동맥, 배대동맥의 4부분으로 구분되며 골반입구에서 갈라져 **온엉덩동맥**(총장골동맥, common iliac artery)이 된다.

- 대정맥(vena cava)

온몸을 거친 혈액은 위아래 2개의 대정맥(vena cava)을 통해 심장으로 되돌아간다. 대정맥은 체내를 순환한 혈액들이 돌아오는 통로이며 대동맥에 혈관벽이 얇다.

위대정맥(상대정맥, superior vena cava)은 완두정맥이 합쳐진 것이며, 상반신에서 혈액을 모은다. 머리에서 나온 정맥들이 합류해서 팔머리정맥(완두정맥, brachiocephalic vein)이 된다.

아래대정맥(하대정맥, inferior vena cava)은 하반신에서 혈액을 모은다. 다리와 골반에서 나온 좌우의 온엉덩정맥(총장골정맥, common iliac vein)이 합쳐서 아래대정맥이 된다.

혈압조절(control of blood pressure)

혈압(blood pressure)은 심박출량(cardiac output)과 말초저항(peripheral resistance)을 이용하여 다음의 공식에 따라 계산된다.

혈압=심박출량 x 말초저항, 따라서 정상적인 혈압을 유지하기 위해, 다음 두 가지 요인의 조절이 필요하다.

심박출량(cardiac outpur)은 매 수축 때마다 좌심실에서 나오는 혈액의 양(일회박출량)과 심박수에 의하여 결정된다. 이 작용에 기계적, 신경적, 화학적 요인들이 영향을 미친다.

스탈링 법칙은 심장(heart)으로부터 나오는 혈액(blood)의 양과 심장으로 들어가는 양이 같다는 것을 확실하게 말해준다. 이것은 또한 두 개의 심실로부터 분출되는 혈액(blood)의 양은 평균적으로 같다는 것을 말해준다.

반대로 동맥압이 감소하면 심장촉진반사(cardioaccelerator reflex)가 시작되어 교감신경(sympathetic nerve) 임펄스가 동굴심방결절(sinoatrial node)에 전달된다. 그 결과로 심장박동은 빨라진다. 이 반응은 심박출량을 증가시키고 **동맥압**(동맥혈압, arterial pressure)을 상승시킨다.

허혈성 심장질환

관상동맥(심장동맥, coronary artery) 혈류장애로 심장(heart)에 적절한 혈액공급이 되지 않는 질환이다.

관상동맥질환(coronary artery disease)은 관상동맥이 좁아지거나 막히게 되어 심장근육(tlarms, myocardium)에 충분한 혈액(blood) 공급이 이루어지지 못할 때 나타나는 병이다. 관상동맥질환이 바로 허혈성심장질환(ischaemic heart diseases)이며, 임상적으로는 협심증(angina pectoris: 가슴조임증), 심근경색증(myocardial infarction)으로 나타난다.

원인: 혈관(blood vessel)벽에 콜레스테롤과 같은 지방질이 쌓이는 죽상경화증(atherosclerosis)과 이에 동반된 혈전(thrombus) 때문이다. 위험인자로는 고지혈증(hyperlipidemia), 흡연, 고혈압(hypertension), 당뇨병(diabete mellitus), 비만(obesity) 등이 있다.

증상: (angina pectoris: 가슴조임증), 심근경색(myocardial infarction)은 가슴통증이 대표적인 증상이다. 협심증은 필요한 양보다 혈액을 적게 공급받아 가슴통증이 생기며, 적당한 휴식을 취하면 통증이 사라진다. 심근경색은 혈액이 전혀 공급되지 않기 때문에 휴식을 하여도 가슴통증이 사라지지 않는다. 그 외 어지럼증, 기침, 다리가 찌릿 찌릿하다 등이다.

허파색전증

허파색전(폐색전, pulmonary embolism)이란 정맥계(vein)에 생긴 혈전(thrombus: 지방덩어리), 종양덩어리를 말한다.

색전(embolus)은 혈전(thrombus: 혈액 응고 덩어리)이 혈관(blood vessel)을 타고 이동하여 몸의 다른 혈관을 막아 일으키는 병적인 상태이다. 주로 다리근육 속에 생긴 깊은정맥(심부정맥, deep vein)의 혈전으로부터 떨어져 나온 색전이 혈관을 따라 이동하다가 심장(heart)을 통해 폐(lung)로 가는 허파동맥(폐동맥, pulmonary artery)을 막은 상태를 폐색전증(pulmonary embolism)이라고 한다.

위험인자: 정맥혈전증(phlebothrombosis)의 위험인자는 정맥류(Varix), 정맥염(phlebitis), 악성질환, 수술, 임신출산, 심부전(heart failure), 경구피임제복용, 혈액응고계 이상 등이다.

증상: 급성폐혈색전증(acute pulmonary embolism)은 가슴통증(흉통, chest pain), 혈담(blood stained sputum), 호흡곤란 등 여러 가지 증상을 나타낸다.

용어

가슴대동맥(흉부대동맥, thoracic aorta)
겨드랑동맥(액와동맥, axillary artery)
겨드랑정맥(액와정맥, axillary vein)
깊은정맥(심부정맥, deep vein)
넙다리동맥(대퇴동맥, femoral artery)
노동맥(요골동맥, radial artery)
노정맥(요골정맥, radial veins)
노쪽피부정맥(요측피정맥, cephalic vein)
대동맥판막(대동맥판, aortic valve)
동굴심방결절(동방결절, sinoatrial node, SA node)
뒤척수동맥(후척수동맥, posterior spinal artery)
모세혈관(capillary)
바깥목동맥(외경동맥, external carotid artery)
바깥엉덩동맥(외장골동맥, external iliac artery)
방실결절(atrioventricular node, AV node)
방실다발(방실속, atrioventricular bundie, AV bundie)
배대동맥(복대동맥, abdominal aorta)
백혈구(leucocyte)
복강동맥(celiac artery)
빗장밑동맥(쇄골하동맥, subclavian artery)
빗장밑정맥(쇄골하정맥, subclavian vein)
삼첨판(tricuspid valve)
속목동맥(내경동맥, internal carotid artery)
승모판(mitral valve)
심막(pericardium)
심방(atrium)
심방사이막(심방중격, interatrial septum)
심실(ventricle)
심실사이막(심실중격, interventricular septum)
심장근육층(심근층, myocardium)
심장동맥(관상동맥, coronary artery)
심장바깥막(심외막, epicardium)
심장속막(심내막, endocardium)
심장정맥(cardiac veins)
심장정맥굴(관상정맥동, coronary sinus)
심장판막(heart valve)
심전도(electrocardiogram, ECG)
아래대정맥(하대정맥, inferior vena cava)
아래창자간막동맥(하장간막동맥, inferior mesenteric artery)
오금동맥(와동맥, popliteal artery)
오른방실구멍(우방실구, right atrioventricular orifice)
오른심방(우심방, right atrium)
오른심실(우심실, right ventricle)
오른심장동맥(우관상동맥, right coronary)
온목동맥(총경동맥, common carotid artery)
온몸순환(체순환, systemic circulation)
온엉덩동맥(총장골동맥, common iliac artery)
온엉덩정맥(총장골정맥, common iliac vein)
왼심방(좌심방, left atrium)
왼심실(좌심실, left ventricle)
왼심장동맥(좌관상동맥, left coronary artery)
위대정맥(상대정맥, superior vena cava)
위창자간막동맥(상장간막동맥, superior mesenteric artery)
이첨판(bicuspid valve)
자동맥(척골동맥, ulnar artery)
자정맥(척골정맥, ulnar veins)
자쪽피부정맥(척측피정맥, basilic vein)
적혈구(hematocyte)
척추동맥(추골동맥, vertebral artery)
탄력동맥(elastic artery)
팔오금중간정맥(주정중피정맥, median cubital vein)
피부정맥(cutaneous vein)
허파동맥판막(폐동맥판, pulmonary valve)
허파순환(폐순환, pulmonary circulation)
혈관(blood vessel)
혈소판(platelet)

CHAPTER

10

림프계통과 면역계통 (Lymphatic and Immune System)

학습목표

1. 림프계통의 구조를 알자.
2. 림프기관의 구성을 알자.
3. 림프절(목림프절, 겨드랑림프절, 샅굴림프절)의 위치를 알자.
4. 비특이면역에 대해 알자
5. 특이면역에 대해 알자.

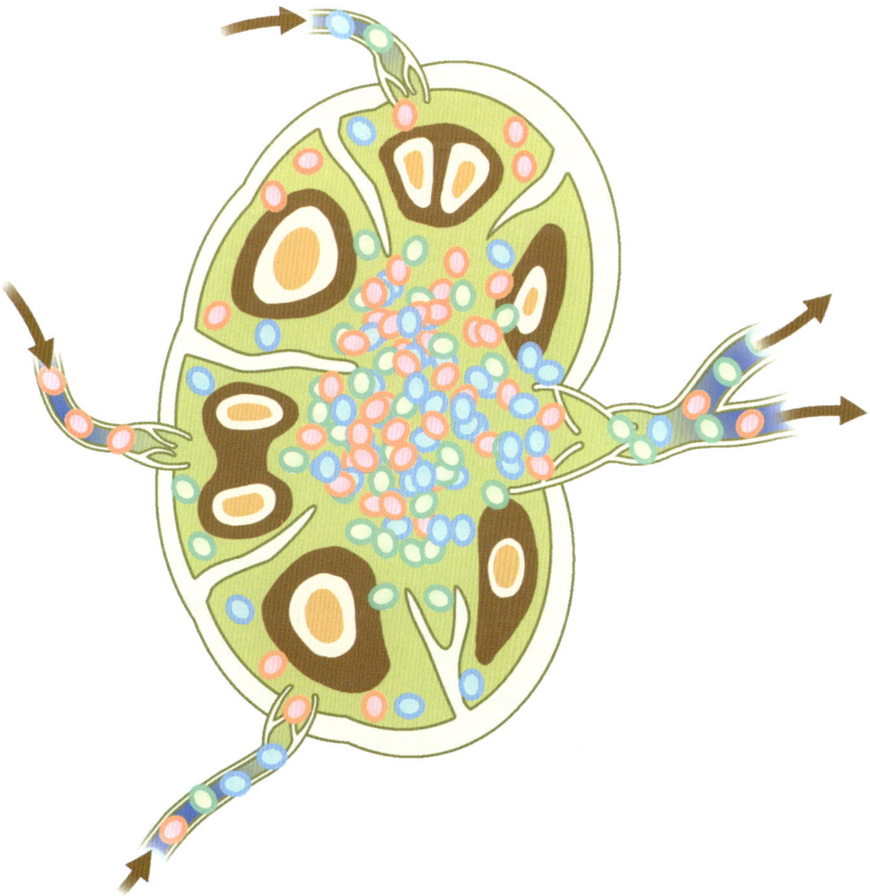

A. 림프계통(LYMPHATIC SYSTEM)

림프(lymph; 림프액)는 림프계를 흐르는 액체로 보통은 무색투명하나, 조직 공간에 따라 구성 성분이나 특성이 조금씩 다르다.

림프계(lymphatic system)는 모세혈관(blood capillary)에서 여과된 체액량 중 모세혈관으로 재흡수되지 않는 조직액이 림프모세관(lymphatic capillary)을 통해 순환계로 유입되는 일반적인 통로이며, 여기에는 림프모세관(lymphatic capillary), 림프관(lymphatic ducts), 림프관(임파본간, lymphatic trunk)의 림프관(임파관, lymphatic duct)이 있다.

림프계는 제2의 순환계(circulatory system)로서 작동하지만, 혈관(blood vessel)과는 달리 조직에 열려 있는 개방형순환계이다. 이러한 특징 때문에 림프절(lymph nodes)에서 만들어진 백혈구(leukocyte)등의 면역세포는 림프계를 순환하면서 인체의 방어기전인 면역계(immune system)를 형성한다. (그림 10-1)(그림 10-2)

림프모세관(lymphatic capillary)

림프모세관은 림프이동체계(lymph drainage system)의 시작이고, 모세혈관(실핏줄, capillary)과 매우 근접하게 위치한다.

림프모세관은 흡수관이고 피부에는 림프모세관이 풍부하게 분포되어 있다. 따라서 피부(skin)가 손상을 입거나 어떤 물질(예: 벌레의 독)이 침입해 들어가면 이물질은 빠르게 림프계통으로 들어간다.

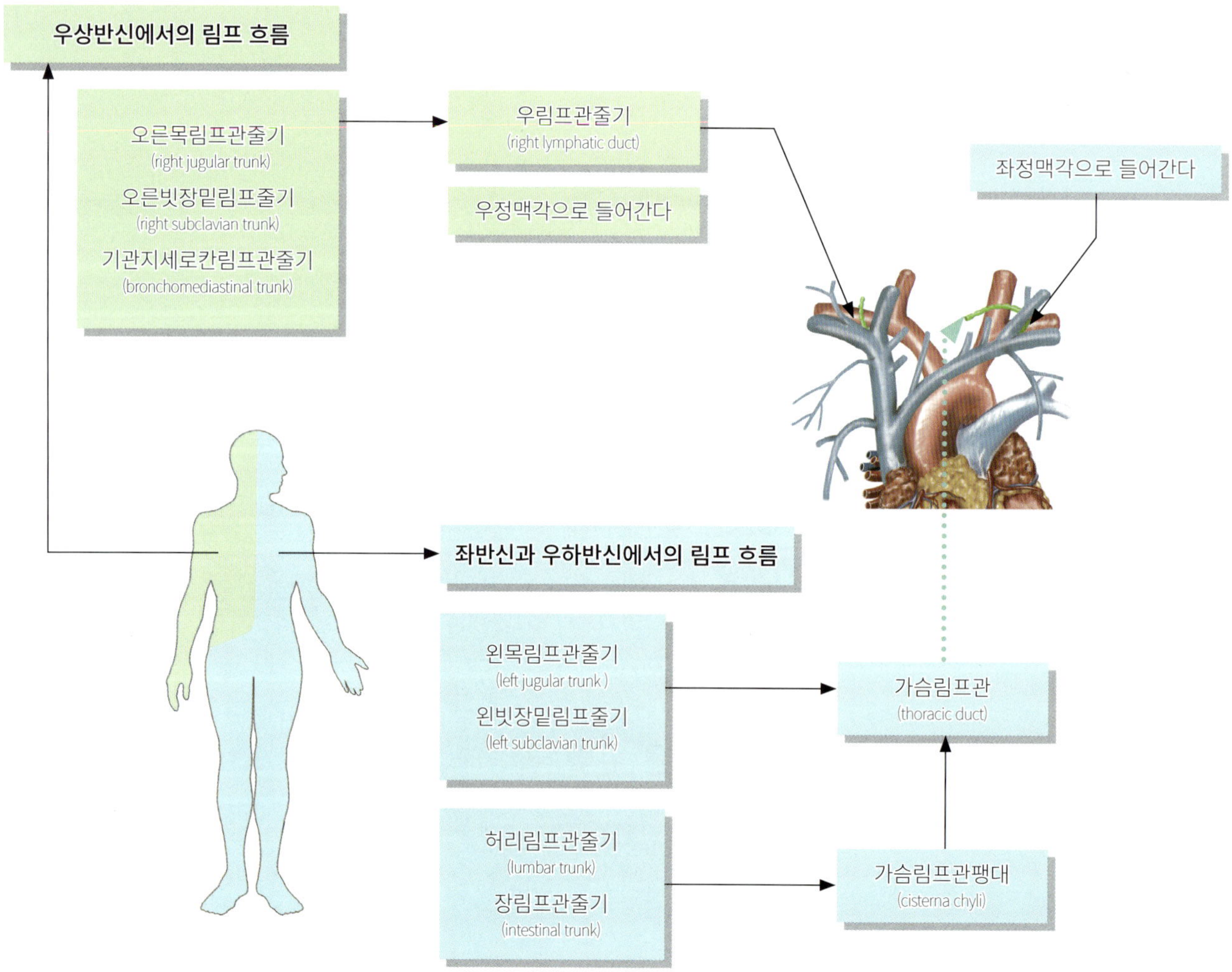

그림 10-1 림프(lymph)의 흐름

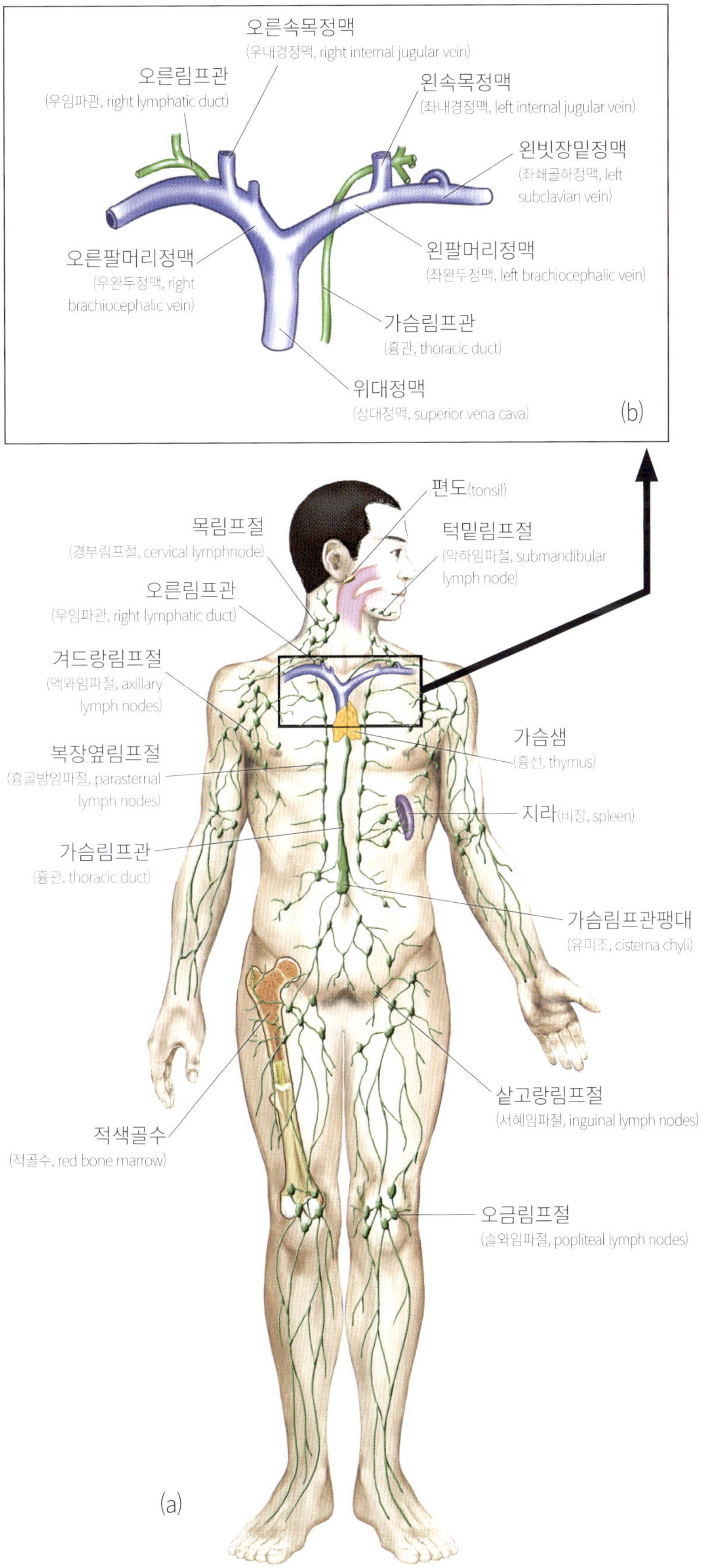

그림 10-2 림프계통(lymphatic system) (a) 림프계와 주요장기 (b) 우리몸의 혈액이 심장으로 되돌아 오기 직전에 주요 림프관에서 림프액이 정맥으로 배액되는 것을 보여주는 그림

B. 림프관(LYMPHATIC VESSEL)

림프관은 조직 세포질에 있는 림프모세관으로부터 시작하며, 림프모세관이 합쳐져서 형성된 큰 구조를 림프관이라고 한다. 이 림프관은 림프절(lymph nodes)을 통과하며, 더 큰 림프줄기를 형성한다. (그림 10-3)

- 림프모세관(임파모세관, lymphatic capillary)은 매우 얇은벽으로 되어 있으며, 끝이 막혀있는 미세관이다.
- 집합관(collecting duct)은 림프관들이 모인 관으로 얇은벽의 튜브형태처럼 되어 있으며, 판막이 있어 림프가 역류하는 것을 막아준다.
- 흉관(thoracic duct)은 온엉덩림프절(총장골임파절, common iliac lymph nodes)과 위쪽으로 허리림프절(요임파절, lumbar lymph nodes), 허리림프줄기(요임파본간, lumbar lymphatic trunk)가 둘째요추(L2) 높이에서 합쳐져 오른림프관(우림파본간, right lymphatic duct)을 형성하며 오른속목정맥(우내경정맥, right internal jugular vein)과 오른빗장밑정맥(우쇄골하정맥, right subclavian vein)이 합쳐지는 곳으로 들어간다.

부종(edema)

부종은 조직 내에 림프액이나 조직의 삼출물 등의 액체가 고여 과잉 존재하는 상태로써, 신체의 세포와 세포 사이에 수분이 비정상적으로 축적된 상태를 말한다.

원인: 전신부종은 일반적으로 심장질환(heart disease), 신장질환(kidney disease) 간질환(liver disease)이 원인이 되는 경우가 많다. 국소부종은 국소적인 순환 이상에 의해 발생하며 림프부종(lymph edema)이나 정맥순환 이상 혹은 약물에 의한 원인 등도 고려해 볼 수 있다.

증상: 피부와 연부조직에 부종(edema)이 발생하면 피부가 부풀어 오르고, 푸석푸석한 느낌을 받는다. 누르면 피부가 일시적으로 움푹 들어간다.

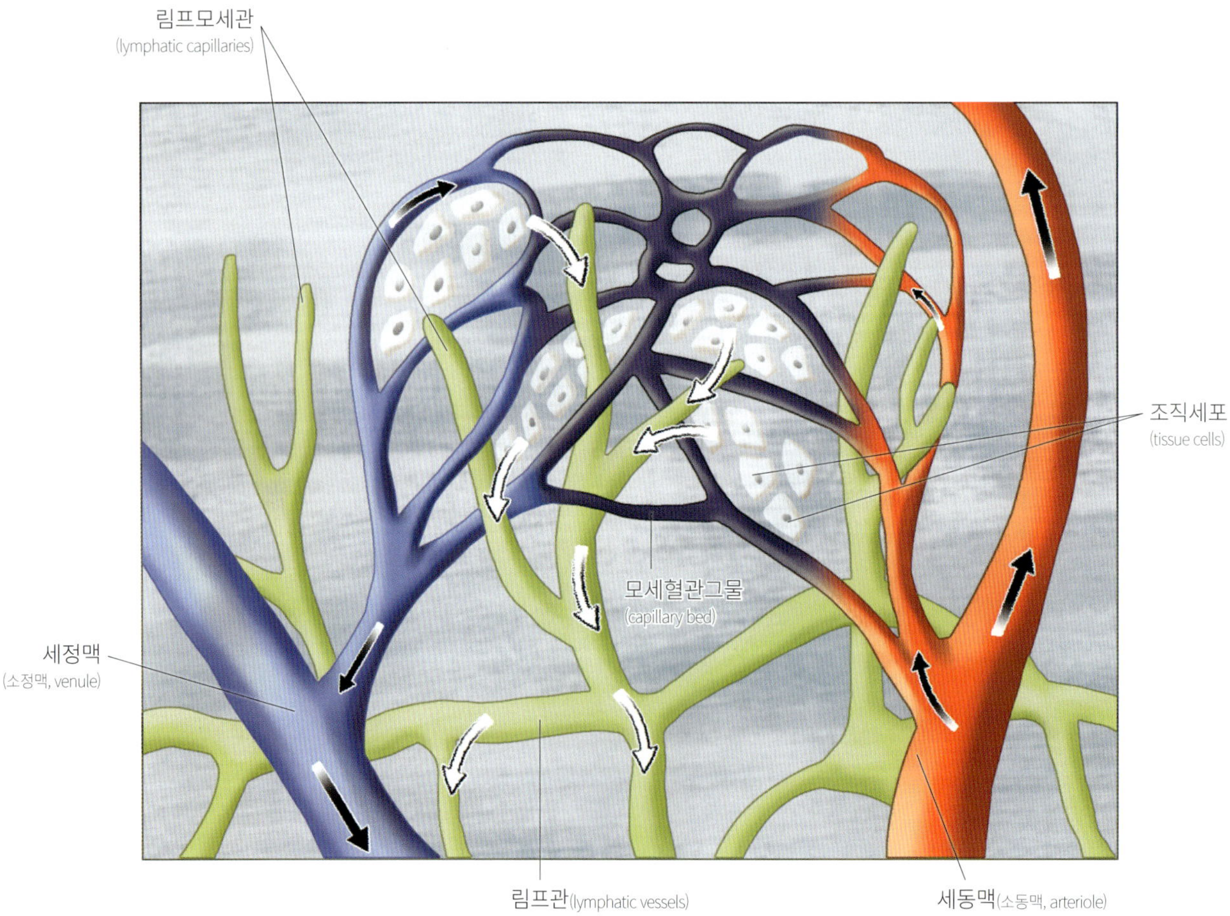

그림 10-3 림프모세관(lymphatic capillary). 조직세포 주위의 혈류와 림프의 흐름.

C. 림프기관(LYMPHATIC ORGAN)

림프기관은 피막(capsule)에 완전히 싸여있으며, 섬유결합조직에 의하여 주위조직과 분리되어 있다. (그림 10-4)

1. 림프절(임파절, lymph node)

림프절은 다소 납작한 타원형으로 길이가 약 2~3cm 이하이며, 강낭콩 모양으로 구조는 피질(피막주위 B cell영역)과 수질 그리고 림프 등을 볼수 있다. 림프절은 결절 모양의 작은 덩어리이며 림프구, 큰포식세포, 조직구 등으로 이루어져 있다.

림프절은 림프관 경로에 존재하며, 신체의 특수한 부위에 집단으로 모여 있다.

림프절은 인체의 깊은층과 얕은층에 단독이나 집단으로 산재되어 림프(lymph)를 여과하고, 인체에 염증이 생기면 그 주위 림프절에 부종이 생긴다.

1) 머리와 목의 림프절 (lymph node of the head & neck)

깊은목림프절(심경임파절, deep cervical lymph node)과 얕은목림프절(천경임파절, superficial cervical lymph nodes)이 분포하며 머리림프절(두임파절, cervical lymph node), 앞목림프절(전경임파절, anterior cervical nodes), 바깥목림프절(외측경임파절, lateral cervical lymph nodes)이 있다.

2) 팔부위(상지)의 림프절 (lymph node of the upper extremities)

얕은부위, 깊은부위의 겨드랑림프절(액와림프절, axillary lymph nodes), 흉근하림프절(subpectoral lymph nodes), 흉근간림프절(interpectoral lymph node) 등이 있다. (그림 10-5)

3) 가슴의 림프절(lymph node of the thorax)

가슴의 림프절은 가슴안(흉강, thoracic cavity) 내부 깊숙이 위치하며 흉벽림프절(thoracic wall lymph node), 흉부내장림프절(thoracic visceral lymph node), 흉부림프절(thoracic lymph node)이 있다.

4) 배의 림프절(lymph node of the abdomen)

배(복부, abdomen)의 림프절은 대동맥과 대동맥 분지를 따라 분포되어 있다.

5) 골반의 림프절(lymph node of the pelvis)

대동맥옆림프절(부대동맥절, paraaortic node)과 연결되어 있고 골반동맥을 따라 위치한다.

6) 다리부위의 림프절 (lymph node of the lower extremity)

샅고랑(서혜, inguinal)에 위치한 얕은 · 깊은 샅고랑(서혜, inguinal) 림프절이다. (그림 10-6)

7) 림프다발(림프총, lympatic plexus)

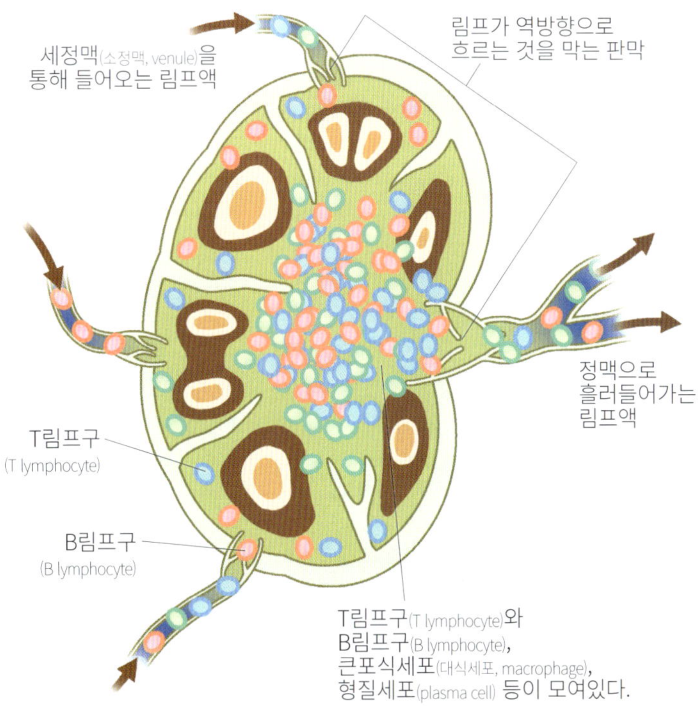

그림 10-4 림프절(임파절, lymph node)의 내부구조와 순환

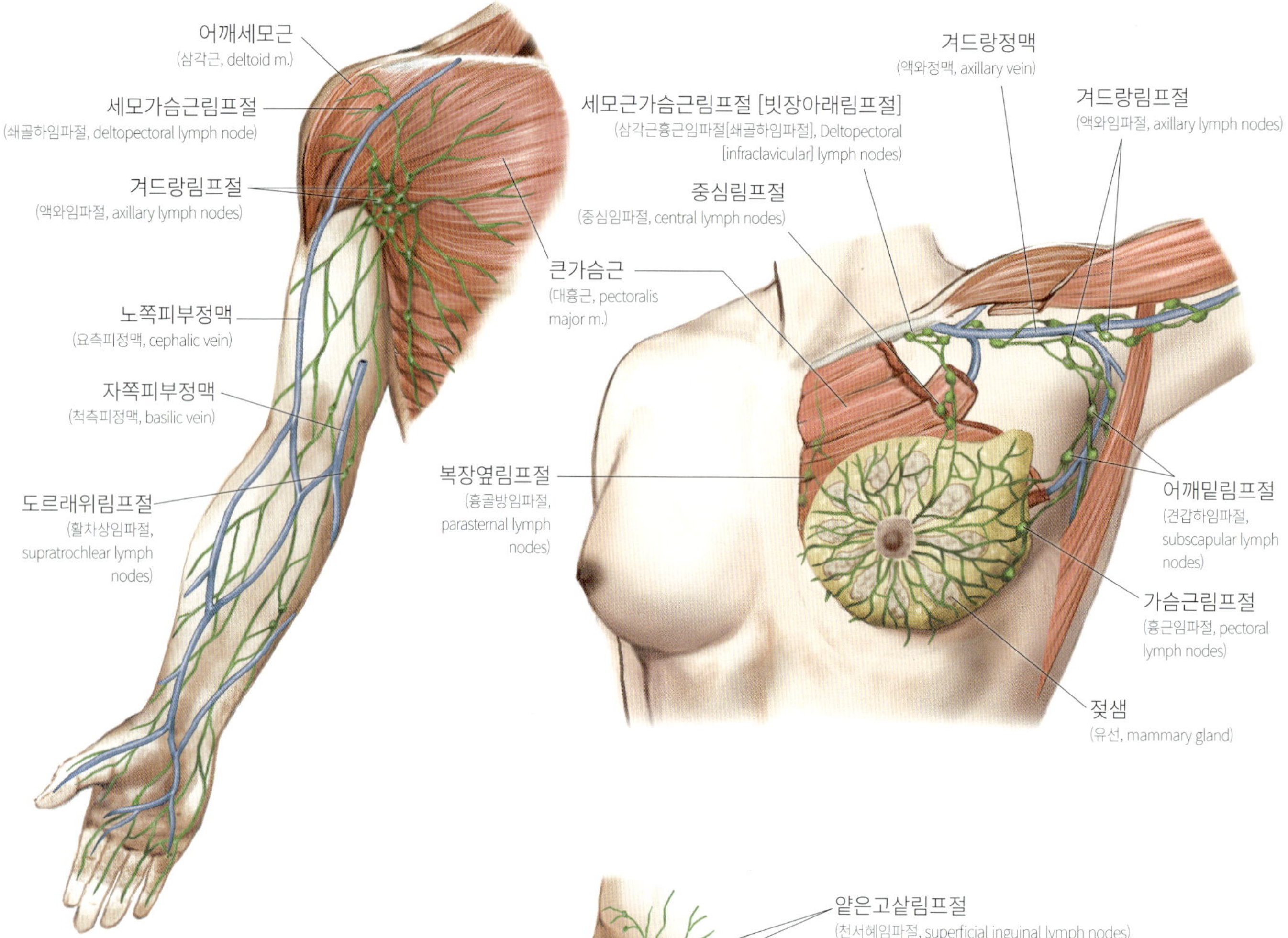

그림 10-5 팔(상지, upper limb)의 림프배출

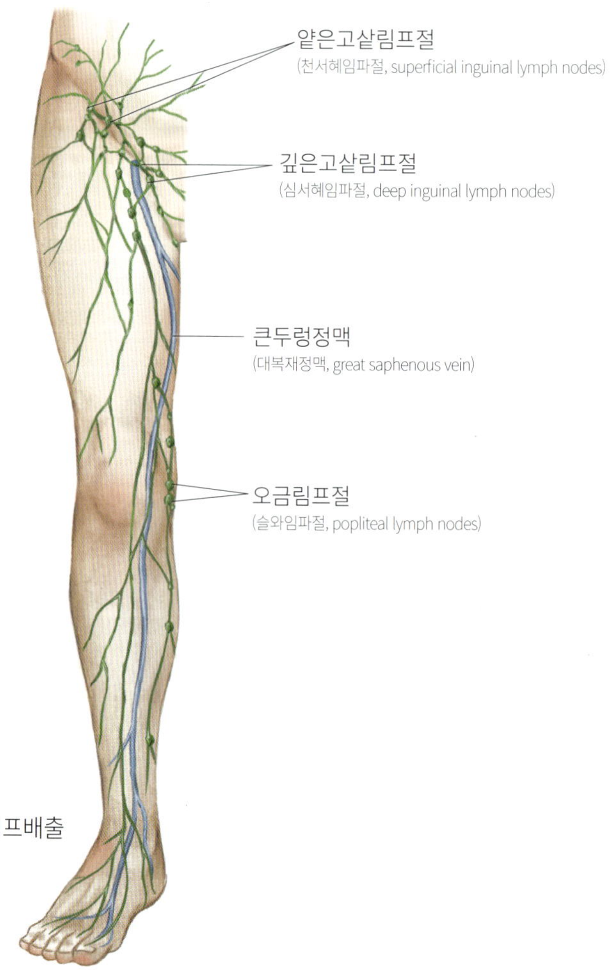

그림 10-6 다리(하지, lower limb)의 림프배출

2. 가슴샘(흉선, thymus)

가슴샘은 가슴세로칸(종격, mediastinum) 앞쪽에 있고, 넓고 편평하며 복장뼈(흉골, sternum) 바로 뒤와 심장의 혈관 앞에 위치한다. 가슴샘은 2개의 엽으로 구성되어 있으며, 각 엽은 얇은 섬유조직으로 된 피막(capsule)으로 덮혀있다.(그림 10-7)

신생아때 무게는 8~15g에서 사춘기 때 무게는 약 30~40g이지만, 그 후 가슴샘세포(흉선세포, thymocyte)가 확 줄어들어 중년 이후에는 10g 정도로 줄어든다.

* **가슴샘**(thymus)은 T 림프구를 성숙시킨다.

순환계에는 혈관계통과 림프계통이 있다

- **림프계통**(lymphatic system)은 혈관계통(vascular system)으로 직접 들어오지 못한 물질을 회수 및 운반한다.
- **모세혈관**(blood capillary)에서 조직액으로 여과된 혈액성분의 일부는 모세혈관이 아닌 림프모세관(lymphatic capillary)에 흡수되어 림프(lymph)가 된다.
- **림프계통**(lymphatic system)도 마지막에는 정맥으로 흘러간다. 하루에 약 3ℓ의 조직액이 림프모세관을 통하여 흡수된다.
  흡수된 조직액(림프)은 림프관을 통과하며 마지막에는 빗장밑정맥(쇄골하정맥, subclavian vein)으로 흘러들어간다.
- **림프계**에는 심장(heart)과 같은 동력펌프가 없다. 주위의 근육(muscle)이 수축됨에 따라 림프관이 수축하여 내부의 림프가 보내진다. 이 장치를 근육펌프라고 한다.

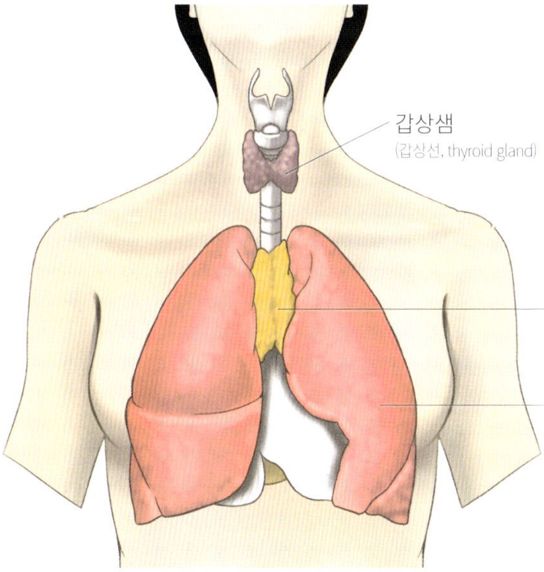

그림 10-7 가슴샘(흉선, thymus)의 위치

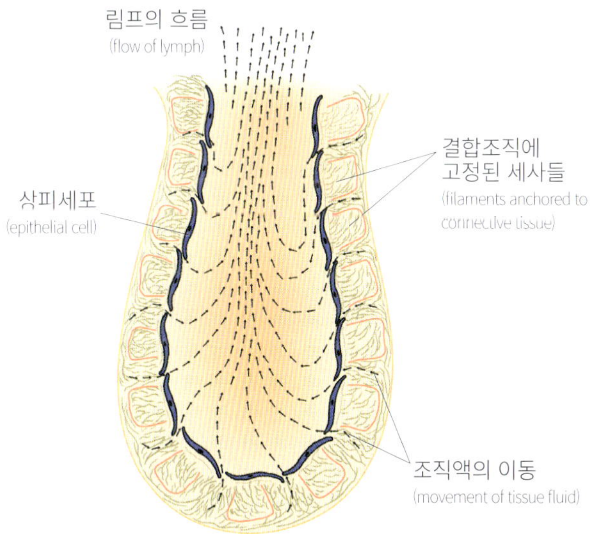

그림 10-8 상피세포(epithelial cells) 사이 림프 흐름도

림프 기능(lymph function)

작은창자(소장, small intestine)의 림프관(lymphatic vessel)들은 지방의 흡수에 중요한 역할을 하며, 작은창자의 림프는 흡수된 지방으로 인해 우유빛을 띄고, 이를 암죽(유미, chyle)이라 한다. **림프**(lymph)는 박테리아나 바이러스와 같은 이물질도 림프절(lymph node)로 이동시킨다. 단백질(protein)이나 이물질은 쉽게 모세혈관(capillary)으로 들어갈 수 없지만 림프모세관으로는 쉽게 들어간다.

림프계통(lymphatic system)의 주요기능은 체액의 균형유지, 인체면역체계가 거처할 장소제공, 작은창자에서 소화된 지방질의 흡수를 조절하고 체내정맥으로 이동하는 것이다. 또한 림프계통은 탁월한 방어기전을 통해 병균에 의한 감염(infection)으로부터 몸을 보호하는 방어세포의 역할을 한다.(그림 10-8)

3. 지라(비장, spleen)

지라는 배안(복강의 왼쪽 위)과 왼쪽 콩팥(신장, kidney)사이에 위치한다. 인체의 가장 큰 림프기관으로 길이 12~15 cm, 폭 5~8m, 두께3cm, 무게 150g 정도이다. 지라 표면은 피막(낭, capsule)에 싸여있으며 복막(배막, peritoneum)에 덮여있다(지라문 제외). (그림 10-9)(그림 10-10)(표 10-1)

* 노화된 적혈구를 파괴하고 이물질을 제거한다.

* 지라비대(비장비대, splenomegaly)는 성홍열(scarlet fever), 매독(syphilis), 등 감염질환에서 나타난다.

4. 편도(tonsil)

이차성 림프관(secondary lymphoid organ)으로 설편도(lingual tonsil), 구개편도(palatinel tonsil), 인두편도(pharyngeal tonsil)가 있다.

표 10-1 림프기관

기관	위치	기능
림프절	더 큰 림프관의 경로를 따라 덩어리나 연결고리를 형성	림프구 생성 장소: T림프구와 B림프구는 면역에 대한 책임이 있다. 포식세포는 림프구로부터 이물질과 세포조각을 여과한다.
가슴샘	가슴세로칸 내, 복장뼈자루 뒤	소아 면역의 중요한 장소: 미분화된 림프구를 T림프구로 변화시킨다.
지라	배안의 상 왼쪽, 가로막의 아래에서 위에 매달려 있음	혈액보관소로 작용: 포식세포는 이물질, 세포조각, 손상된 적혈구를 혈액으로부터 여과한다.
편도	입안이나 인두의 결합부에서 고리를 형성	섭취 또는 흡입된 이물질의 침입에 대한 방어

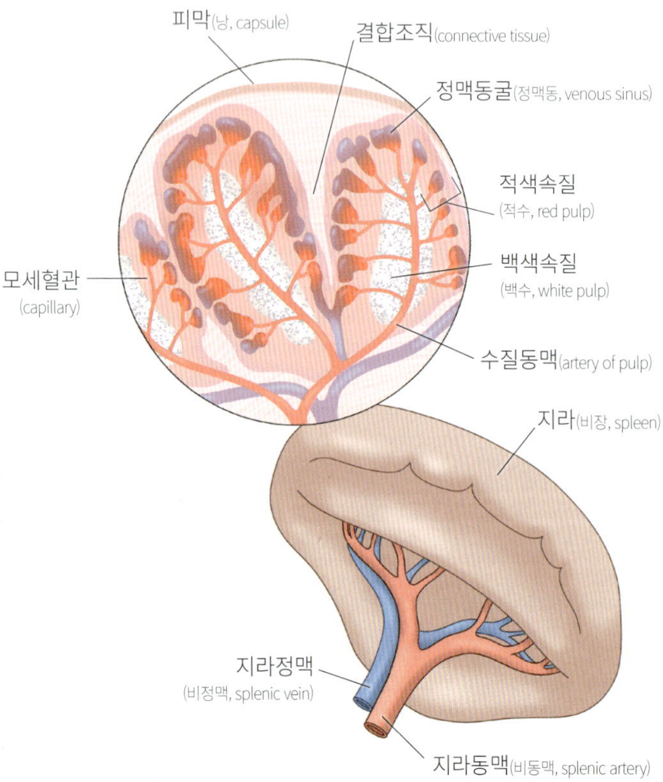

그림 10-9 지라(비장, spleen)

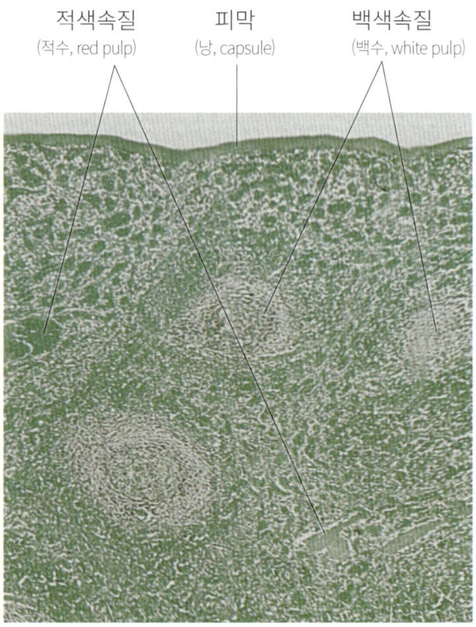

그림 10-10 지라(비장, spleen) 광학 현미경 사진

나이에 따른 변화(life-span changes)

나이 70이 되면 가슴샘(thymus)은 10세 때 크기의 1/10이 되며 면역계의 25%만 활동이 가능하다.

노인들은 면역반응이 감퇴하므로 유행성 독감, 폐결핵(pulmonary tuberculosis), **폐렴**(pneumonia)과 같은 질환으로 죽기도 한다.

T 세포의 숫자는 나이가 먹음에 따라 약간 감소하지만 B 세포는 전혀 감소하지 않는다. 노인이 되면 면역계가 점점 쇠퇴하므로 항암화학요법 또는 염증치료에 스테로이드를 사용하는 것이 면역을 억제시키는데 효과적이지 않을 수 있다.

Advance Study

장기이식에서 자기와 비자기 식별

자기(self)와 **비자기**(non-self)의 식별(discrimination)에 T세포의 역할이 중요하다. 피부(skin)와 장기(organ) 등을 이식할 때에 이식의 성공 여부를 결정하는 항원이 몇 개 있다. 그 중에서 가장 큰 영향을 미치는 항원이 주조직적합복합체(major histocompatibility complex, MHC)이다.

장기이식(organ transplantation)의 관점에서 보면 MHC(major histocompatibility complex)란 항원으로서, 이식편(graft)이 갖는 MHC와 숙주(host)가 갖는 MHC가 일치할수록 이식이 성공할 확률이 높다.

이식편의 MHC가 숙주의 MHC와 크게 다르면, 이식편의 MHC는 이물질(비자기)로서 인식된다. 그 결과 이식편의 거부반응이 일어난다.

반대로, 이식편의 MHC가 일치했다고 하자. 이 경우에는 이식편의 MHC는 숙주에게 있어서 자기의 MHC와 구별이 안 되기 때문에, 이식편을 자기로서 받아들인다. 그 결과, 장기이식은 성공하게 된다.

따라서 장기이식의 성공 여부는 MHC의 일치 여부에 달려 있다고 할 수 있다. [보통 장기이식에서는 MHC보다는 HLA(human leukocyte antigen)라는 용어를 많이 쓴다]

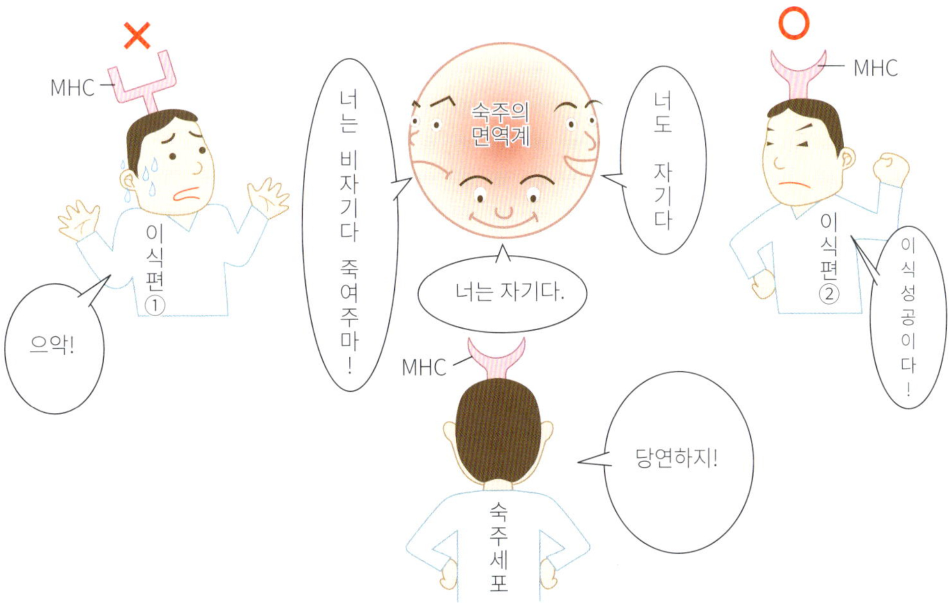

더보기

면역결핍증(immunodeficiency)

면역결핍증은 결손된 것을 기준으로 하는 것과, 면역기능결핍 원인의 2가지로 분류할 수 있다.

결손 및 기능이 저하

① **T세포 결손**(기능저하)은 체액면역(humoral immunity)과 세포면역(cellular immunity)의 2가지를 모두 저하시킨다. 이로 인해, 특히 감염성질환(infectious disease: 일반 바이러스 질환, 세포내 기생세균질환, 진균질환, 원충질환)이 발생한다.

② **항체(antibody) 결손**은 체액면역(humoral immunity)의 저하를 의미하며, 항체결손은 다음과 같은 이들을 발생시킨다.

- 세균에 항체가 달라붙지 않기 때문에, 식세포(phagocyte)가 먹기 어렵고, 보체(complement)도 달라붙지 않는다.
- 표류하는 바이러스를 공격할 수 없다

③ **보체(complement) 결손**으로 가장 큰 피해를 받는 것은 임균감염이다.

④ **호중구(neutrophil) 결손**은 일반 세균의 살인자(killer)인 호중구(neutrophil)가 기능을 상실하면 당연히 일반 세균의 감염성이 증가된다. 호중구의 기능부전증으로 많은 질환이 발생하지만, 그 중에서도 **만성 육아종증**(chronic granulomatosis)과 **Chediak-Higashi 증후군**이 중요하다.

⑤ **국소면역결핍**의 대표적인 국소면역은 분비형 IgA가 관여한다. IgA의 결손은 체액면역의 저하 또는 국소면역의 저하라고 생각할 수가 있다. 분비형 IgA의 결손에서는 특히 기도감염이 문제가 된다.

자가면역 질환(autoimmune dieases)

세균, 바이러스, 이물질 등 외부 침입자로부터 내 몸을 지켜주어야 할 면역세포가 자신의 몸을 공격하는 병이다.

원인: 자가면역 질환의 원인은 정확하게 밝혀지지 않았다. 심한 스트레스를 겪은 후로 보인다.

증상: 공통적인 증상은 만성 피로, 미열, 탈모, 피부 질환, 안구 증상, 수면 장애, 관절과 근육 이상, 우울증, 감각 이상, 기억력 감퇴, 식욕 변화 등이다.

아토피 피부염(atopic dermatitis)

가려움증과 피부건조증을 주된 증상으로 하는 만성 염증성 피부질환으로 주로 영유아기에 시작된다.

아토피피부염은 나이가 들면서 호전되거나 없어지는 경우가 많지만 호전된 후에도 특정 물질이나 자극에 의해 쉽게 가렵거나 염증 반응이 나타나는 경향이 있다.

아토피피부염은 주로 유아기 혹은 소아기에 시작되는 만성 재발성의 염증성 피부질환으로 가려움증과 피부건조증, 특징적인 습진을 동반한다.

원인: 아직 확실하게 알려져 있지 않다. 환경적인 요인, 유전적 소인, 면역학적 이상 및 피부보호막의 이상 등이 주요 원인으로 추정한다.

증상: 아토피 피부염(반점 + 건조한 피부 + 가려움 + 피부염, 습진)이 주요 증상이다. 피부 건조는 가려움증을 유발하고 악화시킨다. 가려워서 긁게 되면 습진성 피부 병변이 발생한다.

- **유아기**: 병변이 주로 진물, 딱지(급성 습진)가 얼굴, 머리, 팔다리의 바깥쪽에 잘 나타난다. 몸통은 거칠고 건조하다.
- **소아기**: 주로 팔다리의 접히는 부분(오금, 팔 오금), 목의 접히는 부위에 생기며 건조한 습진 형태로 나타나는 경우가 많다.
- **성인기**: 몸의 피부 증상은 호전되는 반면 얼굴에 홍반이 심한 습진으로 나타나는 경향이 있고, 접히는 부위는 오랫동안 긁어 피부가 두껍게 보이는 태선화 피부가 더욱 뚜렷해진다.

오래된 적혈구(eythrocyte)는 지라(비장, spleen)에서 파괴된다

지라는 오래된 적혈구를 파괴하여 철 등의 성분을 재활용하는 작용을 한다. 지라에는 혈액(blood)을 여과하는 부위가 있다. 이 부위를 적색속질(적수, red pulp)이라고 한다.

지라(비장, spleen)는 림프조직(lymphatic tissue)으로서의 역할도 한다. 지라 내부의 림프조직을 백색속질(백수, white pulp)이라 한다. 여기에 들어온 항원에 반응하여 림프구(lymphocyte)로부터 항체생성세포가 만들어진다.

더보기

이식후 림프증식성질환

이식후 림프증식질환(post-transplant lymphoproliferative disease, PTLD)은 장기이식(leukemia) 또는 골수이식(bone marrow transplantation) 후 면역억제와 관련하여 발생하는 드문 합병증이다. 대개 엡스타인 바이러스감염과 관련된 경우가 많다.

원인: B 림프구 세포가 증식하여 발생한다.

증상: 발열, 체중감소, 복통(배앓이, abdominal pain), 목앓이(인후통, sore throat), 식욕부진, 림프절 증대 등이다.

림프절병증(임파선병증, lymphadenopathy)

감염(infection)에 대한 반응으로 림프절(lymph nodes) 또는 림프선(lymphatic gland)에 부기(종창, swelling) 생기며, 림프절이 세균이나 바이러스에 감염되면 부종(목, 사타구니, 겨드랑이)이 흔히 발견된다.

림프절 부기(림프절 종창, lymph nodes swelling)는 감염 증상이 없어지면 가라앉으며, 부기는 대부분 통증을 수반한다. 유방암(breast cancer), 림프종(lymphoma), 백혈병(leukemia)이 발생하면 림프절 부기가 지속적으로 나타날 수 있다.

림프관은 혈관에 흡수되기 힘든 물질을 운반한다

혈관계통(혈관계, vascular system)으로 흡수되지 못하는 물질의 일부는 림프계로 흡수된다. 이것은 몸집이 큰 거인이 소형차를 타지 못하고 대형차를 타야하는 것과 비슷하다.

- 림프관(lymphatic vessel)은 파수꾼 역할을 하는 림프절을 갖고 있다.
- 림프(lymph)에는 조직액이나 림프구(lymphocyte)와 함께 창자에서 흡수된 지방방울도 포함된다. 따라서 림프는 황백색을 띠고 있어 이전에는 '암죽(유미, chyle)'이라고 하였다.

용어

가슴샘(흉선, thymus)
겨드랑림프절(액와림프절, axillary lymph nodes)
깊은목림프절(심경임파절, deep cervical lymph node)
대동맥옆림프절(부대동맥절, paraaortic node)
림프계통(lymphatic system)
림프관 (lymphatic ducts)
림프모세관(lymphatic capillary)
림프절(임파절, lymph node)
머리림프절(두임파절, cervical lymph node)
모세혈관(blood capillary)
바깥목림프절(외측경임파절, lateral cervical lymph nodes)
샅고랑(서혜, inguinal)
앞목림프절(전경임파절, anterior cervical nodes)
얕은목림프절(천경임파절, superficial cervical lymph nodes)
오른림프관(우임파본간, right lymphatic duct)
온엉덩림프절(총장골임파절, common iliac node)
지라(비장, spleen)
지라비대(비장비대, splenomegaly)
집합관(collecting duct)
편도(tonsil)
허리림프절(요임파절, lumbar nodes)
허리림프줄기(요임파본간, lumbar trunk)
흉관(thoracic duct)
흉근간림프절(interpectoral lymph node)
흉근하림프절(subpectoral lymph nodes)

CHAPTER 11

호흡기계통 Respiratory System

학습목표

1. 입, 기도에서 허파까지의 위치와 구조를 알자.
2. 상부호흡계통과 하부호흡계통의 구조를 알자.
3. 허파의 위치와 구조를 알자.
4. 호흡계통의 구조를 알자.
5. 코와 코곁굴의 구조를 알자.
6. 허파꽈리의 구조를 알자.
7. 노화에 따른 호흡계통에 대해 알자.

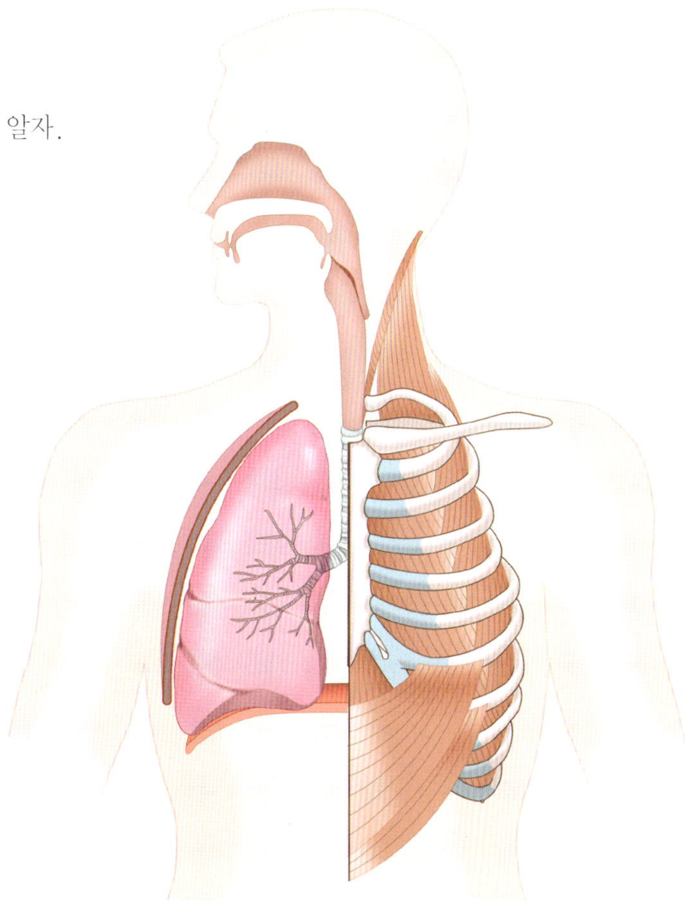

A. 호흡기계통(RESPIRTORY SYSTEM)

호흡기계통(호흡기계)은 생명에 관여하는 중요한 역할로 공기와 혈액 사이에서 가스교환을 하며, 산소를 혈액으로 흡수하고 이산화탄소를 대기로 방출한다.

호흡기관(respiratory organ)은 상기도(upper airway)와 하기도(lower airway)로 나뉘는데 코안에서 후두까지가 **상기도**이며 상기도기관은 가슴안(흉강, thoracic cavity)의 바깥에 위치한다.

기관(trachea)의 아래부분을 **하기도**라고 하며, 하기도 기관은 거의 대부분이 가슴안 내부에 위치한다.(그림 11-1)

* 호흡관은 호흡계통을 통해 가스가 들어오고 나가는 경로이다.

호흡기능검사

동맥혈가스분석(artery blood gas analysis, ABGA)에서 얻을 수 있는 정보로는 산소분압, 이산화탄소분압, pH가 있다. 이들로부터 계산해 낼 수 있는 것으로, O_2 포화도 · HCO_3^-농도 · Base excess 등이 있다.

동맥혈가스분석에 의해 가스교환능(gas exchange), 즉 산소섭취능 · 이산화탄소배설능 등 호흡기계(respiratory system)의 능력을 파악할 수 있다.

또한 전신의 대사, 콩팥(신장, kidney)에 의한 산염기 평형(acid-base balance = acid-base equilibrium)조절능력의 파악이 가능해진다.

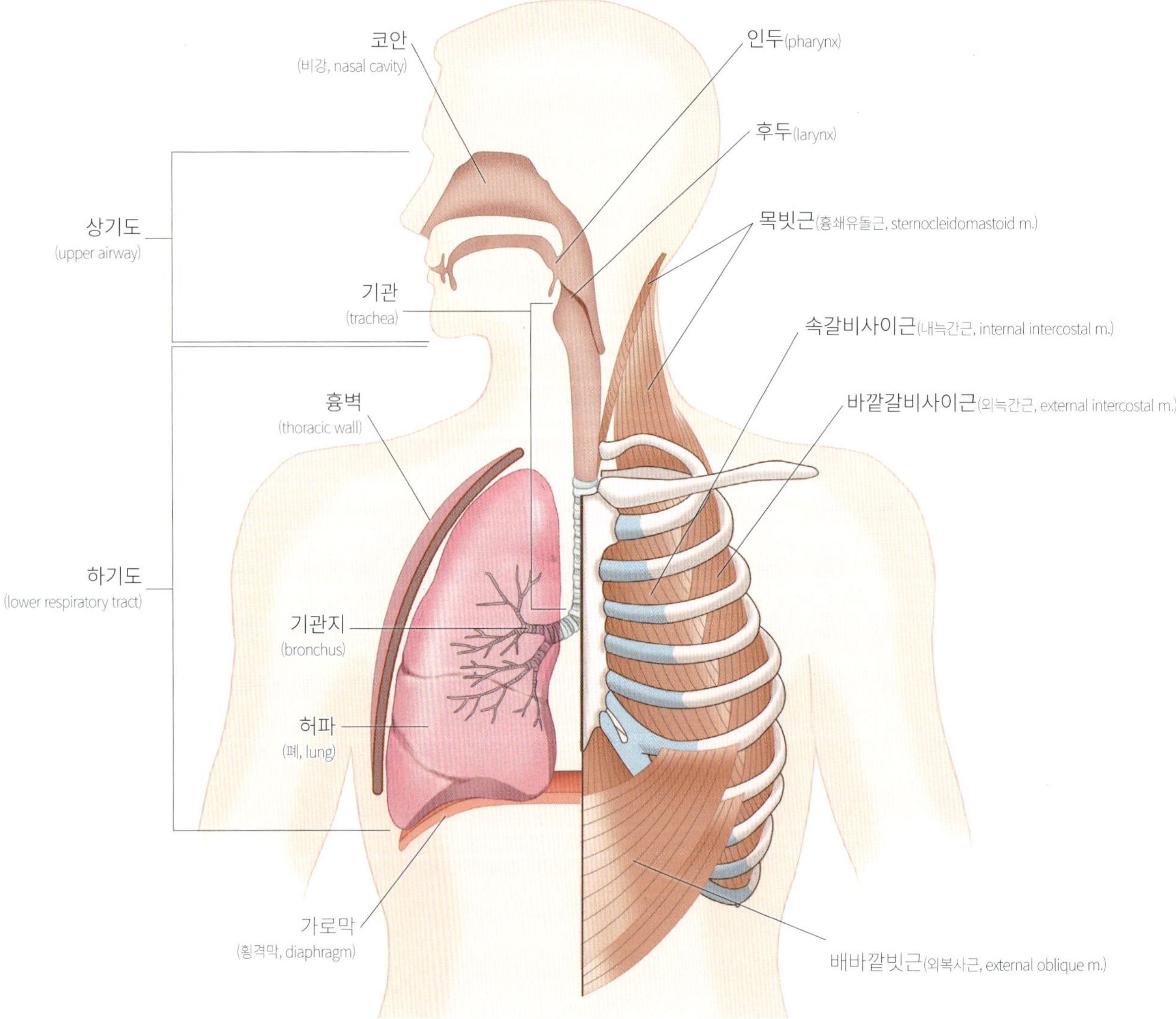

그림 11-1 호흡기계통(respirtory system)

1. 구조

호흡기관(respiratory organ)은 코(nose), 인두(pharynx), 후두(larynx), 기관(trachea)과 기관지(bronchi), 허파(폐, lungs)이다.

호흡에서 가스 교환이 이루어지는 장소는 **허파꽈리**(폐포, pulmonary alveolus)이다.

허파꽈리의 **단순편평상피**(squamous epithelium)는 매우 얇은 조직으로, 들이 마신 공기가 허파 내 종착지인 허파꽈리(폐포, pulmonary alveolus)에 노착하기 전에 공기정화 기전에 의해 거의 모든 오염물질이 제거 된다.(그림 11-2)(표 11-1)

- 코(nose)
- 코안(비강, nasal cavity)
- 부비동(paranasal sinuses)
- 인두(pharynx)
- 후두(larynx)
- 기관(trachea)
- 기관지(bronchus)
- 허파(폐, lung)

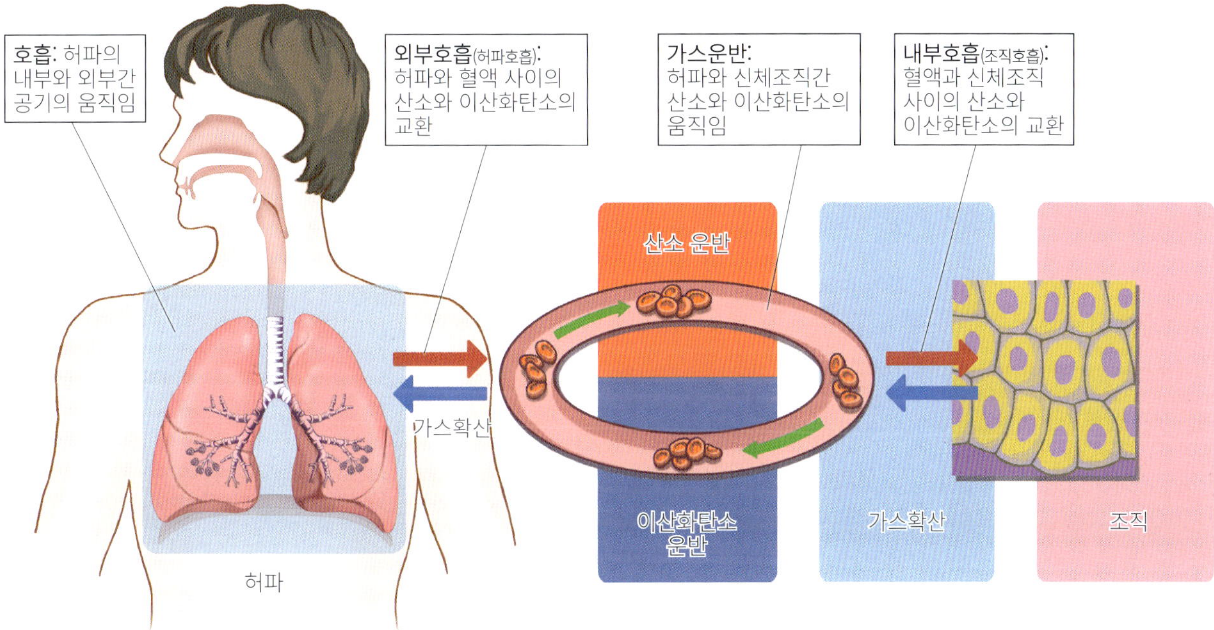

그림 11-2 호흡의 과정

표 11-1 호흡기계(respiration)의 각 부위

부위	설명	기능
코(nose)	입 위에 있고, 미간(glabella, 눈섭활사이)의 아래쪽에 있는 얼굴의 한 부분	코구멍이 코안의 입구역할을 한다. 내측의 털이 들어오는 공기를 거른다.
코안(비강, nasal cavity)	코 뒤쪽의 빈 공간	인두(pharynx) 쪽으로 공기를 보내는 통로로서 점액층(slime layer)이 들어오는 공기를 거르고, 습기를 보충하고, 데운다.
부비동(paranasal sinuses)	두개골 내의 다양한 빈 공간	머리뼈(두개골, cranial bone)의 무게를 낮추며 공명의 역할을 한다.
인두(pharynx)	구강의 뒤쪽, 구강과 후두 사이의 공간	코안을 통해 뒤통수(후두, larynx)로 가는 공기의 통로; 입안(구강, oral cavity)에서 식도(esophagus)로 음식이 이동하는 통로
후두(larynx)	기관 및 윗부분의 넓은 부위	공기의 통로; 이물질이 기관으로 들어가는 것을 막으며 성대가 있다.
기관(trachea)	인두를 기관지와 연결하는 부분	공기의 통로; 점액층이 공기를 거른다.
기관지(bronchus)	기관으로부터 폐포로 이어지는 가지	허파꽈리(폐포, alveolar)로 공기를 전달한다; 전액층(esophagus)이 공기를 거른다.
허파(폐, lung)	부드러운 고깔 모양의 기관으로 흉곽의 대부분을 차지한다.	하부 호흡기계(respiratory system)의 공기 통로, 허파꽈리, 혈관(blood vessel), 결합조직(connective tissue), 림프관(lymphatic vessel), 그리고 신경(nerve)을 포함한다.

2. 기능

❶ **환기작용**(ventilation)은 가로막(횡격막, diaphragm)과 늑간근육(intercostal m.)에 의해 허파(폐, lung)가 움직이는 흉곽운동(호흡운동)이다.

❷ **호흡운동**(respiratory movement)에 의해 폐포에 유입된 산소는 모세혈관(blood capillary)에 있는 혈액으로 이동한다. 이 때 산소와 교환된 이산화탄소는 모세혈관에 있는 혈액에서 폐포로 이동하여 체외로 배출된다. 이 과정에서 적혈구(red blood cell) 내의 단백질(protein)인 헤모글로빈(hemoglobin)은 산소를 운반하는 중요한 기능을 한다.

❸ **내호흡**(조직 호흡, internal respiration)은 운반된 산소가 조직세포에서 이산화탄소와 교환되는 과정을 말하며, 폐호흡(바깥호흡, 외호흡, external respiration)과 구분한다.

호흡기계통(respirtory system)은 들이마신 공기를 여과, 가온, 가습한다. 또한 성대(vocalcords)는 발성을 돕고, 코곁굴(paranasal sinuses)은 비강(nasal cavity)과 통하여 목소리를 유지하도록 해준다.

후두(larynx)에서의 발성

좁아진 성대에 압력을 가해(들숨)성대를 진동시키면 소리가 난다. **남성**의 후두는 앞뒤로 길고, 성대도 길기 때문에 소리가 낮으며, **여성**은 그 반대이다.

호흡곤란 증후군(respiratory distress syndrome)

호흡곤란이란 하나의 자각증상이며, 노력을 요구하는 호흡운동이 의식되는 경우를 말한다. 누구나 운동을 하면 그렇게 된다. 따라서 정상 이하의 운동으로 호흡곤란이 유발되는 경우가 문제가 되는데, 절대적인 지표가 없으며, Hugh-Jones의 분류가 사용된다.

Hugh-Jones의 분류

① Grade 1 : 같은 연령의 건강한 사람들과 함께 일을 할 수 있고, 보행하고, 계단도 같이 오를 수 있다 (정상).

② Grade 2 : 평지에서는 건강한 사람들과 같이 보행할 수 있지만, 언덕이나 계단은 나란히 오를 수 없다(가벼운 숨가쁨).

③ Grade 3 : 평지에서조차 건강한 사람들과 나란히 걸을 수는 없지만, 자신의 페이스로는 1.6km 이상 걸을 수 있다(중등도의 숨가쁨).

④ Grade 4 : 쉬엄쉬엄 가지 않으면 45m도 걸을 수 없다(고도의 숨가쁨).

⑤ Grade 5 : 이야기를 하거나 옷을 벗거나 신변을 챙기기에도 숨이 가쁘다. 거의 누워 있다.(극히 고도의 숨가쁨).

원인: 호흡곤란은 반드시 호흡기질환에 의해서만 일어나지는 않는다. 이 밖에도 심장성(cardiogenic), 대사성(metabolic), 빈혈성(anemic) 호흡곤란이 있다.

3. 기도(숨길, respiratory tract)

기도는 호흡 시 공기가 드나드는 관(통로)이며, 호흡에서 환기를 발생하는 기관을 기도(숨길)라고 한다.(그림 11-3)

1) 상기도(upper airway)

상기도는 공기가 코를 지나 허파(폐, lung)에 도달할 때까지의 통로이며 바깥코(외비, external nose), 코안(비강, nasal cavity), 인두를 말한다.

코(nose)는 호흡기관으로 들어가고 나가는 공기의 입구이며, 콧구멍(비공, naris)을 통해 들어온 공기는 다시 호흡점막(respiratory mucosa)으로 덮혀 있는 코 안으로 들어간다. 또한 코는 후각의 감각기관이다.

콧구멍을 통해 들어온 공기는 다시 호흡점막으로 덮혀 있는 코안으로 들어간다.

2) 하기도(lower airway)

하기도는 기관(trachea)과 기관지(bronchus)로 구분된다. 하기도는 후두에서 이어지며 넷째, 다섯째 등뼈 높이에서 시작해 기관지로 이어진다.

하기도를 구성하는 후두, 기관, 기관지를 말하며 공기중에 먼지를 제거하는 상피(epithelium)나 섬모(cilium)가 있는 부분이다.

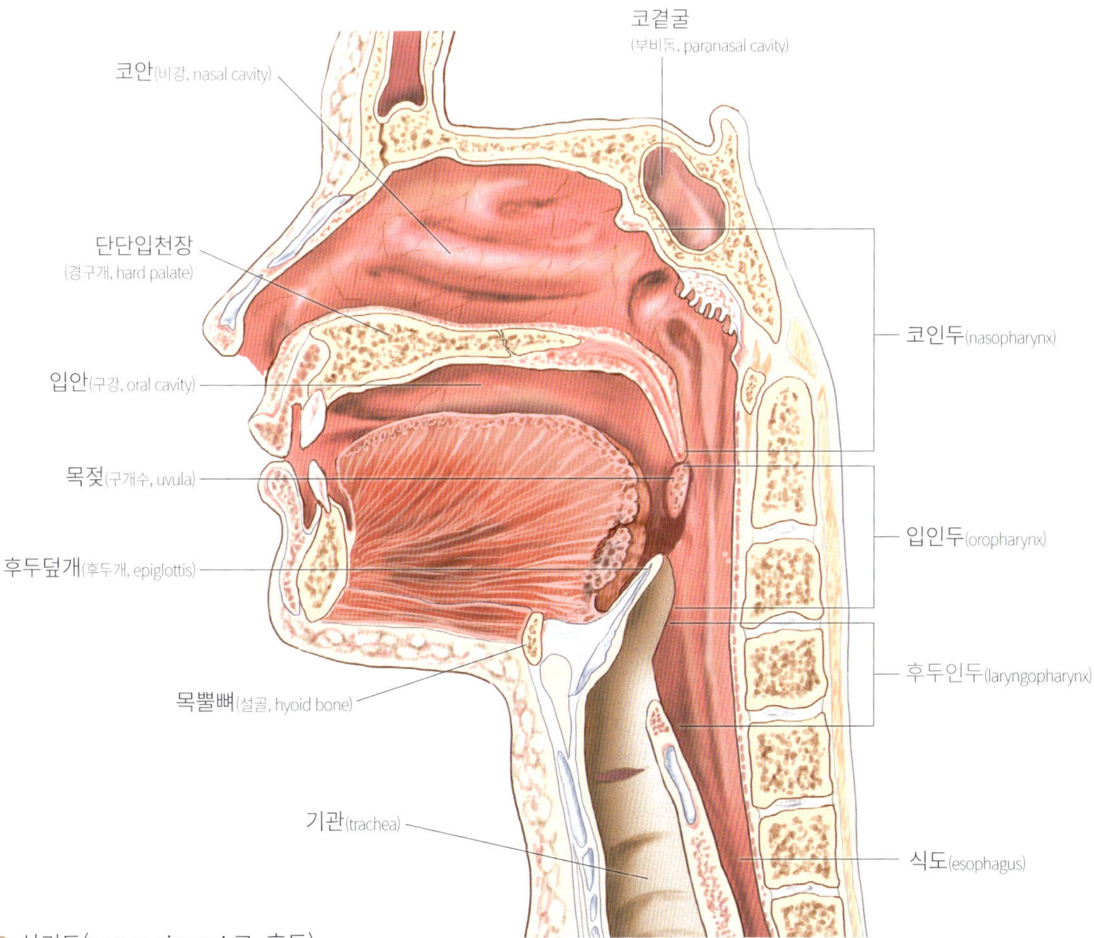

그림 11-3 상기도(upper airway; 코~후두)

4. 코(비, nose)

코는 외비(external nose), 비강(nasal cavity), 코곁굴(부비동, paranasal sinuses)로 이루어지며 기도의 시작점이다.

1) 바깥코(외비, external nose)

바깥코는 피부에 포함되어 상단부에 비골, 비연골, 비근으로 구성되고, 비첨(apex of nose), 비배(dorsum of nose), 비근(root of nose), 비익(ala of nose), 외비공(nostril)을 구별할 수 있다.

2) 코안(비강, nasal cavity)

코안은 얼굴의 뼈안에 있는 좌우 한 쌍의 빈 공간이다. 앞쪽은 콧구멍, 뒤쪽은 **뒤콧구멍**(후비공, chona), 좌우 코안은 **코중격**(nasal septum)에 의해 분리되어 있다.

- **코안의 표면**은 점액으로 촉촉하고 혈액은 따뜻하며, 내부는 근육(muscle), 뼈대(골격, skeleton) 그리고 연골(cartilage)에 의해 지지된다. **코중격**(비중격, nasal septum)에 의해 코안의 가쪽벽에 위·중간·아래코선반(상·중·하비갑개, superior·middle·inferior nasal concha)이 튀어나와 있다.
  * 이 구조를 통해 들어오는 공기의 온도와 습도를 조절한다.
- **코선반**(비갑개, nasal conchae)은 상·중·하비도(superior·middle·inferior meatus)를 구성한다.
- **코안**(비강, nasal cavity)을 덮고 있는 점막(mucous coat)은 점액을 분비하는 **술잔세포**(goblet cell)가 풍부하다. 공기가 점막 위를 지나갈 때 공기의 온도를 체온 수준으로 높인다. 점막층(mucosa)은 호흡기계 감염을 막아주는 역할도 한다. (그림 11-4)

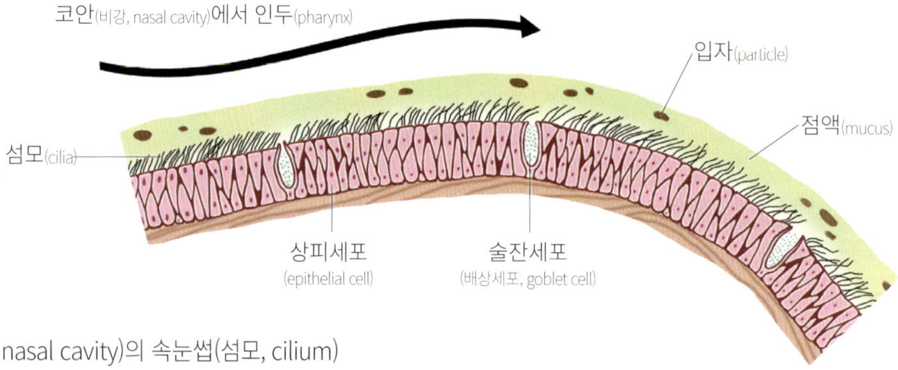

그림 11-4 코안(비강, nasal cavity)의 속눈썹(섬모, cilium)

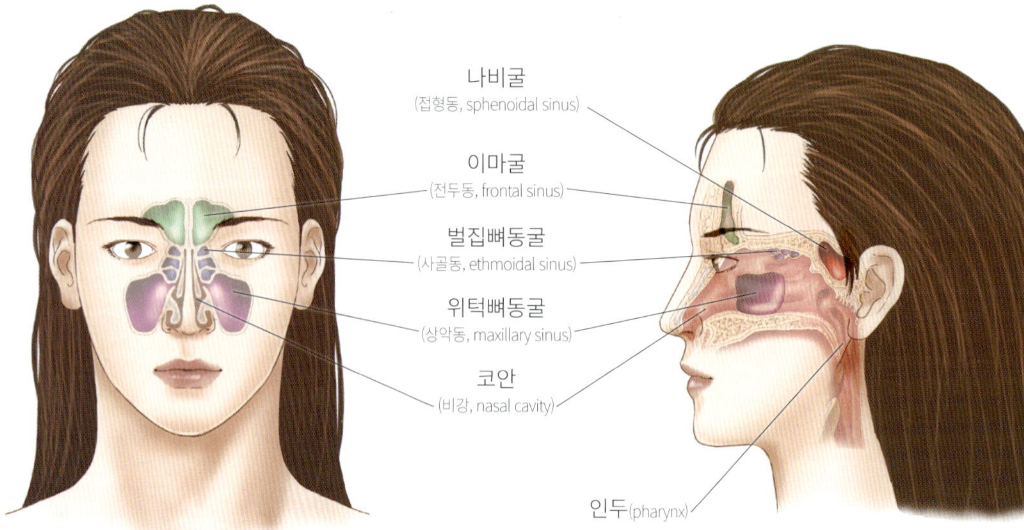

그림 11-5 코곁굴(부비동, paranasal sinuses)의 위치

3) 코곁굴(부비동, paranasal sinuses)

코곁굴은 머리뼈(두개골, cranial bone) 내에 있는 **위턱뼈**(상악골, maxillary), **이마뼈**(전두골, frontal bone), **벌집뼈**(사골, ethmoid bone), **나비뼈**(접형골, sphenoid bone) 내의 빈 공간으로 공기가 차있다.

이들 공간은 코안과 연결되어 있고, 코안과 연속되는 점막으로 덮여있다. 코곁굴은 머리뼈(두개골, cranium)의 무게를 가볍게 해준다. 또한 목소리를 결정짓는 **공명**(resonant chamber) 역할을 한다. (그림 11-5)

*코곁굴의 대표적 질환은 **만성코곁굴염**(만성부비강염, chronic sinusitis)이다.

5. 인두(pharynx)

인두는 목구멍으로 길이가 약 12.5cm 이다. 음식물과 공기가 지나가는 통로로서 발성을 도와준다. 아래로 숨길(기도, airway)과 식도로 연결되어 있다.

인두는 입안(구강, oral cavity)의 뒤쪽과 코안(비강, nasal cavity)과 후두(larynx) 중간에 위치한다. 인두(pharynx)는 세부분으로 나뉜다. (그림 11-3)

❶ **코인두**(비인두, nasopharynx): **인두**의 가장 윗부분이며, 가쪽벽에 귀관은 가운데귀와 연결되어 있어 공기압의 평형을 맞추는 역할을 한다.

❷ **입인두**(구인두, oropharynx): **입천장편도**(구개편도, palatine tonsils)는 가쪽벽, 혀편도(설편도, lingual tonsil)는 혀바닥에 위치한다.
  * 입안으로 들어온 물질을 첫 번째 방어한다.

❸ **후두인두**(laryngopharynx): 후두(larynx)와 식도까지 이어지며, 반지연골(윤상연골, cricoid cartilage) 높이에 위치한다. 공기와 음식물이 모두 이곳을 거친다. **후두인두**는 소화관의 일부이기도 하지만, 공기와 음식물이 동시에 이곳을 통과할 수 없기 때문에 음식물을 삼킬 때에는 후두덮개(후두개, epiglottis)가 숨길(기도, airway)을 막아서 음식물이 기관으로 유입되지 않도록 한다.

6. 후두(larynx)(그림 11-6)(그림 11-7)(표 11-2)

- **후두**: 후두는 인두 바로 아래에 있다. 후두는 4번 목뼈(경추, cevical vertebra)와 7번 목뼈 사이에 5cm정도 되는 관이며, 근육(muscle)과 연골(cartilage) 로 구성되어 있다.
  후두는 식도 앞에 위치하며 위쪽은 후두인두(laryngeal part of pharynx) 아래쪽은 기관과 연결된다. 인두(pharynx) 아래쪽의 넓은 부분은 공기가 통하는 곳이다.
  목소리 상자인 후두는 성대(vocal cords)를 감싸고 있으며, 후두연골(laryngeal cartilage)에 붙어있는 근육이 긴장하면 **고음**이 되고, 이완되면 **저음**이 된다. 또한 이물질이 기관으로 들어오지 못하게 한다.
- **후두연골**(laryngeal cartilage): 후두에는 9개의 연골이 연결되어 후두를 형성한다.

인두편도(pharyngeal tonsil) 손상

코안(비강, nasal cavity) 점막에 염증이 생기면 **귀**에 염증이 생길 수 있으며, 감염으로 인두편도(pharyngeal tonsil)가 붓게 되면 코에서 목구멍으로 **공기이동**이 어렵게 된다.

진성대(true vocal cords)와 거짓성대(false vocal cords)

후두 내 위쪽의 전정주름(vestibular fold)에는 **거짓성대**(false vocal cords)가 있다. 이들 주름 안에 있는 근육섬유(근섬유, muscle fiber)는 음식이나 음료를 삼킬 때는, 거짓성대(false vocal cord)의 근육이 성대문(성문, glottis)을 닫는다.

아래쪽의 주름에는 **진성대**(true vocal cords)가 있으며, 이들 주름 사이를 지나갈 때 서로 진동하여 소리가 형성된다.

❶ **방패연골**(**갑상연골, thyroid cartilage**): 후두에서 가장 큰 연골로서, 후두의 앞가쪽벽에 위치하며, 일반적으로 여성보다 남성이 크다.

❷ **반지연골**(**윤상연골, cricoid cartilage**): 방패연골 아래쪽의 고리모양이며 성대주름과 연결되어 있다.

❸ **후두덮개연골**(**후두개연골, epiglottic cartilage**): 혀근육(설근, muscles of tongue) 뒤쪽에 위치한 나뭇잎모양의 연골로 음식물을 삼킬때 움직여서 기도를 막아준다.

❹ **모뿔연골**(**피열연골, arytenoid cartilage**), **잔뿔연골**(**소각연골, corniculate cartilage**), **쐐기연골**(**설상연골, cuneiform cartilage**)은 각각 쌍으로 이루어져 있다.

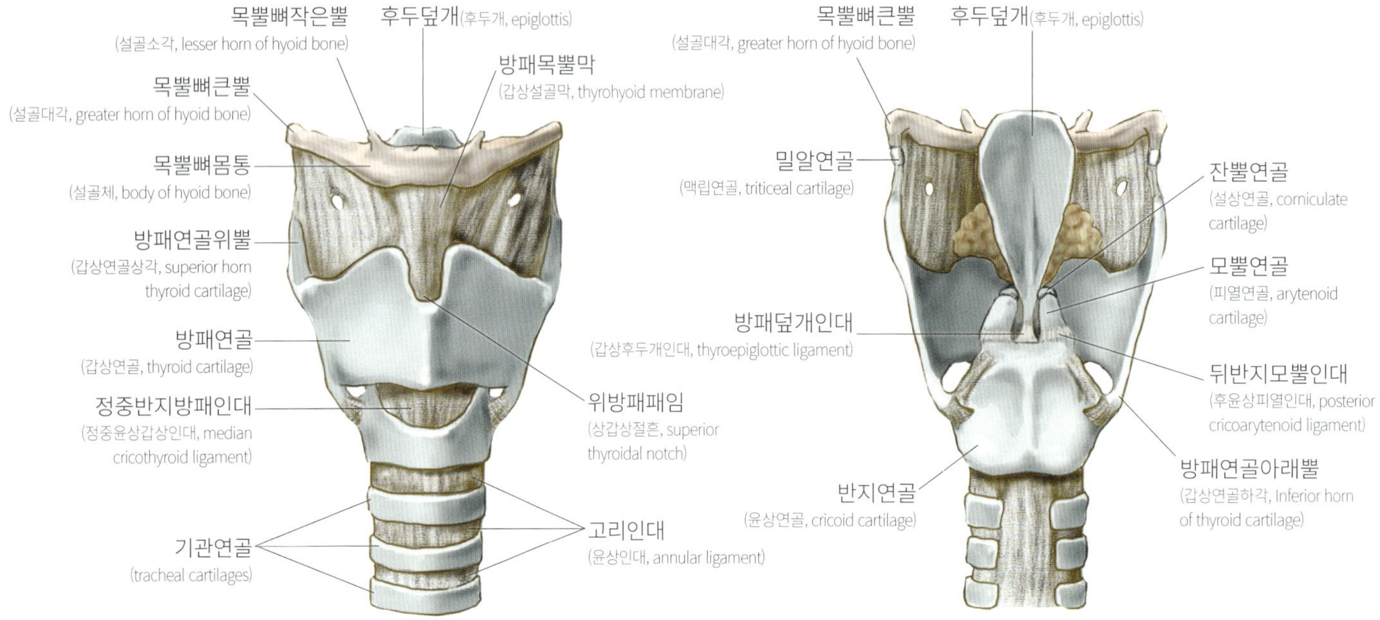

그림 11-6 후두(larynx)의 앞면과 뒷면

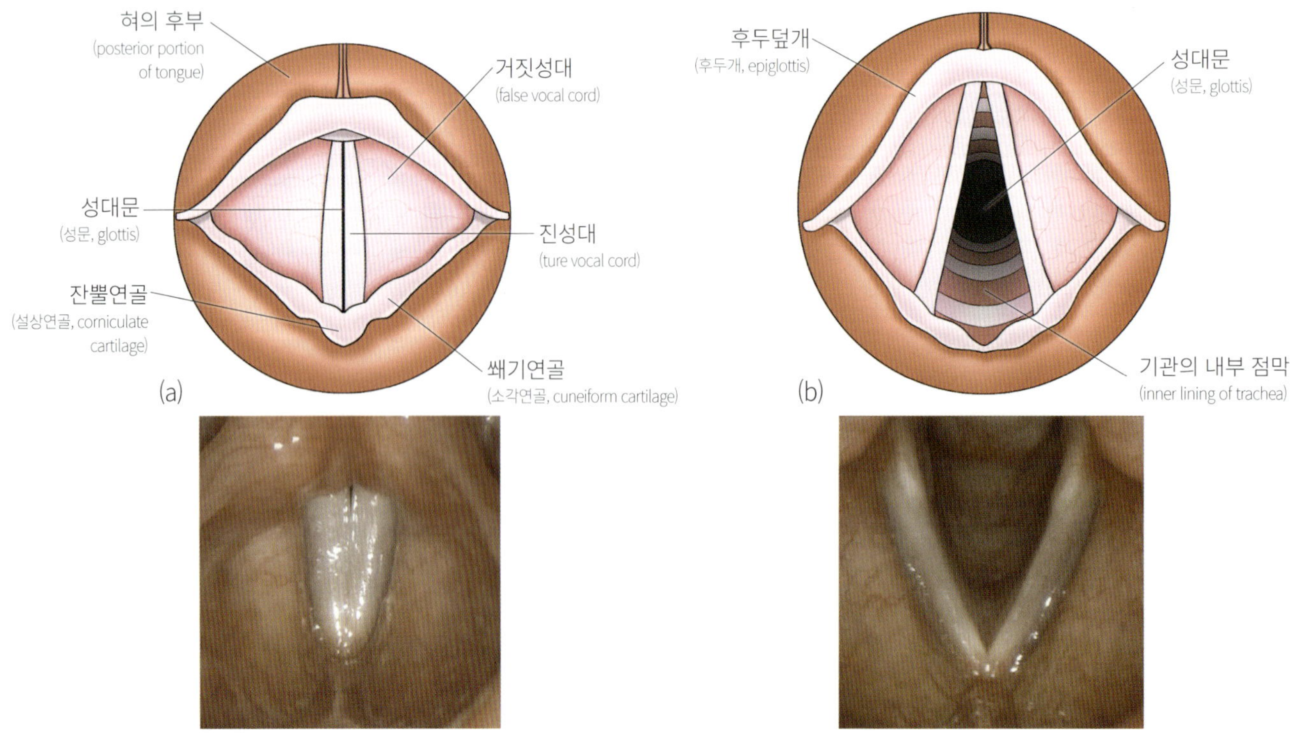

그림 11-7 성대 (a)성문이 닫힌 상태 (b)성문이 열린 상태

표 11-2 후두근육

근육	이는곳	닿는곳	신경지배	작용
반지방패근(윤상갑상근, cricothyroid m.)	반지연골활의 앞가쪽면	빗부분: 방패연골 아래뿔 곧은부분: 방패연골 뒤모서리	위후두신경	방패연골 앞으로 당기기, 앞굽힘
뒤반지모뿔근(후윤상피열근, posterior cricoarytenoid m.)	반지연골판 뒤쪽의 패임	모뿔연골 근육돌기의 뒤쪽	아래후두신경	모뿔연골의 벌림과 바깥돌림, 성대틈새를 엶
가쪽반지모뿔근(외측윤상피열근, lateral cricoarytenoid m.)	반지연골활의 위쪽	모뿔연골 근육돌기의 뒤쪽		모뿔연골의 안쪽돌림, 성대틈새를 닫음
가로모뿔근(횡피열근, transverse arytenoid m.)	모뿔연골 뒤쪽의 가쪽모서리	반대쪽 모뿔연골 뒤쪽의 가쪽모서리		모뿔연골의 안쪽돌림, 성대틈새를 닫음
빗모뿔근(사피열근, oblique arytenoid m.)	모뿔연골 근육돌기의 뒤쪽	반대쪽 모뿔연골 끝부분의 뒤쪽, 일부는 모뿔후두덮개주름		모뿔연골의 안쪽돌림, 성대틈새를 닫음
방패모뿔근(갑상피열근, thyroarytenoid m.)	방패연골 뒤쪽 가운데아래부분, 정중반지방패인대	모뿔연골의 앞가쪽면, 일부는 모뿔후두덮개주름		방패연골을 뒤쪽으로 당겨 성대인대를 이완, 모뿔연골의 안쪽돌림, 성대틈새를 닫음
성대근(vocal m.)	모뿔연골 성대돌기의 가쪽면	성대인대, 방패열골 뒤쪽 정중부분		성대인대의 긴장조절

기관지염(bronchitis)

기관지염은 기도(숨길, respiratory tract)의 점막이 부어서 섬모기능 저하, 점액분비 항진으로 가래 배출이 곤란해지고 기침과 호흡곤란 등을 일으킨다. 또한 호흡세기관지(respiratory bronchiole) 등의 점막에 부종이 생기면 기도가 협착되어 날숨의 곤란을 일으킬 수 있다.

기관지천식(bronchial asthma)

기관지천식은 만성적인 기도(숨길, respiratory tract) 염증에 의해 일시적으로 가역성 기도기류(airway)제한이 일어나는 질환이다. 이 기류제한은 천식발작(천식위기, asthmatic attack)이라 불리며 폐쇄성호흡장애를 유발한다.

원인: 상기도감염(upper respiratory infection: 가장 큰 원인), 집먼지진드기, 동물털, 곰팡이, 꽃가루, 음식, 알레르기원, 비스테로이계 항염증제(NSAIDs), 아스피린, 차갑거나 건조한 공기 등이다.

증상: 호흡곤란(dyspnea), 기침(cough), 가래(sputum), 천명(wheezing), 청색증(cyanosis), 빈맥(빠른맥, tachycardia), 땀남(발한, perspiration) 수면장애(sleep disorder) 등이다.

7. 기관(trachea)과 기관지(bronchus)(그림 11-8)(그림 11-9)

1) 기관(trachea)의 구조와 위치

기관은 호흡점막(respiratory mucosa)으로 덮혀있는 질기고 유동성이 있는 관 형태이다. 전면의 외부에는 16~20개 가량의 C자형 연골이 기관을 지지하고 후면은 식도에 접하고 있으며 연골이 없다.

기관은 후두에서 이어지며, 목 안 후두(larynx)로부터 기관지(bronchus) 까지 연결되었으며, 직경이 약 1.5cm, 길이가 약 10cm이며, 좌우 기관지로 나뉜다.

기관은 5번째 등뼈(제5 흉추) 높이에서 좌 · 우 기관지로 갈라진다. 분지한 오른, 왼 주기관지는 이후 나뭇가지 모양으로 여러 개의 보다 가는 기관지로 분지하여 폐포에 이른다.

기관지 뒤쪽에 식도가 붙어있고 식도 뒤쪽은 척추와 붙어 있다.

2) 기관지(bronchus)의 구조와 위치

기관지는 기관의 말단에서 오른, 왼 주관지로 분지한다.

오른 · 왼기관지는 허파뿌리와 함께 허파(폐, lung)로 들어간다. 기관지는 공기의 통로로 기관지나무(기관지목, bronchial tree)라고도 한다.

기관에서 분지된 3차 기관지

- **1차기관지**: 기관지에서 분지된 오른기관지(right main bronchus; 첫 가지)는 허파의 바깥 부분이다. 오른1차기관지는 왼1차기관지에 비해 짧고 굵으며 경사가 완만하여 이물질이 들어가기 쉽다.
- **2차기관지**: 오른 · 왼기관지는 허파동맥과 정맥, 림프관(lymphatic vessel)과 함께 허파문으로 들어가 엽기관지로 갈라진다.
- **3차기관지**: 엽기관지(lobar bronchus)가 더 갈라져, 구역기관지(segmental bronchus)가 된다.

* **기관지**는 호흡 시 기관지에 들어오는 이물질이 있으면 바깥으로 이동시켜 제거하는 역할과 외부에서 침입한 균에 대한 **면역작용**도 수행한다.

3) 기관지(bronchus)의 분지

- **엽기관지(lobar bronchi)**: 좌2, 우3의 엽(lobe) 기관지에 분지
- **구역기관지(segmental branchi)**
- **세기관지(bronchiole)**: 0.8~1mm의 크기
- **종말세기관지(terminal bronchiole)**: 점액분비의 기능을 담당하는 클라라세포(Clara cell)가 분포하고 있다.
- **호흡세기관지(respiratory bronchiole)**: 폐포관(alveolar duct), 폐포(alveoli), 폐포낭(alveolar sac) 주위의 기관지

술잔세포(배상세포, goblet cell)

기관을 덮고 있는 점막(mucous coat)에는 술잔세포와 점액분비샘에서 점액(mucus)을 분비하고 먼지와 이물질이 석인 점액을 뒤통수(후두, mucus)와 인두(pharynx)쪽으로 밀어낸다.

기관과 기관지

- 기관의 섬모(cilium)는 칩입한 먼지 등을 점액과 함께 배출한다.
- 기관과 기관지벽은 속 공간이 좁아지지 않도록 하는데 도움이 된다.

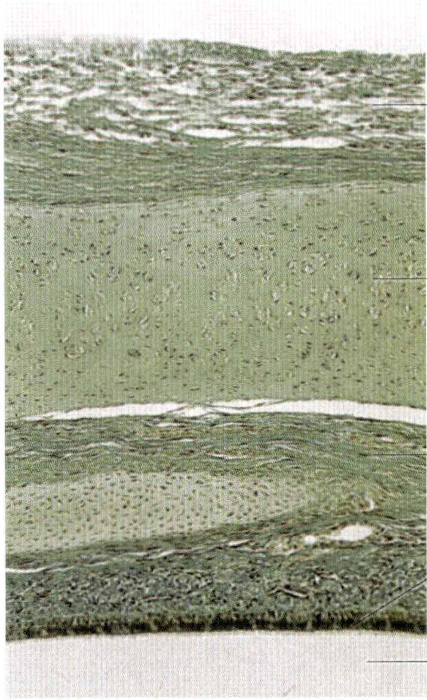

그림 11-8 기관벽 단면의 광학현미경 사진(x63)

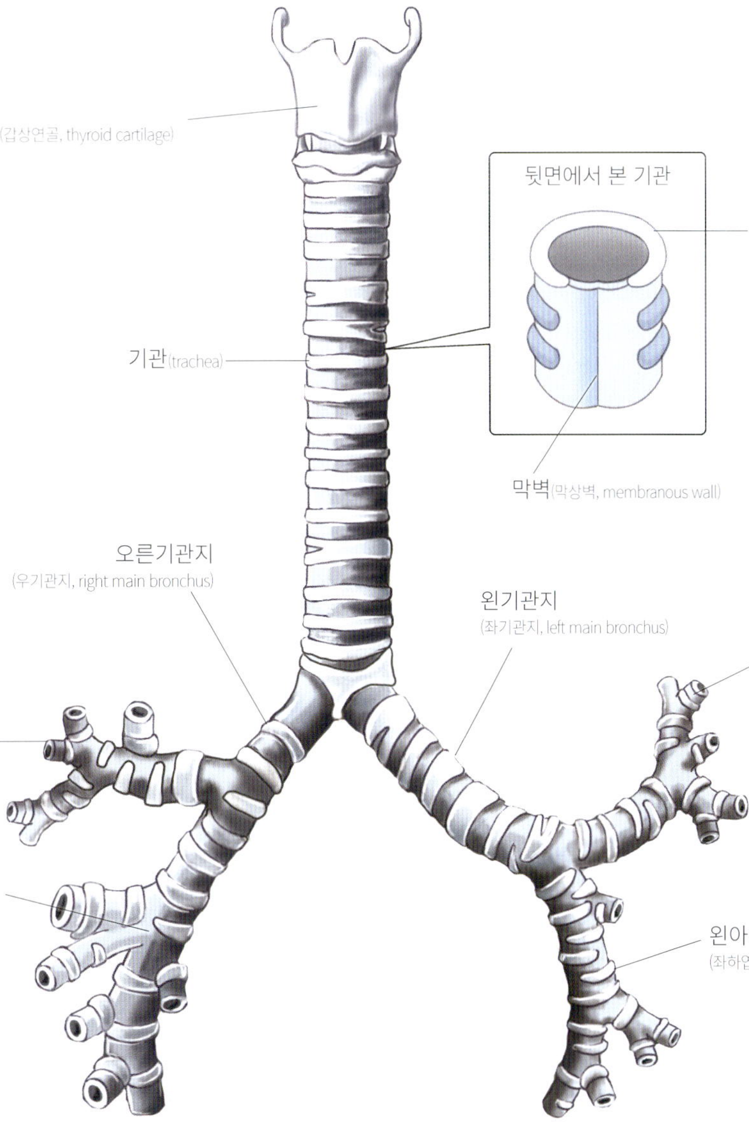

그림 11-9 기관(trachea)과 기관지(bronchus)

B. 허파(폐, LUNGS)

1. 허파의 구조

허파는 무딘 원뿔 모양으로 매우 큰 장기이다. 가슴우리(흉곽) 양측에 위치하며, 오른쪽이 500~600g, 왼쪽이 400~500g 정도이다. 허파는 고랑(groove, 구: 틈새)에 의해 **오른허파**(우폐, right lung)와 **왼허파**(좌폐, left lung)로 나뉘며, 가로막(횡격막, diaphragma)과 가슴(흉곽, thorax)에 의해 싸여 있다. (그림 11-10)

허파는 표면이 얇은 장막(허파쪽가슴막)으로 둘러싸인 스폰지 같은 장기로, 스폰지 구멍 같이 생긴 허파꽈리(폐포)와 이를 둘러싼 **모세혈관그물**로 구성된다.

* 허파(폐, lung)는 호흡계통의 중심 장기이며, 허파로 들어온 공기와 혈액(blood) 사이에서 가스교환이 일어난다. 허파는 산소가 부족한 혈액(blood)을 받아들이고 산소가 풍부한 혈액을 내보낸다.

- 허파(폐, lungs)의 혈관

허파순환(폐순환, pulmonary circulation)에서는 오른심실에서 허파동맥(폐동맥, pulmonary artery)을 통해 허파로 혈액이 내보내지고 허파정맥(폐정맥, pulmonary vein)을 통해 왼심방으로 되돌아온다.

허파는 심장에서 온 정맥혈(venous blood)의 **가스교환장소**로서, 이산화탄소를 방출하고 산소를 받아들인다. 산소를 공급받은 혈액은 허파정맥으로 모였다가 심장으로 되돌아와 온몸으로 박출된다.

2. 허파엽(pulmonary lobe)

- **오른허파(우폐, right lung)**: 오른허파는 3개의 위엽(superior lobe), 중간엽(middle lobe), 아래엽(inferior lobe)으로 나뉘며 엽 사이에는 빗틈새(사열, oblique fissure)와 수평틈새(수평열, horizontal fissure)를 이루고 있다.
- **왼허파(좌폐, left lung)**: 왼허파는 2개의 위엽(superior lobe)과 아래엽(inferior lobe)은 빗틈새(사열, oblique fissure)에 의해 나뉜다. (그림 11-11)

3. 허파면(pulmonary surface)

가슴우리(흉강, thoracic cage)의 안쪽 윤곽을 따라 접하는 허파의 구부러진 일부분이 갈비면(늑골면, costal surface)이다. 세로칸가슴막으로 이루어진 가슴세로칸면(종격면, mediastinal surface)에는 허파문(폐문, pulmonary hilum)이 있고, 불규칙한 모양을 가지고 있다. (그림 11-10)(그림 11-14)

허파(폐, lung)에 해로운 물질

허파는 흡입된 물질에 대해 매우 민감하여 해로운 물질이 허파에 노출되면 기침(cough)에서 암(cancer)에 이르기까지 다양한 증상을 유발할 수 있다.

석면(asbestos)이 섬유로 잘게 부수어져 공기 속에 떠 있으면 호흡통로로 쉽게 들어와 호흡기질환(respiratory disease)을 일으킨다.

석면에 의한 질환

- **석면폐증(asbestosis)**: 허파에 반흔을 형성함으로써 호흡량 감소
- **폐암(lung cancer)**: 사망률이 매우 높음
- **중피종(mesothelioma)**: 가슴막에 생기는 희귀한 암 등

가슴막염(흉막염, pleurisy)

가슴막염은 호흡곤란, 송곳으로 찌르는 것 같은 통증, 그리고 폐렴(pneumonia)이나 종양(tumor) 등을 유발시킬 수 있다. 그리고 가슴막이 파열되거나 가슴벽에 구멍이 생기면 공기가슴증(기흉, pneumothorax)이 생긴다.

폐렴(허파염, pneumonia)

폐렴이란 폐실질에 일어나는 급성 염증 상태로, 세균 등이 주로 기도를 통해서 허파(폐, lung)에 침범하여 염증을 일으킨다.

원인: 신체상태(허파의 면역력 저하, 연령(고령자, 소아), 저영양, 흡연, 음주, 약물(내성, 면역력 저하 등), 전형폐렴(폐렴구균, 인플루엔자균 등의 원인균), 미생물(미코플라스마 폐렴과 클라미디아 폐렴)

증상: 감기(common cold), 관절통(arthralgia), 화농성객담(purulent sputum), 저산소혈증(hypoxemia), 구강 점막(membrane of oral cavity, mucous)장애, 빠른맥(빈맥, tachycardia), 울혈성 심부전(congestive heart failure), 부정맥(arrhythmia), 체위성저혈압(기립성 저혈압, postural hypotension) 등이다.

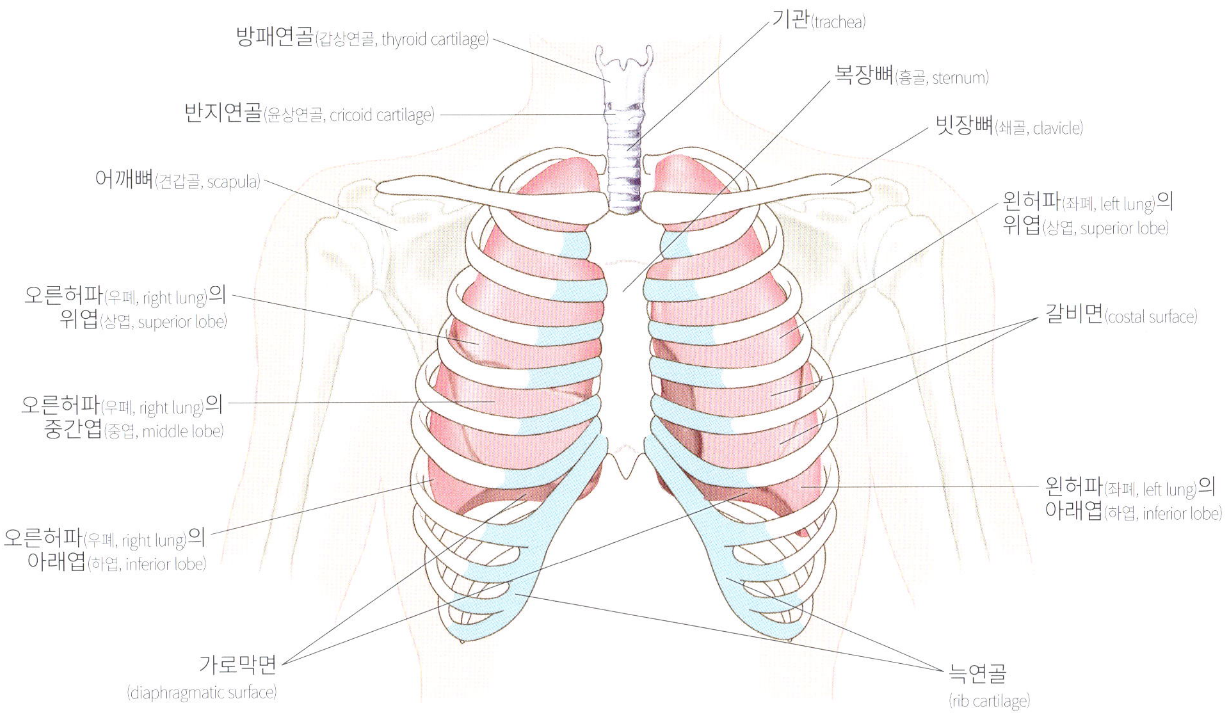

그림 11-10 허파(폐, lung) 위치

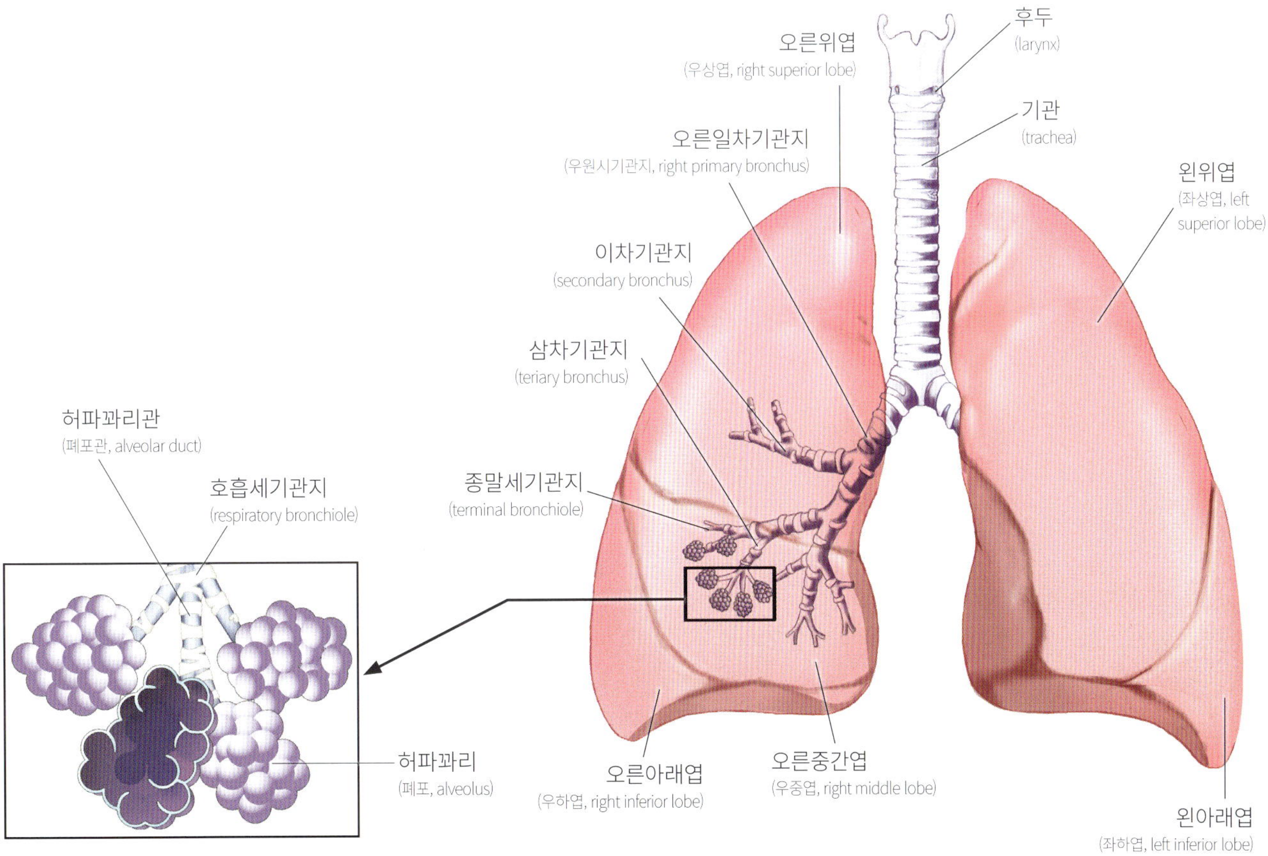

그림 11-11 허파(폐, lung)의 구조와 허파 속의 기관 가지들

4. 허파꽈리(폐포, pulmonary alveolus)

1) 허파꽈리 구조

허파꽈리는 세기관지의 말단으로 이어지는 작은 주머니 모양의 구조이다. 허파꽈리의 표면은 모세 혈관이 둘러싸고 있으며 가스 교환이 이루어진다.

허파꽈리 하나하나는 작지만 그 집합은 매우 크며, 허파를 구성하는 허파꽈리는 **호흡세기관지**(respiratory bronchiole)에 포도송이 형태로 이어져있는 주머니 모양의 구조이다.

허파꽈리(폐포, pulmonary alveolus)의 직경은 0.1~0.2μm로 매우 미세하지만 1개의 호흡세기관지에 이어지는 허파꽈리는 좌우를 합하면 약 6억개에 달한다. 또한 모든 허파꽈리의 표면적을 합한 값(호흡면적)은 60~80㎡, 사람에 따라 약 100㎡에 이른다. (그림 11-12)(그림 11-13)

제2형 허파꽈리세포는 계면활성제(detergent: 청정제)를 분비하여 날숨 시 허파꽈리가 쭈그러져 달라붙는 즉 무기폐(atelectasis)를 방지하고 허파꽈리를 확장시켜 공기의 흡입을 원활하게 한다.

5. 가슴막(흉막, pleura)

가슴막은 허파(폐, lung)를 감싸고 있는 얇고 투명한 장막으로 가슴막 안에 있다.

가슴막안(흉막강, pleural cavity)은 내장쪽가슴막(내장측흉막, visceral pleura) 과 벽쪽가슴막(벽측흉막, parietal pleura) 사이이다.

가슴세로칸(종격, mediastinum)은 양쪽 가슴막 사이에서 양쪽 허파를 분리하는 곳이다.

위세로칸(상종격, superior mediastinum)에는 기관, 식도, 위대정맥(상대정맥, superior vena cava)이 있다.

앞세로칸(전종격, anterior mediastinum)에는 가슴샘(thymus)과 속가슴동맥(내흉동맥, internal thoracic artery)과 정맥이 놓인다. (그림 11-14)

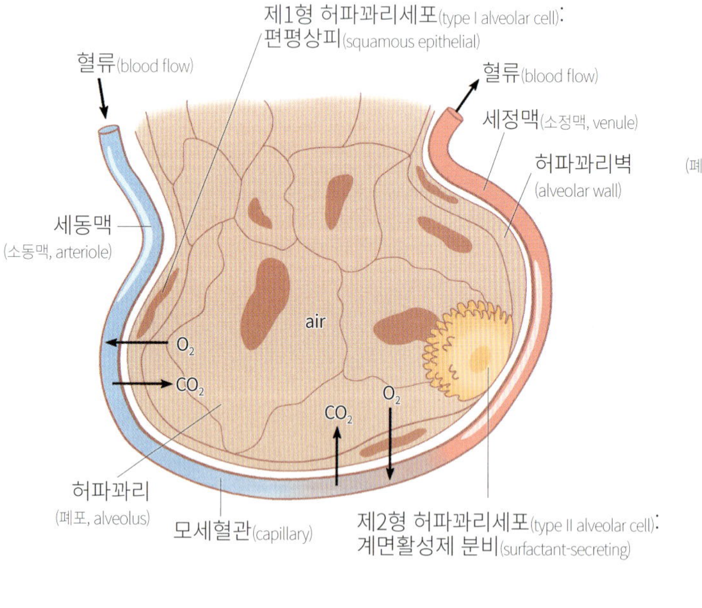

그림 11-12 허파꽈리(폐포, pulmonary alveoli)에서 가스교환 기전

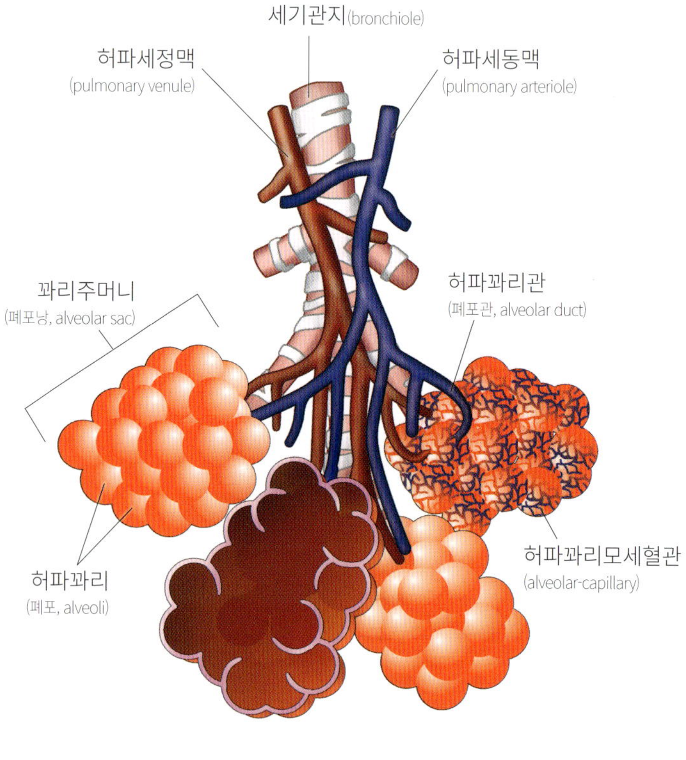

그림 11-13 허파꽈리(폐포, pulmonary alveoli)

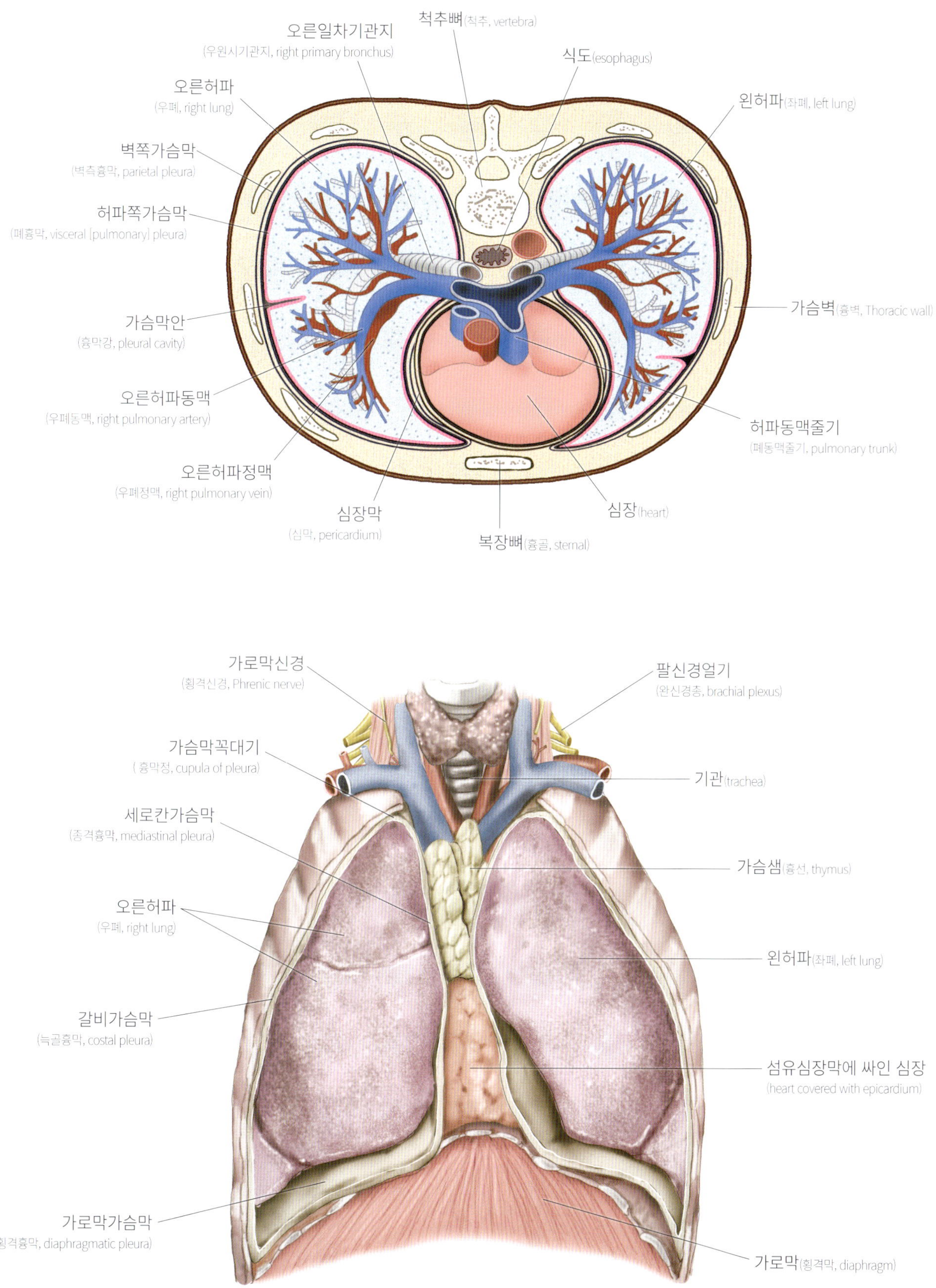

그림 11-14 가슴(흉부, chest)의 가로절단면과 허파(폐, lung) 주위의 가슴막(흉막, 늑막)

기흉(공기가슴증, pneumothorax)

흉벽(chest wall) 또는 허파(폐, lung) 표면에 천공이 발생해 가슴막안(흉막강, pleural cavity)에 공기가 침입하면, 가슴막안이 음압(negative pressure) 상태가 되지 못해서 허파의 확장이 곤란하게 된다. 이 상태를 기흉이라 한다.

정상 - 허파(폐, lung)를 확장하려는 힘: 가슴안(흉강, thoracic cavity) 내부가 음압(대기압보다 낮은 흉강내압)이므로 생긴다.

- 허파 자체가 수축하려는 힘: 허파의 탄성에서 비롯된다.
- 정상인 경우 허파를 확장하려고 하는 힘 쪽이 우세하며, 허파는 가슴(흉곽, thorax)과 가로막(횡격막, diaphragm)의 운동에 따라서 확장, 수축을 반복한다.

기흉 - 교통사고에서 늑골(rib) 골절 등으로 흉벽(chest wall) · 늑골흉막이 천공된 경우, 음압 상태인 가슴막안 내부로 바깥공기가 들어오게 되고,. 가슴막안 내부는 음압 상태가 아니기 때문에 허파를 확장하려는 힘이 약해진다. 그러나 허파 자체가 수축하려는 힘은 여전히 존재하므로 허파는 1/3 수준까지 수축(허탈)하게 된다. 이로써 허파는 더 이상 가슴과 가로막(횡격막, diaphragm)의 운동에 따르지 않게 된다. 흉벽의 천공(perforation)이 폐쇄되면 가슴막안(흉막강, pleural cavity) 내부의 공기는 며칠 내로 흡수된다. 폐기종(pneumatosis pulmonum) 등에서 허파쪽가슴막(폐흉막, visceral pulmonary pleura) 쪽에 천공(punching, perforation)이 된 경우, 같은 현상이 관찰된다(내기흉).

나이에 따른 변화(LIFE-SPAN CHANGES)

호흡기관의 변화는 노화로 인한 영향이 모두 누적된 결과이다. 더러운 공기에 노출되었던 사람들은 만성기관지염(chronic bronchitis), 폐기종, 혹은 폐암 등이 유발될 수 있다.

노화는 흉골(복장뼈, sternum)과 갈비뼈(늑골, rib)의 연골들이 석회화 되어 흉곽이 술통모양(barrel chest)이 된다. 세기관지의 섬유성 결합조직이 평활근을 대체하여 탄성이 떨어지게 된다. 40세 경에 최대에 도달하는 폐활량의 경우 70세가 되면 1/3로 감소한다. 80세가 되면 최대 분당 환기량은 20세의 50%가 된다.

허파꽈리(폐포, pulmonary alveolus)의 수는 출생 시 2천 4백만 개이고, 8세에 최대가 되어 3억 개가 된다. 40세가 되면 폐포벽이 얇아지고 단면적이 매년 3 ft^2씩 줄어든다.

흡연이 호흡기에 미치는 영향

- **흡연**(smoking)으로 인한 호흡기계(respiratory system)의 손상은 천천히 진행되지만 치명적이다. 연기를 흡입하면 섬모(cilium)의 움직임은 느려진다. 시간이 지남에 따라 섬모는 마비되고 결국에는 모두 소실된다.
- **섬모**(cilium)가 소실되면 섬모가 더 이상 점액을 제거하지 못하므로 기침(cough)을 통해 제거해야 한다. 수면 중에 점액(mucus)이 계속 축적되므로 기침은 아침에 가장 심하다.

  더 나쁜 것은 점액이 과도하게 생산되고 축적되면 기도를 막게 되며, 이로 인해 정상적으로 제거되던 병원균이 호흡기 표면에 쉽게 도달하게 된다. 그 결과 폐울혈(lung congestion)이 발생하여 병균의 성장을 도와주게 된다. 이것이 흡연자가 비흡연자보다 더 자주 병에 걸리는 이유이다.

  여기에 더하여 흡연자가 기침을 자주하면, 호흡섬모(respiratory cili)가 더 파괴되어 만성기관지염(chronic bronchitis)을 일으킨다.
- **점액**(mucus) 생성은 증가하고 세기관지(bronchiole)의 벽은 두꺼워져 호흡이 어려워지고, 세기관지는 탄성을 잃어 더 이상 기침에 변화되는 압력을 견디지 못하게 되어 기침은 허파꽈리(폐포, pulmonary alveolus) 내 입력을 증가시켜 허파꽈리벽을 파괴시킨다. 이러한 상태를 흡연성폐기종(smokinginduced emphysema)이라고 한다.
- **허파꽈리**(폐포, pulmonary alveolus)가 파열되면 기침(cough), 피로, 천명(wheezing), 호흡곤란(dyspnea) 등은 더욱 악화된다. 하루 담배 한 갑을 피는 흡연자에서 비흡연자에 비해 폐기종이 15배나 흔하게 발생된다.
- 흡연을 계속하면 이러한 세포들은 바닥막(기저막, basement membrane)을 파괴하고 허파조직 내에서 분열하여 허파조직 전체, 뇌(brain), 뼈(bone) 등으로 확산될 수 있는 **종양**(tumor)으로 변형된다.

더보기

저산소증(hypoxia)

저산소증은 호흡기능의 장애로 숨쉬기가 곤란하여 체내 산소 분압이 떨어진 상태로 동맥혈(arterial blood) 가스검사를 시행했을 때, 산소 분압이 60mmHg 미만이거나 산소 포화도가 90% 미만일 경우를 의미한다.

저산소증은 특히 중추신경계(central nervous system) 영역의 변화를 일으키며, 급성 저산소증의 경우 급성 알코올 중독과 비슷한 판단력 장애, 운동 실조 등의 증상을 유발할 수 있다.

원인: **급성 호흡 곤란 증후군**(acute respiratory distress syndrome, ARDS), 빈혈(anemia), 천식(asthma), 폐색전증(pulmonary embolism), 선천성심장질환(congenital heart disease), 폐부종(pulmonary edema), 폐렴(pneumonia) 등이 원인이다.

증상: **호흡부전**은 허파(폐, lung)에서 혈액(blood)으로 충분한 산소가 전달되지 않을 때 발생한다. 호흡 곤란, 기침(cough), 천명음(wheezing), 두통(headache), 빠른 심장박동(cardiac impulse), 피부(skin), 입술(lip), 손톱(nail)에 푸른빛이 나타나는 등의 증상이 있다.

허파꽈리(폐포, pulmonary alveolus)에서의 가스교환

- 허파꽈리에는 가스 교환을 위한 혈관 외에도 폐에 영양을 보내는 혈관이 지나고 있다.
- **허파꽈리**의 표면은 폐포중격을 통해 가스 교환이 이루어지고 있다. 이 과정에서 폐포 내 산소는 혈액의 적혈구에 전달되며 혈장 중의 이산화탄소는 폐포 내로 이동한다. 산소를 전달받은 혈액은 폐정맥을 거쳐 심장으로 들어간 뒤 전신으로 퍼져나간다.
- 허파꽈리에 도달한 산소는 모세혈관 안의 적혈구(eythrocyte)로 보내지고, 반대로 혈액중의 이산화탄소는 허파꽈리로 보내지며, 허파꽈리에서 나온 이산화탄소는 날숨 시 배출된다. 이 과정을 가스교환(gas exchange)이라고 한다.
- **허파꽈리**는 가스 교환이 원활히 이루어질 수 있도록 표면적을 넓혀 준다. 허파꽈리의 내부표면은 표면활성제(계면활성제, surfactant)를 포함하는 체액으로 덮여 있어서 허파꽈리 체액의 표면 장력을 감소시킨다. 가스 교환을 하는 동안 산소는 허파꽈리벽(alveolar walls)을 통해 확산(diffusion)되며, 주변의 모세혈관(blood capillary)의 혈액 속으로 들어간다.

가슴우리(흉강, thoracic cage)는 주로 호흡운동을 돕는다

- 숨을 들이마실 때에는 허파(폐, lungs)를 확장시키기 위해 가슴우리가 움직여 가슴안(흉간)을 넓힌다. 이때, 복장뼈(흉골, sternum)는 앞위방향으로 움직이고 갈비뼈(늑골, costa)는 위로 올라간다.
- **호흡운동**에는 가로막(횡격막(diaphragm) 외에 갈비사이근(늑간근, intercostal m.)도 작용한다.
- **최대한으로(active inspiration) 숨 쉴 때**에는 목근육(경부근, muscle of neck) 까지도 이용한다.
- **가슴호흡**(흉식호흡, thoracic respiration)은 주로 갈비사이근육이 담당한다. 특히 격렬한 운동을 할 때에는 목갈비근육(사각근, scalene)과 목빗근(흉쇄유돌근, sternocleidomastoid muscle), 등세모근(승모근, subtrapezial) 등이 가슴우리를 들어올려 호흡을 돕는다.

인플루엔자(influenza)

인플루엔자 전염성이 높은 급성 호흡기질환으로 바이러스에 의한 감염병(infectious disease)이다. 감기(common cold) 증후군 중에서 가장 중증에까지 이르는 병형이다. 일반적으로 독감(flu)으로 알려져 있는 인플루엔자는 매년 겨울에서 이른 봄에 걸쳐서 유행한다. 보통 감기에 비해 급속히 증세가 발병하며 전신증상도 강하게 나타난다. 소아나 고령자는 합병증에 의해 사망하는 경우도 있다.

원인: 보통은 비말감염(droplet infection)이지만, 공기감염이 되는 경우도 있다.

증상: 심한 전신증상(발열, 38°C 이상), 오한(chill), 두통(headache), 근육통(myalgia), 관절통(arthralgia), 전신피로감 등 이 급속히 나타나며 기침, 인두통(목앓이, sore throat) 콧물 등도 계속된다.

임상적으로는 증상이 호전되었음에도 불구하고 피로감이나 의욕저하가 장기간 나타나는 경우도 있는데 이를 **'인플루엔자 후 증후군'**이라고 한다.

보통의 감기에서는 상기도(upper airway) 증상이 전신증상에 선행하며, 증상이 **산발성**으로 발생한다. 이에 반해 인플루엔자(influenza)에서는 전신증상에 이어서 상기도 증상이 **동반되어** 나타난다.

더보기

만성폐쇄성폐질환

(chronic obstructive pulmonary disease, COPD)

만성폐쇄성폐질환은 담배나 가스의 흡입에 의해 허파(폐, lung)의 비정상적인 염증반응이 발생 되는 호흡기질환이다. 허파 기능이 50% 이상 손실되기 전까지는 증상이 나타나지 않는다. 일단 증상이 나타나면 급속히 악화되고 어떠한 약물 치료도 허파기능을 호전 시킬 수 없다. 중증이 되면 '산소요법'만이 생명을 연장시킬 수 있다. 한번 손상된 허파기능은 회복되지 않으므로 조기진단이 매우 중요하다.

원인: 흡연, 장기간 독성 가스나 입자에 노출(직업성 분진과 화학물질, 실내 외 대기 오염)로 추정하지만 확실히 밝혀지지 않았다.

증상: 기침(sore throat), 객담(가래, sputum), 호흡곤란, 천명(wheezing), 가슴압박 등이다.

이 사람의 가슴은 왜 술통처럼 생겼을까?

이사람은 허파 하부조직의 손상과 허파꽈리(폐포, pulmonary alveolus)의 과도한 팽창을 특징으로 하는 폐기종(emphysema)을 앓고 있다. 허파가 충분한 양의 공기를 내보내지 못하여, 허파꽈리 안에 공기가 남아있다(폐기종은 '부풀어 오른' 허파꽈리를 의미한다). 결과적으로, 허파꽈리와 허파는 과도하게 팽창되고 가슴이 술통 모양이 된다. 심각한 폐기종(emphysema)이 있는 사람에게서 자주 술통형 가슴을 볼 수 있다.

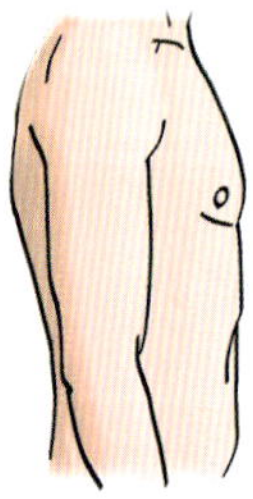

성인의 정상 가슴 형태

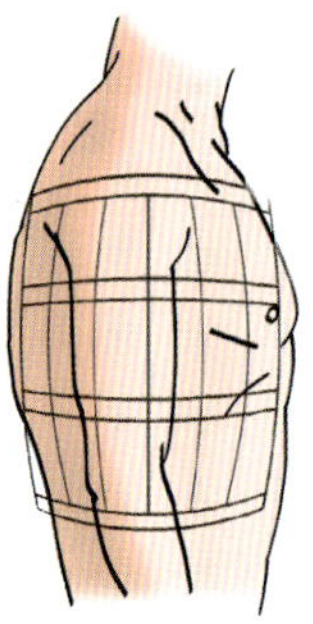

폐기종으로 인한 술통형 가슴

허파(폐, lung) 구역의 구분

허파는 오른허파(우폐, right lung)가 3엽, 왼허파(좌폐, left lung)가 2엽으로 나뉘어져 있다. 각 엽은 또한 구역으로 나뉘어져 있다.

허파구역(폐구역, bronchopulmonary segments)은 segment(조각, 분절, 부분, 구역)이므로, 'S'라는 약자로 표기한다. 한편, 구역기관지(bronchus)는 'B'로 표기한다.

허파 발생학적으로는 본래, 오른허파와 같이 10개의 구역, 3개의 엽으로 되어 있는데, 왼허파가 발생 할 때는 같은 가슴안(흉강, thoracic cavity) 내 장기인 심장(hart)이 방해 하여 허파(폐, lung)의 발생에 지장을 준다.

	우폐	구역	기관지	좌폐	구역	기관지
상엽	폐첨구	S_1	B_1	폐첨후구	S_{1+2}	B_{1+2}
	후상엽구	S_2	B_2	전상엽구	S_3	B_3
	전상엽구	S_3	B_3	상설구	S_4	B_4
				하설구	S_5	B_5
중엽	외측중엽구	S_4	B_4			
	내측중엽구	S_5	B_5			
하엽	상하엽구	S_6	B_6	상하엽구	S_6	B_6
	내측폐저구	S_7	B_7	전폐저구	S_8	B_8
	전폐저구	S_8	B_8	외측폐저구	S_9	B_9
	외측폐저구	S_9	B_9	후폐저구	S_{10}	B_{10}
	후폐저구	S_{10}	B_{10}			

용어

가슴막(흉막, pleura)
공명(resonant chamber)
구역기관지(segmental branchi)
기관(trachea)
기관지(bronchi)
기도(숨길, respiratory tract)
모뿔연골(피열연골, arytenoid cartilage)
바깥코(외비, external nose)
반지연골(윤상연골, cricoid cartilage)
방패연골(갑상연골, thyroid cartilage)
상기도(upper airway)
세기관지(bronchiole)
숨길(기도, airway)
쐐기연골(설상연골, cuneiform cartilage)
엽기관지(lobar bronchi)
오른허파(우폐, right lung)
왼허파(좌폐, left lung)
인두(pharynx)
입인두(구인두, oropharynx)
잔뿔연골(소각연골, corniculate cartilage)
종말세기관지(terminal bronchiole)
코곁굴(부비동, paranasal sinuses)
코선반(비갑개, nasal concha)
코안(비강, nasal cavity)
코인두(비인두, nasal part of pharynx)
코중격(비중격, nasal septum)
하기도(lower airway)
허파(폐, lungs)
허파꽈리(폐포, pulmonary alveolus)
허파순환(폐순환, pulmonary circulation)
허파엽(pulmonary lobe)
호흡기관(respiratory organ)
호흡세기관지(respiratory bronchiole)
후두(larynx)
후두인두(laryngeal part of pharynx)

CHAPTER

12 소화기계통 Digestive System

학습목표

1. 입에서 시작되어 항문까지 연결되는 소화기관에 대해 알자
   - 혀, 치아, 침샘의 구조.
   - 인두, 식도, 위의 구조.
   - 작은창자, 큰창자, 항문의 구조
   - 간, 쓸개, 이자의 구조.
2. 소화관의 벽 구조를 알자.

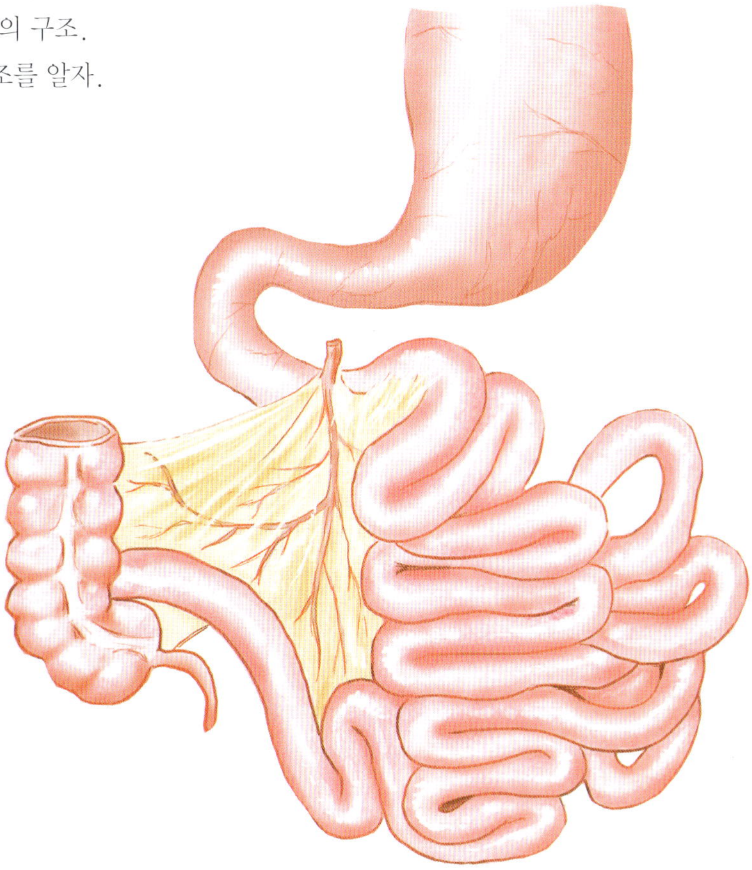

A. 소화계통(DIGESTIVE SYSTEM) 개요

1. 소화계통 구조

소화계통(digestive system)은 입(mouth)에서 항문(anus)까지 길고 양쪽이 열려있는 연속적인 근육관으로 이를 위장관(gstrointestinal tract, GI track)이라 한다. (그림 H17-1)

1) 소화기관(digestive system)

- **입안**(구강, oral cavity): 음식물을 씹고 음미한다. 침샘은 침(타액)을 분비해서 씹는 것을 도와준다.
- **인두**(pharynx): 음식물과 공기 통로의 교차점에 있으며 삼킴운동을 한다.
- **식도**(esophagus): 뼈대근육(골격근, skeletal m.)과 민무늬근육(평활근육, smooth m.)으로 이루어진 관으로 음식물을 위로 신속하게 운반한다.
- **위**(stomach): 민무늬근육으로 이루어진 주머니이며, 음식물을 일시적으로 저장하고 조금씩 창자로 내보내는 역할을 한다.
- **작은창자**(소장, small intestine): 샘창자(십이지장, duodenum), 빈창자(공장, jejunum), 돌창자(회장, ileum)로 이루어져 있으며, 소화와 흡수작용을 한다.
- **큰창자**(대장, large intestine): 막창자(맹장, cecum), 잘록창자(결장, colon), 곧창자(직장, rectum)로 이루어져 있으며 수분과 전해질을 조설하고, 음식물 찌꺼기로 대변을 생성한다.
- **간**(간장, liver): 작은창자에서 흡수한 영양분을 문맥으로 모으고 쓸개즙을 창자로 내보내며, 유일한 분비액으로 직접적으로 소화에 영향을 준다.
- **이자**(췌장, pancreas): 소화효소를 포함한 이자액을 창자로 분비하고 인슐린 등의 호르몬을 혈액으로 분비한다.

소화계통(digestive system) 기능

소화(digestive)는 흡수를 위해 음식물을 작은 입자로 쪼개는 과정이다. 물리적으로 쪼개는 기계적소화(mechanical digestion)와 소화액과 효소를 이용해 분해·흡수되고, 에너지로 바뀌는 화학적소화(chemical digestion)가 있다.

① 섭취(Ingestion)는 음식물이 입으로 들어오는 첫 번째 단계이다.
② 꿈틀운동(peristalsis)은 위장관 근육이 수축하여 음식물을 샘창자(십이지장)로 밀어내는 운동이다.
③ 분할(segmentation)은 작은창자벽 근육을 수축 · 이완시켜 음식물과 소화액, 효소 등을 섞고 둘 이상으로 쪼개는 것이다.
④ 분비(secretion)는 위나 간 등에서 소화액과 효소를 만들어서 위장관(gastrointestinal tract)으로 내보내는 것이다.
⑤ 흡수(absorption)는 소화과정에서 만들어진 전해질과 비타민, 각종 영양분 등이 점막을 통해 혈관(blood vessel)과 림프관(lymphatic vessel)으로 이동하는 것이다.
⑥ 배출(elimination)은 소화계통의 마지막 과정이며, 섭취한 음식물 중 영양분으로 이용하지 못하는 셀룰로우스와 섬유질, 소화과정의 찌꺼기 등이 대변이 되어 배출 되는 것이다.

2) 소화샘(소화선, digestive gland)

소화액(digestive juice)을 분비하는 소화샘들을 보면 **그림 12-1**과 같다. 타액샘은 입안(구강)으로 타액을 분비하고, 이자(췌장, pancreas)의 분비샘은 샘창자(십이지장, duodenum)로 이자액을 분비하며, 간(liver)과 쓸개(담낭, gallbladder)는 샘창자로 쓸개즙(담즙, bile)을 분비한다. 또한 위샘(위선, gastric gland)은 위액을 위내에 분비한다.

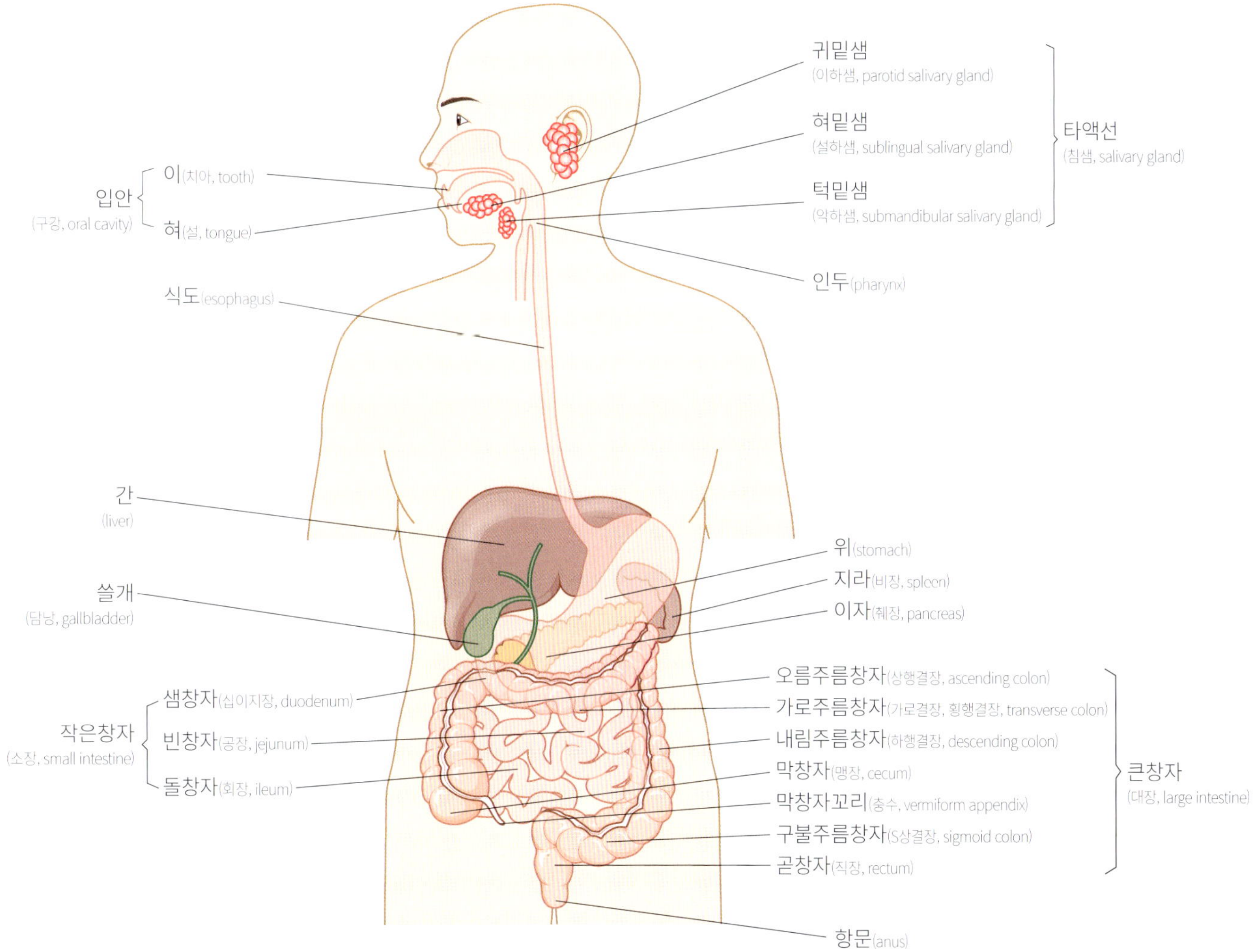

그림 12-1 소화기계통(digestive system) 전체

2. 소화관(alimentary canal)

소화관은 몸의 배쪽 몸안을 통과하는 약 9m 길이의 근육성 구불구불한 형태이며, 속이 빈 관모양으로 양쪽 끝이 열려있다.

입(mouth), 인두(pharynx), 식도(esophagus), 위(stomach), 작은창자(소장, small intestine: 샘창자, 빈창자, 돌창자), 큰창자(대장, large intestine: 막창자, 잘록창자, 곧창자)의 순으로 되어 있으며, 항문(anus)까지를 말한다. (그림 12-2)

소화관은 **실질기관**(parencbymal organ)과 **속빈기관**(hollow organ)으로 나눈다.

실질기관은 간(liver), 지라(비장, spleen), 이자(췌장, pancreas), 콩팥(신장, kidney), 침샘(타액선, salivary gland) 등이 있다.

속빈기관은 입(oral cavity), 위(stomach), 식도(esophagus), 작은창자(small intestine) 등이 있다. 속빈기관의 가운데 위장관(gastrointestinal tract)은 관벽이 4층으로 이루어졌다.

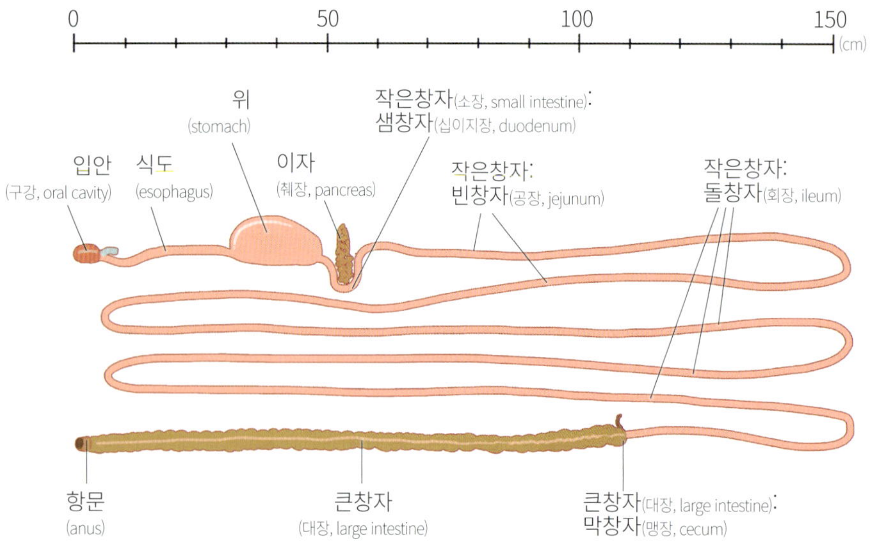

그림 12-2 소화관의 구성

표 12-1 소화관 벽의 구조와 기능

층	구성	기능
점막 (mucous coat)	상피(epithelium), 결합조직(connective tissue), 민무늬근(평활근, smooth m.)	방어, 분비, 흡수
점막밑층 (submucosa)	성긴결조직합(소성결합조직, loose connective tissue), 혈관, 림프관(lymphatic vessel), 신경(nerve)	주위 조직에 영양공급, 흡수된 물질의 이동
근육층 (muscularis)	돌림방향과 세로방향으로 배열된 평활근 섬유	소화관과 그 내용물의 이동
장막(serous coat)	상피세포(epithelial cell), 결합조직(connective tissue)	방어, 윤활

위식도역류질환
(gastroesophageal reflux disease, GERD)

위의 내용물이 분문(cardia)을 넘어 식도로 역류하여 생긴 여러 가지 증상을 **위식도역류질환**(gastroesophageal reflux disease, GERD)이라고 한다. 하부식도에 나타나는 점막의 발적과 짓무름 등을 **역류성 식도염**(reflux esophagitis)이라고 한다.

위 내부의 산성 물질이 식도 점막을 손상시켜 역류성식도염이 발생한다. 이로 인해 인두(pharynx)와 후두부위(regio occipitali) 등에도 손상을 미친다.

구토(emesis)와 다른 점은 구토 시 위 내용물이 반드시 구역질을 동반하면서 역류한다. 이때 속이 울렁거리고 메슥거리지만, GERD에서는 이와 같은 전조증상 없이 바로 음식물이 역류한다.

원인: 식도하부괄약근(LES)의 기능저하, 위산에 의한 식도(esophagus)점막 손상, 식도열공탈장(hiatal hernia), 흡연, 음주, 고지방식이, 카페인, 약물복용(항콜린제 등), 비만, 임신 등이다.

증상: 주 증상은 **가슴쓰림**(heart burn)이며, **연하통**과 **위산역류**가 발생한다. 특히 작열감이 심할 때는 등과 목, 턱 등으로 통증이 방사되기도 한다. 이 밖에도 목 건조, 쉰목소리, 만성기침(cough) 등이 타난다. 협심증과 감별이 필요하다.

3. 소화관벽의 구조(structure of gastrointestinal wall)

소화관벽은 4개의 뚜렷한 조직층(tissue layer)으로 구성되어 있다. (그림 12-3)(그림 12-4)(표 12-1)

- **점막층**(mucous coat)은 점막아래의 조직을 보호하며 장에서 소화가 이루어진 음식물의 흡수를 위해 젖어있는 층이며 흡수기능을 수행한다. 식도나 항문을 제외한 점막의 상피세포는 흡수와 분비에 적합한 단순원주상피세포로 점액을 분비하는 술잔세포(배상세포, goblet cell)가 많이 분포되어 있다.
- **점막밑층**(점막하층, submucosa)은 점막 아래에 위치한 결합조직층이다. 점막밑층에는 많은 **혈관**(blood), **림프관**(lymphatic vessel) 및 신경(nerve)이 들어있다. 조직에 영양을 공급하며 흡수된 물질을 운반한다.
- **근육층**(muscular layer)은 혼합운동이 일어나고 있는 층으로 소화과정에서 위장관 운동에 중요한 기능을 한다.

  위장관운동 시 꿈틀운동(peristalsis)은 소화관의 내부경로를 통해 섭취한 음식물을 앞으로 밀어내고, 분할(segmentation)은 영양소를 소화액과 섞고 큰 음식물의 분해를 돕는다. 꿈틀운동과 분할은 번갈아가며 일어날 수 있으며, 위장관을 따라 서서히 영양소 흡수를 촉진한다.
- **장막**(serosa) 또는 **장막층**(serosa layer)은 소화관 바깥을 덮고 있으며, 장막을 이루는 세포는 조직을 보호하고 장액(serous fluid)을 분비하여 소화관이 자유롭게 움직일 수 있게 한다.

소화관(alimentary canal)호르몬과 그 작용

소화관의 분비와 운동을 조절하기 위해 호르몬이 생산되고 있는데, 이것들을 소화관호르몬이라고 한다.

이것들은 모두 아미노산의 결합구조상 폴리펩티드(polypeptide) 구조이며 분자구조상 **가스트린**(gastrin)족과 **세크레틴**(secretin)족으로 나눌 수 있다.

일반적으로 **소화관호르몬**은 분비부위에서 입쪽 소화관으로는 **억제적**으로 작용하고, 분비부위를 포함한 항문(anus)쪽 소화관으로는 **촉진적**으로 작용한다.

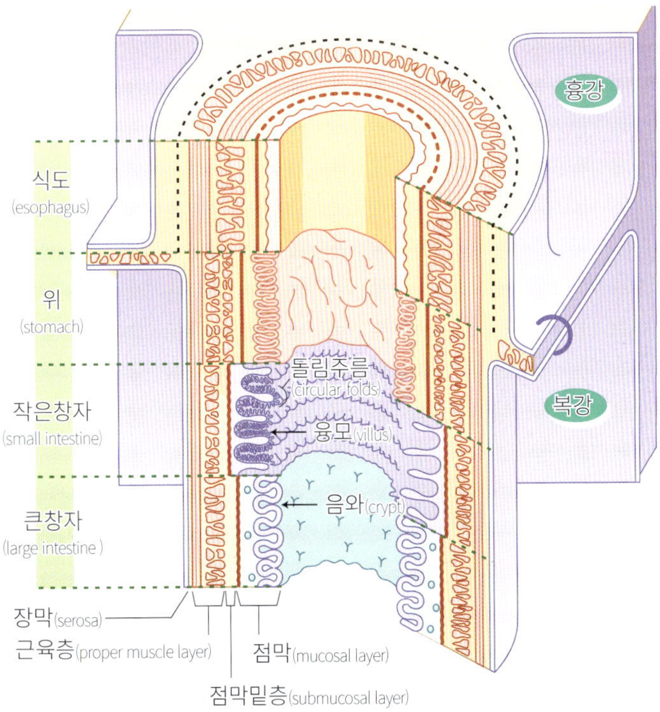

그림 12-3 소화관 벽의 구조(structure of gastrointestinal wall)는 각 장기에 따라 조금씩 다르다

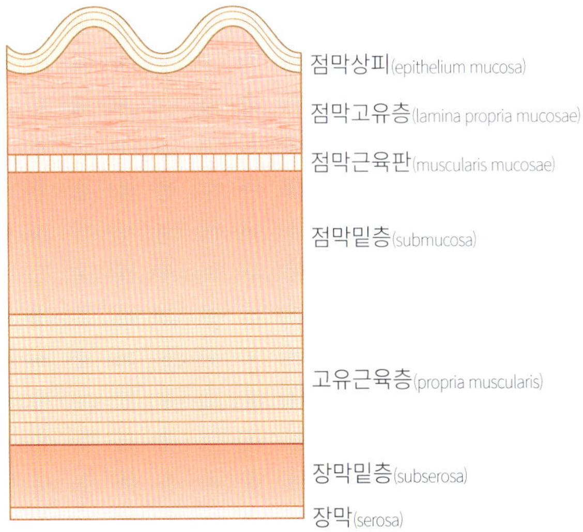

그림 12-4 소화관벽의 기본 구조

4. 입안(구강, oral cavity)

입안은 천장, 바닥, 벽으로 이루어진 속이 빈 공간이다. 입천장은 단단입천장(경구개, hard palate)과 물렁입천장(연구개, soft palate)로 구성된다.

입 바닥은 혀(tongue)와 혀의 근육으로 구성되며, 혀는 점막(mucous coat)으로 덮인 뼈대근육(골격근, skeletal m.)으로 머리뼈(두개골, skull)와 목뿔뼈(설골, hyoid bone)에 고정되어 있다. 목젖(구개수, uvula)은 물렁입천장 중심에 걸쳐 있다. (그림 12-6)

* 입안은 소화계통의 입구로서 하악의 상하 운동에 의한 씹기, 혀의 굴림 등에 의한 음식물 혼합과 타액에 의해 음식물을 맥아당으로 분해한다.

1) 입술(구순, lip)

- **입술**은 움직일 수 없는 피부주름이며, 윗입술(상순, upper lip)과 아랫입술(하순, lower lip)이 있으며 그 사이 입술틈새가 벌어져 있다. (그림 12-5)
- **입꼬리**(구각, oral angle)는 윗입술과 아랫입술이 연결된다. 윗입술은 코입술고랑(비순구, nasolabial sulcus), 아랫입술은 턱끝입술고랑(이순구, mentolabial sulcus)이 경계이다.
- **인중**(philtrum)은 윗입술 중앙에 세로로 뻗어 있으며 고랑이 있다.
- 입술의 혈관은 안면동맥의 가지인 상순 · 하순동맥이 분포하며, 안면신경의 지배를 받는다.

양쪽 입술입천장갈림증(양측구순구개열, bilateral cleft lip and palate)

입술입천장갈림증은 구순구개열이라고도 하며 갈림증인 사람을 흔히 언청이라 얕잡아 부르기도 한다. **입술**과 **입천장**은 태아의 위턱치아, 좌우의 위턱돌기와 정중부분의 안쪽코돌기가 합쳐져서 형성된다.

- 이러한 합쳐짐이 불안한 경우에는 얼굴의 선천성 기형인 입술갈림증과 입천장갈림증이 생긴다.
- 보통 6백~8백명 중 한명이 발생한다. 젖 먹을 때 불편을 겪기도 하지만, 2세 이전에 수술을 통해 치료할 수 있다.

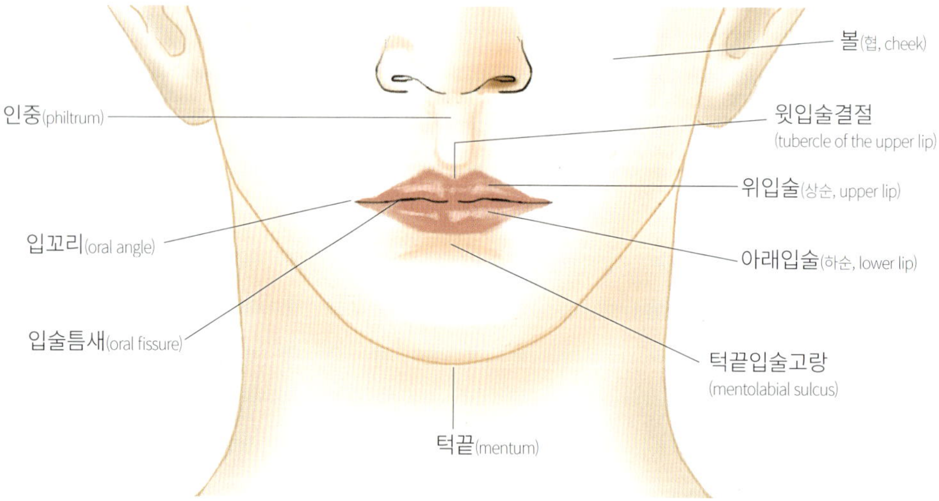

그림 12-5 입술(구순, lip) 부위의 명칭

입안(구강, oral cavity)에서 일어나는 기능

- 타액은 입안을 청결하게 하는 자정작용과 구강점막에 대한 보호, 소화, 미각조절 작용을 한다.
- 음식물이 입안으로 들어오면 폐쇄공간을 형성하여, 침샘에서 침이 분비되고 혀가 음식물을 섞는다.
- 모음의 소리가 공명되고 음색이 더해지며, 자음은 혀, 연구개, 입술, 볼 등이 움직여 입안이 좁아지면서 소리가 난다

2) 입천장(구개, palate)

입천장이란 코안과 입안을 분리하는 판 모양의 기관이다. (그림 12-6)(그림 12-11)

- **앞쪽**의 2/3는 단단입천장(경구개, hard palate)으로 위턱뼈(상악골, maxilla upper jaw)와 입천장뼈(구개골, palatine bone)의 앞부분으로 구성된 기둥이다.
- **뒤쪽**의 1/3은 물렁입천장(연구개, soft palate)으로 뼈가 없고 근육성아치를 이루고 있으며, 목젖이라는 원뿔 모양의 가시를 형성하며 움직일 수 있다.

* **물렁입천장**(연구개, soft palate)은 목젖(구개수, uvula)과 함께 음식 및 액체 등이 코안으로 들어가는 것을 막고 발성과 삼킴을 돕는다.

편도(tonsil)

편도는 림프계(lymphatic system)의 일부분으로 림프조직의 뭉침이며, 입구쪽 점막에 존재하는 매우 크고 불규칙한 림프조직 덩이로서 입과 코로 들어오는 항원에 대한 방어 기능을 수행한다.

편도는 위치에 따라 **구개편도**(목구멍편도, palatine tonsil), **인두편도**(pharyngeal tonsil)와 **혀편도**(lingual tonsil)의 3종류가 있다.

이 세 종류의 편도는 구인두의 주위를 고리처럼 감싸고 있어서 **편도고리**(Waldeyer ring)라 부른다.

3) 목구멍(구협, fauces)

입안의 뒷부분이며 인두(pharynx)로 나가는 통로이다. 목구멍 바깥쪽(가쪽)에는 입천장활과 입천장인두활의 2개의 점막주름이 있다.

❶ **입천장활**(구개설궁, palatoglossal arch): 물렁입천장과 혀의 바깥쪽 모서리를 연결한다.

❷ **입천장인두활**(구개인두궁, palatopharyngeal arch): 물렁입천장과 인두쪽 벽을 연결한다.

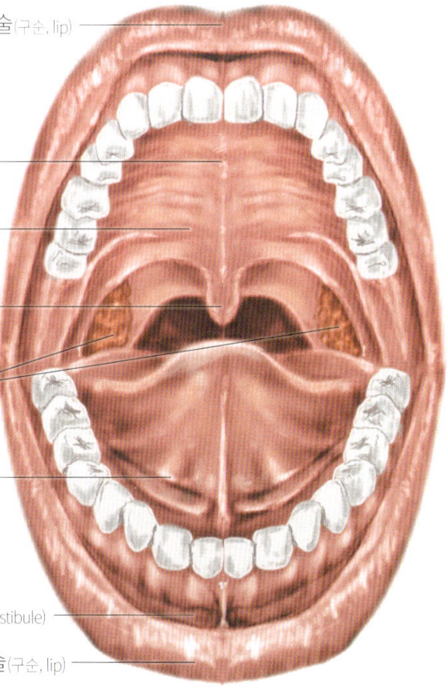

그림 12-6 입(구, mouth)의 안면

4) 혀(설, tongue)

혀는 두꺼운 근육기관으로 입안 바닥에 위치하며 많은 수의 작은 돌기들이 돌출되어 있다. 혀 표면에는 거친 융기인 유두(papillae)로 덮여 있고, 내부에는 맛봉오리(미뢰, taste bud)가 4,000~5,000개 있다.(그림 12-7)

혀는 점막과 혀널힘줄이라고 하는 튼튼한 결합조직층에 의해 감싸여 있다. 혀의 표면은 **혀점막**(설점막, mucous coat of tongue)과 **혀널힘줄**(설건막, lingual aponeurosis)의 튼튼한 결합조직층에 의해 감싸여있다.

혀의 상면에서 볼수 있는 분계고랑(분계구, terminal sulcus of tongue), 혀정중구(median sulcus of tongue)가 보이며 혀의 하면에는 혀소대(frenulum of tongue), 혀밑언덕(설하소구, sublingual caruncle)가 있다.

혀점막(설점막, mucous coat of tongue)에는 실유두, 버섯유두, 성곽유두, 잎새유두의 4종류가 있다.

혀근육(설근, muscles of tongue)은 점막으로 덮힌 단단한 뼈대근육이며, 여기에는 내재근(intrinsic m.)과 외재근(extrinsic m.)으로 이루어져 있다.

❶ **실유두(사상유두, filliform papilla)**: 혀등에 빼곡하게 나 있는 작은 원뿔모양이며, 상피는 각화되어 하얗게 보인다.

❷ **버섯유두(심상유두, fungiform papilla)**: 둥근버섯 모양이며 상피의 각화는 없으며, 붉은 점 처럼 보인다.

❸ **성곽유두(유곽유두, circumvallate papilla)**: 혀몸통과 혀뿌리의 경계에 있으며 고리모양의 깊은 고랑으로 둘러싸인 유두이다. 유두 측면에 여러개의 맛봉오리가 있다.

❹ **잎새유두(엽상유두, foliate papilla)**: 혀몸통 빠깥쪽(가쪽)모서리 뒷부분에 있으며, 바깥쪽면에 여러개의 맛봉오리가 있다.

* **혀**(tongue)는 음식물을 타액과 섞고 인두(pharynx)쪽으로 운반하며, 미각(taste sense)과 발성(phonation) 작용에 중요한 역할을 한다. 척추동물은 모두 혀를 가지고 있다. 이것은 포유류가 다양한 음식물을 섭취하면서 진화된 것이다.

혀편도(lingual tonsil)

혀편도는 구강저의 뒤쪽, 혀의 뒤쪽 1/3의 표면인 뿌리 부분에 위치하며, 정중선에 의해 양쪽으로 나뉘어 있다.

혀편도의 **림프소절(임파소절, lymphatic nodule)**은 열(row)을 형성하고 있으며, 편도 아래에는 점액선, 혀의 골격근(skeletal muscles), 지방조직(adipose tissue) 등이 있다.

혀편도는 타액의 효과적인 세척에 의해 세균의 감염이 매우 드물다.

설태(coated tongue)

소화장애 및 기타 질환을 앓을 때, 변성세포(degenerative cell)의 탈락이 활발히 일어나지 못하고 잡균 등의 번식 때문에 혓바닥 점막면이 이상한 백색 또는 탁한 황색을 띠며 층(layer)을 형성하는 경우가 있다. 이를 설태라고 한다.

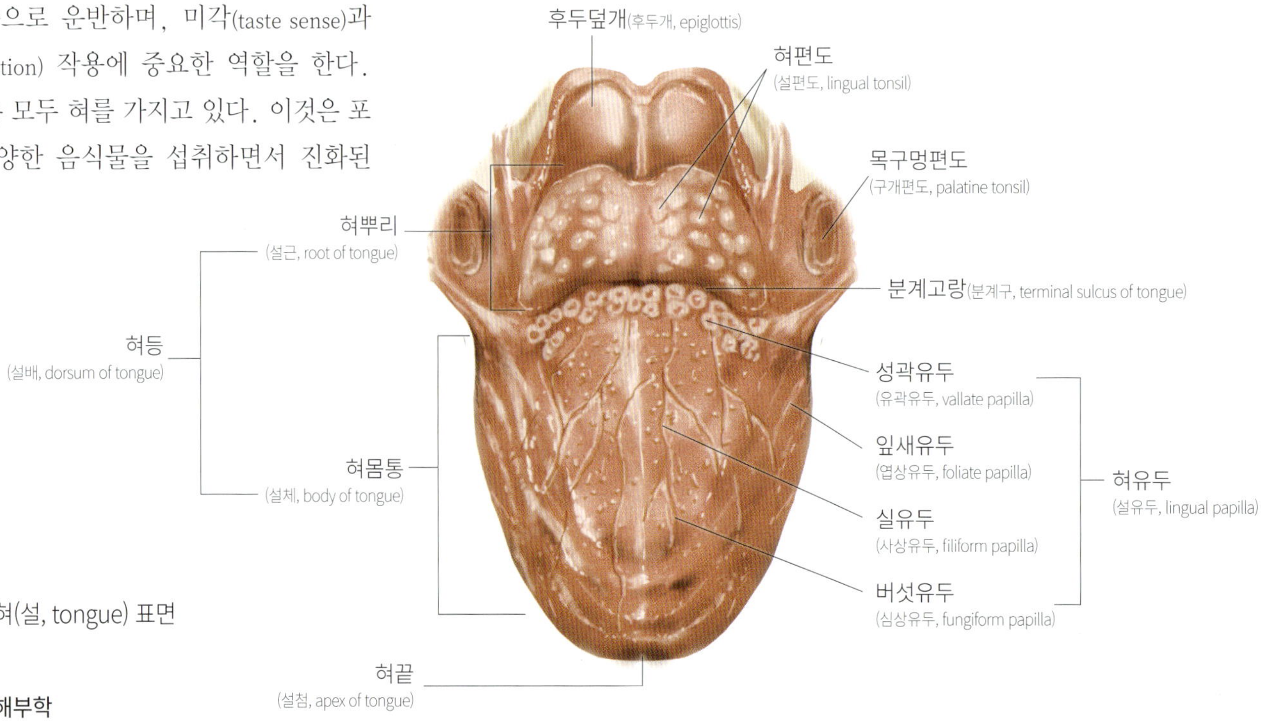

그림 12-7 혀(설, tongue) 표면

5) 이(치아, teeth)

(1) 구조

이(치아, teeth)는 음식물을 잘게 부수며, 위턱과 아래턱에 있는 U자 모양의 이틀활(치조궁, alveolar arch)에 부착 되어 있다.

이의 기본적인 구조는 **치아머리**(치관, dental crown), **치아 목**(치경, dental neck), **치아 뿌리**(치근, dental root)의 3부분으로 나누어진다.

이(치아, teeth)는 음식물을 잘게 부수어 소화작용에 노출되는 표면적을 넓힌다. 물거나 잡아 뜯거나 가는 등의 다양한 방법으로 음식물을 씹는다. (그림 12-8)

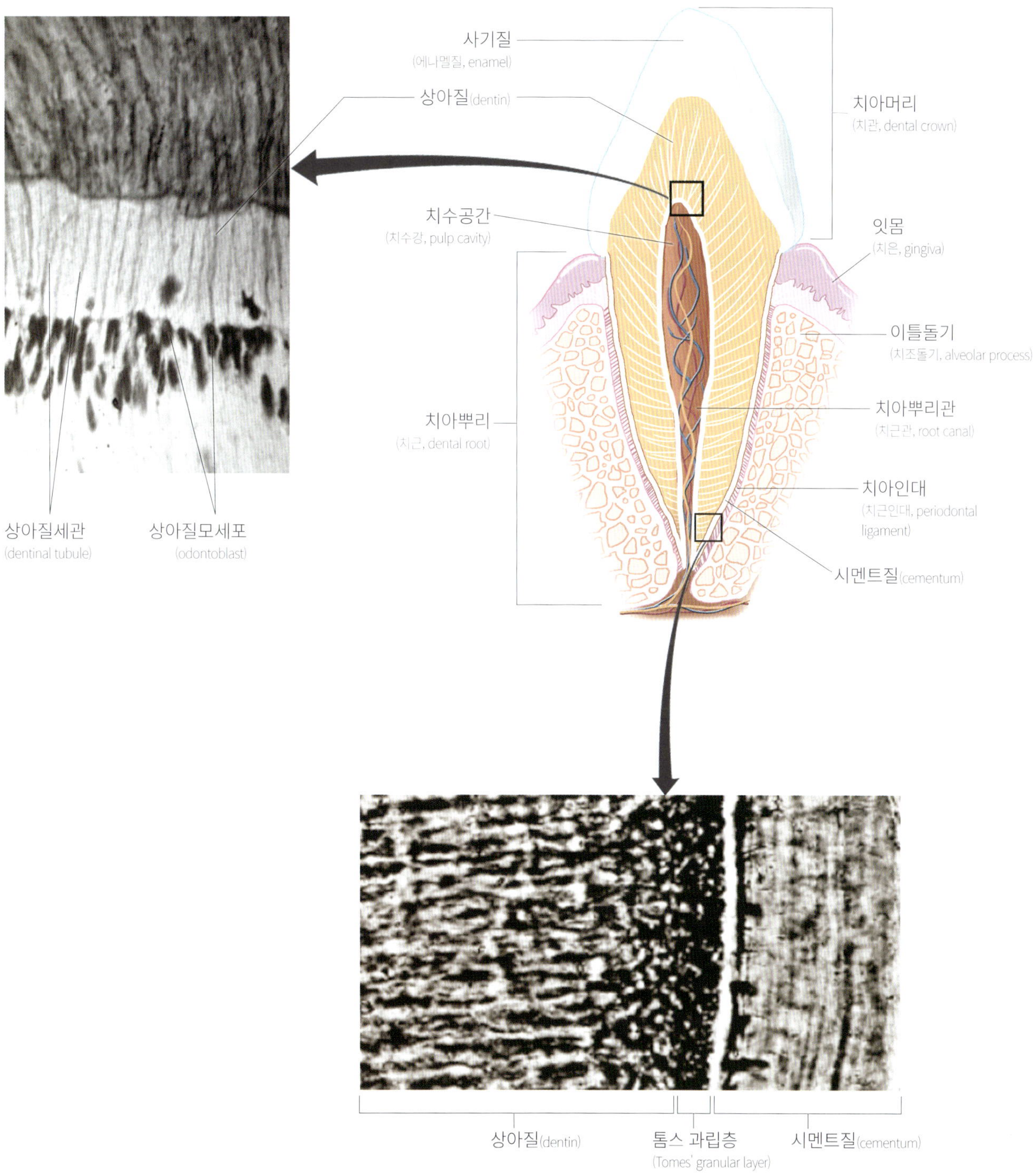

그림 12-8 이(치아, teeth)의 구조

(2) 이(치아, teeth)의 종류

치아의 4종류(총 32개의 치아)는 다음과 같이 구성된다. (그림 12-9)

❶ 앞니(절치, incisor tooth: 위아래 8개): 앞부분에 2개가 있으며 끌 모양이다.

❷ 송곳니(견치, canines: 상하좌우 4개): 1개이며 치아머리가 원뿔모양으로 뾰족하다.

❸ 작은어금니(소구치, premolar tooth: 상하좌우 8개): 2개이며 주먹모양. 2개의 도드리(치아융기)가 있다.

❹ 큰어금니(대구치, molar tooth: 상하좌우 12개): 3개가 있으며 3~5개의 도드리가 있다.

* **송곳니**(견치, canine)는 음식물을 작은 크기로 찢거나 뜯는데 적합하고 강한 뿌리를 갖는다. **작은어금니**(소구치; 2개)와 **큰어금니**(대구치; 3개)는 거친 섬유질 음식을 잘게 부술 수 있다.

(3) 이(치아, teeth)의 혈관과 신경

치아속질(치수, dental pulp)과 치아주위막(치근막, periodontium)에 분포하는 혈관은 위턱동맥(악동맥, maxillary artery)의 가지이고, 신경은 삼차신경의 가지인 치조신경이다.

(4) 이(치아, teeth)의 발생

이는 아래턱뼈(하악골, mandible)와 위턱뼈(상악골, maxilla)의 이틀돌기(치조돌기, alveolar process) 속에서 발생한다.

• **젖니**(유치, milk teeth)

젖니는 앞니 2개와 송곳니 1개, 어금니 2개 등 5개(총20개)로 이루어져 있다.

젖니는 생후 3개월에 턱부위 입안점막에서 발생하며, 생후 8개월에서 2살~3살 사이에 자란다. (표 12-2)

• **간니**(영구치, permanent teeth)

간니는 6~9살에 큰어금니가 나기 시작하며, 송곳니 다음 제1 · 제2 어금니 순으로 나기 시작하여 만 12~13세에 모두 생긴다.

• **사랑니**(지치, wisdom teeth)

사랑니(제3큰어금니)는 만 15~30세 사이에 난다. 사랑니 중 성인이 되어 가장 안쪽에 자라는 제3대구치(사랑니)는 입안 안에 노출되지 않고 잇몸 아래에 잠복한 상태로 남는 경우도 있다.

치주병(치주질환, periodontal disease)

치주질환은 흔히 풍치라고도 하며, 치아를 잃게되는 원인은 충치와 치주병이다. 치주질환은 비교적 가볍고 회복이 빠른 치은염(gingivitis)과 이러한 치은염의 염증이 잇몸과 잇몸 뼈 주변까지 진행된 치주염(periodontitis)으로 나뉜다.

충치(carious tooth)는 당질로부터 치아의 질이 탈골화되어 유기질이 녹아서 발생한다.

표 12-2 젖니와 간니의 이돋이 시기

구분		이돋이시기
젖니	첫째앞니	생후 8~10개월
	둘째앞니	생후 11~12개월
	송곳니	생후 18~19개월
	첫째어금니	생후 16~17개월
	둘째어금니	생후 27~30개월
간니	첫째앞니	6~7세
	둘째앞니	7~8세
	송곳니	9~10세
	첫째작은어금니	9~10세
	둘째작은어금니	10~11세
	첫째큰어금니	6세
	둘째큰어금니	11~13세
	셋째큰어금니	17~25세

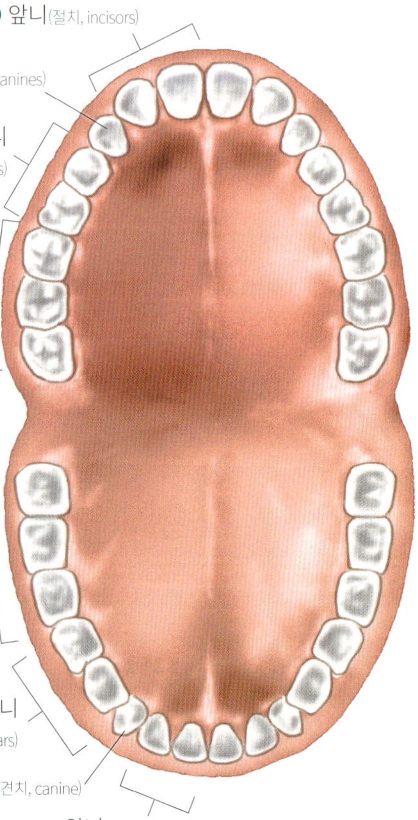

그림 12-9 위턱뼈(상악골, maxilla)과 아래턱뼈(하악골, mandible)의 영구치

6) 침샘(타액선, salivary gland)

침샘은 음식물을 분해하여 맛을 느낄 수 있도록, 입안(구강, oral cavity)과 치아를 청결하게 한다. 침은 점액과 복합탄수화물 분해과정을 시작하는 아밀라제(amylase)라는 소화효소를 지니고 있다.(그림 12-10)(표 12-3)

성인의 침샘에는 **귀밑샘**(이하선, parotid gland), **턱밑샘**(악하선, submandibular gland), **혀밑샘**(설하선, sublingual gland)이 있으며, 하루에 약 1L의 침을 분비한다.

(1) 귀밑샘(이하선, parotid gland)

귀밑샘은 침샘 중 가장 크며, 바깥귀 및 아래턱뼈각 앞에 위치한다. 귀밑샘관(이하선관, parotid duct)은 볼근(협근, buccinator m.)을 관통해 입안안뜰(협강, buccal cavity)의 볼점막(buccal mucosa)에서 구멍으로 나온다.

* **귀밑샘**은 장액성이며 점액소가 거의 액체를 분비한다. 귀밑샘은 중탄산나트륨(sodium bicarbonate)을 분비하여 세균의 산성을 중화시키는 역할을 한다.

(2) 턱밑샘(하악선, submandibular gland)

턱밑샘은 아래턱 내면 입안 바닥에 위치한다. 엄지손가락 크기의 침샘으로 턱목뿔근(악설골근, mylohyoid m.) 뒤모서리 아래쪽에 걸쳐 퍼져있다. 침의 약 60~70%를 생산한다.

* 턱밑샘의 장액성분에는 과산화효소(peroxidase) 등의 살균물질이 들어 있다.

(3) 혀밑샘(설하선, sublingual gland)

혀밑샘은 혀 아래쪽 입안 바닥에 위치하며, 여러 개의 도관이 점막으로 이어져 있으며, 혀밑언덕(설하소구, sublingual caruncle)에서 구멍이 열린다.

* 혀밑샘은 점액성 액체를 분비한다.

표 12-3 구강의 각 부분과 소화 기능

부분	위치	기능
뺨(cheek)	입안(구강, oral cavity)의 외측벽을 구성	구강내의 음식 보관
입천장(palate)	비강(nasal cavity)의 바닥과 구강(oral cavity)의 천장에 해당하는 부분	구강내의 음식 보관; 음식을 인두로 인도
혀(tongue)	구강 바닥에 붙어있음	타액과 음식물을 혼합; 인두로 음식 이동; 미각 수용체 포함
입술(lip)	입의 입구를 둘러쌈	음식의 특성을 판단하는 감각 수용체 포함
치아(teeth)	아래턱뼈(하악골, mandible)과 위턱뼈(상악골, maxilla)의 치조돌기에 존재	음식을 작은 조각으로 분쇄; 저작운동에 의해 음식물이 침과 섞이는 것을 도움

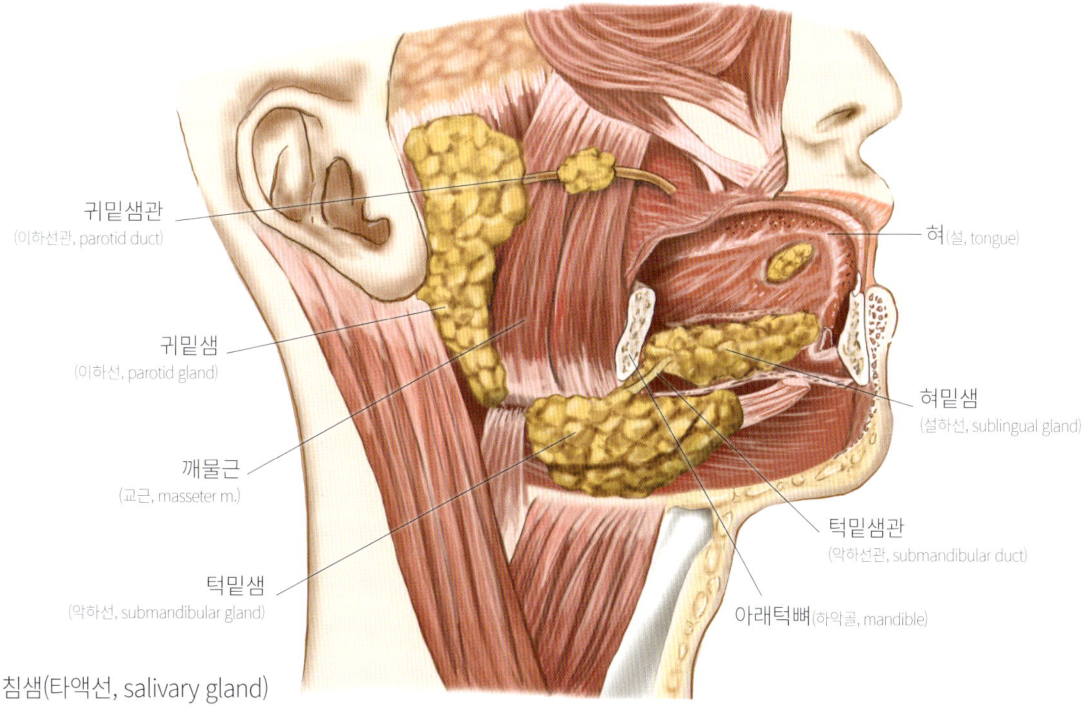

그림 12-10 침샘(타액선, salivary gland)

5. 인두(pharynx)

인두는 보통 목구멍(throat)이라고 하며, 근육과 근막으로 둘러싸인 반원통형의 기관으로 가장 윗부분은 코 안과 이어져 있다.

인두는 코안(비강, nasal cavity)을 **후두**(larynx)와 입안(구강, oral cavity)을 **식도**(esophagus)로 연결시켜 주며, 보통 **목구멍**(throat)이라 한다. 길이가 12.5cm 정도로 식도와 위로 이어진 음식물 통로로 작용한다.

인두벽(pharyngeal wall)에는 위 · 중간 · 아래 **인두수축근**(pharyngeal constrictor m.)이 있다. (그림 12-11)(그림 12-12)

*인두(pharynx)는 입안과 음식물 통과하는 소화계통과 공기가 교차되는 **호흡계통**의 통로이다. 이로 인해 음식물의 통과 시 호흡이 **멈추고** 호흡 시 **삼킴 작용**을 할 수 없다.

1) 인두(pharynx) 의 구조적 세부분

❶ **코인두**(비인두, nasopharynx)는 물렁입천장(연구개, soft palate)보다 위쪽에 있으며, 앞쪽은 코안으로 연결되고 위벽은 머리뼈바닥과 맞닿아 있다. 코인두는 음식에 의한 마찰로 부터 표면을 보호해준다.

❷ **입인두**(구인두, oropharynx)는 물렁입천장에서 후두덮개(후두개, epiglottis) 위모서리까지 이어지며, 앞쪽은 입안으로 연결된다.

❸ **후두인두**(laryngeal part of pharynx)는 후두덮개 위모서리에서 식도 위 끝에까지 이어진다.

2) 인두벽(pharyngeal wall)

인두벽은 뼈대근육(골격근, skeletal m.)과 근막으로 구성되며, 수축근은 인두를 고리모양으로 둘러싸고 있으며, 인두솔기에 닿는다. 세로근은 위아래로 뻗어 있다.

인두벽의 2개 근육막(섬유근육막, fibromuscular fascia)은 교대로 수축하면서 꿈틀운동(peristalsis)을 한다. 음식물은 인두를 거쳐 식도로 내려간다.

인두근육(pharyngeal m.)

인두근육은 뼈대근육(골격근, skeletal m.)이지만 연하(swallow)를 시작할 때만 수의적(voluntary)으로 조절할 수 있다.

근육과 근육 사이의 틈새는 혈관과 신경이 인두로 들어가고 나가는 통로이다.

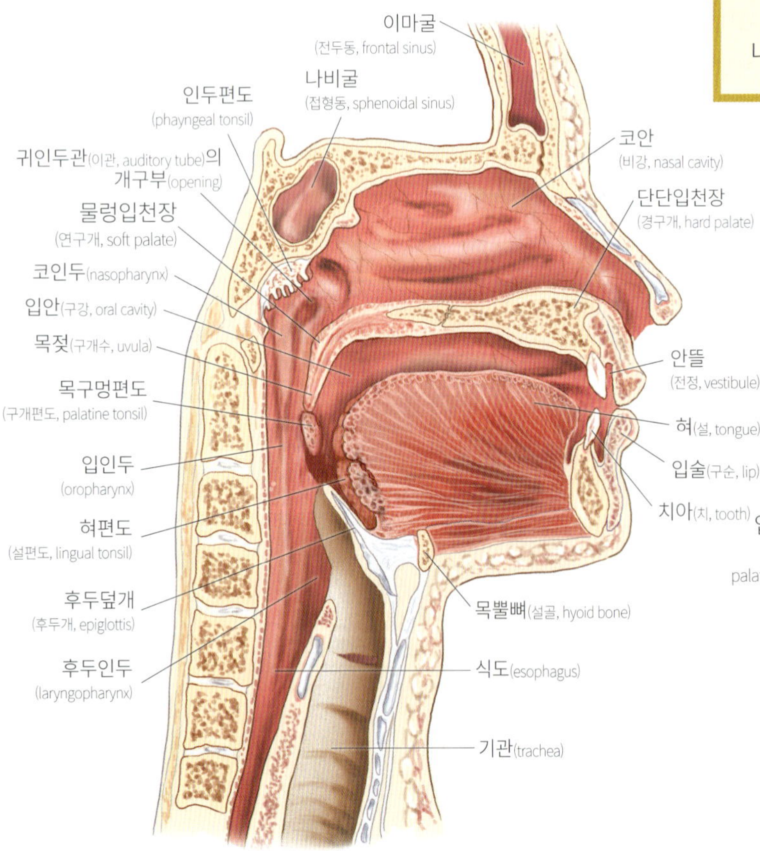

그림 12-11 인두(pharynx)의 구조

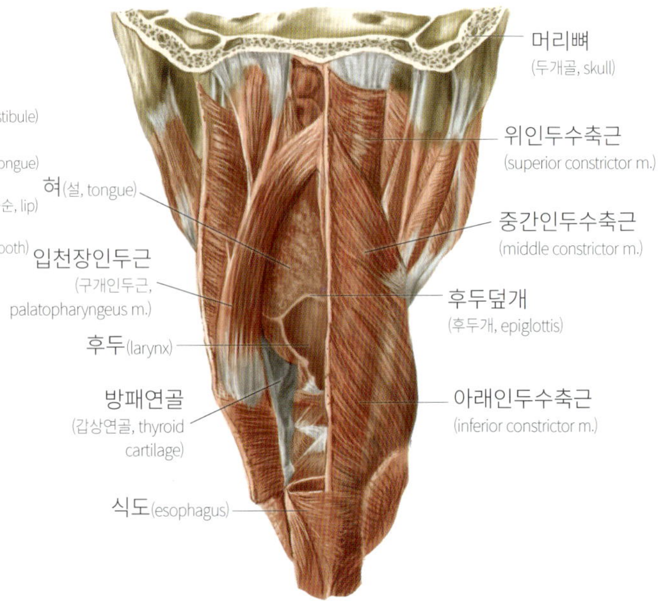

그림 12-12 인두벽(pharyngeal wall)의 근육들

쉬어가기

입안(구강, oral cavity) 위생에 대한 타액의 기능

깨어 있는 동안 약 0.5ml의 타액(침, saliva)이 거의 점액 형태로 매 분마다 분비되며, 수면 중의 분비량은 매우 적다.

이러한 분비는 구강조직(oral tissue)을 건강하게 유지하는데 매우 중요한 역할을 한다. 입안에는 병원성 박테리아가 있어 쉽게 입안 조직을 파괴 할 수 있으며 충치를 일으킬 수 있다.

타액(침)은 몇 가지 방법으로 악화되는 과정을 방지하는데 도움 된다.

첫째: 타액 자체의 유동은 박테리아의 생장에 필요한 음식입자 뿐만 아니라 병원성 박테리아를 씻어 내는데 도움을 준다.

둘째: 타액은 박테리아를 파괴하는 몇 가지 성분들을 함유한다. 이들 중 가장 중요한 것은 라이소자임(lysozyme)이며 다음과 같은 역할을 한다.

① 박테리아를 공격한다.
② 박테리아 쪽으로 티오시아네이트(thiocynante) 이온의 유입을 도와서 박테리아를 사멸시킨다.
③ 음식 입자를 소화하여 박테리아의 대사활동 공급원을 제거하는데 도움을 준다.

셋째: 타액은 가끔 충치를 일으키는 다수의 세균이 포함된 입안의 세균을 파괴할 수 있는 상당한 양의 단백질(protein) 항체를 가지고 있다.

타액(침) 분비의 신경 조절

침분비핵(타액핵, salivary nucleus)은 숨뇌(연수, myelencephalon)와 다리뇌(교뇌, pons)가 접하는 곳에 위치하며 혀(설, tongue), 입안(구강, oral cavity), 인두(pharynx) 등의 미각과 접촉 자극에 의하여 흥분된다.

타액(침)분비는 사람이 좋아하는 음식을 냄새 맡거나 먹을 때는 싫어하는 음식에 비해 더 많은 타액이 분비된다.

또한 타액분비는 위(stomach)와 상부 작은창자(소장, small intestine)에서 기원하는 반사에 의해서도 일어나는데 특히, 자극적인 음식을 삼키거나 위장관(gastrointestinal tract)이 비정상적이어서 메스꺼울 때 그렇다.

타액분비에 영향을 미치는 2차적 요인은 침샘(타액선, salivary gland)을 관류하는 혈액공급이다.

인두(pharynx)

인두는 코, 입과 후두의 뒤쪽에 있다.

인두는 위에서부터 코부분(코인두), 입부분과 후두부분으로 나뉜다. 인두의 위끝은 눈의 높이에 있으며, 아래끝은 여섯째목뼈 높이에 있고 그 아래는 식도로 이어진다.

- **삼키기**(연하, deglutition)는 혀와 인두근육에 의한 공동작업이다. 연하는 혀와 인두근육의 수축에 의해 일어난다. 연하를 통해 음식물이 식도로 내려감과 동시에 후두가 폐쇄되어 기관으로 음식물이 들어가는 것을 막는다.
- 연하의 시작은 수의운동이지만 음식물이 인두로 들어간 후에는 반사운동이 된다. 연하의 반사중추는 **연수**이고 이 반사운동에는 혀인두신경과 미주신경, 교감신경 등이 관계하고 있다.

6. 식도(esophagus)

1) 식도의 위치

식도(esophagus)는 인두(pharynx)에서 위(stomach)까지 연결되는 점막으로 덮힌 약 25cm의 근육관(muscular canal)으로 인두에서 가로막(횡격막, diaphragm)을 지나 위창자(gastroenteric: 위장)의 입구인 들문(분문, cardia)까지 이른다.

2) 식도의 근육

식도의 양끝에는 괄약근이 있어 식도의 목부분에 위치한 위식도조임근(상부식도괄약근, upper esophageal sphincter)은 호흡하는 동안 공기가 식도로 들어가는 것을 막는다. 아래식도조임근(하부식도괄약근, lower esophageal sphincter)은 들문조임근(분문괄약근, cardiac sphincter)이라고 한다.

3) 식도의 구분

식도에는 구조물에 의해 좁아진 3곳의 잘록이 있다.

❶ **위식도잘록(경부식도, cervical esophagus: 5cm)**: 목부위에 있는 인두(pharynx)와 식도의 이음(위식도조임근이라고 한다)이다.

❷ **중간식도잘록(흉부식도, thoracic esophagus: 6~18cm)**: 위세로칸과 뒤세로칸의 경계부위에 있는 대동맥활(대동맥궁, aortic arch)과 왼기관지에 의해 압박된 부위이다.

❸ **아래식도잘록(복부식도, abdominal esophagus: 2~3cm)**: 뒤세로칸 아래끝부분에 있는 가로막(횡격막, diaphragm)의 식도구멍을 통과하는 부위이며 총 3개 위치(식도 입구부, 대동맥 교차부, 가로막 관통부)에서 수축된다.

4) 식도벽(esophagus wall)의 구조

식도벽은 다른 소화기관과 마찬가지로 점막(mucous membrane), 점막하조직(submucosa tissue), 근층(muscular layer), 바깥막(외막, tunica externa)의 4개의 층으로 이루어져 있으며, 바깥막은 배막(복막, peritoneum)에 덮여있지 않고 주변의 기관들과 직접 접촉된다.

기관(trachea)의 뒤쪽으로 가슴우리(흉곽, thorax)와 가슴세로칸(종격, mediastinum)을 통과하여 아래로 주행한 식도는 식도구멍(식도열공, esophageal hiatus)을 통해 가로막을 뚫고 가로막의 복부 쪽에 있는 위와 연결된다.

5) 식도의 협착부

- 상부협착: 윤상연골 뒤부분에 식도기시부로 제6~7경추 높이
- 중부협착: 기관분지부로 제4~5흉추 높이
- 하부협착: 횡격막 관통부로 횡격막의 식도열공을 통과하는 제11흉추 높이

토혈(hematemesis)과 하혈(흑색변; melena)

소화관에서 출혈이 발생하면 출혈된 혈액은 대변에 섞여 항문으로 나오거나 또는 구토에 의해서 입으로 나온다.

항문을 통해서 관찰되는 소화관의 출혈을 하혈이라고 하고, 입을 통해서 관찰되는 소화관의 출혈을 토혈이라고 한다. 즉, 소화관에서 출혈이 일어나기 때문에 토혈이나 하혈이 나타나는 것이다. 출혈 부위에 따라 토혈과 하혈로 나뉜다.

토혈은 Treitz ligament(십이지장제근) 상부의 소화관 출혈로 나타나고, 하혈은 소화관 모든 부위의 출혈로 나타난다. 여기에서 다시 한번 십이지장제근의 장소를 확인해 두자(답 : 십이지장과 공장의 경계).

일반적으로는 출혈량이 많을 때 토혈이 일어나는데 토혈을 할 때에는 하혈도 동시에 일어난다. 그러나 하혈만 일어날 때에는 출혈량이 그다지 많지 않다. 다시 말해, 토해야 할 정도의 출혈량은 아니라는 것이다.

입을 통해서 관찰되는 출혈에는 객혈(hemoptysis)도 있다. 객혈은 기도에서의 출혈이 입을 통해 관찰되는 것이다.

꿈틀운동(연동운동, peristaltic movement)

꿈틀운동을 일으키는 근육층의 전반부는 **가로무늬근**(횡문근, striated m.), 후반부는 **민무늬근**(평활근, smooth m.: 불수의근)으로 구성되어 있고, 내층과 외층의 이중구조로 되어있다.

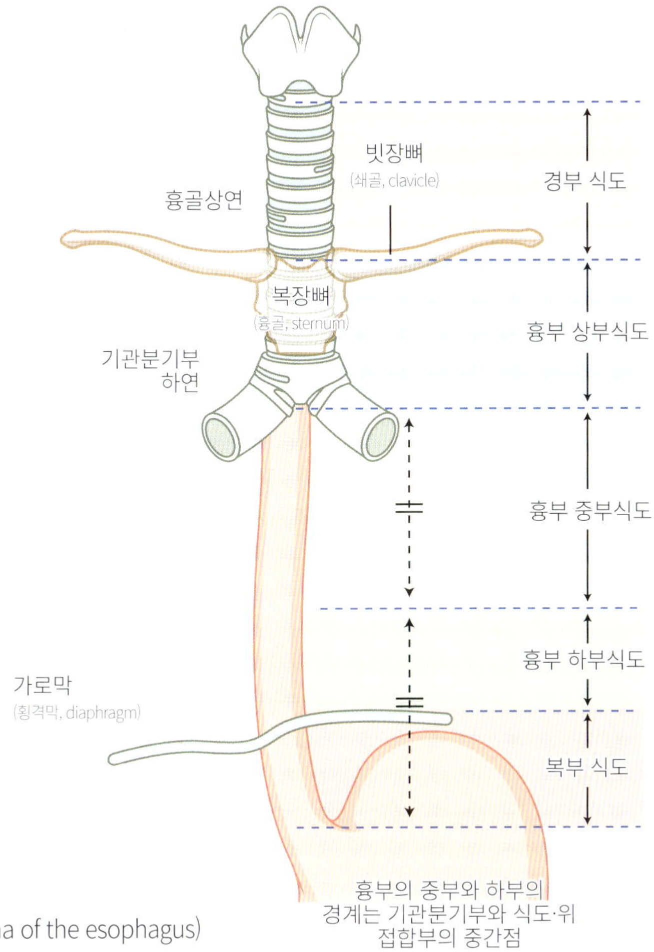

그림 12-13 식도암(carcinoma of the esophagus)
취급규약에 의한 식도의 분류

식도암(carcinoma of the esophagus)

식도암은 주로 60~70대의 연령층에서 발생하며 우리나라에서는 남성이 13:1의 비율로 발생율이 높다.

식도암의 경우, 연하곤란은 종양이 커지지 않으면 나타나지 않는다. 조기에는 증상이 확실하지 않은 것이 특징이며, 종양(tumor)이 커져 내강을 막게 되면 삼킴곤란(연하곤란, dysphagia)이 나타난다. 식도이완불능증(esophageal achalasia)과 달리 고제(고형물, solid)에 대한 삼킴곤란이 뚜렷하다. (그림 12-13)

원인

① **편평상피암**(squamous cell carcinoma, SCC)은 흡연 및 음주(식도암 발생률을 6배 증가시킴), 발암물질(질소화합물 등), 물리적 요인에 의한 점막이 손상(뜨거운 음식이나 음료, 부식 식도염 등)이 원인이다.

② **선암종**은 위식도역류(gastroesophageal reflux: 식도염, 식도 궤양, 비만)가 흔한 원인이다.

증상

① **조기 증상**은 확실하지 않은 것이 특징이다. 삼킬 때에 위화감이 주로 나타나며, 「따가운 느낌」, 「음식물이 가슴 속을 쓸어내리는 느낌」, 「경미한 가슴의 통증」 등을 호소한다.

② **만기 증상**은 종양이 커져 내강을 막게 되면 삼킴곤란(연하곤란, dysphagia)이 나타나고, 고형물에 대한 삼킴곤란이 뚜렷하다. 또한 종양세포의 증식과 삼킴곤란이 겹쳐서 체중감소 현상이 뚜렷 해진다.

연하 기전(swallowing mechanism)

첫 번째 단계는 수의적으로 음식을 씹고 침과 혼합하는 과정이다.

두 번째 단계는 음식이 인두(pharynx)에 도달하여 인두 입구 부근의 감각수용체를 자극하여 연하 반사를 일으키는 과정이다.

세 번째 단계에서는 연동운동에 의해 음식물이 식도와 위로 내려간다. 연하반사는 순간적으로 삼킴과 동시에 호흡을 억제한다.

식도와 위가 만나는 곳 아래식도조임근(하부식도괄약근, lower esophageal sphincter) 또는 들문조임근(분문괄약근, cardiac sphincter)을 형성한다.

식도(esophagus) 먼쪽부분(원위부, Distal part)에 있는 돌림근(회전근, rotator m.) 섬유는 음식물을 다시 식도로 역류하지 못하게 한다.

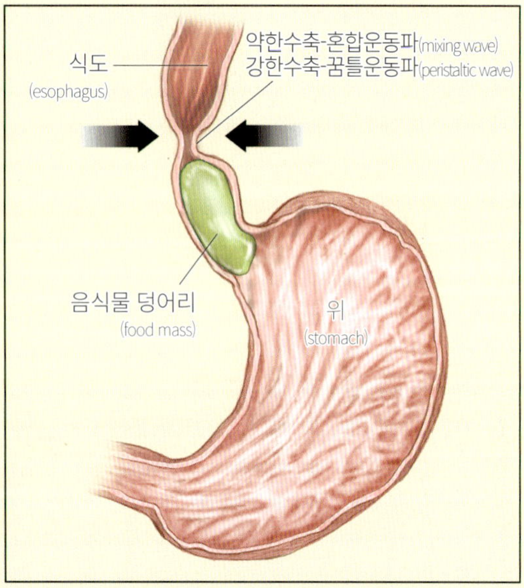

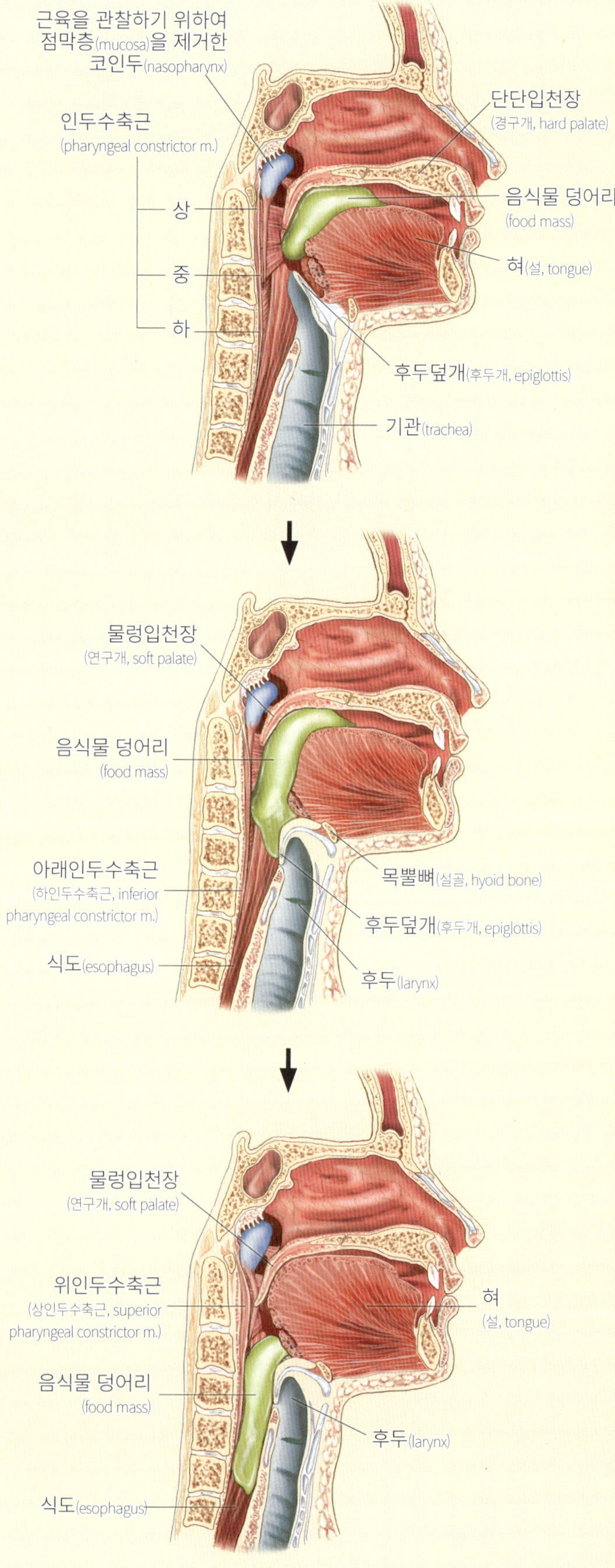

7. 위(stomach)

위는 식도에 연결되어 있는 배안 소화관의 첫번째 부분이며 소화기관 중 가장 큰 장기로써, 근육(muscle)과 혈관(blood vessel)이 잘 발달되어 있다.(그림 12-14)

* 위는 소화된 음식물을 일시적으로 저장하고, 소화흡수를 위해 작은창자로 조금씩 내려 보낸다.

1) 위의 모양

위는 약 25~30cm의 역 C자형으로 가로막 아래 배안 왼쪽 윗부분에 위치한다. 위의 용량은 1.0~ 2.5L로서 신축성이 있다.

위는 네 부위로 나누어져 있다.

❶ **들문부분**(분문부, cardiac region)는 식도가 열리는 부분의 작은 부위이며 식도에서 위로 들어가는 입구이다.

❷ **위바닥**(기저부, fundic region)은 분문부 상부에 볼록한 부분으로 들문 왼쪽에서 위쪽으로 부풀어 오른 부분이다.

❸ **위몸통**(몸통부, body region)은 위바닥과 날문 부분 사이에 위치한다.

❹ **날문부분**(유문부, pyloric region)은 위의 먼쪽 끝에 깔대기 모양의 날문방(유문동, pyloric antrum)과 가늘어진 날문관(유문관, pyloric canal)으로 나뉜다. 작은창자(소장, small intestine)로 연결되면서 **유문관**(pyloric canal)이 된다.

* **위식도조임근**(upper esophageal sphincter)은 호흡 시 공기가 위장관(gastrointestinal)으로 들어오는 것을 막으며, 아래식도조임근(하부식도조임근, lower esophageal sphincter)은 산성(acidic)의 위 내용 물이 역류하는 것을 막는다. 또한 트림(burping)은 위식도조임근(상부식도괄약근)이 이완되면 위와 식도에 갇혀 있던 공기가 갑자기 배출되는 것이다.

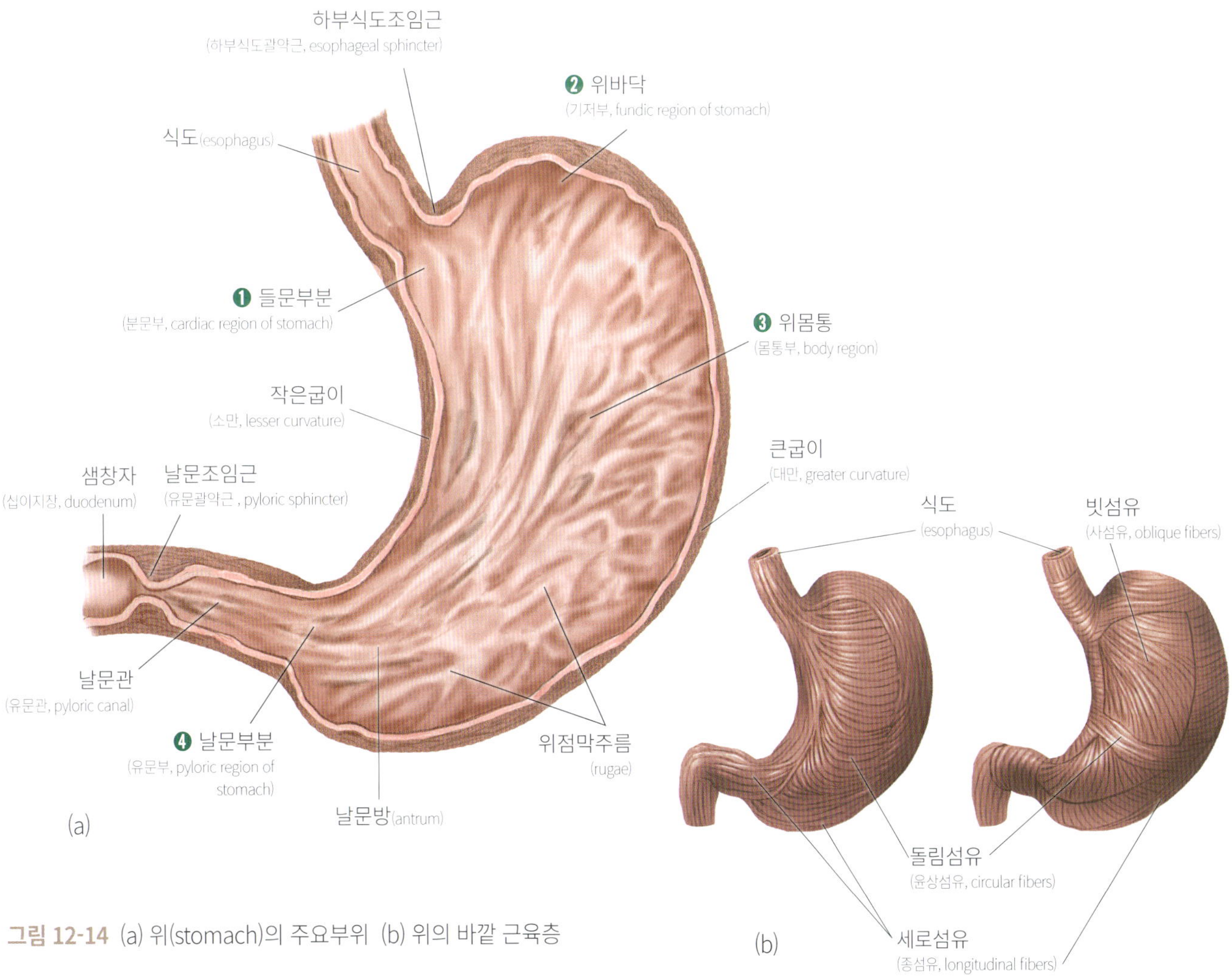

그림 12-14 (a) 위(stomach)의 주요부위 (b) 위의 바깥 근육층

2) 위벽(stomach wall) 구조

위벽은 위(stomach) 의 안쪽에서 부터 **점막**(mucosa), **점막밑층**(submucosa)과 여러 겹의 **근육층**(muscular layer), 가장 바깥쪽의 **장막**(serosa)으로 구성되어 있다.(그림 12-15)

(1) 점막(mucosa)

점막은 울퉁불퉁한 위주름(rugae)에 미세한 함몰로 형성된 위오목(gastric pit; foveolae)이 있으며, 위벽이 수축 시 주름이 생기고 음식물이 채워져 위가 확장되면 없어진다. 또한 많은 위샘(gastric gland)에는 **주세포**(chief cell), **벽세포**(parietal cell), **내분비세포**(endocrine cell)의 주요 분비세포가 잘 발달되어 있다.

* **점막층**(mucosa)은 음식물과 직접 맞닿는 부위로 융모 모양으로 구성되어 있으며, 소화효소와 염산(HCl)을 분비하지만 위산으로 부터 스스로는 손상되지 않도록 보호막을 형성하며, 또한 각종 호르몬과 소화 효소를 분비한다.

(2) 점막밑층(submucosa)

점막밑층에는 큰 혈관과 신경이 위치해 있다. 신경은 주로 자율신경이 분포하며 소화관 벽 속에는 부교감신경절(parasympathetic ganglion)이, 소화관 바깥쪽에는 교감신경절(sympathetic ganglion)이 분포한다.

(3) 근육층

위벽의 **근육층**은 바깥층의 **바깥세로근육**(외종주근), **중간돌림근육**(중윤주근), **속빗근육**(내경사주근)의 민무늬근으로 이루어져 있다.

❶ **바깥세로근육**(외종주근)은 식도의 바깥층에서 샘창자(십이지장, duodenum)의 바깥세로근육으로 이어진다.

❷ **중간돌림근육**(중윤주근)은 식도의 속층에서 샘창자의 속돌림층으로 이어진다.

❸ **속빗근육**(내경사주근)은 식도의 속돌림층 일부가 분화된 것으로 근육섬유로 되어 있다.

(4) 장막(serosa)

장막은 위의 표면을 감싸고 있으며, 큰굽이(대만, greater curvature)에서는 큰그물막(대망, greater omentum)으로 작은굽이(소만, lesser curvature)에서는 작은그물막(소망, lesser omentum)으로 이어진다.

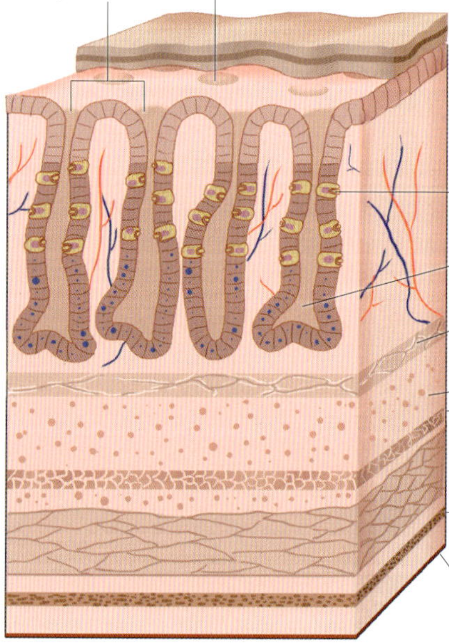

그림 12-15 위벽(stomach wall)의 단면 구조

위의 소화작용 세포

위(stomach)는 소화작용을 계속하며 그 기능을 도와주는 세포에는 아래의 3가지가 있다.

- **으뜸세포**(주세포, chief cell)는 단백질 소화효소인 펩시노겐(pepsinogen)을 분비한다.
- **벽세포**(벽세포, parietal cell)에 의해 분비된 염산(HCl)은 펩시노겐을 활성화시켜(펩신으로 활성화) 단백질 소화를 돕고 비타민 B_{12}의 흡수에 필요한 내재성 인자(intrinsic factor)를 분비한다.
- **점액세포**(mucous cell)는 거기에서 분비되는 끈적거리는 알칼리성 점액을 만들어 냄으로써, 염산이 위벽을 침식하는 것을 방지하여 위를 보호하는 역할을 한다.

3) 위(stomach)의 혈관과 신경

(1) 동맥(artery)

위에 분포된 모든 동맥(왼·오른위동맥과 왼·오른위그물막동맥)은 복강동맥에서 시작되며, 작은굽이를 통해 혈관이 드나든다.

(2) 정맥(vein)

위의 정맥은 양쪽 모두 간문맥(hepatic portal vein)이나 그 가지에 합쳐지며, 위에서 나온 정맥혈은 문맥을 통해 간으로 보내진다.

＊ 미주신경(vegus nerve)은 위의 꿈틀운동과 위산분비를 촉진한다.

4) 위(stomach) 기능

(1) 흡수 기능

위에서는 흡수가 잘 일어나지 않고 소량의 물과 약간의 염분 및 특정한 지용성(fat-soluble)약제를 흡수한다. 대부분의 영양분은 작은창자에서 흡수된다. (그림 12-16)

(2) 혼합과 배출 작용(mixing and emptying actions)

음식 섭취 후 **위벽(gastroparietal)**의 **혼합운동**은 음식과 위액이 반고형(semisolid) 반죽인 유미즙(chyme)을 협성한다.

유미즙(chyme)이 날문조임근(유문괄약근, pyloric sphincter) 근처에 축적되면 이 근육이 이완되기 시작한다.

위(stomach)가 한 번 수축하면 유미즙은 작은창자(소장, small intestine)로 약 5~15ml 씩 밀려 내려간다. 위가 비워지는 속도는 유미즙의 유동성과 음식의 종류에 따라 다르다. 지방식은 3~6 시간이나 위에 남아있게 된다. 탄수화물은 대체로 지방이나 단백질 보다도 더 빨리 통과한다.

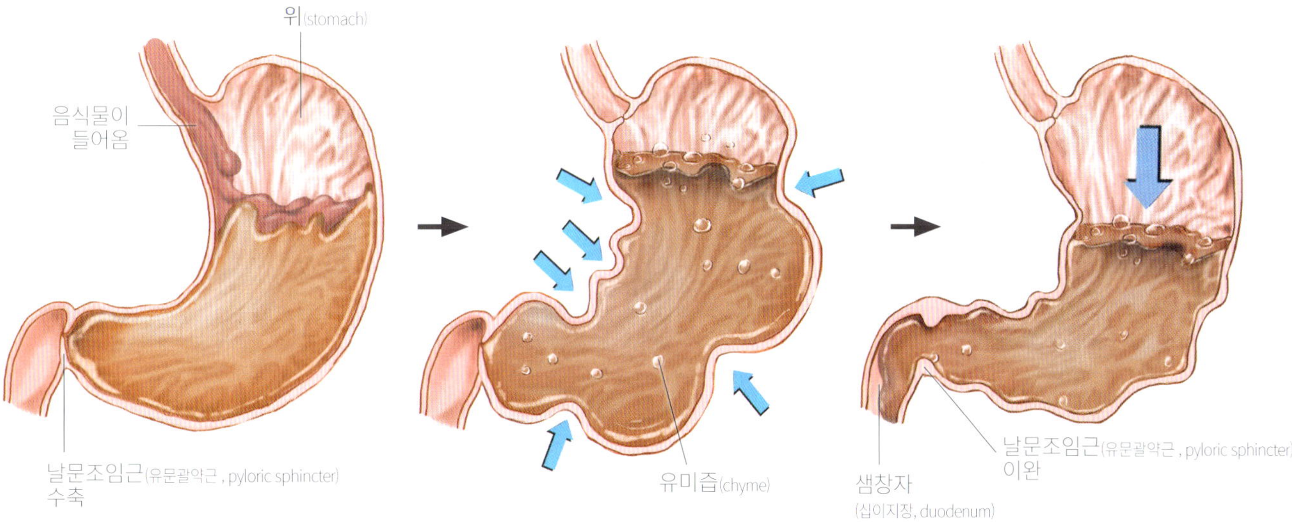

그림 12-16 음식물이 들어 왔을 때 위의 연동운동

> **유미즙**(chyme)이 샘창자(십이지장, duodenum)에 도달하면 작은창자벽의 감각 수용체를 자극하여 작은창자위반사(소장위반사, enterogastric reflex)를 유발한다. 작은창자위반사는 작은창자(소장, small intestine)에서 시작해서 위에서 끝난다. 작은창자위반사의 결과로 연동운동이 억제되면서 음식물이 소장으로 이동하는 속도가 조절되는 것이다.

8. 작은창자(소장, small intestine)

1) 구조와 위치

작은창자는 제1허리뼈(요추, lumbar vertebra) 높이에서 위의 날문에서 막창자(맹장, cecum)에 이르는 긴 소화기관으로 잘록창자 바로 앞 돌창자까지 이어지며 큰창자와 연결된다.

작은창자는 날문조임근(유문괄약근, pyloric sphincter)에서부터 큰창자(대장, large intestine) 시작부위까지 이어진 장기로써 사체의 경우와 같이 근육벽의 긴장이 풀려있을 없을 때 길이는 약 6m이며, 살아있는 사람에서는 그 반 정도에 불과하다.

작은창자는 **샘창자**(십이지장, duodenum), **빈창자**(공장, jejunum), **돌창자**(회장, ileum)로 이루어져 있다. **(그림 12-17)**

* 작은창자(샘창자, 빈창자, 돌창자)는 섭취한 음식물의 소화와 흡수에 가장 중요한 장기이며, 작은창자에서 대부분의 음식물을 흡수한다.

케이크 속의 지방

케이크에 지방이 없다는 상표에 주의해야 한다. 대개 이런 제품들에는 식이지방의 **트리클리세라이드**(triglyceride)가 아니라 **디글리세라이드**(diglyceride)가 들어있다.

디클리세라이드는 지방산으로 분해되어 **소장 상피세포**(epithelial cell)로 들어가 지방으로 재합성된다. 그러므로 이 케이크는 지방이 없는 **무지방**이라고 하지만 소화된 후에는 **지방**을 먹는 것과 같다고 할 수 있다.

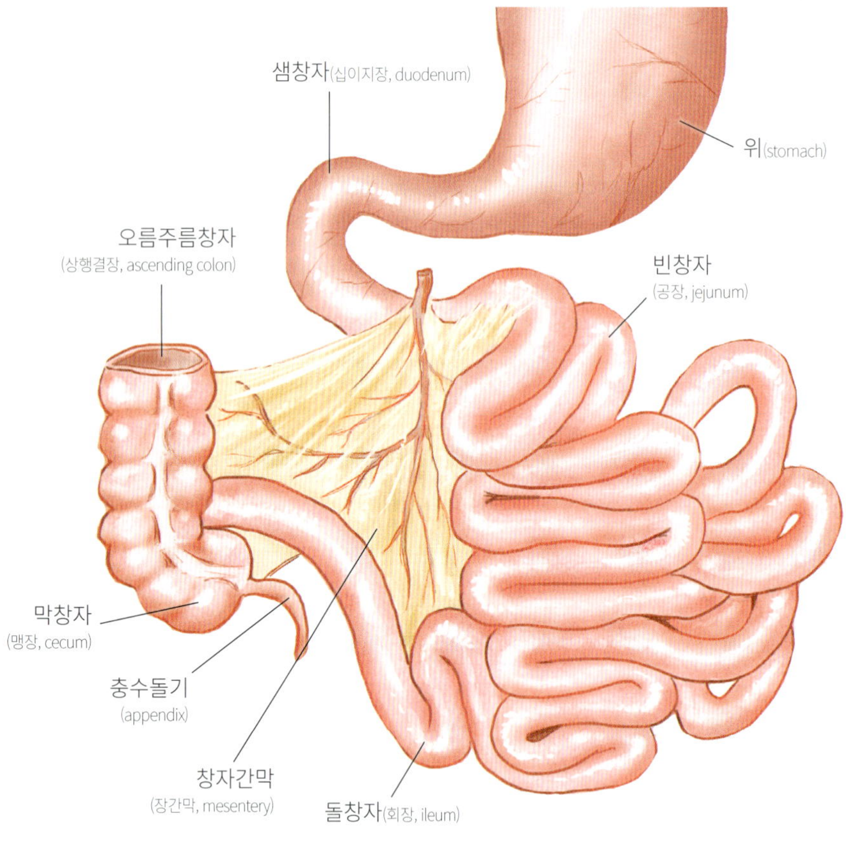

그림 12-17 작은창자(소장, small intestine; 십이지장, 공장, 회장)의 구성

2) 샘창자(십이지장, duodenum)

샘창자는 길이는 약 25cm로 C자 형이며, 지름이 약 5cm이다. 벽쪽배막(벽측복막, parietal peritoneal) 뒤 배막뒤공간(후복막공간, retroperitoneal space)의 제1~3요추 높이에 위치한다. (그림 12-18)(그림 12-19)

위(stomach)의 날문(유문, pylorus)에서 시작하여 빈창자(공장, jejunum)에 이르는 C자 모양으로 샘빈창자굽이(십이지장공장굴곡, duodenojejunal flexure)에서 끝난다. 샘창자는 4부위로 나뉜다.

* 샘창자의 대부분은 뒤배벽에 붙어 있으며, 앞쪽은 복막으로 덮혀 있다.

❶ **위부분**(상부, superior part)은 날문에서 이어져 쓸개목(담낭경, neck of gallbladder) 부위에 닿는다.

❷ **내림부분**(하행부, descending part)은 쓸개목 부위에서 셋째 허리뼈 위모서리에 닿는다.

❸ **수평부분**(수평부, horizontal part)은 아래대정맥(하대정맥, inferior vena cava), 척추 앞을 지나 위창자간동맥 아래로 내려간다.

❹ **오름부분**(상행부, ascending part)은 둘째허리뼈 왼쪽에서 빈창자로 이어진다.

* 샘창자(십이지장, duodenum)에서 대부분의 화학적 소화가 이루어진다. 샘창자는 쓸개즙(bile)과 이자액(췌액, pancreatic juice)을 음식물에 전달하는 중요한 역할을 한다.

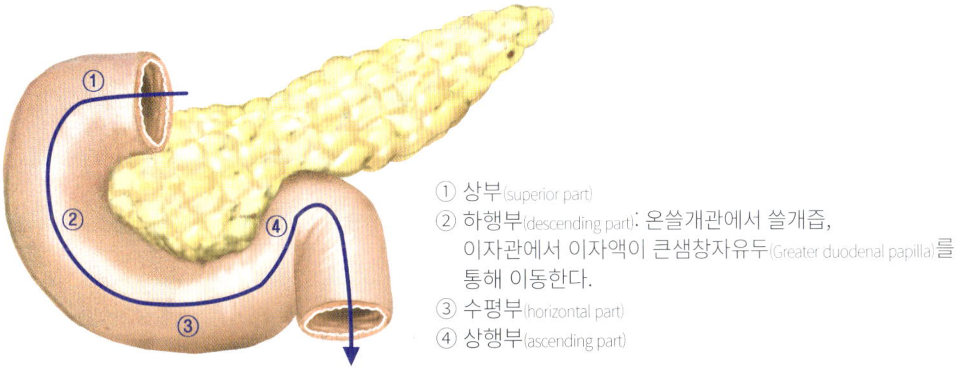

그림 12-18 샘창자(십이지장, duodenum)의 구조

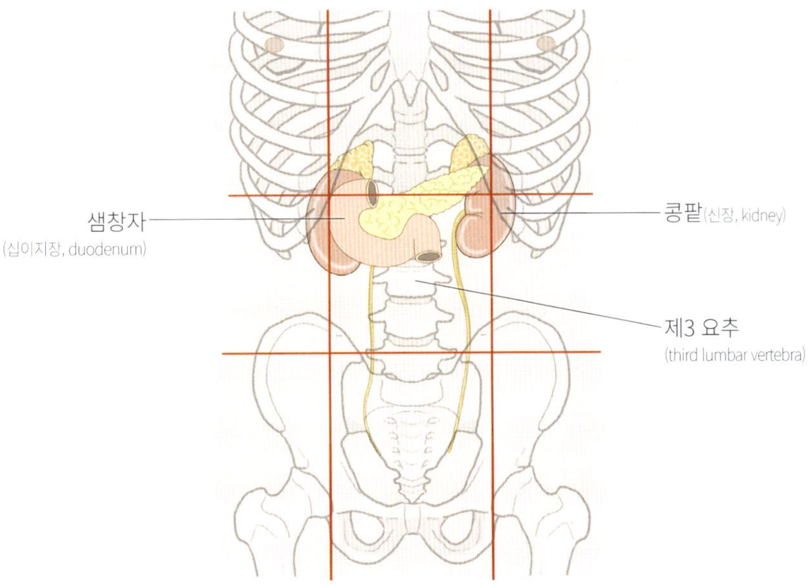

그림 12-19 샘창자(십이지장, duodenum)의 위치

3) 빈창자(공장, jejunum)와 돌창자(회장, ileum)

빈창자와 **돌창자**는 왼위사분역의 샘빈창자굽이(십이지장공장굴곡, duodenojejunal flexure)에서 시작되며, 오른아래사분역의 돌막창자(회맹장, ileocecum) 부위에서 끝난다.

돌창자와 빈창자는 창자간막(장간막, mesentery)에서 뒤배벽에 걸쳐 분포되어 있으며, 두 장을 총칭하여 **장간막소장**(intestinum tenue mesoteniale)이라고 한다. **(그림 12-20)**

돌창자와 빈창자의 경계는 명확하지 않으며 대략 전체 길이(6m)의 2/5가 빈창자이고 3/5는 돌창자이다. 대략 배꼽 왼쪽 윗부분에 위치한 것이 **빈창자**이고 오른쪽 아래에 위치한 것이 **돌창자**이다.

영양분은 돌림주름(윤상주름, plicae circulares)의 표면을 덮는 수많은 융털에서 흡수된다. 돌림주름은 작은창자내부에 폭넓게 퍼져있는 주름으로 음식물의 영양분은 돌림주름의 표면을 덮는 수많은 융털에서 흡수된다.

* 돌막창자판막(회맹판막, ileocecal valve)는 큰창자 내용물의 역류를 방지한다.

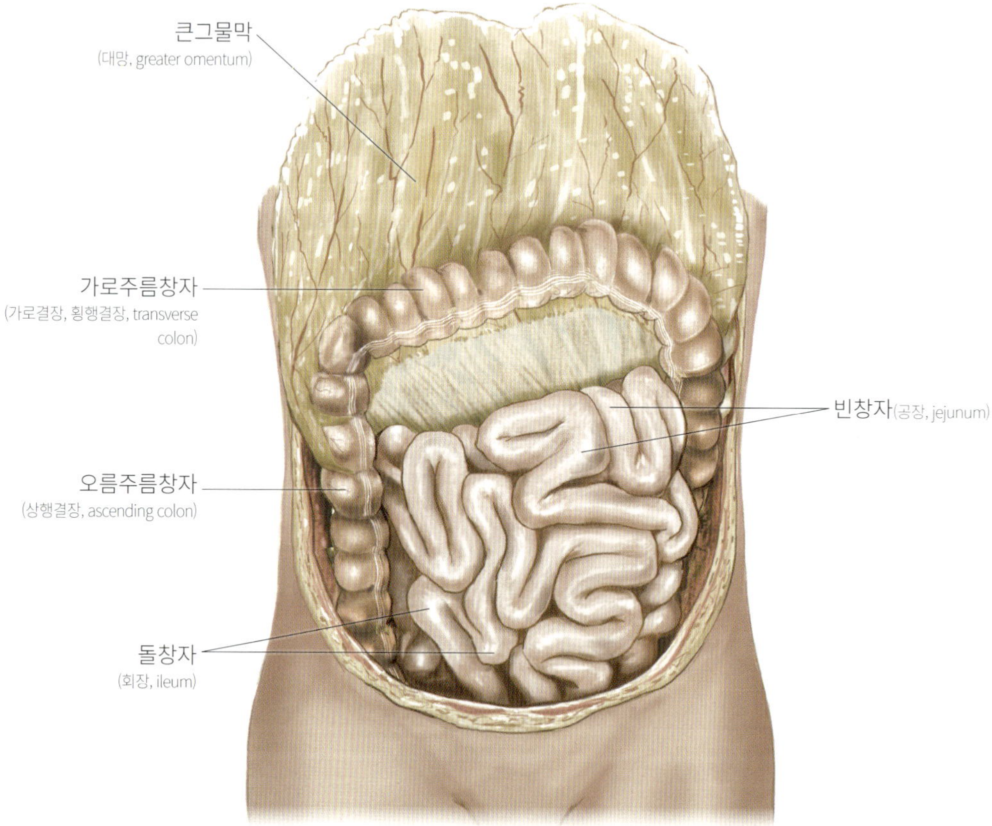

그림 12-20 빈창자(공장, jejunum)와 돌창자(회장, ileum) 의 원래 위치

4) 작은창자(소장, small intestine) 벽 구조

작은창자 벽은 **점막**(mucous coat), **점막밑층**(submucosa), **근육층**(muscular coat), **장막**(serosa) 등의 4층으로 구성되어 있다. 작은창자 속 공간의 돌림주름(윤상주름, circular fold)은 빈창자에서 가장 발달해 있고 잘록창자(결장, colon) 부근에서 없어진다. (그림 12-21)

❶ **점막**(mucous coat): 점막에는 무수히 많은 창자융모(장융모, intestinal villi)의 까칠까칠한 돌기가 있으며, 수천 개의 분비샘이 있다.

❷ **점막밑층**(점막하층, submucosa): 점막층과 근육층 사이의 결합조직으로 자율신경으로 구성된 점막하신경총(submucosal plexus)이 분포한다.

❸ **근육층**(근층, muscular coat): 근육층은 안쪽의 두꺼운 돌림근육층(윤주근층, circular muscle layer)과 바깥쪽의 얇은 세로근육층(종주근층, longitudinal muscle layer)으로 구성되어 있다.

❹ **장막**(바깥막, serosa): 작은창자의 가장 바깥층은 배막(복막, peritoneum)에 해당하는 장막으로 이루어져 있다.

* 작은창자 돌림주름(윤상주름, circular folds) 내벽의 점막주름은 혼합과 영양분을 효율적으로 흡수하기 위한 독특한 구조로 되어 있다.

간경화(liver cirrhosis)

간경변(hepatic cirrhosis)은 만성간염(chronic hepatitis) 등 만성으로 진행되며 간실질 세포의 퇴행과 파괴가 특징인 간질환의 종말 소견이다. 그래서 자각증상이 거의 없는 상태인지 또는 만성 간염(hepatitis)의 증상이 어느 정도 있거나, 간부전(hepatic failure) 증상이 나타났는지에 따라 크게 2가지로 분류할 수 있다.

임상적으로 경미한 증상을 **'보상성 간경변'**이라고 하고 간부전(hepatic failure)증상이 나타난 것을 '**비보상성 간경변**(hepatic cirrhosis)'으로 구별하고 있다.

원인: 만성 B형 간염(약 70%), 알콜성 간염, 만성 C형 간염(chronic hepatitis C), 간경변(hepatic cirrhosis), 혈색소증(hematochromatosis), 알콜, 저영양, 스트레스 등이다.

병태: 간기능 장애, 간세포의 죽음과 재생이 반복됨, 간세포 괴사 등이다.

증상: 대사장애, 소화불량, 오심(nausea), 구토(emesis), 간비대(hepatomegaly) 피로감, 식욕부진, 체중감소, 복부 불편감, 황달(jaundice), 복수(ascites) 등이다.

5) 작은창자(소장, small intestine)의 혈관과 신경

- 혈관: 위창자간막동맥(상장간막동맥, superior mesenteric artery)에서 분지된 동맥과 정맥은 문맥에 합류된다.
- 신경: 복강신경얼기(복강신경총, celiac plexus)의 지배를 받는다

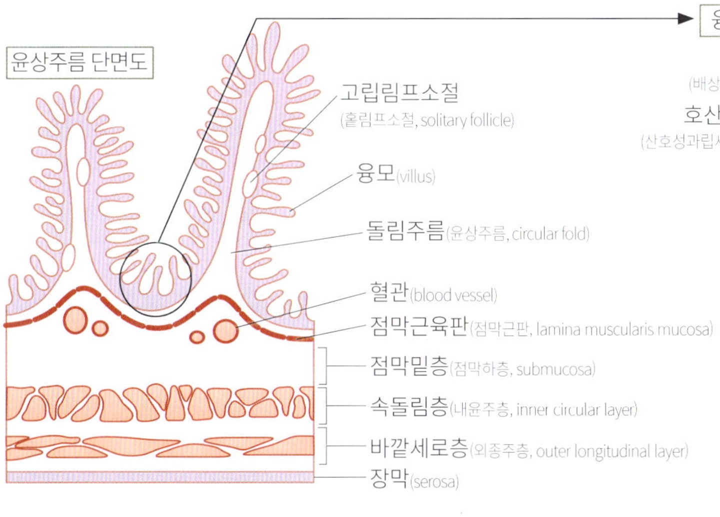

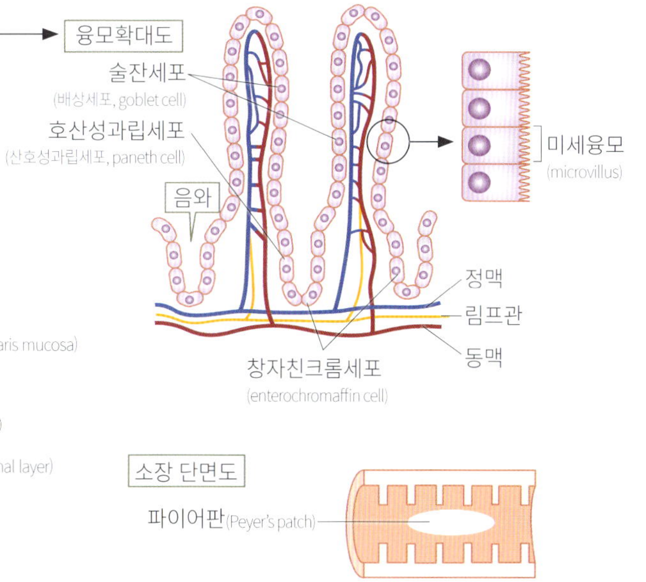

그림 21-21 작은창자(소장, small intestine) 벽의 구조

9. 큰창자(대장, large intestine)

작은창자(소장, small intestine)를 통과한 유미즙(음식물)은 큰창자에서 소금과 수분이 재흡수 되면서 고체 형태로 변한다.

1) 구조와 위치

큰창자(대장, large intestine)는 작은창자(소장, small intestine)에서 이어지는 소화관의 마지막 부분이다. 길이가 약 1.5m이다.

큰창자는 오른쪽 엉덩뼈오목(장골와, iliac fossa)의 막창자에서 시작되어 잘록창자(결장, colon)가 되며, 골반(pelvis) 안으로 들어가 곧창자가 된다. 곧창자 말단 부위(5cm 정도)를 항문관(anal canal)이라고 한다.

큰창자는 **막창자**(맹장, cecum), **잘록창자**(결장, colon), **곧창자**(직장, rectum)와 **항문관**(anal canal)으로 구분된다. (그림 12-22)

변비(constipation)

일반적으로 변비라고 하면 변이 잘 나오지 않는 것으로 생각하지만, 의학적으로 보면 변이 장기간 장관 내에 머물러 수분이 지나치게 흡수되어 대변 중의 수분량이 매우 적어진 상태이다.

대장질환 호발부위

- **크론병:** 회맹장부분(입에서 항문까지 전체에서 발생할 수 있다)
- **궤양결장염:** 전체 결장(소장, 항문에는 발생하지 않는다)
- **위막성 결장염:** S상결장, 직장
- **급성 출혈성 장염:** 횡행결장
- **대장암:** 직장, S상결장의 순서
- **허혈결장염:** 왼쪽 결장의 비장만곡부, S상결장
- **가족성 선종성 폴립증:** 대장 전체 영역에 다발(위, 십이지장, 소장에서도 볼 수 있다)

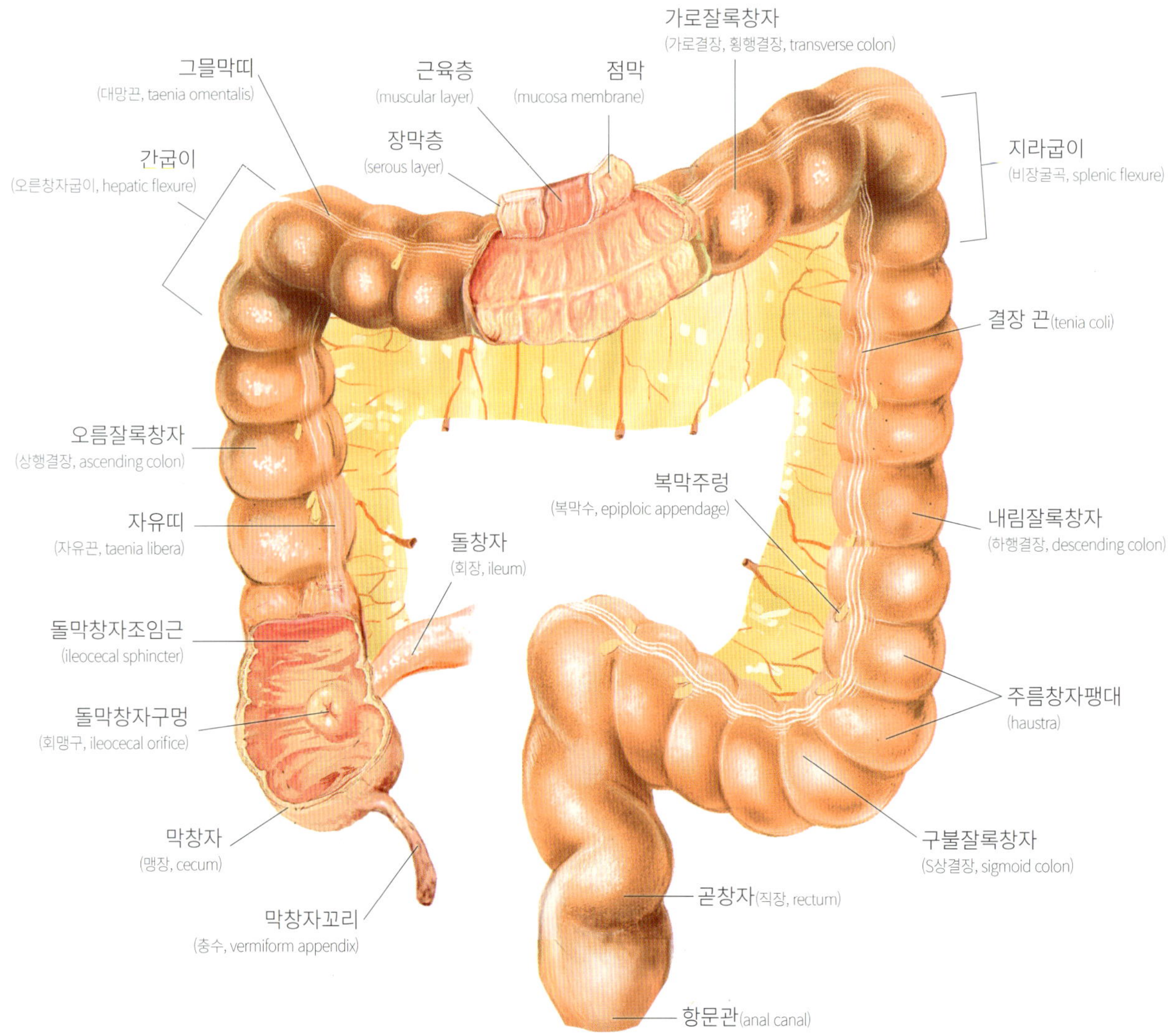

그림 12-22 큰창자(대장, large intestine)의 구조

2) 막창자(맹장, cecum)와 막창자꼬리(충수, vermiform appendix)

막창자는 큰창자가 시작되는 부위의 오른쪽 엉덩뼈오목(장골와, Iliac fossa)에 위치한다. 막창자 뒤안쪽벽에는 막창자꼬리(6~8cm의 가는 관)가 붙어있다.

막창자꼬리는 길이는 6~8cm에 두께는 0.5~1cm이며, 7~20세에 풍부한 림프조직을 가지고 있어 감염을 방어 할 수 있게 한다. (그림 12-23)

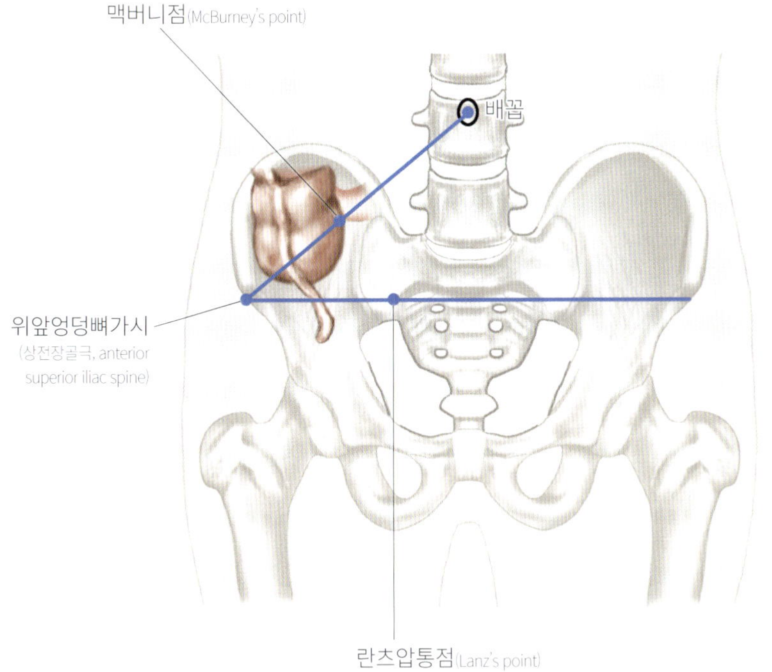

그림 12-23 막창자꼬리(충수, vermiform appendix) 위치와 기준점

충수염(appendicitis)

충수염은 맹장(막창자) 끝에 달린 가느다란 돌기인 충수(막창자꼬리)에 염증이 발생하는 것을 말한다. 처음에는 명치부위, 배꼽을 중심으로 한 둔통, 산통으로 시작하여 염증이 복막까지 파급되면 오른쪽 아랫배에 국한된 예리한 통증으로 진행된다.

원인: 충수관강 폐쇄, 충수의 꼬임, 장벽의 섬유상태

증상: McBurney's point 지점의 통증(Rovsing's 징후), 내장통증에서 몸통증으로 진행, 복막자극증상, 무력장폐색증, 단단한 복부 촉지(급성 충수염 증상), 통증 후 구역, 구토, 식욕 저하, 발한, 백혈구(WBC)증가

막창자(맹장, cecum)는 무용지물인가?

과거에는 맹장은 무용지물이라 여겨, 맹장염을 예방하기 위해 맹장을 절제하는 사람도 있었다. 그러나 염증을 일으키는 조직은 맹장 아래 붙어있는 충수의 림프조직이기 때문에 맹장을 절제하는 것은 바람직하지 않다.

최근에는 맹장이 인체에 유익한 박테리아의 저장소로서 유의미한 기능을 갖고 있다는 것이 발견되어 주목받고 있다.

맥버니 점(McBurney's point)

배꼽으로부터 오른쪽 위앞엉덩뼈가시(상전장골극, Anterior superior iliac spine)에 이르는 선(line)의 바깥쪽 1/3 지점으로 막창자꼬리(충수, Vermiform appendix)가 막창자(맹장, cecum)으로 열리는 부분에 해당한다. 급성막창자꼬리염(급성충수염, acute appendicitis)인 경우의 압통점이 된다.

란츠 점(Lanz's point)

좌 · 우 위앞엉덩뼈가시(상전장골극)를 잇는 선상에서 우측 1/3과 중간 1/3 지점의 경계 지점. 급성막창자꼬리염인 경우의 압통점으로서 막창자꼬리의 위치를 알 수 있는 지점이다.

블룸베르그 징후(Blumberg sign)

복막염(peritonitis)에 걸린 경우, 손가락으로 배벽(복벽, peritonitis)을 가만히 눌렀다가 손가락을 급히 배벽에서 떼어서 압박을 풀면 강한 동통을 느끼는 징후로 복벽경직을 말한다. 벽측 복막의 염증성 자극에서 비롯되는 것으로 함께 중요한 배벽 자극 증상이다.

큰창자는 대변이 통과하는 순서에 따라 아래와 같이 세분화 한다

- 막창자(맹장, cecum)
- 오름잘록창자(상행결장, ascending colon)
- 가로잘록창자(횡행결장, transverse colon)
- 내림잘록창자(하행결장, descending colon)
- 구불잘록창자(S상결장, sigmoid colon)
- 곧창자(직장, rectum)
- 항문관(anal canal)

3) 잘록창자(결장, colon)

잘록창자는 골반 속 곧창자에 이어지는 부분이며, 곧창자(직장, rectum)는 골반(pelvic) 속 항문관(곧창자 말단, 약 5cm)에 이어지는 부위이다. 잘록창자는 전체 길이가 약 1.5m이며, 위치에 따라 오름잘록창자, 가로잘록창자, 내림잘록창자, 구불잘록창자의 4부위로 나뉜다. (그림 12-22)(그림 12-24)

❶ **오름잘록창자**(상행결장, ascending colon): 오른쪽 엉덩뼈오목에 있는 막창자에서 계속 이어져, 가로 잘록창자로 이어진다. 오름잘록창자는 뒤배벽에 붙어 있으며, 앞쪽은 복막으로 덮여 있고, 양쪽은 얕은 고랑이 만들어진다.

❷ **가로잘록창자**(횡행결장, transverse colon): 간 아래에 있는 오른잘록창자굽이에서 시작된다. 배안 위부분을 가로지르고 지라(spleen) 바로 아래에서 구부러져 내림잘록창자로 이어진다.

❸ **내림잘록창자**(하행결장, descending colon): 왼잘록창자굽이에서 배안 왼쪽으로 내려오며 왼쪽 엉덩뼈오목(장골와, iliac fossa)에서 구불잘록창자로 이어진다.

❹ **구불잘록창자**(S상결장, sigmoid colon): 왼쪽 엉덩뼈오목에서 시작되며 구불창자간막(S상결장간막, sigmoid merocolon)에 의해 뒤배벽에 매달려 있다.

큰창자(large intestine) 운동

- **큰창자**의 **혼합운동**(mixing movement)과 **꿈틀운동**(연동운동, peristaltic movement)은 수분과 전해질의 흡수를 돕는다.
- 큰창자의 **꿈틀운동**은 하루에 2~3회 만 발생한다.
- 큰창자벽(대장벽)을 강하게 수축시키는 집단운동(mass movements)으로 장 내용물을 직장으로 밀어낸다.

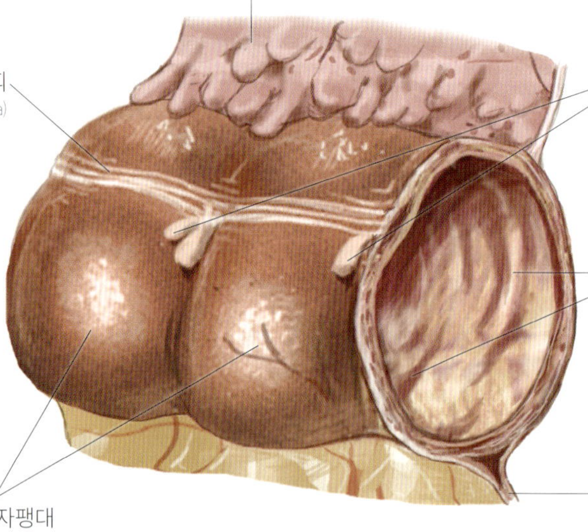

그림 12-24 잘록창자(결장, colon)의 기본 구조

4) 큰창자(대장, large intestine)벽

큰창자벽은 **점막**(mucosa)과 **근육층**(근층, muscular coat), **장막**(serosa)의 3층으로 구성되어 있다.

큰창자 속(공간)에는 작은창자와 같은 돌림주름(윤상주름, circular fold)이 없고 점막에고 창자융모가 없기 때문에 점막 표면이 매끄럽게 보인다. 그러나 큰창자벽에는 잘록창자반달주름이있다.

잘록창자의 점막고유층(lamina propria mucosae), 점막근육관, 점막밑조직은 작은창자의 구조와 같다.

막창자와 잘록창자에는 3개의 잘록창자띠(결장띠, taenia coli)가 있다.

❶ **그물막띠**(대망끈, taenia omentalis): 가로잘록창자앞쪽의 큰그물망이 붙은 띠

❷ **간막띠**(간막끈, taenia mesocolica): 뒤쪽의 가로창자간막이 있는 곳에 붙어있다. 정면에서는 잘 보이지 않는다.

❸ **자유띠**(자유끈, taenia libera): 그물막띠와 간막띠 사이에 있으며 가로잘록창자에서는 아래쪽에 있다.

* 잘록창자띠는 외과 수술 시 잘록창자인 것을 확인하는 기준이다.

* 큰창자의 역할은 주로 소화 불가능한 음식물 찌꺼기로부터 수분과 비타민의 일부, 쓸개즙, 빌리루빈 등을 흡수하고, 찌꺼기를 보관하고 있다가 몸 밖으로 배출하는 것이다.

5) 큰창자(대장, large intestine)의 흡수

가로잘록창자(횡행결장, transverse colon)를 거쳐 내림잘록창자(하행결장, descending colon)에 이르면서 음식물의 잔여수분이 흡수 되며 반고형화분변이 형성된다.

6) 큰창자(large intestine) 기능

큰창자의 주 기능은 수분을 흡수하며 대변을 생성한다.

- **작은창자**(소장, small intestine)에서 영양분이 흡수된 음식물은 대장으로 보내어진다. **큰창자**는 소화기능이 거의 없다. 큰창자 점막에는 융모가 없고, 술잔세포로 구성된 창자샘(장선, intestinal gland)이 존재하며 이곳에서 분비되는 점액이 배변을 원활하게 하는데 도움을 주고 큰창자 내 pH를 조절한다. 물리적 자극과 부교감신경 임펄스에 의해 점액분비 속도가 조절된다.
- **큰창자**의 세균은 소화 역할 외에 혈액응고에 필요한 비타민 K의 합성과 비타민 B 복합체 형성에 관여한다. 창자균은 질환으로부터 면역력을 강화시킨다.

(1) 배변(defecation)

오름잘록창자(상행결장, ascending colon)의 꿈틀운동과 역꿈틀운동에 의해 반고형분변은 구불창자에 수 시간 머문 후 곧창자(직장, rectum)로 들어가면 내압이 항진되어 배변을 촉진시킨다.

(2) 대변(stool)

대변은 소화되지 않거나 흡수되지 않은 물질들과 수분, 전해질, 점액, 세균 등으로 구성된다. 대변의 약 75%는 수분이고 세균의 작용에 의해서 변한 쓸개즙(담즙, bile) 색소의 색을 띤다.

대변의 쾌한 냄새에는 페놀(phenol: 석탄산), 황화수소(hydrogen sulfide), 인돌(indole), 스카톨(skatole), 암모니아(ammonia) 등이 포함되어 있다.

과민성 대장증후군(irritable bowel syndrome)

장관 중에서 특히 대장의 기능성 질환으로 복통과 함께 변통이상 및 다양한 복부이상을 호소하지만 장관에서는 이들 증상을 설명할 수 있는 기질적 병변이 발견되지 않는 증후군이다. 대표적인 심신증의 하나로 스트레스, 성격 등이 크게 관여한다.

원인: 주로 사춘기의 여성이나 40대의 남성 등에서 스트레스에 의해서 나타난다. 복통을 동반하는 변비, 설사, 교대성 통변이상이 나타나며 배변에 의해 증상이 호전된다.

이 질환은 소화관 평활근의 기능이상이라는 신체적 요인과 신경증적 경향의 정신적 요인에 스트레스 등이 가중되어 일어난다.

증상: 복통(abdominal pain)과 함께 대변양상변화가 나타나는데 변통이상에는 설사형, 변비형, 설사변비 교대형이 있으며, 배변 후에는 증상이 완화되는 것이 특징이다. 또 체중감소를 나타내는 경우는 거의 없다는 것도 특징이다. 스트레스를 받는 상황에서 병세가 악화되는 특징이 있으며 사춘기에 많이 발생하고 우울, 불안 등의 정신증상이 동반되기도 한다.

10. 항문(anus)

항문은 곧창자(직장, rectum)의 대변을 몸 밖으로 배출한다. 직장에 대변이 쌓이면 평상 시 수축된 상태의 항문조임근(항문괄약근, anal sphincter)이 이완되면서 대변이 밖으로 배출된다.

항문관(anal canal)은 길이가 3~4cm 정도이며 항문관 주변에는 배변과 관련이 있는 항문내괄약근, 항문외괄약근, 항문올림근(항문거근, levator ani m.) 등이 있다. 항문내괄약근은 민무늬근(평활근, nonstriated m.)이며 자율신경계(autonomic nervous system)의 지배를 받는다.

항문조임근(항문괄약근, anal sphincter)은 평상시 **속·바깥항문조임근**(내·외괄약근, internal·external sphincter)이 서로 협동하여 수축함으로써 항문을 굳게 닫고 있으나 직장 내로 대변이 내려와 변의가 유발되면, 안쪽의 **속항문조임근**(내괄약근, internal sphincter)은 대변을 내보내기 위해서 이완을 하고 그 바깥쪽의 바깥항문조임근은 필요에 따라 변을 참기 위해 속항문조임근의 이완을 일시 정지시키도록 수축할 수 있다. (그림 12-25)

11. 복막(peritoneum)

복막은 결합조직과 한 층의 상피세포로 형성된 장막(serosa)이다.

복막은 가슴안(흉강, thoracic cavity)의 내벽을 둘러싸고 있는 벽쪽복막(벽측복막, parietal peritoneum)과 내장을 덮고있는 내장쪽복막(장측복막, visceral peritoneum)으로 구성되며 내강 속에 복막액(뱃물, ascites)이 있어 내강 속 기관들의 마찰을 줄여준다.

내장쪽복막과 벽쪽복막은 두 층의 벽쪽복막이 융합된 창자간막(장간막, mesentery)에 의해 연결되어있다. 창자간막은 제 2 허리뼈 높이에서 오른엉덩뼈오목(장골와, iliac fossa)까지 비스듬하게 위치한 창자간막뿌리(장간막근, root of mesentery)에 의해 뒤배벽에 고정되어 있고 그 길이는 약 15~20cm정도이다.

막창자꼬리(충수, vermiform appendix), 잘룩창자(결장, colon), 곧창자(직장, rectum)의 상부는 복막주름 끝에 달려있으며 이를 각각 막창자꼬리간막(충수간막, mesoappendix), 잘룩창자간막(결장간막, mesocolon), 곧창자간막(직장간막, mesorectum)이라 한다. 이 중 잘록창자간막은 창자간막의 특수한 부분으로 큰창자를 지지해준다.

작은그물막(소망, lesser omentum)은 위(stomach)의 작은만곡과 샘창자샘(십이지장선, duodenal glands)으로부터 간(liver)의 아래면까지 지지한다. **큰그물막**(대망, greater omentum)은 위의 큰만곡으로부터 가로주름창자(횡행결장, transverse colon)까지 확장되어 있으며, 작은창자의 대부분을 덮고 있다. 큰그물막(대망, greater omentum)은 복부 내 감염의 확산을 방지하며, 지방을 저장하고 내장에 가해지는 충격을 완화

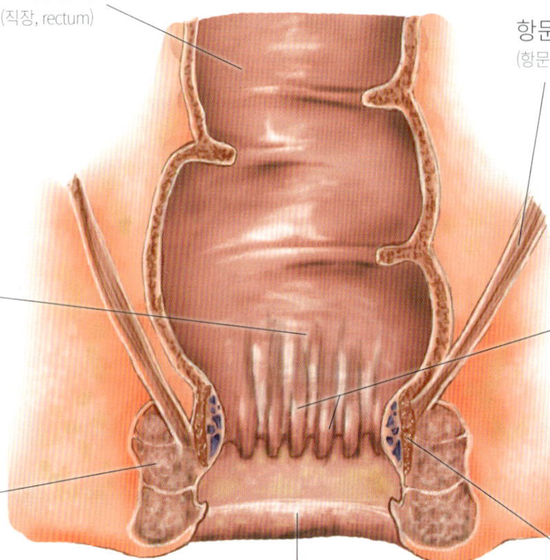

그림 12-25 곧창자(직장, rectum)와 항문관(anal canal)의 구조

하는 쿠션의 기능을 한다. 또한 복부 림프절을 지지하는 역할도 한다.

배안(복강, abdominal cavity)에 있지는 않으나 벽쪽복막으로 덮여있는 기관을 복막뒤기관(후복막 장기, retroperitoneal organ)이라 하며 이자(췌장, pancreas)의 대부분과 콩팥(신장, kidney), 샘창자(십이지장, duodenum), 일부 배대동맥(복대동맥, dbdominal aorta) 등이 포함된다. 그물막주머니(망낭, omental sac)는 가로막 아래면과 간, 작은그물막, 위, 가로잘록창자, 가로잘록창자간막, 뒤배벽으로 둘러싸인 주머니 모양의 공간으로 그물막구멍(망낭공, epiploic foramen)에 의해 배안의 큰 주머니와 연결된다. (그림 12-26)(그림 12-27)

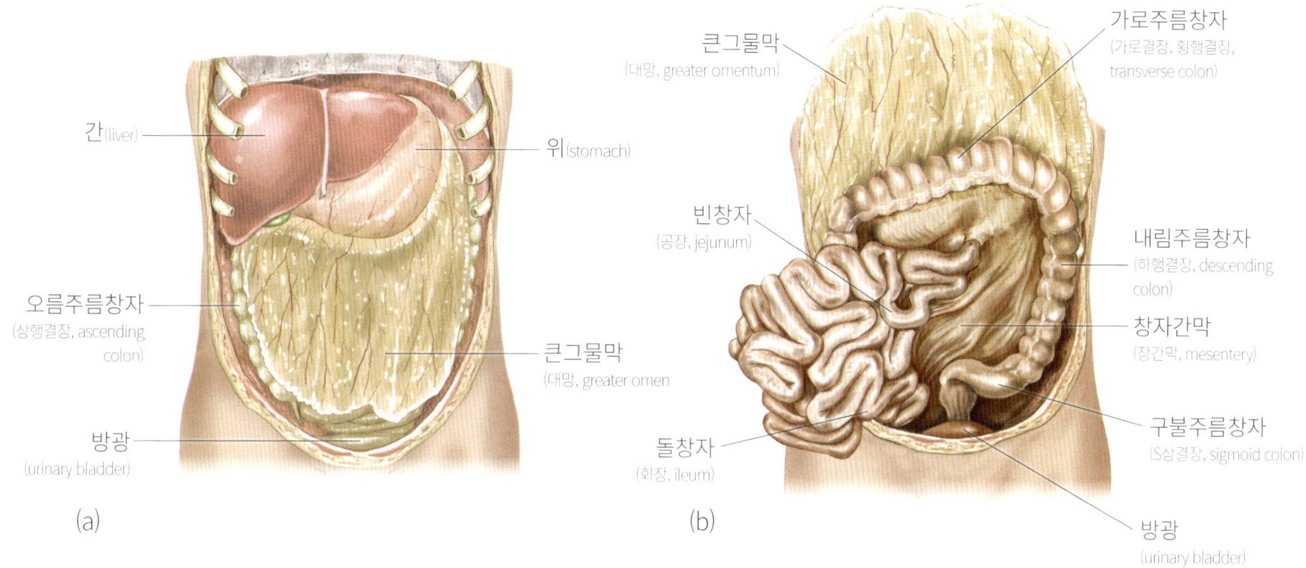

그림 12-26 (a) 큰그물막(대망, greater omentum)이 복부장기를 덮고 있는 모습 (b) 작은창자를 젖혀 창자간막(장간막, mesentery)을 드러낸 모습

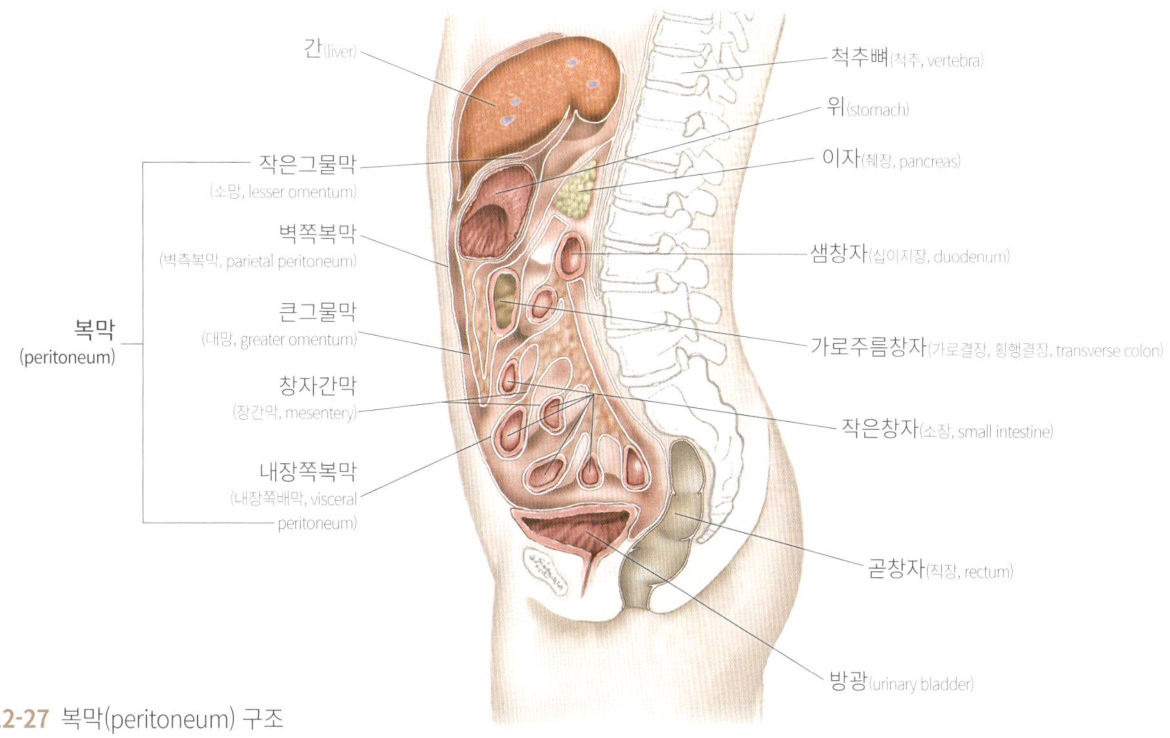

그림 12-27 복막(peritoneum) 구조

B. 소화계통(ALIMENTARY SYSTEM)의 부속기관

1. 이자(췌장, pancreas)

이자는 회색 빛이 도는 분홍색 샘으로 길이 12~15cm 이고 무게 60gm 정도의 긴 장기이다. 이자는 위 뒤쪽에 있으며 오른쪽으로 샘창자, 왼쪽으로 지라(비장, spleen)에 닿아있다.

이자(췌장, pancreas)는 이자액을 만드는 **외분비부분**과 호르몬을 분비하는 **내분비부분**(랑게르한스섬) 기능을 모두 갖고 있는 혼합샘(mixed gland)이다. (그림 12-28)

외분비부분은 위산을 중화하고 영양성분을 소화하는 효소가 들어 있는 이자액을 도관을 통해 샘창자(십이지장, duodenum)로 분비한다.

내분비부분은 선조엽 중에 내분비성 세포군으로 이루어져 있으며 글루카곤(glucagon), 인슐린(insulin), 소마토스타틴(somatostatin)이 분비된다.

1) 이자(췌장, pancreas)의 구분

이자는 4부분으로 나뉜다.

❶ **이자머리**(췌두, head of pancreas)는 이자 뒤를 지나는 위창자간막혈관의 오른쪽에 있으며 C자 모양의 샘창자(십이지장, duodenum)에 싸여져 있다.

❷ **이자몸통**(췌체, body of pancreas)은 위창자간막혈관과 이자꼬리사이 부분이며, 이자머리에서 왼쪽으로 이어진 부위이다.

❸ **이자꼬리**(췌미, tail of pancreas)는 위창자간막혈관의 몸통 끝이다.

췌장암(pancreatic cancer)

일반적으로 췌장암이라 하면 **췌관암**을 말한다.

그리고 **췌내분비종양**(islet cell tumor)에는 글루카곤종(glucagonoma), 인슐린종(insulinoma), 소마토스타틴종(somatostatinoma) 외에도 가스트린종, VIPoma가 포함된다. 60~70%가 췌장머리에서 발생한다.

췌장암은 암 진단 후 5년 생존율이 가장 낮은 암으로 조기 발견을 위해 정기적인 검사가 필요하다. 예방을 위해서는 고지방·고칼로리 음식을 절제하고, 과일과 채소를 충분히 섭취한다.

원인: 췌관의 암 발생, 외부환경인자(흡연, 식습관, 음주 등), 내부환경인자(당뇨병, 만성 췌염 등의 합병증) 등이다.

증상: 등쪽의 통증, 명치통증(상복부통증, epigastic pain) 식욕부진, 오심(nausea), 구토(emesis), 황달(icterus), 체중감소, 밤중에 자주 깸 등이다.

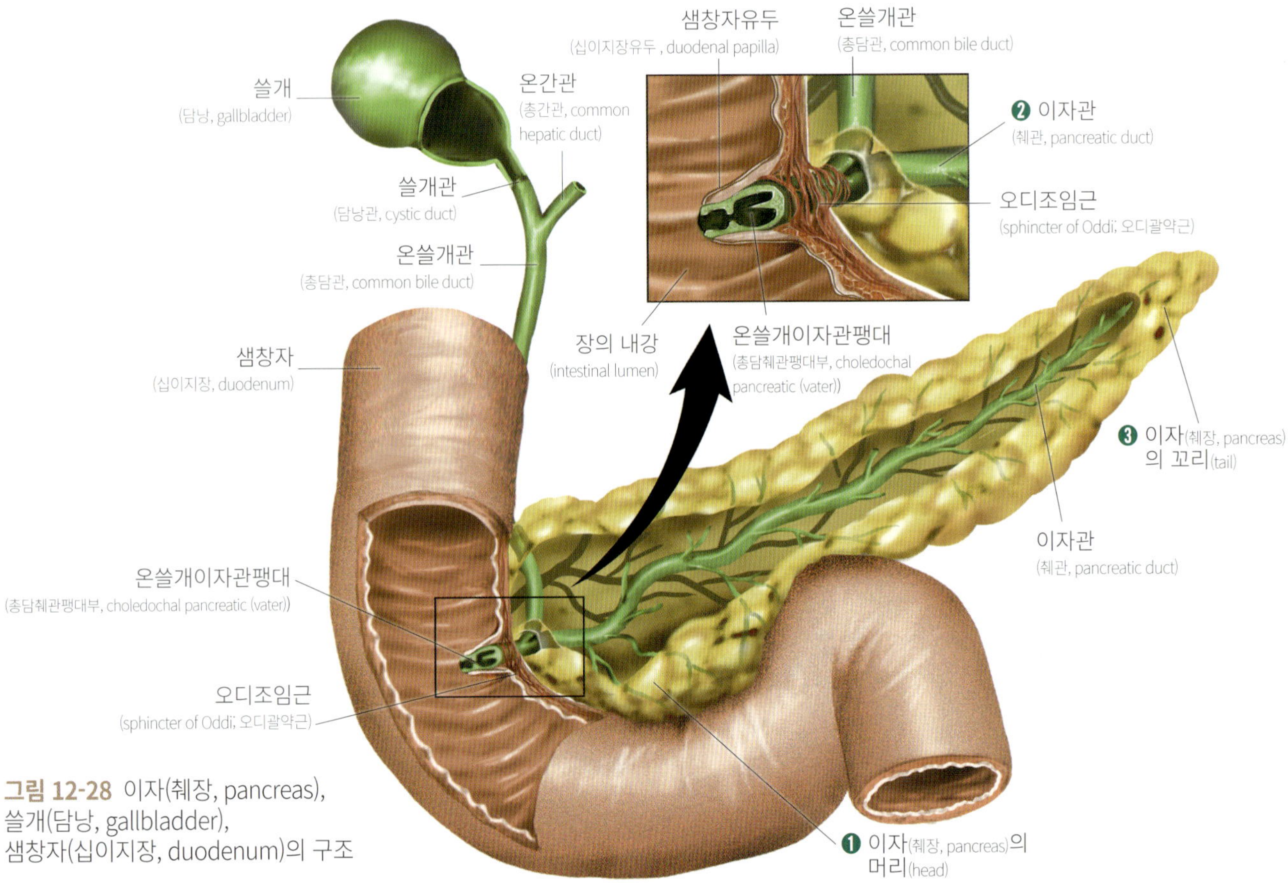

그림 12-28 이자(췌장, pancreas), 쓸개(담낭, gallbladder), 샘창자(십이지장, duodenum)의 구조

2) 이자액(췌액, pancreatic juice)

이자액은 이자관(췌장관, pancreatic duct)에 모이고 샘창자로 분비되며, 호르몬과 신경에 의해 조절된다.

이자액은 탄수화물, 지방, 단백질, 핵산을 소화시키는 효소를 가진다.

탄수화물 분해요소인 **췌장아밀라제**(pacreatic amylase)는 녹말(전분, starch)과 글리코겐(당원, glycogen)을 이당류(disaccharide)로 분해하고 지방분해효소인 **췌장리파아제**(pancreatic lipase)는 중성지방을 지방산(fatty acid)과 모노글리세라이드(monoglyceride)로 분해한다. 또한 단백질을 분해하는 트립신이 있다.

* 이자액의 분비는 미주신경반사(vagal reflex)와 호르몬에 의해 조절된다. 이자액은 알칼리성의 무색투명한 소화액으로 하루에 약 1L가 분비된다.

이자섬(췌장소도, pancreatic islet)의 인슐린(insulin) 생산

인슐린은 이자섬 중 안에 있는 B세포에서 생산된다. 인슐린은 뼈대근육(골격근, skeletal muscle)과 지방세포에 작용해서 포도당이 세포속으로 흡수되는 것을 촉진해서 혈당치(혈중포도당농도)를 떨어트린다. 또한 당질, 단백질, 지질의 합성과 저장을 촉진한다.

당뇨병(diabete mellitus)은 혈당이 비정상적으로 높은 것으로 인슐린이 부족한 상태이다.

2. 쓸개(담낭, gallbladder)(그림 12-28)

쓸개는 간의 내장면(아래쪽)에 있는 쓸개오목(fossa for gallbadder)에 들어 있다. 쓸개의 길이는 7~10cm이고 넓이는 3cm 정도이며 50mℓ 정도의 쓸개즙을 저장할 수 있다. 쓸개는 서양배 모양을 하고 있으며 간의 오른옆 아래에 있다.

1) 쓸개(담낭, gallbladder)와 쓸개관(담관, bile duct)

쓸개와 **쓸개관**은 쓸개주머니관으로 연결되어 있으며, 쓸개관은 간과 합쳐진다.

쓸개관(담관, bile duct)은 쓸개를 포함해서 쓸개길(담도, biliary tract)라고도 한다.

2) 쓸개주머니관(담낭관, cystic duct)

쓸개주머니관은 길이가 3cm 정도이며 온간관(총간관, common hepatic duct)에 합쳐진다. 쓸개주머니관의 점막은 속 공간에 나선모양의 통로인 나선주름을 만든다. 쓸개주머니관은 슬개즙 분비와 간에서 생성된 쓸개즙을 쓸개로 보낸다.

쓸개 내면은 원주상피(columnar epithelium)로 되어있고 쓸개벽은 근육층이 발달되어 있다.

3) 온쓸개관(총담관, common bile duct)

온쓸개관은 온간관(총간관, common hepatic duct)과 쓸개주머니관(담낭관, cystic duct)이 합쳐져 시작되어 이자머리뒤쪽 고랑을 따라 지나가며, **이자관**(췌장관, pancreatic duct)과 합쳐진다.

- **쓸개**(담낭, gallbladder)는 간에서 만들어진 쓸개즙을 저장하여 5~10배 농축하고 수축을 통해 십이지장으로 배출하는 기관이다.
- **쓸개주머니관**(담낭관, cystic duct)은 간에서 생성된 쓸개즙을 쓸개로 보낸다.
- **쓸개즙**(담즙, bile)은 간에서 생성되는 소화액으로 쓸개에 저장되어 소화를 도와준다. 하루에 약 1.5L 분비액(쓸개즙산, 빌리루빈, 등 함유)을 생성하며, 작은창자에서 지질 흡수, 세포손상 및 활성산소 방어에 작용한다.

3. 간(liver)

1) 간의 위치와 구조

간은 옆으로 누운 삼각뿔의 형태이며 인체에서 가장 큰 장기(내장기관)이다. 간은 우엽(right lobe)과 좌엽(left lobe)로 나누고 간방형엽(quadrate lobe)과 간미상엽(caudate lobe)이 있다. 각엽은 더 작은 간소엽(hepatic lobule)이라는 간의 기능적 단위가 있고, 여기에는 문맥, 고유간동맥(proper hepatic artery) 쓸개관(담관, bile duct)의 가지가 1조(간3조, portal triad)가 되어 존재한다. 또한 무게는 약 1.5kg이다.

가로막(횡격막, diaphragm) 아래 오른쪽 위갈비 부위와 위(stomach)의 위쪽에 있으며 대부분 오른갈비활(늑골궁, costal arch)에 감추어져 있기 때문에 체표에서는 거의 만져지지 않으며, 일부분만 신체 왼쪽을 차지한다.

간 내에서는 가로막과 유착되어 있는 머리쪽 등면의 일부를 제외하고 대부분이 **배막**(복막, peritoneum)으로 덮여 있다.

간의 위쪽과 앞뒤쪽은 **가로막면**(횡격면, diaphragmatic surface), 아래쪽은 **내장면**(장측면, visceral surface)이라고 한다. (그림 12-29)

간염(hepatitis)·간경화(liver cirrhosis)

염증(inflammation)은 발적, 부종, 발열, 통증의 4가지 증상이 특징이다.

간염은 바이러스간염 이외에도 음주, 독극물, 약물 등에 의해서도 발생한다.

간염이 장기간 지속되어 만성감염이 되면 **간경화**(liver cirrhosis)로 발전하며, 흔히 **간세포암종**(hepatocellular carcinoma)이 발생하게 된다.

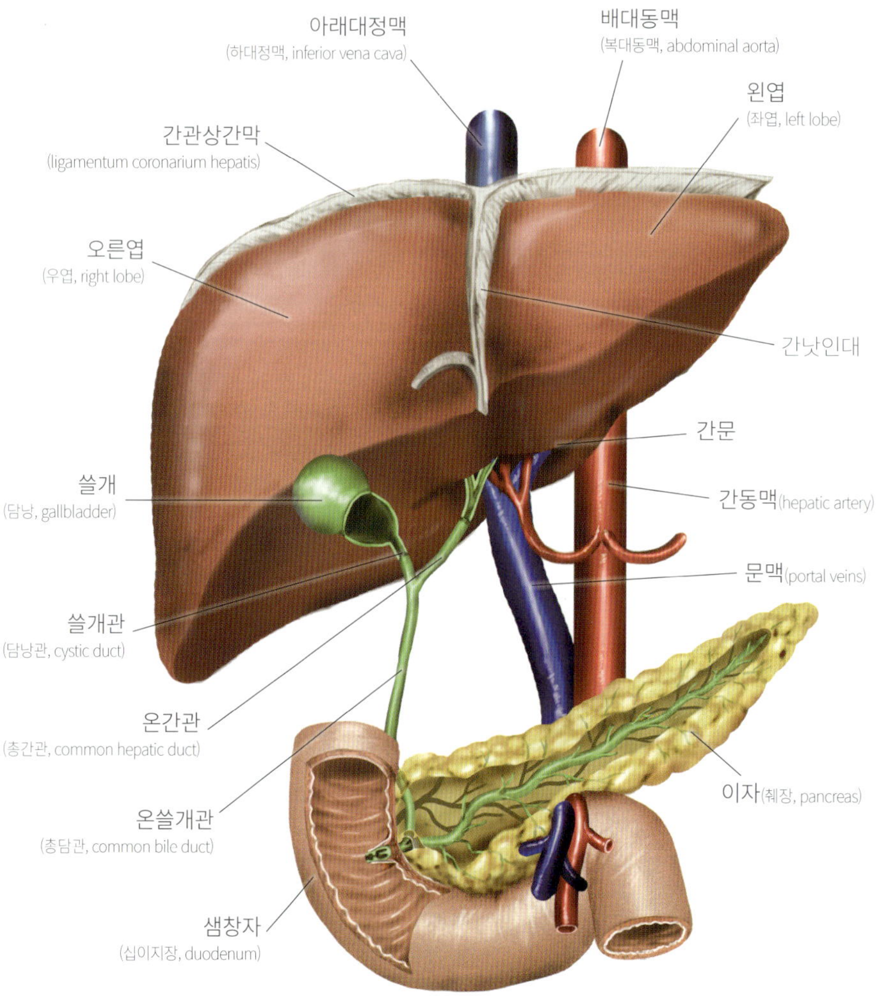

그림 12-29 간(liver), 쓸개(담낭, gallbladder)의 위치와 구조

(1) 간(liver)의 가로막면

간의 가로막면(횡격면, diaphragmatic surface)은 가로막에 인접해 있으며, 간은 내장배막(내장복막, visceroperitoneal)에 의해 거의 덮여 있다.(그림 12-30)

간낫인대(겸상인대, falciform ligament)에 의해 오른엽(우엽, right lobe)과 왼엽(좌엽, left lobe)으로 간이 나뉘며, 앞배벽(전복벽) 및 가로막(횡격막, diaphragm)에 부착되어 관상인대(coronary ligament)에 의해 가로막 아래면에 부착된다.

(2) 간(liver)의 내장면(visceral surface)

간의 내장면은 위, 샘창자(십이지장, duodenum), 가로잘록창자(colon) 등 복부의 내장과 인접하며, 4개의 엽으로 나뉜다. 양쪽에 왼엽(좌엽, left lobe)과 오른엽(우엽, right lobe)이 있고 간문 앞쪽에 네모엽 (방형엽, quadrate lobe), 뒤쪽에 꼬리엽(미상엽, caudate lobe)이 있다.(그림 12-31)

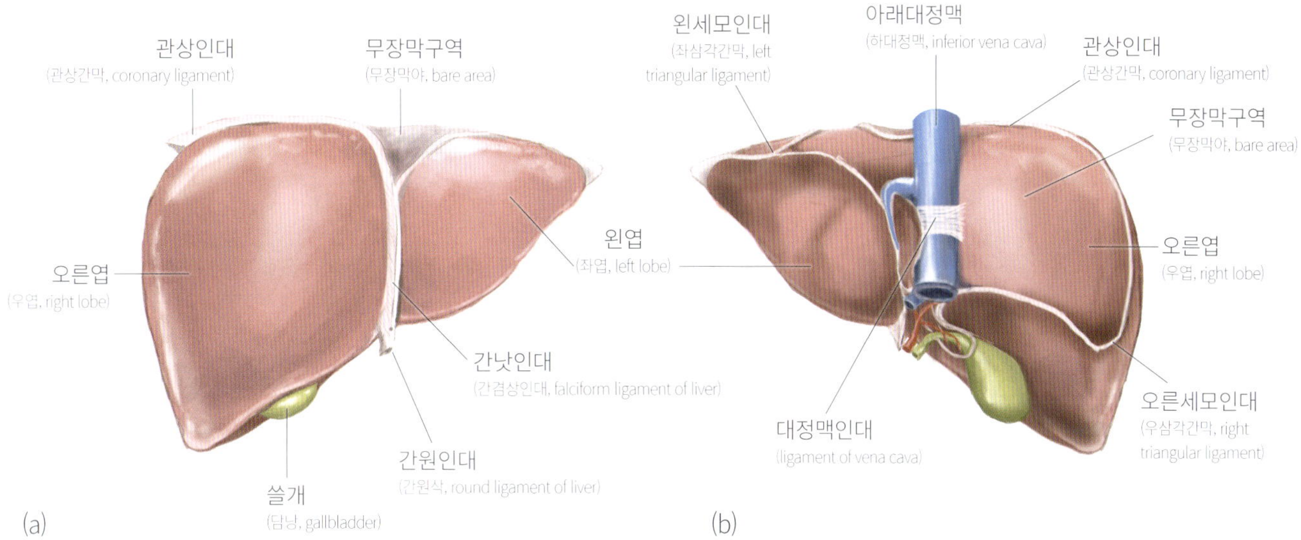

그림 12-30 간(liver)의 가로막면 (a) 앞쪽 (b) 뒷쪽

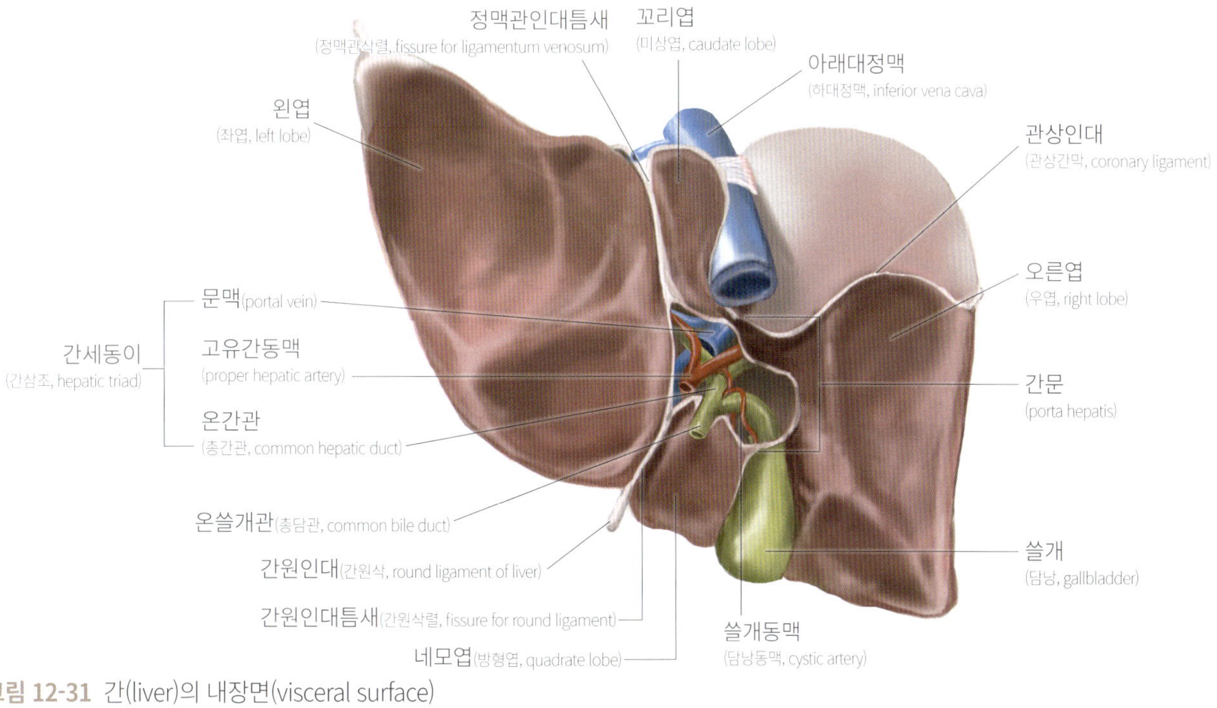

그림 12-31 간(liver)의 내장면(visceral surface)

2) 간(liver) 구역

간은 **낫인대**(겸상인대, falciform ligament)를 기준으로 오른엽(우엽, right lobe)과 왼엽(좌엽, Right lobe)으로 나뉜다.

좌·우의 엽은 다시 2개씩 먼저 4개의 구역으로 나뉜다.

중앙의 수직면은 중간간정맥(중간정맥, intermediate hepatic veins)에 의해 나뉜 면이며, 중간간정맥에 의해 간을 왼간과 오른간으로 나눈다.(그림 12-32)

- **왼엽**(left lobe) ┌ 가쪽구역(lateral segment), └ 안쪽구역(internal segment)
- **오른엽**(right lob) ┌ 앞쪽구역(anterior segment) └ 뒤쪽구역(posterior segment)

3) 간(liver)의 혈관(blood vessel)

간은 간문(porta hepatis)에서 들어오는 2계통의 혈관(문맥, 고유간동맥)에서 나온 **혈액**을 받아들이고 간정맥(hepatic vein)을 통해 혈액(blood)을 아래대정맥으로 내보낸다.

배의 장기에서 나온 혈액은 각각의 정맥을 통과해 문맥으로 들어가 간으로 보낸 후, 혈류로 돌아와 심장(heart)에서 전신으로 보낸다.

문맥(portal vein)은 간 기능에 작용하는 혈관(blood vessel)이 없기 때문에 '간 기능 혈관'이라고 한다.

- **간문맥**(hepatic portal vein)은 왼·오른가지로 나뉘며, 왼간과 오른간에 분포한다. 간문맥은 이자(췌장, pancreas), 지라(비장, spleen) 등에서 나온 혈액을 모아 간으로 보낸다.
- **고유간동맥**(proper hepatic artery)은 간샘창자인대(간십이지장인대, hepatoduodenal ligament) 속을 지나 간문으로 들어가며 산소가 풍부한 동맥 혈액을 공급한다.

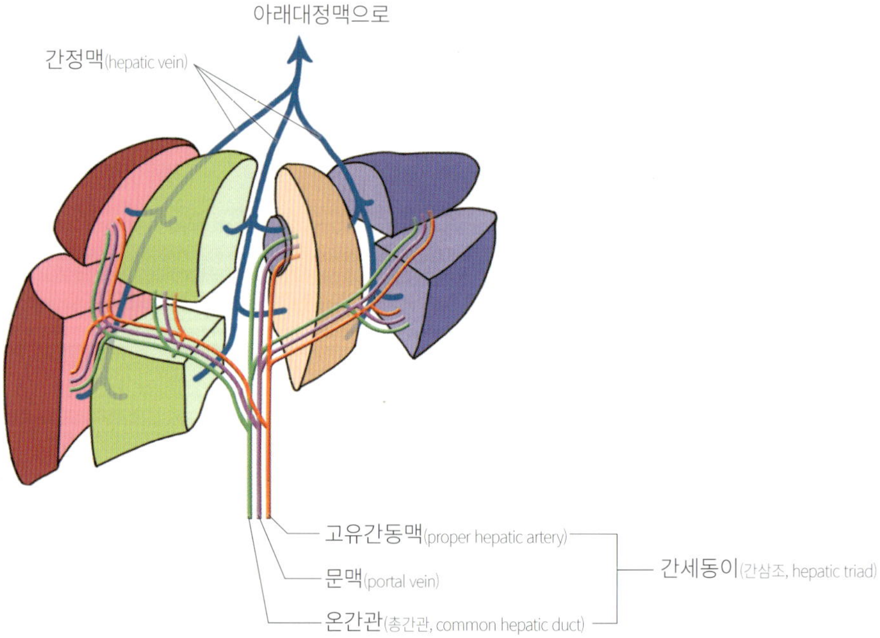

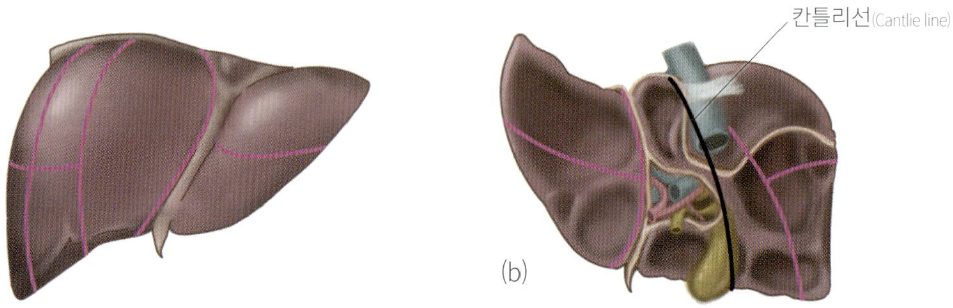

그림 12-32 간구역 (a) 앞쪽(가로막면, diaphragmatic surface) (b) 아래쪽(내장면, visceral surface)

간(liver)의 기능

간은 소화관으로부터 오는 혈액을 받아들이고, 쓸개즙(담즙, bile juice)을 생산하여 소화를 도우며 당류, 아미노산 외에도 약물 등을 흡수하고 분해한다. 또한 혈액응고물질 생성과 조혈 및 적혈구를 처리한다.

간세포는 굴모양혈관(동양혈관)으로 흘러가는 혈액(blood)과 물질을 교환하면서 활발한 대사활동을 담당한다. 물질대사에 중요한 간 기능 들은 다음과 같다.

① 포도당(glucose)을 글리코겐 형태로 일시적으로 저장하고 혈당을 안정화 시킨다.
② 철, 비타민 A, D, B_{12} 등을 저장한다. 철은 페리틴(ferritin)의 형태로 저장된다.
③ 혈당단백질(blood glucose protein)의 대부분을 합성한다.
④ 지질단백질(lipid protein)에 지질(중성지방, 콜레스테롤)을 결합시킨다.
⑤ 쓸개관(담관, bile duct)을 통해 쓸개즙을 소화관으로 배출시킨다.
⑥ 매우 빠른 속도로 지방산을 산화시켜 지방대사에 관여한다.
⑦ 손상된 적혈구를 파괴하고 외부 항원을 포식하며 혈액 내 알코올과 같은 독성물질을 제거한다.

간암(hepatoma)

간암이란 간에 생기는 모든 악성 종양을 말하며 크게 **원발성**과 **전이성**으로 나눌 수 있다. 원발성 간암에는 간세포암종(hepatocellular carcinoma), 쓸개관암종(담관암종, cholangiocarcinoma), 간모세포종(hepatoblastoma) 등이 있으며 이 중에서 간세포암종은 원발성 간암의 90%를 차지한다.

원인: B형, C형 간염 바이러스로 인한 만성간염(hronic hepatitis), 혈색소증(hemochromatosis), 경구피임약, 알콜, 약물, 간경변증, 지방성 간질환 등이다.

증상: 영양·대사기능장애, 쓸개즙의 생성과 배설장애, 혈액응고 기능장애, 식도(esophagus)·위(stomach) 정맥류, 복수(ascites), 간비대(hepatomegaly), 황달(jaundice) 등이다.

더보기

간(liver)의 대사기능

소화관(alimentary tract)에서의 정맥 혈류는 직접 심장(heart)으로 가지 않고 간을 한 번 경유한다. 이것은 어떤 의미일까?

소화관에서 흡수하는 것에는 당류, 아미노산이 있다. 그 외에도 합성 착색료나 방부제 성분, 그리고 약물 등도 흡수한다. 이들 물질은 문맥 (portal v.)을 통해서 간으로 들어간다.

간에 들어가면 우선, "필요한 것", "필요하지 않은 것"으로 나뉘며, "필요한 것"은 다시 합성의 재료로 쓸 것과 저장할 것으로 분류된다.

또 "필요하지 않은 것"은 쓸개관(담관, bile duct)으로 운반되어 소화관으로 되돌려 보내지거나, 물에 녹기 쉽게 만들어져 신장(kidney)으로 버려진다.

이들을 분류하는 기능을 **대사**라고 한다.

지방(fat)의 소화 흡수

지방의 내용물: 음식물 속의 지방은 대부분 트리글리세라이드(triglyceride: 중성지방)로 이루어져 있으며, 그 외에도 콜레스테롤(cholesterol), 인지질(phospholipid)이 포함되어 있다. 트리글리세라이드는 글리세롤(glycerol)과 지방산(fatty acid)의 에스테르(ester) 결합체이다.

췌장효소에 의한 가수분해: 트리글리세리드(triglyceride)는 지질분해효소(lipase)에 의해 모노글리세라이드(monoglyceride)와 지방산(fatty acid)으로 가수분해된다.

쓸개즙산과 미포(Micelle)형성: 모노글리세라이드 지방산은 물에 녹기 힘든 분자이며, 솔가장자리(brush border)막에서 흡수된다. 그러나 막 위에는 물층이 있어, 솔가장자리막까지 도달할 수 없다. 그래서 등장하는 것이 쓸개즙산(bile acid)이다.

급성 인두염(acute pharyngitis)

바이러스나 세균 등의 감염에 의해 인두(pharynx)에 염증이 생긴 경우를 인두염이라고 한다.

원인: 주로 피로 및 과로, 열성질환, 과도한 온도 차이, 체질허약과 면역저항성을 감소시키는 질환 등으로 인해 발병한다. 대부분 세균, 바이러스, 곰팡이에 의한 감염으로 발생한다.

또한 과도한 흡연, 음주, 과로, 탈수 등에 의해서도 발생할 수 있다. 이 외에 자극성 물질이나 증기의 흡입, 인접 부위의 염증 파급 등으로 인해 유발된다.

증상: 초기에는 인두의 이물감, 건조감, 가벼운 기침 정도의 증세가 나타나고, 심해지면 통증, 연하곤란(음식을 삼키기 어려운 증상), 고열, 두통, 전신 권태, 식욕 부진 등을 호소하게 된다. 또한 입에서 냄새가 나고, 혀에 설태가 끼거나, 귀 밑 부분에 통증이 발생하고, 심한 경우에는 경부 림프절 종대와 통증을 호소할 수 있다.

잇몸(gingiva) & 플라크(plaque)

중년 이후 구강(oral cavity) 내의 증상을 보면 잇몸(gingiva)이 붓고 피가 나며 잇몸 사이가 벌어지거나 치아뿌리 부분이 마모되어 찬물이나 과일을 먹을 때 시린 증상을 호소하기도 한다. 만약 위의 증상들이 심해지면 치아 주위에 통증 또는 불편감을 느끼게 되고 치아 사이가 점차 벌어지게 되는데, 이때는 잇몸 질환이 상당히 진행된 상태이다.

잇몸(gingiva) 손상이 진행되어 치조골이 상실되고 나면, 다시 회복할 수 없게 된다. 따라서 치아 주위의 이틀뼈(치조골, alveolar bone)이 파괴되기 전에 미리 예방하는 것이 무엇보다도 중요하다.

플라크(plaque)란 치아 표면에 쌓이는 세균 덩어리로 칫솔질로 제거가 가능하지만, 플라크가 굳어져 치석(tartar)으로 변하면 칫솔질로는 제거가 불가능하다.

회전식 칫솔질은 먼저 잇몸과 치아 사이에 45도 각도로 칫솔을 위치 시킨 후 좌우로 약간의 진동을 주어 플라크가 떨어지게 한 후 치아가 난 방향을 향해 돌리면서 닦아주는 방법이다. 치아의 안쪽도 같은 방법으로 닦아주며 음식을 씹는 면은 앞뒤로 왕복해 닦아준다.

위궤양(Gastric ulcer: GU)

궤양(ulcer)이란 점막근육판(lamina muscularis mucosae)을 넘어 조직이 결손되는 상태를 말한다. 소화액에 직접 접해 있는 점막(mucosao)은 소화액에 대해 강력한 저항력을 가지고 있다.

일반적으로 위궤양이라고 하면 '**만성 위궤양**'을 의미한다.

① **급성 위궤양**(acute gastric ulcer): 스트레스의 영향을 많이 받는다는 것을 반드시 기억하자.

② **만성 위궤양**(chronic gastric ulcer): 호발 부위는 위각(gastric angle)이다.

원인: 점막방어기전의 파괴(위궤양). 위산과다분비(십이지장궤양), 스트레스(급성 궤양에 많다), 음주, 약물 복용, Helicobacter 감염, 위 수술 등이다.

증상: 좌측 명치통증(상복부통증epigastralgia), 식후 · 공복 시 통증, 오심(nausea), 구토(emesis), 복부팽만감, 가슴쓰림, 설사(diarrhea), 변비(constipation) 등이다.

더보기

위염(gastritis)

위점막(gastric mucosa)의 염증성 질환을 통틀어 위염(gastritis)이라고 한다. 발병이 급격한가 완만한가에 따라 급성, 만성으로 분류하고, 이 분류에 해당되지 않는 것을 특수 위염으로 취급한다. 50~60대 남성에게서 호발한다.

급성 위염은 급격한 위 증상을 동반하고, 내시경에서 위점막에 이상 소견이 나타난다.

원인

① 급성 위염은 헬리코박터가 주 원인이다. 약물(NSAIDs, 강심제, 항암제 등), 나쁜 식사 습관(알콜, 커피, 뜨겁거나 자극적인 음식 등), 신부전 등이다.

② 만성 위염은 위산 분비 저하, 표재성 위염(염증, 재생의 반복), 위축성 위염(악성 빈혈 초래) 등이다.

증상

① **급성 위염**은 명치통증(상복부통증, epigastralgia) 복부팽만(abdominal distention), 식욕부진, 오심(nausea), 경련(convulsio), 트림(belching), 구토(emesis), 토혈(혀액구토, hematemesis), 위출혈(gastrorrhagia), 설사(diarrhea) 등이다.

② **만성 위염**의 증상은 급성위염과 거의 같다.

위암(gastric cancer)

위암은 위점막(gastric mucosa) 상피세포에서 발생하는 악성종양이다. 샘암종(선암종, adenocarcinoma)이 많으며(90%) 50~60세 남성에게서 많이 발생한다.

원인: 위염(gastritis), 유전적요소, 흡연, 식습관(맵고, 짜고 뜨거운 음식, 비타민 부족, 등이다.

증상: 무증상인 경우가 많다, 증상이 늦게 나타나 위암(gastric cancer) 진단이 늦게 된다.

자각증상: 명치부위 통증, 위 불편감, 소화불량, 빈혈(anemia), 체중감소, 구역질, 구토, 삼킴곤란(연하곤란, aphagopraxia) 음식물 통과 장애, 전신권태감 등이다.

인두편도(pharyngeal tonsil)

인두편도는 비인두 뒤벽에 위치하고 있으며 인두편도의 상피는 호흡상피(respiratory epithelium)로 덮여있다. **편도**(tonsil)의 아래에 위치하는 혼합선은 상피의 표면으로 타액을 분비하며, 더 아래로는 인두의 근육들이 있다.

문맥(portal veins)이 막혔을 때의 혈류

- **소화관**에서 오는 혈류는 전부 문맥(portal v.)을 통과해서 간으로 들어간다. 만일 문맥이 막혔다면 간(liver)으로 들어가야 할 혈액(blood)은 어떻게 될까? 혈액이 간으로 들어가지 못할 뿐만 아니라 심장(heart)으로 돌아가지도 못하게 된다.
- **측부혈행로**의 곁순환(측부순환, collateral circulation)이 형성되고 식도정맥류도 형성된다.
- **문맥압**(portal blood pressure)이 항진되는 질환(특발성 문맥압 항진증, 간경변, 일본주혈흡충증) 등이다.

구개편도(목구멍편도, palatine tonsil)

구개편도는 물렁입천장(연구개, soft palate)의 뒤쪽에 위치하며, 중층편평상피로 덮여있다.

상피(epithelium)에는 많은 림프구와 다양한 백혈구들이 분포하고 있다. 이로 인해 구강에 세균이 머물기 쉬어 감염이 쉽게 일어나며, 림프구의 분비물과 상피세포의 탈락에 의해 쉽게 막힌다.

치질(hemorrhoid)

항문관(anal canal) 내벽에는 정맥이 집중되는 부분이 있는데 이 곳의 혈류는 막히기가 쉬우며(울혈) 출혈 또한 발생하기 쉽다. 이것이 바로 치질이다.

항문(anus)의 개폐에는 항문괄약근이 작동한다. 이것은 불수의근육인 내항문괄약근과 수의근육인 항문괄약근으로 이루어져있다.

이자액 분비 조절(regulation of pancreatic secretion)

부교감신경(parasympathetic nerve)의 신경전도가 소화 효소 호르몬인 세크레틴(secretin)을 자극하여, 유미즙이 샘창자(십이지장, duodenum)에 도달하면 이자(췌장, pancreas)에서 다량의 이자액을 분비하도록 한다.

용어

가로막(횡격막, diaphragm)
간(간장, liver)
간낫인대(겸상인대 falciform ligament)
고립림프소절 (홑림프소절, solitary follicle)
곧창자(직장, rectum)
관상인대(coronary ligament)
귀밑샘(이하선, parotid gland)
그물막띠(대망끈, taenia omentalis)
근육층(muscular layer)
단단입천장(경구개, hard palate)
돌막창자판막(회맹판막, ileocecal valve)
돌창자(회장, ileum)
막창자(맹장, cecum)
목구멍(구협, fauces)
물렁입천장(연구개, soft palate)
버섯유두(심상유두, fungiform papilla)
빈창자(공장, jejunum)
사랑니(지치, wisdom teeth)
샘창자(십이지장, duodenum)
성곽유두(유곽유두, circumvallate papilla)
소화기관(digestive system)
소화샘(소화선, digestive gland)
속빈기관(hollow organ)
송곳니(견치, canines)
식도(esophagus)
실유두(사상유두, filliform papilla)
실질기관(parencbymal organ)
쓸개(담낭, gallbladder)
앞니(절치, incisor tooth)
온쓸개관(총담관, common bile duct)
왈데이어 인두륜(Waldeyer's tonsillar ring)
위(stomach)
위샘(위선, gastric gland)
위염(gastritis)
위식도조임근(상부식도괄약근, upper esophageal sphincter)
유미즙(chyme)
융모(villus)
이자(췌장, pancreas)
인두(pharynx)
인두벽(pharyngeal wall)
인중(philtrum)
입꼬리(구각, oral angle)
입술(구순, lip)
입안(구강, oral cavity)
입천장(구개, palate)
입천장인두활(구개인두궁, palatopharyngeal arch)
입천장활(구개설궁, palatoglossal arch)
잎새유두(엽상유두, foliate papilla)
자유띠(자유끈, taenia libera)
작은어금니(소구치, premolar tooth)
작은창자(소장, small intestine)
작은창자위반사(소장위반사, enterogastric reflex)
잘록창자(결장, colon)
장막층(serosa layer)
점막밑층(점막하층, submucosa)
젖니(유치, milk teeth)
창자간막(장간막, mesentery)
충수염(appendicitis)
치아머리(치관, dental crown)
치아목(치경, dental neck)
치아뿌리(치근, dental root)
침샘(타액선, salivary gland)
칸틀리선(Cantlie line)
코인두(비인두, nasopharynx)
큰어금니(대구치, molar tooth)
큰창자(대장, large intestine)
턱밑샘(악하선, submandibular gland)
혀밑샘(설하선, sublingual gland)

CHAPTER

13

비뇨기계통과 체액

Urinary System and Fluid

학습목표

1. 비뇨기계를 구성하는 기관의 이름을 알자.
2. 콩팥, 방광, 요도의 구조를 알자.
3. 콩팥 내의 토리, 토리쪽곱슬세관, 콩팥세관고리의 구조를 알자.
4. 요관의 구조를 알자.
5. 남성과 여성의 요도 구조를 알자.

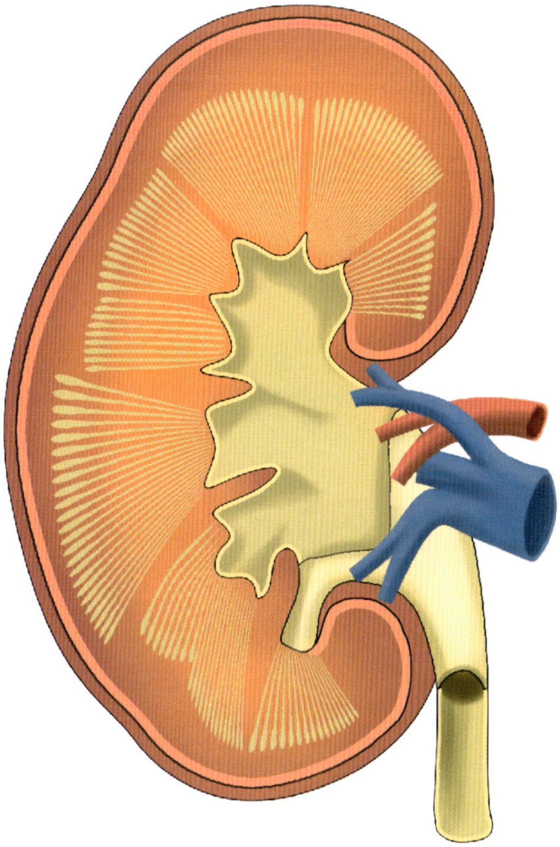

A. 비뇨기계통(URINARY SYSTEM)

비뇨기계(urinary system)는 콩팥(신장, kidney) 2개, 요관(ureter) 2개, 방광(urinary bladder) 및 요도(urethr)로 구성되어 있다.

소변의 생산과 배설, 체내 수분량 조절, 혈중 노폐물을 배출한다. 또한 체내 환경을 조절하는 중요한 기능을 담당한다.

혈액 노폐물을 제거하는 정화 시스템의 기관이 신장이며, 신장에서 제거된 노폐물을 체외로 배출하는 기관들이 요로(urinary tract), 요관(ureter), 방광(urinary bladder)이다. 또한 요로는 남성의 경우 음경 끝부분에 열려 있고 여성은 외음부에 개방되어 있다.

콩팥(신장, kidney)은 혈액의 pH조절(수소이온농도 조절)은 혈장성분의 균형을 이루어 체액의 **항상성**(homeostasis)을 유지시키는 중요한 기능을 한다. (그림 13-1)(그림 13-2)

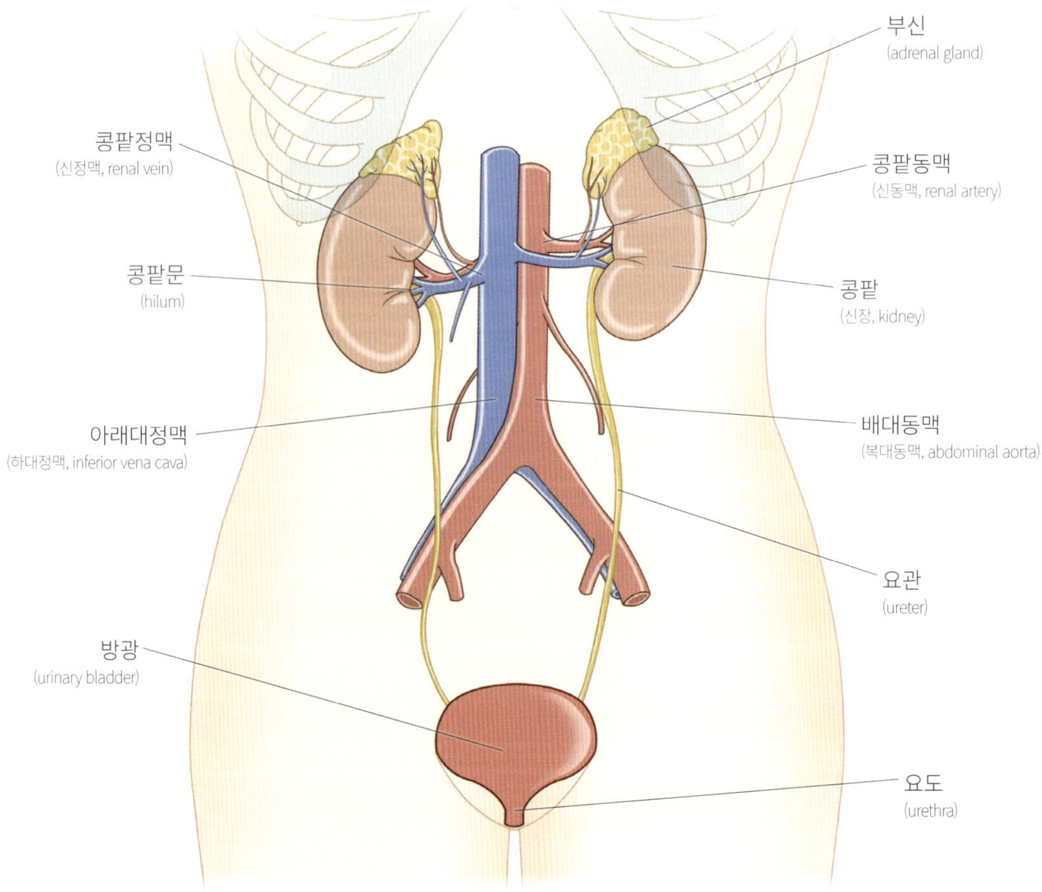

그림 13-1 비뇨기계(urinary system)

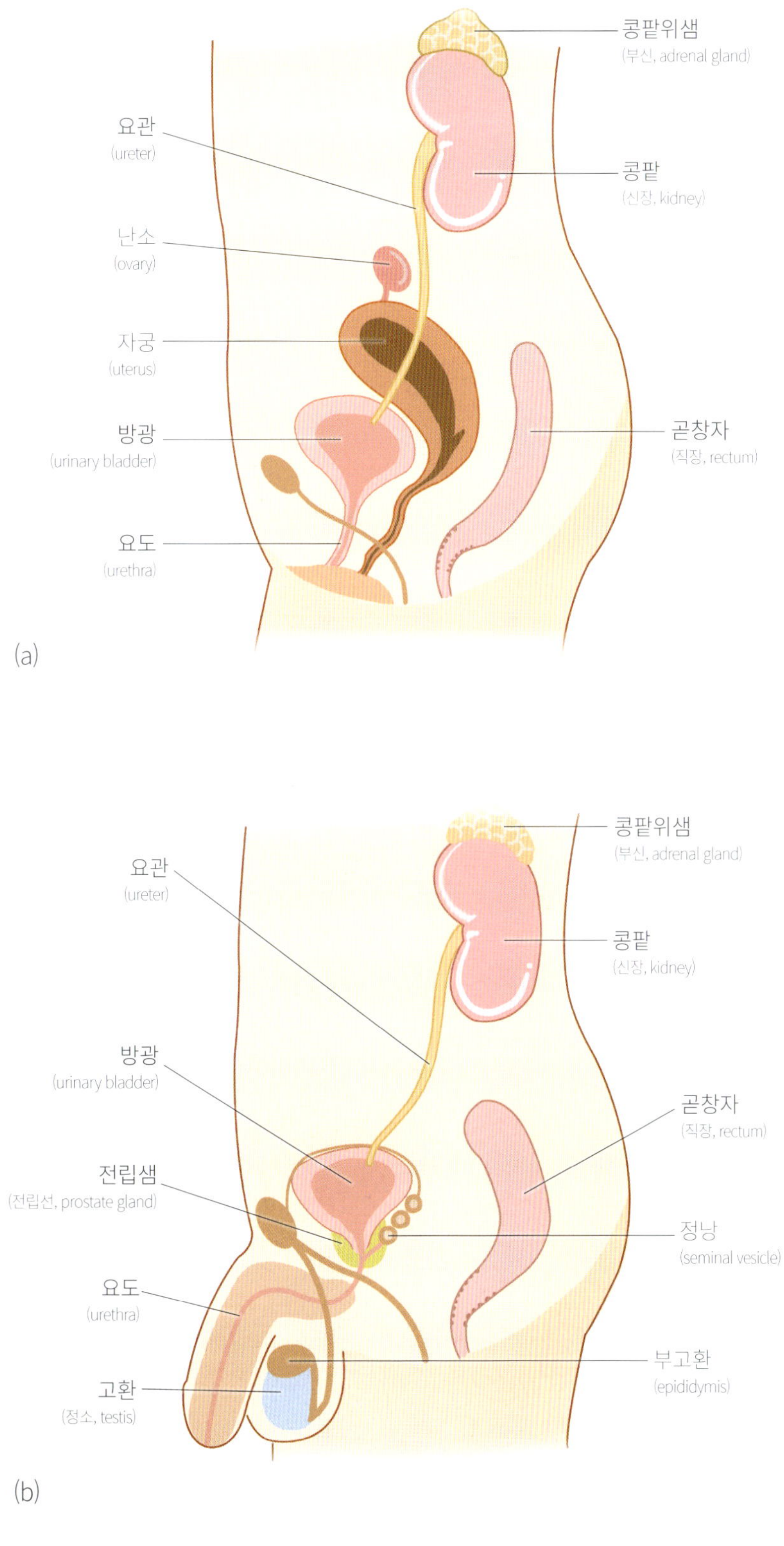

그림 13-2 여성과 남성 비뇨기관(urinary organ)의 시상단면 (a) 여성 (b) 남성

B. 콩팥(신장, KIDNEY)

1. 콩팥 위치

콩팥(신장, kidney)은 척추 양쪽에 있는 한쌍의 기관이다. 선 자세에서 둔부에 손을 올려놓았을 때 척추에서 엄지손가락이 만나는 부위이다. (그림 13-3)

- 배안(복강, abdominal cavity), 뒤벽 윗부분, 척주(vertebral column) 양쪽의 각각 12번째 등뼈(흉추, thoracic vertebra)와 3째 허리뼈(요추, lumbar vertebra) 사이, 척주(spinal column)의 가쪽에 위치한다.
- 팔꿈치의 높이에 해당하지만 오른쪽 콩팥은 간 때문에 왼쪽 신장보다 1.5~2cm 아래에 위치하며, 좌측 콩팥은 우측 콩팥보다 약 1.5~2cm 높게 위치하고, 양쪽 모두 벽측 배막(복막, peritoneum) 뒤에 위치한다.

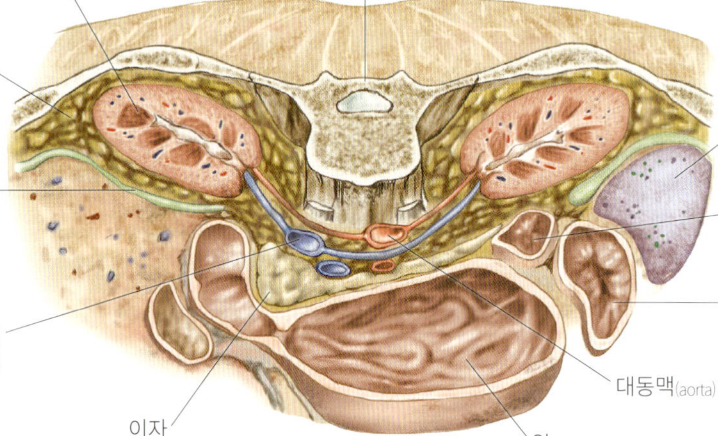

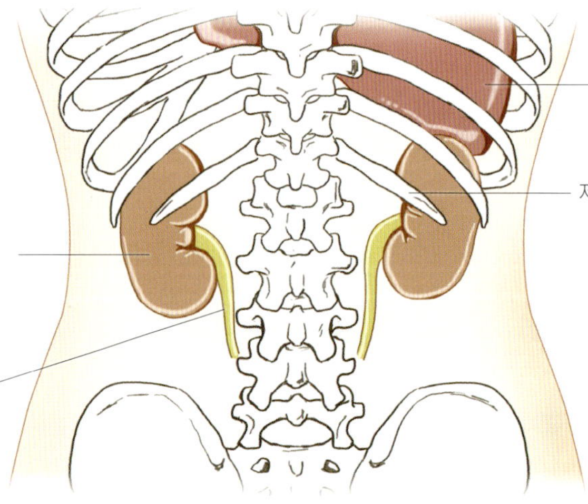

그림 13-3 (a) 콩팥(신장, kidney이 있는 뒤 복강(abdominal cavity)의 가로단면 (b) 척추(vertebra) 뒷면에서 본 콩팥의 위치

2. 콩팥(신장, kidney)의 육안적 구조

콩팥은 작고 검붉으며 완두콩 모양의 기관으로 크기는, 약 세로 12cm, 너비 6cm, 두께 3cm이고, 무게는 100g 정도이며, 질긴 섬유질(fiber) 껍질로 싸여 있다.

콩팥의 외측면은 볼록한 반면, 안쪽은 오목하게 들어가 있으며, 이 부분을 **콩팥문**(신문, renal hilum)이라고 한다. 이 콩팥문을 통해 콩팥동맥(신동맥, renal artery), 콩팥정맥(신정맥, renal vein), 신경(nerve), 요관(ureter)과 연결된다.

콩팥을 수직으로 자르면, 콩팥겉질(신피질, renal cortex)과 콩팥속질이 보인다.

- **콩팥속질**(신수질, renal medulla)의 10여개의 원뿔모양의 덩어리 각각이 **콩팥피라미드**(renal pyramid; 신추체)이며, 그 끝부분이 콩팥유두(신장유두, renal papilla)이다.
- **콩팥엽**(신엽, renal lobe)은 콩팥피라미드와 그 바깥의 콩팥겉질(신피질, renal cortex)이 합쳐진 것이며, 두 콩팥 사이의 콩팥겉질은 콩팥피라미드 사이로 들어가 **콩팥기둥**(신주, renal column)을 만든다.

콩팥피라미드(신추체, renal pyramid)는 삼각형 모양의 콩팥속질로서 콩팥겉질을 콩팥기둥(신주, renal column)이라고 한다.

콩팥깔때기(신우, renal pelvis)는 요관 위쪽 끝 부위이며, 방광(urinary bladder)으로부터 소변이 배출되는 관이다.

콩팥술잔(신배, renal calyx)는 콩팥깔때기로부터 갈라진 것으로 피라미드 유두는 각각의 콩팥술잔(신배, renal calyx)으로 열린다.

콩팥유두(신유두, renal papilla)는 피라미드의 좁고 깊숙한 곳이다. (그림 13-4)

오줌(소변, nephron) 특징

- 색은 옅은 **황색**(볏짚색)이 정상이다.
- **혼탁하지 않은 것**이 정상이다. 혼탁뇨를 보았을 때에는 이상이 있는 것이므로 원인을 감별해야 한다.
- **요산**(uric acid)은 열을 가하면 소실된다는 것을 우선 기억하자. 인산염(phosphate)과 탄산염(carbonate)보다 약산으로 형성된 염은 아세트산(acetic acid) 쪽이 강하기 때문에 용해되지만, 그보다 강한 옥살산염(oxalate)은 녹지 않는다. 따라서 옥살산염은 더 강한 염산(hydrochloric acid)에 녹는다.

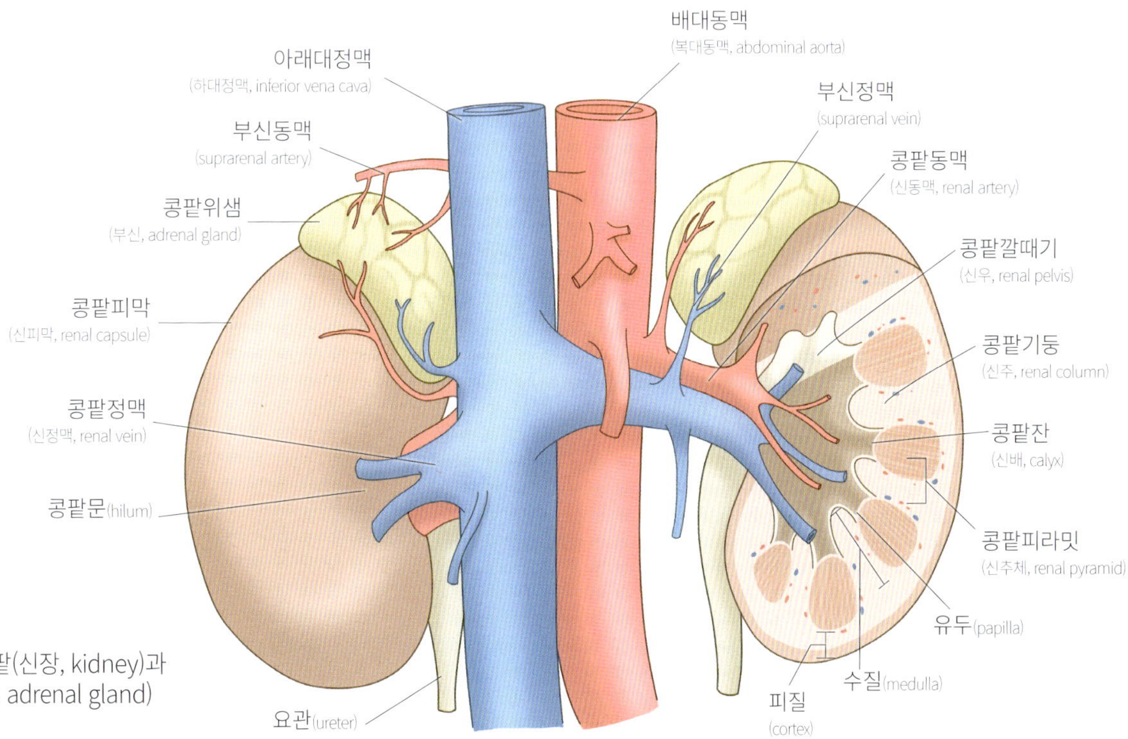

그림 13-4 콩팥(신장, kidney)과 콩팥위샘(부신, adrenal gland)

3. 콩팥(신장, kidney)의 현미경적 구조

콩팥단위(신원, nephron)는 좌우 각각 100만~150만 개 이상의 구조적 및 기능적 미세 단위로 콩팥의 내부를 이루고 있으며, 오줌 생산을 담당하는 기능적 단위이다.

콩팥겉질(신피질, renal cortex)에는 작은공 모양의 콩팥소체(신소체, renal corpuscle)가 들어 있다. 콩팥 단위는 콩팥소체와 콩팥세관(세뇨관, renal tubule)의 2개의 구성 요소로 이루어져 있다.(그림 13-5, 6, 7)

1) 콩팥소체(신소체, renal corpuscle)

1개의 **콩팥소체**는 **토리주머니**(사구체낭, glomerular capsule)와 그 속에 구불구불한 토리(사구체, glomus)로 구성되어 있다.

토리주머니(사구체낭, glomerular capsule; Bowmann's capsule): 콩팥단위의 주머니 모양의 토리주머니는 토리를 둘러싸고 있다.

토리(사구체, glomerulus): 토리주머니의 안팎 두 겹으로 되어 있고, 두 막 사이에 보우만공간(Bowman space)이 있으며, 모세혈관(capillary)의 그물로 이루어져 있다.

2) 콩팥세관(세뇨관, renal tubule)

- **토리쪽곱슬세관(근위곡세뇨관, proximal convoluted tubule)**: 콩팥세관(renal tubule)의 첫 번째 구역으로 세관(소관, tubule)은 겉질(피질, cortex) 속을 구불구불하게 달리고 있다.
- **콩팥세관고리(신원고리, Henle's loop)**: 토리쪽 세관에서 연장된 부위이며, 직선 모양의 하행 세관가지, U자 모양의 굽은 세관가지, 직선 모양의 상행 세관가지로 구성되어 있다.
- **먼쪽곱슬세관(원위곡세뇨관, distal convoluted tubule)**: 겉질로 되돌아온 세관은 겉질내에서 다시 구불구불하게 달린다. 콩팥세관고리의 오름먼쪽가지 부위에 있다.

요로결석증(urolithiasis)

소변(오줌, urine) 성분의 일부가 침전하고 결정화해서 요로 내(신장, 요관, 방광, 요도)에서 비정상적으로 침착하고 커져, 돌 모양으로 형성된 구조물을 **요로결석**(urolithiasis)이라 한다. 대부분의 요로결석은 신장의 소변성분에 의해 만들어진다.

원인: **이물질**의 결정형성 억제인자가 저하되어 결석이 형성(억제인자는 인산염, 구연산, Mg 등)된다.

오줌에 포함되어 있는 결정염을 더욱 과포화 상태에 이르게 하는 환경과 포화로 이끄는 환경인자(식이습관, 신장기능, 대사상태, 해부학적 이상 등)에 놓인다. 갑상선호르몬(thyroid hormone) 과잉, 비타민 D 과다섭취, 오랜 부동자세, 가족력 등이 그것이다.

증상: 결석(calculus)의 크기가 작을수록 잘 움직여 통증이 심하며, 일반적으로 예리하고 **심한 통증**이 갑자기 발생한다. 허리 심부에서 시작하여 허리 옆쪽이나 주위로 방사된다. 오심, 구토, 복부통 등의 증상도 있다.

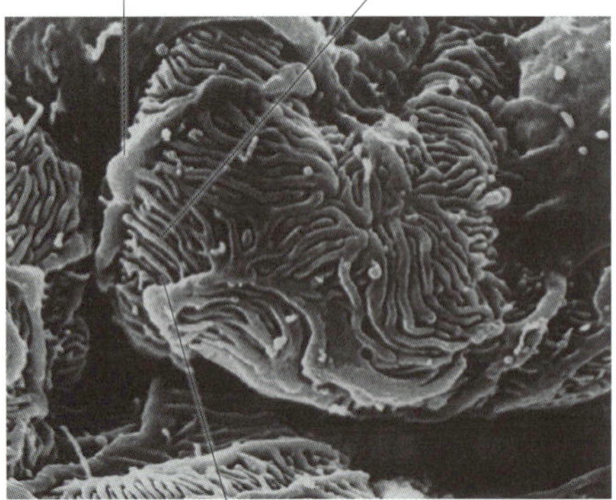

그림 13-5 토리(사구체, glomus)의 일부분의 주사전자현미경 사진(x 8,000)

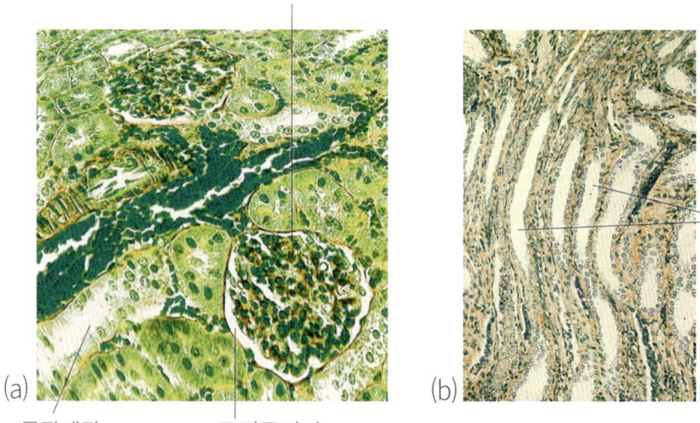

그림 13-6 (a) 콩팥겉질(콩팥피질, renal cortex)의 광학현미경 사진(x220)
(b) 콩팥속질(renal medulla)의 광학현미경 사진(80x로 촬영한 사진을 200배로 확대)

- **집합관**(collecting duct): 콩팥세관(세뇨관, tubule)에 도착한 뇨(urine)는 농축이 이루어지며, 단층입방원주상피층이 명료하고, 콩팥유두(신유두, renal papilla)의 유두로 개구한다.

소변은 집합관에서 모아진 후 콩팥술잔(신배, renal calyx)과 콩팥깔때기(신우, renal pelvis)를 거쳐서 **요관**(ureter)으로 이동된다.

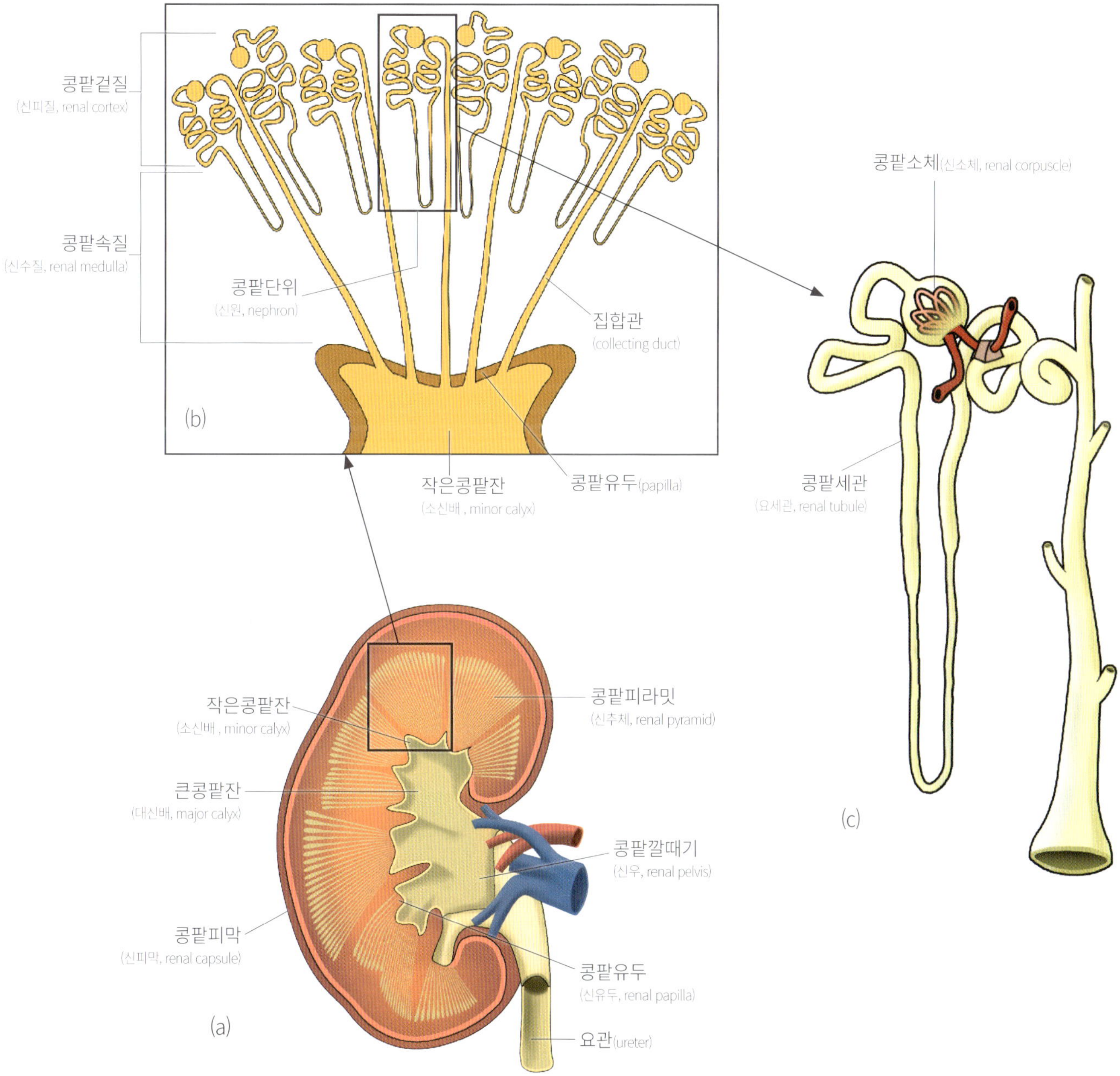

그림 13-7 (a) 콩팥(신장, kidney)의 세로단면 (b) 콩팥 피라미드(renal pyramid)의 확대 (c) 콩팥단위(신원, nephron)

콩팥(신장, kidney) **기능**

콩팥의 주 임무는 인체의 노폐물을 제거하는 것으로, 콩팥을 통한 혈류속도는 인체에서 가장 빠르다.

콩팥의 기능은 체액의 양, 구성성분, 그리고 pH를 조절하는 것이다. 그 과정에서 대사산물(metabolite)을 혈액으로부터 제거하여 체외로 배설하게 된다. 콩팥 기능에서 특히 중요한 것은 독성물질(toxic substance), 요소(urea), 암모니아(ammonia) 같은 질소(nitrogen)의 배설이다. 또한 염화물(chloride), 나트륨(sodium), 중탄산염(bicarbonate) 등의 화학물질의 농도를 조절하고, 수분 및 나트륨 양을 조절하는 것이다.

콩팥은 **에리트로포이에틴**(erythropoietin) 호르몬을 분비하여 적혈구(red blood cell)의 생성을 조절한다. 또한 레닌(renin)이라는 호르몬을 분비하여 혈압을 조절하고, 비타민 D를 활성화 시켜 **칼슘이온의 흡수**를 돕는다.

콩팥은 또한 전해질(electrolyte), 수분(물, water) 및 산-염기 균형을 유지한다.

콩판의 기능적 단위는 네프론(신원, nephron)으로, 콩팥소체와 세관에서는 여과(filteration), 세관재흡수(tubular reabsorption), 세관분비(tubular secretion)의 과정을 통하여 **소변**을 형성한다.

토리(사구체, glomerulus) **여과**

오줌(urine) 형성의 첫 단계인 토리 여과(사구체 여과, glomerular filtration)는 혈액의 흐름에 영향을 미치며, 토리의 혈압은 수분을 밀어내고, 토리 내의 노폐물을 분해하여 토리주머니로 밀어낸다.(그림 13-8)

배출량 = 토리(사구체) 여과 + 요세관 분비 - 요세관 재흡수

토리주머니(사구체낭, glomerular capsule)는 토리 여과액(glomerular filtrate)을 받게 되는데 여과액은 대부분이 물이고, 일부 고분자 단백질을 제외한 포도당, 나트륨, 각종영양소 및 이온물질 등의 성분이 토리주머니속에 여과되어 나온다.

콩팥(신장, kidney)은 휴식상태에서 심박출량의 약 25%를 받으며, 토리 모세혈관을 통과하면서 혈장의 20%가 여과된다. 양쪽 콩팥의 평균 여과율은 약 125mℓ/min 혹은 180,000mℓ/day 이다.

복막투석: 지속적 복막투석
(continuous peritoneal dialysis, CAPD)

복막투석은 신장기능이 없는 신부전(renal insufficiency) 환자에게서 몸 안의 노폐물과 수분을 제거하기 위해 시행하는 투석(dialysis)의 일종이다. 복막투석의 한 방법인 **지속적 복막투석**치료는 복강 내 용액을 교환하는데 한번에 30~45분이 소요되며, 하루 3, 4회를 실시한다.

복막투석의 주요 합병증은 복막염이며, 가장 흔한 원인은 교환 할때 연결부위 오염이다.

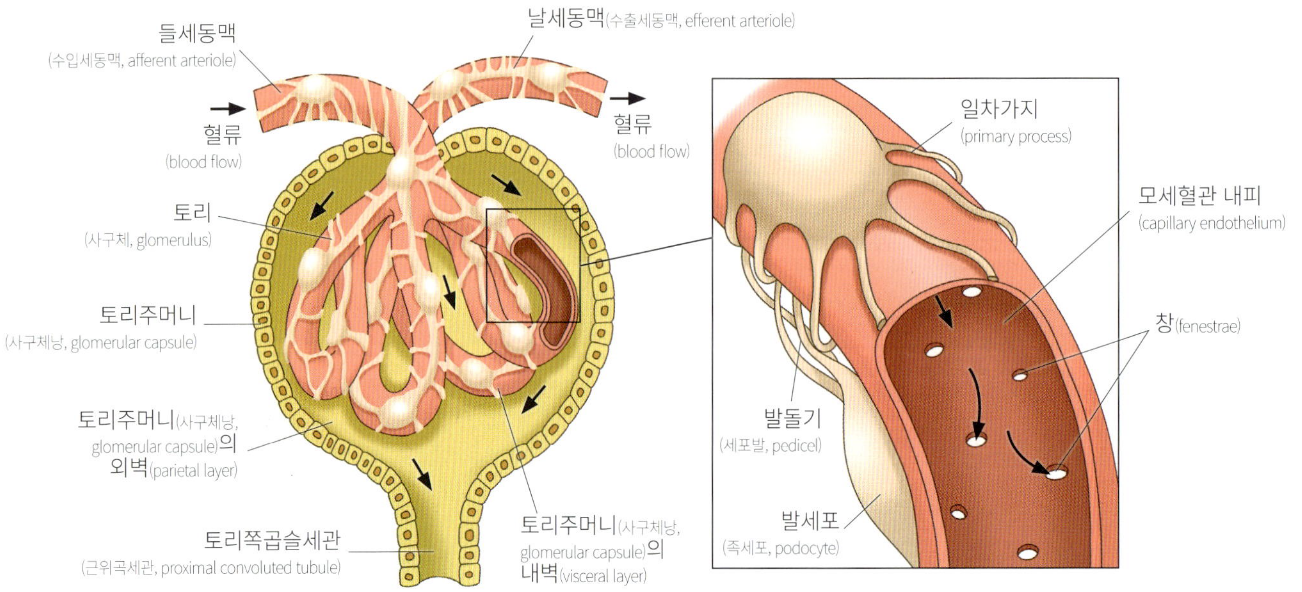

그림 13-8 (a) 토리주머니(사구체주머니, glomerular capsule) (b) 사구체 내의 모세혈관(capillary)과 내피세포(endothelial cell)

3) 콩팥 혈관(renal blood vessels)

콩팥동맥(renal arteries)은 배대동맥(복부대동맥, abdominal aorta)에서 시작되는 혈관으로 콩팥에 혈액을 공급한다. 콩팥의 무게가 체중의 1%인 것에 비하여 콩팥동맥은 총 심박출량의 15%~30%를 콩팥으로 운반한다.

콩팥동맥은 콩팥피라미드(신장피라미드, renal pyramid) 사이를 지나 속질(수질, medulla)과 겉질(피질, cortex)이 만나는 부위에서는 엽사이동맥(엽간동맥, interlobar artery)들이 아치(arch)형으로 분지하여 활꼴동맥(궁상동맥, arcuate artery)이 되며, 다시 소엽사이동맥(소엽간동맥, interlobular artery)으로 분지하게 된다.

정맥혈(venous blood)은 콩팥동맥과 반행하여 아래대정맥(하대정맥, inferior vena cava)과 만나게 된다. (그림 13-9)(그림 13-10)

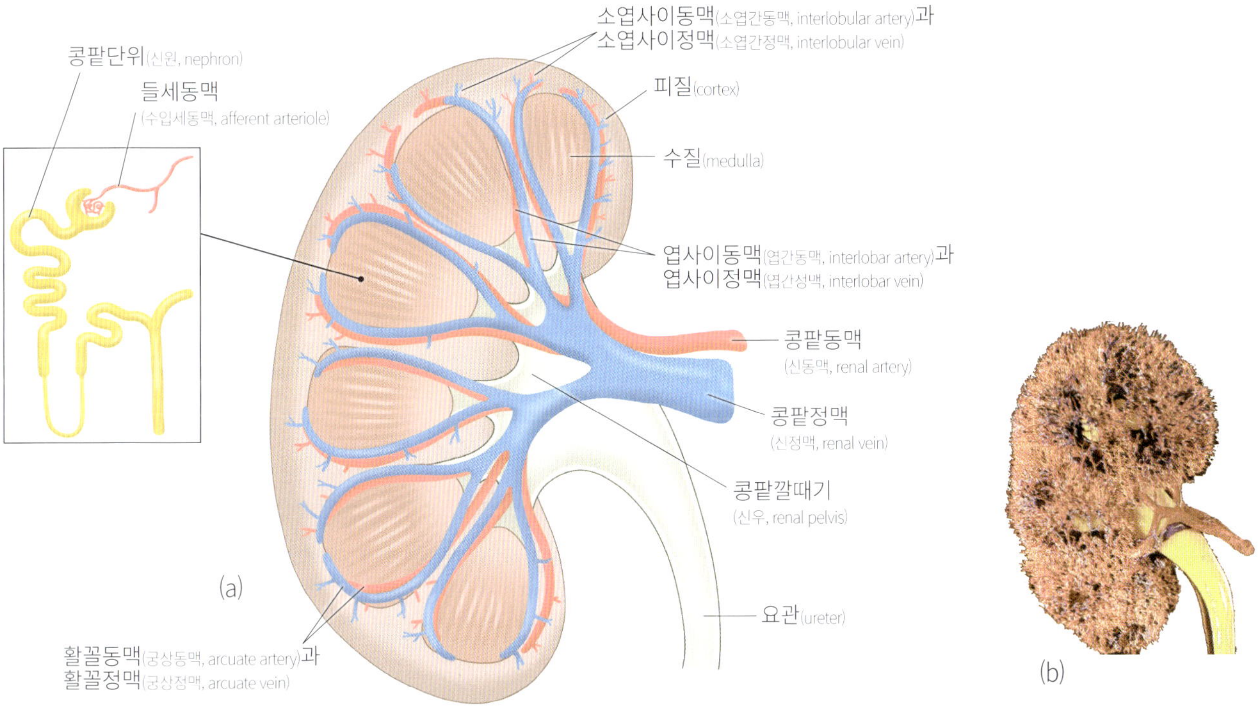

그림 13-9 (a) 콩팥동맥(renal arteries)과 정맥 (b) 콩팥동맥계의 부식 주형(corrosion cast)

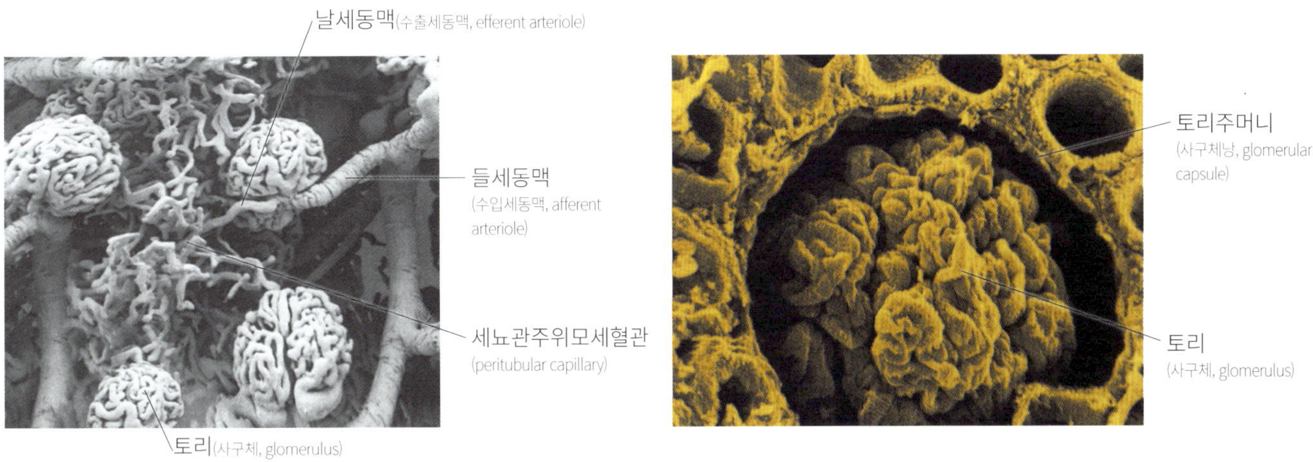

그림 13-10 (a) 콩팥혈관의 부식 주형(corrosion cast)의 주사전자현미경 사진(x200) (b) 토리주머니(사구체머니, glomerular capsule)의 주사전자현미경 사진(x480)

C. 요로(URINARY TRACT)

1. 요관(ureter)

요관(ureter), 방광(urinary bladder)은 요로에 해당되며 소변 운송 역할을 한다. (그림 13-11)

요관은 4개 층으로 되어있다.

❶ **점막층**(mucosa)은 점막주름이 있으며, 신축성 있는 이행상피(transitional epithelium)로 이루어져있다.

❷ **점막밑층**(점막하층, submucous layer)은 치밀불규칙결합조직으로 구성되어 있으며, 방광벽을 지지한다.

❸ **근육층**(muscle layer)은 세층의 민무늬근섬유(평활근섬유, smooth m. fiber)로 이루어져있다.

❹ **바깥막**(외막, adventitia)은 성긴결합조직(소성결합조직, loose connective tissue)으로 구성되어 있다.

2. 방광(urinary bladder)

방광은 속이 빈 근육기관이며, 골반안의 가장 앞부분, 두덩결합(치골결합,) 바로 뒤쪽에 위치한다. **남성**은 곧창자 앞, 전립샘(전립선, prostate gland) 위쪽에 위치한다(용량, 약600mL). **여성**은 자궁(uterus)과 질(vagina) 바로 앞벽에 위치한다(용량, 약 500mL).

방광은 4개의 층으로 구성되어 있다.

❶ **점막층**(mucosa)은 이행상피(transitional epithelium)로 구성되며 점막주름이 있어 방광 팽창에 도움이 된다.

❷ **점막밑층**(점막하층, submucous layer)은 치밀불규칙결합조직(dense irregular connective tissue)으로 방광벽을 지지한다.

❸ **근육층**(muscle layer)은 세층의 민무늬근(평할근육, smooth m.)으로 구성되어 있다.

❹ **바깥막**(외막, adventitia)은 가장 바깥층에 있으며, 성긴결합조직(소성결합조직, loose connective tissue)으로 이루어져 있다.

3. 요도(urethra)

요도는 점막으로 덮여있으며, 방광바닥 아래 끝 부분에서 시작하여 샅(회음, perineum)의 바깥구멍에서 끝난다.

요도의 길이와 지름은 성별에 따라 다르다.

1) 여성 요도(urethra)

요도의 길이는 약 3~4cm이며, 소음순(labium minor) 사이에 있는 질 어귀에는 바깥요도구멍(외요도공, external urethral orifice)이 있다. 요도 아래끝 양쪽에는 요도곁샘(부요도선, paraurethral gland)이 있으며 분비물을 배출한다.

만성 신부전(chronic renal failure)

만성 신부전은 노폐물을 제거하는 신장이 제 기능을 못해 정상으로 회복될 수 없는 단계의 질환이다. 신장 기능은 결국은 신 대체 요법(투석이나 신이식술)이 필요한 말기 신질환(kidney disease)으로 진행된다.

원인: 어린이의 경우 나이가 어릴수록(5세 미만 경우) 선천성일 가능성이 높으며, 5세 이상의 경우 후천성 사구체질환(glomerular disease: 사구체신염, 용혈성 요독 증후군, 유전성 신질환) 등이 주 원인이다.

성인의 경우 당뇨병(diabete mellitus: 50% 이상), 고혈압(hypertension), 토리콩팥염(사구체신염, glomerulonephritis) 등의 순서로 나타난다.

증상: 모든 장기에서 감각 및 운동 장애, 고혈압(hypertension), 동맥경화증(vascular sclerosis), 부종(edema), 식욕감퇴, 복수(ascites), 부갑상선기능항진증(hyperparathyroidism), 면역 기능 저하 등 다양한 전신증상이 나타날 수 있다.

혈액투석(hemodialysis)

혈액투석은 혈액(blood)을 체외에서 순환시켜 투석기를 이용해서 투석(dialysis)을 실시하는 방법이다.

며칠에 한 번 실시하는 방법으로, 한 번 시행할 때의 속박시간이 길어 신체에 부담을 준다.

일반적으로는 주 3회 통원해 1회당 약 4시간의 투석을 실시한다.

2) 남성 요도(urethra)

남성 요도는 길이가 약 15~20cm이며, 2개소의 만곡을 볼수 있고, 전립샘(전립선, prostate gland) 속으로 뻗어 있다. 골반가로막의 비뇨생식기(urogenital)구멍을 통해 음경몸통(음경체, body of penis)을 통과해 바깥요도구멍(외요도공, external urethral orifice)으로 끝난다. 남성요도는 4부분으로 나뉜다.

❶ **벽속**(벽내, intramural)은 속요도조임근(내요도괄약근)이 둘러싸여 있다.

❷ **전립샘부분**(전립선부, prostatic part)은 전립샘굴(전립선동, prostatic sinus)이라고 하는 전립샘의 도관이 열려있다.

❸ **막부분**(격막부, membranous part)은 뼈대근육(골격근, skeletal m.)으로 이루어진 바깥요도조임근(외요도괄약근, urethral sphincter)이 둘러싸여 있다.

❹ **해면체부분**(해면체부, spongy part)은 비뇨생식가로막(비뇨생식격막, urogenital diaphragm)의 음경뿌리(음경근, root of penis) 부분에서 가장 넓다.

방광(urinary bladder)

방광은 속이 비어있을 때에는 골반(pelvis) 안에 있지만, 소변이 가득차면 배안으로 밀고 올라간다.

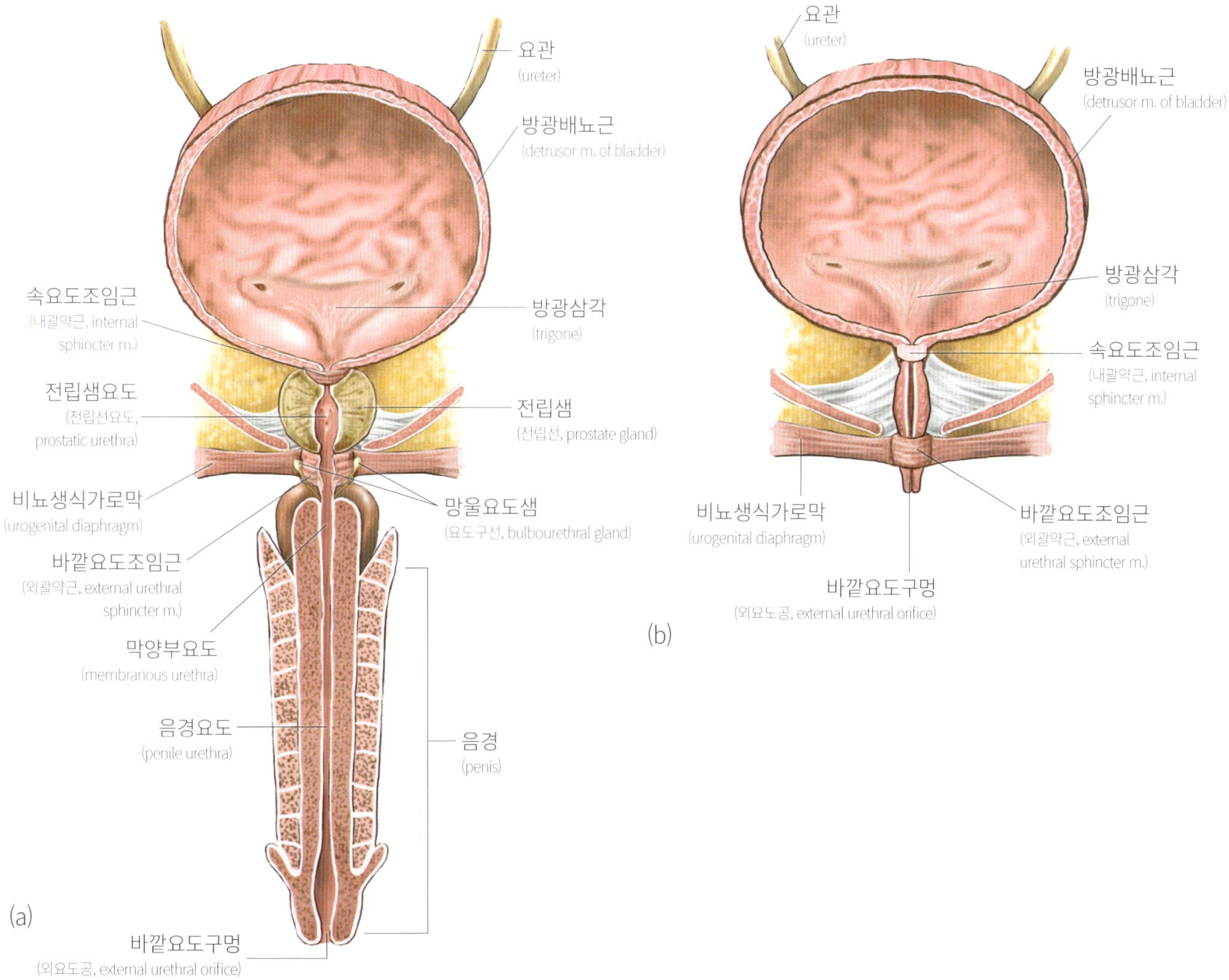

그림 13-11 방광(bladder)과 요도(urethra) (a) 남성 (b) 여성

4. 소변(urine) 형성과 배뇨(micturition)

1) 형성

인체의 항상성기능을 수행하기 위해 토리(사구체, glomerulus)의 콩팥단위(신원, nephron)는 여과, 재흡수, 분비를 통하여 소변(urine)을 형성하고 배출한다.

2) 배뇨

좌우 콩팥에 있는 2백만개 이상의 콩팥단위(신원, nephron)는 **혈장**(blood plasma) 조성의 균형을 이루는 중요한 기능을 수행하며, 이물질을 **소변**으로 배출시킨다.

소변(urine)이 방광(urinary bladder)에 많이 모이면 방광벽이 확장되면서 방광내압(intravesical pressure)이 높아지면 배뇨반사(micturition reflex)와 함께 방광의 바깥조임근(외괄약근, external sphinter m.)이 이완되어 소변이 배출된다.

소변은 배뇨(micturition)반사에 의해 방광에서 배출된다. 이때 배뇨근(detrusor m.)의 수축과 함께 배벽(복벽, abdominal wall)의 근육과 골반바닥(pelvic floor)의 수축, 그리고 흉벽(chest wall)과 가로막(횡격막, diaphragma)의 고정이 배뇨에 도움이 된다. 배뇨 시 수의적 바깥요도조임근(외요도괄약근, external urethral sphincter) 역시 이완된다.

토리콩팥염(사구체신염, glomerulonephritis)

토리(사구체, glomerulus)는 신장(kidney)에서 혈액(blood)을 여과하는 기본 단위인 모세혈관 덩어리로 이루어진 조직이다.

토리콩팥염은 면역 기능 이상에 의해 토리에 염증 반응이 일어났을 때 발생한다.

원인: 매우 다양하며, 주로 면역학적 기전에 의해 발생한다. 그 외에 대사장애, 혈류역학적 손상, 독성 물질, 감염 및 유전 등이다.

증상: 주 증상은 단백뇨(proteinuria), 전신부종(anasarca), 혈뇨(hematuria)이다.

나이에 따른 변화(life-span changes)

전박적으로 **콩팥**(신장, kidney)은 질소함유물과 독소를 제거하는 속도가 느려지고, 항상성을 유지하기 위한 변화에 대한 보상 속도가 둔해진다.

콩팥의 위축은 40세까지는 그다지 뚜렷하지 않다. 약 80세가 되면 콩팥(신장, kidney)은 1/3 정도의 부피를 소실하게 된다.

콩팥(kidney)의 위축은 40세가 되면 사구체의 약 5%가 비정상이고, 90세에는 약 37%가 비정상이 된다. 30대에 들어서면 서부터 사구체 여과율이 감소하게 된다.

75세부터는 토리(사구체, glomerulus) 여과율이 젊은 성인의 반 정도에 불과하다. 노인의 약 1/3에서 **단백뇨**(proteinuria)가 발견된다.

20세에서 시작하여 콩팥의 혈류량은 매년 약 1%씩 감소한다. 콩팥에서 분비되는 레닌도 감소하여 삼투압, 혈압, 혈중 나트륨과 칼륨 농도의 조절이 어려워진다. 방광(bradder), 요관(ureter), 요도(urethra) 역시 나이에 따라 변화한다.

노년층에서는 젊은 층에 비하여 야간의 배뇨 횟수가 증가한다. 소아는 대개 2~3세 경에 소변을 조절하는 법을 배운다. 요실금은 65세 이상 여성의 15~20%, 모든 남성의 반 수에서 발생한다.

Advance Study

비뇨기관(특히 콩팥)

몸의 조직은 체액 속에 잠겨 있다.

- **체액**은 전해질 등을 포함하는 체내환경을 만들고 있어, 생명유지를 위해서는 그 상태가 일정하게 유지되어야만 한다(항상성; homeostasis).
- **비뇨기**의 역할은 체액의 상태를 일정하게 유지하는 일이다. 혈액 중에 산성 물질이나 알칼리성 물질이 증가하면, 비뇨기는 이들 물질을 소변으로 내보냄으로써 체액의 **항상성**을 유지한다.

비뇨기는 콩팥(신장, kidney)에서 시작된다.

- **콩팥**은 뒤배벽에 접해 있는데, 그 높이는 팔꿈치와 대략 같다(둘째허리뼈). 오른쪽 콩팥은 그 위에 간이 있기 때문에 왼쪽보다 1~2cm 낮다.
- **콩팥**은 고정되어 있지 않아 움직이기 쉽다. 콩팥은 지방조직으로 싸여 있어서 주변 조직과의 연결이 약하다. 이 때문에 콩팥은 체위변화나 호흡에 의해서도 이동한다.

소변은 콩팥에서 만들어진다.

- 우선 **토리**(사구체, glomerulus)에서 혈액이 여과되어 소변의 원료(원뇨)가 만들어진다. 토리는 동맥에 이어진 모세혈관이 실 모양으로 집합된 것으로, 혈액은 여기에서 여과된다. 정상적인 경우, 하루에 약 200ℓ의 원뇨가 만들어진다.
- **토리**에서 여과되는 원뇨는 보먼씨주머니에 모인다. 토리와 이를 감싼 주머니 모양의 보먼씨주머니를 합쳐서 신소체라고 한다. 신소체는 1개의 콩팥(겉질)에 약 100만개가 있다.
- **원뇨**의 99%는 재흡수되므로 실제 소변은 하루에 약 2ℓ가 된다. 원뇨가 속질의 요세관을 통과하는 사이에 필요한 성분은 다시 혈액 속으로 흡수된다. 콩팥소체와 요세관은 콩팥의 기능상 단위로서, 네프론이라고 불린다.
- **재흡수되지** 않고 남는 성분이 소변으로 배출된다. 소변은 콩팥속질이 만드는 콩팥유두에서 콩팥술잔으로 배출된다. 그 후 소변은 요관을 통해 방광으로 간다.

콩팥에는 내분비작용도 있다.

- **동맥**이 토리에 출입하는 부위인 '토리곁복합체'가 그 작용의 중심이다. 토리곁복합체에서는 혈압조절작용을 하는 레닌과 적혈구생성작용을 하는 에리트로포이에틴이 분비된다.

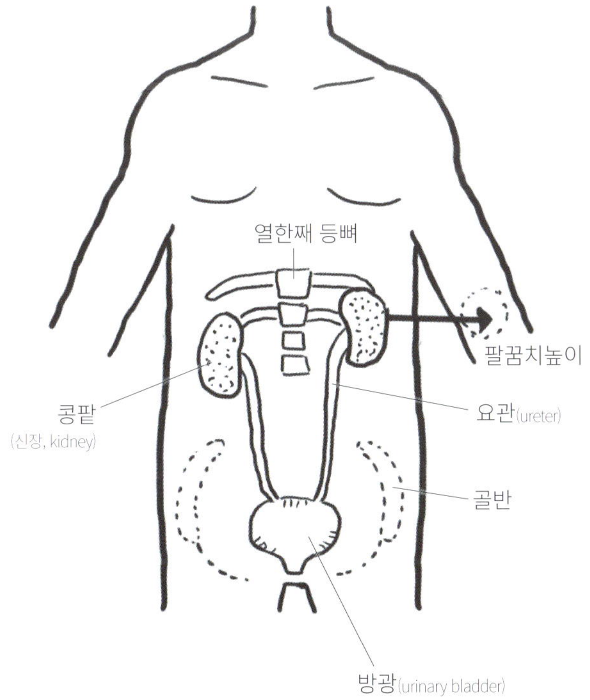

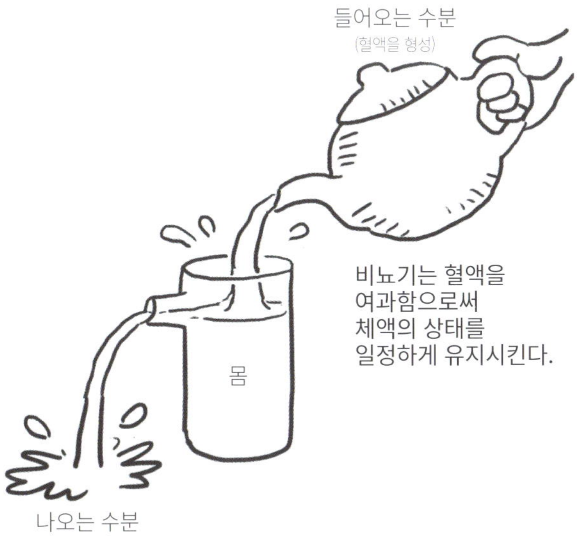

들어오는 수분
(혈액을 형성)
비뇨기는 혈액을
여과함으로써
체액의 상태를
일정하게 유지시킨다.
몸
나오는 수분

더보기

오줌의 육안적 특징

담황색, 혼탁 없음(투명)	정상 소변
무색투명	희석뇨
황갈색	농축뇨 빌리루빈뇨 등
적색~적갈색	혈뇨(육안적 혈뇨, macroscopic hematuria) 헤모글로빈뇨(hemoglobinuria) 미오글로빈뇨(myoglobinuria) 포르피린뇨(porphyrinuria) 등
암갈색	메트헤모글로빈뇨(methemoglobinuria)
녹색	비타민 B_2 투여 세균뇨(bacilluria) 등
청색	에반스블루(Evans blue) 투여(림프관 조영)
혼탁	세포성분이나 염류의 존재(고름뇨 등)

토리(사구체, glomerulus) 기능검사

토리의 여과기능을 나타내는 중요한 지표로서 사구체여과율(토리여과율, glomerular filtration rate : GFR)이 있다.

GFR의 정상범위는 분당 90~120ml 정도이며 이보다 낮은 수치가 나올 경우 신장기능이 떨어진 것으로 간주한다. 그러나 인종, 성별, 연령에 따라 정상범위를 판정하는데 유연성을 둘 필요가 있다는 주장도 많다.

요로감염증(urinary tract infection)

요로감염증은 기저질환을 가지고 있지 않은 환자에게서 발생하는 **단순요로감염증**(여성에게 많이 발병) 과 기저질환을 가지고 있는 환자에게서 발생하는 **복합요로감염증**으로 분류된다.

요로(urinary tract)는 자정작용이 있으나 어떤 원인으로 요류(urinary flow)나 배뇨(voiding)가 장애를 받으면 요로가 세정되지 않으며 세균이 정착하고 증식하기 쉬워진다.

원인: 점막이 물리적으로 장애를 받거나 면역능력이 저하되면 점막의 기능이 약해져 세균이 정착하고 증식이 쉬워진다.

탈수가 되면 요류(urinary flow)가 저하되기 때문에 요로감염(infection, urinary tract)의 위험요인이 된다. 요로감염증의 원인균인 대장균(E. coli)은 급성 신우신염의 80%를 차지한다.

증상: 급성 신우신염(깔대기콩팥염, nephropyelitis: 발열, 고열), 오한(추위, chill), 전율, 허리 및 등 통증, 메스꺼움, 구토(emesis), 두통(headache), 전신쇠약감, 백혈구(leukocyte) 증가, 세균뇨, 고름뇨(농뇨, pyuria) 등이다.

만성 신우신염(심한 세균뇨, 조기의 요농축력, 고혈압, BUN(혈중요소질소)↑, CCr↓ 등. 자각증상은 없거나 가벼운 경우가 많음).

용어

먼쪽곱슬세관(원위곡세뇨관, distal convoluted tubule)
바깥요도구멍(외요도공, external urethral orifice)
바깥조임근(외괄약근, external sphinter muscle)
방광(urinary bladder)
배뇨(micturition)
배뇨반사(micturition reflex)
비뇨생식가로막(비뇨생식격막, urogenital diaphragm)
소음순(labium minor)
오줌(urine)
요관(ureter)
요도곁샘(부요도선, paraurethral gland)
요도(urethra)
요로(urinary tract)
음경뿌리(음경근, root of penis)
전립샘부분(전립선부, prostatic part)
집합관(collecting duct)
콩팥혈관(renal blood vessels)
콩팥(신장, kidney)
콩팥겉질(신피질, renal cortex)
콩팥기둥(신주, renal column)
콩팥깔때기(신우, renal pelvis)
콩팥단위(신원, nephron)
콩팥동맥(renal arteries)
콩팥세관(세뇨관, renal tubule)
콩팥세관고리(신원고리, Henle's loop)
콩팥소체(신소체, renal corpuscle)
콩팥속질(신수질, renal medulla)
콩팥술잔(신배, renal calyx)
콩팥엽(신엽, renal lobe)
콩팥유두(신장유두, renal papilla)
콩팥피라미드(신추체, renal pyramid)
토리쪽곱슬세관(근위곡세뇨관, proximal convoluted tubule)
해면체부분(해면체부, spongy part)

CHAPTER

14

생식기계통
Reproductive System

학습목표

1. 남성과 여성생식기관의 구조를 알자.
2. 남성과 여성생식기의 구조를 비교하여 알자.
3. 생식관과 부속생식샘의 구조를 알자.
4. 음경의 내부구조를 알자.
5. 난소의 구조를 알자.
6. 자궁의 구조를 알자.
7. 외음부(음문)의 구조를 알자.
8. 젖샘의 구조를 알자.

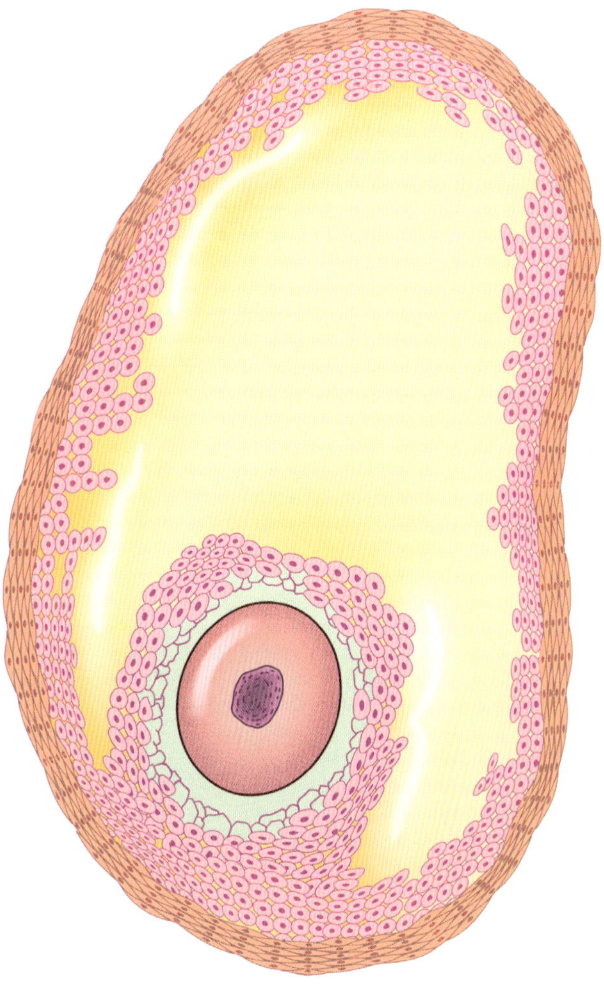

A. 남성 생식기관(MALE GENITAL ORGAN)

남성생식기관은 내부생식기(internal genitalia)와 외부생식기(external genitalia)로 구분된다. (그림 14-1)(그림 14-2)

남성생식기관은 다음과 같다.

❶ 정자(sperm)를 생산하는 고환(testis)은 일차생식기관이다.

❷ 정액(semen)이 지나가는 부고환(epididymis), 정관(vas deferens), 사정관(ejaculatory duct) 등의 관과 정액을 만드는 정낭(seminal vesicle), 전립샘(전립선, prostate), 망울요도샘(구요도선, bulbourethral gland)은 부속생식기관이다.

❸ 교미기관(organ of copulation), 사정기관인 음경(penis)과 음낭(scrotum)은 외부생식기관이다.

1. 고환(정소, testis)

고환은 정자(sperm)를 만들어내는 기관으로 음낭(scrotum) 안에 들어 있으며, 남성 호르몬을 분비한다. 여러 개의 구불구불한 정세관이 모여 고환이 만들어지며, 이 속에서 정자가 성숙한다. **정세관**(seminiferous tubule)은 한 가닥으로 모여, 부고환관(epididymal duct)을 거쳐서 정관으로 이어진다.

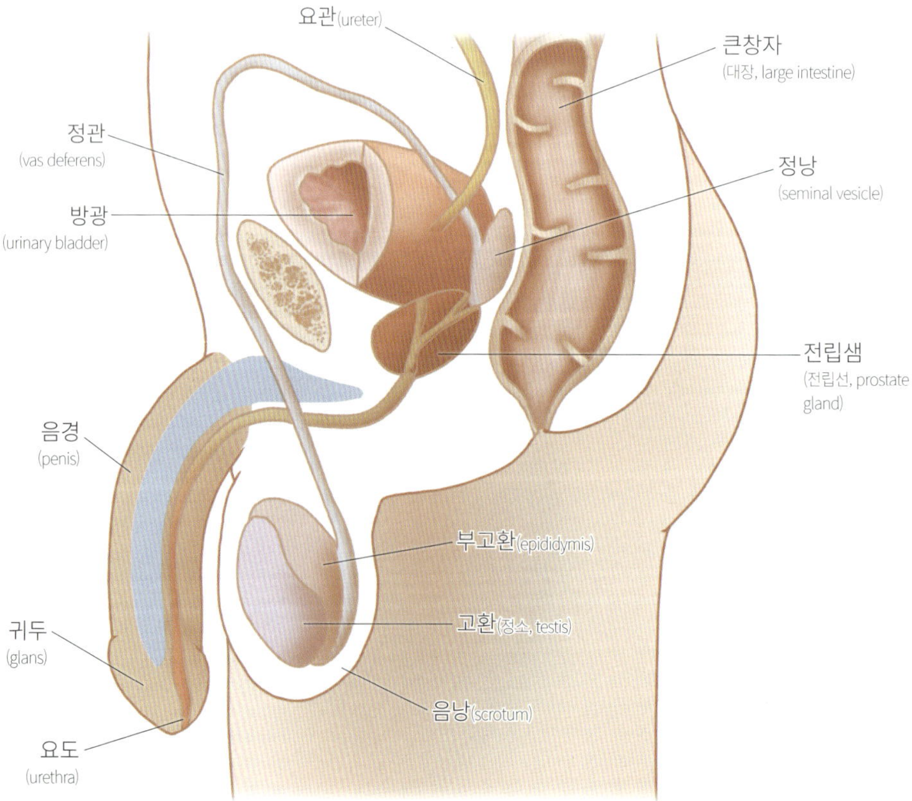

그림 14-1 남성생식기관(male genital organ)의 시상단면

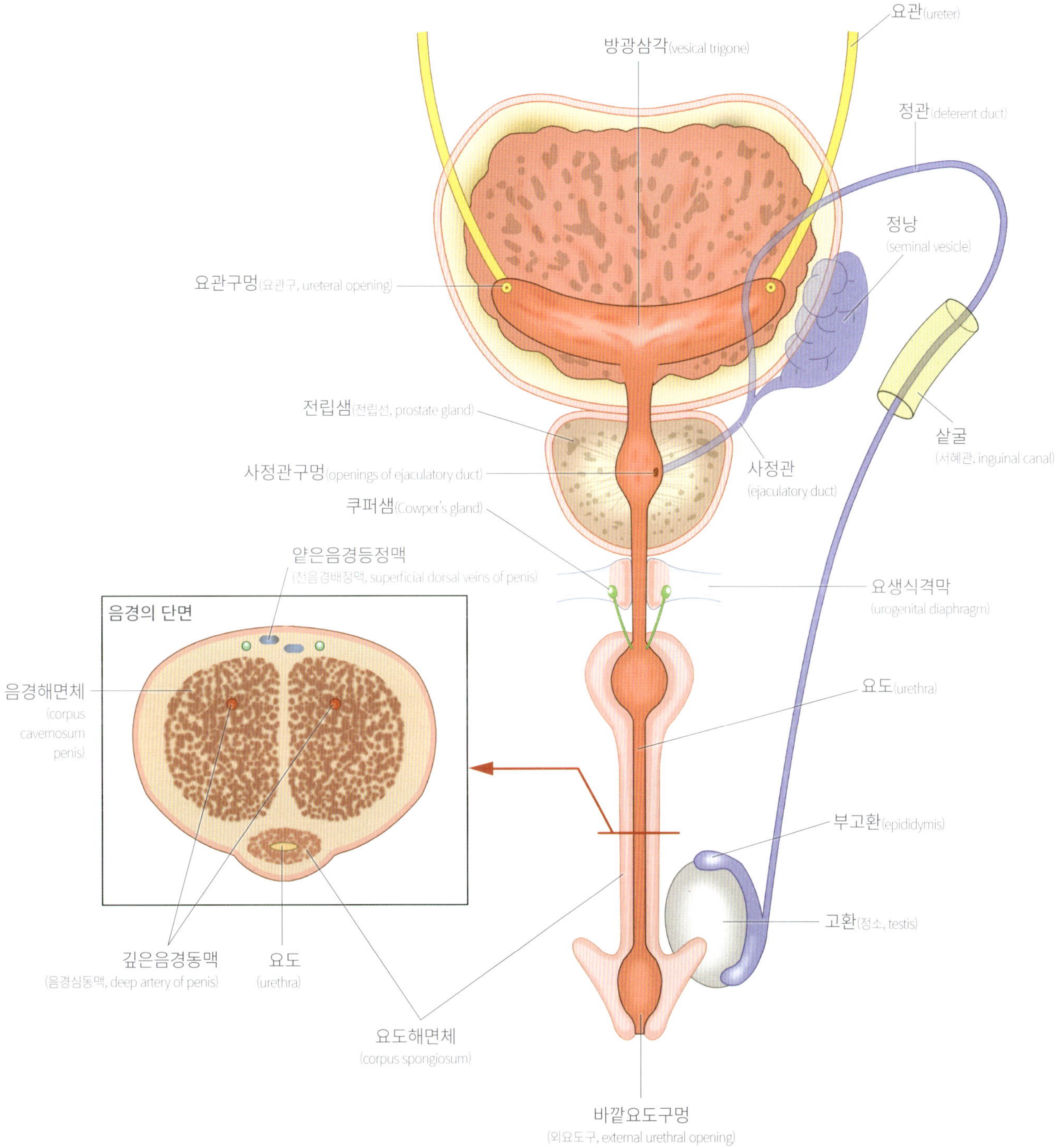

그림 14-2 남성생식기관(male genital organ)의 구조

1) 구조

고환(정소, testis)은 한 쌍의 생식샘으로 음경(penis) 뒤 주머니 모양의 음낭(scrotum) 속에 있다. 고환은 작고, 길이가 약 4~5cm, 폭은 약 2.5cm, 무게는 약 10~15g 정도이다. 타원형의 분비샘이며 정자와 남성호르몬을 생산한다.(그림 14-3)

고환은 음경 뒤 주머니 모양의 음낭 속에 있으며, 고환의 발생은 발생중인 콩팥(신장, kinedy) 근처의 벽측 배막(복막, peritoneum) 뒤쪽에 있는 조직집단으로부터 기원하여 발생한다.

출생 한두 달 전에 고환은 배안(복강, abdominal cavity)으로 내려와 배벽(복벽, abdominal wall)을 뚫고 음낭(scrotum)으로 내려간다.

고환은 치밀한 섬유결합조직(connective tissue)의 흰색섬유피막인 백색막(백막, tunica albuginea)으로 둘러싸여 있으며, 약 200~250개의 소엽(lobule)으로 나누어진다.

하나의 소엽(lobule)에는 1~4개의 매우 심하게 꼬인 곡정세관(convoluted semininiferous tubule)과 소엽에 흩어져 있는 사이질세포(interstial cell, Leydig cell)를 포함하며 남성호르몬을 생성 · 분비한다.

- **정세관**(seminiferous tubule)은 세포분열을 통해 정자를 만드는 정조세포(spermatogonium)와 세포분열 없이 지지 역할을 하는 버팀세포(supporting cell)로 구성되어 있다.
- **고환**(정소, testis)은 심부의 체온보다 1~3도 가량 낮다. 이것은 정자의 정상적인 생성과 적합한 환경을 제공하기 위함이다.

2. 부고환(정소상체, epididymis)

부고환은 생식기에 붙어있는 'C'자 형태의 기관으로, 고환 위끝부분에서 뒤모서리에 붙어있다. 고환과 연결되어 꼬리 아래끝부분에서 정관으로 이어지며, 부고환관은 원주상피세포(columnar epithelial cell)로 이루어지고 표면에는 부동모라 불리는 미세융모(10μ)가 있다. 부고환 속에는 약 5~6m의 부고환관(epididymal duct)이 있다.

* 부고환은 정자 성숙에 필요한 영양물질을 분비한다.

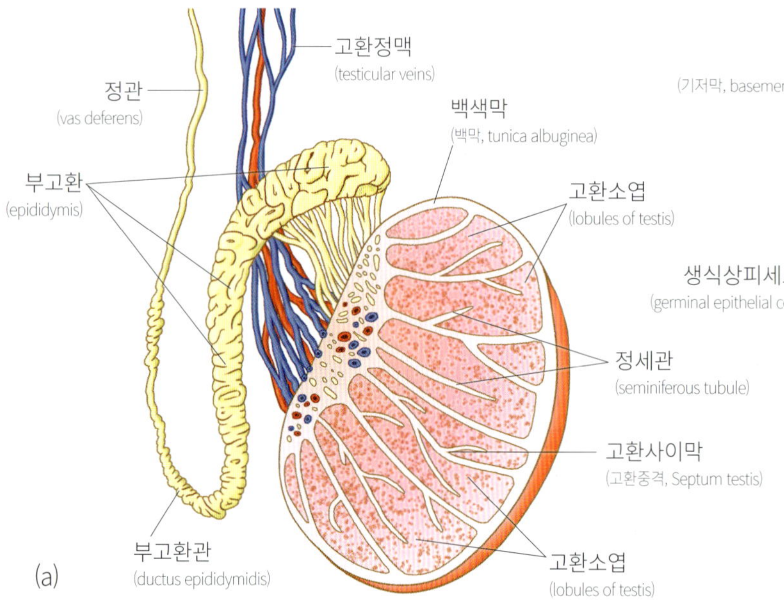

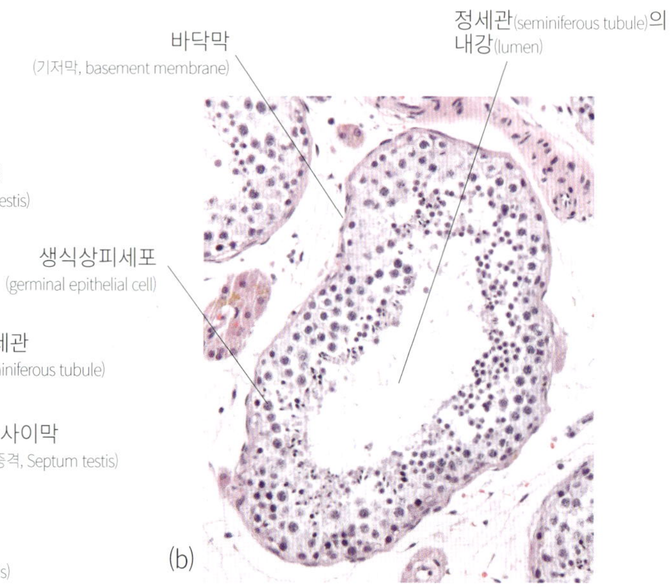

그림 14-3 (a) 고환(testis)과 부고환 관의 시상단면 (b) 정세관(seminiferous tubule)의 가로절단 현미경 사진

3. 정자(sperm cell)

정자는 정액의 주요 성분으로, 길이가 6μm 정도이다. 정자는 형태학적으로 머리, 목, 꼬리로 나뉜다. (그림 14-4)

1) 정자발생(spermatogenesis)

정자발생은 3단계로 분류된다. 일차정모세포(primary spermatocyte)가 2개의 이차정모세포(secondary spermatocyte)를 형성한다. 이 세포들은 2개의 정자세포(spermatid)를 형성하며, 이는 성숙하여 정자(sperm cell)가 된다. 따라서 4개의 정자를 형성하고 23쌍의 염색체를 갖게 된다.

정자발생은 사춘기부터 시작하며, 정자는 정세관(seminiferous tubule)의 내강 내에 모이고 고환그물(rete tesis)을 통과해 부고환(epididymis)에 가서 성숙된다.

정자의 꼬리(tail)는 편모로 되어있으며 정자에 운동성을 부여해 준다.

2) 정자(sperm cell) 구조

정자는 길이가 약 6μm인 ❶ 편평한 머리와 ❷ 원통형의 몸체, ❸ 꼬리로 이루어져 있으며, 인체에서 가장 작고 매우 톡특한 세포 중 하나이다.

'Sperm'이라는 용어는 '씨앗 동물'이라는 의미로 라틴어에서 유래 되었다. 성숙한 정자의 머리에는 아버지에게

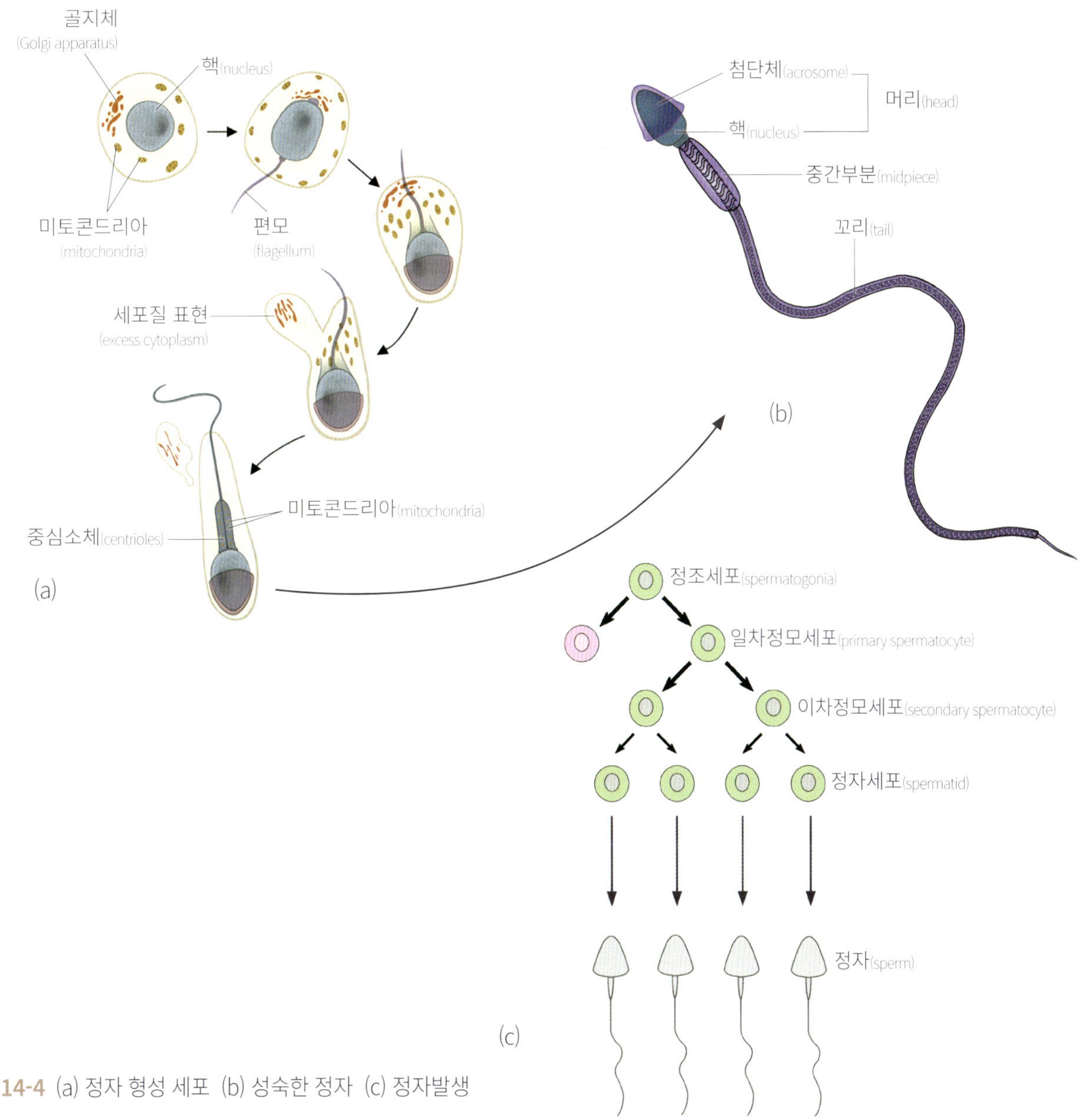

그림 14-4 (a) 정자 형성 세포 (b) 성숙한 정자 (c) 정자발생

이어 받은 유전물질인 **핵**(nucleus)이 있다.

❶ **정자머리**(sperm head; 타원형, oviform)는 납작하고 뾰족한 구조이며, 주로 핵으로, 23개의 염색체(chromosome)로 구성되어 있다.

❷ **중간부분**(midpiece)에 촘촘하게 배열된 많은 미토콘드리아(mitochondria)가 있다.

❸ **정자꼬리**(sperm tail; 편모, flagellum)는 미세소관(microtubules)으로 세포막(cell membrane)이 둘러싸고 있다.

4. 정관(vas deferens)

정관은 50~60cm의 관으로 음낭 속의 부고환꼬리(부고환미, tail of epididymis)에서 골반안의 사정관(tail of epididymis)까지 이어지는 관이다. 요관(ureter)과 교차할 때부터 사정관이 되기까지의 정관부분을 **정관팽대**(정관팽대부, ampulla of deferent duct)라고 하며, 정관팽대는 정낭(seminal vesicle)과 만나 사정관(ejaculatory duct)을 이룬다.

5. 사정관(ejaculatory duct)

사정관은 좌우 2개의 관을 지나 요도에서 끝나는 1.5cm 정도의 짧은 관이다. 전립샘(전립선, prostate gland)을 관통해서 요도전립샘부분의 뒤배벽에 있는 요도둔덕(정구, seminal colliculus)으로 연결된다.

6. 정낭(seminal vesicles)

정낭은 방광 뒷면의 정관팽대(정관팽대부, ampulla of deferent duct)옆에 있는 구불구불하게 주름진 주머니 모양의 기관이다. 길이는 5~8cm, 폭2cm 정도이다. 정낭 속은 나선형의 관으로 도관(conduit)은 정관과 합쳐져 사정관(ejaculatory duct)이 된다. (그림 14-5)

정낭은 정자(sperm)를 일시적으로 보관하고, 사정할 때 이 정자를 정낭이 분비하는 액체와 섞어 사정관에서 요도(urethra)로 보낸다.

7. 전립샘(전립선, prostate gland)

전립샘은 방광(urinary bladder)의 바로 밑에 붙어있으며, 도넛 모양과 같다. 전립샘은 요도(urethra)를 둘러싸는 구조로 되어 있다. 뒤쪽은 곧창자(직장, rectum), 아래쪽은 항문(anus)과 맞닿아 있으며 높이 3cm, 폭 4cm, 길이 4cm, 무게 20g 정도이다.

전립샘의 표면은 결합조직성 피막(capsule)으로 덮혀있으며, 속에는 민무늬근(평활근, smooth m.)과 결합조직을 포함하고 있다.

* 전립샘은 정자의 운동성과 활동성을 유지시켜준다.

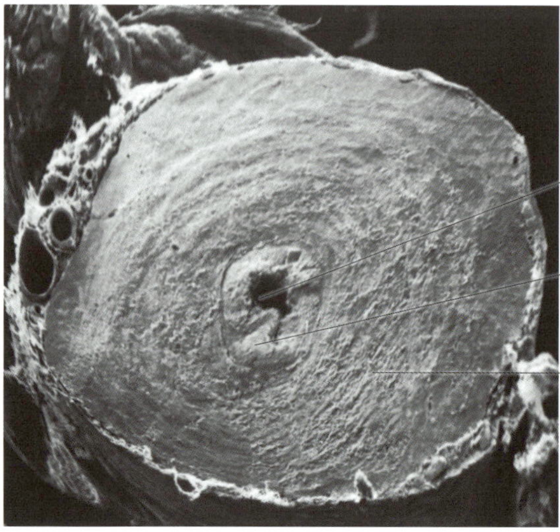

그림 14-5 가로절단한 정관(vas deferens)의 주사전자현미경 사진(x85)

전립샘비대증(prostatic hypertrophy)

전립샘(전립선, prostate)이 커지면서 요도(urethra)가 좁아져, 전립샘 한가운데를 통과하는 요도를 압박하여 소변이 잘 나오지 않는다. 50세 이상 남성(50% 이상)이 경험한다.

전립샘의 모양과 크기는 남성호르몬에 의해 유지되며, 크기와 모양이 사춘기에 급격히 증가하여 20~30세가 절정이다. 40대 후반부터 전립샘 무게가 증가하는데 이것은 **양성전립샘비대**(benign prostatic hypertrophy)에 의한 것이다. 양성전립샘비대는 40대(약 20%), 50대(약 40%), 60대(약 70%), 70대(약 80%)가 나타난다.

원인: 비정상적으로 세포가 증식해 전립샘(전립선, prostate)이 비대해지며, 노화, 유전적 요인 등.

증상: 잦은배뇨(빈뇨, frequent urination), 소변불량, 방광기능 저하, 뜸을 들여야 나오는 지연뇨, 배뇨시간이 길어지는 세뇨, 성기능장애 등.

8. 망울요도샘(요도구선, bulbourethral gland)

보통 쿠퍼선(Cowper's gland)이라고 부르는 점액분비선이다. 전립샘(전립선, prostate) 아래 요도구의 후상단의 요생식격막에 붙은 콩알만한 크기로 요도에 잔재하는 요의중화기능을 한다.

9. 음낭(scrotum)

음낭은 양쪽 다리사이 아래, 두덩결합(치골결합, pubic symphysis)의 아래쪽에 매달려 있는 피부주머니이며, 고환(pubic symphysis), 부고환(epididymis), 정삭(spermatic cord) 등이 들어있다.

음낭 속은 사이막(중격, septum)에 의해 좌우로 나뉘며, 음낭사이막(음낭중격, scrotal septum)의 피부표면에는 음낭 아랫면에서 항문까지 이어진 음낭솔기(음낭봉선, scrotal raphe)를 볼 수 있다. 음낭은 2개의 방에 의해 각각 고환(testis)이 들어있다.

10. 음경(penis)

음경은 피부로 덮인 피부조직이며, 음낭과 함께 남성생식기관(male genital organ)을 이룬다. (그림 14-6)

- 음경표면은 신축성 있는 피부로 덮혀 있으며, 3부분으로 구성되어 있다.
  - ❶ **음경뿌리(음경근, root of penis)**: 살막(회음막, perineal membrane)과 두덩가지(치골지, pubic branch)에 붙어있는 부분이다.
  - ❷ **음경몸통(음경체, body of penis)**: 음경에서 튀어나온 몸통으로, 아래쪽 요도면에 음성솔기(음경봉선, scrotal raphe; 피부의 융기부분)가 있다.
  - ❸ **음경귀두(음핵귀두, glans penis)**: 음경몸통 끝의 팽대부분이다.

- 음경(penis)은 2종류의 해면체(corpus spongiosum)로 구성되어 있다.
  - ❶ **음경해면체(corpus cavernosum penis)**: 음경의 양쪽에 있으며, 양쪽 음경해면체가 만나는 아래쪽에 요도고랑(요도구, urethral groove)이 있다.
  - ❷ **요도해면체(corpus spongiosum penis)**: 음경의 바닥부분을 이루며, 해면체 중앙에 요도가 들어있으며, 바깥요도구멍(외요도공, external urethral opening)을 이룬다.
  - * 음경(penis)은 성적 욕구가 발동 시 남성의 성교기관이며, 소변과 정액(semen)의 배출구이다.

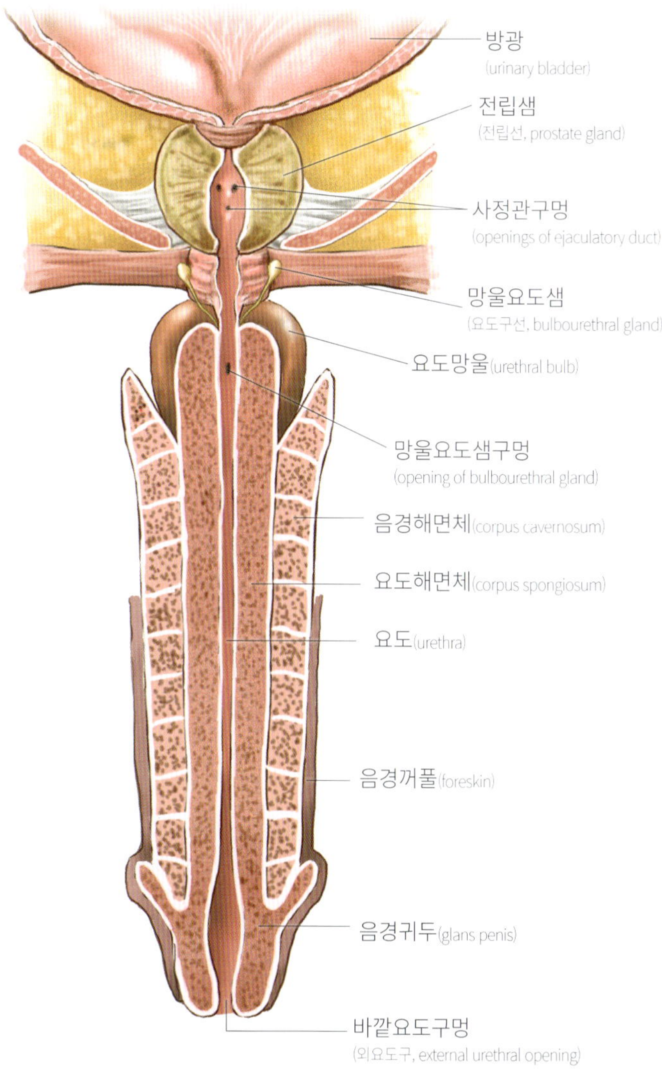

그림 14-6 음경(scrotum)

B. 여성생식기관(FEMALE GENITAL ORGAN)

여성생식기관은 **난자**(ovum)생성, **정자**(sperm)와 수정, **태아발육**(fetation; 임신), **분만**(parturition) 등을 하는 기관이다. (그림 14-7)

여성생식기관(여성생식기, female genital organs)은 2개의 생식기를 포함한다.

❶ **내부생식기관**(internal genital organ): **생식샘**(난소, ovary)과 **생식관**(자궁관, uterine tube; 자궁, uterus; 질, vagina) 등을 포함한다.

❷ **바깥생식기관**(외부생식기관, external genital organ): 불두덩(치골구, mons pubis), 대음순(labium major), 소음순(labium minor), 유방(breast) 등을 포함한다.

1. 난소(ovary)

난소는 난자(ovum)를 만드는 기관이며, 위골반문 바로 아래쪽에 있고, 골반안인대(ligament)로 고정되어 있으며, 길이는 2~3cm, 두께는 1cm, 무게는 3~10g 정도의 타원형 기관이다. 난소와 자궁을 덮고 있는 배막(복막, peritoneum)의 곁주름을 난소간막(mesovarium)이라 한다. 각 난소는 자궁(uterus)의 바깥쪽(가쪽)에 붙어있으며 골반(pelvis)까지 이어져 있다.

난소(ovary)는 자궁넓은인대(자궁광인대, broad ligament) 뒤쪽에서 **난소간막**(난소사이막, mesovarium)에 의해 연결되어있다.

난소걸이인대(난소현수인대, suspensory ligament of ovary)는 난소의 위끝과 골반벽 사이를 이어준다.

고유난소인대(proper ligament of ovary)는 자궁넓은인대 전후 양엽 사이에 있는 인대로 자궁저의 외측각과 자궁끝을 연결한다.

* 난소(ovary)에 혈액을 공급하는 신경과 혈관은 걸이인대(지지인대, suspensory ligament)를 통해 난소로 연결된다.

여성생식기관(female genital organs)질환

여성생식기관은 난소(ovary), 자궁관(난관, uterine tube), 자궁(uterus), 자궁목(자궁경부, cervix), 질(vagina), 음부(외음부, pudendum)로 구성된다.

이 장기들의 일차적인 기능은 생식(reproduction)이므로, 이들에 영향을 미치는 질환은 불임을 초래할 수 있다. 임신을 원하면 빨리 치료해야 한다.

이 질환들은 감염, 물리적 손상, 호르몬 불균형 등으로 발생된다.

여성 생식기관의 질환은 비교적 흔하고 여성 대부분이 일생 동안 적어도 한 개 이상의 질환에 걸린다.

대표적 질환은 ① 자궁근종 ② 자궁내막증(endometriosis) ③ 다낭난소증후군(polycystic ovarian syndrome) ④ 다낭난소증후군(polycystic ovarian syndrome)이다.

난소낭종(ovarian cyst)

난소(ovary)에는 다양한 종류의 종양(tumor)이 생길 수 있으며, 특히 암(cancer)인 **악성종양**(malignant tumor)과 암(cancer)이 아닌 **양성종양**(benign tumor)을 잘 살펴보아야 한다.

난소 양성종양은 주기적으로 배란을 하는 20~40대 가임기(childbearing age, 임신가능기) 여성에게 주로 발생하며, 조직 세포의 종류에 따라 다양하게 분류된다.

젊은 연령대에서 가장 흔하게 발견되는 양성종양은 흔히 **물혹**(cyst)이라고 부르는 **기능성 낭종**(cystoma)이며, **작은 기능성 낭종**은 대개 자연소멸 된다.

폐경기(menopause) 이후에는 악성종양(malignant tumor)의 위험도가 크게 증가하므로 **주의 깊은 관찰**이 필요하다.

증상: 자각증상 없음, 복부팽만(abdominal distention)과 불편감, 복통(abdominal pain, 배앓이), 대소변 시 불편감, 소화불량 등.

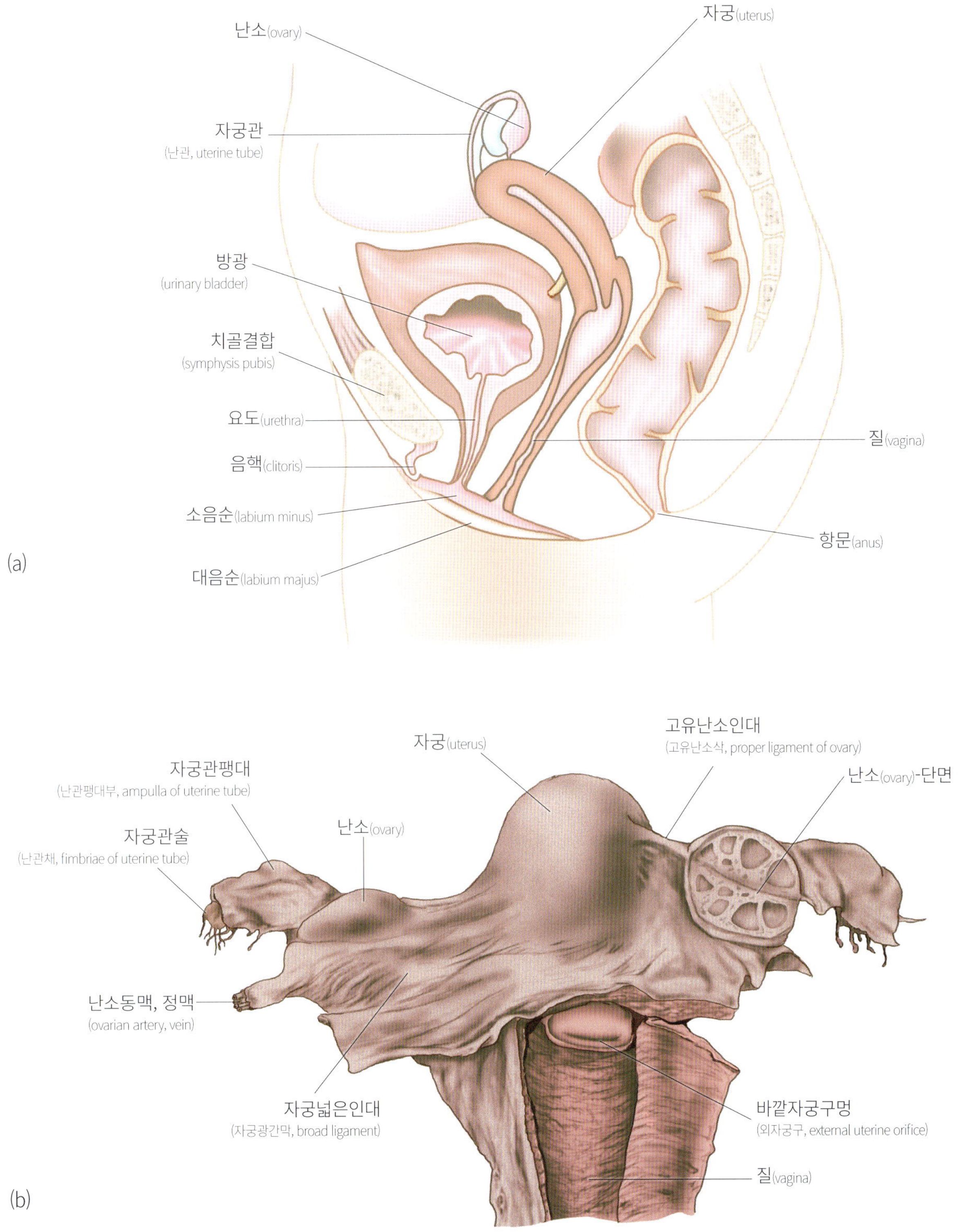

그림 14-7 (a) 여성생식기관(female genital organ)의 시상단면 (b) 자궁과 자궁인대 후면

2. 난자(ovum)

사춘기가 시작되면 난모세포(oocyte)에서 감수분열(meiotic division)이 다시 진행되며, **일차난모세포**(primary oocyte) 감수분열 결과로 부모의 세포가 가진 염색체 수의 반(23개)을 갖는다. 이와 같이 여성의 성세포 생산을 **난자발생**(oogenesis)이라고 한다.

난자의 발달 과정에서 수정 직후 까지 2번의 감수분열(meiotic division)이 일어난다.

이차난모세포(secondary oocyte)는 수정이 가능한 난자(egg cell, ovum)이며, 수정이 일어나면 **이차극체**(second polar body)와 **접합자**를 생산한다.

접합자(zygote)는 분열, 발달하여 **배아**(embryo)가 된다. 배아란 모든 기관의 원기(rudiment)가 형성되는 출생 전 발달시기를 말한다. 풍부한 세포질을 함유한 난자는 신체에서 가장 큰 세포 중 하나이며, 자궁(uterus)에 착상될 때 까지 배아(embryo)의 **영양 공급원**이다. (그림 14-8, 9, 10)

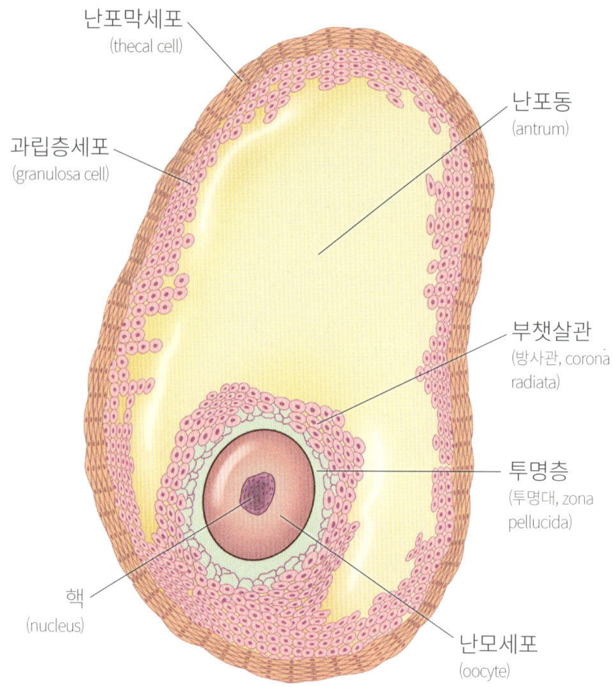

그림 14-8 성숙난포(Graafian follicle)의 구조

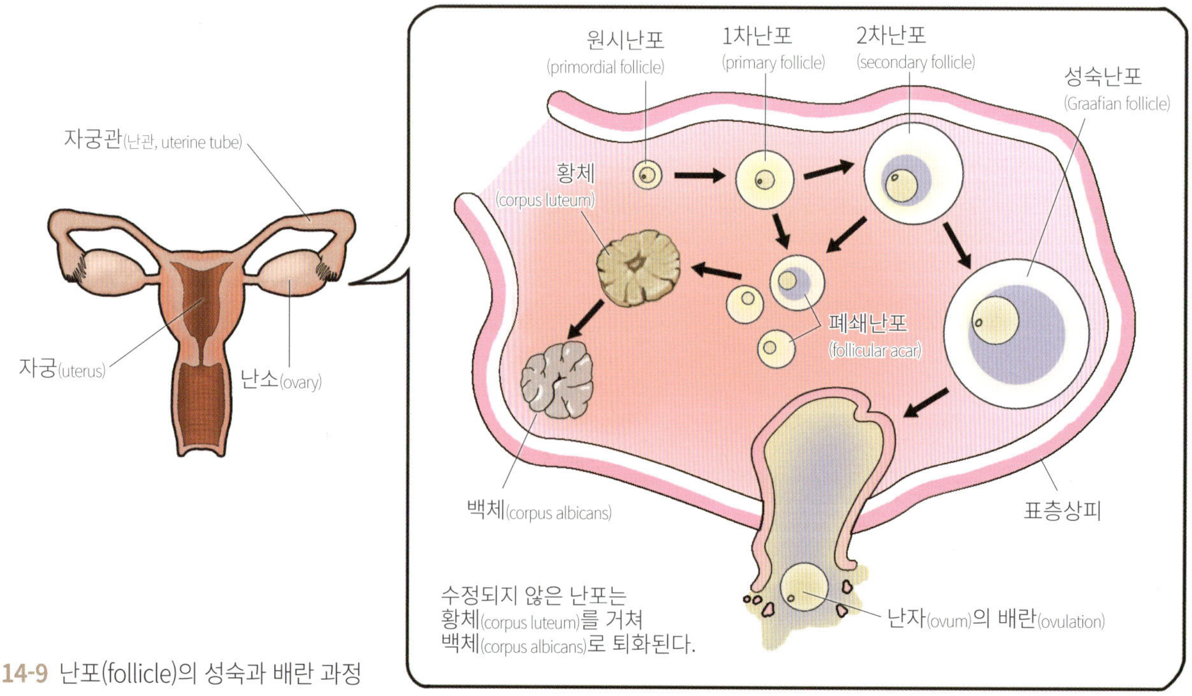

그림 14-9 난포(follicle)의 성숙과 배란 과정

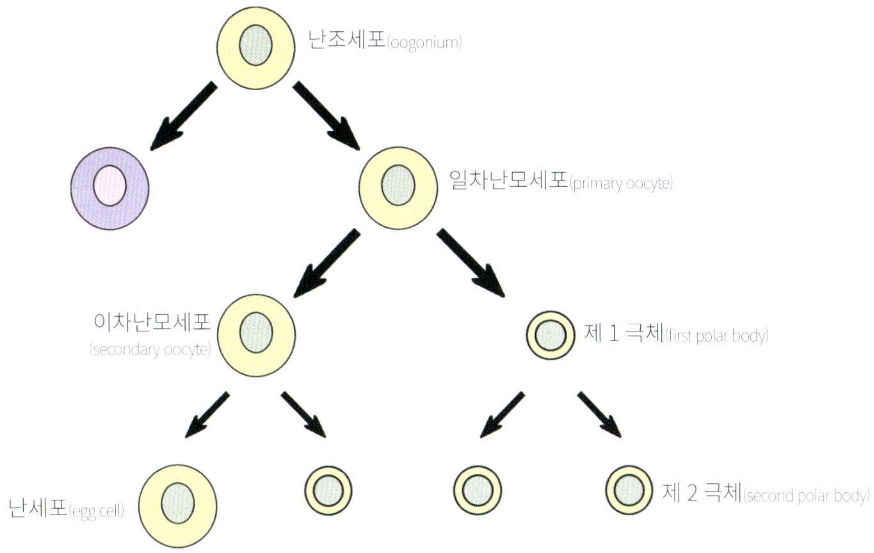

그림 14-10 난자발생(oogenesis) 모식도

3. 자궁관(난관, uterine tube)

자궁관은 자궁에서 양쪽 난소로 뻗어 있는 관으로, 골반 안 자궁넓은인대(자궁광인대, broad ligament)의 위부분 모서리에 있다. 길이는 약 10~12cm, 직경은 약 0.7cm이다. 자궁관은 4부위로 구성된다.

❶ **관깔대기(난관누두, infundibulum)**: 난소 가까운 쪽으로 자궁관의 바깥쪽(가쪽)끝부분에 퍼져있으며 난소를 둘러싸고 있다. 깔대기(누두, infundibulum) 가장자리에는 자궁관술(난관체, fimbriae of uterine tube)이라는 돌기가 튀어나와 있다.

❷ **관팽대(난관팽대부, ampullaris)**: 깔대기 안쪽에 있고 길이가 약 7~8cm이며, 점막에 복잡한 주름이 있다.

❸ **잘록(협부, isthmus)**: 팽대(ampulla)에서 자궁 쪽으로 이어지는 부위로, 길이는 약 3~4cm이며 자궁쪽벽에 도달한다.

❹ **자궁부분(자궁부, uterine part)**: 자궁벽을 관통하는 부분이며 자궁안으로 연결된다.

4. 자궁(uterus)

자궁은 서양배 모양의 속이 빈 두꺼운 근육층벽으로 된 기관이다.

자궁은 **여성의 골반** 중앙인 골반안 방광(urinary bladder) 뒤쪽과 곧창자(직장, rectum)의 앞쪽에 위치한다. 길이는 7~8cm, 폭 4~5cm, 두께 2.5cm, 무게 60~70g 정도이다.

* 자궁(uterus)은 수정 난자가 착상하여 배아 및 태아가 성장하는 공간이다.

자궁내막증(endometriosis)

가임기(childbearing age, 임신가능기) 여성에게 많이 발생한다. 자궁내막 조직이 자궁(uterus) 밖 배안(복강, abdominal cavity) 안에 있는 것을 **자궁내막증**이라 한다. 초경(menarche)부터 폐경(menopause)까지 월경menstruation)의 모든 여성의 연령대에서 발생할 수 있다.

발병 빈도가 높으며, 수술 전 정확한 진단이 어려우며, 쉽게 재발하고, 병변이 계속 진행되는 까다로운 질환이다.

갱년기(climacteric) 이후에는 대개, 소멸 또는 자연적 치료가 되지만, 일부는 폐경 후에도 2~5% 빈도로 발견된다.

원인: 정확하게 밝혀지지 않았다. 가족력, 여성호르몬 과다, 빠른 초경(menarche) 등이 요인으로 보고되고 있다.

증상: 심한 월경통(dysmenorrhea), 만성적 골반통증(abdominal and pelvic pain), 성교통증(dyspareunia), 불임(infertility) 등.

1) 자궁(uterus)의 구조

자궁안(자궁강, uterus)은 역삼각형의 자궁몸통의 속 공간이다.

- **자궁몸통**(자궁체, uterine body)은 자궁의 위쪽의 2/3 부분이다.
- **자궁바닥**(자궁저, uterine fundus)은 자궁 위부분 약간 둥글게 팽창되어 있는 부분이다.
- **자궁목**(자궁경부, uterine cervix)은 자궁 아래쪽 1/3부위이다.
- **자궁질부**(portio vaginalis)는 자궁목 아래쪽이 질 안으로 나온 부위이다.
- **자궁잘록**(자궁협부, isthmus of uterus)은 자궁몸통과 자궁목의 이행부이다.

2) 자궁벽(uterine wall)의 구조

자궁벽은 단단하고 두꺼우며, 3층으로 구성되어 있다. (그림 14-11)(그림 14-12)

❶ **자궁속막**(자궁내막, endometrium; 점막)은 1.5~2.0mm의 두께이며, 단순원주상피로 덮혀 있고, 그 아래에 다수의 자궁샘(자궁선, uterine gland)이 있다. 또한 자궁속막의 주기적인 변화인 월경(menstruation)이 이루어진다.

❷ **자궁근육층**(자궁근층, myometrium)은 자궁벽의 중간층으로, 민무늬근육섬유가 고리모양으로 뻗어있다.

❸ **자궁바깥막**(자궁외막, perimetrium; 장막)은 자궁표면을 싸는 막으로, 자궁몸통을 덮고 있으며(위, 뒤, 앞쪽), 바깥쪽(가쪽)은 자궁넓은인대(자궁광간막, broad ligament)로 연결된다.

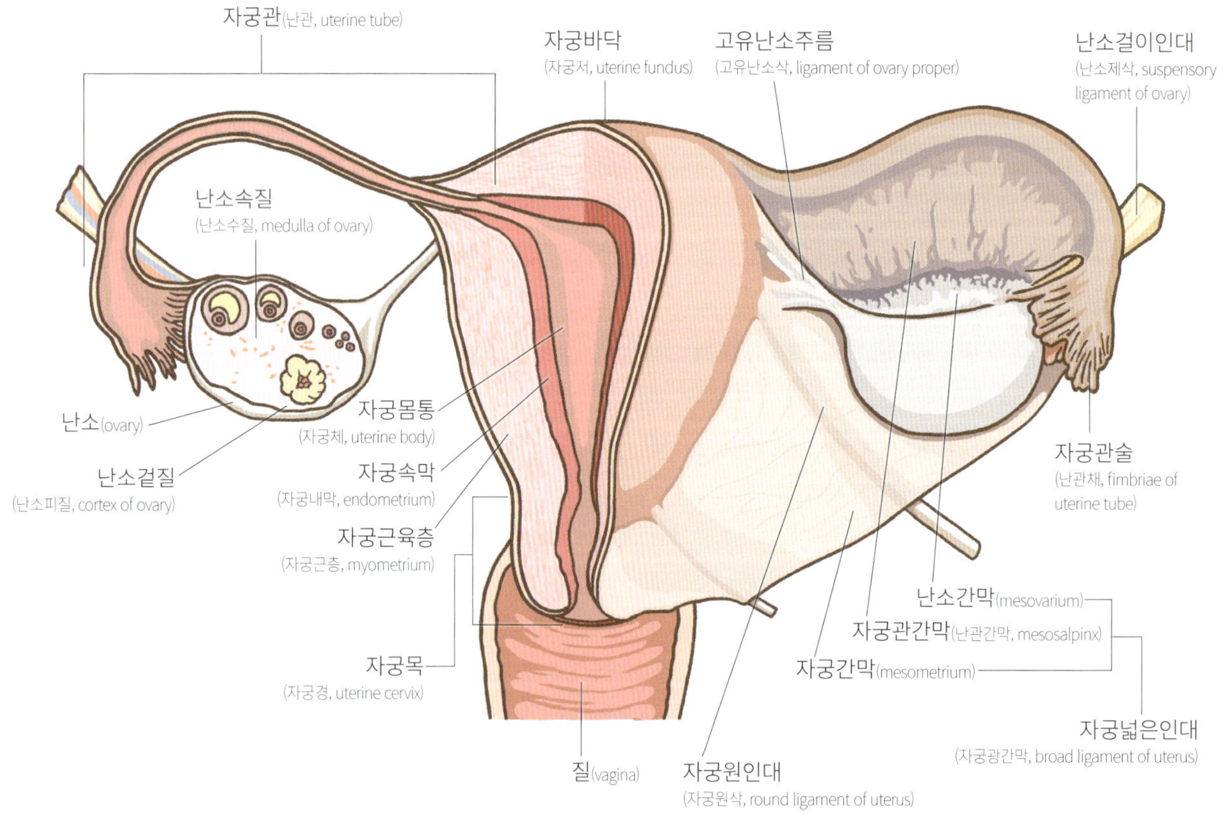

그림 14-11 자궁관(난관, uterine tube)

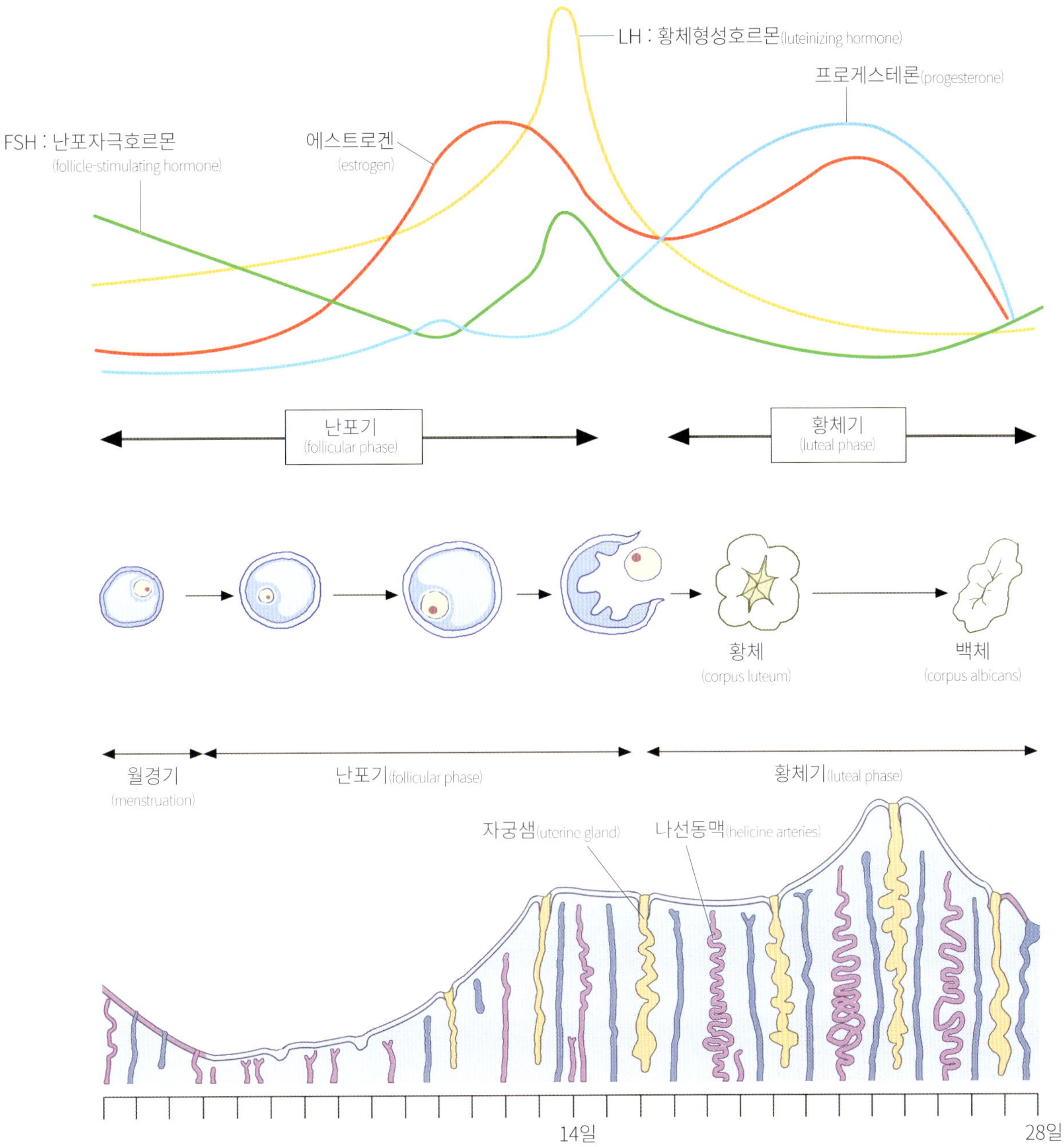

그림 14-12 자궁점막의 주기적 변화

자궁근종(uterine leiomyoma)

자궁근종은 자궁(uterus) 에 생기는 가장 흔한 양성종양(benign tumor)이다.
연령대별 진료 인원은 40대(46%), 50대(28%), 30대(18.1%) 순이다.

원인: 비정상적 증식에 대해 아직 밝혀지지 않았다. 자궁근육층(myometrium)을 이루는 평활근세포(smooth m. cell)의 비정상적 증식으로 인한 종양(tumor)으로 보고되고 있다.

증상: 증상이 없는 경우가 많다. 생리(physiological) 과다, 월경통(생리통, menstrual pain), 불임(infertility), 성교통증(dyspareunia), 골반염(pelvic inflammatory disease), 빈뇨(urinary frequency) 등을 동반할 수 있다.

4. 질(vagina)

질은 여성의 성교기관이다. 곧창자(직장, rectum), 요도(urethra), 방광(urinary bladder) 사이에 위치한다. 위끝부분은 자궁아래부분과 이어지며, 샅으로 연결된다.

질은 혈관이 많은 **점막층**(mucosa), 민무늬근으로 이루어진 **근육층**(muscle layer), 질벽(vaginal wall)을 주변과 결합시키는 **바깥막**(adventitia) 등으로 되어있다.

- **질벽**(vaginal wall)은 민무늬근(평활근, smooth m.)으로 신축성이 뛰어나며, 길이는 약 7cm이다.
- **질천장**(질원개, vaginal fornix)은 질의 맨 윗부분에 튀어 나온 주변의 근육이다.
- **질구멍**(질구, vaginal orifice)은 질의 아래끝부분으로 좌우 소음순 사이의 질어귀(질전정, vestibule of vagina)로 이어져 있다.
- **질 점막**에는 여러 개의 질점막주름(질점막습, vaginal rugae)이 있다.
- **바깥막층**은 질벽(vaginal wall)을 주변과 연결시키는 탄력섬유(elastic fiber)와 성긴결합조직(loose connective tissue)으로 이루어져 있다.

5. 여성의 바깥생식기관(external genitalia)

여성의 바깥생식기관은 외음부(pudendum; 음부)라 하며, 아래와 같이 이루어진다. (그림 14-13)

- **불두덩**(치구, mons pubis)은 두덩결합(치골결합, pubic symphysis) 앞쪽에 있는 피부의 융기 부위이며, 사춘기 이후에 음모(pubic hair)로 덮인다.
- **대음순**(labium major)은 바깥생식기관을 싸고 있는 주름으로, 외음부 양쪽에 있는 융기 부분이다. 대음순의 바깥쪽(가쪽)면에는 음모가 자란다.

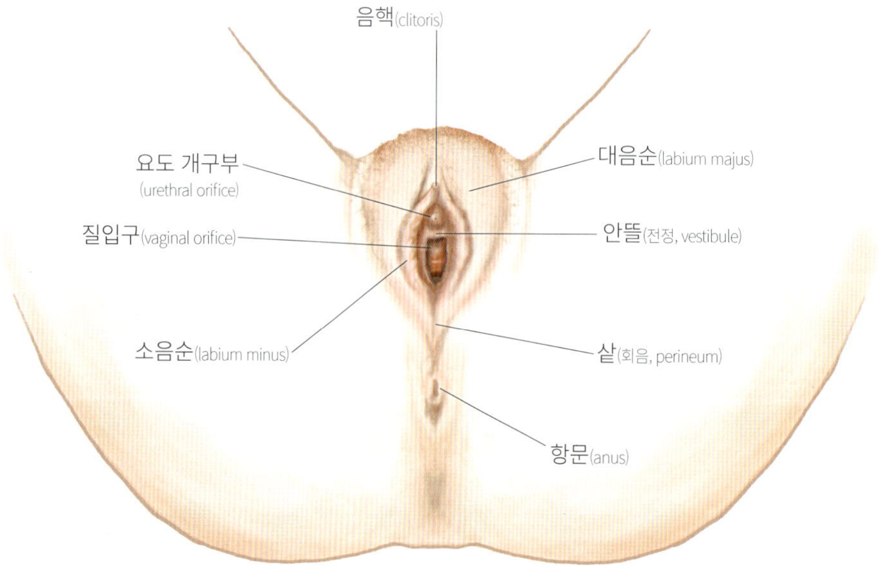

그림 14-13 여성의 바깥생식기관(external genitalia)

- **소음순**(labium minor)은 대음순 안쪽의 한 쌍의 피부 주름으로, 좌우의 소음순은 질어귀를 둘러싸고 있다.
  * 소음순에는 털이 자라지 않는다.
- **질어귀**(질전정, vestibule of vagina)는 소음순으로 둘러싸여 있으며, 음핵 뒤쪽에 바깥요도구멍(external urethral opening)이 있으며, 약 1cm 뒤에 질구멍이 있다.
- **음핵**(clitoris)은 발기기관으로 소음순 사이에 있으며, ❶ 음핵몸통(음핵체, body of clitoris) ❷ 음핵다리(음핵각, crus of clitoris) ❸ 음핵귀두(glans clitoris)의 3부분으로 나뉜다.
- 전정구(bulb of vestibule)는 남성의 요도구에 해당하는 부분이다.
- 선정선(vestibular gland) 중 큰질어귀샘(대전정선, greater vestibular gland)은 남성의 요도구선에 해당하고, 작은질어귀샘(소전정선, lesser vestibular glands)은 남성의 요도선에 해당한다.

6. 유방과 젖샘(breast & mammary glands)

1) 유방(breast)

유방은 젖샘과 피부조직으로 이루어져 있으며, 큰가슴근(대흉근, pectoralis major m.) 상부에 위치하고, 겨드랑이 양쪽에 분포한다.

유방은 사춘기 때, 성호르몬의 분비가 증가하면 발달하고, 폐경(menopause) 후에는 위축된다. 유방의 끝부분에는 젖꽃판(유륜, areola)과 유두(nipple)가 위치하며, 성감대이기도하다.

2) 젖샘(유선, mammary glands)

젖샘은 유두에 구멍이 열려있는 젖샘관(15~20개의 엽)으로 이루어져 있다.

걸이인대(제인대, suspensory ligament)라고 하는 질긴 결합조직 끈이 유방(젖, breast)의 진피(dermis)층으로부터 근막(fascia)까지 안쪽으로 뻗어 유방의 **무게**를 지탱해준다. (그림 14-14)

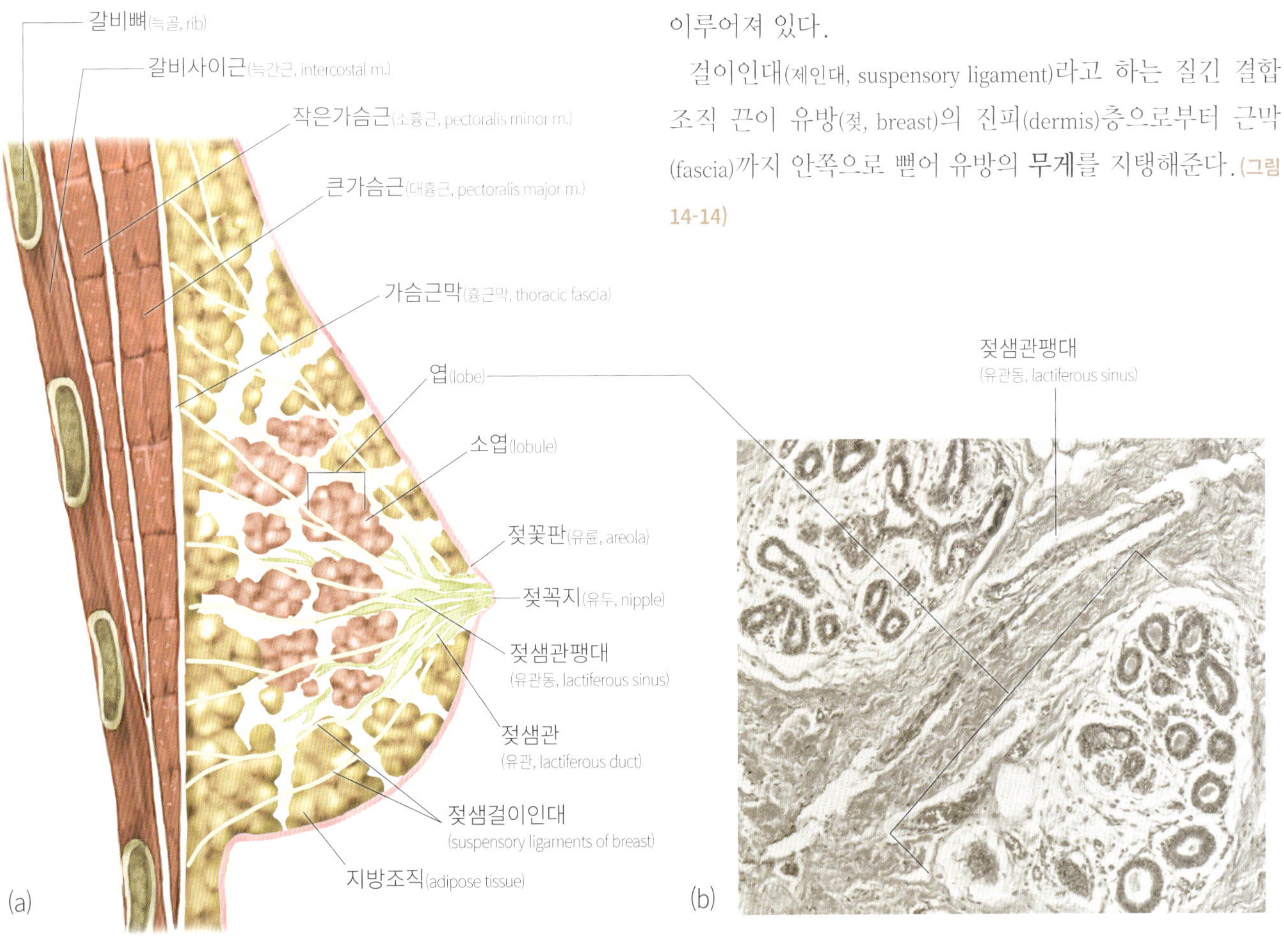

그림 14-14 (a) 유방과 젖샘(breast & mammary glands)의 구조 (b) 젖샘분비세포의 현미경 사진

7. 인체의 발생

1) 발생

(1) 발생 제1주

❶ 배자전기(pre-embryonic period) (수정 0~2주)

수정(fertilization) → 난할(cleavage) → 상실배(morula) → 배반포(포배, blastocyst) → 착상(implantation)

난자(ovum)는 자궁관팽대(난관팽대부, ampulla of uterine tube)에서 수정하여 수정란(fertilized ovum)이 되고 분열(난할)을 거듭하면서 난관(uterine tube)으로부터 자궁(uterus)으로 이동한다.

수정 후 약 6일이면 수정란은 자궁내막에 착상하는데, 이 때 수정란은 뽕나무 열매(오디) 모양인 오디배(상실배, morular) 상태로부터 속에 빈 공간을 지닌 배반포(포배, perforation)라고 불리는 상태가 되며 영양막으로 둘러싸이게 된다.

자궁속막(자궁내막, endometrium)에 착상하면 영양막을 만드는 세포군이 나무뿌리처럼 진입하며, 자궁속막에 진입한 이 세포군이 장래의 태반의 태아부, 즉 융모막(chorion)을 만든다.

❷ 착상 부위의 이상

자궁밖임신(자궁외임신, extrauterine pregnancy): 태아가 정상적으로 발육할 수 있는 자궁공간(자궁강, uterine cavity) 이외의 장소에 수정란(fertilized ovum)이 착상한 것을 가리킨다.

전체 임신 중 약 1%에서 발견된다. 수정란이 착상한 장소에 따라서 ① 난관임신(tubal pregnancy), ② 난소임신(ovarian pregnancy) ③ 배안임신(복강임신, abdominal pregnancy) ④ 경관임신(cervical pregnancy)으로 크게 나눌 수 있다.

경관(cervical)은 '자궁밖'이라고는 할 수 없지만 넓은 의미로는 자궁밖임신으로 분류된다. 자궁밖임신은 대부분이 자궁관임신(난관임신, tubal pregnancy; 특히 난관팽대부 임신)이다.

상당수가 임신 3개월까지는 자궁관유산(난관유산, tubal abortion)이나 난관파열(tubal rupture)을 일으켜서 복강내(intraperitoneal) 출혈이 발생한다.

전치태반(placenta previa)은 자궁출구의 전부 또는 일부를 태반이 덮어버린 상태를 말한다.

(2) 발생 제2주

이층성배반(two layer embryonic dlsc: 외배엽과 내배엽으로 이루어짐)의 형성(그림 14-15)

(3) 발생 제3주

삼층성배반(trilaminar embryonic disc)의 형성: 원시선조(primitive streak)를 통한 세포의 이동에 의해 외배엽(ectoderm), 내배엽 (endoderm), 중배엽(mesoderm)의 삼배엽으로 이루어진 삼층성배반이 형성된다. 각각의 배엽은 여기에서 파생해서 조직, 기관을 형성한다(그림 14-16)

(4) 발생 제4~제8주

❶ 배자기(embryonic period; 배아기)

원시 척추동물에서 몸의 일차적인 지지구조인 척삭(notochord)이 외배엽(ectoderm)을 유도한 결과, 외배엽이 융기해서 신경주름이 형성되고 다시 함몰해서 신경관(neural tube)이 된다.

이것은 나중에 머리부분은 뇌소포(뇌포, brain vesicle)로 꼬리부분은 척수(spinal cord)로 분화한다. 이 때 함몰한 신경주름(→ 신경관)보다도 약간 바깥쪽에 있는 외배엽은 신경계가 되고 이는 활발한 운동을 통해 외배엽(ectoderm)으로 들어가서 중간엽조직(mesenchymal tissue)으로 발달하여 신경절 등을 형성하게 된다.

❷ 태반(placenta)의 형성

척삭(notochord)이 형성돼 가고 있을 즈음 융모(villi)도 성장한다. 영양막 세포를 중심으로 삼아 표면을 합포체(syncytium)로 덮은 상태에 불과한 1차융모로부터 시작해서 중배엽 세포가 내부로 진입한 2차융모로, 다시 혈관 등이 발생하기 시작하는 3차융모로 성장해 간다.

(5) 발생 제8주~출생

태아기(fetal period): 개개의 기관의 형성. 발생 제11주에 태반이 완성된다.

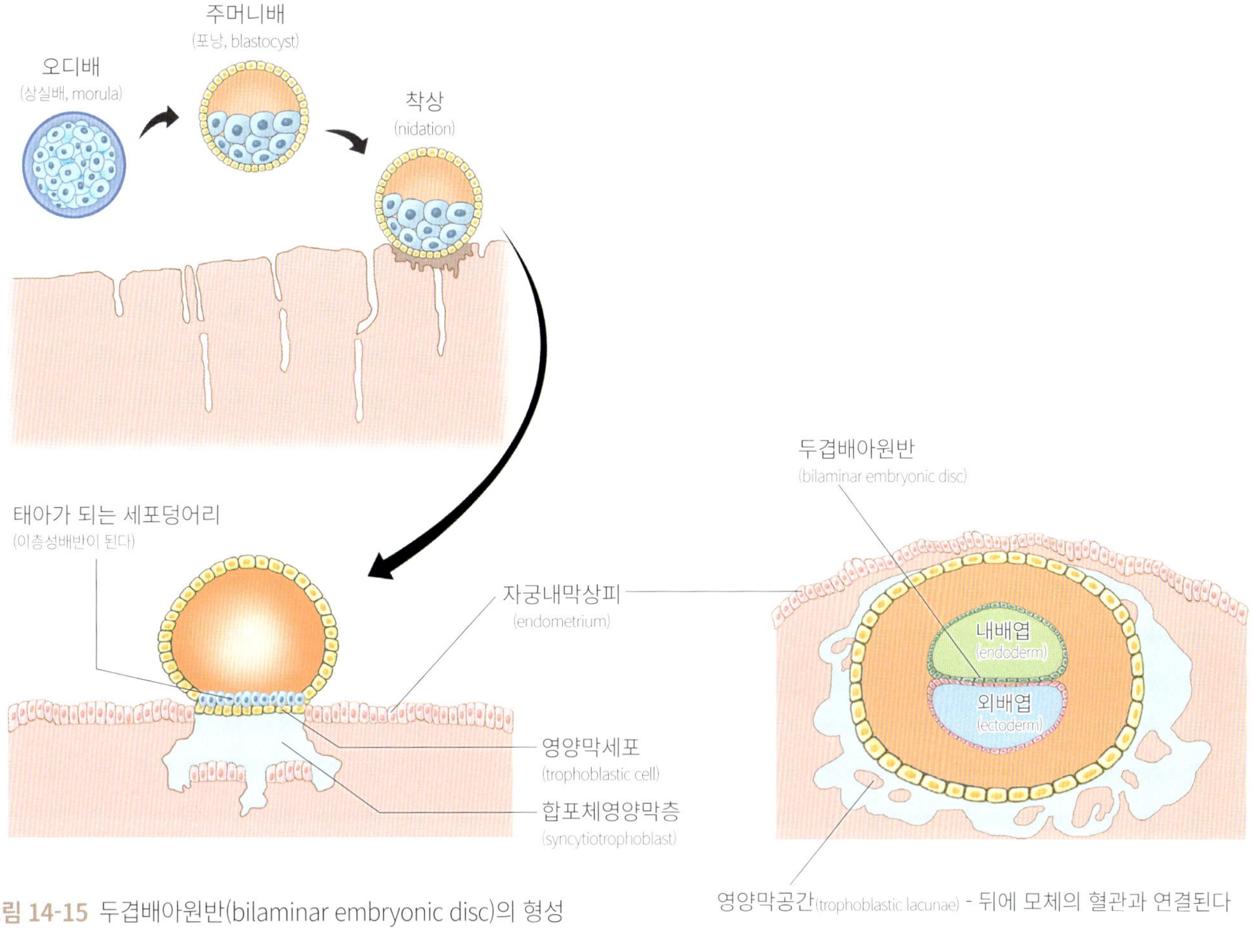

그림 14-15 두겹배아원반(bilaminar embryonic disc)의 형성

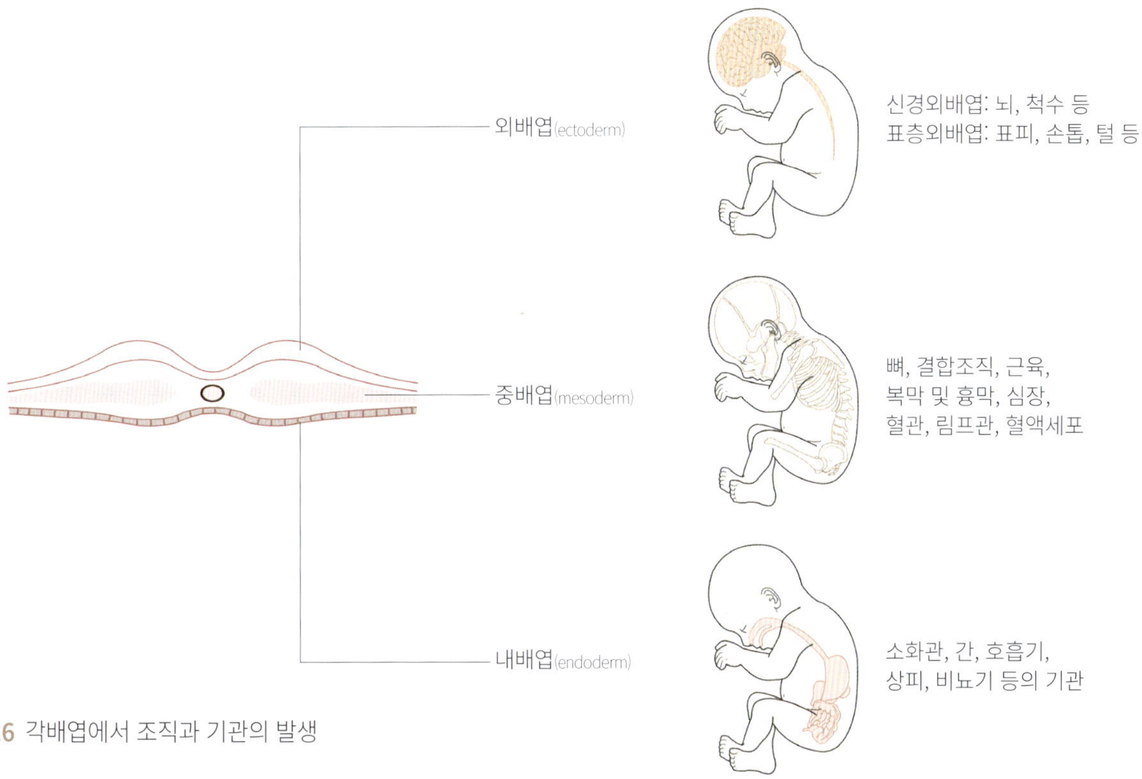

그림 14-16 각배엽에서 조직과 기관의 발생

2) 인두굽이(인두궁, pharyngeal arch)

인두굽이는 척추동물의 배아 발달과정에서 형성되는 생물의 초기형태로서, 이 단계부터 태아의 기본구조가 관찰된다.

인두굽이는 두부에 가까운 배쪽에 중배엽에서 임신 4주 무렵에 좌우 6쌍이 형성된다. 인두굽이는 각각의 내부에 고유의 혈관, 신경, 뼈 연골을 가지고 있다. 인두굽이의 사이에는 내배엽성인 새낭(gill pouch)과 외배엽성인 새공(gill opening)이 발생한다. 체절(몸분절, somite)은 두부보다 후방의 배측 중배엽에서 형성된다.

제1 인두굽이는 악골궁(mandibular arch)이라고도 하며 하악을 형성한다. 제2 인두굽이보다 아래의 인두굽이에서는 어류의 경우 아가미로 발달되나 인간의 경우 신체의 각 기관으로 변화한다.

인두굽이에서는 대동맥과 그 분지의 온목동맥(총경동맥, common carotid artery), 빗장밑동맥(쇄골하동맥, subclavian artery)등의 혈관이 형성되며 신경의 경우 삼차신경, 얼굴신경(안면신경, facial nerve [VII]), 혀인두신경(설인신경, glossopharyngeal nerve [IX]), 미주신경(vagus nerve [X])등의 부신경이 형성된다. 뼈, 연골의 경우 목뿔뼈(설골, hyoid bone), 귀속뼈(이소골, auditory ossicles), 후두의 연골이 형성된다.

새낭(gill pouch)에서는 가운데귀(중이, middle ear), 귀인두관(이관, auditory tube), 입천장편도(구개편도, palatine tonsil), 갑상샘(thyroid gland), 부갑상샘(parathyroid glands), 가슴샘(thymus)이 형성되며 이 과정에서 새공(gill opening)은 소실된다. (그림 14-18)

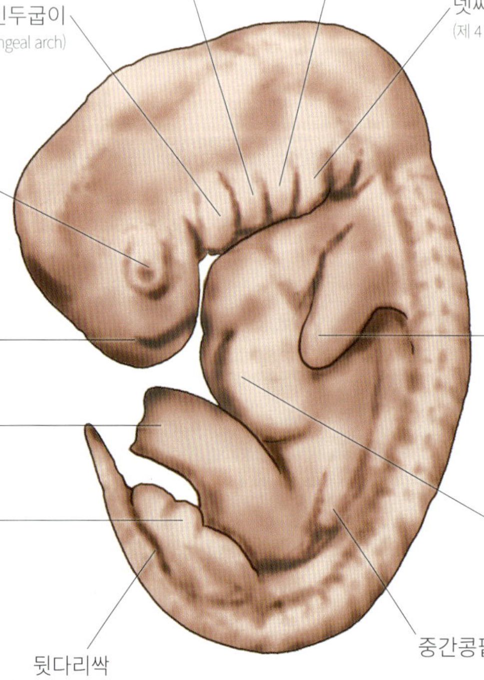

그림 14-18 인두굽이(인두궁, pharyngeal arch)의 구조

더보기

고환(testis)은 음낭주머니에 들어 있다

- 넓적다리(넙다리, thigh) 안쪽을 문지르면 같은 쪽 음낭(scrotum)이 올라가며(고환올림근 반사), 고환올림근(고환거근, cremaster m.)이 수축한다.
- 두려움을 느끼거나 깜짝 놀라면 고환은 올라간다. 고환의 음낭은 민무늬근육(평활근, smooth m.)으로 이루어져 있으며, 이 근육은 자율신경(autonomic nerve)의 지배를 받기 때문에 놀라면 교감신경(sympathetic nerve)이 흥분하여 수축된다.
- 고환을 부딪치면 배꼽 부근에 통증이 느껴지는 경우가 있다. 고환의 교감신경섬유(sympathetic nerve fiber)에는 감각섬유(sensory fiber)도 포함되어 있기 때문에 통증이 유발될 수 있다
- 정관(vas deferens)이 전립샘을 관통하는 부위는 가는 관으로서 사정관이라 불린다. 정관에 분포한 교감신경섬유가 민무늬근육(평활근, smooth m.)을 수축시키면 사정을 일으킨다.

분만 후 호르몬 분비

뇌하수체 뒤엽(뇌하수체후엽, posterior pituitary)에서 옥시토신(oxytocin)이 분비된다. 옥시토신(oxytocin)은 혈액을 타고 유방에 도달하여 근상피세포(myoepithelial cell)가 수축 되도록 자극한다. 모유가 분비되고 있는 한 프롤락틴(prolactin)은 계속 분비된다.

수유(lactation) 기간 중에는 여러 달 동안 배란을 하지 않는다. 이것은 프롤락틴이 뇌하수체앞엽으로부터 생식샘자극호르몬(성선자극호르몬, gonadotropin)의 분비를 억제하기 때문이다.

사정(ejaculation)

- **정액**은 요도(urethra)로부터 방출된다. 발기는 음경해면체(corpus cavernosum)에 혈류가 집중되면서 충혈이 발생하며, 성적으로 흥분하면 근육이 이완되면서 다량의 혈액이 해면체(cavernosum)에 유입된다.
- **고환**(testis)은 남성 생식기능의 중추로서 정자를 형성하는 한편, 안드로겐(androgen)을 분비한다. 부고환(epididymis)은 부고환관에서 대기한 뒤 정관으로 보내어진다.

성장호르몬 결핍증(growth hormone deficiency)

성장호르몬(growth hormone)은 뇌하수체에서 분비된다. 성장호르몬 결핍증은 뇌하수체(hypophysis, pituitary)에서 분비되는 성장호르몬이 충분히 분비되지 않아 성장 속도가 평균에 미치지 못하고 대사 효과가 감소하는 질병이다.

원인: 성장호르몬 분비 결핍, 출생 시 머리의 충격, 유전적인 결함, 뇌하수체 종양, 후천적인 뇌 손상, 뇌염, 방사선 치료에 의한 손상 등이다.

증상: 저신장증이다. 정상적으로 성장한 사람에 비해 약 50~60% 정도인 선에서 키가 멈춘다. 몸통이 커 보이는 배(복부, abdomen) 비만, 어려 보이는 모습, 쉽게 피곤해하며, 허약하고, 활발하지 못하고, 사춘기도 늦을 수 있다.

요실금(오줌찔끔증, urinary incontinence)

요실금은 배뇨(voiding) 조절의 실패를 의미한다. 긴장성 요실금(urinary incontinence)은 방광(오줌보, urinary bladder)에 가해지는 압력에 의한 것으로 출산 경험이 있는 경우에 잘 생기며, 특히 체중 증가가 심했을 때 자주 온다.

효과적인 치료법으로는 하루에 수차례씩 방광을 지지하는 근육을 수축시키는 케겔(kegel) 운동을 적어도 두달 간 이상 실행하는 것이 좋다.

테스토스테론(testosterone)

고환(testis) 기능은 정자형성뿐만 아니라 남성 호르몬인 테스토스테론(testosterone)을 분비하는 것이다. 테스토스테론은 남성 특유의 기능을 수행한다.

- 아동청소년기 시절 남성의 목소리로 변성
- 전립샘(prostate gland), 정낭(seminal vesicles) 등 남성 부속기관의 발달과 향상
- 단백질(protein) 동화를 자극하여 남성의 근육발달과 근력 향상

더보기

발기, 윤활, 오르가즘(erection, lubrication and orgasm)

성적 자극이 충분히 강한 경우, 부교감신경임펄스(parasympathetic nerve)는 질어귀샘(전정샘, vestibular gland)을 자극하여 전정(vestibule)으로 점액을 분비하도록 하며, 음핵(clitoris)의 **발기조직**(erectile tissue)과 질어귀망울(전정구, vestibular bulb)은 충혈되고 부풀어 오른다.

점액분비(muciferous)는 성교 동안 질(vagina)이 마른상태로 있을 경우 조직이 심한 자극으로 인해 손상 받는 것을 방지해 준다.

음핵(clitoris)에는 감각신경섬유(sensory nerve fiber)가 풍부하게 분포되어 자극에 의한 **극치감**(오르가즘, orgasm)을 주며, 생리적 또는 심리적 쾌감을 느낀다. 회음부(perineum), 자궁(uterus) 및 자궁관(난관, uterine tube)의 근육은 리드미컬하게 수축한다.

망울요도샘(bulbourethral glands ; 쿠퍼샘, Cowper's glands)

망울요도샘은 직경이 약 1cm인 두 개의 작은 구조로 모양과 크기가 완두콩과 비슷하다. 전립샘(전립선, prostate gland)의 아래쪽, 막성요도(membranous urethra) 옆 외요도조임근(외요도괄약근, external urethral sphincter)에 싸여있다. 이 분비물은 요도의 음경 부분으로 방출된다.

망울요도샘에서는 맑고 진한 점액(분비물)을 음경 요도(penis urethra)로 내보내며, 요도의 음경 부분으로 방출된다. 이 분비액은 남성이 성적으로 흥분 했을 때 먼저 요도로 흘러나간다.

망울요도샘(bulbourethral glands)의 점액과 같은 분비물은 요도에 잔존해 있는 산성 소변에서 정자를 보호하고, 사정 시 마찰로 인한 정자의 손상을 감소시키기 위해, 요도(urethra)의 끝부분에서 윤활작용을 한다.

용어

감수분열(meiotic division)
걸이인대(제인대, suspensory ligament)
고환(정소, testis)
관깔대기(난관누두, infundibulum)
관팽대(난관팽대부, ampullaris)
난소(ovary)
난소간막(난소사이막, mesovarium)
난소걸이인대(난소현수인대, suspensory ligament of ovary)
난자(ovum)
내배엽(endoderm)
내부생식기(internal genitalia)
대음순(labium major)
두덩결합(치골결합, pubic symphysis)
망울요도샘(요도구선, bulbourethral gland)
바깥요도구멍(external urethral opening)
배아(embryo)
배자전기(pre-embryonic period)
부고환(정소상체, epididymis)
부고환관(epididymal duct)
불두덩(치구, mons pubis)
사정관(ejaculatory duct)
생식관(자궁관, uterine tube)
생식샘(난소, ovary)
소음순(labium minor)
외배엽(ectoderm)
외부생식기(external genitalia)
음경(penis)
음경몸통(음경체, body of penis)
음경뿌리(음경근, root of penis)
음경해면체(corpus cavernosum penis)
음낭(scrotum)
음핵(clitoris)
이차난모세포(secondary oocyte).
인두굽이(인두궁, pharyngeal arch)
일차난모세포(primary oocyte)
자궁(uterus)
자궁관(난관, uterine tube)
자궁근육층(자궁근층, myometrium)
자궁넓은인대(자궁광인대, broad ligament)
자궁목(자궁경부, uterine cervix)
자궁몸통(자궁체, uterine body)
자궁바깥막(자궁외막, perimetrium)
자궁바닥(자궁저, uterine fundus)
자궁밖임신(자궁외임신, extrauterine pregnancy)
자궁벽(uterine wall)
자궁속막(자궁내막, endometrium
자궁잘록(자궁협부, isthmus of uterus)
전립샘(전립선, prostate)
정관(vas deferens)
정낭(seminal vesicle)
정세관(seminiferous tubule)
정자(sperm)
젖샘(유선, mammary glands)
중배엽(mesoderm)
질(vagina)
질벽(vaginal wall)
질어귀(질전정, vestibule of vagina)
질천장(질원개, vaginal fornix)
태아기(fetal period)
테스토스테론(testosterone)

참고문헌

- 이법이 외(2019), 기초해부생리학. 학지사.
- 박정현 외(2019), 표준해부학, 아카데미.
- 조영욱 외(2020), 보건인을 위한 인체생리학, 의학꼬육.
- 박억승 외(2020), 해부학,
- 권영은 외(2020), 알기쉬운 해부학.
- 강대길 외(2002), 의학생리학
- 김원규 외(2010). 알기쉬운 사람해부학. 현문사
- 대한해부학회(2009). 우리몸 해부그림. 현문사
- 대한해부학회(2014). 알기쉬운 사람해부학 2판. 현문사
- 이원택 외(2004) 인체해부생리학. 정담
- 백두진 외(2005) 백두진 외
- 리타 카터 저, 장성준 역(2010). 뇌(The Brain Book). 21세기북스.
- 박희준(1996). 동양의학의 기원. 하남출판사
- 설근희(2014). 해부생리학. 현문사.
- 정인혁 외(2011). 사람해부학 5판. 현문사.
- 조병필 외(2013). 핵심인체해부학. 고문사.
- 해부생리학교수협의회(2012). 사람해부학 3판. 현문사.
- 가네코 우시노스케 외(2020) 일본인체해부학. 남산당
- Alan Stevens etc. (2002). Human Histology. Elsevier.
- Elaine N. Marieb and Katja Hoehn. (2013). Human Anatomy & Physiology 9th. Pearson.
- Gale Sloan Thompson etc.(2013)Understanding Anatomy & Physiology. F.A.Davis.
- Keith L. Moore and Anne M. R. Agur. (2013). Clinically Oriented Anatomt 7th. Lippincott Williams Wilkins.
- Saladin etc.(2010). Anatomy and Physiology 5th edition. McGROW-HILL.
- Shier, Butler, Lewis (2013). Hole's Essentials of Human Anatomy & Physiology 11th. McGROW-HILL.

찾아보기

A

B

C

F

G

H

Q

R

S

W

X

Z

ㄱ

ㄹ

ㅁ

ㅂ

ㅈ

ㅋ

ㅌ

ㅍ

ㅎ

기타

이 성 호

학력

1973. 2 서울농업대학 수의학과
1977. 2 건국대 대학원(석사)
1984. 2 중앙대 대학원(박사)
1986-1987 일본사이타마의대(一本埼玉醫大) 제1해부학교실 (poct. doc)

경력

1982-1999 공주전문대 교수
1993-1997 공주전문대 학장
2000-2012 공주대 교수
2012-현재 공주대 명예교수

저서

인체해부학 1판(고려의학, 1989)
인체해부학 2-6판(현문사, 1992~2016)
생생사진해부학 1, 2권(현문사, 1999)
Color Atlas of Anatomy(현문사, 2001)
인체해부학실습 1-3판(현문사, 2002)
Color Atlas of Anatomy(고문사, 2004)
명쾌한 인체해부생리학(도서출판 정담, 2022)

연구경력

韓國在來山羊 精巢上体의 發育에 따른 組織 및 組織學的 變化(博士) 외 SCI급 22편
국내학술지 64편